Wills Eye Hospital

ATLAS EN COLOR Y SINOPSIS DE

Oftalmología clínica

Glaucoma

4.ª EDICIÓN

Wolters Kluwer

Philadelphia • Baltimore • New York • London
Buenos Aires • Hong Kong • Sydney • Tokyo

Av. Carrilet, 3, 9.ª planta, Edificio D
Ciutat de la Justícia
08902 L'Hospitalet de Llobregat
Barcelona (España)
Tel.: 93 344 47 18
Fax: 93 344 47 16
Correo electrónico: consultas@wolterskluwer.com

Revisión Científica:
Israel Luna Martínez
Cirujano Oftalmólogo, Alta Especialidad en Córnea y Cirugía Refractiva
Médico Adscrito, Sala Uno

Traducción: Wolters Kluwer
Dirección editorial: Carlos Mendoza
Editora de desarrollo: Cristina Segura Flores
Mercadotecnia: Pamela González
Cuidado de la edición: Brenda González Barajas
Maquetación y adaptación de portada: Zasa Design/Alberto Sandoval
Impresión: Mercury - Rochester, New York | Impreso en Estados Unidos

ISBN de la edición en español: 978-84-10870-88-8
Depósito legal: M-18728-2025

Edición en español de la obra original en lengua inglesa Wills Eye Hospital. Color Atlas & Synopsis of Clinical Ophthalmology - Glaucoma, 4th edition de Douglas J. Rhee y Christopher J. Rapuano, publicada por Wolters Kluwer

Two Commerce Square
2001 Market Street
Philadelphia, PA 19103
ISBN de la edición original: 978-1-9752-1481-4

MPP0226

Wills Eye Hospital

ATLAS EN COLOR Y SINOPSIS DE Oftalmología clínica

Glaucoma

4.ª EDICIÓN

EDITOR

Douglas J. Rhee, MD

Professor and Chairman

Department of Ophthalmology and Visual Sciences

Case Western Reserve University School of Medicine

Director

University Hospitals Eye Institute

University Hospitals of Cleveland

Cleveland, Ohio

EDITOR DE LA SERIE

Christopher J. Rapuano, MD

Director and Attending Surgeon, Cornea Service

Co-Director, Refractive Surgery Department

Wills Eye Hospital

Professor of Ophthalmology

Sidney Kimmel Medical College at Thomas Jefferson University

Philadelphia, Pennsylvania

A mi querida esposa, Tina, te dedico mis contribuciones y te estoy muy agradecido por tu amor, paciencia, apoyo, fuerza, tenacidad y resiliencia. A mis hijas, Ashley y Alyssa, les dedico este libro con mis mejores deseos para su felicidad y éxito futuros. A mi padre y mi madre, Dennis y Serena Rhee, en agradecimiento por su amor infinito, sacrificio, apoyo y dedicación, les doy las gracias.

A Susan Rhee, por su comprensión y amabilidad. Dedicado en general a todas mis Familias: Rhee, Chang, Kim, Chomakos y Joseph.

Sofia Ahsanuddin, BA
Medical Student
Department of Ophthalmology
Icahn School of Medicine at Mount Sinai
New York, New York

Gal Antman, MD
Ophthalmologist
Ophthalmology Department
Rabin Medical Center
Petah Tikva, Israel

Augusto Azuara-Blanco, MD, PhD
Clinical Professor of Ophthalmology
Centre for Public Health
Queen's University Belfast
Belfast, Northern Ireland

Oscar V. Beaujon-Balbi, MD
Ophthalmologist
Centro Oftalmológico Vizcaya
Caracas, Miranda, Venezuela

Oscar Beaujon-Rubin, MD, PhD
Department of Ophthalmology
Centro Oftalmológico Vizcaya and Clínica Luis Razetti
Caracas, Miranda, Venezuela

José I. Belda, MD, PhD, FEBO
Head of Department
Department of Ophthalmology
Hospital Universitario de Torrevieja, Visionker Eye Clinic
Torrevieja, Alicante, Spain

Nicole Benitah, MD
Partner Physician
Ophthalmology
Southern California Permanente Medical Group
Bakersfield, California

Brett Breshears, DO
Ophthalmology Resident
Ophthalmology
John H. Stroger Jr. Hospital of Cook County Health
Chicago, Illinois

Jacob Wellington Brubaker, MD
President
Ophthalmology
Sacramento Eye Consultants
Sacramento, California

Edward Schargel, MD
Intern at King Khaled Eye Specialist Hospital
Glaucoma Division
Medical University of Varna
Varna, Bulgaria
King Khaled Eye Specialist Hospital
Riyadh, Saudi Arabia

Sunee Chansangpetch, MD, BPH
Vice Chair for Undergraduate Education
Department of Ophthalmology
Chulalongkorn University and King Chulalongkorn Memorial Hospital
Bangkok, Thailand

Janet Coleman, BS
Medical Student
Icahn School of Medicine at Mount Sinai
New York, New York

Syril Dorairaj, MD
Professor
Department of Ophthalmology
Mayo Clinic
Jacksonville, Florida

JoAnn A. Giaconi, MD
Health Sciences Professor of Ophthalmology
Ophthalmology
Stein Eye Institute
David Geffen School of Medicine
Los Angeles, California

Alon Harris, MS, PhD, FARVO
Professor of Ophthalmology
Vice Chair of International Research and Academic Affairs
Director of the Ophthalmic Vascular Diagnostic and Research Program at Mount Sinai Hospital
Department of Ophthalmology
Icahn School of Medicine at Mount Sinai
New York, New York

Lauren E. Hock, MD
Attending Glaucoma Specialist
Glaucoma Service
Wills Eye Hospital
Philadelphia, Pennsylvania

Matthew J. Javitt, MD
Resident Physician
Ophthalmology
University of California, Davis

Malik Y. Kahook, MD
Professor of Ophthalmology
Sue Anschutz Rodgers Eye Center
University of Colorado Anschutz Medical Campus School of Medicine
Aurora, Colorado

L. Jay Katz, MD
Emeritus Director and Professor of Ophthalmology
Glaucoma Service Wills Eye Hospital
Thomas Jefferson University
Philadelphia, Pennsylvania

Fabio Lavinsky, MD, PhD, MBA
Research Associate at Wills Eye Hospital
Wills Eye Hospital
Philadelphia, Pennsylvania
Lavinsky Eye Institute
Universidade do Vale dos Sinos
Porto Alegre, Brazil

Daniel Lee, MD
Assistant Professor
Glaucoma Service
Wills Eye Hospital
Philadelphia, Pennsylvania

Connor Lentz, BSc
Medical Student
Mayo Clinic Alix School of Medicine
Jacksonville, Florida

Christopher Kai-Shun Leung, MD, MB ChB
Clinical Professor
Department of Ophthalmology
The University of Hong Kong
Pok Fu Lam, Hong Kong

Jeffrey M. Liebmann, MD
Shirlee and Bernard Brown Professor of Ophthalmology
Vice-Chair and Glaucoma Division Director
Department of Ophthalmology
Edward S. Harkness Eye Institute
Columbia University Irving Medical Center
New York, New York

Michele C. Lim, MD
Professor of Ophthalmology
Ophthalmology
UC Davis
Sacramento, California

Shan C. Lin, MD
Co-Director of Research
Ophthalmology
Glaucoma Center of San Francisco
San Francisco, California

Kimberly V. Miller, MD
Residency Program Director
Service Chief Glaucoma
Associate Professor of Surgery, Clinician Educator
Rhode Island Hospital
The Warren Alpert Medical School of Brown University
Providence, Rhode Island

Marlene R. Moster, MD
Professor of Ophthalmology
Wills Eye Hospital Glaucoma Department
Sidney Kimmel School of Medicine at Thomas Jefferson University
Philadelphia, Pennsylvania

Jonathan S. Myers, MD
Director
Glaucoma Service
Wills Eye Hospital
Philadelphia, Pennsylvania

Claudia Luz Pabon, MD
Head
Department of Ophthalmology
Hospital Francisco A. Risquez
Centro Oftalmológico Vizcaya and Clínica Luis Razetti
Caracas, Miranda, Venezuela

Paul F. Palmberg, MD, PhD
Professor of Ophthalmology Emeritus–Active
Department of Ophthalmology
Bascom Palmer Eye Institute
University of Miami School of Medicine
Miami, Florida

George N. Papaliodis, MD
Director of the Ocular Immunology and Uveitis Service
Ophthalmology
Massachusetts Eye and Ear Infirmary
Harvard Medical School
Boston, Massachusetts

Sung Chul (Sean) Park, MD
Associate Professor of Ophthalmology
Department of Ophthalmology
Manhattan Eye, Ear & Throat Hospital
Lenox Hill Hospital
Zucker School of Medicine at Hofstra/Northwell
New York, New York

Louis R. Pasquale, MD
Site Chair
Department of Ophthalmology
Icahn School of Medicine at Mount Sinai
New York, New York

Thomas D. Patrianakos, DO
Chair of Ophthalmology
Ophthalmology
Cook County Health
Chicago, Illinois

Nathan M. Radcliffe, MD
Associate Clinical Professor
Ophthalmology
Mount Sinai School of Medicine
New York, New York

Douglas J. Rhee, MD
Professor and Chair
Department of Ophthalmology and Visual Sciences
Case Western Reserve University School of Medicine/University Hospitals
Cleveland, Ohio

Robert Ritch, MA, MD, FACS, FARVO
Professor Emeritus
New York, New York

Konrad Schargel, MD, PhD, FEBO
Glaucoma Division Chairman
Glaucoma
King Khaled Eye Specialist Hospital
Riyadh, Saudi Arabia

Konrad Walter Schargel Wenyon, MD
Ophthalmology Department Chairman (Retired)
Department of Ophthalmology
Hospital Cesar Rodriguez Rodriguez
Puerto La Cruz, Anzoátegui Province, Venezuela

Joel S. Schuman, MD
Kenneth L. Roper, MD Endowed Chair
Vice Chair for Research Innovation, Vickie and Jack Farber Vision Research Center
Co-Director, Glaucoma Service, Wills Eye Hospital
Professor
Department of Ophthalmology
Sidney Kimmel Medical College at Thomas Jefferson University
Ophthalmology
Wills Eye Hospital
Philadelphia, Pennsylvania

Rajesh K. Shetty, MD
Managing Partner/CEO
Glaucoma
Florida Eye Specialists
Jacksonville, Florida

Brent Siesky, PhD
Senior Scientist
Department of Ophthalmology
Icahn School of Medicine at Mount Sinai
New York, New York

Arthur J. Sit, SM, MD
Professor and Research Chair
Department of Ophthalmology
Mayo Clinic
Rochester, Minnesota

Ashley H. Sohn, BA
Medical Student
Department of Ophthalmology
NYU Langone
New York, New York

Yasemin Sozeri, MD
Assistant Professor
Department of Ophthalmology and Visual Sciences
University Hospitals and Case Western Reserve University
Cleveland, Ohio

George L. Spaeth, BA, MD
Louis Esposito Research Professor
Glaucoma Service
Wills Eye Hospital
Sidney Kimmel Medical College
Thomas Jefferson University
Philadelphia, Pennsylvania

Angela V. Turalba, MD
Associate Chair
Visual Services
Atrius Health
Boston, Massachusetts

Tara A. Uhler
Director of Resident Education
Wills Eye Hospital
Associate Professor of Ophthalmology
Sidney Kimmel Medical College
Thomas Jefferson University
Philadelphia, Pennsylvania

Alice Verticchio, MD, PhD
Associate Scientist
Department of Ophthalmology
Icahn School of Medicine at Mount Sinai
New York, New York

Isabella Wagner, BS
Research Assistant
Department of Ophthalmology
Mayo Clinic
Jacksonville, Florida

Zinaria Y. W. Williams, MD
Associate Clinical Professor
Department of Ophthalmology
Icahn School of Medicine at Mount Sinai
New York, New York

Gadi Wollstein, MD
Professor
Department of Ophthalmology
Wills Eye Hospital
Philadelphia, Pennsylvania

Amy D. Zhang, MD
Clinical Assistant Professor
Ophthalmology
University of Michigan
Ann Arbor, Michigan

Sobre la serie

La belleza del concepto atlas/sinopsis es la poderosa combinación de fotografías ilustrativas y un enfoque resumido del texto. La oftalmología es una disciplina muy visual que se presta maravillosamente para las fotografías clínicas. Mientras que las siete subespecialidades oftalmológicas de esta serie —Córnea, Retina, Glaucoma, Oculoplástica, Neurooftalmología, Uveítis y Pediatría— emplean distintos niveles de reconocimiento visual, en todos los volúmenes se utiliza un formato relativamente estándar para el texto.

El objetivo de la serie es proporcionar una visión clínica actualizada de las principales áreas de la oftalmología para estudiantes, residentes y profesionales de todas las profesiones sanitarias. La abundancia de fotografías de gran tamaño y excelente calidad y el texto conciso en forma de esquema ayudarán a lograr ese objetivo.

Christopher J. Rapuano
Editor de la serie

Prefacio

Wills Eye Hospital. Atlas en color y sinopsis de oftalmología clínica. Glaucoma intenta cubrir el mayor número posible de síndromes de glaucoma. Ninguna afección es idéntica en todos los casos. Por lo tanto, se presentan muchas imágenes representativas diferentes para las afecciones más comunes en un intento de reflejar la diversidad de presentaciones.

En esta 4.ª edición, hemos añadido nuevo material para abarcar las técnicas y tecnologías en evolución del tratamiento quirúrgico del glaucoma, texto actualizado para reflejar los nuevos paradigmas de tratamiento e imágenes actualizadas en toda esta edición. Espero que este atlas le resulte una referencia útil y una ayuda en su labor clínica.

Douglas J. Rhee
Editor

Agradecimientos

Quisiera dar las gracias a los numerosos autores y colaboradores que han participado en este empeño. Creo que la diversidad de enfoques en la representación de las afecciones, los conceptos y los tratamientos es uno de los puntos fuertes de este libro.

Contenido

Wills Eye Hospital

ATLAS EN COLOR Y SINOPSIS DE

Oftalmología clínica

Glaucoma

4.ª EDICIÓN

CAPÍTULO

1

Ciencia básica del flujo de salida del humor acuoso

Arthur J. Sit y Douglas J. Rhee

FLUJO ACUOSO

Importancia de la presión intraocular

Tener los conocimientos básicos de la fisiología del ojo es útil para comprender la fisiopatología, el diagnóstico y el tratamiento del glaucoma. En la actualidad, muchos clínicos y científicos creen que en la patogénesis del glaucoma intervienen diversos factores, como apoptosis, alteración del flujo sanguíneo al nervio óptico y posibles reacciones autoinmunes. Sin embargo, la presión intraocular (PIO) sigue siendo uno de los factores de riesgo más importantes de los síndromes de la enfermedad. Además, la reducción de la PIO es el único tratamiento rigurosamente probado para el glaucoma. Aunque se tienen algunos conocimientos sobre la fisiología de la PIO, aún no es comprensible del todo cómo el ojo regula la PIO a nivel celular y molecular. La investigación fundamental sigue mejorando nuestra comprensión de los mecanismos moleculares. A medida que se identifiquen los procesos moleculares normales, se podrán dilucidar los mecanismos fisiopatológicos para intervenir directamente e interrumpir la desregulación, lo que también se conoce como terapia "modificadora de la enfermedad".

Breve resumen de la fisiología acuosa y la presión intraocular

El humor acuoso se forma en los procesos ciliares (región *pars plicata* de la retina; **fig. 1-1A-D**). Las células epiteliales de la capa interna no pigmentada se consideran el lugar de producción del humor acuoso (**fig. 1-2A-C**). El humor acuoso se produce por una combinación de secreción activa, ultrafiltración y difusión. Muchos de los agentes reductores de la PIO actúan disminuyendo la secreción acuosa en el cuerpo ciliar.

A continuación, el humor acuoso fluye a través de la pupila hacia la cámara anterior, nutriendo al cristalino, la córnea y el iris (**fig. 1-3**). El humor acuoso drena a través del ángulo de la cámara anterior, que contiene la malla trabecular (MT) y la cara del cuerpo ciliar (**fig. 1-4A,B**).

Entre 60 y 90% del flujo de salida del humor acuoso se realiza a través de la MT (la denominada vía convencional), mientras que entre 10 y 40% restante se realiza a través de la cara del cuerpo ciliar (la denominada vía uveoescleral o alternativa). Se cree que la MT es la región donde tiene lugar la regulación del flujo de salida del humor acuoso. Dentro de la MT, especialmente en condiciones de PIO elevada, la zona yuxtacanalicular parece tener la mayor resistencia al flujo de salida (**fig. 1-5**).

La PIO está determinada fisiológicamente por la tasa de producción de humor acuoso en el cuerpo ciliar, la resistencia al flujo de salida a través del tracto de salida convencional (MT y canal de Schlemm [CS]), la resistencia al flujo de salida a través del tracto de salida no convencional (flujo de salida uveoescleral) y la presión venosa epiescleral. En la ecuación de Goldmann [$PIO = (F/C) + P_v$], P_v es la presión venosa epiescleral, *F* es la tasa de formación acuosa y *C* es la facilidad de flujo de salida, que corresponde aproximadamente a la inversa de la resistencia total al flujo de salida. Como es de esperarse, las elevaciones de la presión venosa epiescleral pueden causar una PIO elevada (**fig. 1-6**).

En los glaucomas de ángulo abierto, la fisiopatología es el aumento de la resistencia al drenaje acuoso a través de la MT. En el glaucoma primario de ángulo abierto (GPAA), se produce una alteración de la homeostasis de la matriz extracelular yuxtacanalicular, del citoesqueleto de las células endoteliales de la MT y el CS, que provoca rigidez celular, y de la celularidad de la MT. En el GPAA, el humor acuoso tiene un nivel elevado de factor de crecimiento transformante beta-2. Algunas proteínas o sus funciones, como la miocilina, la proteína gremlin, la proteína secretada relacionada con frizzled (sFRP, *secreted frizzled-related protein*, también conocida como proteína frizzled), la cochlina, la proteína secretada ácida y abundante en cisteína (SPARC, *secreted protein acidic and rich in cysteine*, también conocida como osteonectina) y el amiloide sérico A han demostrado ser importantes para la elevación de la PIO en el GPAA. La selectina E puede ser un marcador único del GPAA. En el glaucoma por seudoexfoliación, el material seudoexfoliativo se acumula en la matriz extracelular yuxtacanalicular, aumentando la resistencia al flujo de salida; también hay una elevación del factor de crecimiento transformante beta-1 en el humor acuoso de los pacientes con glaucoma por seudoexfoliación. En el glaucoma por dispersión pigmentaria, los restos ingeridos de las células epiteliales pigmentadas del iris provocan la muerte de las células endoteliales de la MT, y los haces denudados de la MT se fusionan para aumentar la resistencia al flujo de salida. En el glaucoma inducido por esteroides, se produce una alteración de la matriz extracelular en la región yuxtacanalicular, pero con características y componentes microscópicos electrónicos distintos de los del GPAA, así como alteraciones del citoesqueleto de las células de la MT y el CS que provocan un aumento de la resistencia al flujo de salida.

Medición de la dinámica del humor acuoso

La base de la PIO puede describirse mediante la ecuación de Goldmann. Dado que la mayoría de las investigaciones sugieren que la cantidad de flujo uveoescleral es relativamente insensible a los cambios de presión,[1] la ecuación de Goldmann puede modificarse como $PIO = (F - U)/C + P_v$, donde P_v representa la presión venosa epiescleral, *F* es la tasa de formación acuosa, *U* es la tasa de flujo acuoso a través de la vía uveoescleral insensible a la presión y *C* es la facilidad de flujo. Cada uno de estos parámetros puede medirse excepto *U*, que debe calcularse a partir de la PIO y las demás variables.

La facilidad de flujo de salida se mide clínicamente mediante tonografía. El concepto de tonografía consiste en colocar un tonómetro con peso en la superficie del ojo, provocando una elevación de la PIO, y midiendo la velocidad a la que la PIO vuelve a su valor basal en un intervalo de tiempo fijo (por lo general 2 o 4 minutos).[2] Pueden utilizarse diferentes dispositivos para las mediciones tonográficas, incluidos neumatómetros con peso o tonómetros electrónicos de Schiötz. Estos dispositivos comparten la característica de poder registrar la PIO de forma continua durante el intervalo de medición, ya sea en un gráfico de papel o electrónicamente (**fig. 1-7**). Independientemente del dispositivo, todos comparten las mismas limitaciones, incluida la suposición de que la tasa de producción de humor acuoso, la presión venosa epiescleral y la facilidad de flujo de salida son constantes durante el intervalo de medición.[3] En personas normales, la facilidad de flujo de salida suele estar entre 0.23 y 0.33 μL/min/mm Hg.[4]

La tasa de producción de humor acuoso se mide mediante fluorofotometría.[5,6] Con esta técnica, se establece un depósito de fluoresceína en la córnea mediante gotas oftálmicas. Con el tiempo, la fluoresceína se elimina de la córnea porque se difunde a la cámara anterior y es arrastrada por el flujo del humor acuoso. La tasa de eliminación de fluoresceína puede estimarse utilizando un fluorofotómetro para medir el cambio en el tiempo de la fluorescencia en la córnea y la cámara anterior (**fig. 1-8**). Esta información puede utilizarse para calcular la tasa de flujo del humor acuoso, suponiendo que la difusión en el segmento posterior es mínima (alrededor de ≤ 10%). Mediante esta técnica, la tasa media de producción de humor acuoso suele oscilar entre 2.2 y 3.1 μL/minuto.[7]

En la actualidad, la presión venosa epiescleral es el parámetro más difícil de medir en la dinámica del humor acuoso. La medición no invasiva consiste en identificar una vena epiescleral, colocar una membrana transparente presurizada en la vena, aumentar la presión dentro de la cámara y observar la respuesta. Se puede utilizar la cantidad de presión necesaria para producir una respuesta, como la compresión, para estimar la presión venosa epiescleral (**fig. 1-9**). Las fases más tempranas de la compresión corresponden a la presión venosa epiescleral correcta, pero el uso de un punto final subjetivo puede provocar incertidumbre en la medición. Los valores normales reportados para la presión venosa epiescleral media han oscilado entre 7 y 14 mm Hg.[8-11]

REFERENCIAS

1. Alm A, Nilsson SF. Uveoscleral outflow—a review. *Exp Eye Res.* 2009;88(4):760–768.
2. Grant WM. Tonographic method for measuring the facility and rate of aqueous flow in human eyes. *Arch Ophthal.* 1950;44(2):204–214.
3. Brubaker RF. Goldmann's equation and clinical measures of aqueous dynamics. *Exp Eye Res.* 2004;78(3):633–637.
4. Becker B. Tonography in the diagnosis of simple (open angle) glaucoma. *Trans Am Acad Ophthalmol Otolaryngol.* 1961;65:156–162.
5. Jones RF, Maurice DM. New methods of measuring the rate of aqueous flow in man with fluorescein. *Exp Eye Res.* 1966;5(3):208–220.
6. McLaren JW, Brubaker RF. A two-dimensional scanning ocular fluorophotometer. *Invest Ophthalmol Vis Sci.* 1985;26(2):144–152.
7. McLaren JW. Measurement of aqueous humor flow. *Exp Eye Res.* 2009;88(4):641–647.
8. Phelps CD, Armaly MF. Measurement of episcleral venous pressure. *Am J Ophthalmol.* 1978;85(1):35–42.
9. Toris CB, Yablonski ME, Wang YL, Camras CB. Aqueous humor dynamics in the aging human eye. *Am J Ophthalmol.* 1999;127(4):407–412.
10. Zeimer RC, Gieser DK, Wilensky JT, Noth JM, Mori MM, Odunukwe EE. A practical venomanometer. Measurement of episcleral venous pressure and assessment of the normal range. *Arch Ophthalmol.* 1983;101(9):1447–1449.
11. Sit AJ, McLaren JW. Measurement of episcleral venous pressure. *Exp Eye Res.* 2011;93:291–298.

BIBLIOGRAFÍA

Bill A. The drainage of aqueous humor. *Invest Ophthalmol Vis Sci.* 1975;14:1–3.

Bill A, Phillips CI. Uveoscleral drainage of aqueous humour in human eyes. *Exp Eye Res.* 1971;12:275–281.

Grant WM. Further studies on facility of flow through the trabecular meshwork. *Arch Ophthalmol.* 1958;60:523–533.

Maepea O, Bill A. The pressures in the episcleral veins, Schlemm's canal and trabecular meshwork in monkeys: effects of changes in intraocular pressure. *Exp Eye Res.* 1989;49:645–663.

Maepea O, Bill A. Pressures in the juxtacanalicular tissue and Schlemm's canal in monkeys. *Exp Eye Res.* 1992;54:879–883.

Moses RA, Grodzki WJ, Etheridge EL, Wilson CD. Schlemm's canal: the effect of intraocular pressure. *Invest Ophthalmol Vis Sci.* 1981;20:61–68.

Pederson JE, Gaasterland DE, MacLellan HM. Uveoscleral aqueous outflow in the rhesus monkey: importance of uveal reabsorption. *Invest Ophthalmol Vis Sci.* 1977;16:1008–1017.

Seiler T, Wollensak J. The resistance of the trabecular meshwork to aqueous humor outflow. *Graefes Arch Clin Exp Ophthalmol.* 1985;223:88–91.

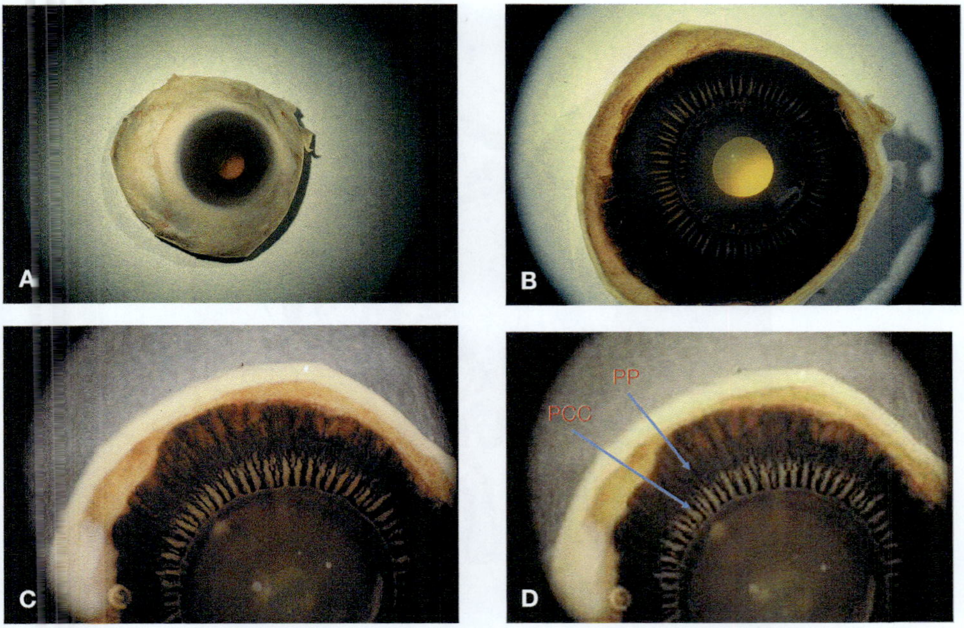

FIGURA 1-1. Disección macroscópica del ojo de un cadáver. A. Segmento anterior de un ojo de cadáver, vista frontal. **B.** El mismo segmento anterior volteado, mirando desde detrás del cristalino. El cristalino todavía está sostenido por las fibras zonulares que se extienden desde los procesos del cuerpo ciliar. **C.** Vista ampliada de los procesos del cuerpo ciliar. Esta región se denomina *pars plicata*. La *pars plana* es periférica a la *pars plicata*. **D.** Misma imagen que en el panel **C.** PCC, procesos del cuerpo ciliar; PP, *pars plana*.

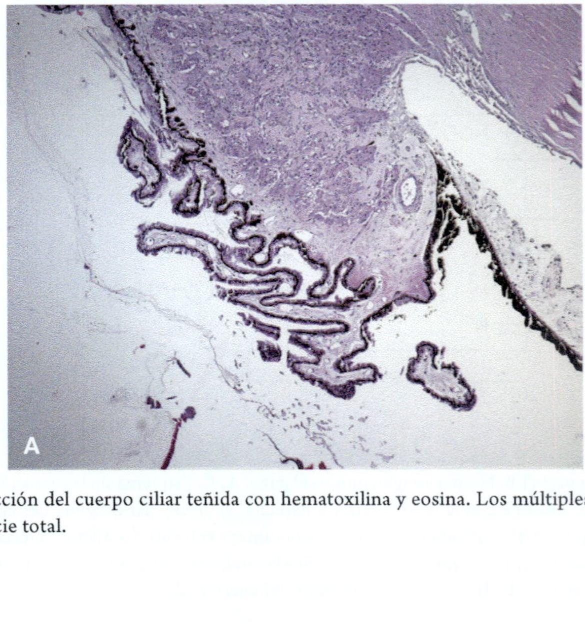

FIGURA 1-2. A. Sección del cuerpo ciliar teñida con hematoxilina y eosina. Los múltiples pliegues contribuyen a aumentar la superficie total.

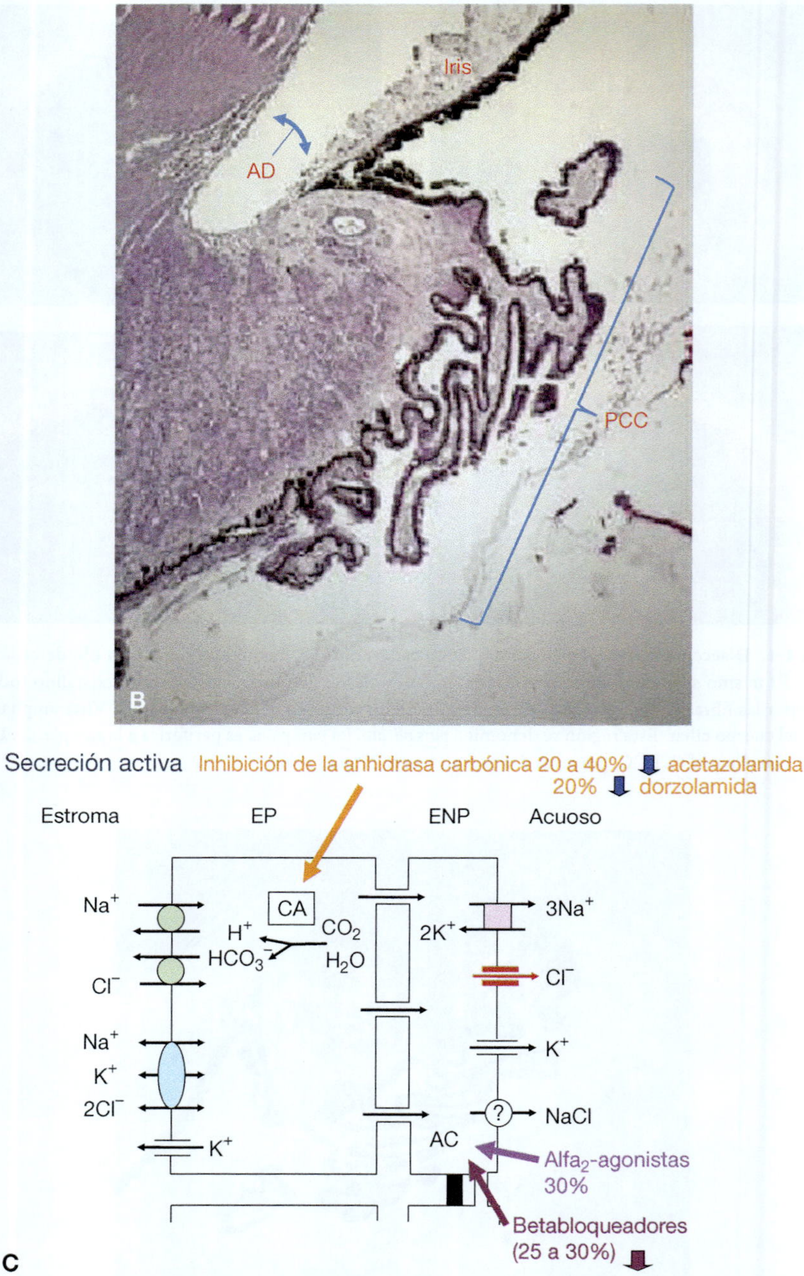

FIGURA 1-2. (*continuación*) **B.** Misma imagen que en el panel **A. C.** Esquema de la secreción activa. El agua sigue el movimiento neto de iones cargados de izquierda a derecha, es decir, del estroma del cuerpo ciliar al epitelio pigmentado (EP), al epitelio no pigmentado (ENP) y a la cámara anterior. La adenilil ciclasa (AC) y la anhidrasa carbónica son dos enzimas contra las que se dirigen los medicamentos anti glaucomatosos que inhiben la secreción de humor acuoso. AD, ángulo de drenaje; PCC, procesos del cuerpo ciliar.

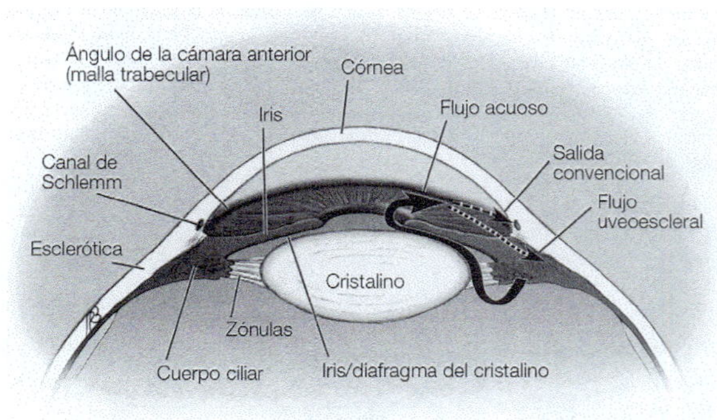

FIGURA 1-3. **Ruta del flujo acuoso.** Diagrama esquemático que muestra la ruta del humor acuoso desde el cuerpo ciliar hasta el tracto de salida. (De Rhee DJ, Budenz DL. Acute angle-closure glaucoma. En: *The Clinics Atlas of Office Procedures*. Saunders; 2000:267-279.)

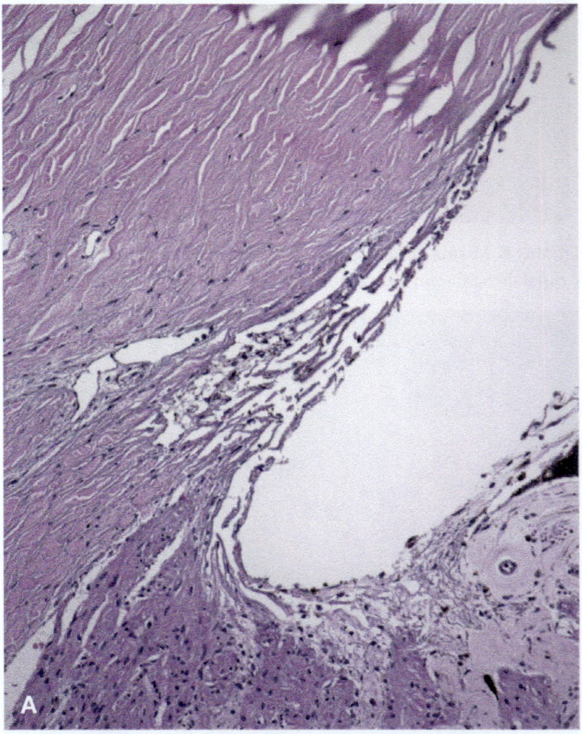

FIGURA 1-4. **A.** Sección teñida con hematoxilina y eosina del ángulo de la cámara anterior que muestra los tractos de salida del ojo. La vía de salida convencional consta de siete capas de haces de MT (MT corneoescleral y uveal), la región yuxtacanalicular, el canal de Schlemm, los canales colectores y las venas epiesclerales. La vía uveoescleral consiste en la cara uveal, donde el flujo se desplaza finalmente al espacio coroideo. Esta vía no se conoce bien. Existen pruebas que demuestran que el humor acuoso drena fuera de las venas del vórtice y a través de la pared escleral.

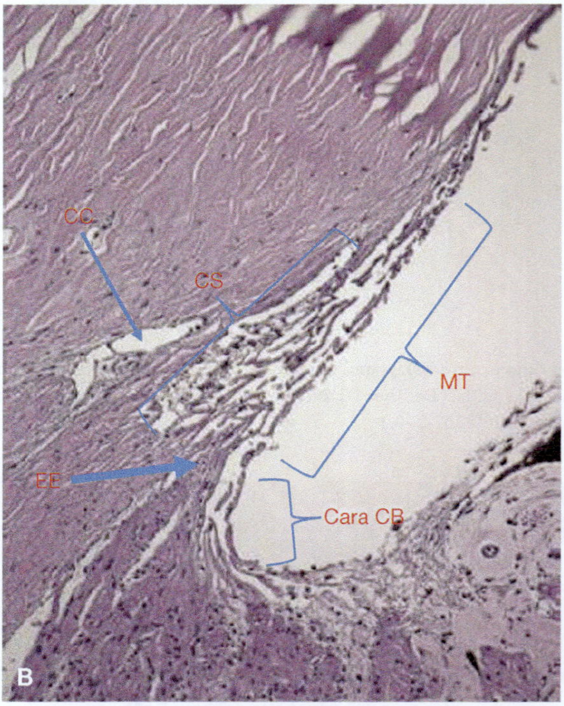

FIGURA 1-4. (*continuación*) **B.** Misma imagen que en el panel **A.** Cara CB, cara del cuerpo ciliar (*ciliary body face*); CC, canal colector; CS, canal de Schlemm; EE, espolón escleral; MT, malla trabecular.

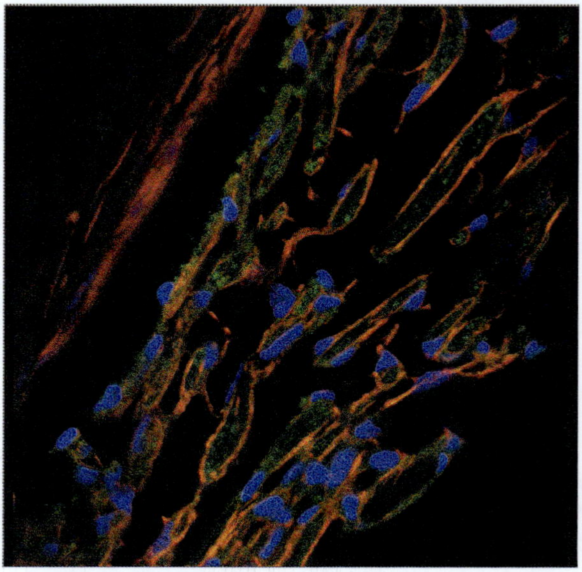

FIGURA 1-5. Microscopia confocal de la región yuxtacanalicular de la malla trabecular (MT). El *verde* (marcado con fluoresceína) indica la tinción para una proteína matricelular secretada inespecífica. El *rojo* (etiquetado con rojo Texas) indica tinción para actina de músculo liso (dentro de las células endoteliales de la MT), mientras que el *azul* DAPI (una tinción fluorescente para núcleos) tiñe el material nuclear. Estos núcleos más pequeños, en forma de burbuja, corresponden a las células de la pared interna del canal de Schlemm, mientras que los núcleos alargados corresponden a las células endoteliales de la MT. Se observa que la MT uveal y corneoescleral está formada por haces revestidos de células endoteliales, mientras que la región yuxtacanalicular es una zona amorfa de matriz extracelular y células endoteliales de la MT.

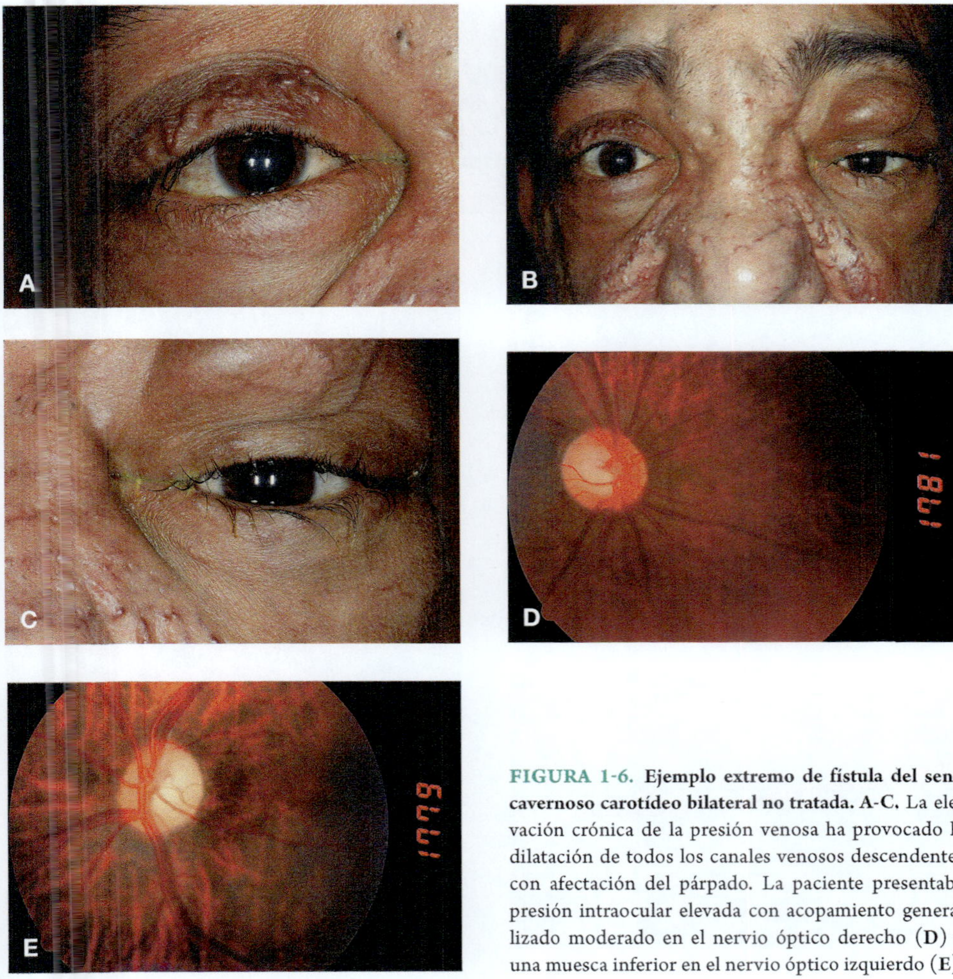

FIGURA 1-6. Ejemplo extremo de fístula del seno cavernoso carotídeo bilateral no tratada. A-C. La elevación crónica de la presión venosa ha provocado la dilatación de todos los canales venosos descendentes con afectación del párpado. La paciente presentaba presión intraocular elevada con acopamiento generalizado moderado en el nervio óptico derecho (**D**) y una muesca inferior en el nervio óptico izquierdo (**E**).

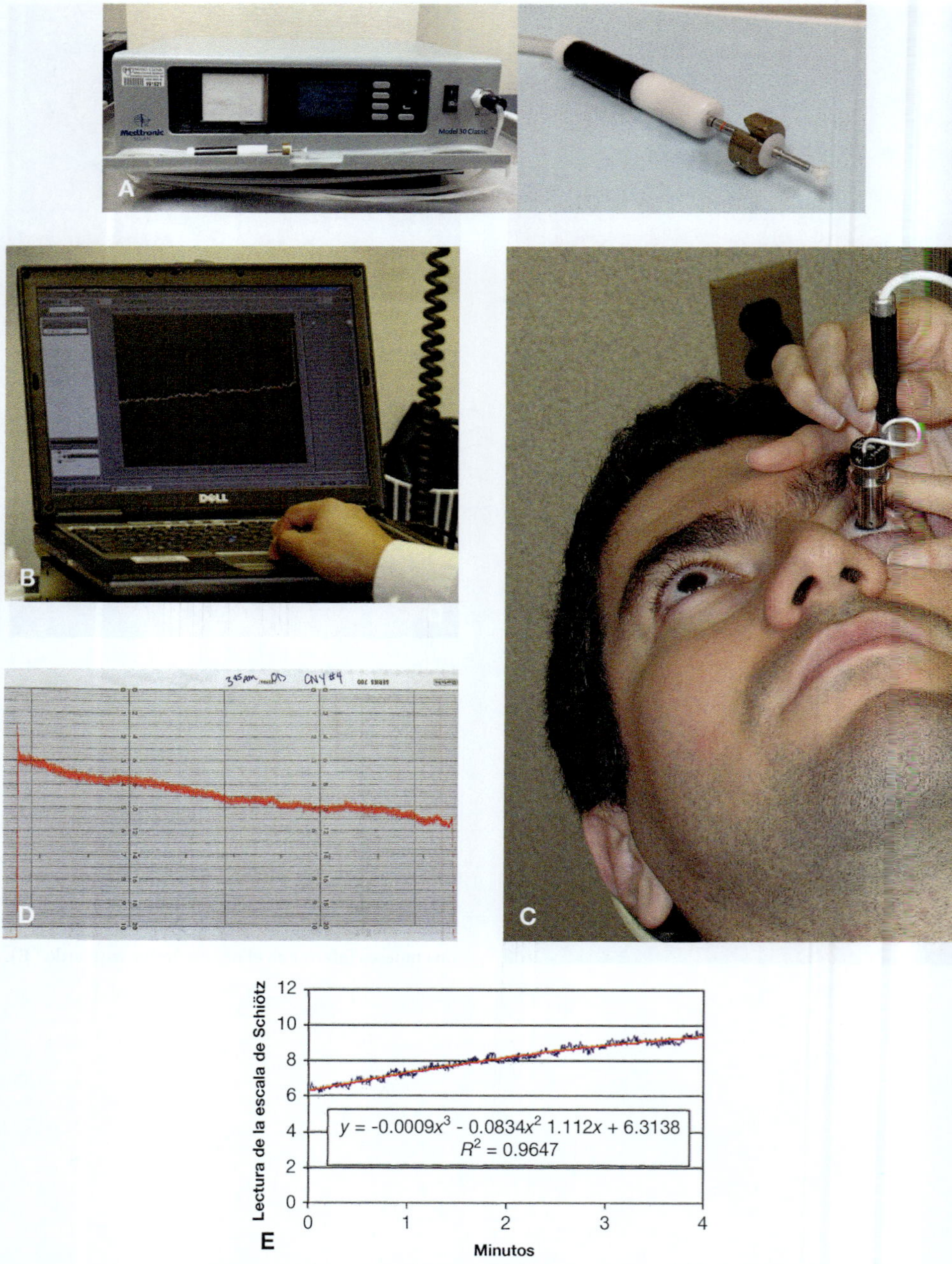

FIGURA 1-7. **Medición de la facilidad mediante tonografía. A.** Neumatógrafo con peso para neumatonografía (Modelo 30 Classic, Medtronic Solan). **B.** Registro digital del tonómetro de Schiötz en el ordenador (Clínica Mayo). **C.** Realización de la tonografía de Schiötz en un paciente. **D.** Registro en papel de la presión intraocular (PIO) en un intervalo de 4 minutos. El descenso lento de la presión se registra como un aumento en la escala de Schiötz. Se traza de forma manual una curva con los datos para determinar la velocidad de descenso de la PIO. **E.** Registro de la PIO y ajuste de la curva de los datos de una medición tonográfica de 4 minutos, utilizando un tonómetro digital de Schiötz. La escala se invierte en comparación con el gráfico de papel.

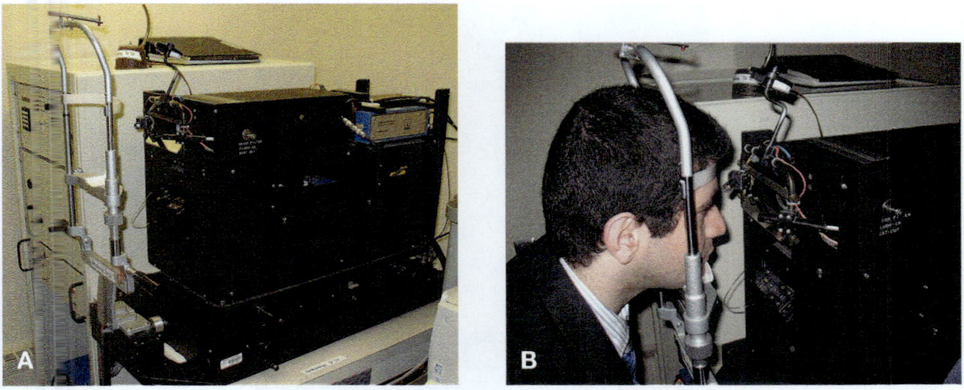

FIGURA 1-8. Medición de la tasa de producción de humor acuoso. A. Fluorofotómetro bidimensional de barrido del segmento anterior (Clínica Mayo). **B.** Realización de fluorofotometría en un paciente para medir la concentración de fluoresceína en la córnea y la cámara anterior.

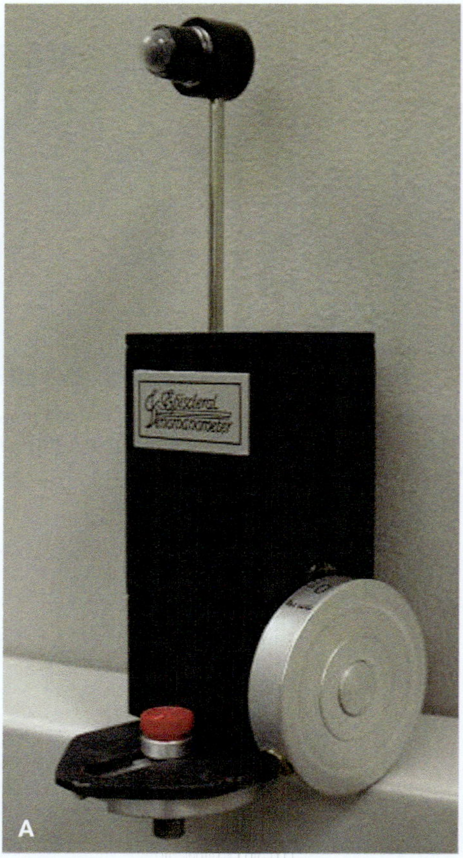

FIGURA 1-9. Medición de la presión venosa epiescleral. A. Venomanómetro epiescleral manual (Eyetec Ltd).

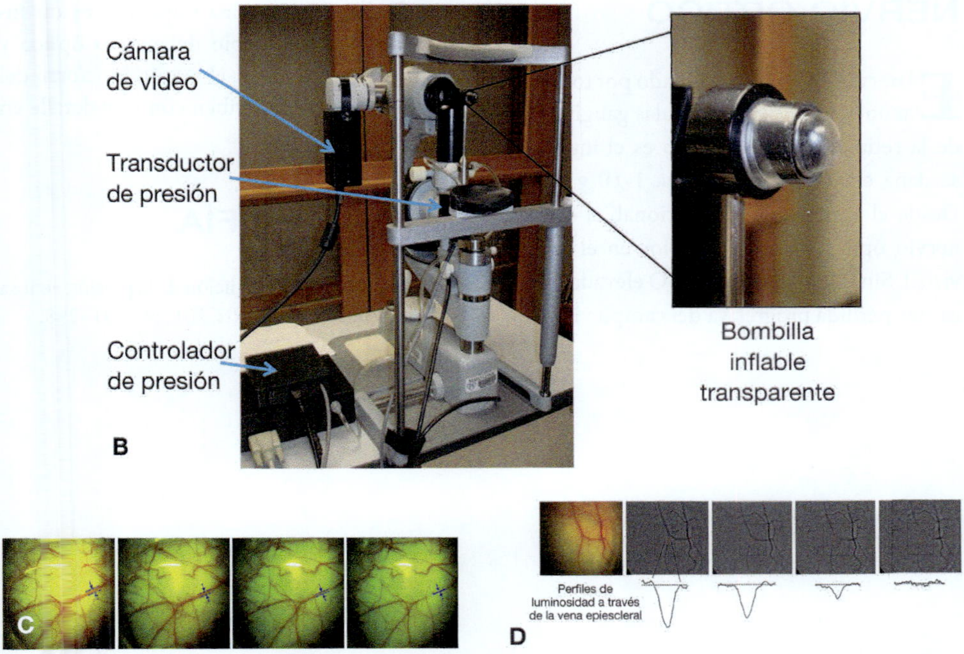

FIGURA 1-9. (*continuación*) **B.** Sistema automatizado de venomanometría epiescleral (Clínica Mayo). **C.** Secuencia de imágenes que muestra la compresión de una vena epiescleral (entre *flechas*) durante el proceso de venomanometría. Para estimar la presión venosa epiescleral se utiliza la cantidad de presión necesaria para crear una compresión adecuada. Esto puede realizarse de manera subjetiva con visualización directa. **D.** Uso de *software* para determinar la cantidad de compresión a partir de la línea de base (Clínica Mayo).

NERVIO ÓPTICO

El nervio óptico está formado por todos los axones de la capa de células ganglionares de la retina. El nervio óptico es el lugar que se daña en el glaucoma (**figs. 1-10 y 1-11**). Desde el punto de vista funcional, el daño al nervio óptico provoca cambios en el campo visual. Sin tratamiento, una PIO elevada puede causar pérdida progresiva del campo visual, lo que finalmente ocasiona ceguera. Los distintos patrones de cambio del nervio óptico y los medios para medir el estado funcional del nervio óptico se describen con más detalle en capítulos posteriores.

BIBLIOGRAFÍA

Sit AJ, McLaren JW. Medición de la presión venosa epiescleral. *Exp Eye Res.* 2011;93:291–298.

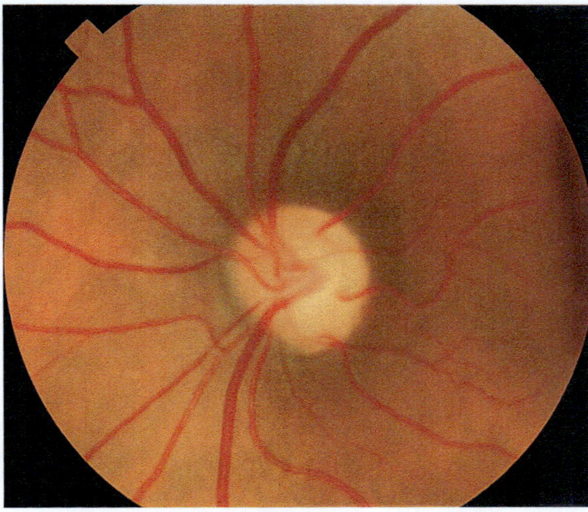

FIGURA 1-10. Fotografía del nervio óptico que muestra una muesca inferior de un paciente con glaucoma. Obsérvese la ausencia relativa de palidez. (Cortesía de L. Jay Katz, MD, Wills Eye Hospital, Filadelfia, PA).

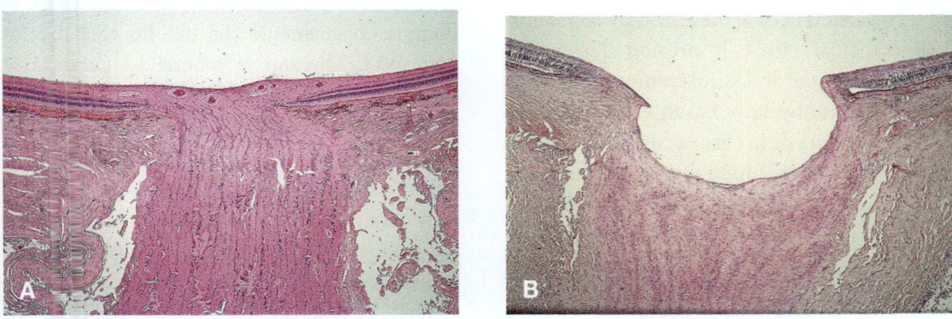

FIGURA 1-11. Sección histopatológica de nervios ópticos teñida con hematoxilina y eosina. A. Nervio óptico normal. **B.** Nervio óptico de glaucoma avanzado (excavación en forma de tazón de frijoles). (Cortesía de Ralph J. Eagle, MD, Wills Eye Hospital, Philadelphia, PA).

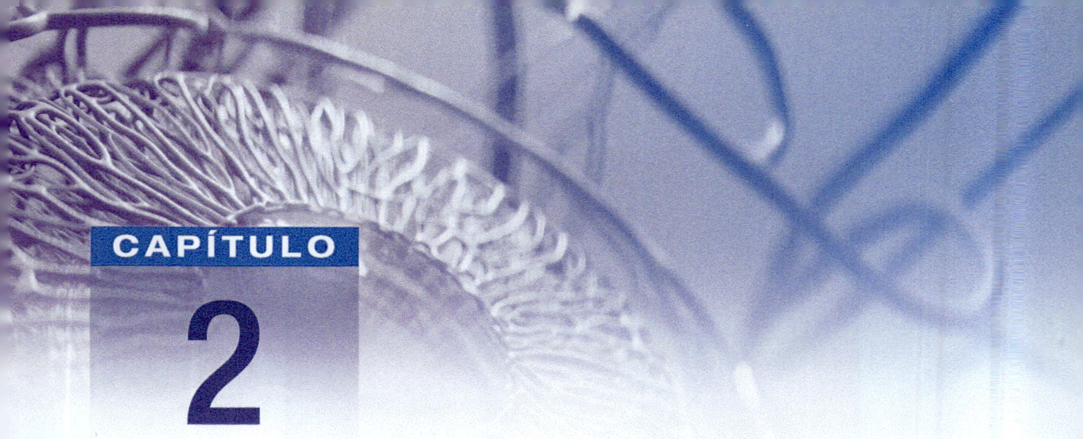

CAPÍTULO

2

Tonometría

Rajesh K. Shetty e Isabella Wagner

INTRODUCCIÓN

La **tonometría** es la medición de la presión intraocular (PIO; la presión dentro del ojo). La mayoría de los instrumentos utilizados en la tonometría se basan en la deformación de una zona de la córnea con una pequeña cantidad de fuerza que se utiliza para calcular la PIO. Los tonómetros pueden dividirse en dos tipos: los que aplanan la córnea y los que la deforman. La precisión de cualquiera de los dos tipos de tonómetro presupone que todos los ojos tienen una rigidez ocular, un grosor corneal y un flujo sanguíneo ocular similares.

TONÓMETRO DE APLANACIÓN DE GOLDMANN

La tonometría de aplanación se basa en la ley de Imbert-Fick, según la cual la PIO es igual a la cantidad de fuerza necesaria para aplanar una superficie esférica dividida entre el área aplanada. La aplanación de Goldmann, el estándar de oro y la forma de tonometría más utilizada, se introdujo en 1954. Este dispositivo solo puede utilizarse en pacientes sentados frente una lámpara de hendidura. La córnea se observa a través de un dispositivo prismático de duplicación situado en el centro de un cabezal en forma de cono que se ilumina oblicuamente con una luz azul cobalto (**fig. 2-1**). Mientras la cabeza del paciente se mantiene fija, el cabezal de aplanación se coloca con suavidad contra la córnea anestesiada teñida con fluoresceína (**fig. 2-2**). El examinador ve una imagen dividida del menisco de la película lagrimal alrededor del cabezal del tonómetro. Estos anillos de fluoresceína se superponen justo cuando la presión en el cabezal es igual a la PIO. El medidor graduado en la parte lateral del tonómetro mide la fuerza en gramos, que se convierte en milímetros de mercurio multiplicando por 10.

Con una superficie de aplanación circular de 3.06 mm de diámetro, la tensión superficial de la película lagrimal contrarresta la fuerza necesaria para superar la rigidez de la córnea, lo que permite que la cantidad de fuerza aplicada sea igual a la PIO. La punta aplana la córnea menos de 0.2 mm, desplaza 0.5 mL de humor acuoso, aumenta la PIO 3% y proporciona una medición fiable de ± 0.5 mm Hg. En córneas con astigmatismo elevado (>3 dioptrías), el meridiano corneal más plano debe colocarse a 45 grados respecto al eje del cono. Para esto, basta con colocar la línea roja de la punta del tonómetro en el mismo eje del cilindro negativo (o más plano) del ojo.

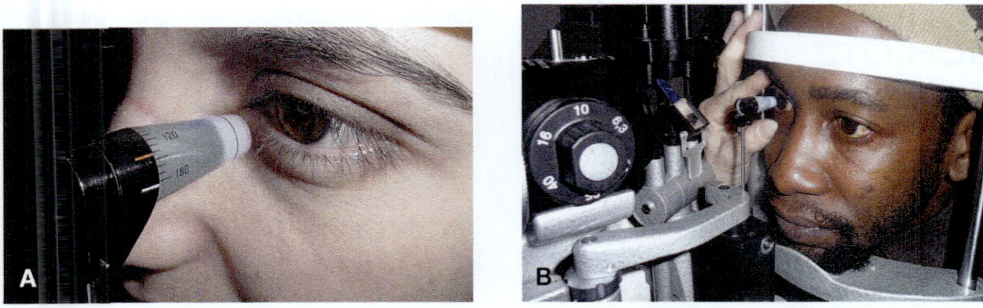

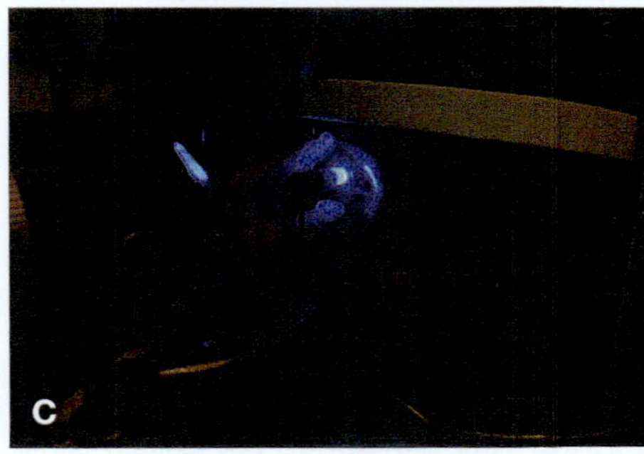

FIGURA 2-1. **Tonómetro de Goldmann.** Ejemplo de tonómetro de Goldmann montado en una lámpara de hendidura Haag-Streit. **A.** Las *líneas rojas* que se ven en el cono pueden alinearse con el eje del cilindro negativo en pacientes con astigmatismo elevado. **B. C.** La iluminación azul cobalto de la punta del tonómetro permite visualizar la película lagrimal que contiene fluoresceína.

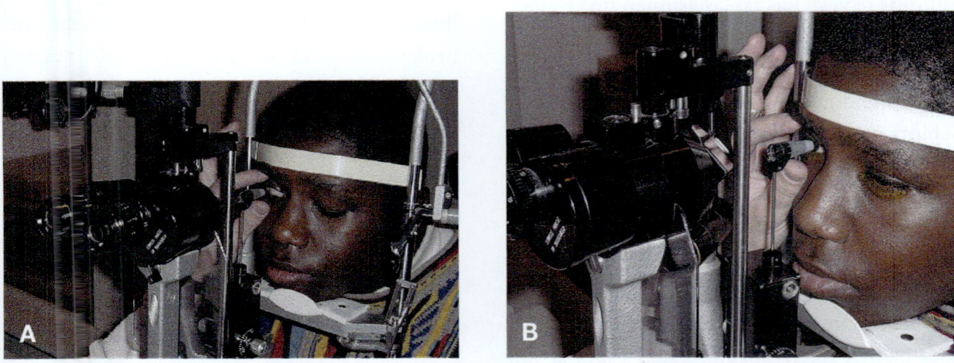

FIGURA 2-2. **Técnica de aplanación.** **A.** Paciente con blefarospasmo al intentar el aplanamiento. **B.** Contacto exitoso entre la punta del tonómetro y la córnea, con el examinador demostrando la técnica apropiada al hacer tracción de apoyo solamente en los bordes orbitales, no en el globo en sí.

TONÓMETRO DE SCHIÖTZ

Introducido en 1905, el tonómetro de Schiötz es el tonómetro de indentación clásico y requiere que el paciente esté en posición supina (**fig. 2-3**). A diferencia de la tonometría de aplanación, la cantidad de indentación de la córnea por el tonómetro de Schiötz es proporcional a la PIO. Sin embargo, esta deformación crea un desplazamiento del volumen intraocular impredecible y relativamente grande. El tonómetro de Schiötz de 16.5 g tiene un peso basal de 5.5 g unido al émbolo. Este peso puede aumentarse a 7.5, 10 o 15 g para presiones oculares superiores. La placa calibrada del tonómetro se coloca con suavidad sobre la córnea anestesiada y el movimiento vertical libre del émbolo acoplado determina la lectura de la escala. Para estimar la PIO, existen tablas de conversión basadas en datos empíricos procedentes de ojos de cadáveres humanos y de estudios *in vivo*. Las tablas asumen una rigidez ocular estándar, de modo que en ojos con rigidez escleral alterada (p. ej., posterior a la cirugía de desprendimiento de retina), la medición de Schiötz puede no ser exacta.

TONÓMETRO DE PERKINS

Este tonómetro de aplanación de tipo Goldmann (TAG) portátil es en especial útil en lactantes y niños (**fig. 2-4**). La fuente de luz funciona con pilas y el instrumento puede utilizarse en posición vertical o supina. La fuerza de aplanación corneal varía girando un dial calibrado con el mismo dispositivo de medición cónico que el tonómetro de Goldmann.

TONÓMETROS SIN CONTACTO

Los tonómetros sin contacto (TSC) o tonómetros de "soplo de aire" se utilizan con frecuencia en las consultas de atención oftalmológica primaria y en las pruebas de tamizaje. Estos instrumentos utilizan un pequeño soplo de aire para aplanar la córnea y se consideran menos precisos que el TAG. Entre las ventajas del TSC cabe citar que no requiere anestesia tópica y es útil en pacientes que no toleran los métodos de contacto.

El Ocular Response Analyzer (ORA) es una versión más reciente del TSN que deforma lentamente la córnea. Utilizando la fuerza del flujo de aire y el rebote de la deformación corneal, los sensores del dispositivo ORA pueden calcular la elasticidad de la córnea o el valor de histéresis corneal, además de una PIO corregida y una medición compensada de la córnea. Los valores bajos de histéresis corneal se han asociado con un mayor riesgo de progresión del glaucoma.

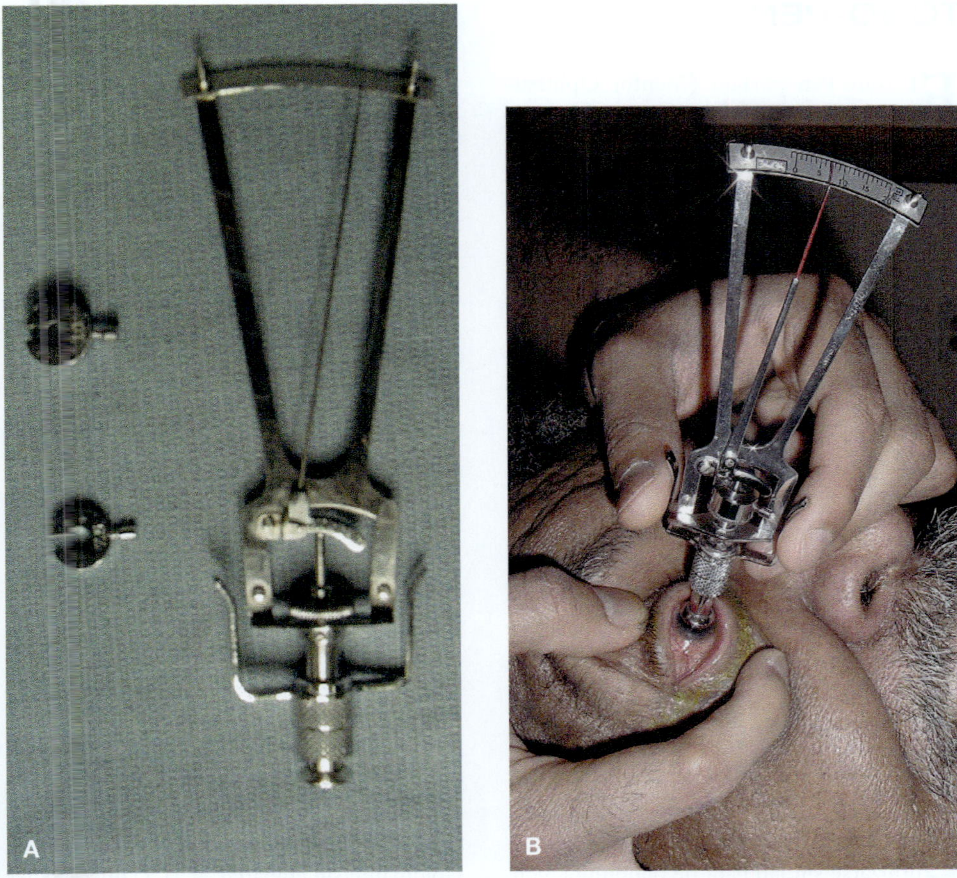

FIGURA 2-3. Tonómetro de Schiötz. A. Imagen del tonómetro de Schiötz mostrando los pesos de 7.5 y 10 g. **B.** La tonometría de indentación de Schiötz solo puede utilizarse en pacientes en posición supina.

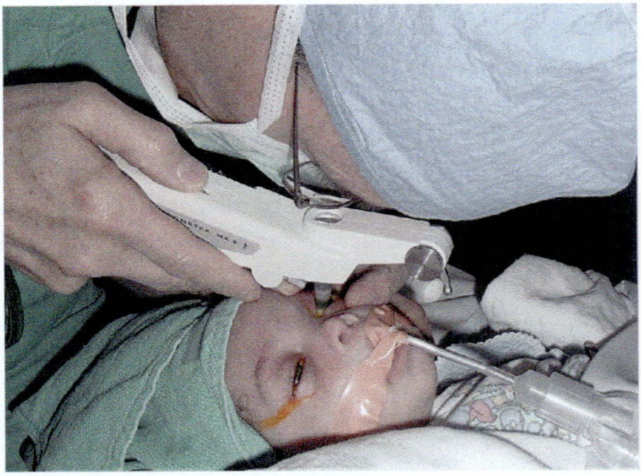

FIGURA 2-4. Tonómetro de Perkins. La tonometría de Perkins se utiliza con frecuencia en el examen de lactantes bajo anestesia.

TONO-PEN

El Tono-Pen portátil (Mentor Ophthalmics) puede medir la PIO en un paciente sentado o en decúbito supino (fig. 2-5). Esta técnica es en especial útil en pacientes con córneas cicatrizadas o edematosas, en los que no se puede examinar con una lámpara de hendidura o en pacientes pediátricos. Con un tonómetro de tipo Mackay-Marg, como el Tono-Pen, los efectos de la rigidez corneal se transfieren a un manguito circundante, de modo que la placa central mide únicamente la PIO. Un microprocesador en el Tono-Pen que está conectado a un transductor de medidor de presion, registra la fuerza de la placa central de 1.02 mm de diámetro a medida que aplana la superficie corneal. Las mediciones de 4 a 10 lecturas darán una lectura final con una variabilidad entre la lectura más baja y la más alta aceptable de menos de 5, 10, 20 o más de 20%.

NEUMOTONÓMETRO

Este dispositivo portátil también puede utilizarse sin lámpara de hendidura, con el paciente sentado o en decúbito supino y en ojos con superficies corneales irregulares (fig. 2-6). Al igual que el Tono-Pen, este tonómetro tipo Mackay-Marg tiene su superficie sensora en el centro, con un borde circundante adyacente que transfiere la fuerza necesaria para superar la rigidez corneal. El área central de detección es un diafragma silástico que tapa un émbolo lleno de aire. Cuando este diafragma flexible se aplica a la córnea, se impide el escape de gas del émbolo, lo que permite que la presión del aire aumente hasta equilibrarse la PIO. Un transductor electrónico mide la presión del aire en la cámara.

TONOMETRÍA DE CONTORNO DINÁMICO

El tonómetro de contorno dinámico (TCD) o tonómetro de Pascal tiene una punta cóncava de sensor de presión (radio de curvatura de 10.5 mm) que es ligeramente más plana que la de la córnea humana promedio (fig. 2-7). Dado que el contorno de la cabeza del transductor de 7 mm coincide con el de la córnea, la distorsión de esta es mínima. El sensor de presión piezorresistivo de 1.7 mm situado en el centro de la concavidad mide la PIO en la córnea 100 veces por segundo con menos de 1 g de fuerza de aposición.

Los estudios publicados sugieren que el TCD puede depender menos que la tonometría de aplanación del grosor corneal central, la curvatura corneal, el astigmatismo, la profundidad de la cámara anterior y la longitud axial. La PIO medida mediante el TCD se correlaciona con la tonometría de aplanación de Goldmann; sin embargo, el TCD puede tener lecturas significativamente más altas. La variabilidad entre observadores y con el mismo observador a lo largo del tiempo puede ser menor con este dispositivo que con la tonometría de aplanación. Es posible medir tanto la PIO diastólica como la sistólica y determinar la diferencia entre ambas, es decir, la amplitud del pulso ocular. La amplitud del pulso ocular es una medida indirecta de la perfusión coroidea y puede tener un papel en la fisiopatología del glaucoma.

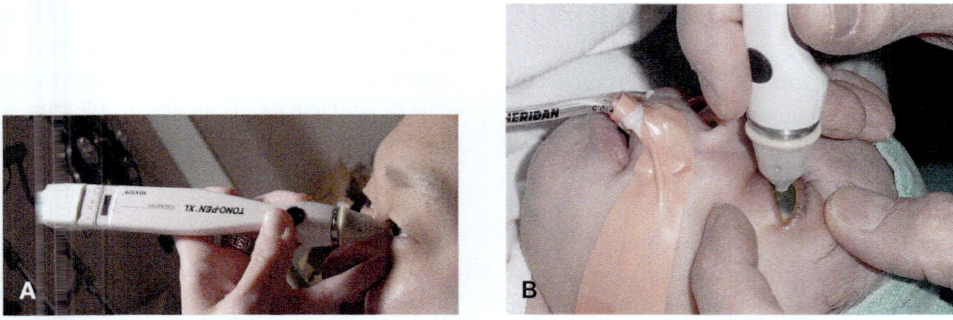

FIGURA 2-5. Tono-Pen. A. El Tono-Pen XL es un dispositivo portátil que no requiere una lámpara de hendidura. **B.** La colocación correcta del Tono-Pen es 90 grados perpendicular a la superficie de la córnea. El pequeño diámetro del Tono-Pen también lo hace útil en niños.

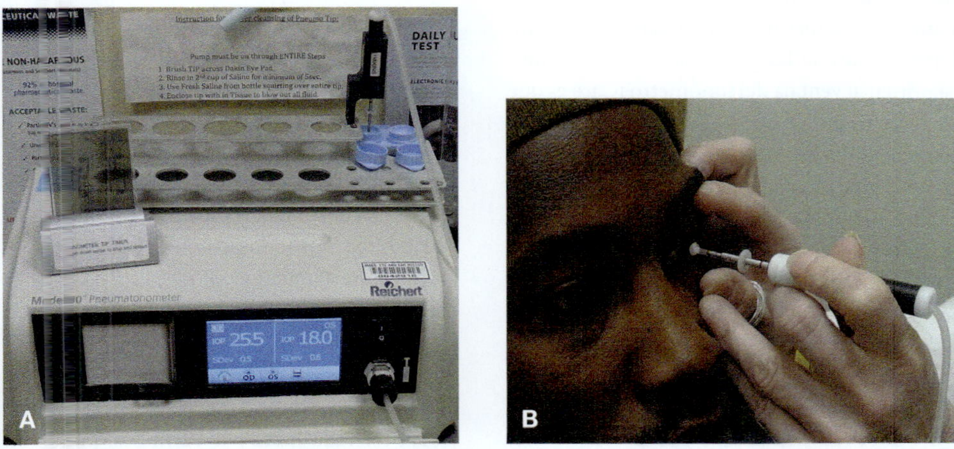

FIGURA 2-6. Neumotonómetro. A. La lectura del neumotonómetro incluye un trazado en papel con la presión intraocular media en milímetros de mercurio, que demuestra la relación con el pulso del paciente. **B.** La punta debe mantenerse perpendicular a la córnea, sin que los dedos ejerzan fuerza sobre el globo.

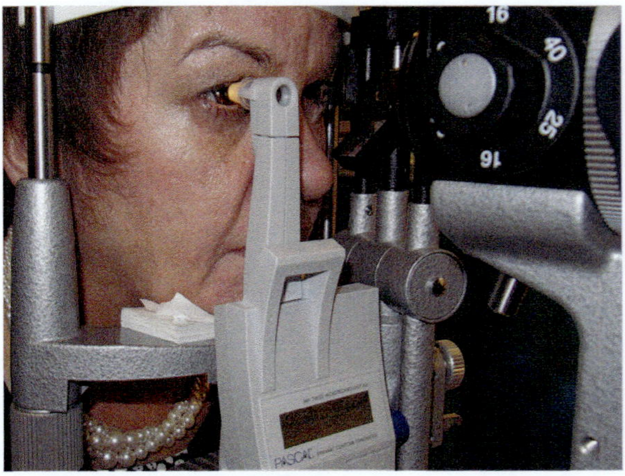

FIGURA 2-7. Tonómetro de contorno dinámico. La tonometría de contorno dinámico puede ser menos influenciada por las características estructurales del ojo.

TONÓMETRO iCARE

Este tonómetro de rebote portátil es un dispositivo novedoso para la medición no invasiva de la PIO (fig. 2-8). Dentro de una sonda en forma de varilla, un alambre magnetizado con una punta roma de plástico toca transitoriamente la superficie corneal y rebota. Un solenoide dentro del dispositivo mide la velocidad del rebote de la sonda. Cuanto mayor sea la PIO, más rápido será el rebote. Se realizan seis mediciones y se calcula el valor medio de la PIO. Las mediciones de la PIO se correlacionan bien con la tonometría de aplanación de Goldmann en personas normales y tampoco son independientes de las propiedades de la córnea. La principal ventaja del tonómetro iCare es que no necesita anestesia tópica. El iCare HOME es un dispositivo de automedición que permite la monitorización continua de la PIO desde casa y reduce la necesidad de realizar exámenes de glaucoma recurrentes en la consulta. El iCare HOME 2, lanzado en 2021, puede utilizarse en posición supina, erguida o recostada lateral.

AVANCES PROMETEDORES

A la luz de la reciente pandemia de COVID-19 y del uso generalizado de la telemedicina, las alternativas del manejo convencional de la PIO se han vuelto aún más deseables. El sistema Sensimed Triggerfish® consiste en un lente de contacto de silicón desechable con un microprocesador integrado que mide los cambios en la curvatura de la córnea inducidos por los cambios en la PIO. Los datos corneales se transfieren de forma inalámbrica desde el microprocesador a una antena adhesiva en la superficie periocular y posteriormente se transmiten a una grabadora portátil que el paciente lleva alrededor de la cintura. Se ha demostrado que el sistema Triggerfish detecta de manera eficaz patrones relacionados con la PIO durante 24 horas; sin embargo, la utilidad clínica del dispositivo se ve limitada por su elevado coste, la falta de datos fiables y la medición indirecta de la PIO.

El sistema EYEMATE-SC es un sensor microscópico de PIO biocompatible implantado en el espacio supracoroideo. Un lector portátil inalámbrico recibe los datos del dispositivo y muestra directamente el valor de PIO correspondiente. Los ensayos preliminares en pacientes sometidos de forma simultánea a facoemulsificación o a cirugía no penetrante para glaucoma indican que el sistema EYEMATE-SC es seguro y bien tolerado hasta por 12 meses. Junto con otros dispositivos con sensores implantables para medir la PIO, el sistema EYEMATE-SC sigue siendo objeto de investigación.

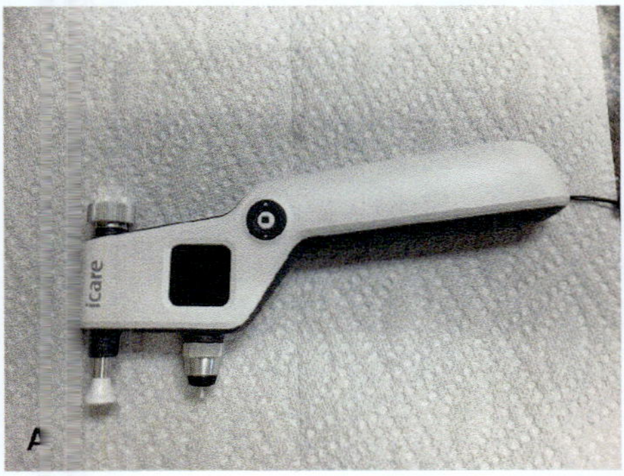

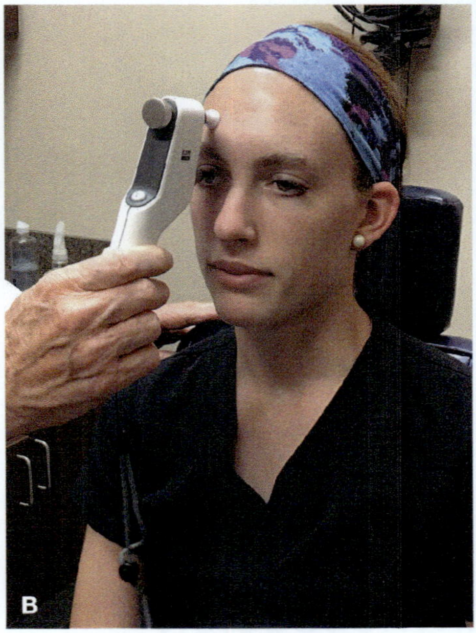

FIGURA 2-8. Tonómetro iCare. A. El tonónometro iCare se basa en las mediciones de la tonometría de rebote que se pueden tomar sin el uso de anestesia tópica. **B.** La punta de prueba debe estar horizontal respecto al piso para la mejor exactitud.

CAPÍTULO

3

Gonioscopia

Yasemin Sozeri, Oscar V. Beaujon-Balbi y Oscar Beaujon-Rubin

INTRODUCCIÓN

La gonioscopia es un examen de gran importancia para la evaluación, el diagnóstico y el tratamiento del paciente con glaucoma. Su objetivo principal, en la clínica, es la visualización de las estructuras del ángulo y la correlación de los hallazgos con el mecanismo subyacente del glaucoma del paciente. La gonioscopia tiene cada vez más importancia en el quirófano para realizar procedimientos basados en el ángulo tanto en adultos como en niños con glaucoma. En circunstancias normales, las estructuras del ángulo anterior no pueden verse de forma directa a través de la córnea debido al fenómeno óptico conocido como reflexión interna total. En pocas palabras, este fenómeno se refiere a la física óptica, según la cual la luz que se refleja en el ángulo de la cámara anterior se desvía internamente dentro de la córnea en la interfase córnea-aire. El lente de gonioscopia (o goniolente) elimina este efecto colocando la interfaz lente-aire en un ángulo diferente, lo que permite observar la luz reflejada desde las estructuras del ángulo.

La gonioscopia puede ser directa o indirecta, según el lente empleado, con un aumento de 15 a 20 veces lo normal.

GONIOSCOPIA DIRECTA

- La gonioscopia directa se refiere a una visualización "directa" del ángulo. Se utiliza un lente para superar la reflectancia interna de la luz en la córnea y permitir la visualización del ángulo. Así, se examinaría el ángulo nasal mirando en la misma dirección; esto se contrapone al mirar un espejo para examinar el ángulo opuesto al espejo.
- Los lentes de Koeppe (fig. 3-1), Barkan, Wurst, Swan-Jacob (fig. 3-2) y Richardson son ejemplos de lentes de gonioscopia directa.
- La gonioscopia directa suele realizarse con el paciente en decúbito supino. Se utiliza una solución o gel de acoplamiento entre la interfaz córnea-lente para obtener la mejor visualización. Se necesita un dispositivo de aumento (microscopio u oftalmoscopio directo) y una fuente de luz para visualizar las estructuras angulares.

- Los lentes de gonioscopia directa se utilizan a menudo en el quirófano para exámenes bajo anestesia o cirugía del ángulo, como goniotomía, canaloplastia *ab interno* o trabeculotomía, o para la colocación de endoprótesis (*bypass*) de derivación implantables en la malla trabecular, como iStent o Hydrus (**fig. 3-2**).

Ventajas

- La gonioscopia directa es útil en pacientes con nistagmo y córneas irregulares.
- La gonioscopia directa es útil para examinar a los niños en la consulta con anestesia tópica. Si es necesario, se les puede sedar; y el lente de Koeppe permite examinar tanto el ángulo como el polo posterior.
- La gonioscopia directa permite una evaluación amplia y panorámica del ángulo que posibilita la comparación entre los distintos sectores y entre ambos ojos si se colocan dos lentes simultáneamente.
- La gonioscopia directa permite la retroiluminación, que es de gran importancia para diferenciar las anomalías congénitas y adquiridas del ángulo (**fig. 3-3**).

Desventajas

- La gonioscopia directa requiere que el paciente esté en posición supina.
- Técnicamente es más difícil de realizar.
- Requiere una fuente de luz separada y un dispositivo de aumento (microscopio) con menor calidad óptica que el examen realizado con la lámpara de hendidura (**fig. 3-4**).

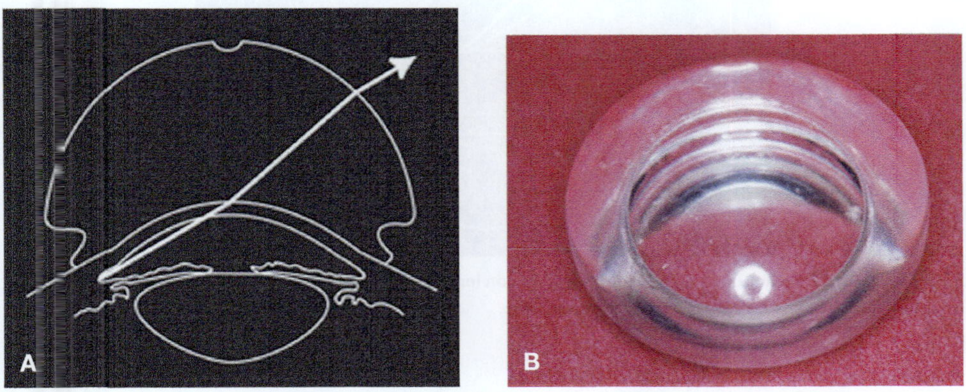

FIGURA 3-1. Instrumentos de gonioscopia directa. A. Gonioscopia directa. **B.** Lente de Koeppe.

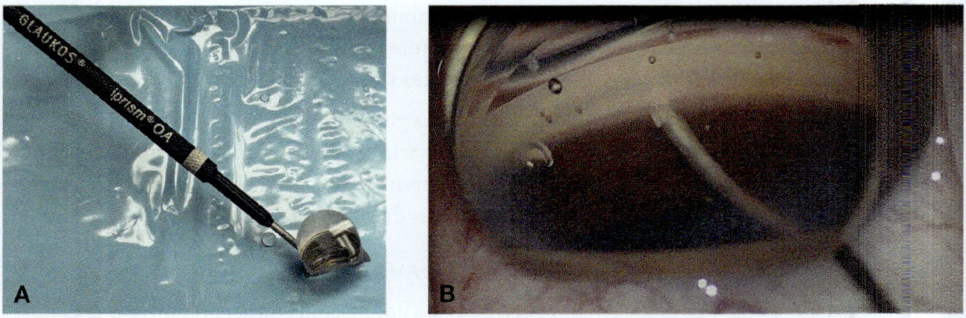

FIGURA 3-2. Lente tipo Swan-Jacob. A. Glaukos iprism® OA. Disponible para diestros y zurdos. Se utiliza en procedimientos angulares. La mejor visualización se obtiene con gel de acoplamiento sobre la córnea, rotación de la cabeza del paciente a 45 grados alejándose del cirujano, con el microscopio rotado a 45 grados hacia el cirujano. Especificaciones del lente: aumento de 1.2×, diámetro de contacto de 9.0 mm. **B.** El diseño de acceso abierto (OA, *open access*) permite una mejor separación entre los dispositivos de cirugía de glaucoma microinvasiva (CGMI), donde entran en el ojo por una herida corneal, y el cristalino.

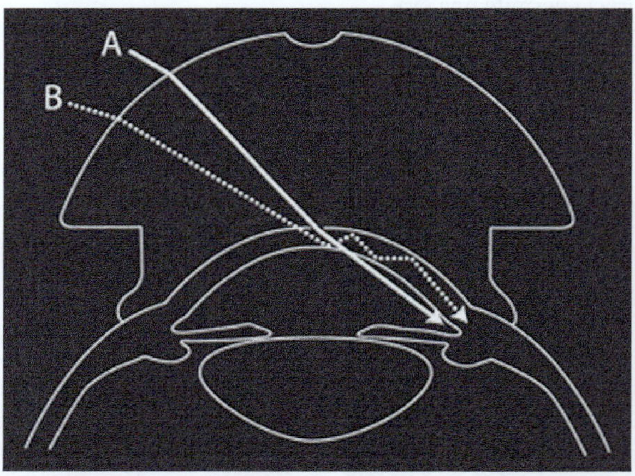

FIGURA 3-3. Retroiluminación. Retroiluminación con lente de Koeppe. **A.** Reflexión de la luz a partir de estructuras angulares. **B.** Dispersión corneal interna de la luz.

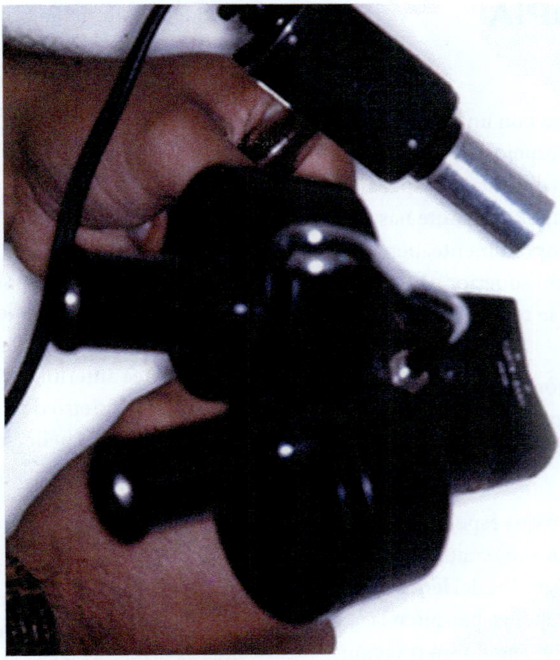

FIGURA 3-4. **Dispositivo Barkan.** Dispositivo óptico y de iluminación Barkan.

GONIOSCOPIA INDIRECTA

- El ángulo se visualiza con un lente que dispone de uno o varios espejos, lo que permite evaluar las estructuras opuestas al espejo empleado. Para evaluar el cuadrante nasal, el espejo se coloca temporalmente, pero se mantiene la orientación superior e inferior de la imagen. El examen se realiza con la lámpara de hendidura.
- Desde la introducción del concepto indirecto de Goldmann con el goniolente de un espejo, se han desarrollado múltiples lentes (tabla 3-1).
  - Existen lentes con dos espejos que permiten examinar todos los cuadrantes con una rotación de 90 grados del lente. Otros lentes, con cuatro espejos, permiten la evaluación de todo el ángulo sin rotación (fig. 3-5).
  - Los lentes de Goldmann y similares tienen una superficie de contacto con un radio de curvatura y un diámetro superiores a los de la córnea, lo que requiere el uso de una sustancia de acoplamiento viscosa. El examinador debe ser consciente de que la colocación oblicua y la presión indebida sobre el ojo pueden hacer que el ángulo parezca menos profundo de lo que es (fig. 3-6). Dado que se utiliza un agente de acoplamiento viscoso, la fundoscopia posterior puede resultar complicada después de realizar una gonioscopia con estos lentes.
  - Los lentes de Zeiss y similares no requieren ninguna sustancia de acoplamiento porque el radio de curvatura es similar al de la córnea anterior. Estos lentes también tienen un diámetro de superficie de contacto menor, y la película lagrimal llena el espacio córnea-lente. Una presión indebida con estos lentes puede provocar inadvertidamente que el ángulo parezca más abierto de lo que es (fig. 3-7). Si el examinador ejerce demasiada presión sobre el ojo, se apreciarán estrías en la córnea. Debido a su menor diámetro de contacto, estos lentes pueden utilizarse para realizar una gonioscopia dinámica, en la que el examinador empuja a propósito sobre el ojo para abrir el ángulo con una onda de fluido, utilizando el gonioprisma para distinguir entre el cierre aposicional y por sinequias del ángulo (fig. 3-7).

TABLA 3-1. Características de los goniolentes

Lente	Diámetro corneal (mm)	Radio (mm)	Curva periférica (mm)	Distancia al centro (mm)	Altura del espejo (mm)
Goldmann, tres espejos	12	7.4	3	7	12
Goldmann, un espejo	12	7.4	1.5	3	17
Zeiss tres espejos	11	7.7	3.5	7	20
Zeiss cuatro espejos	9	7.85	–	5	12
Allen Thorpe	10	8.15	–	5	7
Sussman OS4M	9	–	–	–	15

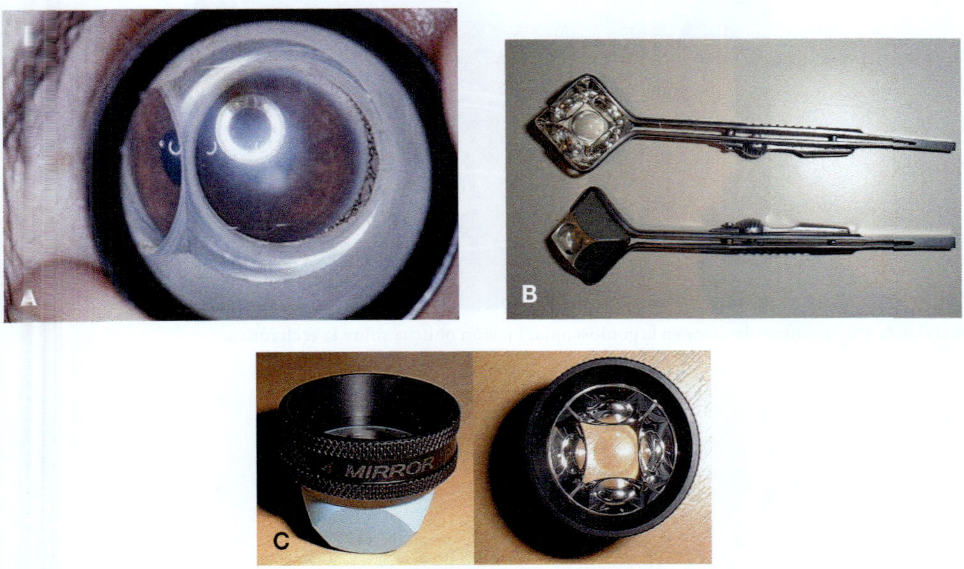

FIGURA 3-5. Tipos de goniolentes. A. Gonioscopia indirecta con lente de Goldmann de un espejo. **B.** Goniolente indirecto de Zeiss de cuatro espejos con mango. **C.** Goniolente indirecto de Sussman de cuatro espejos, que se sostiene con la mano.

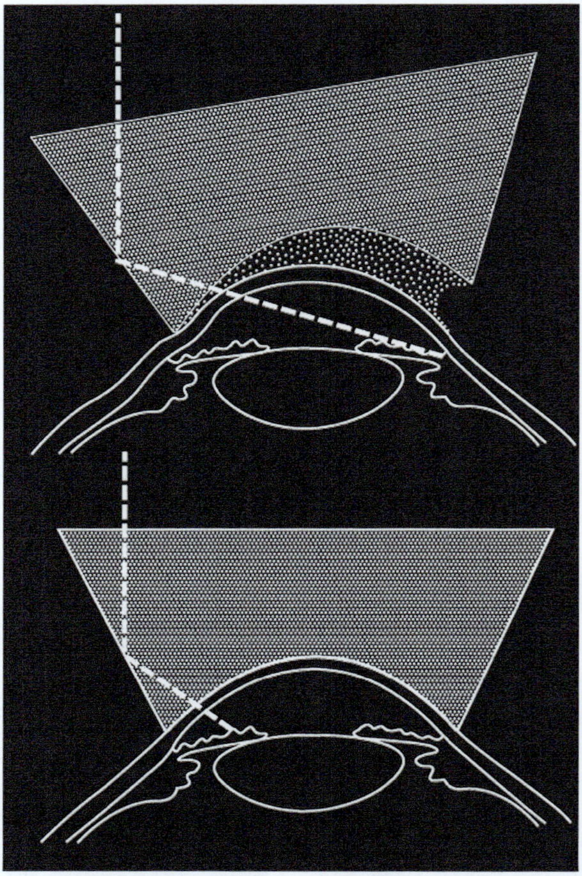

FIGURA 3-6. Factores de error en la gonioscopia. Presión oblicua sobre la esclerótica.

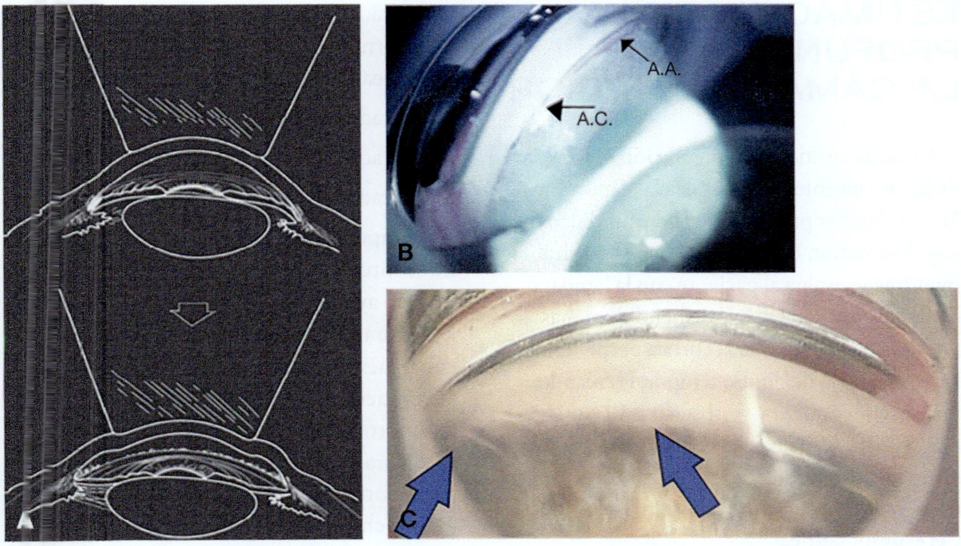

FIGURA 3-7. **Gonioscopia dinámica. A.** Esquema que muestra la gonioscopia dinámica, de compresión o de indentación. **B.** Gonioscopia dinámica que muestra la formación de sinequias anteriores periféricas (A.C., ángulo cerrado) y glaucoma crónico de ángulo cerrado en un paciente con ángulos estrechos. Parte del ángulo sigue abierto (A.A., ángulo abierto). **C.** Estrías corneales inducidas por una presión indebida sobre la córnea (*flechas azules*).

ESTIMACIÓN DE LA PROFUNDIDAD DE LA CÁMARA ANTERIOR

- Antes de evaluar la configuración del ángulo de la cámara anterior, se utiliza la técnica van Herick-Shaffer para estimar la profundidad del ángulo anterior. El procedimiento se realiza mientras se evalúa al paciente con la lámpara de hendidura. Con el haz de hendidura más fino posible, se ilumina la córnea perpendicularmente cerca del limbo temporal (creando una sección óptica) y se observa a 50 o 60 grados de la incidencia de la hendidura. Para estimar la profundidad de la cámara anterior, se observa la relación entre la distancia córnea-iris y el espesor corneal.
  - Si la separación córnea-iris es superior a 50% del espesor corneal, la cámara anterior es profunda (**fig. 3-8A** y **B**). Por el contrario, si es inferior a 50%, la cámara anterior es poco profunda y se sospecha un ángulo estrecho (**fig. 3-8C** y **D**).
- La profundidad de la cámara puede graduarse de la siguiente manera:
  - Grado 0 (cerrado): cuando el iris está en contacto con el endotelio corneal.
  - Grado I: cuando el espacio entre el iris y la córnea es inferior a 25% del grosor de la córnea.
  - Grado II: cuando el espacio es de 25%
  - Grado III: cuando es de 25 a 50%
  - Grado IV: cuando es superior a 50%
- Es importante recordar que esta técnica no sustituye a la gonioscopia, pero puede ser de gran ayuda para estimar la amplitud de la cámara anterior, en especial en pacientes con opacidades o córneas opacas. Puede ser particularmente engañosa en los casos de síndrome del iris en meseta en los que la cámara parece profunda en la lámpara de hendidura, pero en la gonioscopia el ángulo es estrecho u ocluible. Asimismo, mientras que la cámara puede parecer profunda en pacientes con glaucoma uveítico, el examen con gonioscopia puede revelar una gran cantidad de sinequias anteriores periféricas (SAP) que contribuyen a un cierre secundario del ángulo.

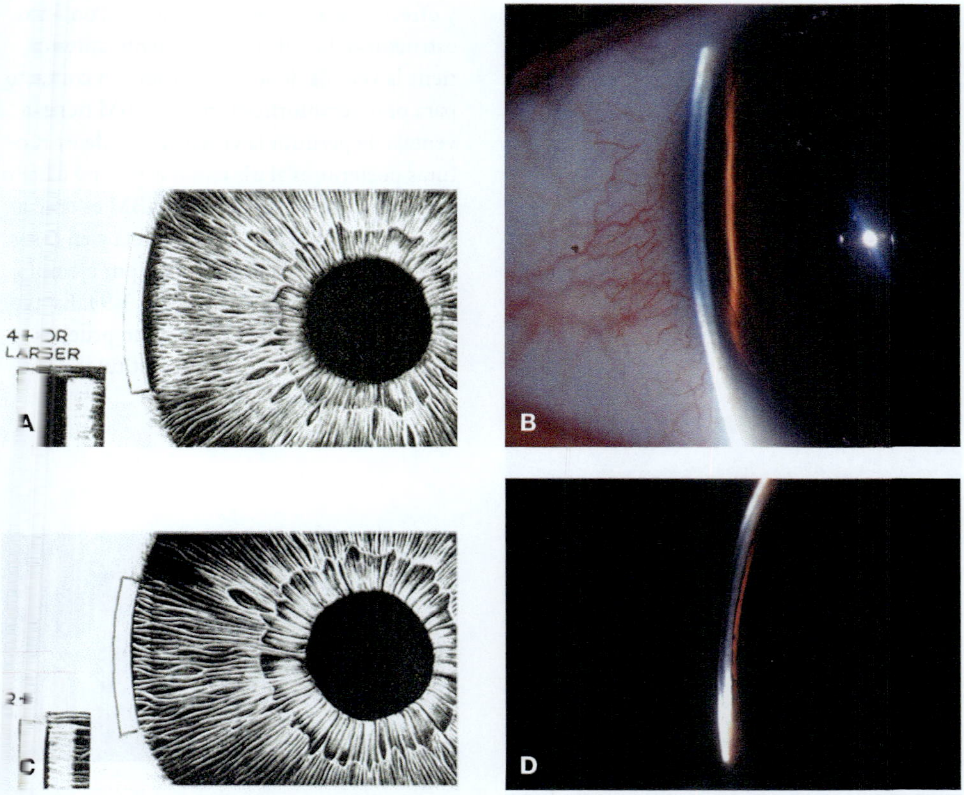

FIGURA 3-8. Técnica de Van Herick para la estimación de la profundidad del ángulo. A. Esquema que muestra la colocación adecuada del haz de hendidura; la vista ampliada muestra que la profundidad de la cámara anterior (CA; negro) es superior a 50% del haz de hendidura corneal (blanco), lo que estima un ángulo amplio. **B.** Demostración de la colocación previa del haz de luz en un paciente vivo. En este ejemplo, la profundidad de la CA es de aproximadamente 90% del haz de hendidura corneal. **C.** Esquema que muestra la colocación correcta del haz de hendidura; la vista ampliada muestra que la profundidad de la CA (negro) es inferior a 50% del haz de hendidura corneal (blanco), lo que permite estimar un ángulo estrecho. **D.** Demostración de la colocación previa del haz de luz en un paciente vivo. En este ejemplo, la profundidad de la CA es aproximadamente de 10 a 15% del haz de hendidura corneal.

IMÁGENES DEL SEGMENTO ANTERIOR

- El uso de dispositivos de obtención de imágenes, como la biomicroscopia ultrasónica o ultrabiomicroscopia (UBM, *ultrasound biomicroscopy*) y la tomografía de coherencia óptica (OCT, *optical coherence tomography*), ha sido de gran ayuda para evaluar la configuración del ángulo. Ambas tecnologías permiten al observador medir la amplitud del ángulo y ofrecen detalles sobre su relación con otras estructuras. La OCT del segmento anterior tiene la ventaja de ser un método sin contacto para obtener información, y la UBM tiene la ventaja de permitir la visualización de estructuras posteriores al iris como el cuerpo ciliar o una háptica mal colocada. La UBM es crucial en el diagnóstico del iris en meseta y en casos de edema corneal u opacidades, por ejemplo, antes de una queratoplastia (**fig. 3-9**). Estas tecnologías deben utilizarse como pruebas complementarias y no como sustitutas de la gonioscopia (**fig. 3-10**).

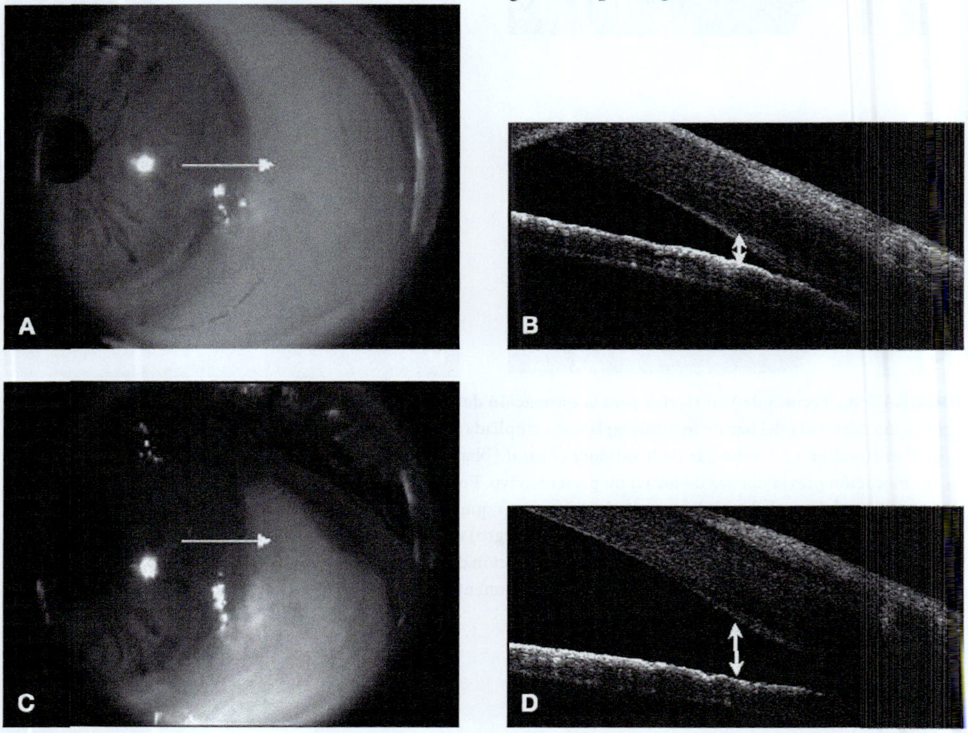

FIGURA 3-9. Tomografía de coherencia óptica en una mujer de 60 años con una configuración de ángulo ocluible. A. La *flecha* muestra la zona estudiada y ampliada en B. **B.** Obsérvese la aposición del iris a la malla trabecular. **C.** *La flecha* muestra la misma zona estudiada después del tratamiento con láser. **D.** Obsérvese el ensanchamiento del ángulo entre el iris y la córnea periférica.

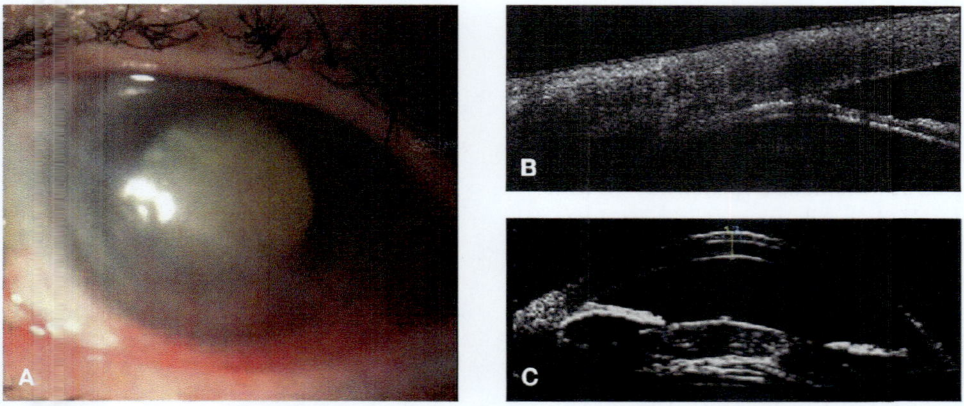

FIGURA 3-10. Mujer de 65 años con queratopatía bullosa secundaria a glaucoma de ángulo cerrado. A. La fibrosis corneal con vascularización obstaculiza la visión. En este caso, no es posible realizar una gonioscopia. **B.** Ángulo nasal cerrado por tomografía de coherencia óptica. **C.** Mismo ángulo cerrado demostrado por ultrabiomicroscopia.

TÉCNICA DE GONIOSCOPIA

- Se administra una gota de anestésico en ambos ojos y el examen se realiza con la lámpara de hendidura. Dependiendo del lente empleado, puede ser necesaria una sustancia viscosa de acoplamiento. El goniolente debe colocarse con suavidad sobre el ojo, procurando evitar la distorsión de los elementos intraoculares (**figs. 3-11** y **3-12**). Para obtener una buena visualización del ángulo, la incidencia del haz luminoso debe ser perpendicular al espejo del goniolente.
- Es necesario realizar algunos ajustes en la lámpara de hendidura a medida que se realiza la evaluación:
  - Para evaluar los ángulos superior e inferior, se pide al paciente que mire a la fuente de luz.
  - Para evaluar los ángulos nasal y temporal, la fuente de iluminación se inclina hacia delante y el goniolente se desplaza ligeramente hacia abajo, y se pide al paciente que mire hacia el espejo que está observando el examinador, es decir, hacia el lado opuesto al que se está evaluando.
- Estos sencillos detalles técnicos son vitales para poder evaluar los ángulos estrechos e identificar los distintos elementos del ángulo, en especial la línea de Schwalbe.

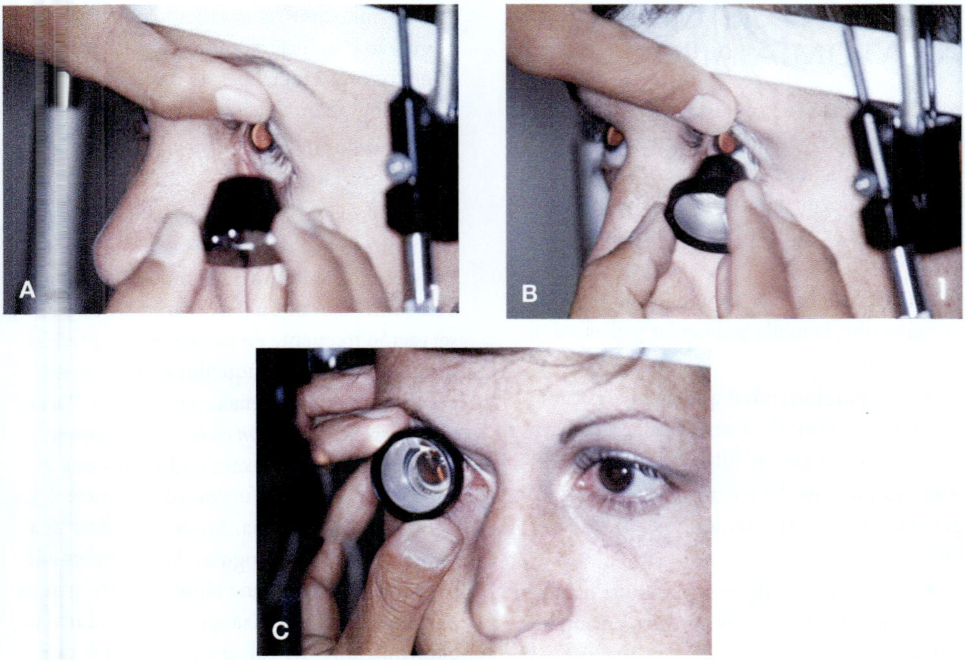

FIGURA 3-11. **Goniolente de Goldmann. A-C.** Colocación de un goniolente de Goldmann de un espejo.

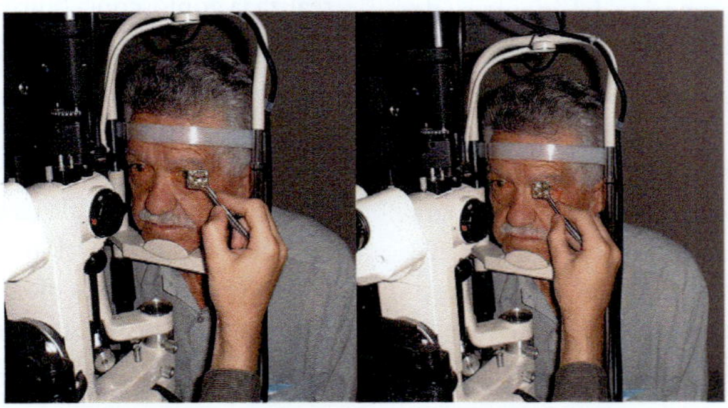

FIGURA 3-12. **Goniolente de Zeiss.** Colocación de un goniolente tipo Zeiss.

ELEMENTOS DE LA ANATOMÍA ANGULAR

- En la **figura 3-13** se ilustran los distintos elementos que deben identificarse durante la gonioscopia. El ángulo se extiende desde el último pliegue del iris hasta la línea de Schwalbe. Las estructuras del ángulo pueden dividirse en dos grupos:
  - Una porción fija que incluye la línea de Schwalbe, la malla trabecular y el espolón escleral.
  - Una porción móvil que incluye la cara anterosuperior del cuerpo ciliar y la inserción del iris, con su último pliegue.
- El examinador debe realizar una inspección general para identificar algunos aspectos importantes:
  - Configuración del iris: puede ser plano en ángulos amplios y muy convexo en ángulos estrechos.
  - Último pliegue del iris y su distancia a la línea de Schwalbe: estos dos elementos se utilizan para estimar la amplitud del ángulo. La porción superior del ángulo suele ser más estrecha que las demás porciones.
  - Raíz del iris: representa la inserción en el cuerpo ciliar. Es la porción más delgada y la que se desplaza con mayor facilidad con la elevación de la presión de la cámara posterior. En los ojos miopes, el iris es más grande y delgado, con numerosas criptas, y suele insertarse más posteriormente en el cuerpo ciliar. En cambio, en los ojos hipermétropes, el iris tiende a ser más grueso y su inserción es más anterior que en los ojos emétropes, lo que ocasiona una configuración del ángulo más estrecha.
  - Nódulos del iris, quistes, nevos o cuerpos extraños (**fig. 3-14**).
- La mayoría de las veces, es fácil identificar un elemento, lo que permite discernir los demás. Por ejemplo, la **figura 3-15** muestra el canal de Schlemm lleno de sangre. Se trata de una observación frecuente en pacientes con presión intraocular baja o en aquellos con aumento de la presión en las venas epiesclerales. *Puede producirse una elevación en la presión venosa epiescleral* cuando el examinador presiona el lente con demasiada fuerza sobre la esclerótica durante la gonioscopia. Antes de realizar una cirugía basada en el ángulo, el cirujano puede inducir brevemente una hipotonía iatrogénica para inducir el reflejo sanguíneo en el canal de Schlemm antes de volver a presurizar el ojo. El reflejo sanguíneo en el canal de Schlemm ayuda a distinguir la malla trabecular de las estructuras angulares circundantes mientras se realiza la gonioscopia quirúrgica.
- Puede producirse un reflejo de sangre patológico en casos de glaucoma secundario, como los causados por el aumento de la presión venosa epiescleral, el síndrome de Sturge-Weber, la fístula cavernosa carotídea, o en algunos casos de iridociclitis en los que la presión venosa de los ojos congestivos podría estar elevada, provocando el paso de sangre del sistema venoso al canal de Schlemm.

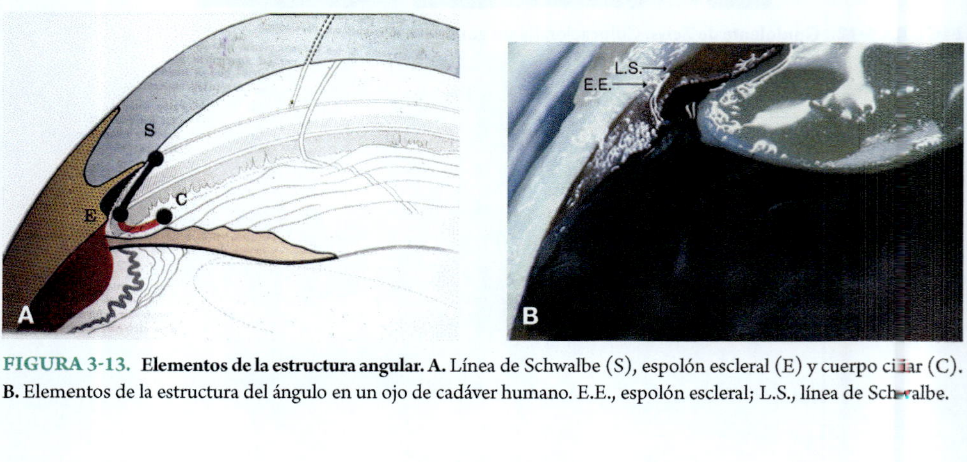

FIGURA 3-13. Elementos de la estructura angular. A. Línea de Schwalbe (S), espolón escleral (E) y cuerpo ciliar (C). **B.** Elementos de la estructura del ángulo en un ojo de cadáver humano. E.E., espolón escleral; L.S., línea de Schwalbe.

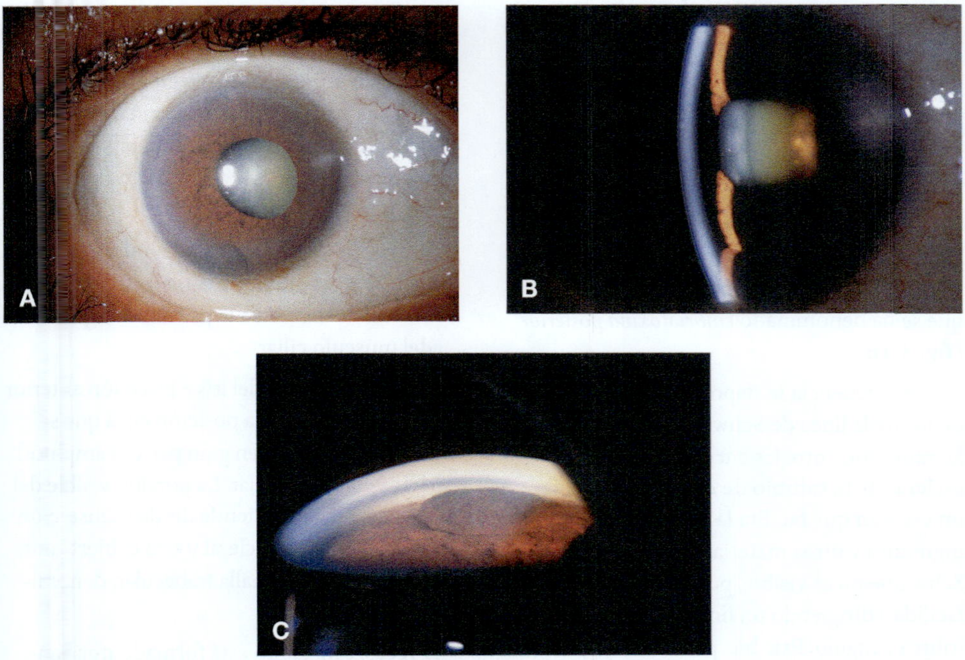

FIGURA 3-14. Quiste del iris. A. Fotografía con lámpara de hendidura que muestra una masa del iris en el cuadrante inferior. **B.** Haz de hendidura mostrando lo mismo. **C.** Visión gonioscópica del ángulo inferior mostrando la masa quística. La naturaleza quística de esta masa se confirmó por ultrabiomicroscopia (no mostrada).

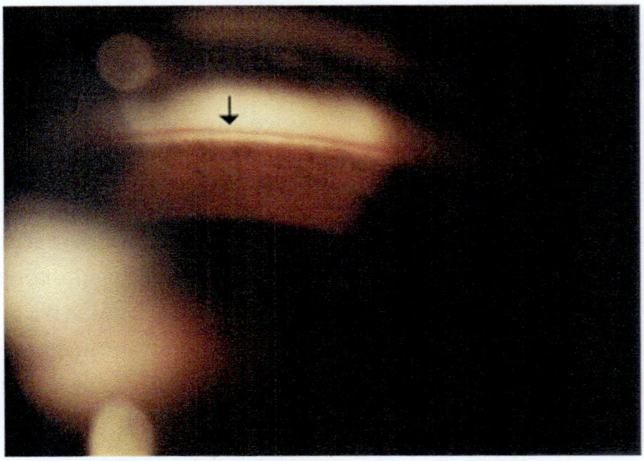

FIGURA 3-15. Canal de Schlemm. Canal de Schlemm lleno de sangre (*flecha*).

IDENTIFICACIÓN DE ESTRUCTURAS ANGULARES

- La línea de Schwalbe representa el final de la membrana de Descemet y marca el límite anterior del ángulo. En algunos pacientes, la línea de Schwalbe puede estar engrosada con protrusión hacia la cámara anterior, lo que se ha denominado *embriotoxina posterior* (**fig. 3-16**).
- Con frecuencia se deposita pigmento alrededor de la línea de Schwalbe porque marca la transición entre las curvaturas corneal y escleral. Este cambio de curvatura produce un escalón que facilita la deposición de pigmento y otros materiales. Si la línea de Schwalbe no es visible, puede localizarse con facilidad dirigiendo un fino haz de hendidura sobre el ángulo. Este haz produce reflejos en las superficies anterior y posterior de la córnea. La línea de reflexión interna corresponde a la superficie posterior de la córnea y es contigua a las estructuras del ángulo y la superficie del iris. La línea exterior, correspondiente a la córnea anterior, termina justo donde se encuentra la línea de Schwalbe, en el punto donde se unen ambos haces de luz (**figs. 3-13A** y **3-17**). Esta maniobra es muy importante para evaluar un ángulo estrecho y diferenciarlo de un ángulo cerrado (**fig. 3-18**).
- En la **figura 3-19** se pueden observar los siguientes elementos:
  - Malla trabecular que se extiende desde el espolón escleral hasta la línea de Schwalbe.
  - Canal de Schlemm, situado justo antes del espolón escleral. El espolón escleral tiene un aspecto grisáceo en los pacientes jóvenes y se pigmenta más con la edad. En la figura se aprecia una banda pigmentaria que corresponde a la malla trabecular pigmentada.
  - El espolón escleral es una línea más blanca justo inferior a la malla trabecular. Sirve de inserción a la porción longitudinal del músculo ciliar.
  - Último pliegue del iris e inserción anterior del cuerpo ciliar. La posición en la que se inserta determina en gran parte la amplitud del ángulo camerular. La porción visible del cuerpo ciliar se extiende desde su inserción hasta el espolón escleral y está cubierta anteriormente por la malla trabecular, denominada *malla uveal.*
- A veces, este tejido está formado por bandas anchas y múltiples que se insertan en el espolón escleral, pero también pueden extenderse sobre la malla trabecular. Estas últimas se denominan *procesos del iris* (**fig. 3-20**). Los procesos del iris pueden sobrepasar la malla trabecular, recubrir el ángulo e insertarse en la línea de Schwalbe, representando una manifestación menor de un desarrollo embriológico anormal (**fig. 3-21**).
- Es importante evitar confundir los procesos del iris con las SAP, que son producto de la adherencia del iris periférico a cualquiera de las estructuras del ángulo, con mayor frecuencia a la línea de Schwalbe o a la córnea periférica. Las SAP se observan como tiendas de campaña que pasan sobre el ángulo (**fig. 3-22E**).

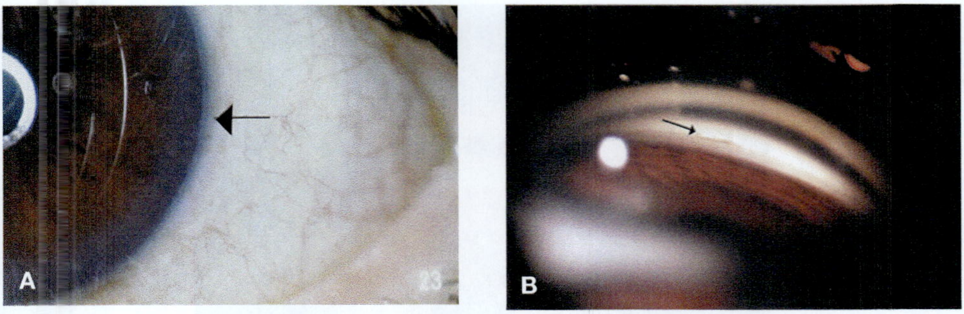

FIGURA 3-16. **Línea de Schwalbe. A.** Embriotoxón posterior (*flecha*). **B.** Línea de Schwalbe en gonioscopia (*flecha*).

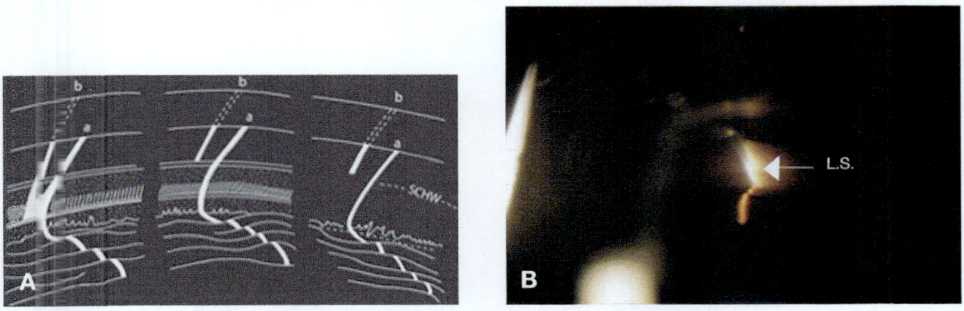

FIGURA 3-17. **Línea de Schwalbe. A.** Localización de la línea de Schwalbe utilizando los bordes del haz de hendidura corneal. Se muestran los diferentes reflejos del haz; "b" corresponde a la córnea anterior y "a" a la córnea posterior. **B.** Vista gonioscópica que demuestra que la línea de Schwalbe se localiza donde convergen los reflejos luminosos anterior y posterior del haz de hendidura corneal. L.S., línea de Schwalbe (*flecha*). (**A,** Reproducida con permiso de Beaujon-Rubin O, ed. *Glaucoma Primario: Diagnostico & Tratamiento*. Sociedad Venezolana de Oftalmología; 1983).

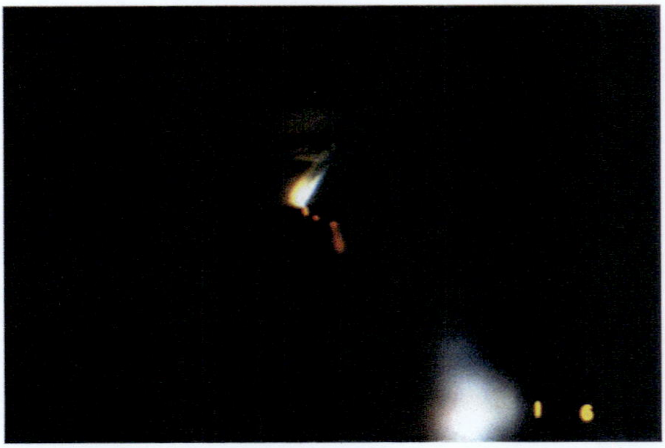

FIGURA 3-18. **Línea de Schwalbe.** Localización de la línea de Schwalbe utilizando los haces de hendidura corneal en un ángulo estrecho.

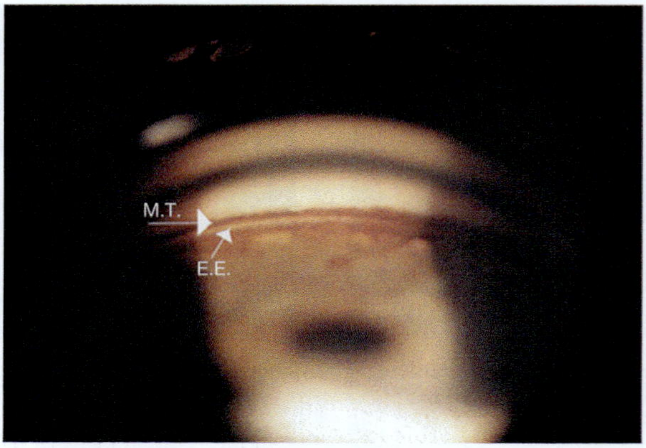

FIGURA 3-19. Gonioscopia. Ángulo abierto. E.E., espolón escleral; M.T., malla trabecular.

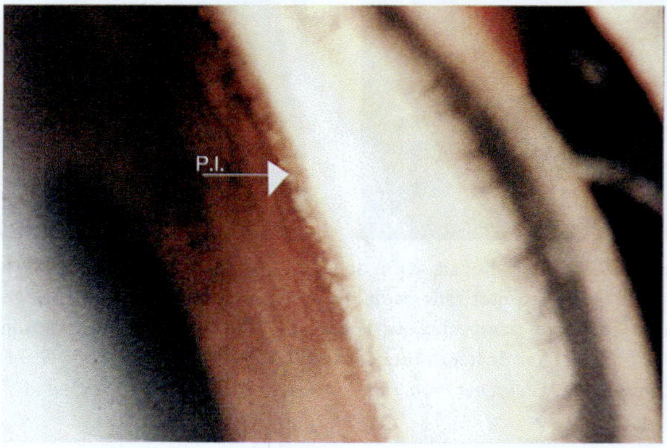

FIGURA 3-20. Procesos del iris. Vista gonioscópica del ángulo de la cámara anterior que muestra los procesos del iris (P.I.; *flecha*).

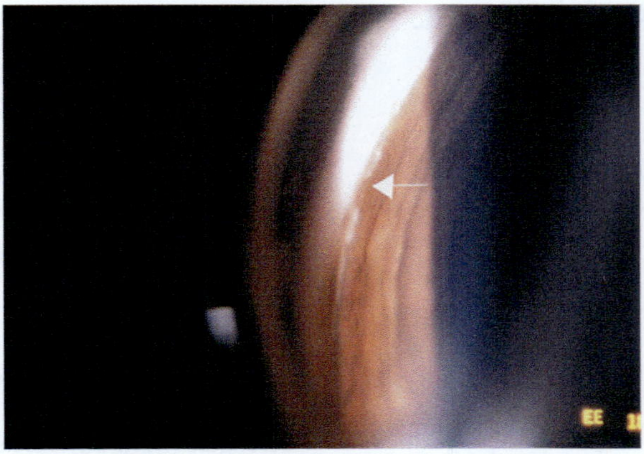

FIGURA 3-21. Procesos del iris. Procesos del iris insertándose en la línea de Schwalbe (*flecha*).

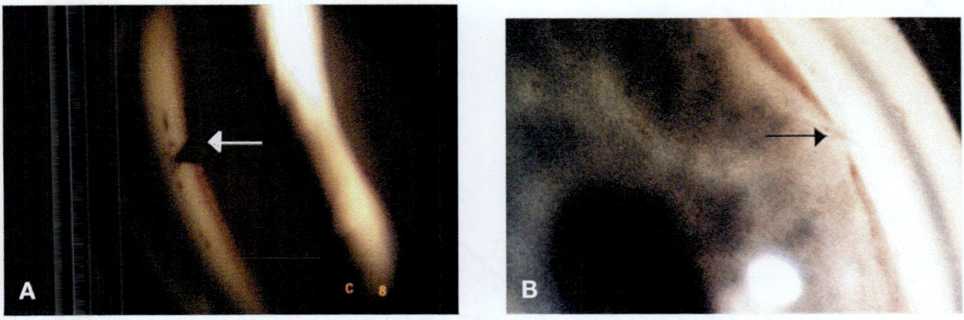

FIGURA 3-22. Sinequias anteriores periféricas. A y B. Ejemplos de sinequias anteriores periféricas (*flechas*).

CLASIFICACIÓN DEL ÁNGULO

- Entre los objetivos de la gonioscopia está determinar la amplitud del ángulo y el tipo de glaucoma, es decir, glaucoma primario de ángulo abierto o cerrado o glaucoma secundario. Cada tipo tiene una epidemiología, una fisiopatología, un tratamiento y una prevención diferentes.
- La clasificación de Shaffer (fig. 3-23) estima la amplitud del ángulo entre el último pliegue del iris y la malla trabecular-línea de Schwalbe de la siguiente manera:
  - Grado IV: 45 grados
  - Grado III: 30 grados
  - Grado II: 20 grados; es posible el cierre del ángulo.
  - Grado I: 10 grados; es probable el cierre del ángulo.
  - Hendidura: el ángulo es inferior a 10 grados; el cierre del ángulo es más probable.
  - Cerrado: el iris está pegado a la malla (fig. 3-24).
- La clasificación de Spaeth añade detalles sobre la inserción periférica del iris, su configuración y los efectos de la indentación en la configuración del ángulo (fig. 3-25). Además, el sistema de clasificación de Spaeth exige que el examinador indique la cantidad de pigmento depositado en la malla trabecular (desde pigmentación ligera, 1+, hasta muy pigmentada, 4+).

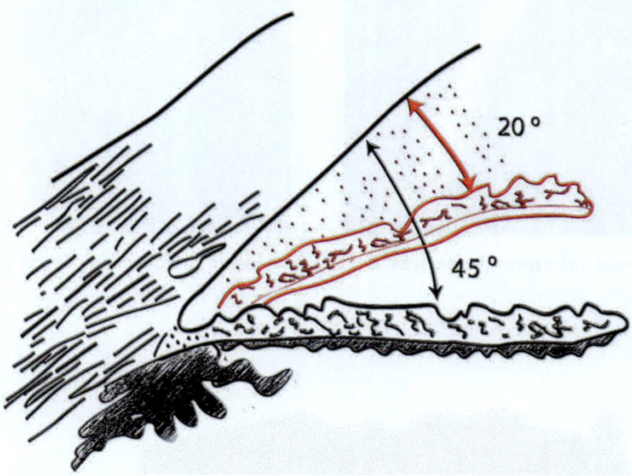

FIGURA 3-23. Clasificación de Shaffer. Diagrama de la clasificación de Shaffer de la amplitud angular.

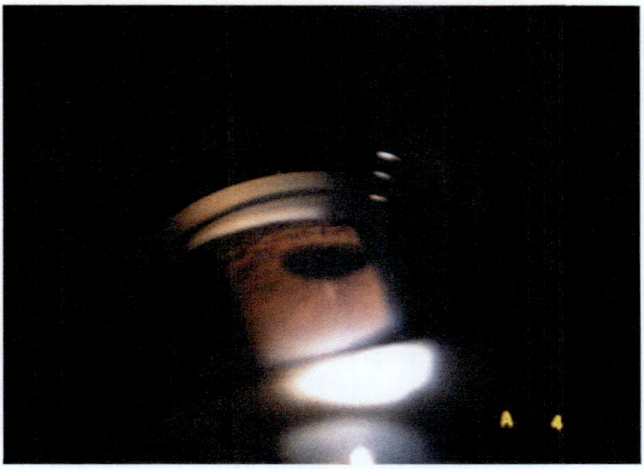

FIGURA 3-24. Ángulo estrecho. Aspecto del ángulo estrecho en gonioscopia. Obsérvese la marcada convexidad del iris, a veces denominada arqueamiento del iris. Las estructuras del ángulo son difíciles de visualizar.

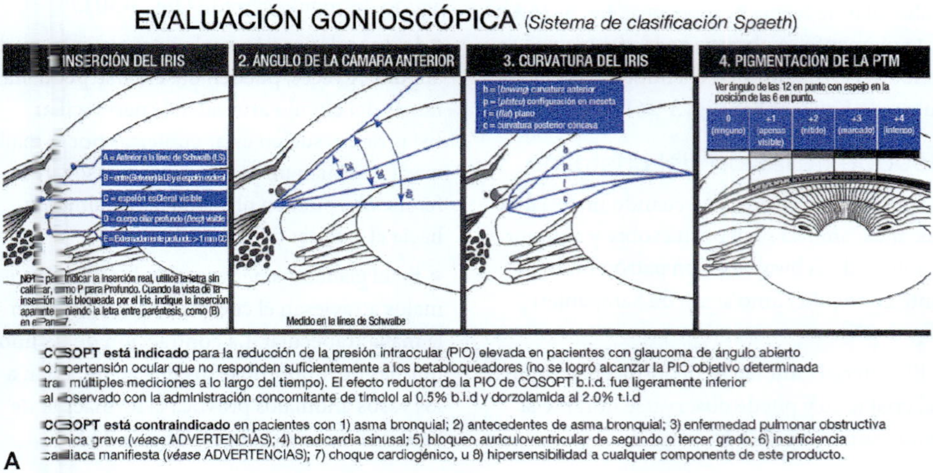

A

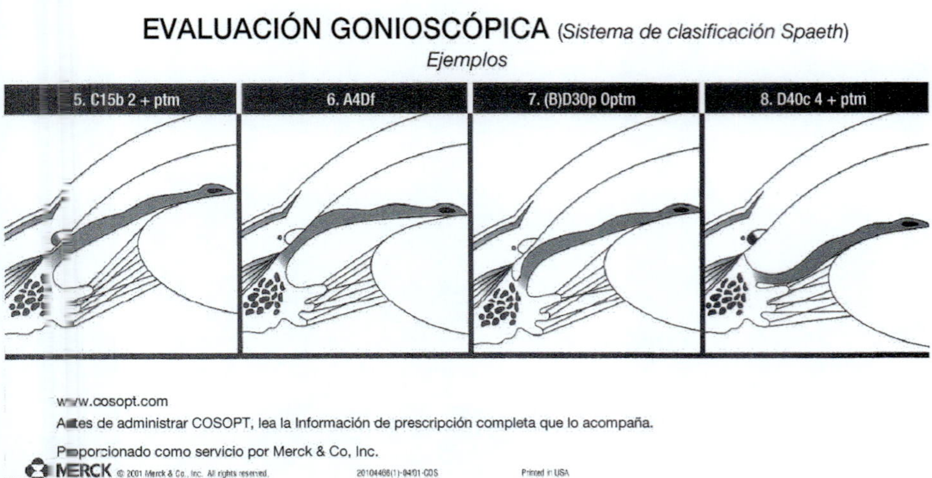

B

FIGURA 3-25. Clasificación de Spaeth. A y B. Clasificación de Spaeth, que proporciona información y detalles adicionales. (Cortesía del Dr. George L. Spaeth, Wills Eye Hospital, Philadelphia, PA.).

DEPOSICIÓN DE PIGMENTO Y GONIOSCOPIA

- La cantidad de pigmento depositado en el ángulo varía mucho de una persona a otra. A veces, el patrón puede servir como herramienta de diagnóstico para determinar el mecanismo subyacente. A continuación se describen algunos ejemplos.

Glaucoma pigmentario

- En esta afección, se deposita una banda muy densa de pigmento marrón en la malla trabecular de forma homogénea (**fig. 3-26A**). Este pigmento se observa en la cápsula posterior del cristalino y en el endotelio corneal (huso de Krukenberg; **fig. 3-26B**).

Seudoexfoliación del cristalino

- Esta entidad se produce cuando material de sustancia amorfa se deposita sobre y anterior a la línea de Schwalbe en un patrón ondulante conocido como signo de Sampaolesi (**fig. 3-27**).
- El material también se deposita en la zónula del cristalino y puede observarse durante la gonioscopia (**fig. 3-28**).

Uveítis

- En los casos de uveítis, pueden observarse zonas irregulares de depósitos de pigmento, que dan un aspecto de ángulo "sucio" (**fig. 3-29**).

Glaucoma de ángulo cerrado

- En casos de glaucoma de ángulo cerrado, puede observarse un área parcheada de pigmento en cualquier estructura del ángulo, una indicación de que el iris estuvo adherido en ese lugar, pero no se desarrolló una adherencia permanente. La presencia de parches de pigmento y un ángulo estrecho puede ser una indicación de un episodio previo de glaucoma agudo de ángulo cerrado (**fig. 3-30**).
- La vascularización suele estar ausente en el ángulo. A veces, pueden observarse pequeñas ramas del círculo arterial del cuerpo ciliar. Estas ramas suelen estar cubiertas por la malla uveal y forman un patrón serpiginoso circunferencial o pueden observarse radialmente hacia el esfínter del iris.
- En el glaucoma neovascular, los vasos anómalos atraviesan el cuerpo ciliar y arborizan la malla trabecular. La contracción de las miofibrillas de los fibroblastos que acompañan a los vasos anómalos provoca la formación de SAP y el cierre del ángulo (**fig. 3-31**).

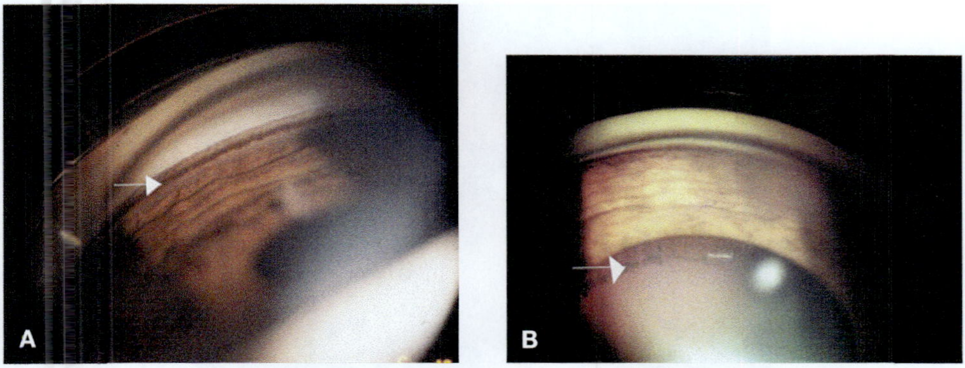

FIGURA 3-26. Glaucoma pigmentario. A. Depósito de pigmento en la malla trabecular (*flecha*) en un ojo con síndrome de dispersión pigmentaria. **B.** Deposición de pigmento en la cápsula posterior del cristalino (línea de Zentmayer, *flecha*) en un ojo con síndrome de dispersión pigmentaria.

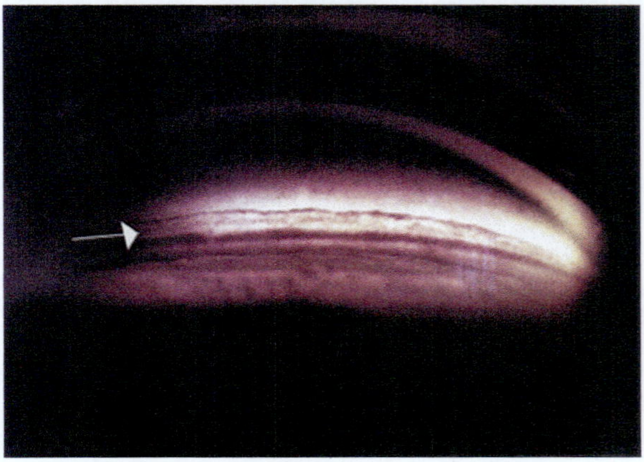

FIGURA 3-27. Seudoexfoliación del cristalino. Signo de Sampaolesi (*flecha*).

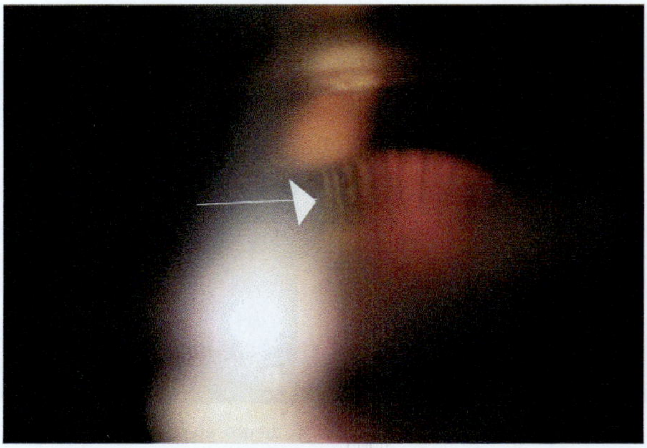

FIGURA 3-28. **Seudoexfoliación del cristalino.** Depósito de material de seudoexfoliación en la zónula del cristalino (*flecha*).

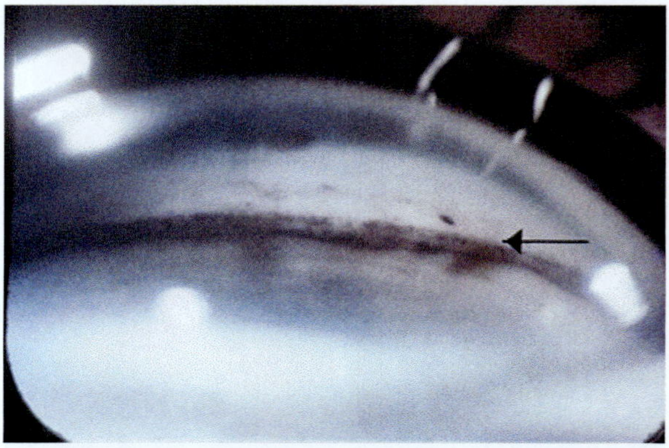

FIGURA 3-29. **Uveítis.** Depósitos de pigmento irregulares en el ángulo en un paciente con uveítis (*flecha*).

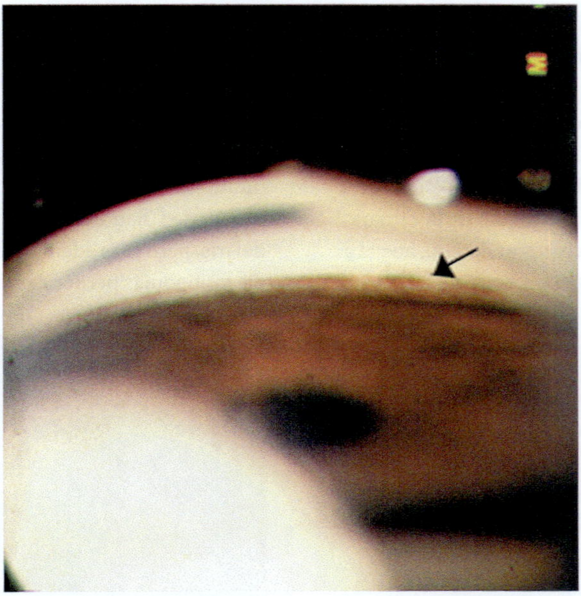

FIGURA 3-30. **Glaucoma de ángulo cerrado.** Manchas pigmentarias formadas tras la crisis de ángulo cerrado (*flecha*).

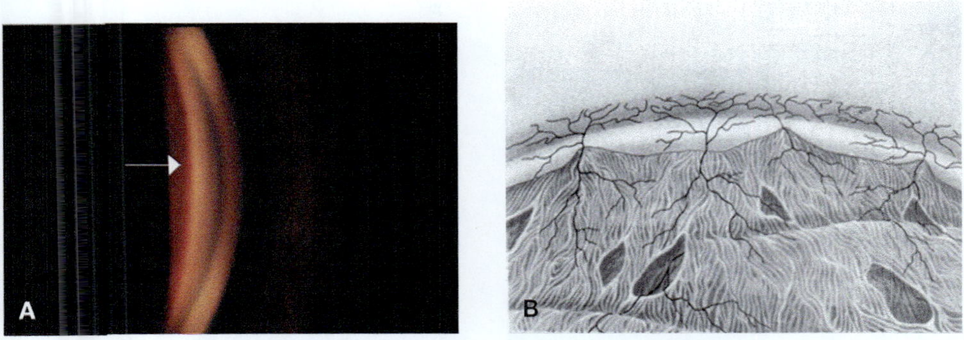

FIGURA 3-31. **Glaucoma neovascular. A.** Membrana fibrovascular sobre el ángulo (*flecha*). En este estadio, el ángulo está abierto pero ocluido. Hay un marcado edema corneal, lo que obstaculiza la visibilidad. **B.** Esquema de una membrana fibrovascular que crece sobre el ángulo y causa sinequias anteriores periféricas por contracción en el glaucoma neovascular.

SÍNDROME IRIDOCORNEOENDOTELIAL (SÍNDROME ICE)

- El síndrome iridocorneoendotelial es un grupo de tres entidades que tienen en común alteraciones en el iris, el endotelio corneal y el cierre progresivo del ángulo de la cámara anterior. Por lo general es unilateral, afecta a adultos jóvenes y es más frecuente en mujeres. A menudo hay glaucoma asociado. La atrofia esencial del iris se caracteriza por agujeros y múltiples desgarros atróficos del iris. El síndrome de Chandler tiene menos afectación del iris, pero más edema corneal con corectopia y sinequias periféricas (**figs. 3-32** y **3-33**).

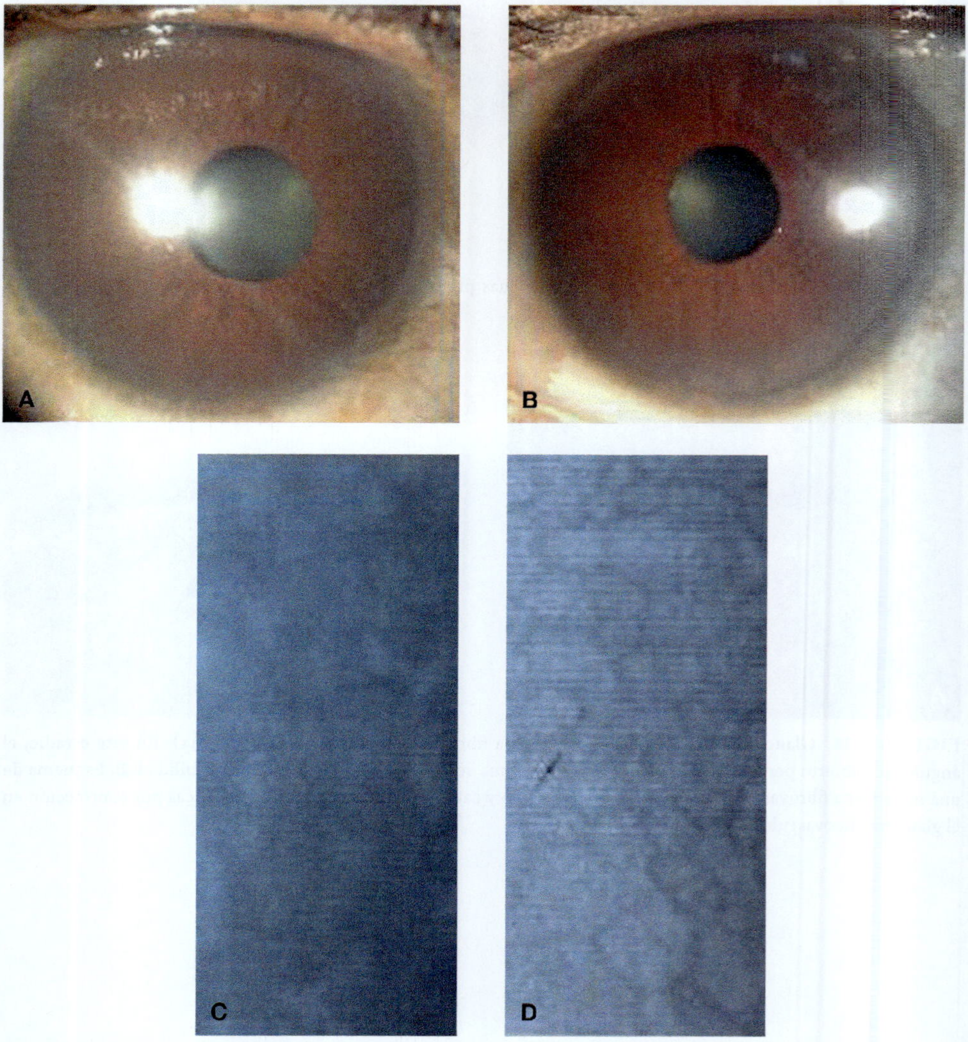

FIGURA 3-32. Síndrome de Chandler con glaucoma unilateral. A. Obsérvese una corectopia leve con algunas áreas de atrofia periférica del iris en el ojo derecho afectado con edema corneal central leve. **B.** El ojo contralateral normal. **C.** Imagen microscópica especular que muestra cambios endoteliales corneales con pérdida de tamaño, forma y densidad en el ojo afectado. **D.** Endotelio normal.

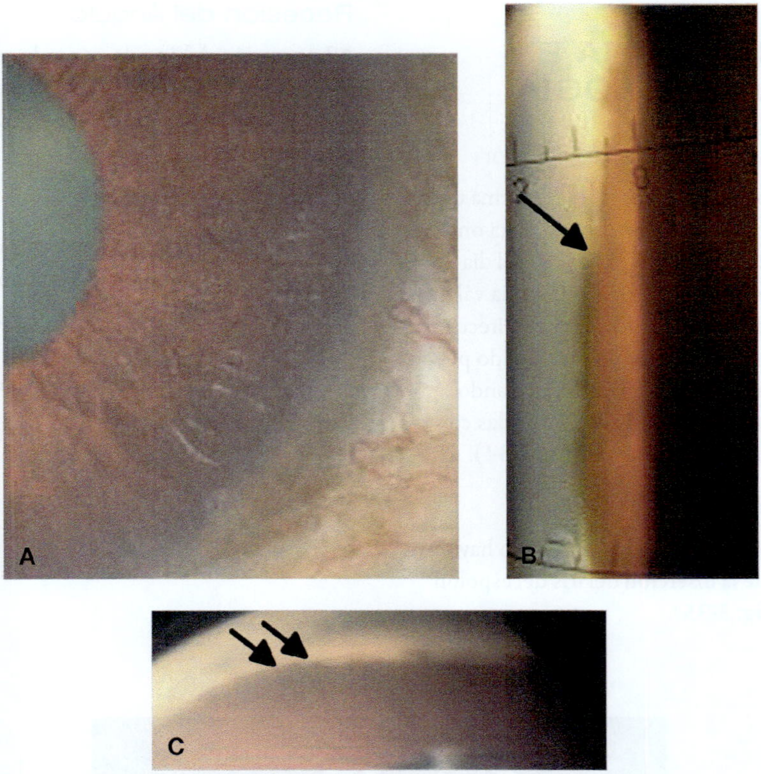

FIGURA 3-33. Síndrome de Chandler. A. Vista magnificada de la atrofia del iris en un paciente con síndrome de Chandler. **B** y **C.** Sinequia anterior periférica relacionada con el área de atrofia del iris (*flechas negras*).

USO DE LA GONIOSCOPIA EN TRAUMATOLOGÍA

Traumatismo por contusión

- Cuando se golpea la córnea, se forma una ola de líquido de manera brusca. Esta onda se desplaza hacia el ángulo porque el diafragma iris-cristalino actúa como una válvula, impidiendo que el líquido vaya en dirección posterior. Este movimiento del líquido puede dañar las estructuras del ángulo, creando lesiones agudas que están relacionadas con la intensidad del traumatismo (**fig. 3-34**).

Iridodiálisis

- La iridodiálisis se produce cuando hay separación de la inserción del iris del espolón escleral (**fig. 3-35**).

Recesión del ángulo

- La recesión del ángulo se produce cuando el cuerpo ciliar se separa, dejando la pared externa cubierta por la porción longitudinal del músculo ciliar (**fig. 3-36**).

Ciclodiálisis

- La ciclodiálisis es una dehiscencia completa del cuerpo ciliar de la esclerótica, abriendo una vía de comunicación hacia el espacio supracoroideo (**fig. 3-37**).
- Estos patrones gonioscópicos pueden encontrarse en el mismo paciente y con frecuencia van acompañados de hifema.

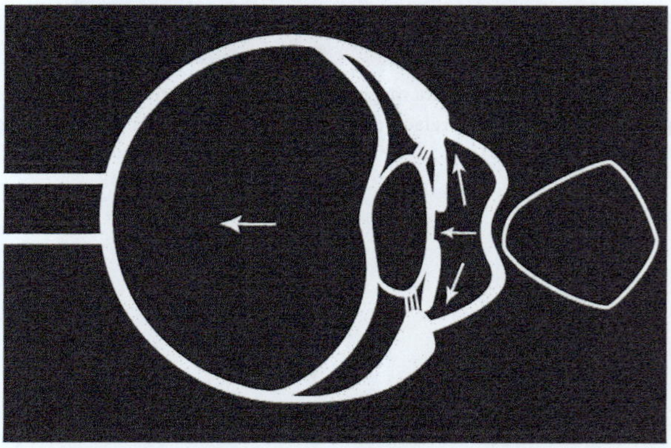

FIGURA 3-34. Traumatismo por contusión. Diagrama de un traumatismo contuso del ojo. Las *flechas* muestran ondas de contusión en el humor acuoso y vítreo con posibles daños en el ángulo, cristalino, retina y nervio óptico.

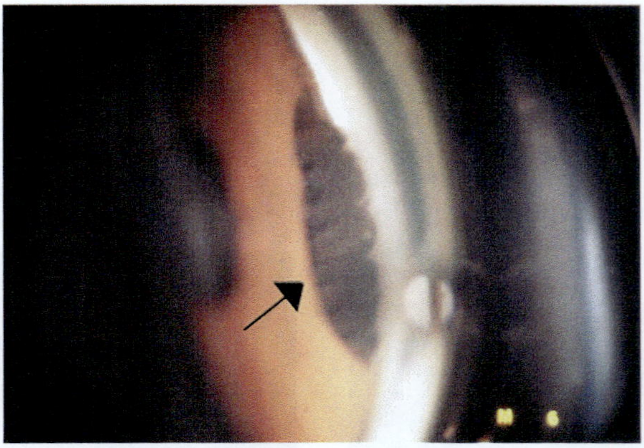

FIGURA 3-35. Iridodiálisis. La raíz del iris (*flecha*) ha caído, exponiendo los procesos subyacentes del cuerpo ciliar.

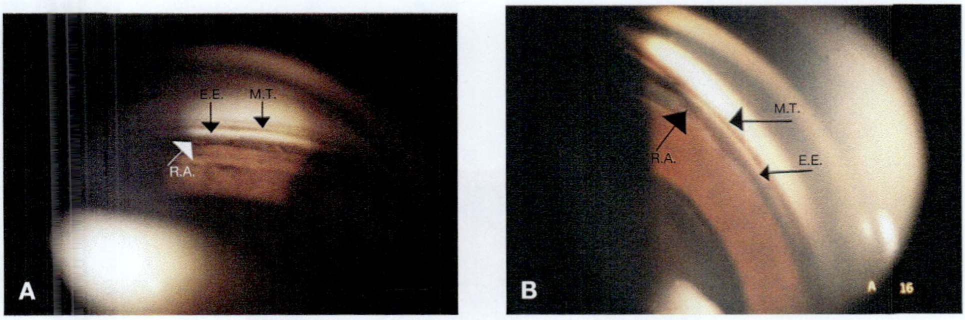

FIGURA 3-36. Recesión del ángulo después de un traumatismo. A. Amplia recesión del ángulo después de un traumatismo. En este ejemplo, la inserción normal del ángulo no es visible, lo que podría engañar a un examinador haciéndole creer que el ángulo es normal. **B.** Recesión del ángulo tras un traumatismo. En este ejemplo, el grado de recesión del ángulo es menor y se aprecia el límite entre la recesión del ángulo y el ángulo normal. E.E., espolón escleral; M.T., malla trabecular. R.A., recesión del ángulo.

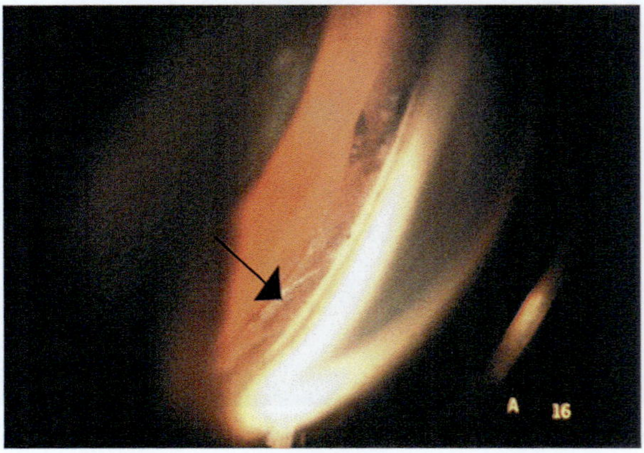

FIGURA 3-37. Ciclodiálisis. El cuerpo ciliar está completamente desprendido, exponiendo la esclerótica subyacente (*flecha*).

CUERPOS EXTRAÑOS INTRAOCULARES TRAUMÁTICOS

- En algunos casos de traumatismo ocular, un pequeño cuerpo extraño puede entrar en la cámara anterior a través de la esclerótica o la córnea que puede autosellarse. Una gonioscopia muy suave podría ser útil para evaluar las estructuras del ángulo, así como para identificar el cuerpo extraño (**fig. 3-38**).

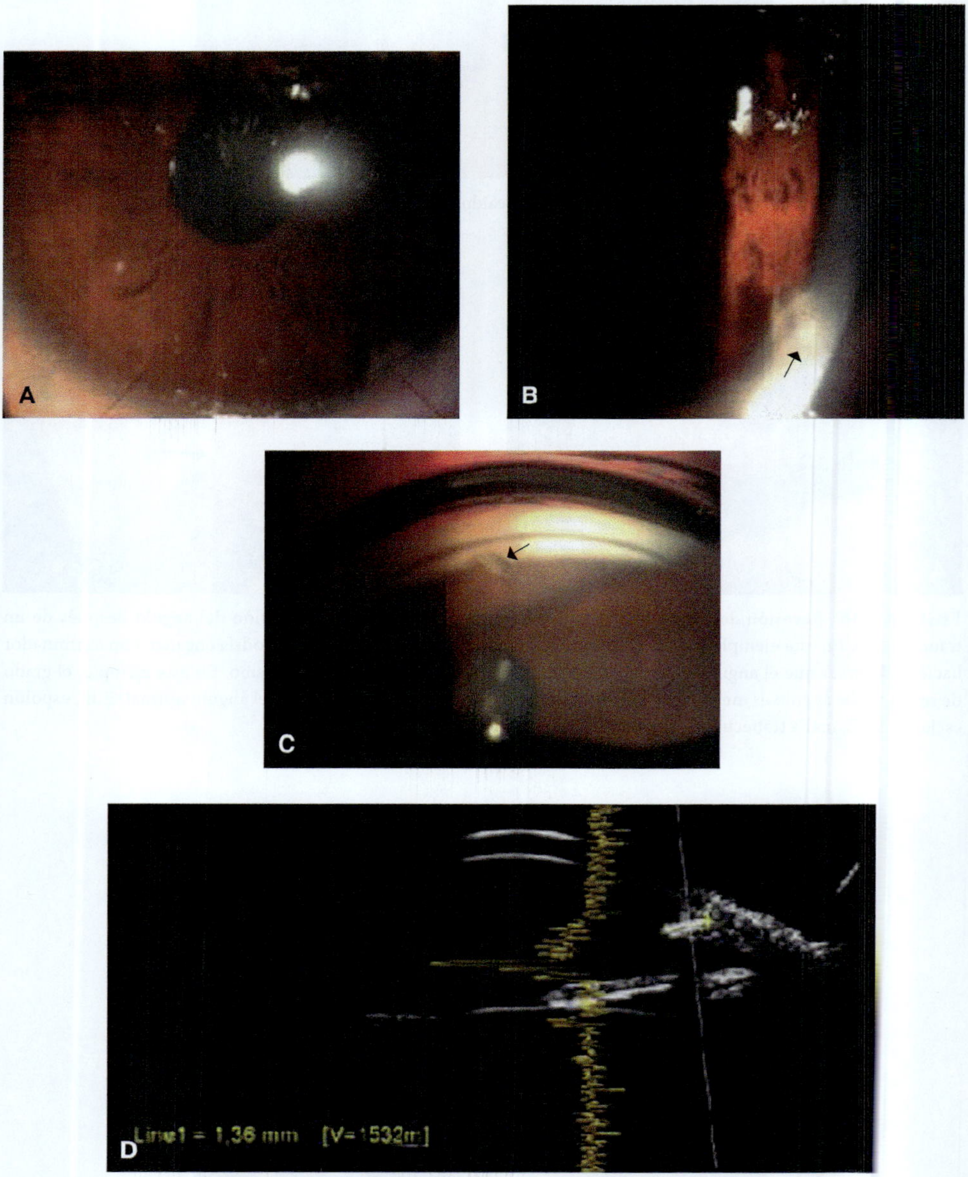

FIGURA 3-38. Cuerpo extraño intraocular en un niño de 7 años. Su madre observó que le había aparecido un punto blanco en el ojo izquierdo. Previamente, 2 meses antes, había tenido conjuntivitis. **A** y **B.** Cuerpo extraño presente en cámara anterior (*flecha negra*) sin turbidez ni inflamación. **C.** Gonioscopia que muestra el cuerpo extraño incrustado en el ángulo periférico. **D.** Ultrabiomicroscopia (UBM) que muestra la imagen hiperecoica del cuerpo extraño.

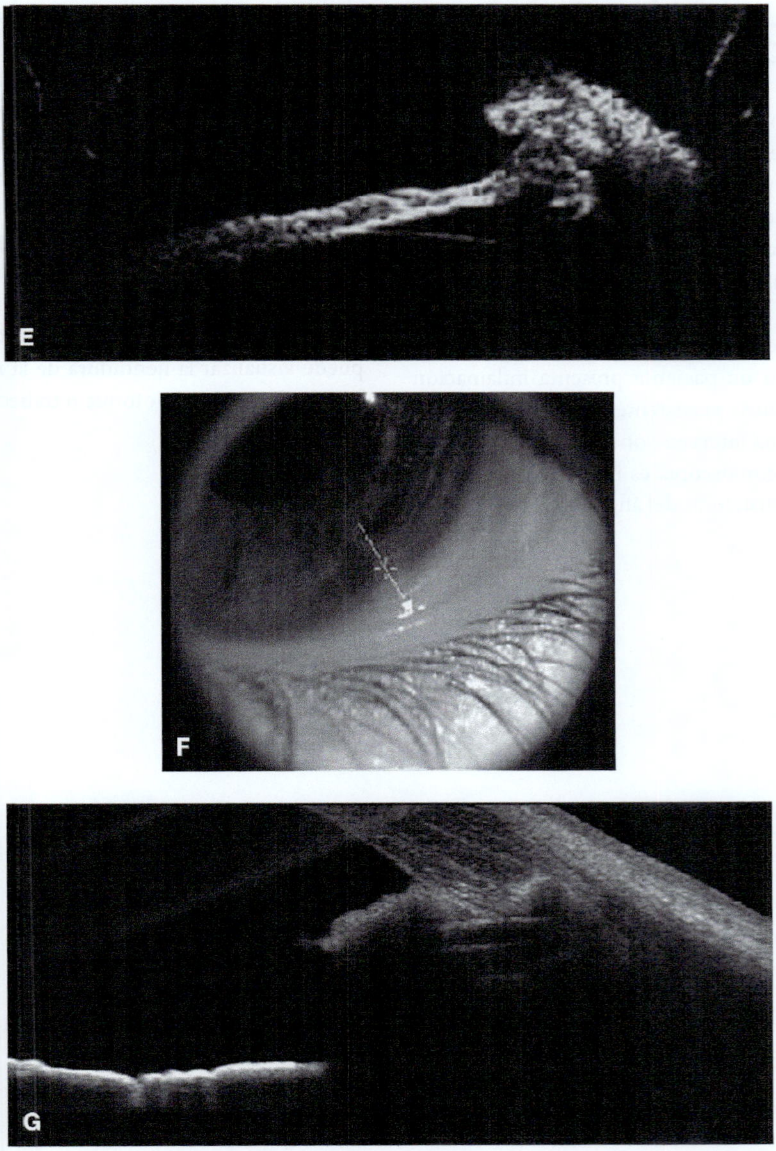

FIGURA 3-38. (*continuación*) **E.** UBM de las sinequias anteriores periféricas adyacentes. **F** y **G.** Imágenes de tomografía de coherencia óptica del mismo cuerpo extraño.

EVALUACIÓN POSOPERATORIA

La gonioscopia puede ser muy útil para evaluar el estado posoperatorio tras la trabeculectomía y la cirugía de cataratas, en especial cuando se ha producido una complicación o no se ha formado la ampolla. En algunos casos, el *ostium* interno puede estar ocluido por el iris, sangre o vítreo. A veces, pueden descubrirse fragmentos nucleares retenidos en el ángulo inferior, si un paciente presenta inflamación posoperatoria persistente o edema corneal focal tras una intervención de cataratas. A largo plazo, la gonioscopia es importante para evaluar las estructuras del ángulo (**fig. 3-39**).

Para realizar algunas de las técnicas quirúrgicas más recientes, como la cirugía microinvasiva para glaucoma, el cirujano tiene que ser un experto en la evaluación del ángulo y el manejo del goniolente quirúrgico en el quirófano. Es necesario identificar con precisión las estructuras del ángulo, como el espolón escleral y la malla trabecular. En el posoperatorio, el cirujano puede visualizar las endoprótesis de derivación de la malla trabecular implantadas para garantizar su correcta colocación o puede visualizar la hendidura de la malla trabecular tras una goniotomía o trabeculotomía (**fig. 3-40**).

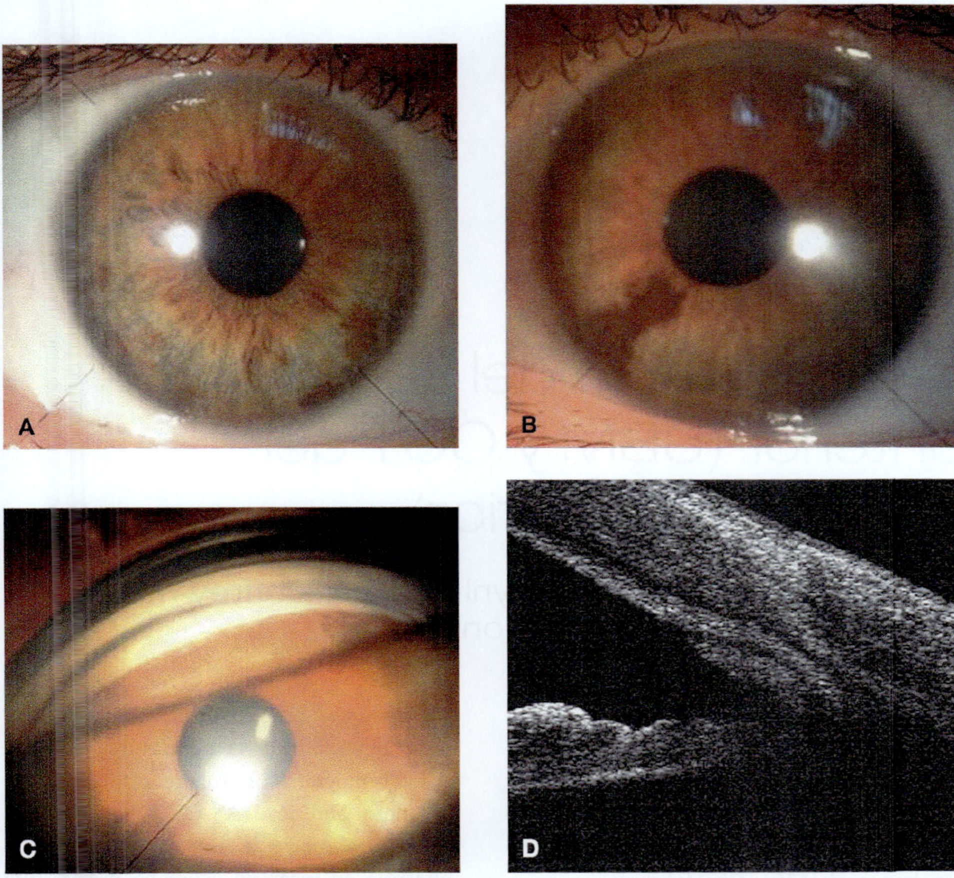

FIGURA 3-39. **Mujer de 32 años con diagnóstico de glaucoma congénito tratada con éxito con una goniotomía en el ojo izquierdo a los 3 meses de vida. A.** Ojo derecho normal. **B.** Ojo izquierdo afectado que presenta miopía leve de −1.50 dioptrías. **C.** Visualización en ángulo abierto del cuadrante temporal inferior tratado quirúrgicamente. **D.** Configuración del ángulo mediante tomografía de coherencia óptica que muestra la incisión previa.

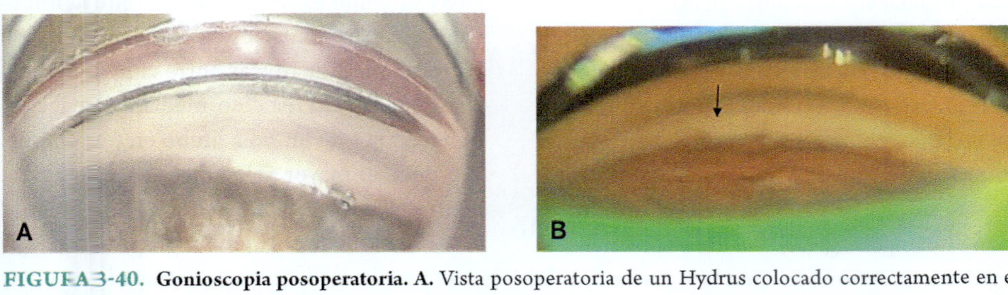

FIGURA 3-40. **Gonioscopia posoperatoria. A.** Vista posoperatoria de un Hydrus colocado correctamente en el canal de Schlemm. **B.** Vista posoperatoria de una hendidura de goniotomía en paciente sometido a una canaloplastia *ab interno*.

CAPÍTULO

4

Imagenología del segmento anterior (UBM y OCT del segmento anterior)

Sung Chul (Sean) Park, Syril Dorairaj, Jeffrey M. Liebmann, Robert Ritch y Connor Lentz

INTRODUCCIÓN

La biomicroscopia ultrasónica o ultrabiomicroscopia (UBM, *ultrasound biomicroscopy*) del segmento anterior utiliza transductores de alta frecuencia (35 a 75 MHz) para proporcionar imágenes *in vivo* del segmento anterior con una resolución axial de entre 30 y 70 μm y una profundidad de penetración de 2 a 7 mm. Pueden visualizarse las estructuras que rodean la cámara posterior, ocultas a la observación clínica y evaluar sus relaciones anatómicas.

La UBM se ha utilizado para investigar tanto la estructura normal como los mecanismos de la enfermedad y la fisiopatología en muchas áreas de la oftalmología, como el glaucoma, la córnea, el cristalino, las anomalías congénitas, los efectos y complicaciones de los procedimientos quirúrgicos, los traumatismos del segmento anterior, los quistes y tumores y la uveítis. En un inicio, los estudios que utilizaban UBM eran principalmente cualitativos, pero los estudios cuantitativos se han vuelto cada vez más comunes.[1] El análisis tridimensional de las imágenes por UBM está todavía en su infancia.

La tomografía de coherencia óptica del segmento anterior (AS-OCT, *anterior segment optical coherence tomography*) utiliza luz infrarroja en lugar de ecografía y transmite señales de longitud de onda más corta (820 a 1 310 nm), que producen imágenes de mayor resolución (resolución axial de 5 a 15 μm) que la UBM.[2] Permite obtener imágenes sin contacto porque el índice de refracción entre el aire y el tejido es mucho menor que la impedancia acústica entre estos. Pueden evaluarse las relaciones dinámicas entre el iris, la pared del ángulo y el cristalino mediante imágenes transversales de limbo a limbo en tiempo real debido a su mayor velocidad de exploración, que reduce los artefactos por el movimiento ocular. La AS-OCT también proporciona *software* para la medición automática de diversos parámetros de la córnea y la cámara anterior (**fig. 4-1**). Sin embargo, rara vez se visualiza el cuerpo ciliar debido a la capa posterior pigmentada del iris, que bloquea la penetración de la luz. La AS-OCT se ha utilizado de forma similar a la UBM, pero, debido a sus características, ha sido más útil en el análisis cuantitativo de la cámara anterior y en enfermedades o intervenciones quirúrgicas de la córnea como la queratoplastia.

Estos dispositivos de obtención de imágenes no sustituyen a la biomicroscopia convencional con lámpara de hendidura ni a la gonioscopia, sino que complementan y amplían la práctica clínica y proporcionan herramientas de investigación inestimables. En la **tabla 4-1** se comparan las características de la UBM y la AS-OCT.

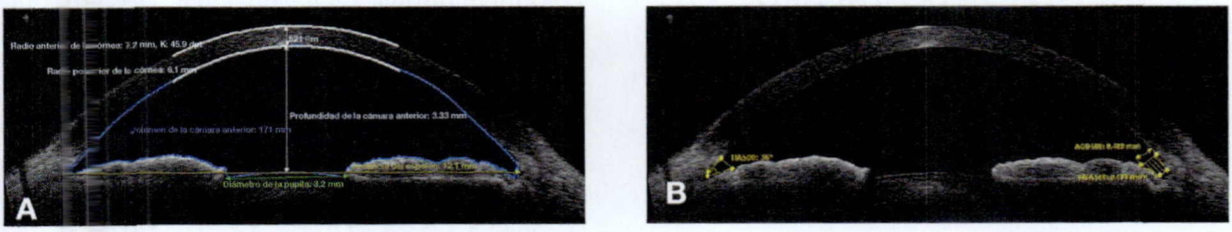

FIGURA 4-1. Medición de los parámetros de la córnea y la cámara anterior mediante tomografía de coherencia óptica del segmento anterior (AS-OCT). La AS-OCT permite la medición del espesor corneal, radio de curvatura corneal, profundidad y volumen de la cámara anterior, diámetro pupilar y distancia entre espolones esclerales (**A**), así como parámetros del ángulo de la cámara anterior, como AOD500 (distancia de apertura del ángulo a 500 μm del espolón escleral), TISA500 (área del espacio trabecular-iris a 500 μm del espolón escleral) y TIA500 (ángulo trabecular-iris a 500 μm del espolón escleral; (**B**).

TABLA 4-1. Características de UBM y AS-OCT

	UBM	AS-OCT
Fuente de la señal	Ecografía	Luz infrarroja
Resolución (μm)	~30-70	~5-15
Penetración en los tejidos	Hasta 7 mm, cuerpo ciliar visualizado	Cuerpo ciliar rara vez visualizado
Ancho de la imagen (mm)	4-7	15-16
Contacto tisular	Sí (necesita un medio de acoplamiento fluido)	No
Tiempo de obtención de imágenes	Más lento	Más rápido
Análisis cuantitativo	Manual	Automático

AS-OCT, tomografía de coherencia óptica del segmento anterior; UBM, ultrabiomicroscopia.

GLAUCOMA DE ÁNGULO CERRADO

Debido a su capacidad para obtener imágenes simultáneas del cuerpo ciliar, la cámara posterior, la relación iris-cristalino y las estructuras del ángulo, la UBM es idónea para el estudio del cierre del ángulo. Se han encontrado correlaciones significativas entre las mediciones del ángulo mediante AS-OCT, UBM y la gonioscopia.[3,4] Cuando se evalúa la probabilidad de oclusión de un ángulo estrecho, es de suma importancia realizar la gonioscopia en una habitación completamente a oscuras, utilizando el menor cuadrado de luz para un haz de hendidura con el objetivo de evitar la estimulación del reflejo luminoso pupilar. El efecto de la luz ambiental sobre la configuración del ángulo se ilustra bien realizando la UBM en condiciones de iluminación y oscuridad (**fig. 4-2**).

Dado que la mayoría de los parámetros importantes del ángulo de la cámara anterior para la medición cuantitativa se basan en la identificación del espolón escleral, la documentación fiable de las dimensiones del ángulo mediante UBM o AS-OCT depende, por lo tanto, de su localización precisa y repetible. En una imagen por UBM o AS-OCT, el espolón escleral puede verse como el punto más interno de la línea que separa el cuerpo ciliar y la esclerótica en su punto de contacto con la cámara anterior. Aunque no puede visualizarse con UBM o AS-OCT, la malla trabecular (MT) se encuentra directamente anterior a esta estructura y posterior a la línea de Schwalbe (**fig. 4-3**).

La córnea y las estructuras angulares se distorsionan menos durante la AS-OCT debido a su naturaleza sin contacto, lo que evita los artefactos inducidos por la presión inadvertida sobre la córnea durante la gonioscopia o sobre los tejidos limbares con la copa ocular durante la UBM. La diferenciación entre cierre del ángulo aposicional y por sinequias en ojos con contacto iridotrabecular mediante AS-OCT con indentación aumenta su utilidad clínica en la evaluación de pacientes con cierre del ángulo.[5] La profundidad y el volumen de la cámara anterior medidos mediante AS-OCT pueden ser parámetros útiles para detectar personas con riesgo de desarrollar un cierre primario del ángulo.

El cierre del ángulo puede clasificarse según el lugar de la estructura anatómica o la fuerza que causa la aposición del iris a la MT. Se definen como bloqueos originados a nivel del iris (bloqueo pupilar), cuerpo ciliar (iris en meseta), cristalino (glaucoma facomórfico) y fuerzas posteriores al cristalino (glaucoma maligno).

Bloqueo pupilar relativo

El bloqueo pupilar relativo es responsable de más de 90% del cierre del ángulo en poblaciones de origen europeo. En el bloqueo pupilar, la resistencia al flujo acuoso desde la cámara posterior a la anterior a través de la pupila y el aumento de la presión acuosa resultante en la cámara posterior fuerzan el iris hacia delante (**fig. 4-4A**) provocando el arqueamiento anterior del iris y el estrechamiento del ángulo. Mediante la AS-OCT de puede visualizar una configuración convexa anterior de todo el iris (**fig. 4-5**).

El bloqueo pupilar puede ser absoluto, si el iris está por completo unido al cristalino por sinequias posteriores, pero lo más frecuente es que se trate de un bloqueo funcional, denominado *bloqueo pupilar relativo.* El bloqueo pupilar relativo no suele causar síntomas. Sin embargo, si es suficiente para provocar el cierre aposicional de una porción del ángulo sin elevar la presión intraocular (PIO), pueden formarse de manera gradual sinequias anteriores periféricas y provocar el cierre crónico del ángulo (**fig. 4-6**). Si el bloqueo pupilar se hace absoluto, la presión en la cámara posterior aumenta y empuja el iris periférico más hacia delante para cubrir la MT y cerrar el ángulo con el consiguiente aumento de la PIO (cierre agudo del ángulo; **fig. 4-7**).

La iridotomía láser elimina el diferencial de presión entre las cámaras anterior y posterior y alivia la convexidad del iris. Esto provoca varios cambios en la anatomía del segmento anterior. El iris adopta una configuración plana (fig. 4-4B) y el ángulo iridocorneal se ensancha. De hecho, la región de contacto iridolenticular aumenta, ya que el humor acuoso fluye a través de la iridotomía en lugar del espacio pupilar.

Iris en meseta

En el iris en meseta, los procesos ciliares son grandes o están situados anteriormente, o ambos, de manera que el surco ciliar está obliterado y el cuerpo ciliar empuja al iris contra la MT. La cámara anterior suele ser de profundidad media y la superficie del iris solo ligeramente convexa. La iridoplastia periférica con láser de argón contrae y comprime el iris periférico, alejándolo de la MT (fig. 4-8).[6] Aunque los procesos ciliares grandes o situados anteriormente rara vez se visualizan mediante AS-OCT, se puede utilizar dicho estudio para confirmar una sospecha clínica de configuración del iris en meseta (fig. 4-9).[7]

Glaucoma facomórfico

El aumento del tamaño del cristalino puede provocar una menor profundidad de la cámara anterior y precipitar el cierre agudo del ángulo al forzar el iris y el cuerpo ciliar hacia delante. El tratamiento miótico aumenta la longitud axial del cristalino y provoca su desplazamiento anterior, lo que estrecha aún más la cámara anterior y, paradójicamente, puede empeorar la situación (fig. 4-10). La AS-OCT es útil en este caso porque permite evaluar de un vistazo la profundidad de la cámara anterior, la configuración del iris y las estructuras angulares.

Glaucoma maligno

El glaucoma maligno (bloqueo ciliar) es una enfermedad multifactorial en la que los siguientes componentes pueden desempeñar distintos papeles: 1) cierre angular agudo o crónico previo, 2) cámara anterior poco profunda, 3) movimiento anterior del cristalino, 4) bloqueo pupilar por el cristalino o el vítreo, 5) laxitud zonular, 6) rotación anterior o inflamación del cuerpo ciliar, o ambos, 7) engrosamiento de la membrana hialoidea anterior, 8) expansión vítrea, y 9) desplazamiento posterior del humor acuoso hacia el vítreo o detrás de este.

La UBM revela un desprendimiento supraciliar poco profundo, no evidente en la ecografía modo B (B-*scan*) rutinaria ni en el examen clínico. Este derrame parece ser la causa de la rotación anterior del cuerpo ciliar. El humor acuoso es secretado posteriormente al cristalino (desplazamiento acuoso posterior), aumentando la presión vítrea, empujando el diafragma cristalino-iris hacia delante y provocando el cierre del ángulo y la disminución de la profundidad de la cámara anterior (fig. 4-11). Aunque los cambios en la forma o posición del cuerpo ciliar no pueden ser evaluados con precisión, un diafragma cristalino-iris desplazado anteriormente y una cámara anterior poco profunda se muestran bien usando la AS-OCT (fig. 4-12).

Bloqueo pupilar seudofáquico

La inflamación de la cámara anterior después de la extracción de cataratas puede provocar sinequias posteriores entre el iris y un lente intraocular de cámara posterior, produciendo bloqueo pupilar absoluto y cierre del ángulo. Los lentes de cámara anterior también pueden subyacer al bloqueo pupilar (fig. 4-13).

Glaucoma maligno seudofáquico

El glaucoma maligno puede aparecer después de la cirugía de cataratas con implantación de un lente intraocular en la cámara posterior. Se ha propuesto el desplazamiento hacia delante del vítreo en aposición con el iris y el cuerpo ciliar, posiblemente asociado con el engrosamiento de la hialoides anterior, como mecanismo para explicar la desviación posterior del flujo acuoso. La UBM revela un marcado desplazamiento anterior del lente intraocular (fig. 4-14). La hialoidotomía anterior con láser Nd:YAG puede ser curativa.

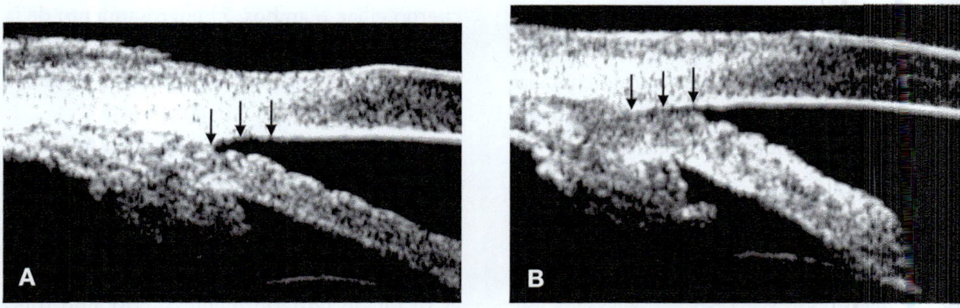

FIGURA 4-2. **Efecto de la luz ambiental en la configuración del ángulo. A.** En condiciones de luz, el ángulo está abierto. El humor acuoso tiene acceso a la malla trabecular (*flechas*). **B.** En la oscuridad, el ángulo puede ocluirse (*flechas*)

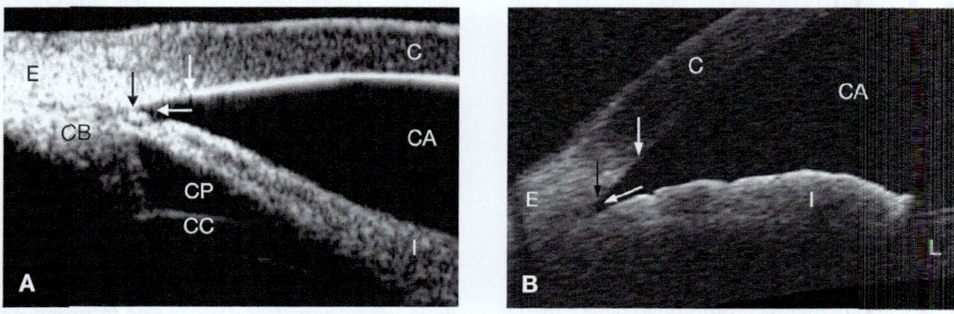

FIGURA 4-3. **Anatomía del ojo normal.** Ultrabiomicroscopia (**A**) y tomografía de coherencia óptica del segmento anterior (**B**) de ojo normal mostrando la cámara anterior (CA), córnea (C), cuerpo ciliar (CB, *ciliary body*), iris (I), cápsula del cristalino (CC), cámara posterior (CP), esclerótica (E), espolón escleral (*flecha negra*), línea de Schwalbe (*flecha blanca vertical*) y receso angular (*flechas blancas horizontales* u *oblicuas*).

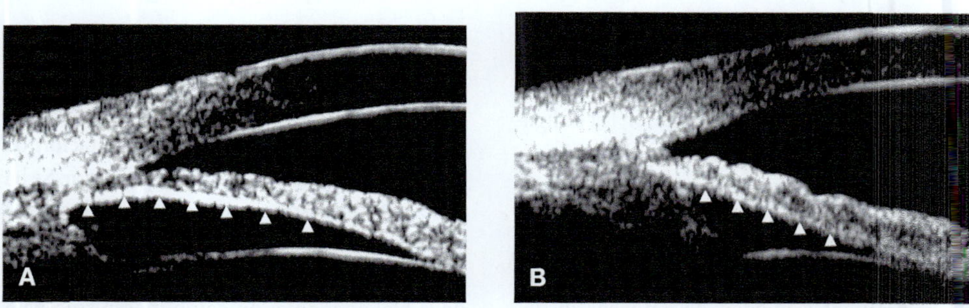

FIGURA 4-4. **Configuración del iris antes y después de la iridotomía láser (ultrabiomicroscopia).** Configuración convexa del iris (*puntas de flecha*) antes (**A**) y configuración plana después (**B**) de la iridotomía láser en un ojo con bloqueo pupilar relativo.

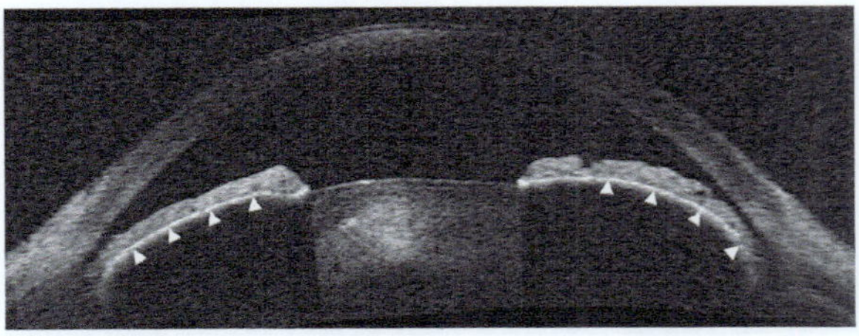

FIGURA 4-5. **Configuración del iris con bloqueo pupilar relativo (tomografía de coherencia óptica del segmento anterior).** El fotograma muestra la configuración convexa de todo el iris (*puntas de flecha*).

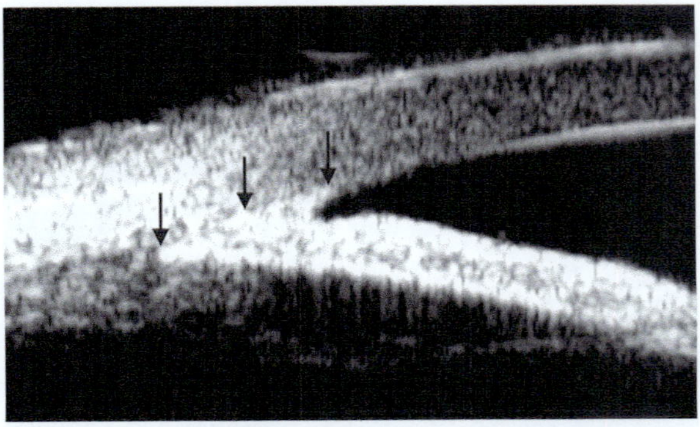

FIGURA 4-6. **Sinequia anterior periférica (*flechas*; ultrabiomicroscopia).**

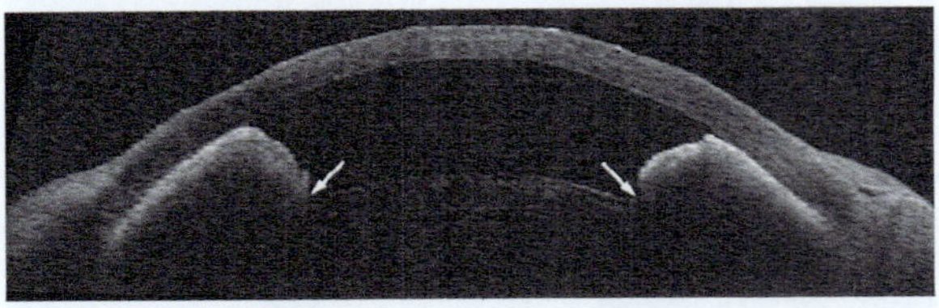

FIGURA 4-7. **Configuración del iris con bloqueo pupilar absoluto (tomografía de coherencia óptica del segmento anterior).** Iris extremadamente convexo con bloqueo pupilar absoluto causado por sinequias posteriores de 360 grados (*flechas*).

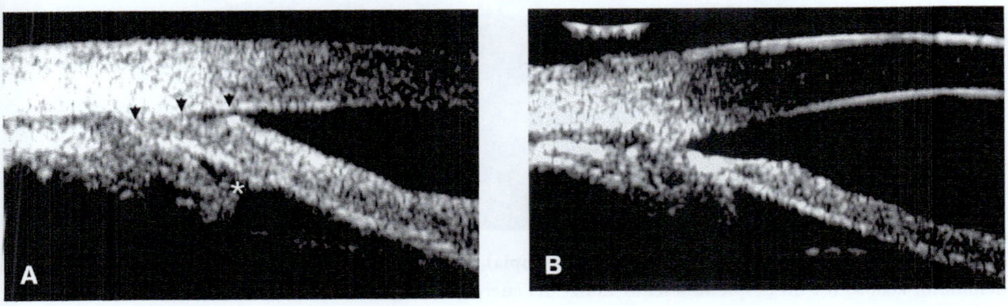

FIGURA 4-8. **Síndrome del iris en meseta (ultrabiomicroscopia). A.** En el síndrome del iris en meseta, el ángulo permanece cerrado (*punta de flecha*) después de la iridotomía láser porque los procesos ciliares son grandes y están posicionados anteriormente. El surco ciliar está ausente (*asterisco*). **B.** Después de la iridoplastia periférica, se alivia el cierre aposicional del ángulo.

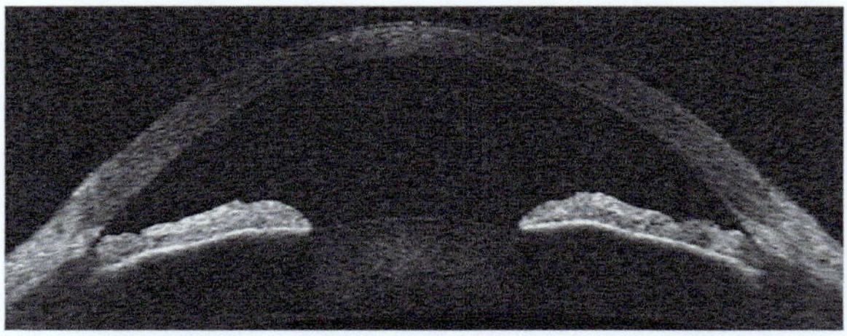

FIGURA 4-9. **Síndrome del iris en meseta (tomografía de coherencia óptica del segmento anterior).** La configuración en meseta del iris es prominente, aunque no se visualiza el cuerpo ciliar.

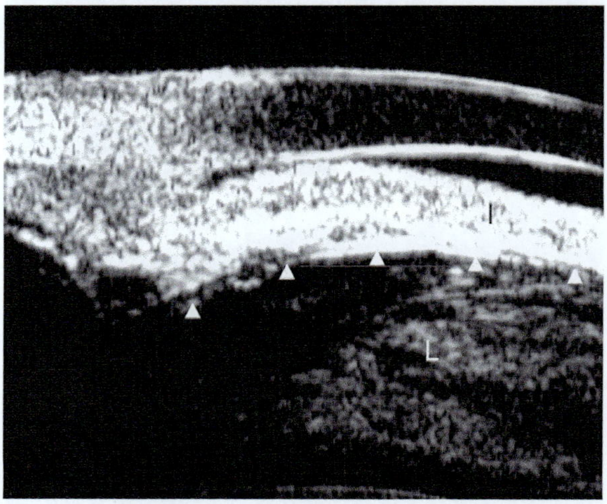

FIGURA 4-10. **Glaucoma facomórfico (ultrabiomicroscopia).** El cristalino intumescente (L y *puntas de flecha*) empuja al iris (I) y al cuerpo ciliar hacia el ángulo.

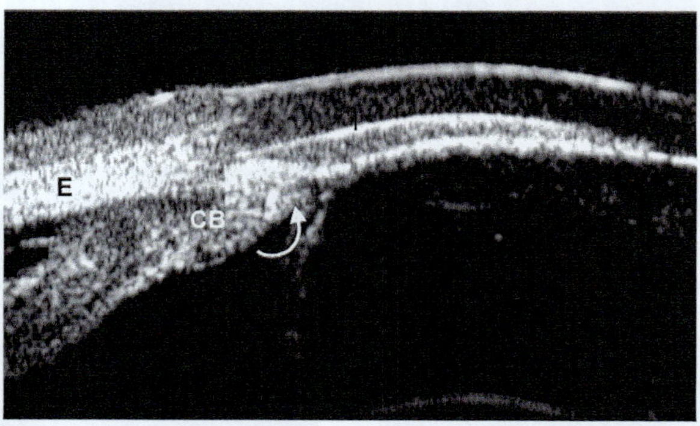

FIGURA 4-11. **Glaucoma maligno (ultrabiomicroscopia).** El glaucoma maligno puede deberse a una desviación del humor acuoso o a un desprendimiento anular del cuerpo ciliar (CB, *ciliar body*). El CB está rotado anteriormente (*flecha blanca*). El líquido es visible en el espacio supraciliar. I, iris; E, esclerótica.

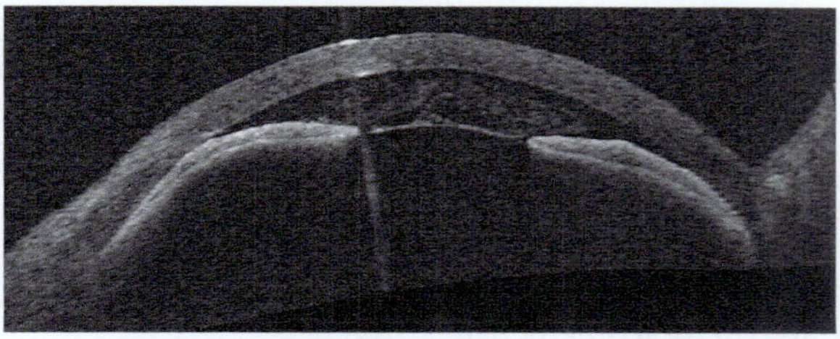

FIGURA 4-12. Glaucoma maligno (tomografía de coherencia óptica del segmento anterior). El iris y el cristalino empujados hacia delante provocan el cierre del ángulo con una cámara anterior poco profunda. No se visualiza el cuerpo ciliar.

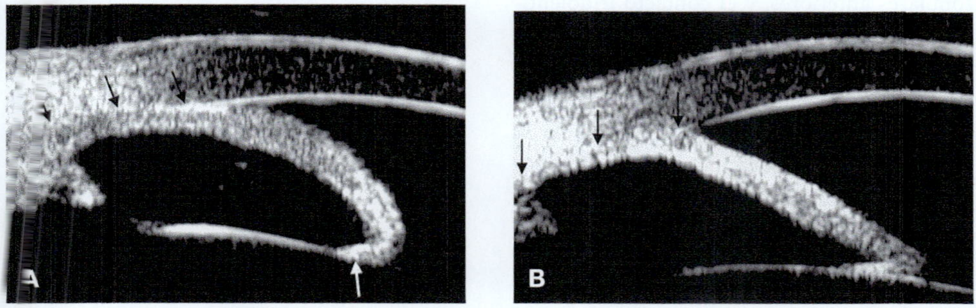

FIGURA 4-13. Bloqueo pupilar seudofáquico. A. Este ojo muestra sinequias periféricas anteriores (*flechas negras*) y posteriores (*flecha blanca*), dando lugar a una configuración de iris bombé. **B.** Después de la iridotomía láser, la configuración del iris es plana, mientras que las sinequias anteriores periféricas (*flechas negras*) todavía mantienen la raíz del iris unida a la malla trabecular.

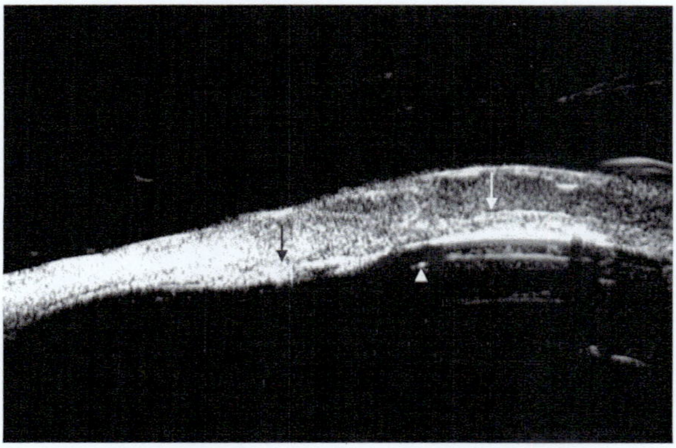

FIGURA 4-14. Glaucoma seudofáquico maligno. Es visible el tacto iridocorneal periférico (*flecha blanca*) con cierre del ángulo (espolón escleral en la *flecha negra*). La háptica es visible bajo el iris (*punta de flecha*).

GLAUCOMA DE ÁNGULO ABIERTO

Síndrome de dispersión pigmentaria y glaucoma pigmentario

El ángulo está muy abierto. El iris periférico medio adopta característicamente una configuración cóncava (bloqueo pupilar inverso), lo que pone en contacto el iris con los haces zonulares anteriores, y el contacto iridolenticular es mayor de lo normal. Se cree que esto último impide el equilibrio del humor acuoso entre las dos cámaras, lo que provoca una mayor presión en la cámara anterior que en la posterior. La configuración cóncava se acentúa con la acomodación.

Cuando se inhibe el parpadeo, el iris adopta una configuración convexa que se invierte de inmediato al parpadear, lo que sugiere que el acto de parpadear funciona como una bomba mecánica para empujar el humor acuoso de la cámara posterior a la anterior. La iridotomía láser elimina el diferencial de presión entre las cámaras anterior y posterior y alivia la concavidad del iris. El iris adopta una configuración plana o planar, y la extensión del contacto iridolenticular disminuye (**fig. 4-15**).[8]

Síndrome de exfoliación

El material de exfoliación puede detectarse clínicamente de manera más temprana en los procesos ciliares y las zónulas. La UBM puede mostrar diversos grados de alteración zonular (**fig. 4-16**).[9]

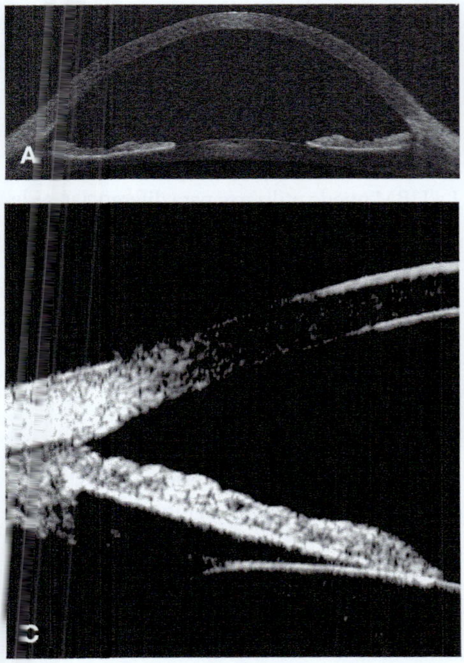

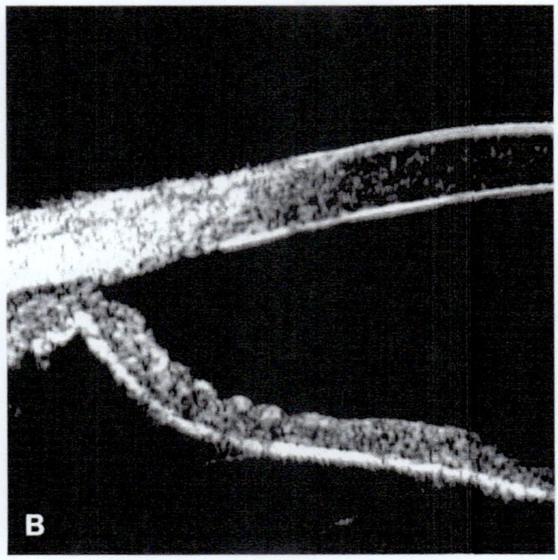

FIGURA 4-15. **Síndrome de dispersión pigmentaria.** Tomografía de coherencia óptica del segmento anterior (**A**) y ultrabiomicroscopia (**B**) mostrando configuración cóncava del iris. **C.** Configuración planar del iris tras iridotomía láser.

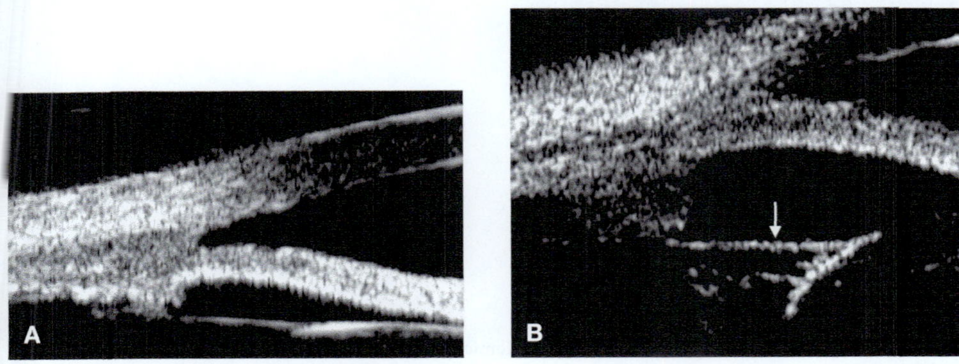

FIGURA 4-16. **Síndrome de exfoliación. A.** Zónulas normales. **B.** El material de exfoliación depositado produce un aspecto granular difuso en parches en las zónulas (*flecha*).

OTRAS CONDICIONES

Hendidura de ciclodiálisis

La ciclodiálisis es una separación de los músculos longitudinales del cuerpo ciliar del espolón escleral. En los traumatismos oculares contusos, debe tenerse en cuenta la UBM o la AS-OCT para evaluar cualquier cambio en la anatomía ocular asociado con el trauma. Una hendidura de ciclodiálisis suele ir acompañada de un derrame supraciliar (**fig. 4-17**).

Quiste iridociliar

A menudo se presenta una situación similar a la del iris en meseta, con los quistes funcionando de forma similar a procesos ciliares agrandados o posicionados anteriormente. Estos se diagnostican con facilidad con UBM, pero se observan mal delimitados en las imágenes por AS-OCT (**fig. 4-18**).

Tumores del cuerpo ciliar

La UBM puede utilizarse para diferenciar las lesiones sólidas de las quísticas del iris y el cuerpo ciliar. Se pueden medir las dimensiones de los tumores y determinar hasta qué punto invaden o no la raíz del iris y la cara ciliar (**fig. 4-19**). La AS-OCT rara vez es útil en este caso.

Iridosquisis

La iridosquisis es una separación de las capas estromales anterior y posterior del iris. Puede producirse el cierre del ángulo (**fig. 4-20**).

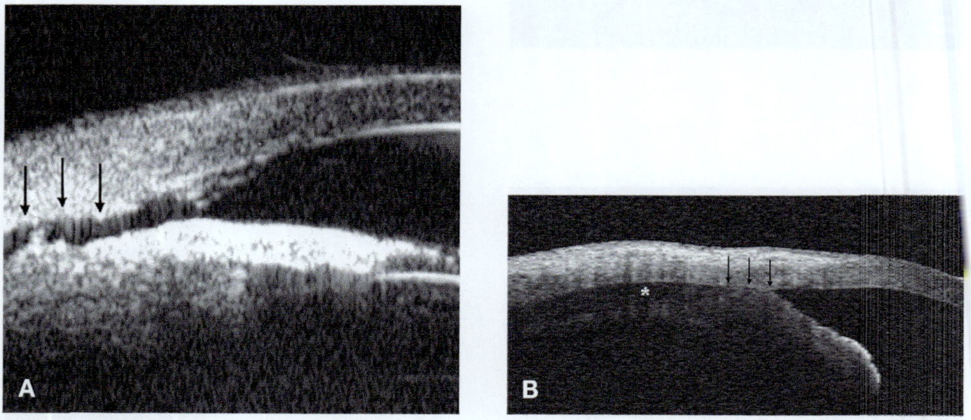

FIGURA 4-17. Hendidura de ciclodiálisis. La ultrabiomicroscopia (**A**) y la tomografía de coherencia óptica del segmento anterior (**B**) revelan la separación entre el músculo longitudinal del cuerpo ciliar y el espolón escleral (*flechas*). Obsérvese el derrame supraciliar (*asterisco*).

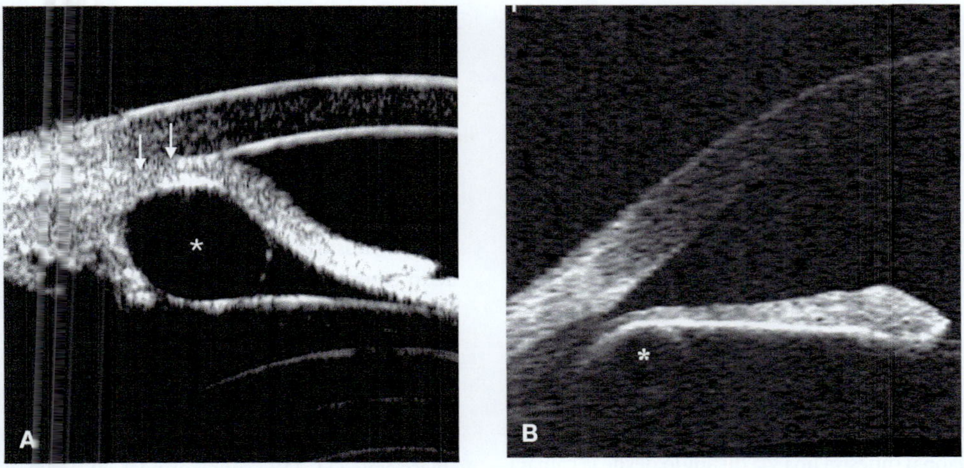

FIGURA 4-18. Quistes iridociliares. Los quistes iridociliares (*asteriscos*) en imágenes de ultrabiomicroscopia (**A**) y tomografía de coherencia óptica del segmento anterior (**B**) se caracterizan por una luz ecolúcida. El ángulo está focalmente cerrado (*flechas*).

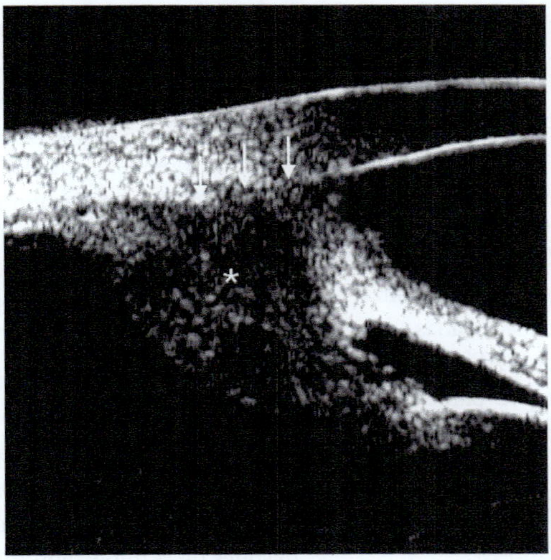

FIGURA 4-19. Melanoma del cuerpo ciliar. En este ojo con melanoma del cuerpo ciliar (*asterisco*), el ángulo está focalmente cerrado (*flechas*).

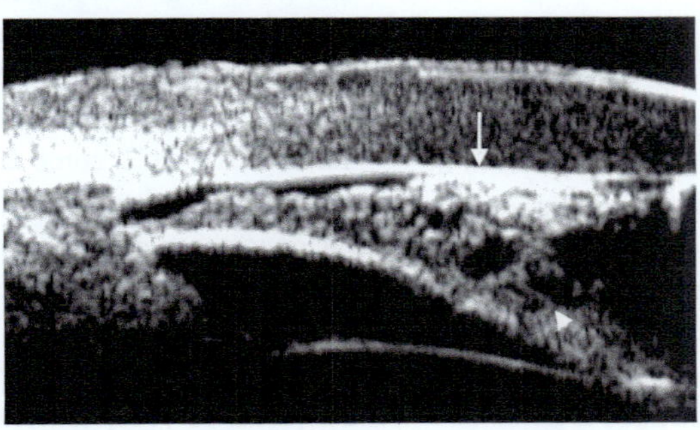

FIGURA 4-20. Iridosquisis. La extensa separación estromal (*punta de flecha*) alcanza la córnea y compromete el flujo acuoso (*flecha vertical*).

CIRUGÍA Y GLAUCOMA

Ampolla filtrante

Las ampollas exitosas tienen un aspecto difuso y esponjoso. Las ampollas luego de una intervención quirúrgica con antimetabolitos adyuvantes suelen tener paredes delgadas y ser quísticas. Las ampollas encapsuladas suelen estar elevadas y localizadas, con o sin vasos prominentes. Las ampollas fallidas suelen ser planas y pueden estar vascularizadas. Sin embargo, el aspecto clínico de una ampolla no siempre es un indicador preciso del estado funcional.

El aspecto en la UBM de una ampolla funcional muestra una vía de fluido desde la cámara anterior, a través del *ostium* interno, por debajo del colgajo (*flap*) escleral y hacia el espacio subconjuntival (**fig. 4-21**).[10] La UBM puede facilitar la localización precisa del lugar de obstrucción del flujo de líquido. Los ojos con ampollas planas no tienen evidencia de filtración subconjuntival y muestran obstrucción del flujo a nivel de la epiesclera (**fig. 4-22**). Los quistes de Tenon presentan una pared gruesa formada por la conjuntiva y la cápsula de Tenon con o sin un colgajo escleral permeable (**fig. 4-23**). Los procedimientos de punción pueden normalizar la PIO en ojos con ampollas encapsuladas.

La forma de no contacto de la AS-OCT proporciona un método más seguro para evaluar la morfología de la ampolla filtrante sin distorsión de la arquitectura de la ampolla ni riesgo de infección, en especial en el posoperatorio temprano.[11] Debido a su mayor resolución que la UBM, la AS-OCT puede evaluar las capas superficiales de la ampolla de filtración con más detalle (**fig. 4-24**).

Implantes de drenaje para glaucoma

La posición, la permeabilidad y el trayecto de los tubos de drenaje pueden determinarse mediante UBM o AS-OCT (**fig. 4-25**). La UBM es en especial útil para evaluar el tubo insertado en el surco ciliar. Se pueden evaluar las relaciones anatómicas, así como la compresión del tubo en el lugar de la entrada escleral.

Cirugía mínimamente invasiva de glaucoma

La cirugía mínimamente invasiva de glaucoma (CMIG) ha surgido con rapidez en la última década. En general, en comparación con los métodos quirúrgicos tradicionales para el glaucoma, la CMIG ofrece un abordaje menos invasivo, causa menos daño tisular colateral y ha demostrado tener menos complicaciones quirúrgicas. La CMIG puede clasificarse a grandes rasgos en función del lugar de la intervención anatómica: 1) CMIG basada en el ángulo, en la que se mejora el flujo de salida trabecular fisiológico a través del canal de Schlemm hacia el sistema venoso epiescleral; 2) CMIG supracoroidal, en la que se aumenta el flujo de salida uveoescleral mediante la implantación de derivaciones supracoroidales, y 3) CMIG subconjuntival, en la que se crea una vía de drenaje hacia el espacio subtenoniano o subconjuntival. La obtención de imágenes del segmento anterior se ha aplicado a varios procedimientos de CMIG, en un intento de guiar la selección preoperatoria del paciente, garantizar la colocación intraoperatoria óptima del dispositivo y la maniobra quirúrgica precisa, así como facilitar el tratamiento posoperatorio.[12]

El Trabectome (NeoMedix Corporation) y el Kahook Dual Blade (KDB) son dispositivos de la CMIG utilizados en la trabeculotomía *ab interno*, en la que se rompe la MT para aumentar el flujo acuoso. Intraoperatoriamente, la AS-OCT se ha utilizado para proporcionar una confirmación inmediata de la eliminación de la MT después de la trabeculotomía[13] y para visualizar la punta del Trabectome y su relación espacial con la MT (**fig. 4-26**).[14] Posoperatoriamente, la AS-OCT también se puede utilizar para ver el tamaño de la abertura de la trabeculotomía y los cambios en la anatomía de la cámara anterior.[15] Tanto la AS-OCT como la UBM han demostrado su utilidad en la identificación de complicaciones posoperatorias como la hendidura de ciclodiálisis y los derrames coroideos.[16-18]

El iStent y el iStent inject W (Glaukos Corporation) se implantan en el canal de Schlemm para derivar la MT y mejorar el flujo de salida acuoso.

La colocación correcta de la endoprótesis (*stent*) es esencial para lograr la eficacia en la reducción de la PIO con este dispositivo. Con la AS-OCT intraoperatoria, el reborde de la endoprótesis iStent debe ser visible justo por encima de la MT, lo que indica una buena colocación de la endoprótesis. Cuando el reborde está a ras o más profundo que la superficie de la MT o si el tórax es visible, la endoprótesis puede estar implantada a una profundidad inadecuada (**fig. 4-27**).[19] La AS-OCT también puede demostrar cambios en estructuras que no pueden verse con la gonioscopia, similares a la dilatación del canal de Schlemm observada posterior a procedimientos de canaloplastia, mejorando así la comprensión de los mecanismos de reducción de la PIO en la CMIG basados en el ángulo. En el posoperatorio, también se han utilizado tanto la AS-OCT como la UBM para determinar la ubicación de las endoprótesis, en los casos en que la endoprótesis puede no ser visible con facilidad durante la gonioscopia o cuando la endoprótesis está mal colocada (**fig. 4-28**).[20-22]

El Hydrus Microstent (Alcon Inc.) es otro dispositivo de derivación trabecular que se implanta en la MT y refuerza el canal de Schlemm, promoviendo así el flujo de salida acuoso. Intraoperatoriamente, la visualización de las tres ventanas del Microstent dentro del canal de Schlemm indica que el dispositivo se ha colocado de manera correcta. Sin embargo, esto supone un reto en ojos con una MT muy pigmentada o procesos densos del iris. En estos casos, la AS-OCT puede utilizarse intraoperatoriamente para garantizar la colocación precisa de la endoprótesis (**fig. 4-29**).[19]

La endoprótesis de gel XEN45 es actualmente la única CMIG aprobada por la Food and Drug Administration (FDA) de Estados Unidos que se dirige al espacio subconjuntival o subtenoniano y crea una ampolla. Las imágenes por AS-OCT posoperatorias de las vesículas de la endoprótesis de gel XEN45 han permitido identificar características útiles para predecir si una ampolla tendrá éxito o fracasará (**fig. 4-30**).[23,24] La separación subconjuntival en capas superficiales se ha asociado con una mayor funcionalidad de la vesícula. La AS-OCT también se ha utilizado para detectar la obstrucción de la endoprótesis, cuando no es visible con facilidad clínicamente con la lámpara de hendidura.[25] La colocación específica de la endoprótesis de gel XEN45 también se ha correlacionado con los resultados quirúrgicos mediante el uso de imágenes de AS-OCT, y se ha demostrado que una posición más profunda del implante se asocia con una mayor reducción de la PIO y menores tasas de punción.[26]

En general, siguen existiendo barreras para la adopción generalizada de imágenes del segmento anterior en la CMIG, dada la naturaleza exploratoria de los estudios actuales, así como las limitaciones de viabilidad y coste. No obstante, el rápido desarrollo tanto de la CMIG como de la imagenología ocular sigue proporcionando un impulso para la exploración de esta tecnología en las CMIG angulares, subconjuntivales y supracoroideales, en las tres fases de la cirugía: preoperatoria, intraoperatoria y posoperatoria. Los futuros estudios que examinen el papel de la imagenología del segmento anterior en los resultados quirúrgicos de la CMIG serán útiles para guiar la incorporación de esta tecnología a la práctica clínica.

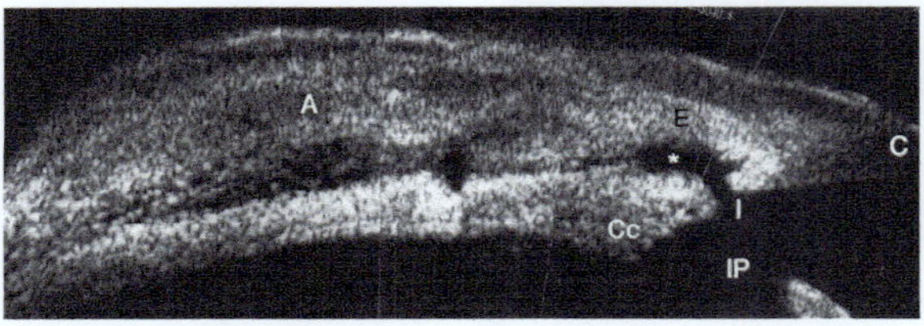

FIGURA 4-21. Ampolla de filtración funcional. Se observan el *ostium* interno (I), la vía del líquido intraescleral (*asterisco*) y el colgajo escleral (E). La ampolla (A) está moderadamente elevada y de manera homogénea esponjosa con espacios llenos de líquido. C, córnea; Cc, cuerpo ciliar; IP, iridectomía periférica.

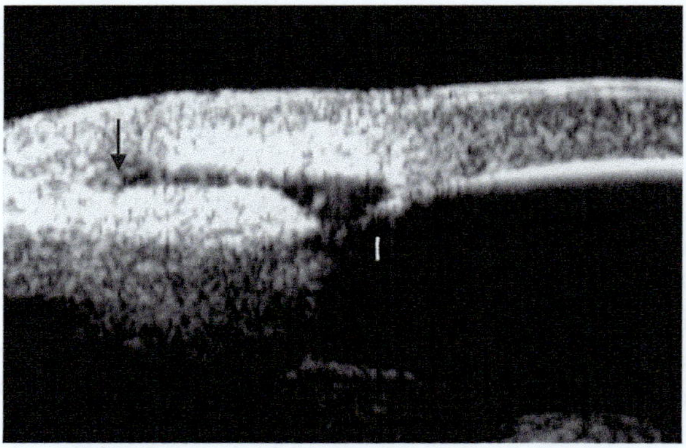

FIGURA 4-22. Ampolla fallida. El *ostium* interno (I) y la vía del líquido intraescleral están permeables, pero la vía escleral del humor acuoso está cerrada (*flecha*).

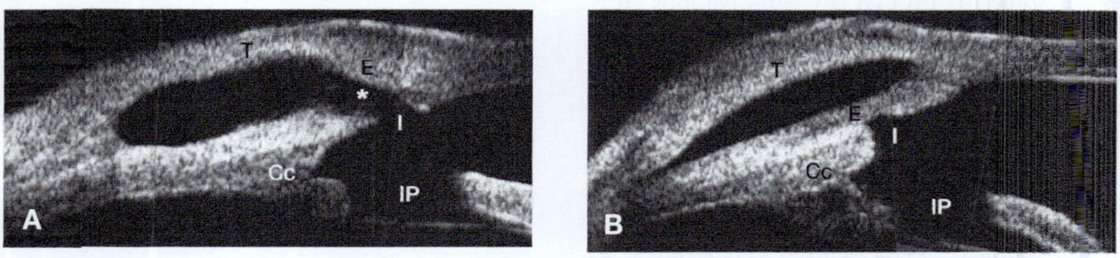

FIGURA 4-23. Encapsulación de la ampolla. La pared del quiste de tenon (T) es gruesa debido a la proliferación fibroblástica. La vía del líquido intraescleral está permeable (**A**, *asterisco*) o cerrada (**B**). Cc, cuerpo ciliar; I, *ostium* interno; IP, iridectomía periférica; E, colgajo escleral.

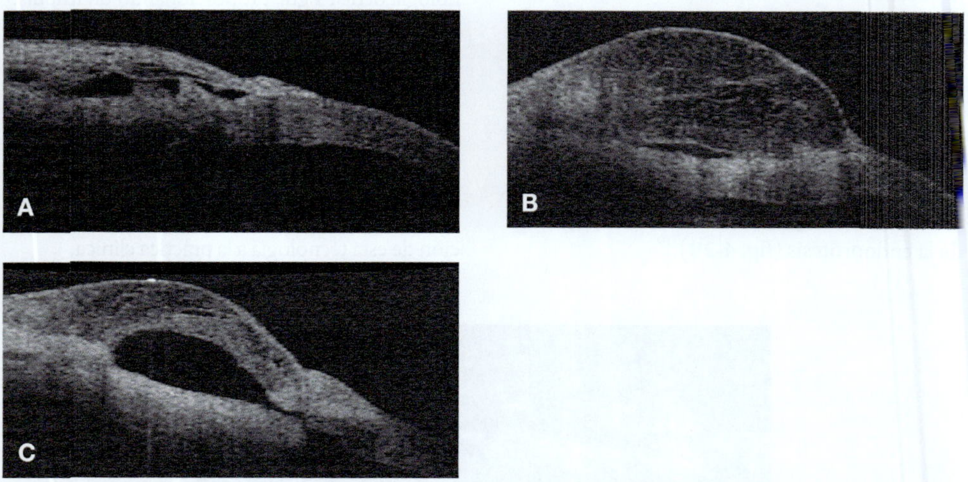

FIGURA 4-24. Ampollas de filtración (tomografía de coherencia óptica del segmento anterior). Ampollas de filtración con funcionalidad moderada (**A**) y muy elevada (**B**). **C.** Una ampolla de filtración con encapsulamiento.

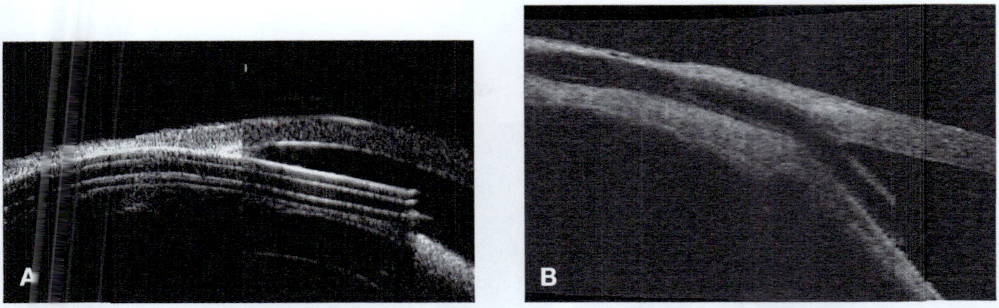

FIGURA 4-25. **Implante de drenaje para glaucoma.** Ultrabiomicroscopia (**A**) y tomografía de coherencia óptica de segmento anterior (**B**) que muestran el trayecto del tubo desde la cámara anterior.

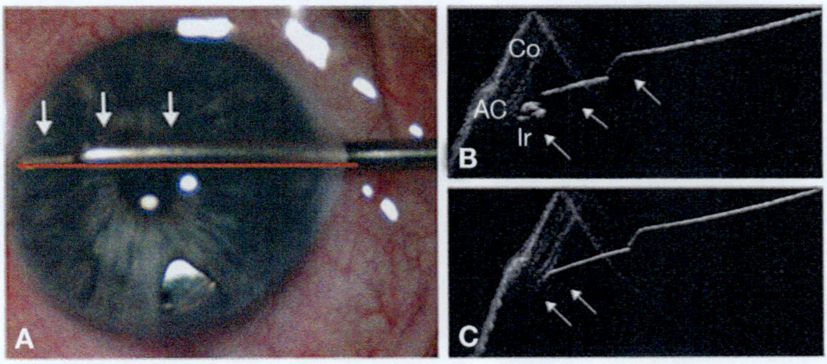

FIGURA 4-26. Imagen de Trabectome de Kan et al.[12] y tomada de Heindl et al.[14] Tomografía de coherencia óptica intraoperatoria (iOCT) durante una trabeculotomía *ab interno*. (Cortesía de Heindl et al.) **A.** Imagen de video. El Trabectome (*flechas*) se coloca dentro del ángulo iridocorneal. La *línea horizontal* muestra la dirección del escaneo iOCT. **B.** Imagen iOCT del ángulo iridocorneal durante la colocación del Trabectome. La malla trabecular está ensombrecida por el tejido escleral, pero el iris es visible. **C.** Sección iOCT del Trabectome (*flechas*) dentro del ángulo iridocorneal. El iris no se visualiza debido a la sombra del Trabectome. AC, ángulo camerular; Co, córnea; Ir, iris.

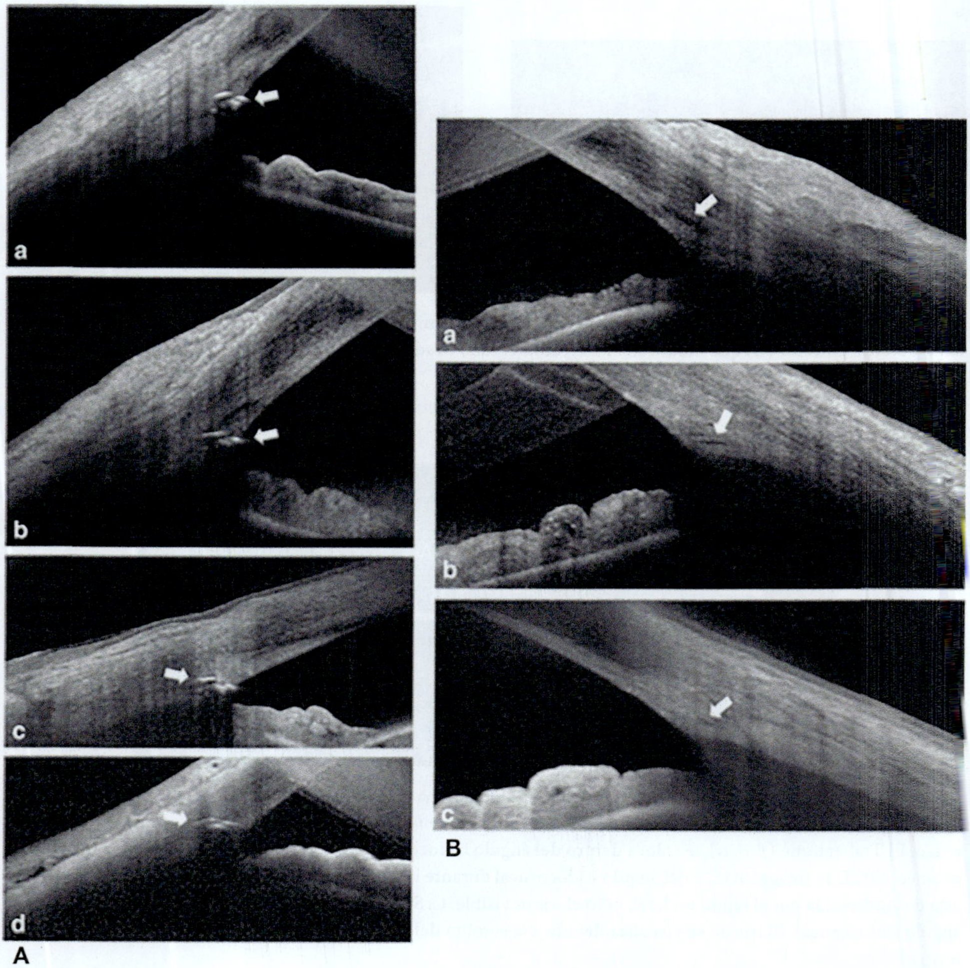

FIGURA 4-27. **A.** Imagen de iStent inject de Kan et al.[12] tomada de Gillmann et al.[20] Aspecto típico de un dispositivo iStent de inyección en la tomografía de coherencia óptica del segmento anterior (AS-OCT). (Cortesía de Gillmann et al.) Se pueden identificar con claridad el lumen central y los orificios laterales a ambos lados de la cabeza. La posición y profundidad de implantación dentro del ángulo varía ampliamente; algunos dispositivos sobresalen (a-c) y otros aparecen enterrados dentro del trabéculo (d). **B.** Aspecto del canal de Schlemm en AS-OCT. El canal de Schlemm (*flechas*) tiene el aspecto de una zona elipsoide hiporreflectante situada inmediatamente detrás de la malla trabecular. Sus dimensiones son muy variables, desde muy dilatado (a) hasta apenas visible (c) o no visible en absoluto.

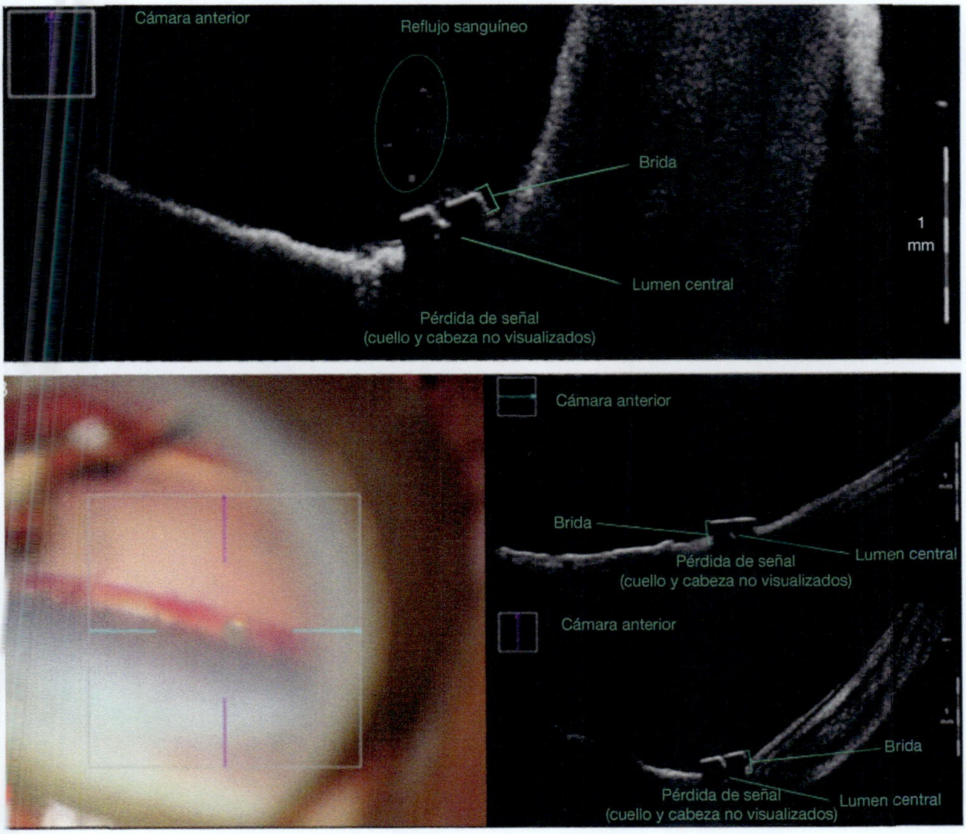

FIGURA 4-28. Imagen iStent inject W de Ang et al.[19]

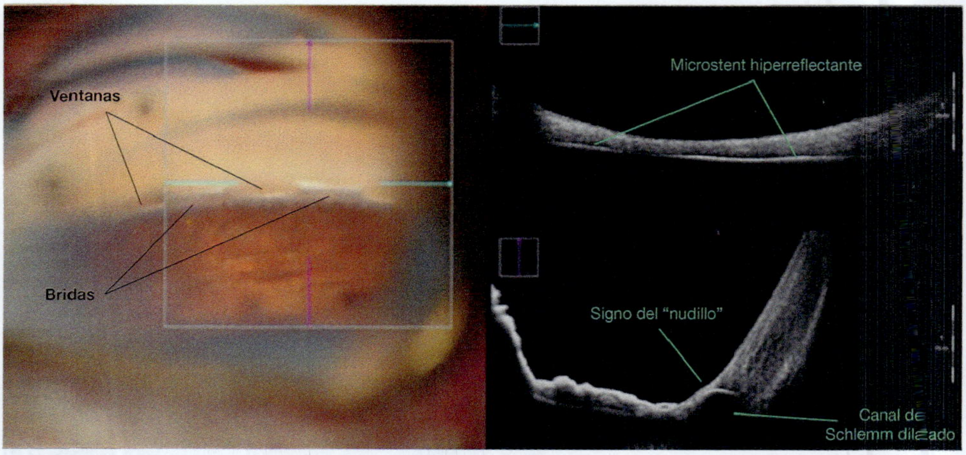

FIGURA 4-29. Imagen de Hydrus Microstent de Ang et al.[19]

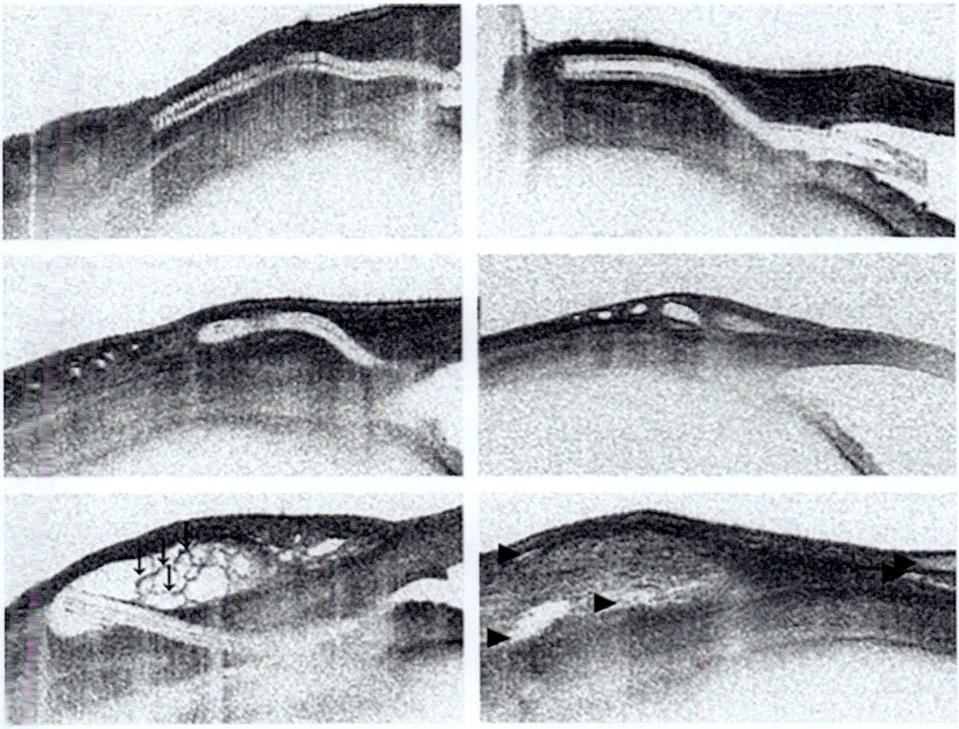

FIGURA 4-30. Endoprótesis de gel XEN45. Morfología de la ampolla en la tomografía de coherencia óptica del segmento anterior (AS-OCT) de Kan et al.[12] y tomada de Lenzhofer et al.[23] Morfología de la ampolla en la AS-OCT posterior a la implantación de la endoprótesis de gel para glaucoma XEN. (Cortesía de Lenzhofer et al.) La morfología de la ampolla en la AS-OCT se clasificó en cuatro grupos. 1) Uniforme (*arriba a la izquierda* y *arriba a la derecha*): sin espacios hiporreflectantes llenos de líquido en el espacio subconjuntival. 2) Separación subconjuntival (centro izquierda y centro derecha): múltiples espacios pequeños en capas más superficiales. 3) Microquística multiforme (abajo a la izquierda): múltiples áreas quísticas hiporreflectantes en la capa profunda separadas por finos septos, que se resaltan con *flechas*; su pared más gruesa hace que la ampolla aparezca encapsulada en la AS-OCT. 4) Capa interna múltiple (abajo a la derecha): espacios hiporreflectantes en las capas profunda y superficial de la conjuntiva con canales de líquido paralelos a la superficie de la esclerótica, resaltados con *puntas de flecha*.

VÍA DE SALIDA ACUOSA

La vía convencional de salida del humor acuoso está formada por la MT, el canal de Schlemm, los canales colectores, el plexo venoso acuoso, las venas acuosas y las venas esclerales/epiesclerales. Los canales colectores salen del canal de Schlemm en diagonal o en ángulo recto, presentan diversas formas y tamaños, y varían en número, entre 20 y 30, circunferencialmente alrededor del globo. Las microestructuras de la vía trabecular de salida del humor acuoso pueden visualizarse con AS-OCT.[27] Se ha utilizado la OCT de dominio espectral con reforzamiento de profundidad para obtener imágenes de mayor calidad del canal de Schlemm y los canales colectores (**fig. 4-31**).[28] Más recientemente, la AS-OCT, junto con la angiografía del humor acuoso en modelos animales y pacientes humanos, ha cambiado nuestra comprensión de la fisiología de la salida del humor acuoso.[29-31] Los descubrimientos han demostrado que la salida del humor acuoso es segmentaria, y que los canales colectores son menos uniformes circunferencialmente de lo que se pensaba. Las vías de salida también se ven influidas por la pulsatilidad venosa e incluso a veces experimentan cambios dinámicos.

La AS-OCT también se ha utilizado para evaluar los mecanismos de acción de agentes farmacológicos y procedimientos con láser.[32-35] La administración tópica de pilocarpina provocó la expansión del canal de Schlemm, aumentando su área de sección transversal,[32] y la administración tópica de ciclopentolato provocó la contracción del canal de Schlemm, disminuyendo su área de sección transversal (**fig. 4-32**).[33] La OCT de dominio espectral también ha permitido el descubrimiento de nuevos blancos farmacológicos, demostrando cómo el óxido nítrico dilata los canales de salida del humor acuoso en ojos porcinos.[34] Después de la trabeculoplastia selectiva con láser en pacientes con glaucoma primario de ángulo abierto, el canal de Schlemm se dilató significativamente y aún más con una mayor reducción de la PIO.[35]

REFERENCIAS

1. Ishikawa H, Liebmann JM, Ritch R. Quantitative assessment of the anterior segment using ultrasound biomicroscopy. *Curr Opin Ophthalmol.* 2000;11(2):133–139.
2. Radhakrishnan S, Rollins AM, Roth JE, et al. Real-time optical coherence tomography of the anterior segment at 1310 nm. *Arch Ophthalmol.* 2001;119(8):1179–1185.
3. Wirbelauer C, Karandish A, Häberle H, Pham DT. Noncontact goniometry with optical coherence tomography. *Arch Ophthalmol.* 2005;123(2):179–185.
4. Dada T, Sihota R, Gadia R, Aggarwal A, Mandal S, Gupta V. Comparison of anterior segment optical coherence tomography and ultrasound biomicroscopy for assessment of the anterior segment. *J Cataract Refract Surg.* 2007;33(5):837–840.
5. Prata TS, Dorairaj S, De Moraes CGV, Tello C, Liebmann JM, Ritch R. Indentation slit lamp-adapted optical coherence tomography technique for anterior chamber angle assessment. *Arch Ophthalmol.* 2010;128(5):646–647.
6. Ritch R. Argon laser peripheral iridoplasty: an overview. *J Glaucoma.* 1992;1:206–213.
7. Parc C, Laloum J, Bergès O. Comparison of optical coherence tomography and ultrasound biomicroscopy for detection of plateau iris. *J Fr Ophtalmol.* 2010;33(4):266.e1–266.e3.
8. Pavlin CJ, Macken P, Trope G, et al. Ultrasound biomicroscopic features of pigmentary glaucoma. *Can J Ophthalmol.* 1994;29(4):187–192.
9. Sbeity Z, Dorairaj SK, Reddy S, Tello C, Liebmann JM, Ritch R. Ultrasound biomicroscopy of zonular anatomy in unilateral exfoliation syndrome. *Acta Ophthalmol.* 2008;86:565–568.
10. Yamamoto T, Sakuma T, Kitazawa Y. An ultrasound biomicroscopic study of filtering blebs after mitomycin C trabeculectomy. *Ophthalmology.* 1995;102(12):1770–1776.
11. Leung CK, Yick DW, Kwong YY, et al. Analysis of bleb morphology after trabeculectomy with Visante anterior segment optical coherence tomography. *Br J Ophthalmol.* 2007;91(3):340–344.
12. Kan JT, Betzler BK, Lim SY, Ang BCH. Anterior segment imaging in minimally invasive

glaucoma surgery—a systematic review. *Acta Ophthalmol.* 2022;100(3):e617–e634.

13. Junker B, Jordan JF, Framme C, Pielen A. Intraoperative optical coherence tomography and ab interno trabecular meshwork surgery with the trabectome. *Clin Ophthalmol.* 2017;11:1754–1760.
14. Heindl LM, Siebelmann S, Dietlein T, et al. Future prospects: assessment of intraoperative optical coherence tomography in ab interno glaucoma surgery. *Curr Eye Res.* 2015;40(12):1288–91.
15. Wecker T, Anton A, Neuburger M, Jordan JF, van Oterendorp C. Trabeculotomy opening size and IOP reduction after Trabectome® surgery. *Graefes Arch Clin Exp Ophthalmol.* 2017;255(8):1643–1650.
16. Berk TA, An JA, Ahmed IIK. Inadvertent cyclodialysis cleft and hypotony following ab-interno trabeculotomy using the trabectome device requiring surgical repair. *J Glaucoma.* 2017;26(8):742–746.
17. Osman EA, AlMobarak F. Ciliochoroidal effusion with persistent hypotony after trabectome surgery. *Indian J Ophthalmol.* 2015;63(3):272–274.
18. Shue A, Levine RM, Gallousis GM, Teng CC. Cyclodialysis cleft associated with Kahook dual blade goniotomy. *J Curr Glaucoma Pract.* 2019;13(2):74–76.
19. Ang BCH, Betzler BK, Lim SY. Intraoperative optical coherence tomography for ab-interno trabecular bypass glaucoma surgery. *J Glaucoma.* 2023;32(11):e151–e155.
20. Gillmann K, Bravetti GE, Mansouri K, Mermoud A. Anterior segment optical coherence tomography signs of local dilatation effect of a micro-stent on Schlemm's canal. *Nepal J Ophthalmol.* 2018;10(20):184–187.
21. Gillmann K, Bravetti GE, Mermoud A, Mansouri K. A prospective analysis of iStent inject microstent positioning: Schlemm canal dilatation and intraocular pressure correlations. *J Glaucoma.* 2019;28(7):613–621.
22. Mantravadi AV, Lin C, Kinariwala B, Waisbourd M. Inadvertent implantation of an iStent in the supraciliary space identified by ultrasound biomicroscopy. *Can J Ophthalmol.* 2016;51(6):e167–e168.
23. Lenzhofer M, Strohmaier C, Hohensinn M, et al. Longitudinal bleb morphology in anterior segment OCT after minimally invasive transscleral ab interno glaucoma gel microstent implantation. *Acta Ophthalmol.* 2019;97(2):e231–e237.
24. Mastropasqua R, Brescia L, Di Antonio L, et al. Angiographic biomarkers of filtering bleb function after XEN gel implantation for glaucoma: an optical coherence tomography-angiography study. *Acta Ophthalmol.* 2020;98(6):e761–e767.
25. Rigo J, Castany M, Banderas S, Pujol O, Amilburu M, Dou A. Possible intraluminal obstruction of the XEN45 gel stent observed with anterior segment optical coherence tomography. *J Glaucoma.* 2019;28(12):1094–1101.
26. Lenzhofer M, Strohmaier C, Sperl P, et al. Effect of the outer stent position on efficacy after minimally invasive transscleral glaucoma gel stent implantation. *Acta Ophthalmol.* 2019;97(8):e1104–e1111.
27. Sarunic MV, Asrani S, Izatt JA. Imaging the ocular anterior segment with real-time, full-range Fourier-domain optical coherence tomography. *Arch Ophthalmol.* 2008;126(4):537–542.
28. Li P, Butt A, Chien JL, et al. Characteristics and variations of in vivo Schlemm's canal and collector channel microstructures in enhanced-depth imaging optical coherence tomography. *Br J Ophthalmol.* 2017;101(6):808–813.
29. Lee JY, Akiyama G, Saraswathy S, et al. Aqueous humour outflow imaging: seeing is believing. *Eye (Lond).* 2021;35(1):202–215.
30. Huang AS, Penteado RC, Saha SK, et al. Fluorescein aqueous angiography in live normal human eyes. *J Glaucoma.* 2018;27(11):957–964.
31. Huang AS, Li M, Yang D, et al. Aqueous angiography in living nonhuman primates shows segmental, pulsatile, and dynamic angiographic aqueous humor outflow. *Ophthalmology.* 2017;124(6):793–803.
32. Skaat A, Rosman MS, Chien JL, et al. Effect of pilocarpine hydrochloride on the Schlemm canal in healthy eyes and eyes with open-angle glaucoma. *JAMA Ophthalmol.* 2016;134(9):976–981.
33. Rosman MS, Skaat A, Chien JL, et al. Effect of cyclopentolate on in vivo Schlemm's canal microarchitecture in healthy subjects. *J Glaucoma.* 2017;26(2):133–137.
34. Waxman S, Wang C, Dang Y, et al. Structure-function changes of the porcine distal outflow tract in response to nitric oxide. *Investig Ophthalmol Vis Sci.* 2018;59(12):4886–4895.
35. Skaat A, Rosman MS, Chien JL, et al. Microarchitecture of Schlemm's canal before and after selective laser trabeculoplasty. *J Glaucoma.* 2017;26(4):361–366.

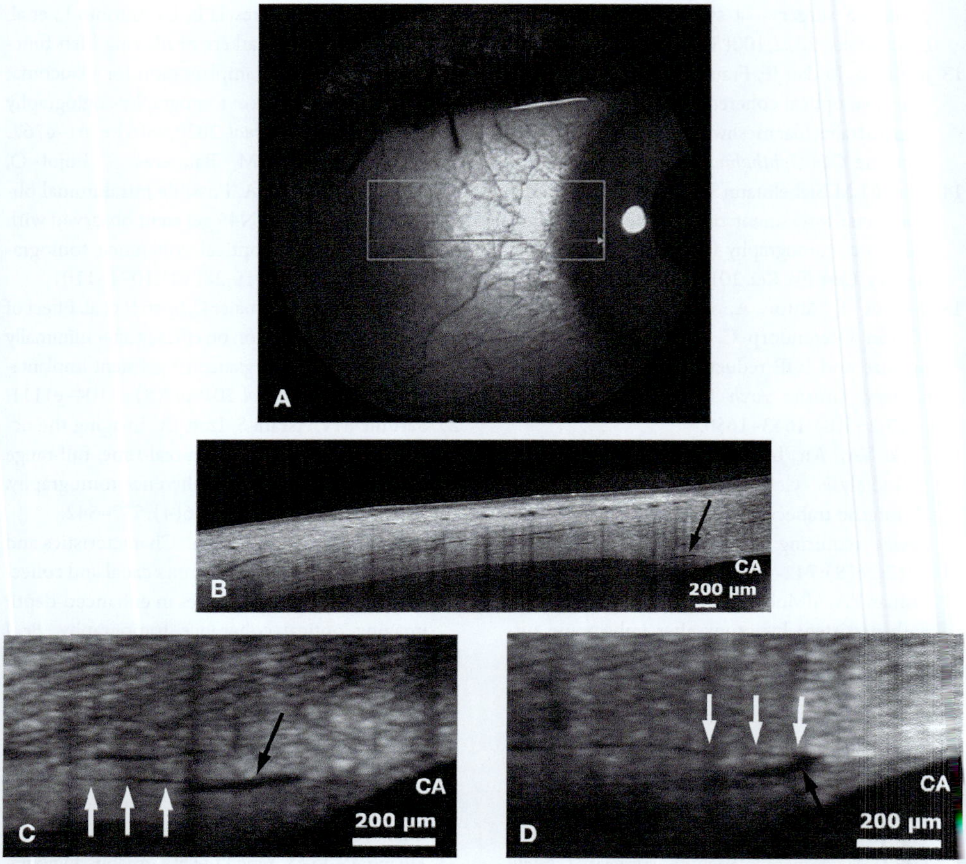

FIGURA 4-31. OCT de dominio espectral con reforzamiento de profundidad. A y B. Tomografía de coherencia óptica de dominio espectral con reforzamiento de profundidad horizontal que cubre la cámara anterior (CA), el ángulo iridocorneal, el limbo corneoescleral y la esclerótica (*flecha negra,* canal de Schlemm). **C y D.** El canal de Schlemm (*flecha negra*) y los canales colectores (*flecha blanca*) se visualizan con claridad en diferentes exploraciones.

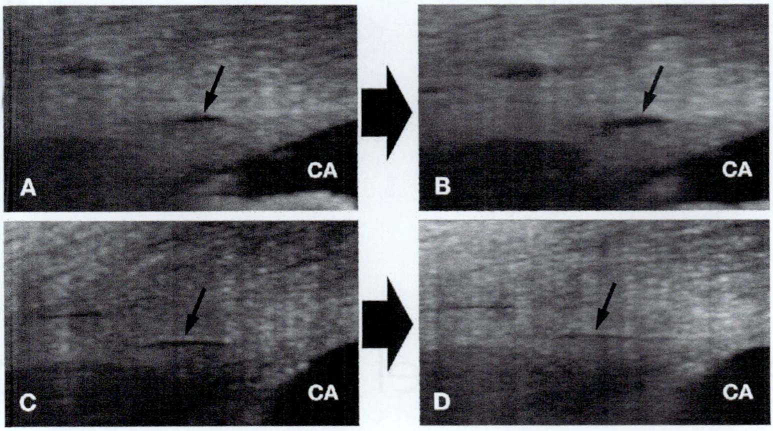

FIGURA 4-32. **Tomografía de coherencia óptica (OCT) de dominio espectral con reforzamiento de profundidad.** Exploraciones modo B representativas de OCT con reforzamiento de profundidad del canal de Schlemm (*flechas negras*) antes (**A**) y 1 hora después (**B**) de la administración de pilocarpina al 1% que muestran la expansión del canal de Schlemm, y antes (**C**) y después (**D**) de la administración de ciclopentolato al 1% que muestran la contracción del canal de Schlemm. CA, cámara anterior.

CAPÍTULO

5

Imagenología del nervio óptico

Thomas D. Patrianakos y Brett Breshears

INTRODUCCIÓN

El diagnóstico de glaucoma requiere la presencia de daño en la cabeza del nervio óptico (CNO) o cambios característicos en el campo visual (CV). Aunque la perimetría estática y automatizada proporciona una ayuda excelente para documentar la pérdida funcional del CV a causa del glaucoma, puede perderse hasta 40% de la capa de fibras nerviosas de la retina (CFNR) antes de que se detecten los cambios en las pruebas estándar del CV blanco sobre blanco.[1] La necesidad de una detección más sensible, reproducible y precisa del daño por glaucoma y de su progresión a lo largo del tiempo ha llevado al desarrollo de diversos dispositivos de imagen para la CNO y la CFNR. Para aprovechar al máximo estas nuevas tecnologías, es esencial que los médicos se familiaricen con la información que proporcionan las pruebas y con los puntos fuertes y débiles de cada modalidad (**tabla 5-1**).

REFERENCIA

1. Quigley HA, Addicks EM, Green WR. Optic nerve damage in human glaucoma. *Arch Ophthalmol.* 1982;100:135.

TABLA 5-1. Principios y parámetros clínicos de diversos dispositivos de obtención de imágenes del nervio óptico

Dispositivo	Principios	Parámetros clínicos medidos
Estereofotografía	Fotografías simultáneas tomadas con dos cámaras o dos fotografías separadas del mismo nervio en ángulos diferentes	Interpretación subjetiva de la anatomía de la CNO y de la CFNR (palidez, hemorragias discales, atrofia peripapilar)
TRH	OLBC	Tomografía del disco óptico
DxG	PLB/doble refracción	Grosor de la CFNR
(TD, SD, SS)-OCT	Interferometría (estructural)	Tomografía del disco óptico y espesor de CFNR/macular
OCT-A	Angiografía	Densidad vascular peripapilar y macular

A, angiografía; CFNR, capa de fibras nerviosas de la retina; CNO, cabeza del nervio óptico; SD, dominio espectral; TD, dominio temporal; DxG, diagnóstico de glaucoma; SS, fuente de barrido; OCT, tomografía de coherencia óptica; OLBC, oftalmoscopia láser de barrido confocal; PLB, polarimetría láser de barrido; TRH, tomografía de retina de Heidelberg.

ESTEREOFOTOGRAFÍA

La evaluación de los cambios en la CNO y la CFNR a lo largo del tiempo puede realizarse mediante estereofotografías a color (**fig. 5-1**). Este método es la técnica de imagen más utilizada y se considera el estándar de oro para la documentación de la neuropatía óptica glaucomatosa (NOG).[1]

Las estereofotografías pueden obtenerse tomando dos fotografías en secuencia, ya sea reposicionando manualmente la cámara o utilizando un adaptador de carro deslizante (separador Allen). De manera alternativa, pueden obtenerse tomando dos fotografías al mismo tiempo con dos cámaras que utilicen el principio oftalmoscópico indirecto (cámara de fondo de ojo estereoscópica Donaldson) o un separador de prisma doble. Las fotografías simultáneas de la CNO han demostrado la mejor reproducibilidad a lo largo del tiempo.[2] El procesamiento y el registro de imágenes más recientes permiten una alineación precisa de las fotografías de la CNO y facilitan la comparación de imágenes con la detección de cambios en la posición de los vasos, el color y otras señales de cambio de contorno.[3] iCare Compass (CMP, CenterVue) es un nuevo dispositivo que utiliza la microscopia confocal para generar estereofotografías de alta calidad de la CNO. Esta información puede integrarse de manera simultánea con datos de perimetría y fotografías de fondo de ojo de campo amplio para analizar la relación entre estructura y función. La CMP ha mostrado resultados prometedores, con estudios recientes que demuestran una mayor fiabilidad prueba-reprueba (*test-retest*) en comparación con la perimetría Humphrey VF de referencia.[4,5]

La estereofotografía proporciona una excelente documentación de la CNO, así como de la progresión del glaucoma a lo largo del tiempo. También proporciona información cualitativa importante, como hemorragias discales, atrofia peripapilar, palidez y otros procesos no glaucomatosos que pueden influir en las pruebas funcionales. Sin embargo, las opacidades de los medios, como las cataratas, o una fotografía mal enfocada pueden impedir un análisis óptimo. La interpretación de las estereofotografías también sigue siendo muy subjetiva y, por lo tanto, puede presentar una mayor variabilidad y utilidad con el paso del tiempo.[6] Se está empezando a investigar la inteligencia artificial (IA) para ayudar a mitigar la variabilidad subjetiva. En un estudio se utilizó un *software* de IA para diagnosticar con éxito el glaucoma en estereofotografías con una precisión de 83%.[7] A medida que la investigación en IA siga desarrollándose, podría utilizarse en el futuro como un complemento útil del análisis estereofotográfico tradicional.

REFERENCIAS

1. Fingeret M, Medeiros FA, Susanna R, et al. Five rules to evaluate the optic disc and retinal nerve fiber layer for glaucoma. *Optometry*. 2005; 76:661–668.
2. Trobe JD, Glaser JS, Cassady J, et al. Nonglaucomatous excavation of the optic disc. *Arch Ophthalmol*. 1980;98:1046.
3. Berger JW, Patel TR, Stone RA, Herschler J, Anderson DR. Computerized stereochronoscopy and alteration flicker to detect optic nerve head contour change. *Ophthalmology*. 2000; 107:1316–1320.
4. Morbio R, Longo C, De Vitto AML, et al. Comparison between fundus automated perimetry and Humphrey field analyzer: performance and usability of the fundus automated perimetry and Humphrey field analyzer in healthy, ocular hypertensive, and glaucomatous patients. *Eur J Ophthalmol*. 2021;31(4):1850–1856.
5. Montesano G, Bryan SR, Crabb DP, et al. A comparison between the compass fundus perimeter and the Humphrey field analyzer. *Ophthalmology*. 2019;126(2):242–251.
6. Takamoto T, Schwartz B. Reproducibility of photogrammetric optic disc cup measurements. *Invest Ophthalmol Vis Sci*. 1985;26:814.
7. Rogers TW, Jaccard N, Carbonaro F, et al. Evaluation of an AI system for the automated detection of glaucoma from stereoscopic optic disc photographs: the European Optic Disc Assessment Study. *Eye*. 2019;33(11):1791–1797.

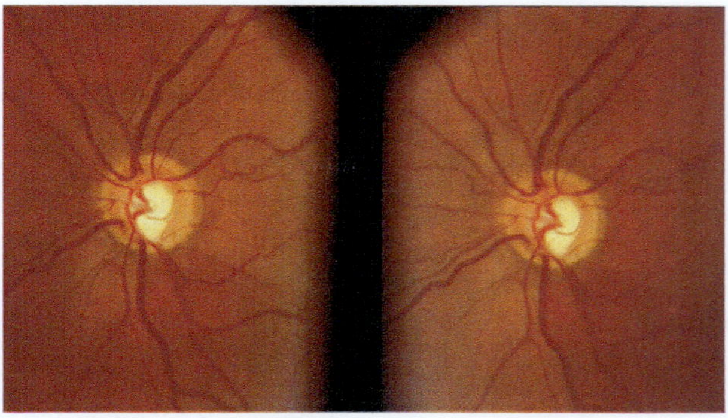

FIGURA 5-1. La estereofotografía utiliza dos fotografías de disco simultáneas. Con el uso de un visor especial, se consigue la estereovisión. La estereofotografía es útil para evaluar los cambios del nervio óptico a lo largo del tiempo. (Cortesía de Tara A. Uhler, MD.)

OFTALMOSCOPIA CONFOCAL DE BARRIDO LÁSER

La tomografía de retina de Heidelberg (HRT, *Heidelberg retina tomography*; Heidelberg Engineering GmbH) es un tipo de oftalmoscopia confocal de barrido láser utilizada para proporcionar una medición cuantitativa estructural de la CNO (**fig. 5-2A**). Se dirige un láser de diodo de 670 nm a la retina a través de un agujero estenopeico. La luz reflejada pasa a través de un segundo agujero de alfiler hacia un detector, que transfiere la intensidad máxima de la luz en un punto determinado para crear una imagen. Se utiliza una serie de 16 a 64 escaneos secuenciales bidimensionales (2D), cada una mide 384 × 384 píxeles, para crear una imagen topográfica tridimensional (3D) codificada por colores (**fig. 5-2B**).

La imagen de reflectividad (**fig. 5-2C**) producida es utilizada por el operador para trazar una línea de contorno alrededor del borde interno del anillo escleral, que se separa a su vez en seis sectores. La TRH 3.0 reduce la dependencia del operador al producir resultados automatizados de la línea de contorno, como describen Swindale et al.[1] El análisis gráfico (**fig. 5-2D**) corresponde a los seis sectores de la imagen de reflectividad.

Una vez reconstruidos los datos, se obtienen de manera automática 12 parámetros estereométricos (**fig. 5-2E**). Según el análisis univariante y multivariante del estudio de tratamiento de la hipertensión ocular, los parámetros más predictivos para la detección del glaucoma con la TRH fueron los independientes del plano de referencia (contorno de altura media, área del borde y profundidad media de la copa).[2] La desviación estándar de la topografía se utiliza como medida de la calidad y fiabilidad de la imagen, considerándose poco fiable cualquier valor superior a 30 a 40 µm.

El análisis de regresión de Moorfields (**fig. 5-2D**) utiliza el análisis lineal entre el área del disco óptico y el área del borde neurorretiniano tanto en segmentos globales como localizados para clasificar el nervio como "dentro de los límites normales", "en el límite" o "fuera de los límites normales" en función de la comparación con una base de datos normativa específica por edad y etnia.

La progresión de la NOG en la TRH puede evaluarse con un *software* de análisis de tipo evento o tendencia. El análisis del cambio topográfico (**fig. 5-3**) es un análisis de tipo evento que se centra en la diferencia entre las mediciones de la altura de la superficie de las imágenes de seguimiento y las de una imagen de referencia. Los cambios que son consistentes se destacan en una superposición codificada por colores en la parte superior de la imagen de reflectividad, con el rojo representando áreas de empeoramiento estadísticamente significativo. El análisis de tendencia evalúa la tasa de cambio a lo largo del tiempo en uno de los índices estereométricos, como el área del borde, para documentar la progresión.

Varios estudios han confirmado la capacidad de la TRH para distinguir entre ojos sanos y con glaucoma con un rango de especificidad de 75 a 95% y de sensibilidad de 51 a 97%.[3-5] La reproducibilidad aumenta cuando se combinan al menos tres exploraciones.[6]

Las ventajas de la TRH incluyen una buena calidad de imagen a través de pupilas no dilatadas y la capacidad de evaluar la progresión del glaucoma mediante la comparación de exploraciones secuenciales, utilizando el análisis de probabilidad de cambio de glaucoma o el *software* de análisis de cambio topográfico.[7,8] Una desventaja del modelo TRH 2.0 más antiguo es el requisito de un contorno del margen del disco dependiente del operador. Una limitación adicional es el plano de referencia estandarizado utilizado para calcular muchos de los parámetros, ya que puede que no represente con exactitud el verdadero grosor de la CFNR en todas las personas. Estos problemas se han resuelto con el nuevo modelo TRH 3.0. Además, el *software* TRH 3.0 contiene una base de datos normativa más amplia y específica para cada etnia.[9]

REFERENCIAS

1. Swindale NV, Stjepanovic G, Chin A, Mikelberg FS. Automated analysis of normal and glaucomatous optic nerve head topography images. *Invest Ophthalmol Vis Sci.* 2000;41:1730–1742.
2. Zangwill LM, Weinreb RN, Beiser JA, et al. Baseline topographic optic disc measurements

associated with the development of primary open-angle glaucoma: the confocal scanning laser ophthalmoscopy ancillary study to the ocular hypertension treatment study. *Arch Ophthalmol.* 2005;123(9):1188–1197.

3. Harasymowycz PJ, Papamatheakis DG, Fansi AK, et al. Validity of screening for glaucomatous optic nerve damage using confocal scanning laser ophthalmoscopy (Heidelberg Retina Tomograph II) in high-risk populations: a pilot study. *Ophthalmology.* 2007;112:2164–2171.
4. Reus NJ, deGraaf M, Lemij HG. Accuracy of GDx VCC, HRT I and clinical assessment of stereoscopic optic nerve head photographs for diagnosing glaucoma. *Br J Ophthalmol.* 2007;91:313.
5. Miglior S, Guareschi M, Albe E, et al. Detection of glaucomatous visual field changes using the Moorfields regression analysis of the Heidelberg retina tomography. *Am J Ophthalmol.* 2003;136:26–33.
6. Weinreb RN, Lusky M, Morsman D. Effect of repetitive imaging on topographic measurements of the optic nerve head. *Arch Ophthalmol.* 1993;111:636–638.
7. Chauhan BC, Blanchard JW, LeBlanc RP. Technique for detecting serial topographic changes in the optic disc and peripapillary retina using scanning laser tomography. *Invest Ophthalmol Vis Sci.* 2000;41:775–782.
8. Bowd C, Balasubramanian M, Weinreb RN. Performance of confocal scanning laser tomography Topographic Change Analysis (TCA) for assessing glaucomatous progression. *Invest Ophthalmol Vis Sci.* 2009;50:691–701.
9. Maslin JS, Mansouri K, Dorairaj SK. HRT for the diagnosis and detection of glaucoma progression. *Open Ophthalmol J.* 2015;9:58–67.

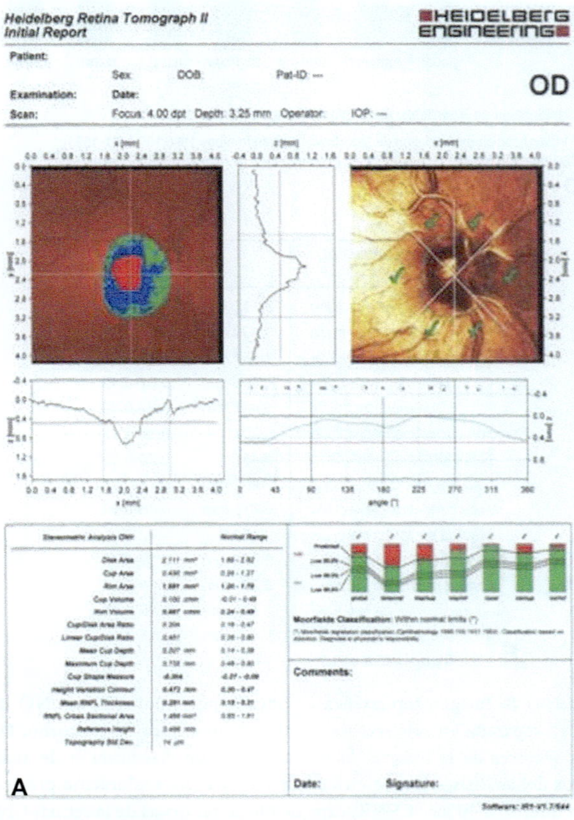

FIGURA 5-2. Tomografía de retina de Heidelberg. A. Tomografía de retina de Heidelberg de un nervio óptico (NO) de aspecto sano.

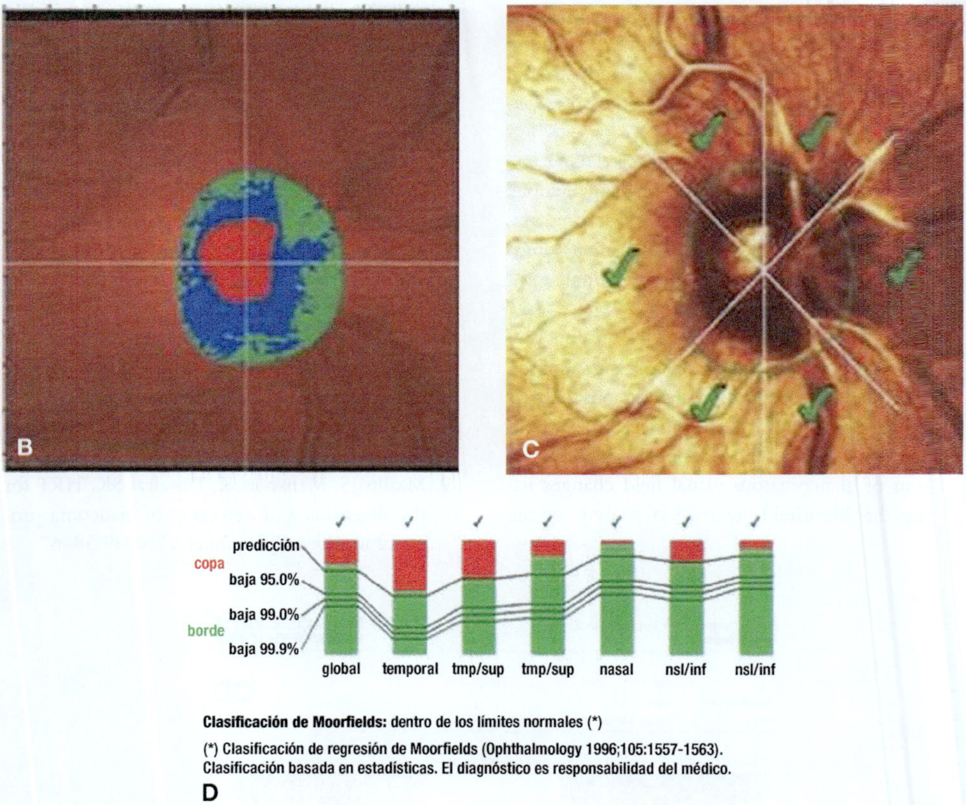

E

Análisis estereométrico de la CNO		*Rango normal*
Área del disco	*2.111 mm^2*	*1.69-2.82*
Área de la copa	*0.430 mm^2*	*0.26-1.27*
Área del borde	*1.681 mm^2*	*1.20-1.78*
Volumen de la copa	*0.100 mm^3*	*0.01-0.49*
Volumen del borde	*0.487 mm^3*	*0.27-0.49*
Relación superficie copa/disco	*0.204*	*0.16-0.47*
Relación área lineal/disco	*0.451*	*0.36-0.80*
Muerte media de la copa	*0.207 mm*	*0.14-0.38*
Muerte máxima de la copa	*0.735 mm*	*0.46-0.90*
Medida en forma de copa	*−0.304*	*−0.27 a −0.09*
Contorno de variación de altura	*0.472 mm*	*0.30-0.47*
Grosor medio de la CFNR	*0.291 mm*	*0.18-0.31*
Área transversal de la CFNR	*1.499 mm^2*	*0.95-1.61*
Altura de referencia	*0.486 mm*	
Topografía desv. est.	14 *μm*	

FIGURA 5-2. (*continuación*) **B.** Imagen topográfica codificada por colores de un NO de aspecto saludable. **C.** Imagen de reflectividad separada en seis sectores dentro de una línea de contorno. **D.** Análisis gráfico correspondiente a los seis sectores de la imagen de reflectividad con clasificación de análisis de regresión de Moorfields. **E.** Parámetros del análisis estereométrico que indican una exploración precisa con una desviación estándar de la topografía inferior a 40 μm. CFNR, capa de fibras nerviosas de la retina; CNO, cabeza del nervio óptico; NO, nervio óptico. (Cortesía de David Hillman, MD.)

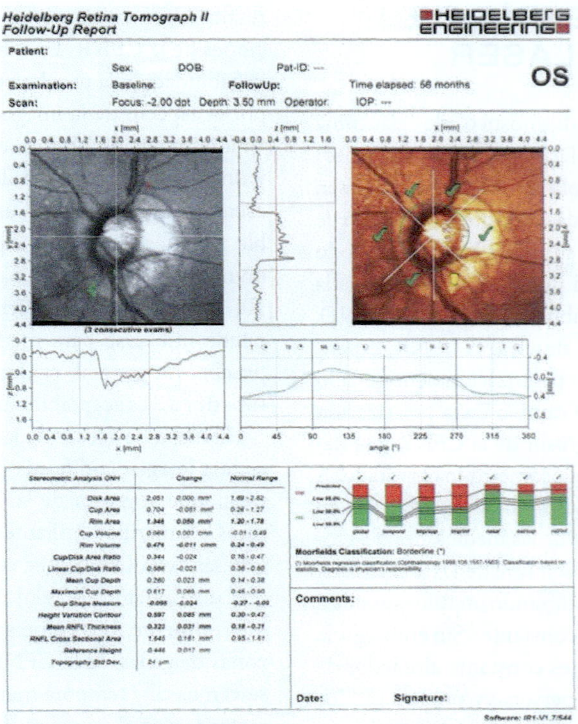

FIGURA 5-3. Análisis de progresión de la tomografía de retina de Heidelberg que demuestra el empeoramiento de la neuropatía óptica glaucomatosa en el análisis topográfico con áreas de *color rojo/amarillo* en la imagen de reflectividad que representa un empeoramiento estadísticamente significativo. El análisis de tendencias de determinados parámetros estereométricos a lo largo del tiempo documenta además el deterioro de la cabeza del nervio óptico. (Cortesía del Dr. David Hillman).

POLARIMETRÍA DE BARRIDO LÁSER

La prueba de diagnóstico de glaucoma (DxG) (Laser Diagnostics Technologies) es el prototipo de polarimetría de barrido láser, que utiliza las propiedades de doble refracción de la CFNR para medir su grosor. Un láser de diodo de 780 nm atraviesa una disposición ordenada de axones y microtúbulos que rodean la CNO. A medida que la luz atraviesa la CFNR, experimenta un cambio de polarización denominado retardo. El grado de cambio en la polarización es proporcional al grosor de la CFNR y se detecta mediante un elipsómetro incorporado. A continuación, estos cambios se transforman en un mapa topográfico de las mediciones del grosor de la CFNR y el *software* de DxG les asigna un valor numérico utilizando un valor supuesto de doble refracción constante.[1] Sin embargo, la doble refracción no es constante alrededor de la CNO en todas las personas y, por lo tanto, los valores de la CFNR pueden ser falsos. Además, la abundancia de tejidos de doble refracción en el ojo puede contaminar los valores reales de la CFNR. Los modelos de DxG más recientes contienen un compensador corneal variable (DxG VCC, *variable corneal compensator*; Zeiss Meditec; **fig. 5-4A**) que elimina el retardo por la córnea. Sin embargo, este se basa en la mácula como referencia interna y puede verse influido por patologías maculares. La última versión del instrumento, denominada *compensador corneal mejorado (ECC, enhanced corneal compensator)*, utiliza una compensación individualizada del segmento anterior para ojos con una baja relación señal-ruido.[2]

El operador utiliza una imagen de fondo de ojo (**fig. 5-4B**) para definir de manera manual la CNO. Un círculo de cálculo con una banda fija que mide 0.4 mm de ancho (diámetro interior 2.4 mm; diámetro exterior 3.2 mm) se alinea automáticamente alrededor del disco en función de los patrones de iluminación y resalta la zona de la que se derivarán las mediciones de la CFNR. La calidad de la imagen y la fiabilidad de la prueba pueden cuantificarse por el aspecto de la imagen del fondo de ojo. Una iluminación uniforme, un buen enfoque y un centrado adecuado del disco/elipse son esenciales para obtener una exploración fiable. Además, a cada ojo explorado se le asigna un número de calidad o valor q (escala de 0 a 10; 10 = exploración perfecta), que también puede utilizarse para medir la calidad de la prueba. En general, cualquier valor q igual o superior a 7 es aceptable para la interpretación.

El mapa de grosor de la CFNR (**fig. 5-4C**) es una imagen codificada por colores que corresponde al grosor de la CFNR. Los colores rojos o amarillos brillantes representan áreas gruesas de la CFNR y se ven normalmente en una distribución de reloj de arena superior e inferiormente. Los colores azules se refieren a zonas delgadas de la CFNR y, por lo general, se ven nasal y temporalmente. La NOG se caracteriza por el aumento de los colores azules de la parte superior/inferior de la CNO. El DxG-VCC dispone de un algoritmo adicional de garantía de calidad, denominado *puntuación de exploración típica (PET)*, que mide la cantidad de patrones de retardo atípicos (PRA). Los PRA son áreas de valores de retardo falsamente elevados que quedan fuera del mapa de grosor normativo de la CFNR, lo que puede provocar una disminución significativa de la precisión diagnóstica. La PET utiliza una puntuación de 0 a 100, en donde 100 es una exploración óptima con PRA mínimos. Una PET inferior a 80 no suele considerarse fiable para la interpretación.[3]

El mapa de desviación (**fig. 5-4D**) revela la localización y magnitud de los defectos de la CFNR en todo el grosor del mapa y cuánto se desvían de la base de datos normativa emparejada por raza y edad. Estos defectos están codificados por colores y se les asigna una importancia estadística relativa basada en la probabilidad de normalidad. El gráfico TSNIT (temporal, superior, nasal, inferior y temporal) (**fig. 5-4E**) traza la curva de modulación de la CFNR del paciente y la superpone a una curva de modulación de la CFNR normativa. La modulación normal de la CFNR debe seguir un patrón sinusoidal (doble curva en la porción superior e inferior) donde el aplanamiento de las curvas representa la pérdida de la CFNR consistente con glaucoma.

Los valores numéricos reales calculados para representar el grosor de la CFNR se enumeran en los parámetros TSNIT (**fig. 5-4F**). Estos valores también están codificados por colores y se les asigna una valor estadístico relativo basado en la probabilidad de normalidad. Los estudios han demostrado que el indicador de fibras nerviosas (IFN) se correlaciona mejor con la existencia de glaucoma.[4] Representa un valor global basado en todo el grosor de la capa de fibras nerviosas (CFN) (rango de 1 [normal] a 100 [glaucoma]). Los valores iguales o superiores a 30 son altamente sugerentes de glaucoma. Sin embargo, este número no puede ser el único determinante para el diagnóstico de glaucoma, ya que el IFN puede estar dentro del rango normal cuando sólo existe un defecto focal de la CFNR. En tales casos, el mapa de desviación mostraría el daño local codificado por colores. Otros parámetros importantes son el área normalizada inferior y la media TSNIT, ambos muy correlacionados con la detección del glaucoma.[5]

La progresión en el DxG se documenta utilizando el análisis de progresión guiado (**fig. 5-5**). Esta técnica de análisis de eventos compara los patrones de retraso de las exploraciones de seguimiento con un valor basal y evalúa la variabilidad del paciente individual con respecto a la observada en una población emparejada. En general, el DxG-VCC ha demostrado tener una buena precisión diagnóstica, con una sensibilidad global que oscila entre 80 y 92% y una especificidad de 66 a 98%.[5-8] Los puntos fuertes del DxG incluyen una amplia base de datos normativa emparejada por raza y edad y la capacidad de obtener datos rápidos sobre las mediciones de la CFNR a través de una pupila no dilatada. Una limitación de los dispositivos de DxG más antiguos, la compensación corneal fija, se ha mejorado con los modelos VCC y ECC más recientes. Sin embargo, una limitación importante es que el DxG puede verse afectado por las propiedades de doble refracción inherentes del cristalino. En consecuencia, pueden observarse cambios significativos en las mediciones de la CFNR antes y después de la cirugía de cataratas.[9,10] Otra desventaja es que la fiabilidad de la polarimetría también puede verse afectada negativamente por muchos factores oculares ubicuos, incluida la patología macular, la atrofia peripapilar, el disco inclinado y un error refractivo elevado (>+ 5.00 o <- 10.00).[11] Además, los estudios han descubierto que, incluso con VCC, pueden producirse patrones de doble refracción atípicos debido a artefactos introducidos por el intento del dispositivo de compensar una relación ruido-señal deficiente.[12]

REFERENCIAS

1. Sehi M, Guaqueta DC, Feuer WJ, et al. Scanning laser polarimetry with variable and enhanced corneal compensation in normal and glaucomatous eyes. *Am J Ophthalmol.* 2007;143:272–279.
2. Medeiros FA, Bowd C, Zangwill LM, et al. Detection of glaucoma using scanning laser polarimetry with enhanced corneal compensation. *Invest Ophthalmol Vis Sci.* 2007;48:3146–3153.
3. Tóth M, Holló G. Enhanced corneal compensation for scanning laser polarimetry on eyes with atypical polarisation pattern. *Br J Ophthalmol.* 2005;89(9):1139–1142.
4. Medeiros FA, Zangwill LM, Bowd C, et al. Comparison of the GDx VCC scanning laser polarimeter, HRT II confocal scanning laser ophthalmoscope, and stratus OCT optical coherence tomograph for the detection of glaucoma. *Arch Ophthalmol.* 2004;122:827–837.

5. Funaki S, Shirakashi M, Yaoeda K, et al. Specificity and sensitivity of glaucoma detection in the Japanese population using scanning laser polarimetry. *Br J Ophthalmol.* 2002;86:70–74.
6. Colen TP, Lemij HG. Sensitivity and specificity of GDx: clinical judgment of scanning laser polarimetric analysis of standard printouts versus the number. *J Glaucoma.* 2003;12:129–133.
7. Poinoosawmy D, Tan JCH, Bunce C, et al. The ability of the GDX nerve fiber analyser neural network to diagnose glaucoma. *Graefes Arch Clin Exp Ophthalmol.* 2001;239:122–127.
8. Medeiros FA, Zangwill LM, Bowd C, et al. Use of progressive glaucomatous optic disc changes as the reference standard for evaluation of diagnostic tests in glaucoma. *Am J Opthalmol.* 2005;139:1010–1018.
9. Park RJ, Chen PP, Karyampudi P, et al. Effects of cataract extraction with intraocular lens placement on scanning laser polarimetry of the peripapillary nerve fiber layer. *Am J Ophthalmol* 2001;132:507–511.
10. Iacono P, Da Pozzo S, Vattovani O, et al. Scanning laser polarimetry of nerve fiber layer thickness in normal eyes after cataract phacoemulsification and foldable intraocular lens implantation. *J Cataract Refract Surg* 2005;31:1042–1049.
11. Dada T, Sharma R, Angmo D, et al. Scanning laser polarimetry in glaucoma. *Indian J Ophthalmol.* 2014;62(11):1045–1055.
12. Bagga H, Greenfield DS, Feuer WJ, et al. Quantitative assessment of atypical birefringence images using scanning laser polarimetry with variable corneal compensation. *Am J Ophthalmol.* 2005;139:437–446.

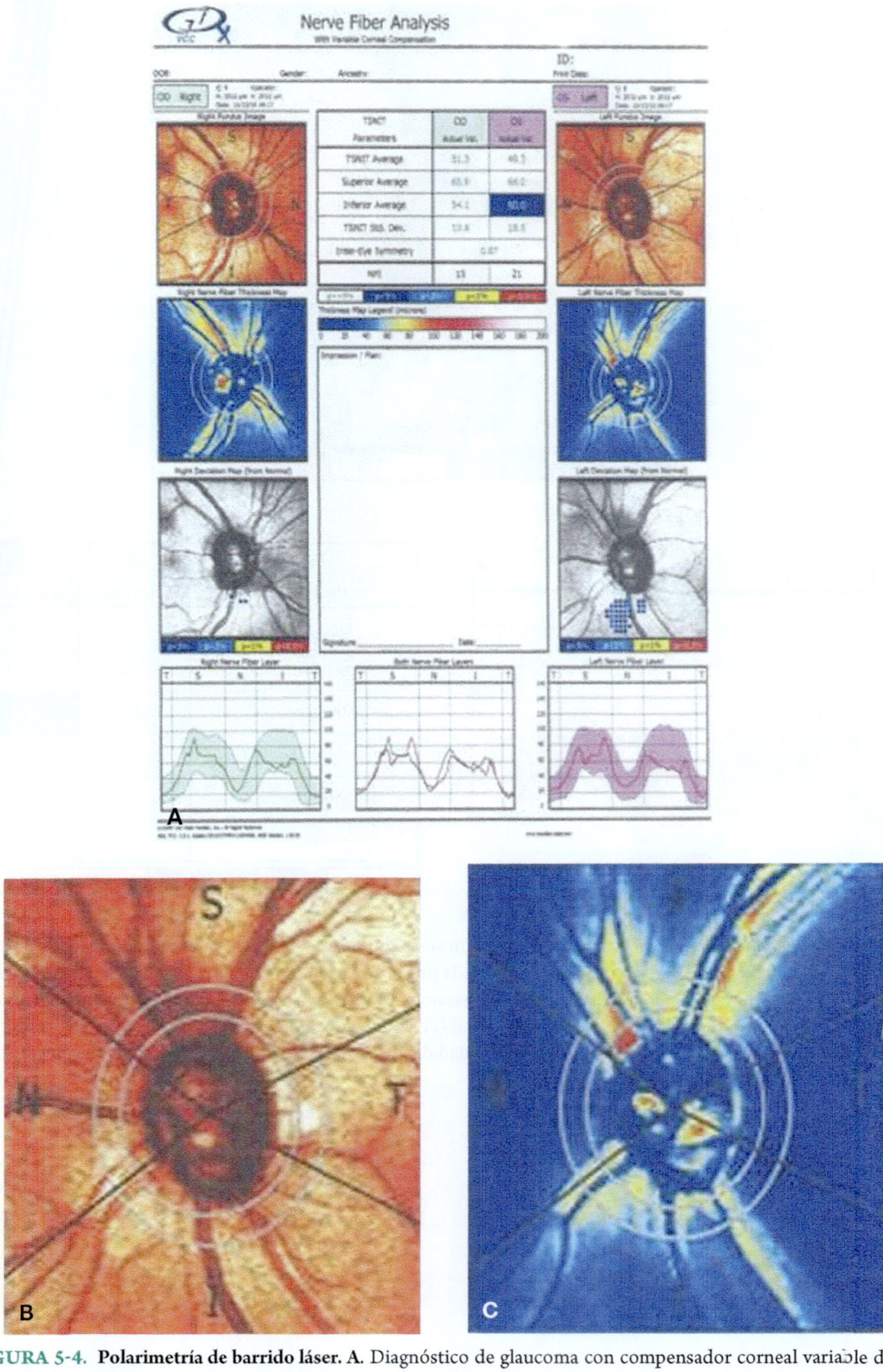

FIGURA 5-4. Polarimetría de barrido láser. A. Diagnóstico de glaucoma con compensador corneal variable de un paciente con sospecha de glaucoma que muestra una ligera pérdida inferior de la capa de fibras nerviosas de la retina (CFNR) en el ojo izquierdo. **B.** Imagen de fondo de ojo con el círculo de cálculo. **C.** Mapa del grosor de la CFNR que muestra colores *rojos* o *amarillos brillantes* que representan áreas de la CFNR gruesa que normalmente se ven en una distribución en reloj de arena superior e inferiormente.

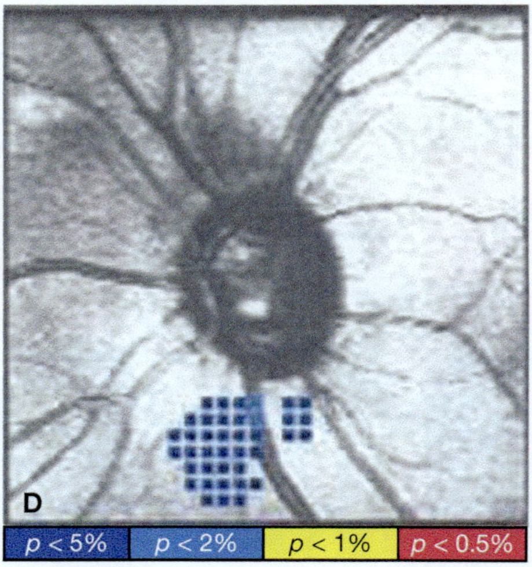

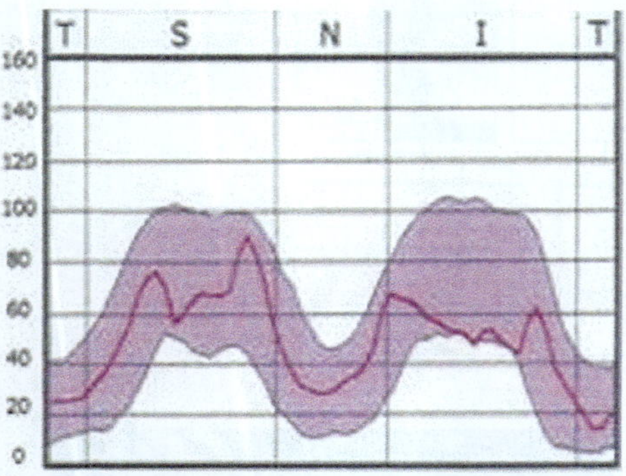

E

TSNIT Parámetros	OD Valor real	OS Valor real
Media TSNIT	51.3	49.3
Media superior	65.9	66.0
Media inferior	54.1	50.1
Desviación estándar TSNIT	19.6	18.5
Simetría interocular	0.87	
IFN	15	21

$p \geq 5\%$ | $p < 5\%$ | $p < 2\%$ | $p < 1\%$ | $p < 0.5\%$

F

FIGURA 5-4. (*continuación*) **D.** Mapa de desviación con áreas codificadas por color que ejemplifican la desviación de la CFNR de una base de datos normativa emparejada por raza y edad. **E.** Gráfico TSNIT (temporal, superior, nasal, inferior y temporal) que muestra un ligero adelgazamiento inferior de la CFNR superpuesto a una curva de modulación normativa de la CFNR. **F.** Parámetros TSNIT codificados por colores y a los que se les asigna una significación estadística relativa basada en la probabilidad de normalidad. IFN, indicador de fibra nerviosa.

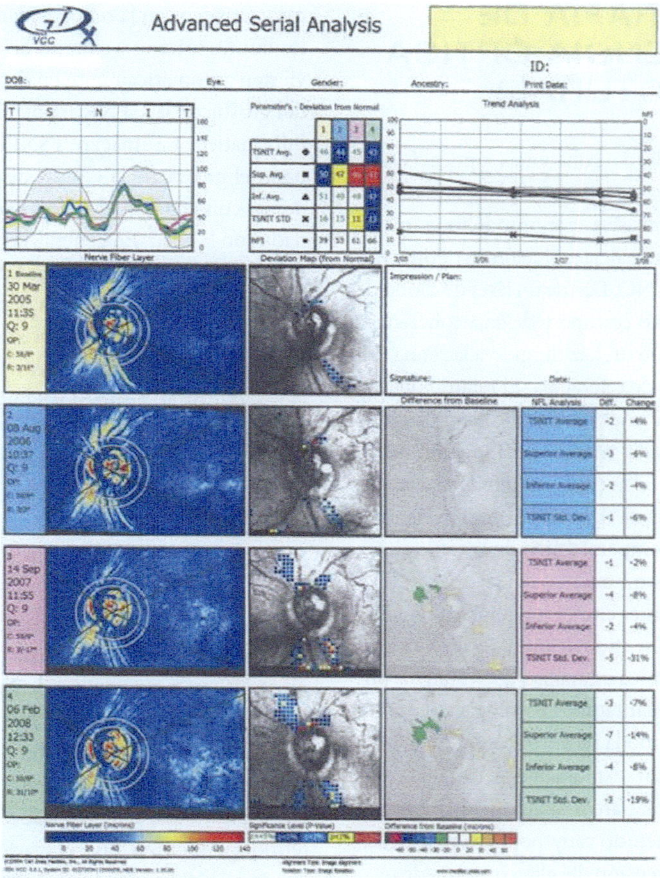

FIGURA 5-5. Progresión de la neuropatía óptica glaucomatosa con análisis de la progresión y la tendencia guiados por el diagnóstico de glaucoma comparando las exploraciones de seguimiento con una exploración basal. El mapa de desviación muestra el adelgazamiento focal de la capa de fibras nerviosas de la retina (CFNR) superior e inferior, que se ejemplifica aún más con la diferencia codificada por colores con respecto a las exploraciones basales. Los parámetros temporal, superior, nasal, inferior y temporal (TSNIT) también muestran el empeoramiento del glaucoma mediante el aumento de los valores del indicador de fibra nerviosa y la disminución de los valores de la CFNR con el tiempo.

TOMOGRAFÍA DE COHERENCIA ÓPTICA (ESTRUCTURAL)

La tomografía de coherencia óptica (OCT, *optical coherence tomography*) es una técnica diagnóstica no invasiva que proporciona imágenes transversales de alta resolución en tiempo real de la retina y la CNO. Divide un láser de diodo de 810 nm, infrarrojo cercano y de baja coherencia, en dos brazos, con un haz dirigido a la retina y el otro a un espejo de referencia. El retardo del eco y la intensidad de la luz retrorreflejada de la retina crean un patrón de interferencia, que se analiza mediante un fotodetector. Las diferencias en las capas de la retina se ilustran en una imagen debido al retardo temporal único de las reflexiones de los distintos componentes del tejido.

La OCT es única entre los equipos de análisis de la CNO, en el sentido de que contiene una variedad de protocolos de análisis cuantitativos utilizados para evaluar tanto la patología del nervio óptico (NO) como la de la retina. Su capacidad para proporcionar exploraciones de alta resolución de múltiples áreas anatómicas la ha convertido en un método muy popular de pruebas auxiliares. La detección del glaucoma puede monitorizarse con los análisis de la CFNR, la CNO y las células ganglionares (CG). Actualmente, existen tres métodos principales de OCT: OCT de dominio temporal (TD-OCT, *time domain* OCT), OCT de dominio espectral (SD-OCT, *spectral domain OCT*) y OCT de fuente de barrido (SS-OCT, *swept-source OCT*; **tabla 5-2**).

La TD-OCT fue la primera forma de OCT disponible comercialmente. Carl Zeiss Meditec (Dublín, CA) fabricó la TD-OCT más utilizada, la Stratus OCT de tercera generación. Explora a una velocidad media de 400 escaneos axiales por segundo y proporciona una resolución de imagen axial de 10 μm. El análisis de la CFNR peripapilar (**fig. 5-6**) implica la adquisición de tres escaneos circulares con un diámetro de 3.4 mm centradas en la CNO. Los cambios característicos en la reflectividad observados en los límites interno y externo de la retina se convierten automáticamente en datos cuantitativos del grosor de la CFNR mediante un algoritmo informático. La imagen TSNIT permite comparar el grosor de la CFNR del paciente (*línea negra*) con una base de datos normativa relacionada con la edad. En general, las intensidades de señal de 7 o superiores se consideran aceptables para la interpretación. Se ha demostrado que la TD-OCT tiene una buena precisión diagnóstica en la detección de la NOG, con una sensibilidad global que oscila entre 61 y 84% y una especificidad de 85 a 100%.[1,2]

La SD-OCT se ha convertido en el método de OCT más utilizado debido a la mejora de la resolución axial, el aumento de la velocidad de exploración y la mayor variedad de modalidades de obtención de imágenes. La implementación de fuentes de luz de banda ancha en los sistemas SD-OCT mejoró la resolución axial de aproximadamente 10 μm a un máximo de 2 μm en el tejido.[3] La velocidad de adquisición ha mejorado considerablemente mediante la detección de señales de retrodispersión en el dominio de la frecuencia, lo que significa que la información de profundidad retrodispersada en una ubicación determinada puede recopilarse sin el movimiento de un espejo de referencia.[4] La mayor velocidad y la mayor resolución de los escaneos permiten la creación de conjuntos de datos en 3D, lo que permite el registro de la exploración de una sesión a otra para garantizar la misma ubicación de medición. Se ha demostrado una capacidad de discriminación del glaucoma similar al comparar parámetros iguales entre la TD-OCT y la SD-OCT.[5] Sin embargo, el uso de puntos de referencia dentro del volumen 3D en la SD-OCT garantiza que la exploración se realce siempre en la misma ubicación y permite una mayor reproducibilidad que en la TD-OCT convencional.[6]

En la actualidad, existen varias SD-OCT disponibles en el mercado (**tabla 5-3**), cada una ofrece sus propias ventajas. Dos SD-OCT de uso común son el Cirrus OCT (Carl Zeiss Meditec) y el Spectralis OCT (Heidelberg Engineering). El Cirrus OCT de sexta generación es una SD-OCT con una resolución axial de 5 µm y una tasa de adquisición de exploración A (A-*scan*) de 100 kHz. El escáner de análisis de la CNO y la CFNR (**fig. 5-7**) genera información sobre la topografía de la CNO y los parámetros de la CFNR a partir de un área cúbica de 6 × 6 mm con un diámetro de 3.4 mm centrada en la CNO. Los cambios en la reflectividad se utilizan para detectar la superficie anterior de la CFNR y el epitelio pigmentario de la retina (EPR). A continuación, estos marcadores se utilizan para medir todas las características de la anatomía del disco. Otras modalidades son el seguimiento ocular (FastTrac), la angiografía (para más detalles, *véase* la sección "Tomografía de coherencia óptica [angiografía]") y el análisis del complejo de células ganglionares (CCG).

El Spectralis OCT es muy similar al Cirrus en cuanto a capacidades y modalidades de imagen (**fig. 5-8**). Las características adicionales del Spectralis incluyen angiografía con fluoresceína, angiografía con verde de indocianina y autofluorescencia. Además, la resolución axial aumenta a 4 µm, lo que ayuda a obtener fotografías de mayor resolución.

Ambos tipos de SD-OCT contienen un *software* de análisis de tendencias para evaluar la progresión (**fig. 5-9A, B**) mediante el trazado de una regresión lineal del grosor de la CFNR frente a la edad. El Cirrus SD-OCT también utiliza un análisis de progresión guiado basado en eventos para comparar los patrones de grosor de la CFNR de las exploraciones de seguimiento con una exploración de referencia e indica el adelgazamiento como posible pérdida (*amarillo*) o pérdida probable (*rojo*). El grosor de la CFNR es el parámetro más utilizado para detectar la NOG. Sin embargo, la técnica es propensa a un elevado número de artefactos, lo que hace que la detección sea menos precisa. Un inconveniente del análisis estándar de la CFNR es la naturaleza 2D de la prueba a pesar de las capacidades analíticas 3D de la SD-OCT. Se han estudiado múltiples parámetros de diagnóstico 3D con SD-OCT con una precisión diagnóstica y una reproducibilidad equívocas o mejores en comparación con el análisis de la CFNR (volumen de la CFNR, anchura mínima del borde de la abertura de la membrana de Bruch [AMB-AMB] y banda de distancia mínima).[7-11]

Uno de los principales componentes patológicos del glaucoma es la muerte de las CG de la retina dentro de la capa de células ganglionares (GCL, *ganglion cell layer*). Por lo tanto, el análisis del grosor de la GCL dentro de la mácula (la región con mayor densidad de CG) ha demostrado ser una herramienta útil para el diagnóstico y el seguimiento de la progresión de la NOG. En general, la SD-OCT mide el CCG, que es una combinación de la CFNR, la GCL y la capa plexiforme interna (CPI) (**tabla 5-3**). Diferentes algoritmos de análisis del CCG (**fig. 5-10**) utilizan múltiples escaneos de un área predeterminada alrededor de la fóvea. Se crea un mapa codificado por colores que ilustra el grosor del CCG para regiones específicas de la mácula. Spectralis utiliza un programa exclusivo (análisis de asimetría del polo posterior) que analiza la asimetría de las distintas capas de la retina (incluida la GCL) entre los dos ojos de un paciente. Los estudios han demostrado una eficacia comparable de la detección de la NOG en comparación con el grosor de la CFNR.[12,13] Además, se ha demostrado que determinados factores, como la miopía alta y la curvatura del disco óptico, tienen un menor impacto en el grosor del CCG que el grosor de la CFNR.[14,15] Sin embargo, se ha demostrado que la patología macular y la calidad de la exploración tienen un impacto confusor en los datos del GCC.[16,17] Otro avance en la tecnología OCT ha sido la SS-OCT (**tabla 5-4**). Esta tecnología obtiene información espectral codificada en tiempo real mediante el barrido de un láser de banda estrecha a través de un amplio espectro óptico. La intensidad retrodispersada se detecta con un fotodetector, por lo que no se produce una disminución de la señal con la profundidad. Esto, junto con una penetración más profunda de las longitudes de onda más largas, permite obtener imágenes a través de medios más densos y una mejor delineación de las estructuras anatómicas (**fig. 5-11**).[18] Existen productos comerciales, aunque la aplicabilidad clínica de la SS-OCT en el glaucoma se encuentra todavía en fase de investigación. Sin embargo, resulta prometedora porque proporciona imágenes de mayor calidad que la tecnología anterior. Entre las ventajas adicionales de la OCT con respecto a otros dispositivos de obtención de imágenes del NO se incluye su capacidad para la OCT del segmento anterior. La tecnología actual permite analizar las estructuras del ángulo/configuración del iris (**fig. 5-12**) y el espesor corneal (**fig. 5-13**).

REFERENCIAS

1. Chang RT, O'Rese KJ, Dudenz DL, et al. Sensitivity and specificity of time-domain versus spectral-domain optical coherence tomography in diagnosing early to moderate glaucoma. *Ophthalmology*. 2009;116:2294–2299.
2. Budenz DL, Michael A, Katz J, et al. Sensitivity and specificity of the Stratus OCT for perimetric glaucoma. *Ophthalmology*. 2005;112:3–9.
3. Drexler W, Morgner U, Ghanta RK, et al. Ultrahigh-resolution ophthalmic optical coherence tomography. *Nat Med*. 2001;7:502–507.
4. Gabriele ML, Wollstein G, Schuman JS, et al. Optical coherence tomography: history current status and laboratory work. *Invest Ophthalmol Vis Sci*. 2011;52(5):2425–2436.
5. Schuman JS. Spectral domain optical coherence tomography for glaucoma (an AOS thesis). *Trans Am Ophthalmol Soc*. 2008;106:426–458.
6. Kim JS, Ishikawa H, Sung KR. Retinal nerve fibre layer thickness measurement reproducibility improved with spectral domain optical coherence tomography. *Br J Ophthalmol*. 2009;93:1057–1063.
7. Leung CK, Chan WM, Hui YL, et al. Analysis of retinal nerve fiber layer and optic nerve head in glaucoma with different reference plane offsets, using optical coherence tomography. *Invest Ophthalmol Vis Sci*. 2005;46:891–899.
8. Manassakorn A, Nouri-Mahdavi K, Caprioli J, et al. Comparison of retinal nerve fiber layer thickness and optic disc algorithms with optical coherence tomography to detect glaucoma. *Am J Ophthalmol*. 2006;141:105–115.
9. Choi S, Jassim F, Tsikata E, et al. Artifact rates for 2D retinal nerve fiber layer thickness versus 3D retinal nerve fiber layer volume. *Transl Vis Sci Technol*. 2020; 9:12.
10. Fan KC, Tsikata E, Khoueir Z, et al. Enhanced diagnostic capability for glaucoma of 3-dimensional versus 2-dimensional neuroretinal rim parameters using spectral domain optical coherence tomography. *J Glaucoma*. 2017; 26(5):450–458.
11. Shieh E, Lee R, Que C, et al. Diagnostic performance of a novel three-dimensional neuroretinal rim parameter for glaucoma using high-density volume scans. *Am J Ophthalmol*. 2016;169:168–178.
12. Akashi A, Kanamori A, Nakamura M, et al.Comparative assessment for the ability of Cirrus, RT-Vue, and 3D-OCT to diagnose glaucoma. *Invest Ophthalmol Vis Sci*. 2013;54(7):4478–4484.
13. Kim NR, Lee ES, Seong G, et al. Structure-function relationship and diagnostic value of macular ganglion cell complex measurement using Fourier-domain OCT in glaucoma. *Invest Ophthalmol Vis Sci*. 2010;51:4646.
14. Shoji T, Sato H, Ishida M, Takeuchi M, Chihara E. Assessment of glaucomatous changes in subjects with high myopia using spectral domain optical coherence tomography. *Invest Ophthalmol Vis Sci*. 2011;52(2):1098–1102.
15. Shin H-Y, Lopilly Park H-Y, Park CK. The effect of myopic optic disc tilt on measurement of spectral-domain optical coherence tomography parameters. *Br J Ophthalmol*. 2015;99(1): 69–74.
16. Hwang YH. Patterns of macular ganglion cell abnormalities in various ocular conditions. *Invest Ophthalmol Vis Sci*. 2014;55(6):3995–3996.
17. Rao HL, Addepalli UK, Yadav RK, et al. Effect of scan quality on diagnostic accuracy of spectral-domain optical coherence tomography in glaucoma. *Am J Ophthalmol*. 2014;157(3):719-727.e1.
18. Zhang J, Rao B, Chen Z. Swept source based Fourier domain functional optical coherence tomography. *Conf Proc IEEE Eng Med Biol Soc*. 2005;7:7230–7233.

TABLA 5-2. Comparación de dispositivos OCT de dominio temporal, dominio espectral y fuente de barrido

	Fuente de luz	Ventajas	Desventajas
TD-OCT	Ancho de banda amplio	Información de intensidad adquirida en el dominio del tiempo Costo más barato	El espejo de referencia móvil limita la velocidad de adquisición Variabilidad entre exploraciones
SD-OCT	Ancho de banda amplio	Mayor sensibilidad que la TD-OCT (conjuntos de datos 3D) Mayor velocidad de exploración y resolución axial	Disminución de la señal con la profundidad debido a la detección basada en la cámara
SS-OCT	Banda estrecha de barrido a través de una amplia gama	Las mismas ventajas que SD-OCT Mayor velocidad de escaneado y resolución Sin pérdida de señal con la profundidad Puede mejorar las imágenes por AS-OCT	Mayor costo de la fuente de luz No disponible en el mercado

AS, segmento anterior; OCT, tomografía de coherencia óptica; SD, dominio espectral; SS, fuente de barrido.

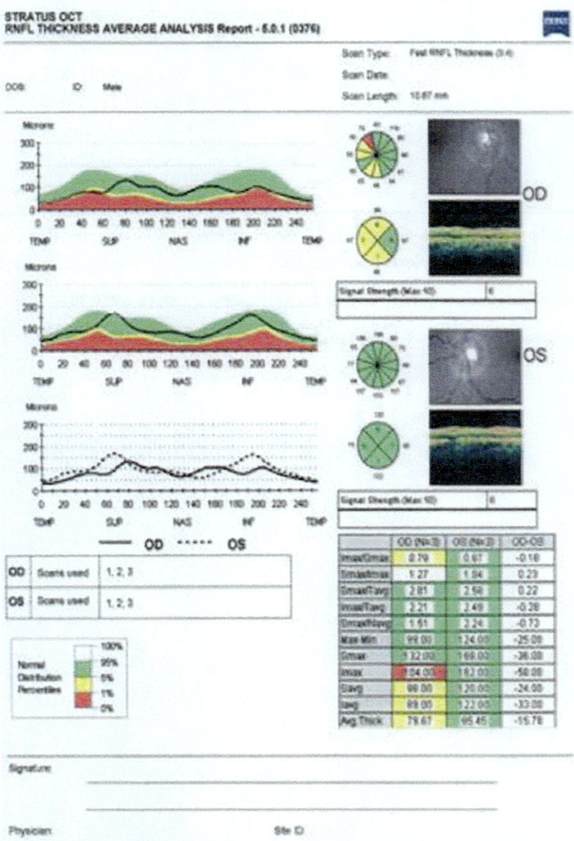

FIGURA 5-6. Análisis de la capa de fibras nerviosas de la retina (CFNR) **mediante tomografía de coherencia óptica de dominio temporal Stratus** que muestra un adelgazamiento de la CFNR consistente con glaucoma en el ojo derecho y un ojo izquierdo de apariencia normal.

TABLA 5-3. Diferentes parámetros de los dispositivos SD-OCT de uso común

	Resolución axial (µm)	Velocidad de adquisición de imágenes (A-Scans por segundo)	Algoritmo de análisis macular	Análisis del grosor macular del CCG
Cirrus 6000 (Carl Zeiss Meditec)	5	100 000	Área cuadrada de 6 × 6 mm con 467 × 400 líneas A-scan verticales × horizontales	GCL, CPI
Módulo Spectralis OCT 2 (Heidelberg Engineering)	7 (óptico), 3.9 (tejido)	85 000	Área de 30° × 25° de 61 B- scans horizontales (1028 A-scans/línea) de los 20° centrales de la fóvea	GCL, AAPP
iVue80 Optovue (Visionix)	5	80 000	Área cuadrada de 7 × 7 mm, 467 líneas A-scans horizontales*	CFNR, GCL, CPI*
3D-OCT-Masetro 2 (Topcon)	6	50 000	Área cuadrada de 9 × 9 mm de 512 líneas A-scan verticales, 128 líneas B-scan horizontales†	CFNR, GCL, CPI

AAPP, análisis de asimetría del polo posterior; GCL, capa de células ganglionares; CCG, complejo de células ganglionares; CFNR, capa de fibras nerviosas de la retina; CPI, capa plexiforme interna; OCT, tomografía de coherencia óptica; SD, dominio espectral.

*Información del análisis de células ganglionares (ACG) basada en el modelo anterior RTVue-100.

†Información del análisis de células ganglionares (ACG) basada en el modelo Topcon 2000 anterior.

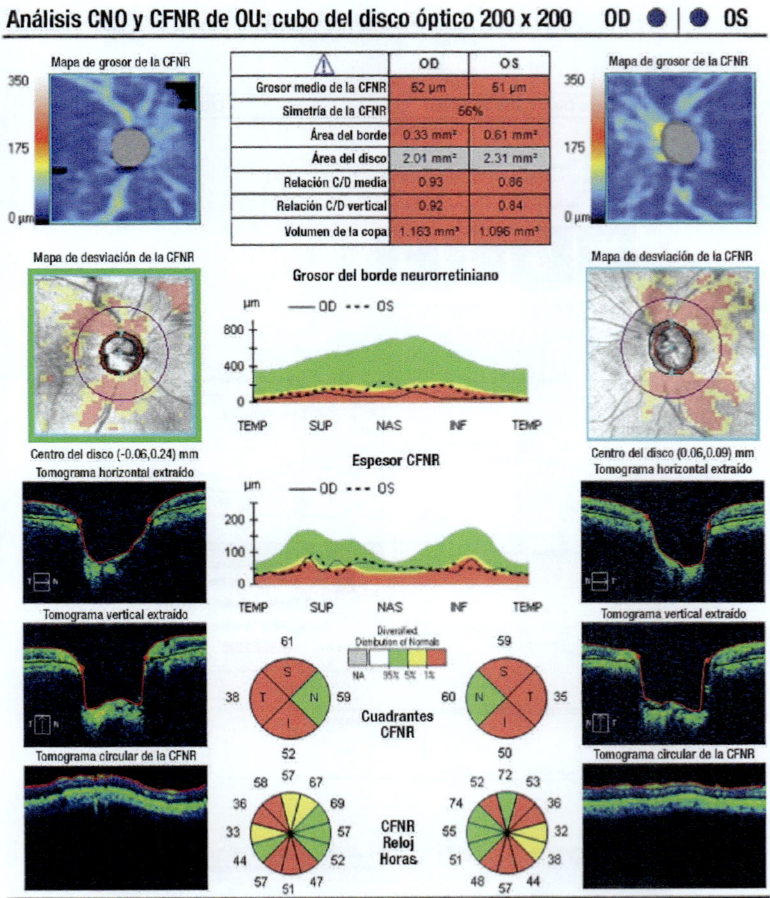

FIGURA 5-7. Tomografía de coherencia óptica de dominio espectral Cirrus de la cabeza del nervio óptico y de la capa de fibras nerviosas de la retina (CFNR) de un paciente con glaucoma avanzado que muestra el clásico adelgazamiento de la CFNR inferior y superior en ambos ojos. CNO, cabeza del nervio óptico; INF, inferior; NAS, nasal; OU, ambos ojos; SUP, superior; TEMP, temporal.

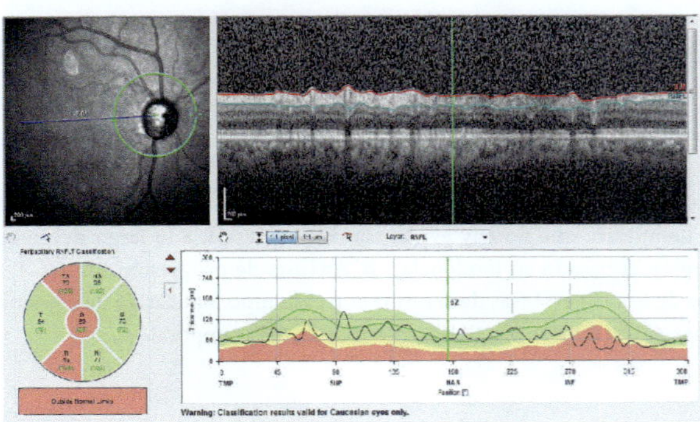

FIGURA 5-8. Tomografía de coherencia óptica de dominio espectral Cirrus de la capa de fibras nerviosas de la retina que muestra un nervio óptico fisiológicamente sano con una relación copa-disco aumentada.

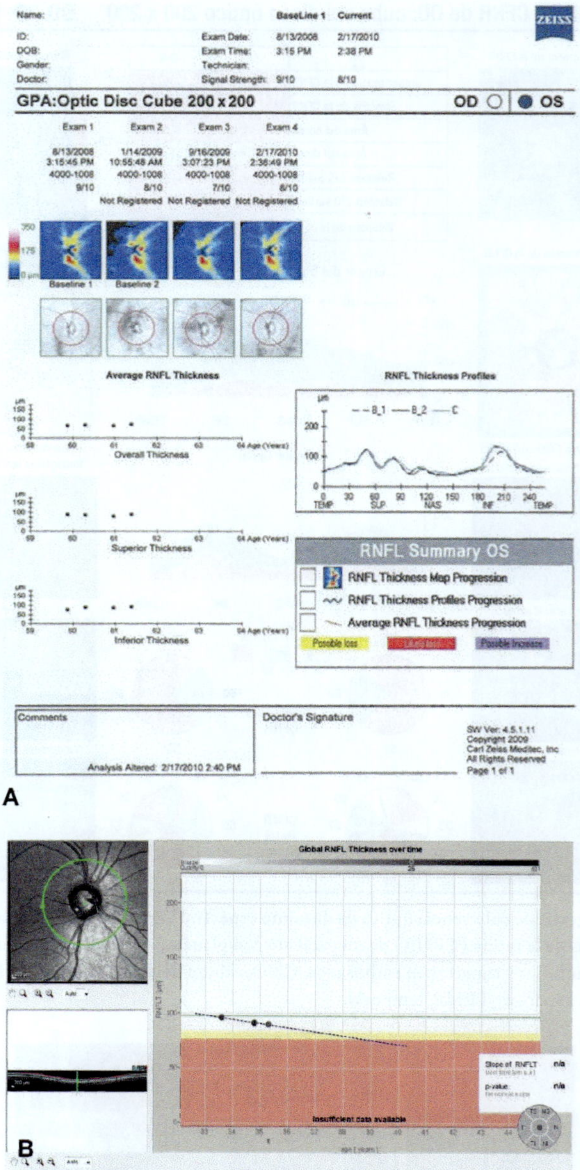

FIGURA 5-9. A. *Software* de análisis de progresión **de la tomografía de coherencia óptica de dominio espectral (SD-OCT) Cirrus** que demuestra que no hay evidencia de progresión a lo largo del tiempo tanto en el análisis basado en eventos como en el basado en tendencias. **B.** Análisis de progresión SD-OCT Spectralis que muestra pérdida global de la capa de fibras nerviosas de la retina con el tiempo, indicativo de empeoramiento del glaucoma. INF, inferior; NAS, nasal; OU, ambos ojos; SUP, superior; TEMP, temporal.

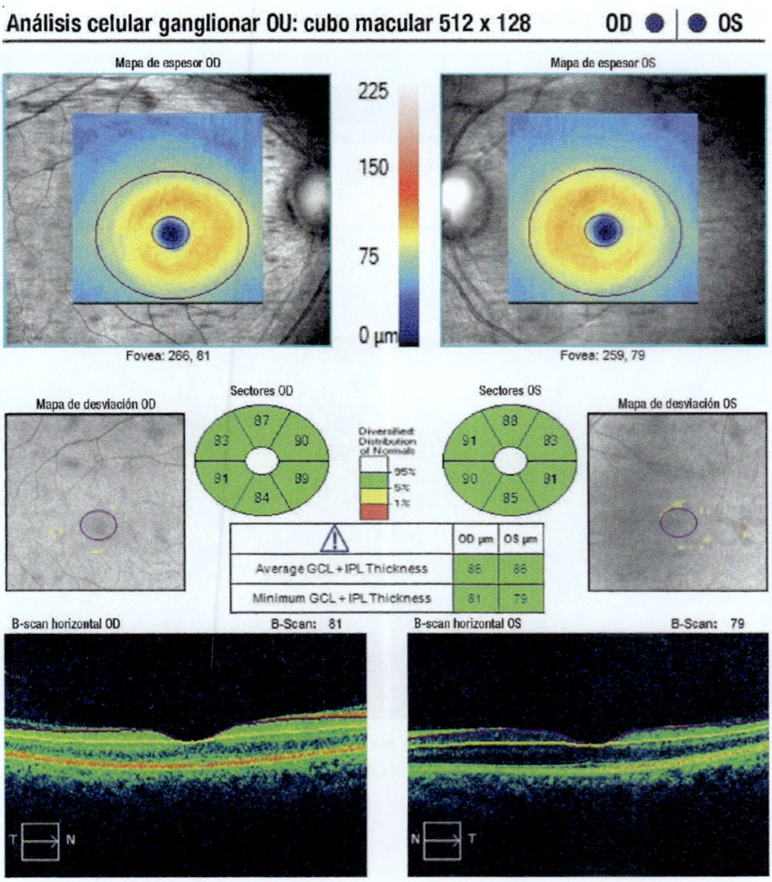

FIGURA 5-10. Tomografía de coherencia óptica de dominio espectral Cirrus con análisis del espesor macular que muestra la capa de fibras nerviosas de la retina y el epitelio pigmentario de la retina de la mácula (análisis de células ganglionares). CGL, capa de células ganglionares; CPI, capa plexiforme interna; OD, ojo derecho; OS, ojo izquierdo; OU, ambos ojos.

TABLA 5-4. Diferentes parámetros de los dispositivos SS-OCT de uso común

	Resolución axial (μm)	Velocidad de adquisición de imágenes (A-Scans por segundo)
Plex Elite 9000 (Zeiss)	6.3 (tejido), 1.9 (digital)	Doble velocidad 100 000 y 200 000
DRI OCT Triton (Topcon)	2.6 (digital)	100 000

OCT, tomografía de coherencia óptica; SS, fuente de barrido.

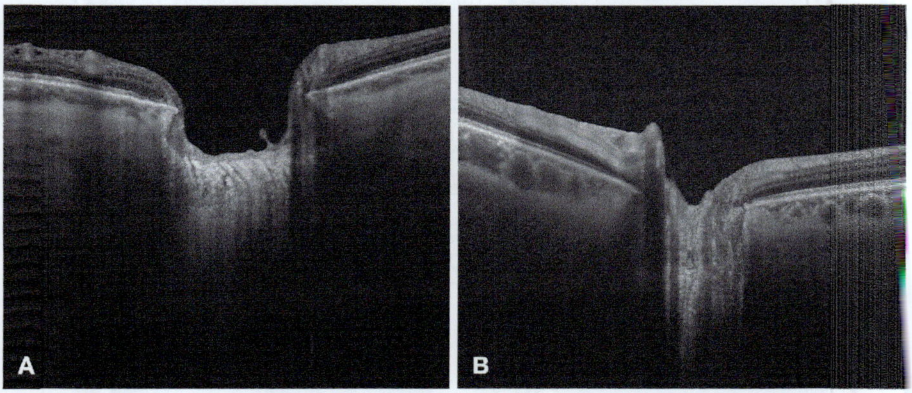

FIGURA 5-11. Tomografía de coherencia óptica con fuente de barrido. A y B. Nervio glaucomatoso visto con tomografía de coherencia óptica con fuente de barrido. (Cortesía de Louis Pasquale, MD y Lucy Shen, MD.)

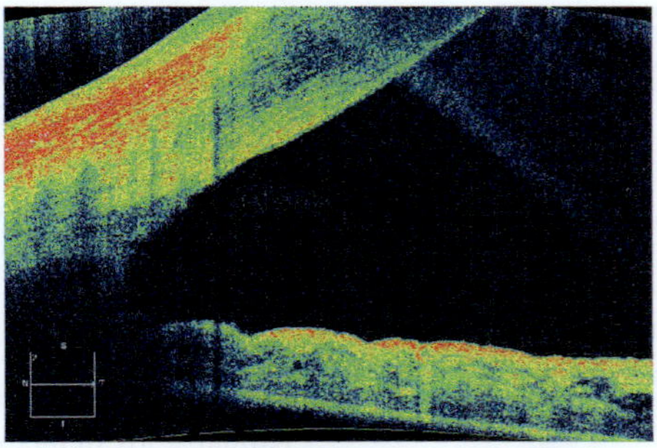

FIGURA 5-12. Tomografía de coherencia óptica del segmento anterior del ángulo.

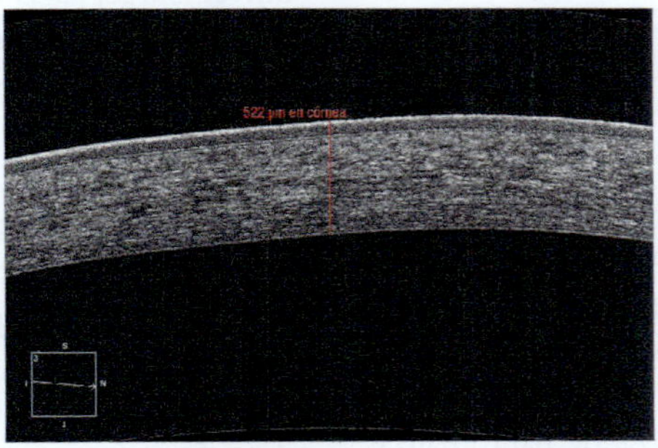

FIGURA 5-13. Tomografía de coherencia óptica corneal con medición de la paquimetría.

TOMOGRAFÍA DE COHERENCIA ÓPTICA (ANGIOGRAFÍA)

La angiografía por OCT (OCT-A) es única en el sentido de que es la única modalidad de imagen que expone la teoría vascular del glaucoma. Esta teoría afirma que la progresión glaucomatosa se debe en parte a una perfusión vascular insuficiente. Por lo tanto, una disminución de la vasculatura retiniana podría utilizarse como sustituto para evaluar el daño glaucomatoso.[1] La angiografía funciona de forma similar a la OCT estructural (*véase* el texto anterior), en la que se utiliza un interferómetro de Michaelson (SD-OCT) o una técnica de fuente de barrido (SS-OCT) para generar una imagen de OCT. Sin embargo, la angiografía utiliza algoritmos complejos para analizar la señal retrodispersada producida por los eritrocitos en movimiento dentro de los vasos sanguíneos durante un periodo. Los dos métodos principales utilizados para analizar esta señal retrodispersada son la varianza de fase (que mide la variación de fase de la señal retrodispersada) y la descorrelación de amplitud (que mide los cambios de amplitud de la señal retrodispersada entre diferentes exploraciones).[2] Estos métodos se utilizan para generar un angiograma con la microvasculatura retiniana altamente detallada (**fig. 5-14**).

Existen múltiples programas OCT-A disponibles para dispositivos SD-OCT y SS-OCT (**tabla 5-5**). Estos programas suelen utilizar diferentes métodos de promediado (técnica de descorrelación de amplitud y promediado de volumen), así como de *software* de seguimiento ocular para minimizar el ruido de fondo del movimiento ocular de referencia. Estos programas son capaces de delinear la CNO peripapilar y la vasculatura retiniana macular con gran precisión.[3,4] A continuación, se puede medir la densidad de la vasculatura (DV) retiniana en un área predefinida.

En una reciente evaluación técnica oftalmológica de la OCT-A realizada por la American Academy of Ophthalmology (AAO) se observó una disminución general de la DV en los ojos glaucomatosos en comparación con los ojos normales, tanto en la región peripapilar como en la macular. Este análisis indicó, además, una correlación anatómica de moderada a fuerte entre las áreas de pérdida de DV peripapilar y los defectos del CV y la pérdida focal de la CFNR. En general, la DV peripapilar mostró mayor capacidad para distinguir entre ojos con y sin glaucoma que la DV macular. Sin embargo, la DV macular demostró una fuerte correlación entre el grosor del CCG y una correlación moderada con los defectos del CV.[5]

La DV del plexo capilar retiniano superficial demuestra una mayor sensibilidad que la DV del plexo capilar más profundo en cuanto a la capacidad de diagnóstico y seguimiento de la progresión del glaucoma. Esto se debe a los artefactos de proyección inherentes al análisis de estructuras vasculares más profundas.[6,7] Uno de los principales beneficios sugeridos con la OCT-A es la capacidad de rastrear la progresión de la enfermedad glaucomatosa avanzada. La DV del plexo retiniano superficial dentro de la región peripapilar y perifoveal tiene menos probabilidades de alcanzar un suelo de medición que el espesor de la CFNR y el CCG.[8] La OCT-A también puede utilizarse para evaluar el riesgo de progresión glaucomatosa. Moghmi et al. demostraron que una menor VD peripapilar y macular se asociaba con una progresión más rápida de la pérdida de la CFNR en las personas con glaucoma de leve a moderado.[9] Las desventajas actuales de la OCT-A incluyen tiempos de escaneo más largos y una alta sensibilidad con las opacidades de los medios en comparación con la OCT estructural. Esto conduce a una mayor proporción de escaneos inutilizables debido a artefactos.[10,11] Otras limitaciones actuales implican la falta de bases de datos normativas sólidas así como una amplia gama de patologías sistémicas y oculares que pueden interferir con los datos de la OCT-A.[12-14]

REFERENCIAS

1. Wostyn P, De Groot V, Van Dam D, et al. The glymphatic hypothesis of glaucoma: a unifying concept incorporating vascular, biomechanical, and biochemical aspects of the disease. *Biomed Res Int.* 2017;2017:1-7.
2. Gorczynska I, Migacz JV, Zawadzki RJ, et al. Comparison of amplitude-decorrelation, speckle-variance and phase-variance OCT angiography methods for imaging the human retina and choroid. *Biomed Opt Express.* 2016;7(3):911–942.
3. Spaide RF, Curcio CA. Evaluation of segmentation of the superficial and deep vascular layers of the retina by optical coherence tomography angiography instruments in Normal eyes. *JAMA Ophthalmol.* 2017;135(3):259.
4. Jia Y, Tan O, Tokayer J, et al. Split-spectrum amplitude-decorrelation angiography with optical coherence tomography. *Opt Express.* 2012;20(4):4710–4725.
5. WuDunn D, Takusagawa HL, Sit AJ, et al. OCT angiography for the diagnosis of glaucoma. *Ophthalmology.* 2021;128(8):1222–1235.
6. Liu L, Edmunds B, Takusagawa HL, et al. Projection-resolved optical coherence tomography angiography of the peripapillary retina in glaucoma. *Am J Ophthalmol.* 2019;207:99–109.
7. El-Nimri NW, Manalastas PIC, Zangwill LM, et al. Superficial and deep macula vessel density in healthy, glaucoma suspect, and glaucoma eyes. *J Glaucoma.* 2021;30(6):275–284.
8. Moghimi S, Bowd C, Zangwill LM, et al. Measurement floors and dynamic ranges of OCT and OCT angiography in glaucoma. *Ophthalmology.* 2019;126(7):980–988.
9. Moghimi S, Zangwill LM, Penteado RC, et al. Macular and optic nerve head vessel density and progressive retinal nerve fiber layer loss in glaucoma. *Ophthalmology.* 2018;125(11):1720–1728.
10. Rao HL, Pradhan ZS, Weinreb RN, et al. Vessel density and structural measurements of optical coherence tomography in primary angle closure and primary angle closure glaucoma. *Am J Ophthalmol.* 2017;177:105–115.
11. Greig EC, Duker JS, Waheed NK. A practical guide to optical coherence tomography angiography interpretation. *Int J Retina Vitreous.* 2020;6(1):55.
12. Shin YI, Nam KY, Lee WH, et al. Peripapillary microvascular changes in patients with systemic hypertension: an optical coherence tomography angiography study. *Sci Rep.* 2020;10(1):6541.
13. Li D, Wang Q. Correlation analysis between nerve fiber layer thickness and peripapillary vessel density and influencing factors of peripapillary vessel density in preclinical diabetic retinopathy. *J Ophthalmol.* 2020;2020:1-8.
14. Tsokolas G, Tsaousis KT, Diakonis VF, et al. Optical coherence tomography angiography in neurodegenerative diseases: a review. *Eye Brain.* 2020;12:73–87.

CONCLUSIÓN

Las recientes innovaciones en la imagenología del glaucoma se han centrado en mejorar la velocidad de adquisición y la resolución de las imágenes para evaluar la NOG con mayor precisión. La investigación también se ha centrado en el análisis de la modalidad de imagen óptima en función de las características oculares basales del paciente, la patología ocular comórbida y la gravedad del glaucoma. En última instancia, los médicos pueden utilizar esta información para adaptar el diagnóstico por imagen del glaucoma en función de cada caso.

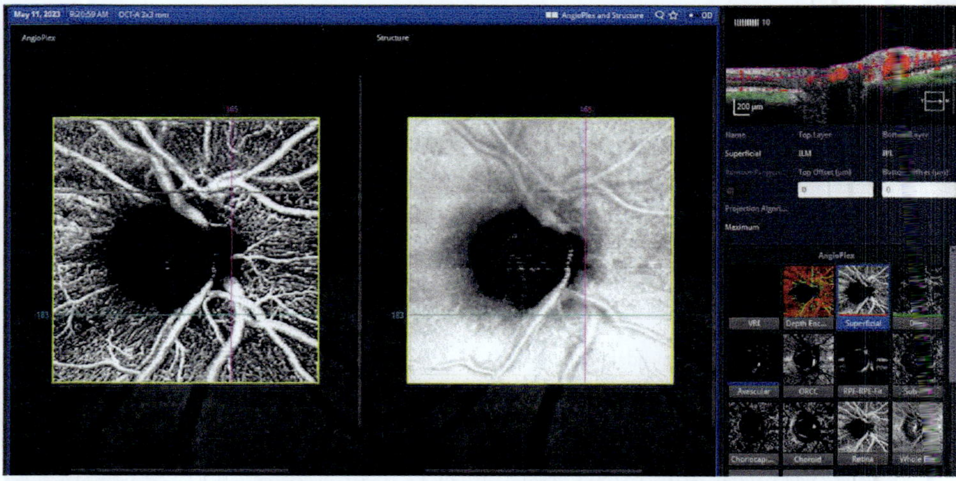

FIGURA 5-14. Angiografía peripapilar por tomografía de coherencia óptica (OCT) con delineación del plexo vascular superficial, plexo vascular profundo, complejo avascular y capas coroideas en un paciente con sospecha de glaucoma.

TABLA 5-5. Diferentes parámetros de los algoritmos OCT-A de uso común

OCT-Angiografía	Tipo de dispositivo	Algoritmo	Descripción
Zeiss AngioPlex	SD-OCT y SS-OCT	Algoritmo SSADA FastTrac	Ayuda a disminuir la relación señal/ruido al detectar el flujo FastTrac reduce los artefactos de movimiento
Topcon	SD-OCT y SS-OCT	OCTARA	Detecta la sensibilidad del flujo sanguíneo bajo y reduce los artefactos de movimiento
Módulo de angiografía OCT Spectralis (Heidelberg Engineering)	SD-OCT	TruTrack EAP	Realiza un seguimiento activo del ojo durante el análisis para limitar los artefactos de movimiento La EAP ayuda a limitar los artefactos de proyección de las estructuras vasculares superficiales
AngioVue (Optovue)	SD-OCT	Algoritmo SSADA EAP	Ayuda a disminuir la relación señal/ruido al detectar el flujo

EAP, eliminación de artefactos de proyección; OCT, tomografía de coherencia óptica; OCTARA, OCTA ratio analysis; SD, dominio espectral; SS, fuente de barrido; SSADA, angiografía de amplitud de correlación de espectro dividido.

CAPÍTULO

6

Imagenología de la capa de fibras nerviosas de la retina: regiones peripapilar y macular

Zinaria Y. W. Liu, Fabio Lavinsky, Gadi Wollstein, Kimberly V. Miller, Ashley H. Sohn y Joel S. Schuman

INTRODUCCIÓN

El glaucoma es la principal causa de ceguera irreversible en el mundo. La presión intraocular (PIO) elevada es el factor de riesgo causal más importante del glaucoma, pero no es necesaria una PIO elevada para que se produzca daño glaucomatoso. El impacto físico de la neuropatía óptica glaucomatosa incluye una pérdida irreversible de las células ganglionares de la retina y de sus axones, que se manifiesta clínicamente como acopamiento de la cabeza del nervio óptico (CNO) y defectos localizados o difusos de la capa de fibras nerviosas de la retina (CFNR). Dado que el daño glaucomatoso es irreversible, pero en gran medida prevenible, el diagnóstico oportuno y preciso y la detección de la progresión de la enfermedad son fundamentales para preservar la visión funcional. El diagnóstico del glaucoma suele requerir la presencia de los correspondientes daños funcionales y estructurales. En este capítulo se presentan las pruebas utilizadas habitualmente para detectar y monitorizar el daño estructural glaucomatoso.

PRUEBAS ESTRUCTURALES

Los principales biomarcadores estructurales del glaucoma incluyen características como el acopamiento de la CNO y los defectos de la CFNR, que pueden detectarse durante la evaluación clínica oftalmológica de rutina. Sin embargo, la detección de estas características depende en gran medida de las habilidades y la experiencia del observador, con una alta variabilidad interobservador. Además, teniendo en cuenta que la progresión del daño glaucomatoso suele ser sutil, es deseable disponer de un medio sensible y reproducible para cuantificar la estructura ocular que permita la detección oportuna de la enfermedad y su progresión. Las imágenes oculares proporcionan una visualización detallada y no invasiva de la retina y la CNO, lo que ayuda en la toma de decisiones clínicas y el tratamiento de los pacientes con glaucoma. Estos métodos están ampliamente disponibles y han pasado a formar parte de la atención clínica habitual.

FOTOGRAFÍA

La fotografía estereoscópica de la CNO es uno de los métodos de obtención de imágenes del polo posterior más utilizados. Este método permite documentar la CNO y su región circundante para una evaluación subjetiva y para el seguimiento de los cambios a lo largo del tiempo. Las características glaucomatosas que suelen observarse son pérdida de tejido neural con adelgazamiento global o localizado del borde neurorretiniano con el correspondiente agrandamiento de copa.[1] También pueden apreciarse cambios en los vasos sanguíneos con exposición de los vasos circunlineales, así como hemorragias en astilla. En el glaucoma también se observa atrofia peripapilar con las zonas alfa (zona periférica de hipo e hiperpigmentación), beta (zona más cercana al disco de atrofia del epitelio pigmentario de la retina y la coriocapilar) y gamma (la atrofia incluye la membrana de Bruch). Algunas de estas características solo pueden documentarse mediante esta modalidad, por ejemplo, las hemorragias discales. La fotografía de la CFNR, que es más difícil de interpretar y se utiliza con menos frecuencia que la fotografía de la CNO, permite una mejor evaluación de los defectos de la CFNR. Las anomalías retinianas específicas asociadas con el glaucoma incluyen la pérdida focal y difusa de la CFNR. La obtención de fotografías de la CNO y la CFNR es instantánea y proporciona una excelente documentación del estado estructural para futuras consultas.

Cómo funciona la fotografía estereoscópica

- Las estereofotografías pueden realizarse mediante fotografía secuencial (consecutiva) o simultánea.[2]
  - La fotografía estereoscópica secuencial captura dos imágenes consecutivas mediante un desplazamiento manual de la cámara.
  - La fotografía estereoscópica simultánea captura imágenes estereoscópicas instantáneas con una sola exposición para producir una imagen dividida en dos fotogramas (fig. 6-1).
- Varias aplicaciones para teléfonos inteligentes también permiten obtener imágenes de la CNO.
- Las imágenes pueden verse estereoscópicamente utilizando un dispositivo de visualización especializado.

Cuándo utilizar la fotografía estereoscópica

- La fotografía estereoscópica de la CNO debe utilizarse para evaluar y documentar los hallazgos en pacientes con glaucoma y en aquellos con sospecha de glaucoma.

Limitaciones

- La fotografía estereoscópica de la CNO requiere una evaluación cualitativa y no ofrece una interpretación cuantitativa del nervio óptico.
- Los pequeños cambios estructurales (tanto transversales como longitudinales) son difíciles de identificar, lo que puede retrasar la intervención clínica.[3]

Cómo funciona la fotografía de la capa de fibras nerviosas de la retina

- La CFNR está compuesta por axones procedentes de las células ganglionares, la neuroglía y los astrocitos. Los axones viajan desde toda la retina hacia el nervio óptico de forma organizada (fig. 6-2).
- La mejor forma de observar la CFNR es utilizando una luz libre de rojo, azul o verde. Las longitudes de onda verdes o azules son altamente absorbidas por el epitelio pigmentario de la retina y la coroides, mientras que los haces axónicos reflejan la luz y aparecen como estrías plateadas (figs. 6-3 y 6-4). La pérdida glaucomatosa de la CFNR se representa por un defecto en cuña localizado con una base más pequeña en el margen del disco con expansión de la cuña hacia la periferia (fig. 6-5). El daño global se presentará como una obliteración general de la estriación.[4]

Cuándo utilizar la fotografía de la capa de fibras nerviosas de la retina

- El examen de la CFNR es útil en el diagnóstico diferencial entre la sospecha de glaucoma y el verdadero daño glaucomatoso.
- La asociación entre el aspecto de la CFNR y el área correspondiente en los campos visuales es una forma objetiva de demostrar la pérdida estructural-funcional.

Limitaciones

- Las opacidades de los medios, como las cataratas, las fotografías mal enfocadas y el contraste deficiente debido a un fondo de ojo ligeramente pigmentado son algunos de los factores que pueden causar dificultades para evaluar o fotografiar la CFNR.

TOMOGRAFÍA DE COHERENCIA ÓPTICA

La tomografía de coherencia óptica (OCT, *optical coherence tomography*) es una modalidad de imagen no invasiva que proporciona en tiempo real cortes transversales de alta resolución "similares a una biopsia óptica" de las regiones de interés escaneadas.[5] La tecnología OCT está evolucionando de manera constante, y las iteraciones actuales de OCT comercialmente disponibles aprobadas por la Food and Drug Administration (FDA) de EUA son la OCT de dominio espectral (SD-OCT, *spectral domain* OCT) y la OCT de fuente de barrido (SS-OCT, *swept-source* OCT). La CFNR peripapilar es el parámetro de OCT más utilizado para diagnosticar y monitorizar el glaucoma. Otros parámetros que han demostrado su utilidad en el tratamiento del glaucoma incluyen los parámetros de las células ganglionares maculares/capa plexiforme interna y de la CNO, como el área del borde, la anchura mínima del borde (distancia mínima entre la apertura de la membrana de Bruch y la superficie de la CNO), el volumen de la copa y la relación copa-disco (C/D).[6,7] En la actualidad, varios dispositivos incluyen el análisis de progresión de los parámetros de la CNO y maculares como parte de su *software* operativo.[8]

Cómo funciona la tomografía de coherencia óptica

- La SD-OCT utiliza una luz infrarroja cercana que se proyecta en el ojo y en un brazo de referencia estacionario. La información de profundidad de la zona escaneada se codifica en cuanto a la magnitud y el retardo de la luz retrorreflectada del ojo. Esta información se compara con el patrón correspondiente del brazo de referencia, utilizando el principio de baja coherencia, para resolver la estructura del tejido. La resolución axial de las SD-OCT comerciales oscila entre 5 y 7 µm en el ojo con una resolución transversal de aproximadamente 20 µm. La velocidad de escaneo varía entre 25 000 y 100 000 escaneos axiales/segundo entre los diferentes dispositivos.[9] La profundidad de escaneo es aproximadamente de 2 mm (**fig. 6-6**). Todos los dispositivos comerciales proporcionan segmentación automática de la retina y la región de la CNO (**figs. 6-7** a **6-10**). Algunos de los dispositivos incluyen un sistema de seguimiento del movimiento ocular que resuelve de manera automática la mayoría de los artefactos de movimiento.
- La SS-OCT utiliza un láser de barrido de cavidad corta (longitud de onda central de 1 050 nm) con una velocidad de exploración más rápida (> 100 000 exploraciones axiales/segundo) y una penetración más profunda en el tejido que la SD-OCT, lo que permite una visualización detallada de estructuras, como la lámina cribosa y la coroides[5] (**figs. 6-11** y **6-12**). La resolución axial de esta iteración es de aproximadamente 8 µm, la resolución transversal de 20 µm y la profundidad de exploración de 2.5 mm.
- Los patrones de exploración habituales utilizados en el tratamiento del glaucoma en ambas iteraciones incluyen la exploración circumpapilar, que abarca todos los axones de las células

ganglionares de la retina en su camino hacia la CNO, y escaneos radiales o de trama centradas en la CNO o la mácula.

- Todos los dispositivos proporcionan un indicador de la calidad de la imagen. Sin embargo, este indicador no tiene en cuenta los artefactos de movimiento que podrían afectar los resultados de la medición. Es necesaria la inspección de la continuidad de los vasos sanguíneos y del contorno de la CNO para descartar los artefactos de movimiento.
- La segmentación automatizada de la CFNR y la capa plexiforme interna de células ganglionares (CPICG) permite cuantificar las estructuras oculares con una alta reproducibilidad.[10] Se recomienda la inspección visual de los escaneos para garantizar que la segmentación sigue el contorno de las capas de interés y evitar la posibilidad de fallas de segmentación. Se ha demostrado que los grosores globales y sectoriales de la CFNR y la CPICG permiten detectar el daño glaucomatoso y evaluar la gravedad del glaucoma con alta sensibilidad.[11]
- Algunos dispositivos OCT permiten evaluar la progresión de la enfermedad mediante análisis basados en tendencias y eventos (**figs. 6-13** y **6-14**). El análisis basado en eventos determina si existe progresión comparando las mediciones actuales del grosor de la CFNR y la CPICG con las mediciones basales. Se dice que hay progresión cuando el grosor de la CFNR o de la CPICG ha cambiado significativamente con respecto a su nivel basal más allá del cambio que se detecta en la población general. El análisis de tendencia consiste en utilizar el análisis de regresión lineal para determinar si la pendiente de los resultados de las pruebas realizadas hasta una visita determinada supera la tasa de no progresión. Se ha informado que la progresión detectada mediante el análisis de progresión con OCT se correlacionaba estrechamente con las evaluaciones clínicas.[12] Debe tenerse en cuenta que el análisis de tendencias y el de eventos pueden marcar ojos diferentes como progresivos y, por lo tanto, deben considerarse ambos métodos para tomar la decisión de progresión.
- La angiografía por OCT (OCT-A, OCT *angiography*) es una iteración de la tecnología OCT que permite visualizar la vasculatura ocular sin utilizar contraste (**fig. 6-15**). Es un método rápido y no invasivo con capacidad para visualizar y localizar patologías vasculares. La OCT-A solo puede detectar vasos con flujo sanguíneo dentro de un determinado rango de flujo y, por tanto, no se detectarán situaciones como la acumulación de sangre en zonas de fuga. Además, no se puede determinar un cambio en el flujo sanguíneo dentro del intervalo de flujo detectado.[13] No obstante, se ha demostrado que el descenso de los vasos sanguíneos peripapilares y maculares y la pérdida de densidad de los vasos se asocian con daño glaucomatoso, sobre todo en el plexo vascular de la retina interna.[14,15]
- Otros sistemas de OCT que se están estudiando son la OCT sensible a la polarización, que genera imágenes con características específicas del tejido que alteran su estado de polarización; la OCT de luz visible, que utiliza una fuente de luz de banda ancha que permite mejorar la resolución de la imagen, la oximetría *in vivo* y la espectrometría; y los sistemas de óptica adaptativa, que corrigen las aberraciones ópticas del ojo mediante la detección del frente de onda y espejos deformables para mejorar la resolución transversal. La óptica adaptativa puede acoplarse a la OCT para mejorar la visualización de estructuras, como las células ganglionares[16] y la lámina cribosa (**fig. 6-16**).[17]

Cuándo utilizar la tomografía de coherencia óptica

- La OCT es útil para detectar el glaucoma y vigilar la progresión de la enfermedad. También puede utilizarse para evaluar la relación entre la estructura y la función detectada mediante pruebas como el campo visual y el electrorretinograma. Varios dispositivos incluyen en su informe una imagen compuesta de las exploraciones de la CNO y la mácula con una superposición del campo visual. Las anomalías correspondientes tanto en la estructura como en la función aumentan la seguridad del clínico a la hora de tomar decisiones informadas.

Limitaciones

- Las opacidades de los medios pueden limitar la capacidad de obtener imágenes con OCT. El flujo de sangre dentro de los vasos sanguíneos anula la señal de la OCT detrás de ellos, lo que produce sombras. Esto puede interferir con la segmentación automática de la retina y limitar la visibilidad dentro de la CNO.

REFERENCIAS

1. Abdellaoui T, Malek Y, Brarou H, et al. Quantitative assessment of optic disc photographs in normal and open-angle glaucoma patients. *Ophthalmol J*. 2022;7:12-19.
2. Myers JS, Fudemberg SJ, Lee D. Evolution of optic nerve photography for glaucoma screening: a review. *Clin Exp Ophthalmol*. 2018;46:169–176.
3. Ha H, Sun S, Kim YK, et al. Deep-learning-based enhanced optic-disc photography. *PLoS One*. 2020;15(10):e0239913.
4. Airaksinen PJ, Nieminen H. Retinal nerve fiber layer photography in glaucoma. *Ophthalmology*. 1985;92(7):876–879.
5. Huang D, Swanson EA, Lin CP, et al. Optical coherence tomography. *Science*. 1991;254:1178–1181.
6. Tan O, Chopra V, Lu AT, et al. Detection of macular ganglion cell loss in glaucoma by Fourier-domain optical coherence tomography. *Ophthalmology*. 2009;116:2305–2314.
7. Dong ZM, Wollstein G, Schuman JS. Clinical utility of optical coherence tomography in glaucoma. *Invest Ophthalmol Vis Sci*. 2016;57:OCT556–OCT567.
8. Leung CK. Diagnosing glaucoma progression with optical coherence tomography. *Curr Opin Ophthalmol*. 2014;25:104–111.
9. Schuman JS. Spectral domain optical coherence tomography for glaucoma (an AOS thesis). *Trans Am Ophthalmol Soc*. 2008;106:426–458.
10. Kostanyan T, Wollstein G, Schuman JS. New developments in optical coherence tomography. *Curr Opin Ophthalmol*. 2015;26:110–115.
11. Choi JA, Shin H, Park HL, Park CK. The pattern of retinal nerve fiber layer and macula ganglion cell-inner plexiform layer thickness changes in glaucoma. *J Ophthalmol*. 2017;2017:6078365.
12. Leung CK, Cheung CY, Weinreb RN, et al. Evaluation of retinal nerve fiber layer progression in glaucoma: a study on optical coherence tomography guided progression analysis. *Investig Ophthalmol Vis Sci*. 2010;51(1):217–222.
13. de Carlo TE, Romano A, Waheed NK, et al. A review of optical coherence tomography angiography (OCTA). *Int J Retina Vitreous*. 2015;1:5.
14. Liu L, Jia L, Takusagawa HL, et al. Optical coherence tomography angiography of the peripapillary retina in glaucoma. *JAMA Ophthalmol*. 2015;133:1045–1052.
15. WuDunn D, Takusagawa HL, Sit AJ, et al. OCT angiography for the diagnosis of glaucoma: a report by the American Academy of Ophthalmology. *Ophthalmology*. 2021;128:1222–1235.
16. Liu Z, Kurokawa K, Zhang F, Lee JJ, Miller DT. Imaging and quantifying ganglion cells and other transparent neurons in the living human retina. *Proc Natl Acad Sci U S A*. 2017;114(48):12803–12808.
17. Dong ZM, Wollstein G, Wang B, Schuman JS. Adaptive optics optical coherence tomography in glaucoma. *Prog Retin Eye Res*. 2017;57:76–88.

AGRADECIMIENTOS

Financiado en parte por NIH R01-EY13178.

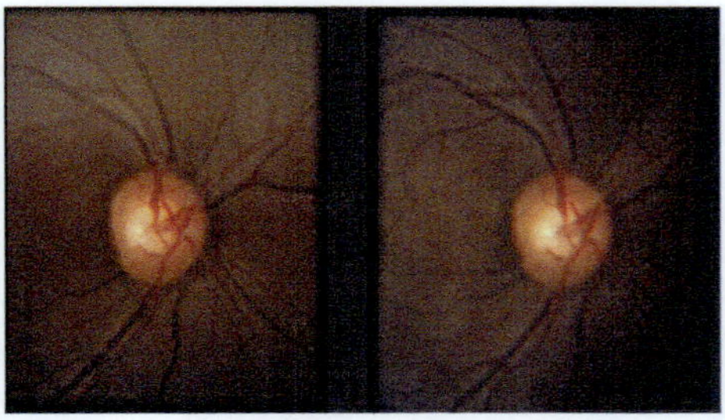

FIGURA 6-1. **Fotografía estereoscópica.** Estereofotografía de ojo sano.

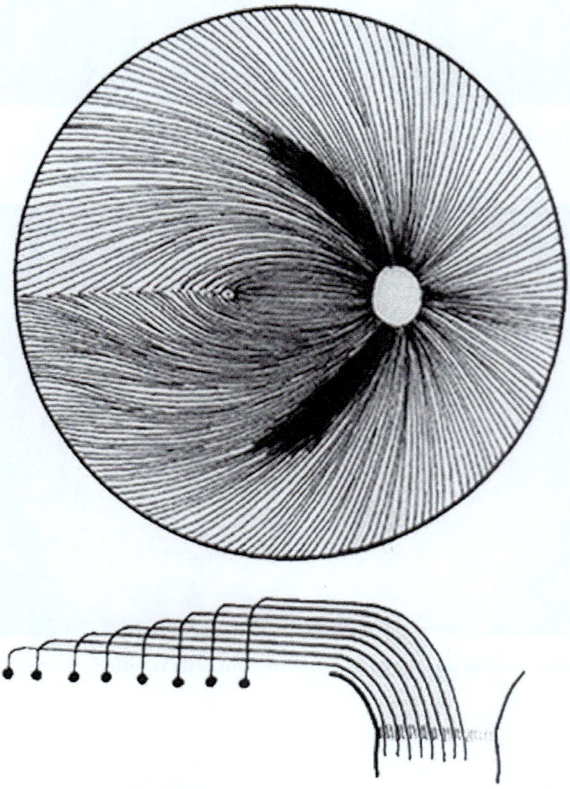

FIGURA 6-2. **Trayectoria de la capa de fibras nerviosas de la retina (CFNR).** El dibujo inferior representa la topografía de la CFNR donde los axones distales de las células ganglionares se proyectan a la zona periférica del borde del disco óptico. (Reimpresa con permiso de Schuman JS. *Imaging in Glaucoma*. SLACK; 1997).

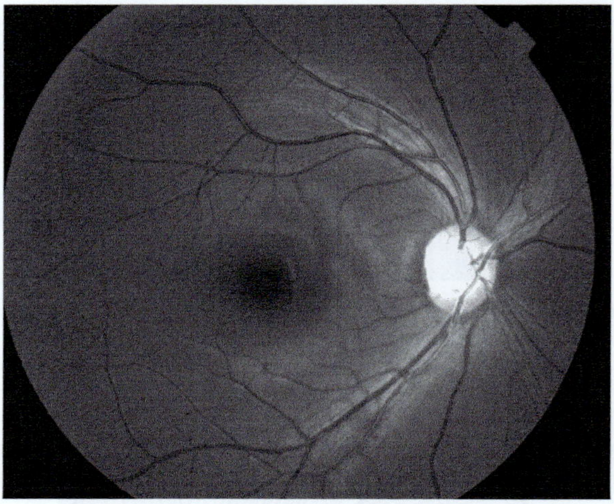

FIGURA 6-3. Fotografía de la capa de fibras nerviosas de la retina, ojo sano.

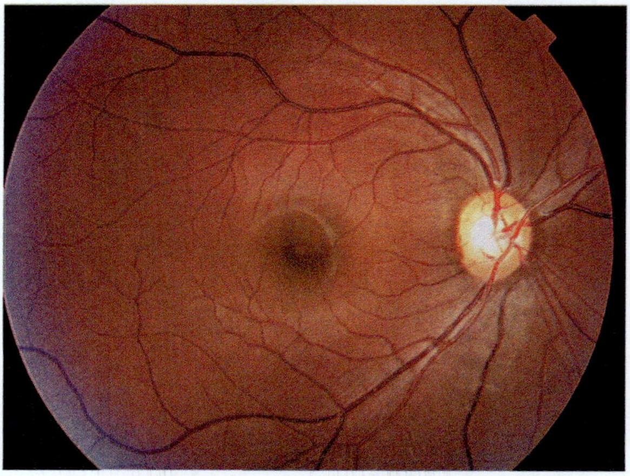

FIGURA 6-4. Fotografía en color de la capa de fibras nerviosas de la retina, ojo sano.

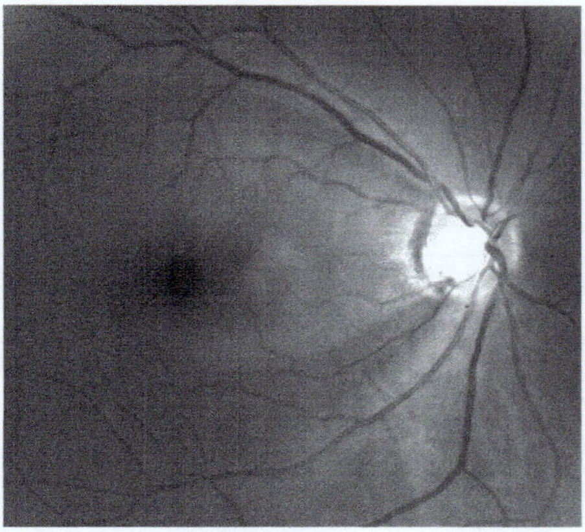

FIGURA 6-5. Fotografía de la capa de fibras nerviosas de la retina, ojo con glaucoma. Se aprecian dos defectos en cuña: un pequeño defecto en cuña en la localización de las 11:00 y una cuña mayor en la de las 7:00.

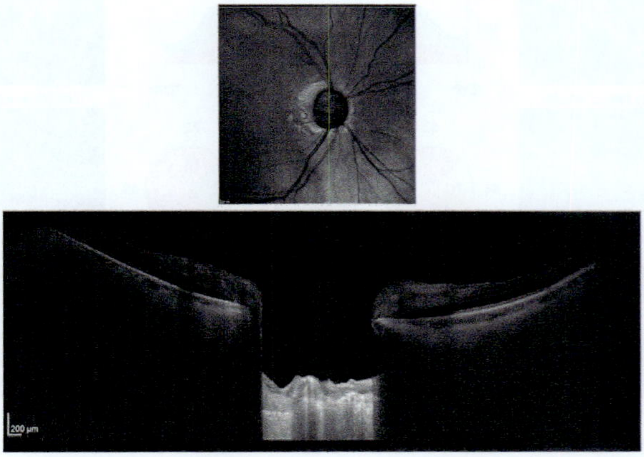

FIGURA 6-6. Imagen en profundidad realzada por tomografía de coherencia óptica (OCT) de dominio espectral. Corte transversal vertical de la cabeza del nervio óptico que muestra un acopamiento prominente y las estructuras profundas de la cabeza del nervio óptico, incluida la lámina cribosa y el tejido prelaminar.

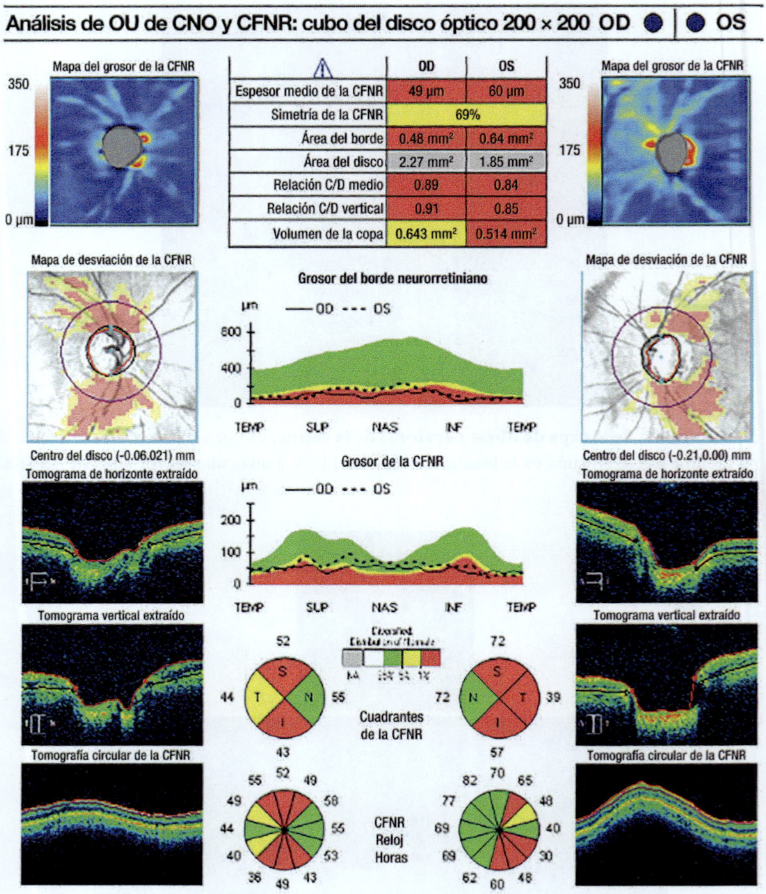

FIGURA 6-7. Informe de la cabeza del nervio óptico por tomografía de coherencia óptica (OCT) de dominio espectral. Se observa daño glaucomatoso avanzado en ambos ojos con marcado adelgazamiento de la capa de fibras nerviosas de la retina (CFNR). El área del borde neural, la relación copa-disco media y vertical y el volumen de la copa se encuentran fuera de los límites normales. INF, inferior; NAS, nasal; OU, ambos ojos; SUP, superior.

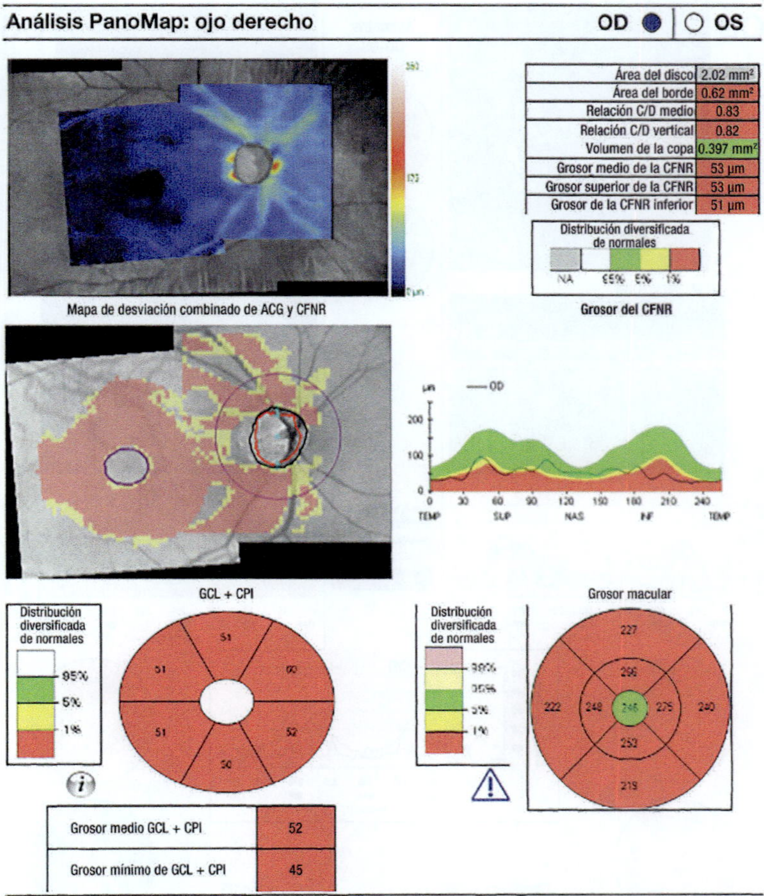

FIGURA 6-8. Informe PanoMap de tomografía de coherencia óptica (OCT) de dominio espectral. Este informe proporciona un mapa de desviación de la capa de fibras nerviosas de la retina (CFNR) en la región peripapilar y el grosor de la capa plexiforme interna/célula ganglionar macular. Este paciente muestra un daño glaucomatoso avanzado tanto en la región peripapilar como en la macular. ACG, análisis de células ganglionares; CPI, capa plexiforme interna; GCL, capa de células ganglionares; OD,: ojo derecho; OS, ojo izquierdo.

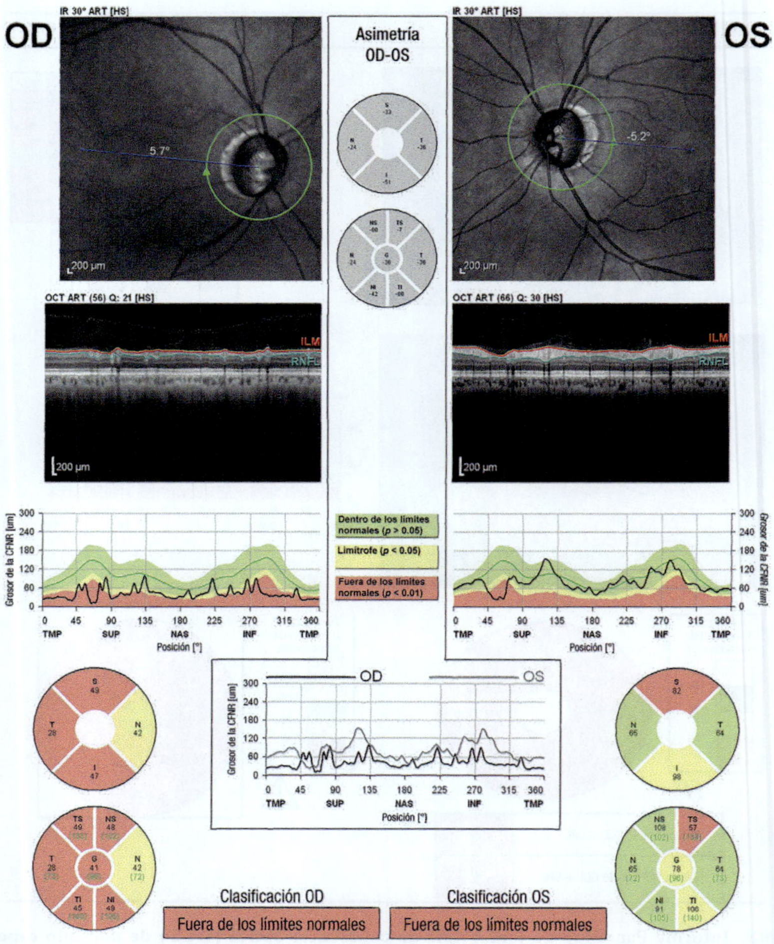

FIGURA 6-9. Tomografía de coherencia óptica (OCT) de dominio espectral, ojo glaucomatoso. OCT de la capa de fibras nerviosas de la retina (CFNR) peripapilar que muestra daño generalizado en el ojo derecho y un defecto focal superior en el ojo izquierdo. INF, inferior; NAS, nasal; OD, ojo derecho; OS, ojo izquierdo; SUP, superior; TEMP, temporal.

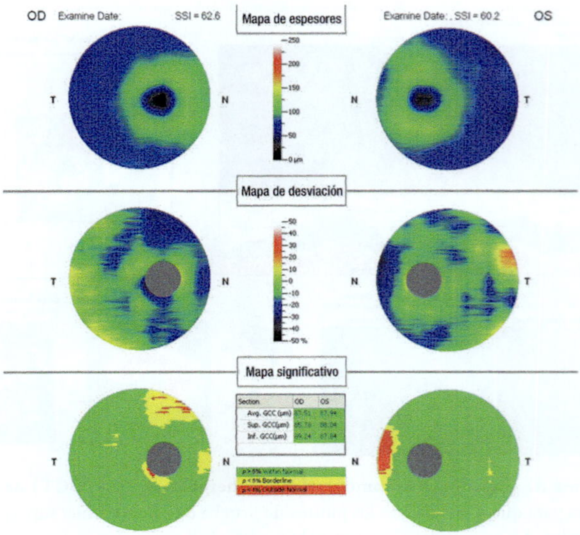

FIGURA 6-10. Tomografía de coherencia óptica (OCT) de dominio espectral, ojo glaucomatoso. OCT del complejo de células ganglionares maculares en un ojo glaucomatoso mostrando adelgazamiento focal en la región superonasal en el ojo derecho. OD, ojo derecho; OS, ojo izquierdo.

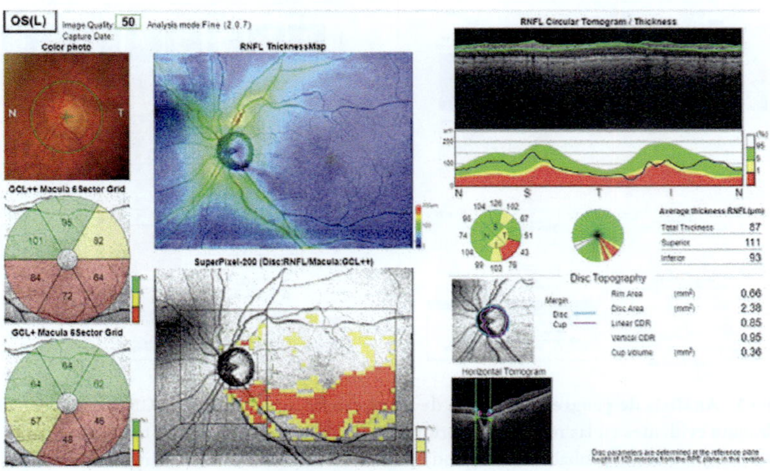

FIGURA 6-11. Informe de glaucoma de tomografía de coherencia óptica (OCT) de fuente de barrido. Se muestra un defecto en cuña inferotemporal que se extiende desde el margen discal hasta la región macular. La fotografía del nervio óptico (*arriba a la izquierda*) muestra un adelgazamiento del borde inferior. CFNR, capa de fibras nerviosas de la retina. GCL, capa de células ganglionares; OS, ojo izquierdo; (Cortesía del Prof. D. Lavinsky, MD.)

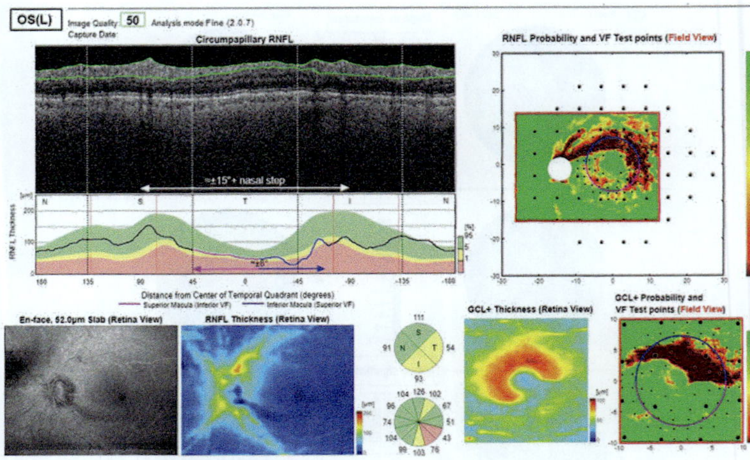

FIGURA 6-12. Informe de glaucoma por tomografía de coherencia óptica (OCT) de fuente de barrido. El mapa de grosores se gira para que coincida con los puntos de prueba de campo visual superpuestos para resaltar las ubicaciones con anormalidad esperada del campo visual (*arriba a la derecha* y *abajo a la derecha*). CV, campo visual. GCL, capa de células ganglionares; CFNR, capa de fibras nerviosas de la retina; SS, fuente de barrido; (Cortesía del Prof. D. Lavinsky, MD.)

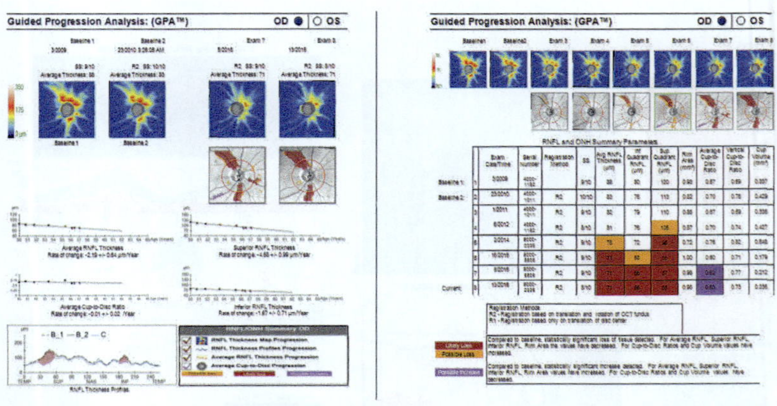

FIGURA 6-13. Análisis de progresión guiada de la cabeza del nervio óptico (CNO). Los defectos en cuña son gradualmente evidentes en las regiones superior e inferior. Tanto el análisis de tendencias como el de eventos muestran una progresión probable. La segunda página del informe (*derecha*) muestra los mapas de desviación de la capa de fibras nerviosas de la retina (CFNR) de cada visita y una tabla con las mediciones de los parámetros de la CNO en cada visita. OCT, tomografía de coherencia óptica.

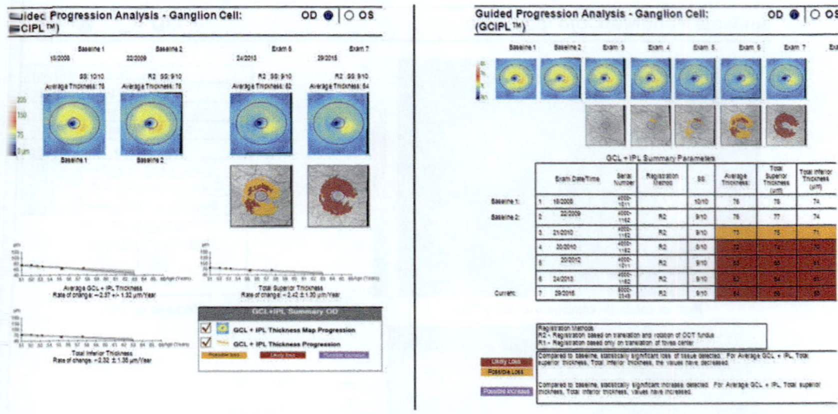

FIGURA 6-14. Análisis de progresión guiada de la capa plexiforme interna de las células ganglionares (CPICG) maculares. Pendientes significativas de progresión de la CPICG promedio, inferior y superior. La segunda página del informe (*derecha*) muestra los mapas de desviación de cada visita y una tabla con las mediciones de los parámetros maculares en cada visita. CV, campo visual. GCL, capa de células ganglionares; OCT, tomografía de coherencia óptica; SS, fuente de barrido.

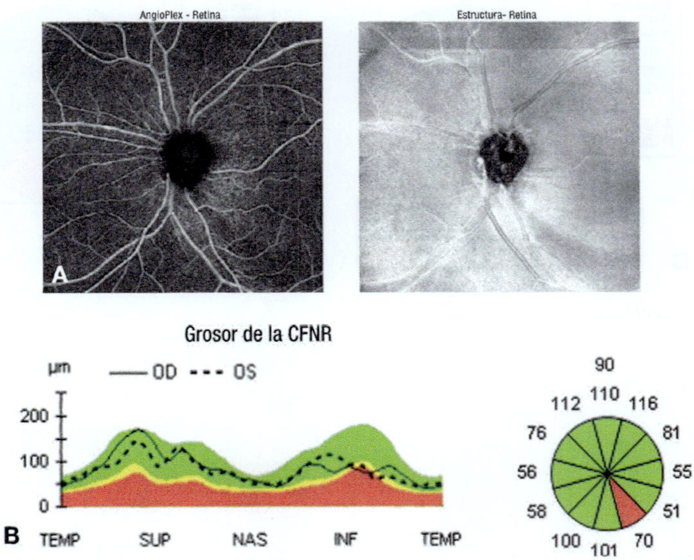

FIGURA 6-15. Angiografía por tomografía de coherencia óptica (OCT) e informe del espesor retiniano correspondiente. Mapas de angiografía (*izquierda*) que demuestran una cuña temporal inferior de caída vascular; se aprecia el correspondiente adelgazamiento de la capa de fibras nerviosas de la retina (CFNR; *derecha*). CV, campo visual. GCL, capa de células ganglionares; INF, inferior; NAS, nasal; SS, fuente de barrido; SUP, superior; TEMP, temporal.

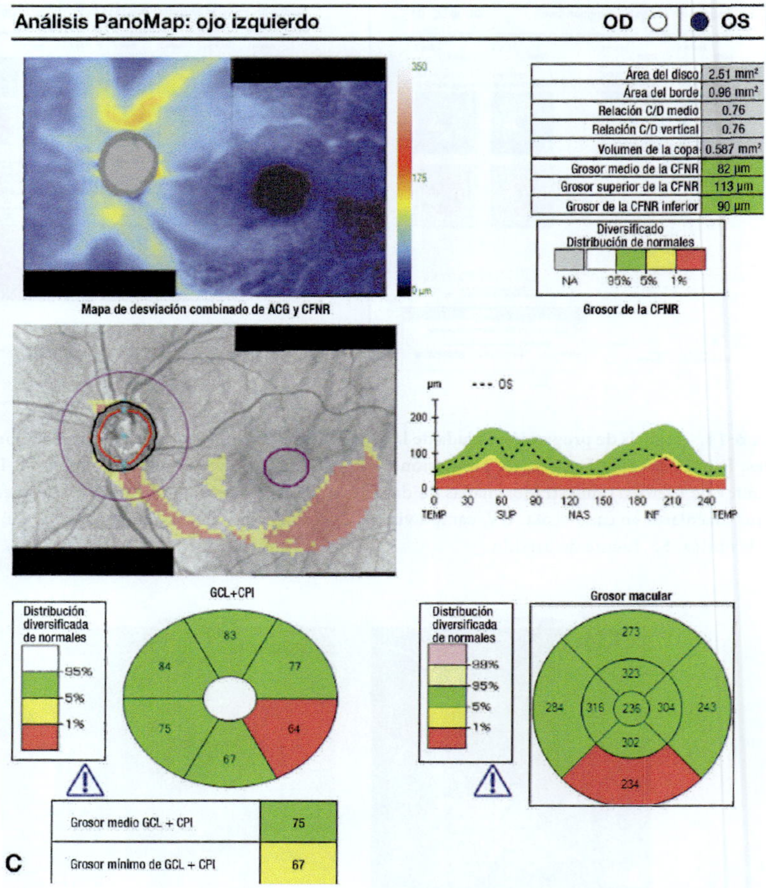

FIGURA 6-15. (*continuación*)

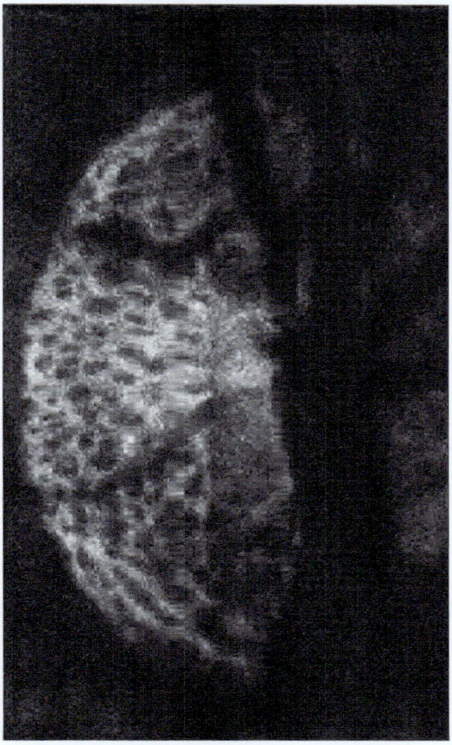

FIGURA 6-16. OCT de dominio espectral con óptica adaptativa. La incorporación de la tecnología de óptica adaptativa mejora la resolución transversal permitiendo resolver la microestructura de la lámina cribosa mostrando poros y haces.

CAPÍTULO

7

Pruebas psicofísicas

Douglas J. Rhee, Amy D. Zhang, Tara A. Uhler, L. Jay Katz y Joel Schuman

INTRODUCCIÓN

El objetivo de este capítulo es mostrar patrones de campo visual representativos para el glaucoma más que proporcionar una discusión exhaustiva de la perimetría. Existen varios textos dedicados de manera exclusiva a la descripción ampliada de la perimetría y atlas dedicados únicamente a los hallazgos perimétricos.

El término general de *pruebas psicofísicas* se refiere a las pruebas subjetivas de la visión de un ojo. En términos clínicos para el paciente con glaucoma, esto implica la perimetría para evaluar la visión periférica de un ojo. Dado que la fisiopatología del glaucoma afecta a la visión paracentral y periférica antes de afectar a la agudeza central, la evaluación del campo visual del paciente aporta ventajas tanto diagnósticas como terapéuticas. Es importante señalar que el uso del término visión *periférica* no significa necesariamente periferia lejana. De hecho, la mayoría de los defectos glaucomatosos del campo visual ocurren paracentralmente (dentro de los 24 grados de fijación). Nuestro uso del término *periférico* se refiere a todo lo que está más allá de la fijación central (es decir, más allá de los 5 a 10 grados centrales).

La sensibilidad al contraste no se evalúa de forma rutinaria en pacientes con glaucoma. La sensibilidad de contraste se ve afectada incluso en el glaucoma temprano (pero no en la hipertensión ocular, es decir, una presión intraocular [PIO] elevada sin la presencia de daño al nervio óptico), y empeora de manera progresiva con el daño continuado al nervio óptico. La sensibilidad al contraste está altamente correlacionada con los problemas visuales percibidos en pacientes con glaucoma (**fig. 7-1A**). La tabla de Pelli Robson es la más utilizada (**fig. 7-1B, C**), pero se han desarrollado otras tablas. Al realizar las pruebas, es importante utilizar una iluminación estándar.

Las placas de color de Ishihara no suelen verse afectadas en el glaucoma hasta fases muy avanzadas de la enfermedad. Incluso los pacientes con islas centrales de visión muy pequeñas presentan defectos mínimos en las cartillas de visión de color. Utilizando técnicas con una discriminación del color más refinada, los pacientes con glaucoma incluso incipiente pueden presentar disminuciones principalmente en el eje azul-amarillo, lo que se aprovecha en la prueba de perimetría automatizada de onda corta (SWAP, *short-wave automated perimetry*).

BIBLIOGRAFÍA

Anderson AJ, Sainer MJ. A control experiment for studies that show improved visual sensitivity with intraocular pressure lowering in glaucoma. *Ophthalmology*. 2014;121:2028–2032.

Anderson DR, Patella VM. *Automated Static Perimetry*. 2nd ed. Mosby; 1999.

Aulhorn E, Harms H. Early visual field defects in glaucoma. En: Leydhecker W, ed. *Glaucoma Symposium, Tutzing Castle, August 1966, Held in Connection with the 20th International Congress of Ophthalmology, Munich*. *S. Karger*; 1967:151–186.

Bambo MP, Ferrandez B, Guerri N, et al. Evaluation of contrast sensitivity, chromatic vision, and reading ability in patients with primary open-angle glaucoma. *J Ophthalmol*. 2016;2016:7074016.

Budenz DL. *Atlas of Visual Fields*. Lippincott-Raven; 1997.

Drance SM, Wheeler C, Patullo M. The use of static perimetry in the early detection of glaucoma. *Can J Ophthalmol*. 1967;2:249–258.

Ekici F, Loh R, Waisbourd M, et al. Relationships between measures of the ability to perform vision-related activities, vision-related quality of life, and clinical findings in patients with glaucoma. *JAMA Ophthalmol*. 2015;1333:1377–1385.

Fatehi N, Nowroozizadeh S, Henry S, Coleman AL, Caprioli J, Nouri-Mahdavi K. Association of structural and functional measures with contrast sensitivity in glaucoma. *Am J Ophthalmol*. 2017;178:129–139.

Harwerth RS, Carter-Dawson L, Shen F, et al. Ganglion cell losses underlying visual field defects from experimental glaucoma. *Invest Ophthalmol Vis Sci*. 1999;40:2242–2250.

Heijl A. Automatic perimetry in glaucoma visual field screening. A clinical study. *Albrecht Von Graefes Arch Klin Exp Ophthalmol*. 1976;200:21–37.

Heijl A, Lundqvist L. The location of earliest glaucomatous visual field defected documented by automatic perimetry. *Doc Ophthalmol Proceed Series*. 1983;35:153–158.

Katz J, Tielsch JM, Quigley HA, et al. Automated perimetry detects visual field loss before manual Goldmann perimetry. *Ophthalmology*. 1995;102:21–26.

Lynn JR. Examination of the visual field in glaucoma. *Invest Ophthalmol*. 1969;8:76–84.

Nuzzi R, Bellan A, Boles-Careenini B. Glaucoma, lighting and color vision. An investigation into their relationship. *Ophthlamologica*. 1997;211:25–31.

Quigley HA, Dunlelberger GR, Green WR. Retinal ganglion cell atrophy correlated with automated perimetry in human eyes with glaucoma. *Am J Ophthalmol*. 1989;107:453–464.

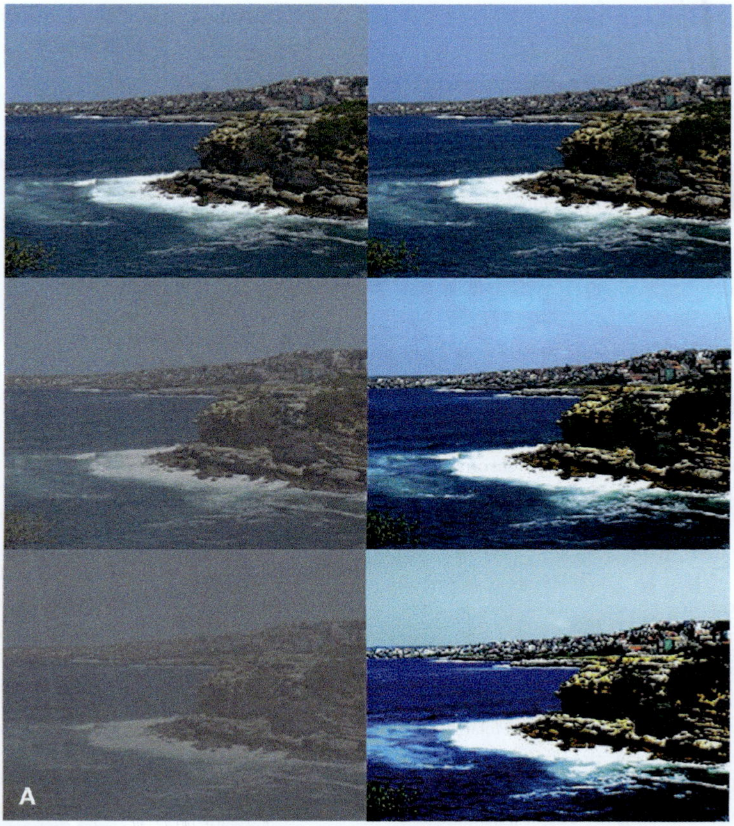

FIGURA 7-1. Sensibilidad al contraste. A. Simulación en Photoshop del efecto del empeoramiento de los niveles de contraste. La imagen original sin manipular es la superior izquierda. La columna de la izquierda disminuye el contraste en 50% (**centro izquierda**) y 75% (**abajo izquierda**). La columna de la derecha aumenta el contraste en 25% (**arriba a la derecha**), 50% (**centro a la derecha**) y 75% (**abajo a la derecha**). (Figura de https://commons.wikimedia.org/w/index.php?curid=750555.) Pelli Robson Contrast Sensitivity Chart.

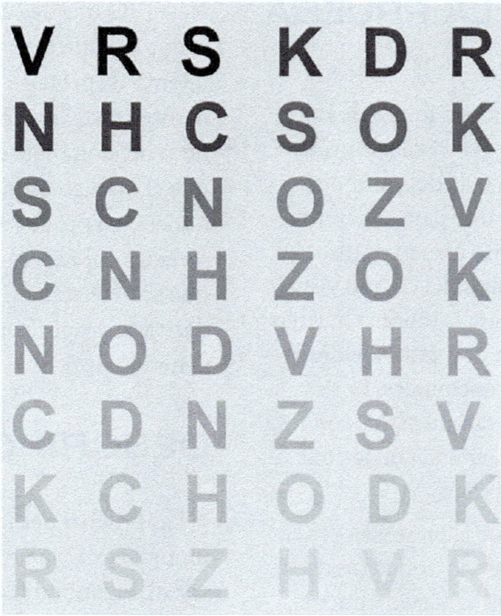

B

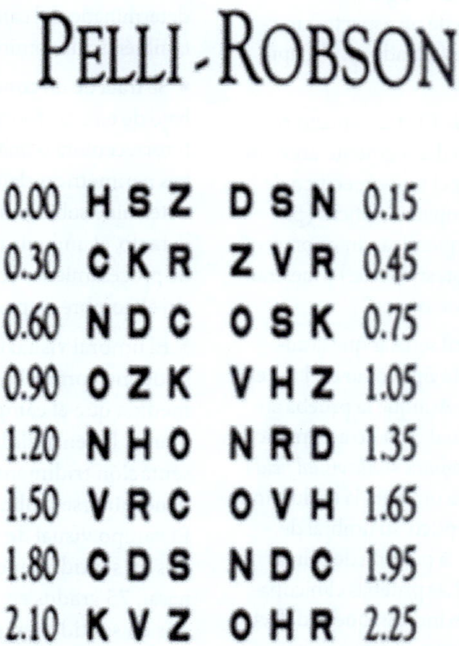

C

FIGURA 7-1. (*continuación*) (**B**) letras en tríadas con contraste decreciente a medida que se avanza de izquierda a derecha y hacia abajo en cada fila. La distancia de prueba es de 1 m utilizando una iluminación de 85 cd/mm^2. La puntuación de la prueba se registra por el triplete más tenue del que se identifican de manera correcta al menos dos letras. El valor logarítmico de la sensibilidad al contraste (SC) de este triplete viene dado por el número que aparece en la columna de puntuación. **C.** Muestra letras de ejemplo (diferentes de **A**) sin degradarse y los valores logarítmicos junto al triplete. A grandes rasgos, una percepción de contraste normal es ser capaz de ver de 6 a 7 líneas (de 12 a 14 tripletes), una pérdida moderada es ver de 4 a 5 líneas, una pérdida grave es ser capaz de ver de 2 a 3 líneas y una pérdida profunda se considera ver solo 1 línea.

OBJETIVO DE LA PRUEBA

Diagnóstico

- Como parte de la evaluación inicial de un paciente con sospecha de glaucoma, la prueba monocromática automatizada del campo visual es un aspecto importante para la determinación diagnóstica del daño glaucomatoso del nervio óptico. Las anomalías del campo visual tienen valor localizador para la lesión a lo largo de todo el tracto visual, que se extiende desde la retina hasta los lóbulos occipitales. Los defectos glaucomatosos del campo visual son los que se encuentran por lo general con lesiones localizadas en el nervio óptico.
- Es importante señalar que la presencia del denominado campo del nervio óptico (es decir, defectos que se localizan en el nervio óptico) no es por sí solo diagnóstico de glaucoma. Esto debe ocurrir en presencia de un aspecto característico del nervio óptico (tratado en el Capítulo 6) y de antecedentes.
- Otros hallazgos, como la PIO, el aspecto gonioscópico y los hallazgos del segmento anterior, pueden ayudar a clasificar el tipo específico de glaucoma. Todas las neuropatías ópticas (p. ej., neuropatías ópticas isquémicas anteriores, neuropatías ópticas compresivas, etc.) muestran campos visuales del "nervio óptico".
- También es fundamental señalar que la ausencia de campo del nervio óptico no excluye el diagnóstico de glaucoma. Aunque la prueba automatizada del campo visual estático acromático (AASVF, *automated achromatic static visual field*) sigue siendo el estándar de oro para la evaluación de la función del nervio óptico, su umbral de sensibilidad para detectar la pérdida de células ganglionares es limitado. Las pruebas clinicopatológicas y experimentales indican que el defecto más temprano del campo visual detectable mediante AASVF corresponde aproximadamente a 40% de pérdida de células ganglionares.

Manejo

- Las pruebas AASVF, junto con las evaluaciones seriadas del nervio óptico, siguen siendo el estándar de oro para el seguimiento del glaucoma.
- La PIO meta es el intervalo terapéutico en el que modificamos la fisiología ocular en un intento de proteger al nervio óptico de mayor barotrauma. Sin embargo, la determinación de la presión meta es empírica, lo que significa que el médico estima cuál es la PIO objetivo o meta. La prueba AASVF y las evaluaciones seriadas del nervio óptico son las formas en que se determina si ese intervalo de presión derivado empíricamente es eficaz para proteger el nervio óptico.

DESCRIPCIÓN

- Las pruebas perimétricas determinan el umbral visual en un lugar concreto del campo visual. El umbral visual se define como el nivel mínimo de luz que puede percibirse en un lugar determinado del campo visual; este concepto también se denomina *sensibilidad retiniana.*
- Se trata de un concepto diferente del nivel más bajo de energía fótica que estimulará una célula fotorreceptora o una zona de la retina. Las pruebas perimétricas dependen de que el paciente determine subjetivamente lo que puede ver. Por lo tanto, el umbral visual está sujeto a cierto nivel de procesamiento cognitivo e intrarretiniano, de ahí el nombre de prueba psicofísica.
- El umbral visual es más alto en la fóvea, que se define como el centro del campo visual. A medida que el campo se extiende periféricamente, la sensibilidad disminuye. La representación tridimensional de este hecho suele denominarse "colina de la visión" (**fig. 7-2**). El campo visual de un ojo se extiende 60 grados en sentido superior, 60 grados en sentido nasal, 75 grados en sentido inferior y 100 grados en sentido temporal.
- Existen dos métodos principales de perimetría: estática y cinética (**fig. 7-3**).
    - Históricamente, primero se desarrollaron diversas formas de pruebas cinéticas, que suelen realizarse de forma manual. En resumen, se lleva un estímulo visual de tamaño e intensidad conocidos desde la periferia

lejana, donde no se esperaría que se percibiera hacia el centro. En algún momento, se desplazará a una zona en la que se perciba; este es el umbral visual en ese lugar. Este proceso se continúa con estímulos variables de tamaño e intensidad para obtener un mapa topográfico de la colina de la visión. El campo visual de Goldmann intenta cartografiar todo el campo visual (**fig. 7-4**). Las máquinas de campo visual automatizadas más recientes pueden realizar pruebas cinéticas (**fig. 7-5**).

- Las pruebas estáticas del campo visual presentan estímulos visuales de diferentes tamaños e intensidades en lugares fijos. Aunque existen muchas estrategias diferentes para determinar el umbral visual, la mayoría utiliza el siguiente principio básico.
  - El examinador comienza presentando estímulos de mayor intensidad y, en pasos medidos, presenta estímulos de menor intensidad hasta que el paciente deja de percibir el estímulo. A continuación, la prueba se suele volver a comprobar presentando un estímulo de intensidad gradualmente creciente en incrementos más pequeños hasta que el paciente pueda percibir de nuevo el estímulo. Esa intensidad de luz se define como el umbral visual en esa región del campo visual. Por lo general, las pruebas estáticas del campo visual son automatizadas y presentan estímulos de color blanco sobre un fondo blanco, de ahí el nombre de pruebas AASVF.
  - Hay muchos fabricantes de máquinas AASVF; entre ellos se encuentran Humphrey (Carl Zeiss Meditec), Octopus (**fig. 7-6**) y Dicon.
- Se han desarrollado varios algoritmos de prueba, como el umbral completo, FASTPAC, STATPAC y el algoritmo de umbral interactivo sueco (SITA, *swedish interactive threshold algorithm*), entre otros. Varían en cuanto a la duración de la prueba y, ligeramente, en cuanto a la profundidad del defecto de campo.
- La fatiga visual está estrechamente correlacionada con una mayor duración de las pruebas y con la incomodidad al realizarlas, lo que puede influir en la precisión de la información obtenida. Las pruebas de umbral completo desarrolladas como estrategia original han sido ampliamente sustituidas por el SITA Standard, que redujo la duración de las pruebas en 50% sin afectar la precisión ni la reproducibilidad. El SITA Fast se desarrolló para sustituir al FASTPAC. Recientemente, se ha desarrollado el SITA Faster (SFR) para reducir aún más el tiempo de las pruebas (**fig. 7-7**).

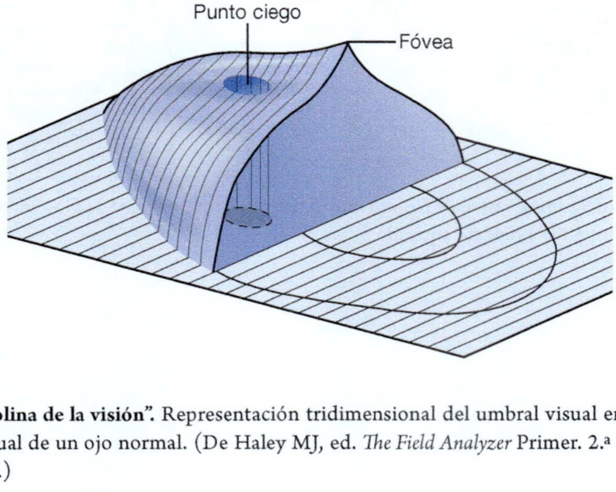

FIGURA 7-2. La "colina de la visión". Representación tridimensional del umbral visual en varias localizaciones dentro del campo visual de un ojo normal. (De Haley MJ, ed. *The Field Analyzer* Primer. 2.ª ed. Humphrey Instruments; 1987:4. Fig. 1.)

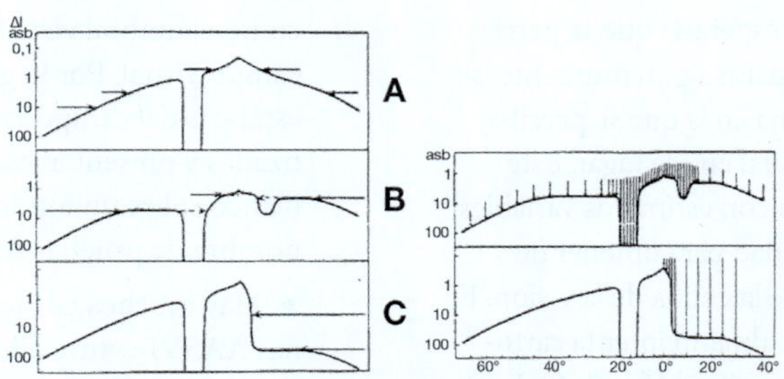

FIGURA 7-3. Comparación de la perimetría estática y cinética. Las pendientes y los escotomas se muestran mejor con la perimetría estática que con la cinética. **A.** Aunque el campo visual normal, con su pendiente gradual y la ausencia de escotomas anormales, queda bien delineado por la prueba cinética, la presencia de defectos de campo hace que este método sea menos preciso que la prueba estática. **B.** La pendiente temporal plana podría dar una respuesta en cualquier punto entre 40 y 12 grados si el objeto de prueba fuera óptimo para probar esa zona. Nasalmente, la mejor prueba cinética seleccionada podría dar una respuesta en cualquier punto entre 25 y 7 grados, y pasaría por alto el escotoma relativo entre 7 y 12 grados. **C.** Cuando la pendiente es pronunciada, la perimetría cinética suele delinear bien el defecto con unos pocos objetos de prueba bien elegidos, pero la elección suele ser arbitraria y puede no revelar qué tan pronunciada es realmente la pendiente. Las pruebas estáticas aclaran bien las pendientes planas y los escotomas pequeños en **D** y ambos tipos de pendientes en **E.** (De Leydhecker W. *Glaucoma Symposium, Tutzing Castle, August 1966, held in Connection with the 20th International Congress of Ophthalmology, Munich.* S. Karger; 1967:151-186. Con permiso de S. Karger AG, Basilea, Suiza).

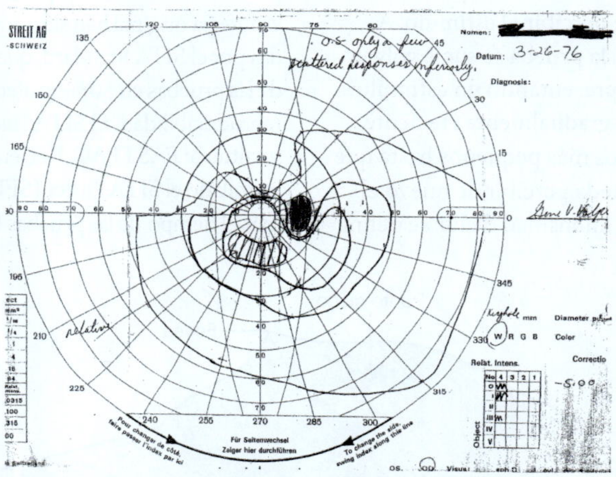

FIGURA 7-4. Prueba del campo visual de Goldmann. Prueba del campo visual de Goldmann del ojo derecho que muestra escalón nasal superior y defecto aqueado.

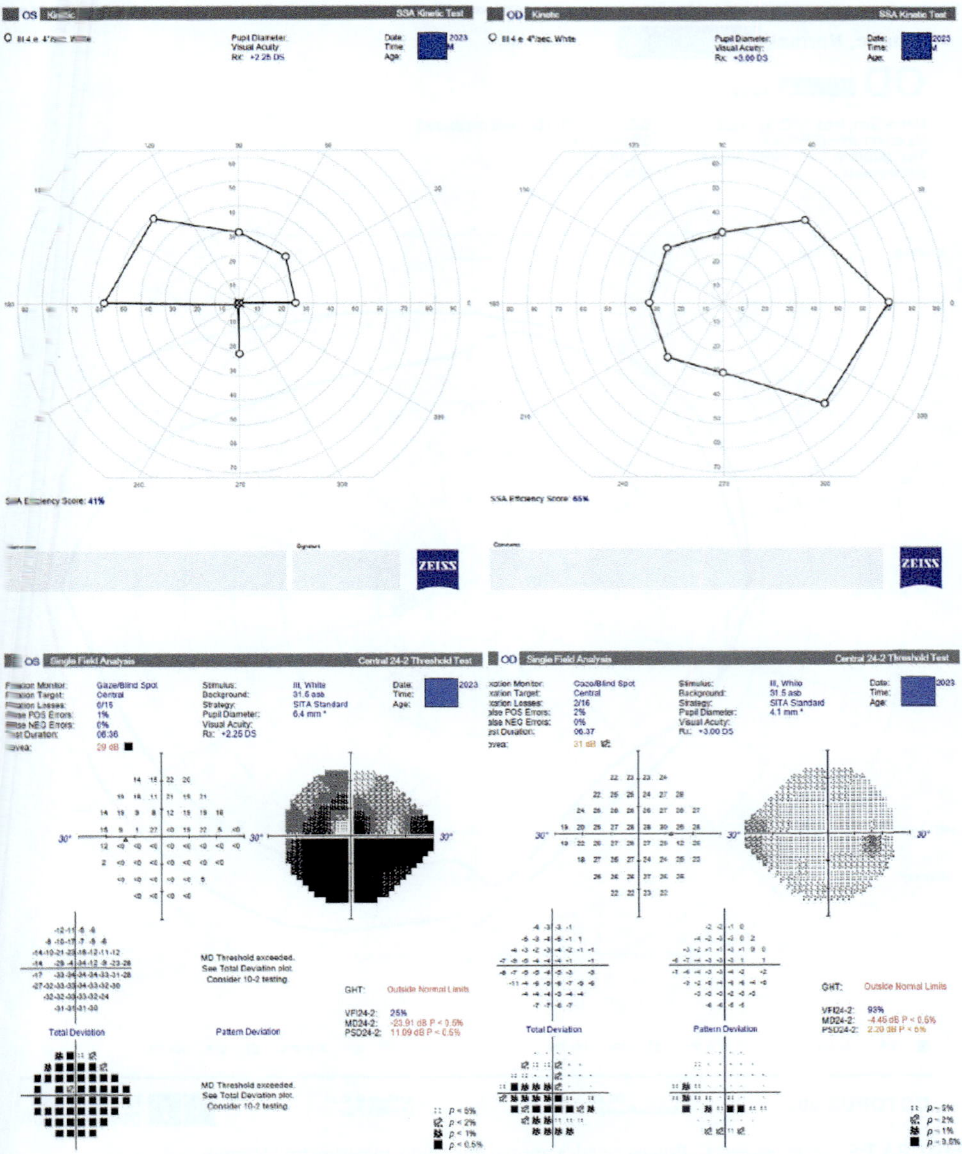

FIGURA 7-5. **Prueba cinética automatizada. A.** Prueba cinética con un solo isóptero utilizando un HVF3 de Zeiss de un paciente con daño glaucomatoso. **B.** El correspondiente campo visual automatizado del mismo paciente.

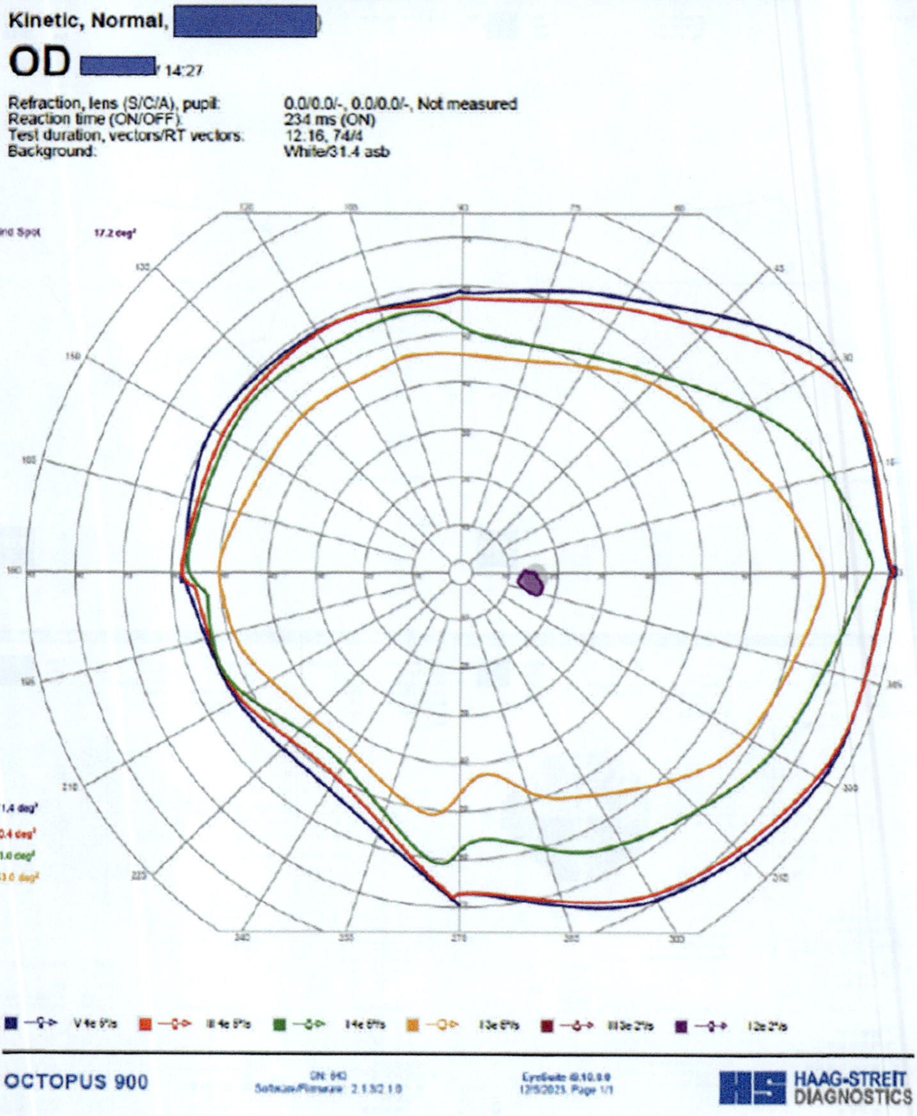

FIGURA 7-5. (*continuación*) C. Prueba cinética normal utilizando un perímetro Octopus.

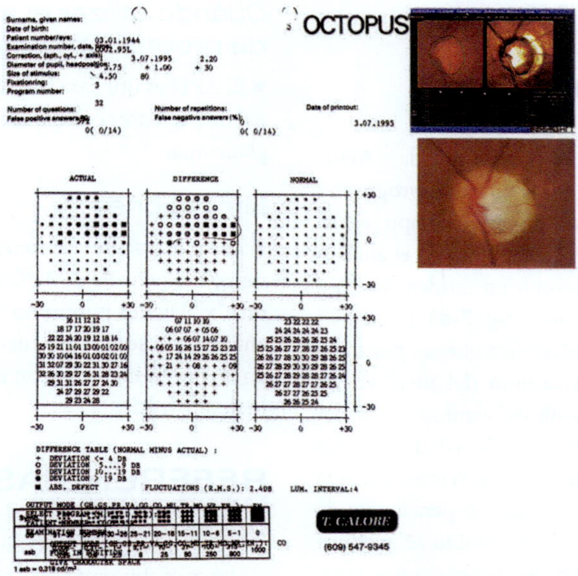

FIGURA 7-6. **Prueba automatizada del campo visual estático acromático (AASVF) Octopus** con la correspondiente fotografía del nervio óptico y tomografía retiniana de Heidelberg.

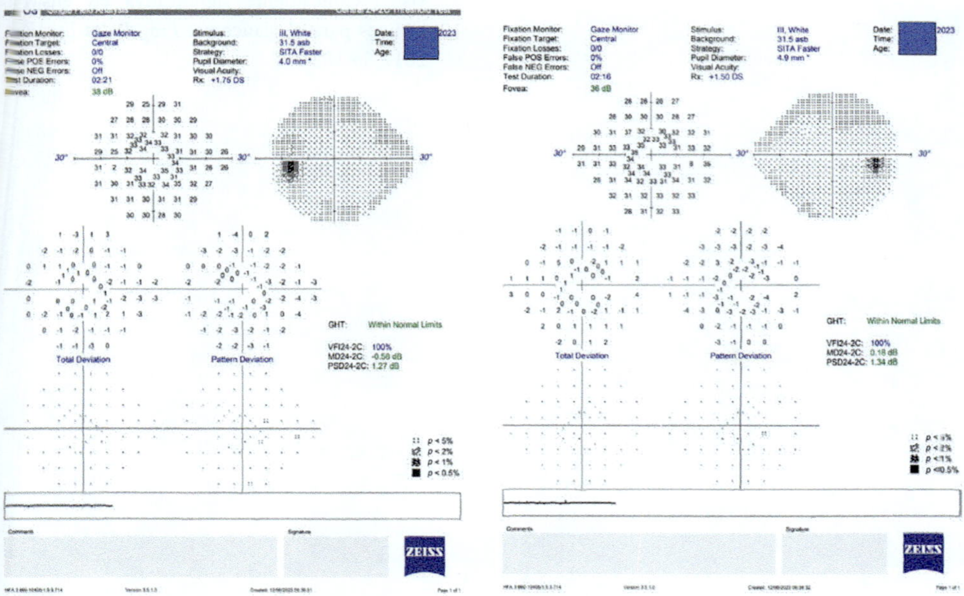

FIGURA 7-7. **SITA Faster.** Paciente normal.

ANÁLISIS DE LA PROGRESIÓN DEL GLAUCOMA

El análisis de progresión guiada (APG) es una técnica de análisis de progresión disponible en el informe del campo visual Humphrey.[1,2] El APG incluye tanto el análisis basado en eventos como en tendencias para identificar la progresión (**fig. 7-8**). El análisis basado en eventos identifica que un punto ha progresado cuando cambió del nivel en las pruebas basales más allá del cambio que se detectó en la población. El análisis de tendencias utiliza la regresión lineal para determinar si la pendiente en cualquier visita supera la tasa de no progresión. Cuando el cambio se produce en el mismo lugar en dos pruebas consecutivas, el APG marca "posible progresión". La "Probable progresión" se marca cuando se detecta un cambio en tres pruebas consecutivas.

Cuándo utilizar el análisis de progresión guiado

- El APG es útil para la evaluación longitudinal de pacientes con glaucoma y sospecha de glaucoma.

Limitaciones

- Los puntos que se deprimen más allá del rango del *software* de APG se identifican con una "x". Dichos puntos no se utilizan en el análisis, y si se está produciendo progresión en un punto marcado con una "x", el APG no lo demostrará.

REFERENCIAS

1. Bengtsson B, Heijl A. A visual field index for calculation of glaucoma rate of progression. *Am J Ophthalmol.* 2008;145:343-353.
2. De Moraes CG, Liebmann JM, Levin LA. Detección y medición de la progresión del campo visual clínicamente significativa en ensayos clínicos para el glaucoma. *Prog Retin Eye Res.* 2017;56:107-147.

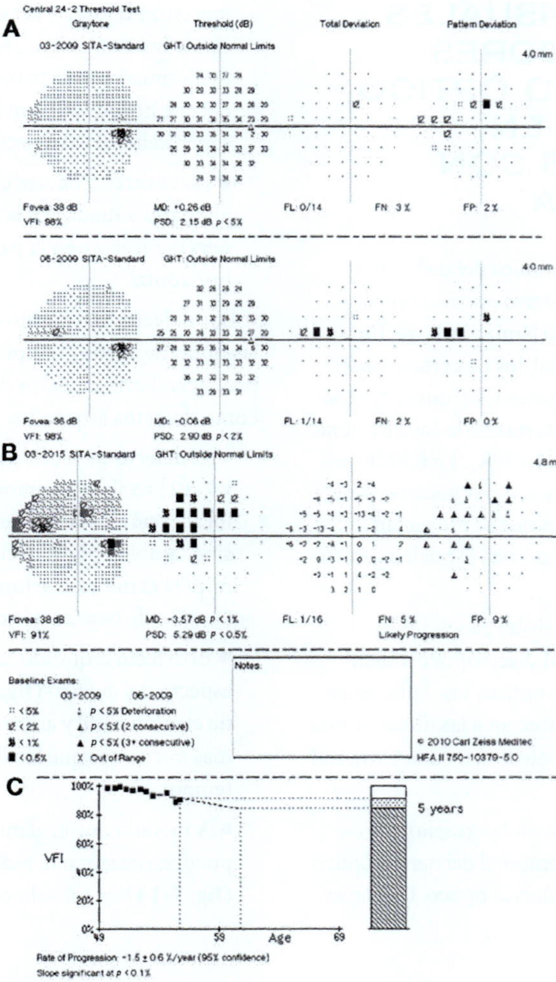

FIGURA 7-8. **Análisis de progresión guiada** de un ojo glaucomatoso que muestra progresión probable en la última visita (**B**) en comparación con los exámenes de referencia (**A**). Análisis de tendencia (**C**) mostrando una pendiente significativa de progresión en el tiempo y progresión proyectada.

CAMPOS VISUALES LOCALIZADORES DEL NERVIO ÓPTICO COMUNES EN PACIENTES CON GLAUCOMA

- La localización anatómica del defecto en el glaucoma es en el nervio óptico, con puntos focales dentro de la lámina cribosa. En la prueba de campo visual, los defectos visuales se manifiestan en patrones relativamente específicos debido a la anatomía de la capa de fibras nerviosas de la retina (CFNR). La CFNR está compuesta principalmente por los axones de las células ganglionares que se proyectan a través del nervio óptico hasta el núcleo geniculado lateral (**fig. 7-9**).
- Los axones de las células ganglionares situadas nasalmente al disco óptico viajan directamente al disco óptico; los defectos en el nervio óptico que afectan a las fibras de esta región producen un defecto en cuña temporal (**fig. 7-10**).
  - Los axones de las células ganglionares situadas en la parte temporal del nervio óptico se arquean hacia el nervio óptico. Una línea que cruza la fóvea y el nervio óptico define el rafe horizontal. Las células ganglionares están situadas en la parte superior del arco del rafe horizontal y envían sus fibras a la cara superotemporal del nervio óptico.
  - Lo contrario ocurre con las células ganglionares situadas en la parte temporal del nervio óptico y en la parte inferior del rafe horizontal.
- Los defectos del nervio óptico que afectan a las fibras de la zona temporal al nervio óptico producen tanto defectos de escalón nasal como defectos arqueados.
  - El defecto de escalón nasal (**figs. 7-11** y **7-12**) recibe su nombre no solo por la localización nasal del defecto de campo, sino también por el hecho de que el defecto respeta el meridiano horizontal. El rafe horizontal es la base anatómica de este aspecto.
  - El defecto arqueado recibe su nombre del aspecto del defecto (**fig. 7-13**). Los defectos de escalón nasal y arqueado son mucho más frecuentes que los defectos de cuña temporal.
  - A medida que el glaucoma progresa, pueden presentarse múltiples defectos (**fig. 7-14**) en un solo ojo (**fig. 7-15**).

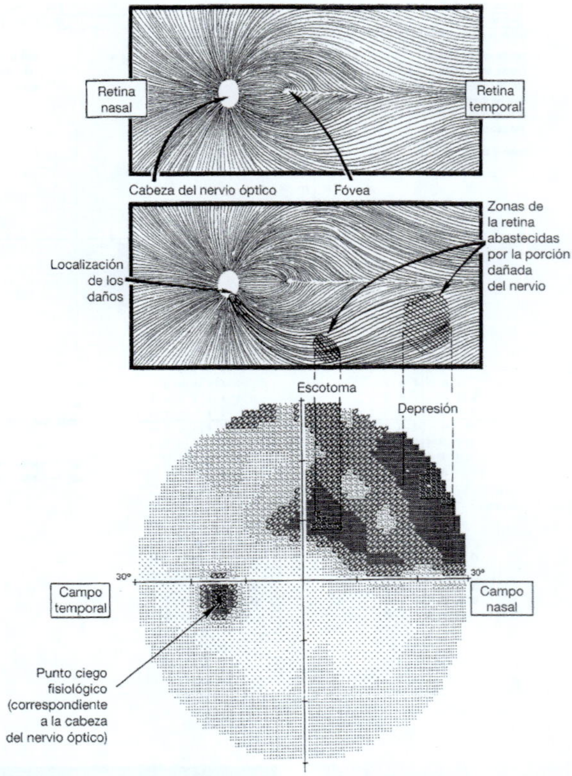

FIGURA 7-9. **Daño glaucomatoso a los haces nerviosos y localización de las anomalías visuales resultantes.** El daño en el polo inferior del disco óptico causa anomalías en el campo visual como se muestra (ojo izquierdo). (De Anderson DR, Patella VM. *Automated Static Perimetry*. 2.ª ed. Mosby; 1999:51. Fig. 4-4.)

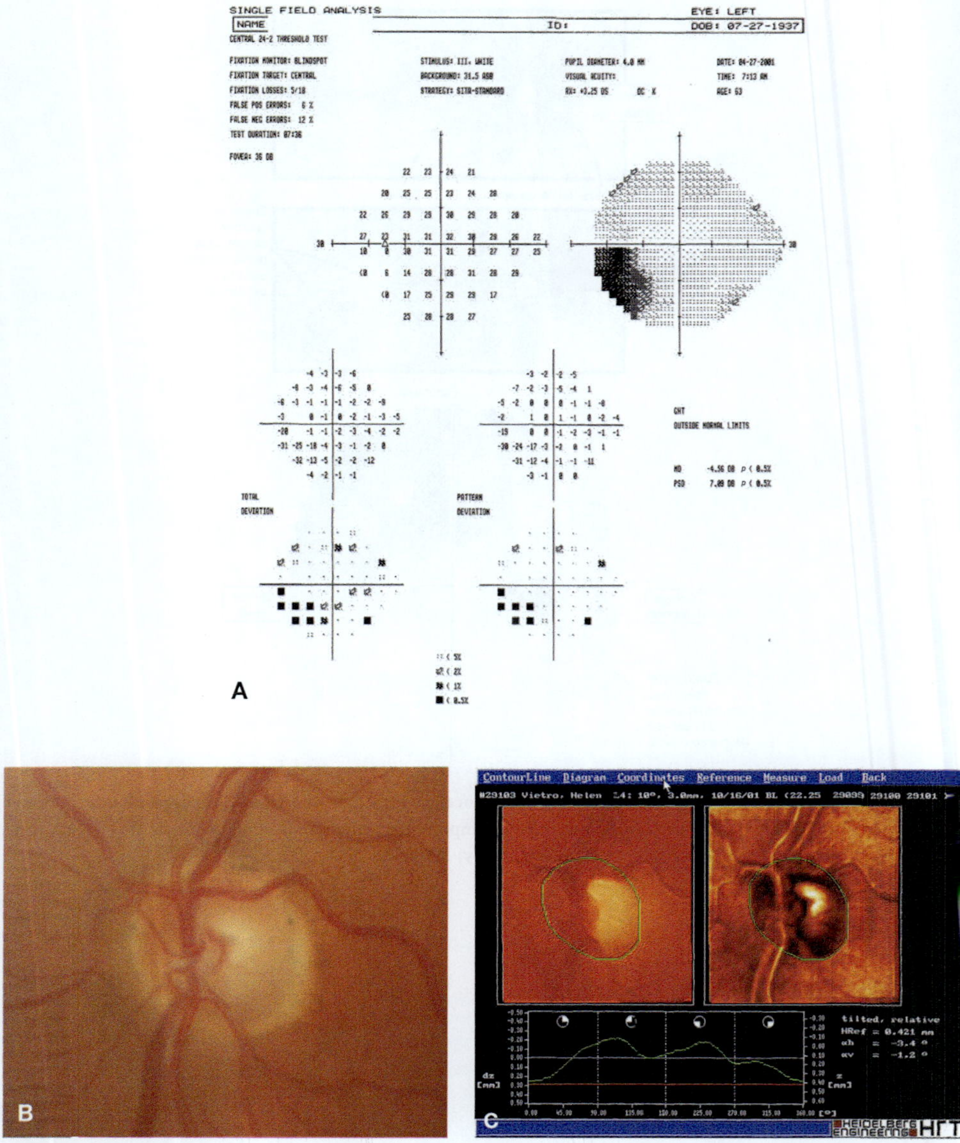

FIGURA 7-10. Cuña temporal. A. Prueba automatizada del campo visual estático acromático de Humphrey. **B.** Fotografía correspondiente del nervio óptico que muestra cierto adelgazamiento nasal. **C.** Tomografía retiniana de Heidelberg correspondiente.

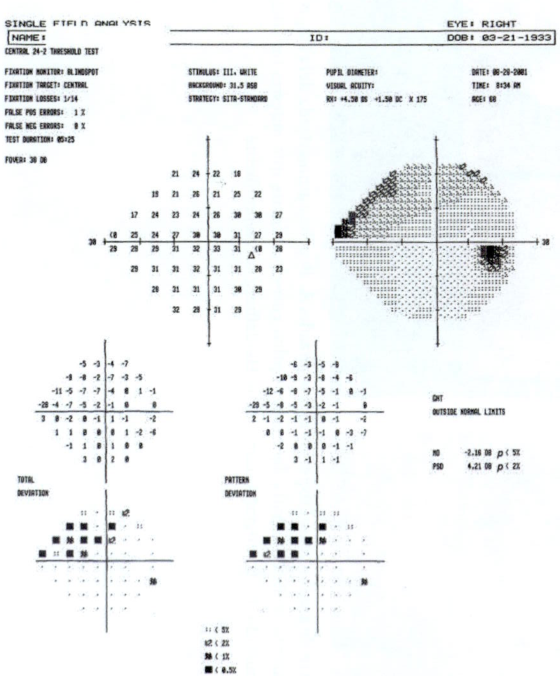

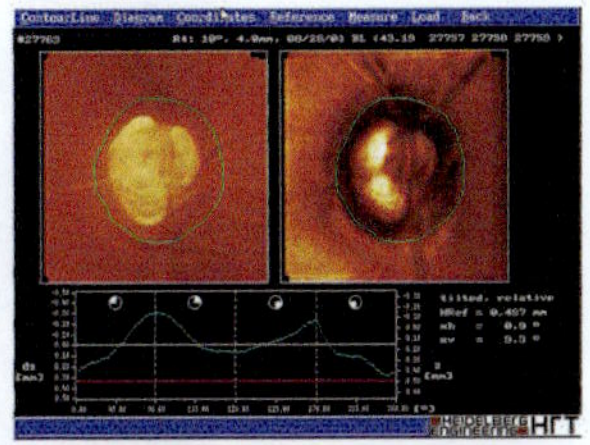

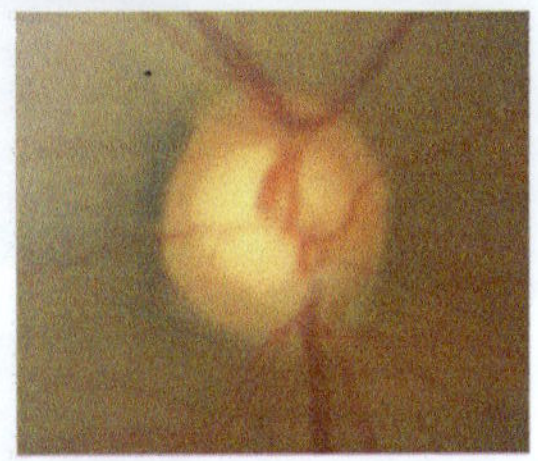

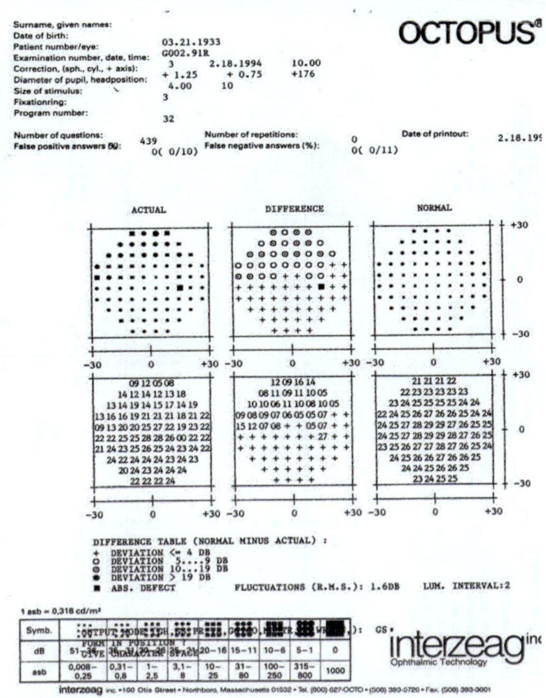

FIGURA 7-11. Defecto de escalón nasal superior temprano. Este paciente se ha sometido a pruebas automatizadas del campo visual estático acromático de Humphrey y Octopus. También se proporciona la correspondiente fotografía del nervio óptico y la tomografía de retina de Heidelberg que muestra un adelgazamiento inferotemporal temprano. Aunque los campos visuales de Humphrey y Octopus están separados por muchos años, este paciente no tuvo progresión clínica de la enfermedad, por lo que los campos son aproximadamente comparables.

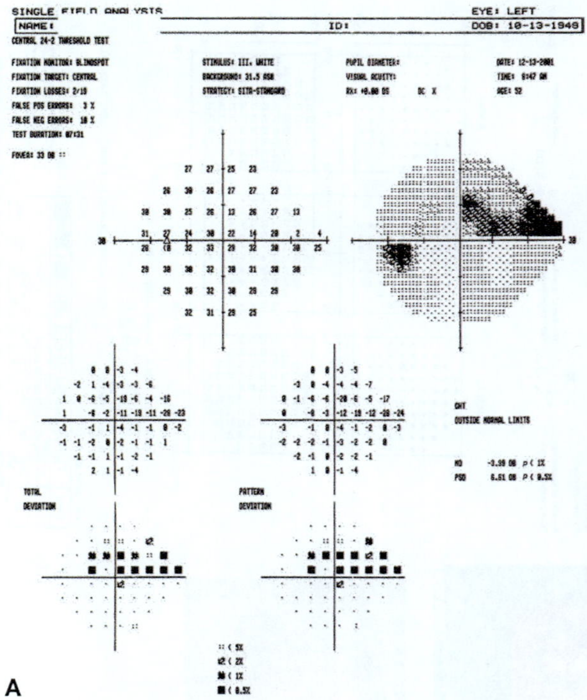

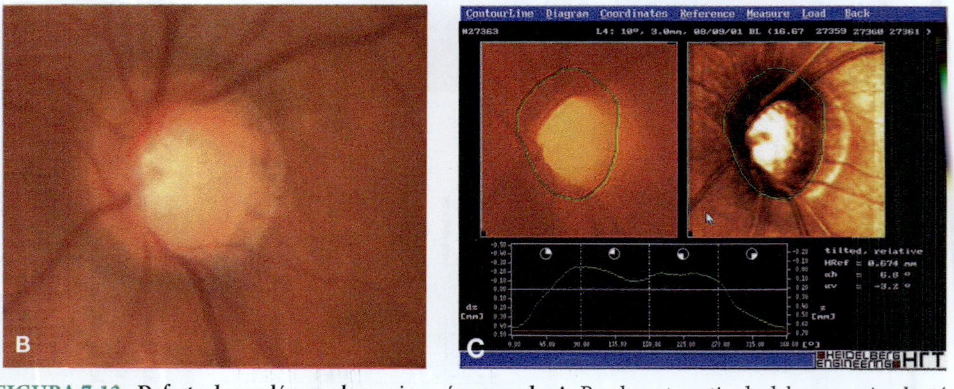

FIGURA 7-12. **Defecto de escalón nasal superior más avanzado. A.** Prueba automatizada del campo visual estático acromático de Humphrey. **B.** Fotografía del nervio óptico correspondiente que muestra un adelgazamiento inferotemporal más avanzado. **C.** Tomografía retiniana de Heidelberg correspondiente.

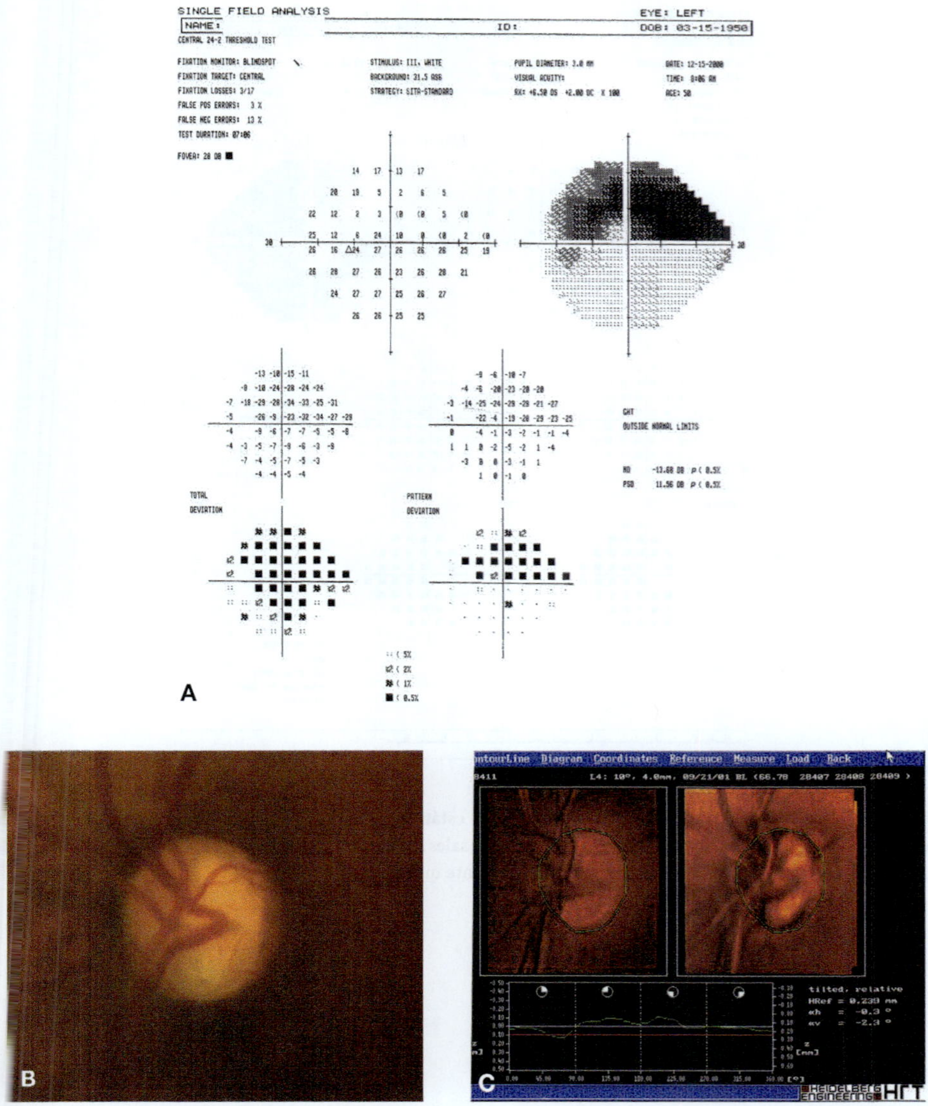

FIGURA 7-13. Defecto arqueado. A. Prueba automatizada del campo visual estático acromático de Humphrey. **B.** Fotografía correspondiente del nervio óptico mostrando cierto adelgazamiento nasal. **C.** Tomografía retiniana de Heidelberg correspondiente.

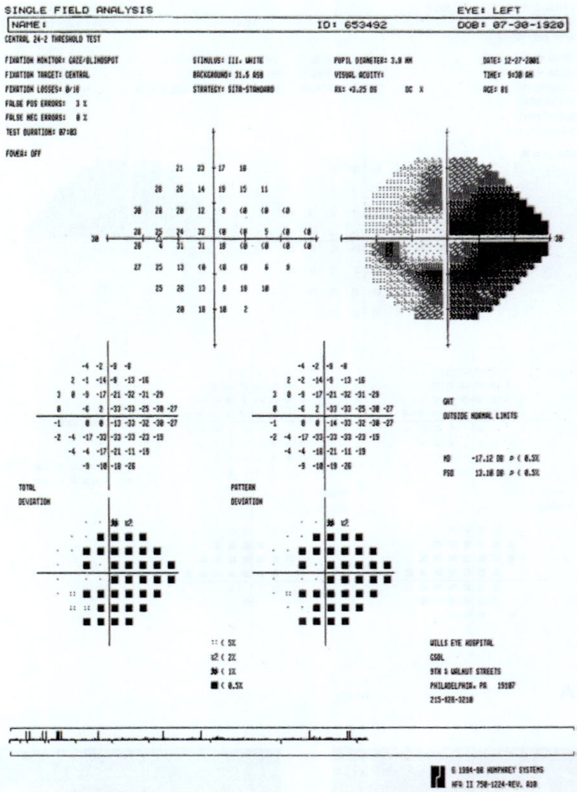

FIGURA 7-14. Prueba automatizada del campo visual estático acromático de una máquina Humphrey que demuestra una combinación de defectos. Hay escalones nasales superiores e inferiores con defectos arqueados inferiores y superiores. El arqueado inferior es más prominente que el superior.

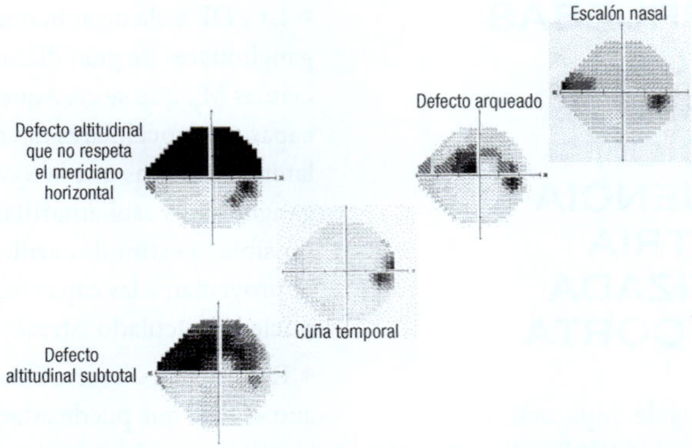

FIGURA 7-15. Resumen de los defectos característicos del campo visual glaucomatoso que se localizan en la capa de fibras nerviosas de la retina.

NUEVAS PRUEBAS PSICOFÍSICAS: PERIMETRÍA DE DUPLICACIÓN DE FRECUENCIA Y PERIMETRÍA AUTOMATIZADA DE ONDA CORTA

- Tanto la perimetría de duplicación de frecuencia (PDF) como la SWAP se basan en el aislamiento de una subpoblación de células ganglionares.
- La PDF aísla un subconjunto de células ganglionares de gran diámetro, denominadas células M_y, que se cree que se proyectan a las capas magnocelulares del núcleo geniculado lateral, mientras que la SWAP aísla células ganglionares azul-amarillas biestratificadas sensibles a estímulos azules que se cree que se proyectan a las capas parvocelulares del núcleo geniculado lateral.
- Estas tienen una sensibilidad de detección aumentada que puede estar relacionada con el aislamiento de una subpoblación de células ganglionares; existe una reserva funcional disminuida (**figs. 7-16** a **7-18**).

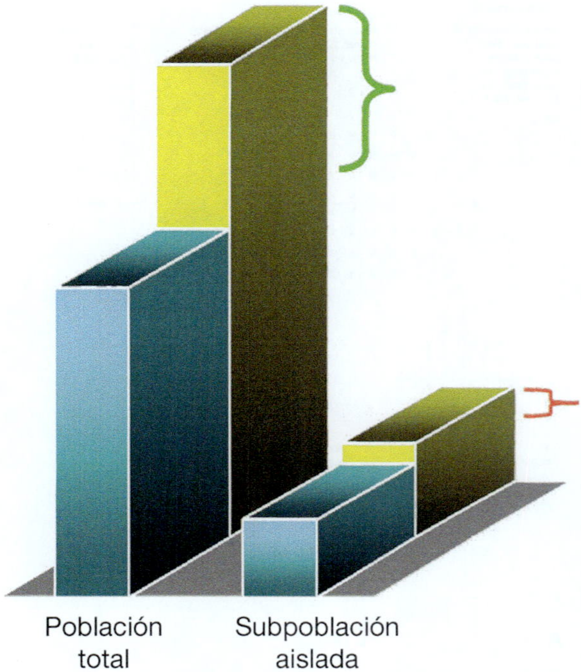

FIGURA 7-16. Esquema de la reserva funcional. Las *barras amarillas* representa esquemáticamente el número total de células ganglionares no dañadas. Las *barras azules* representan esquemáticamente el nivel de células ganglionares en el que se produciría una disfunción sintomática. Así, las diferencias representadas por los *corchetes rojo y verde* representan la reserva funcional.

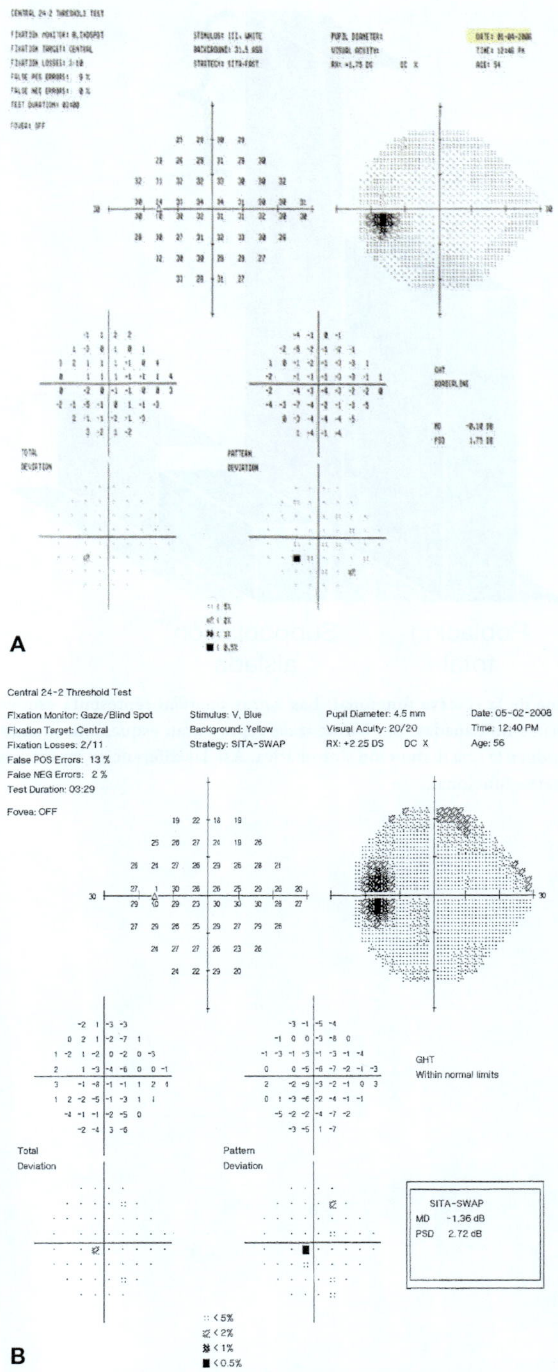

FIGURA 7-17. Campos visuales del mismo paciente utilizando las estrategias de prueba 24-2 del analizador de campo Humphrey (Zeiss) con la estrategia SITA-FAST (**A**), SITA SWAP 24-2 (**B**) y perimetría de duplicación de frecuencia 24-2 (**C**). **D.** El nervio óptico correspondiente. SITA, algoritmo de umbral interactivo sueco; SWAP, perimetría automatizada de onda corta.

OJO IZQUIERDO

Duración de la prueba: 04 : 24 min

Threshold (dB)

30	34	33	31
33	38	36	36
33	41	37	39
34	35	34	33

36

Desviación

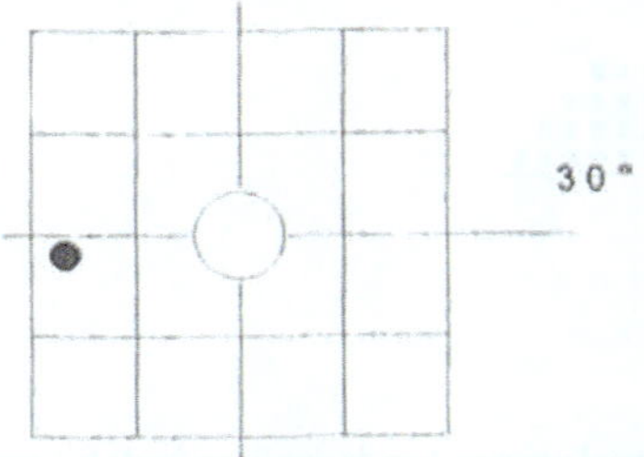

MD +2.56 dB
PSD +3.19 dB

FIXATION ERRS: 0/6
FALSE POS ERRS: 0/6
FALSE NEG ERRS: 0/3

Símbolos de probabilidad
P >= 5%
P < 5%
P < 2%
P < 1%
P < 0.5%

C

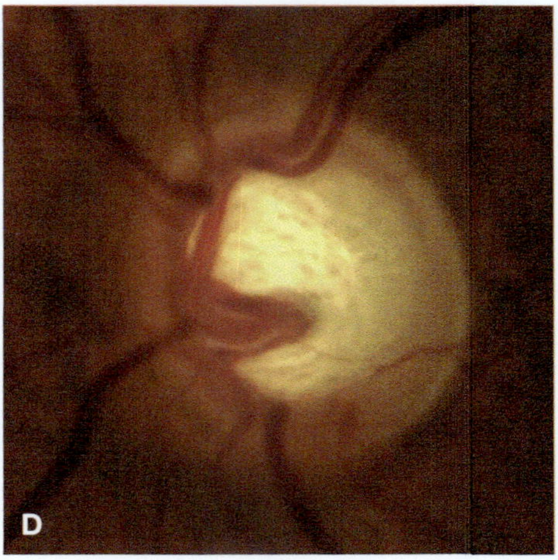

FIGURA 7-17. (*continuación*)

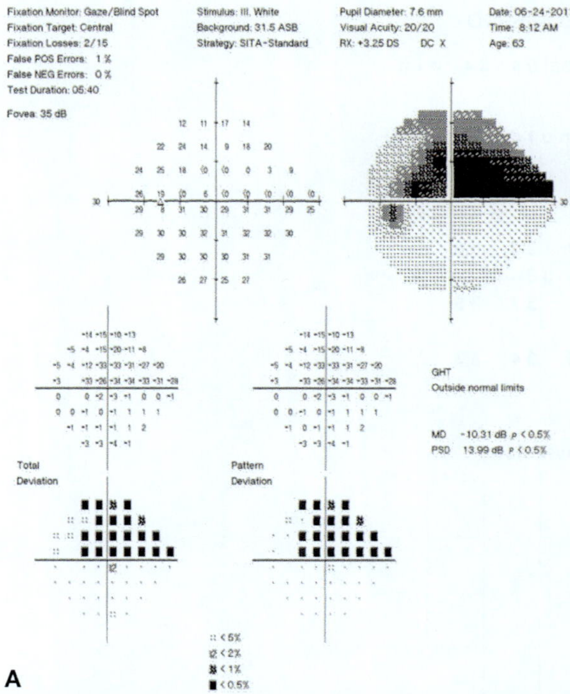

A

FIGURA 7-18. **Ejemplo de campo visual de Humphrey anormal y perimetría de duplicación de frecuencia (PDF).** Campo visual acromático correspondiente (**A**), campo visual PDF (**B**) y nervio óptico correspondiente (**C**).

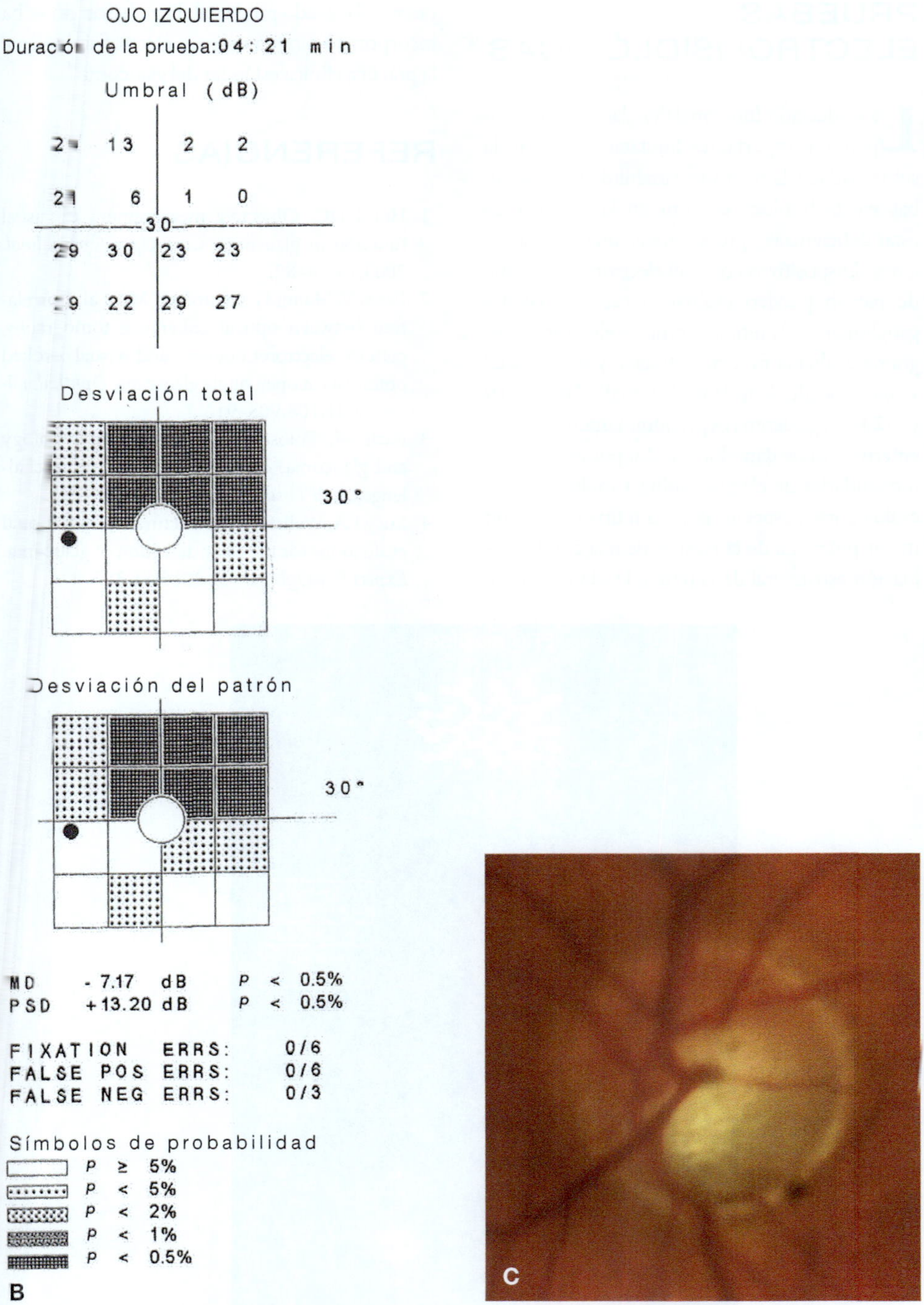

FIGURA 7-18. (*continuación*)

PRUEBAS ELECTROFISIOLÓGICAS

La evaluación funcional del glaucoma es propensa a importantes limitaciones, como la subjetividad y la marcada variabilidad. Las pruebas electrofisiológicas eliminan la mayoría de estas deficiencias y proporcionan una prueba objetiva. Dispositivos como el electrorretinograma de patrón pueden evaluar la capa de células ganglionares y la retina interna; el electrorretinograma evalúa la función retiniana y el potencial visual evocado de toda la vía visual[1-3] (**figs. 7-19** y **7-20**). El glaucoma es predominantemente una enfermedad de daño localizado; por lo tanto, las modalidades de electrofisiología multifocal que evalúan áreas específicas en la retina ofrecen un mejor potencial de correspondencia con la evaluación estructural de la retina. Hasta la fecha, a pesar del elevado potencial diagnóstico no se ha incorporado ningún examen electrofisiológico a la práctica clínica estándar del glaucoma.[4]

REFERENCIAS

1. Hood DC. Objective measurement of visual function in glaucoma. *Curr Opin Ophthalmol.* 2003;14:78–82.
2. Parisi V, Manni G, Centofanti M, et al. Correlation between optical coherence tomography, pattern electroretinogram and visual evoked potentials in open-angle glaucoma. *Ophthalmology.* 2001;108:905–912.
3. Bach M, Poloscheck CM. Electrophysiology and glaucoma: current status and future challenges. *Cell Tissue Res.* 2013;353:287–296.
4. Lucy KA, Wollstein G. Structural and functional evaluations for the early detection of glaucoma. *Expert Rev Ophthalmol.* 2016;11:367–376.

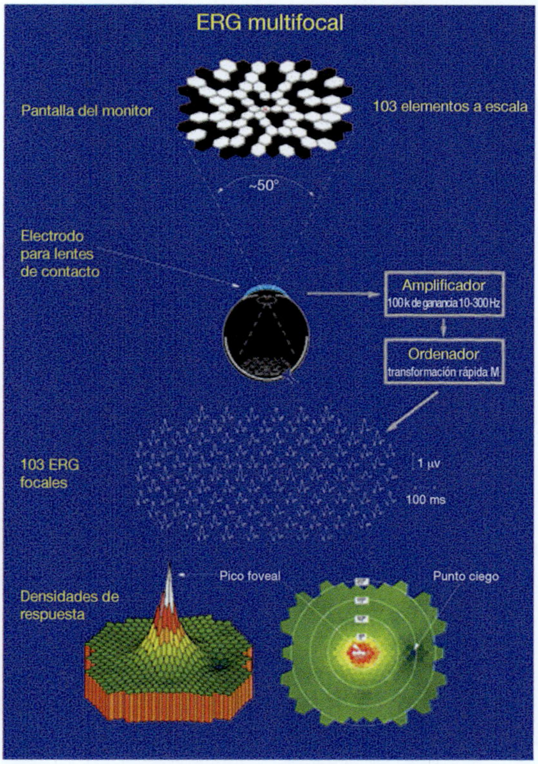

FIGURA 7-19. Electrorretinograma multifocal (mfERG). Representación esquemática del mfERG mostrando la matriz de estímulos, la matriz de trazos de respuesta y los gráficos tridimensionales y bidimensionales. (Cortesía de Erich Sutter, PhD, Electro-Diagnostic Imaging, San Mateo, CA).

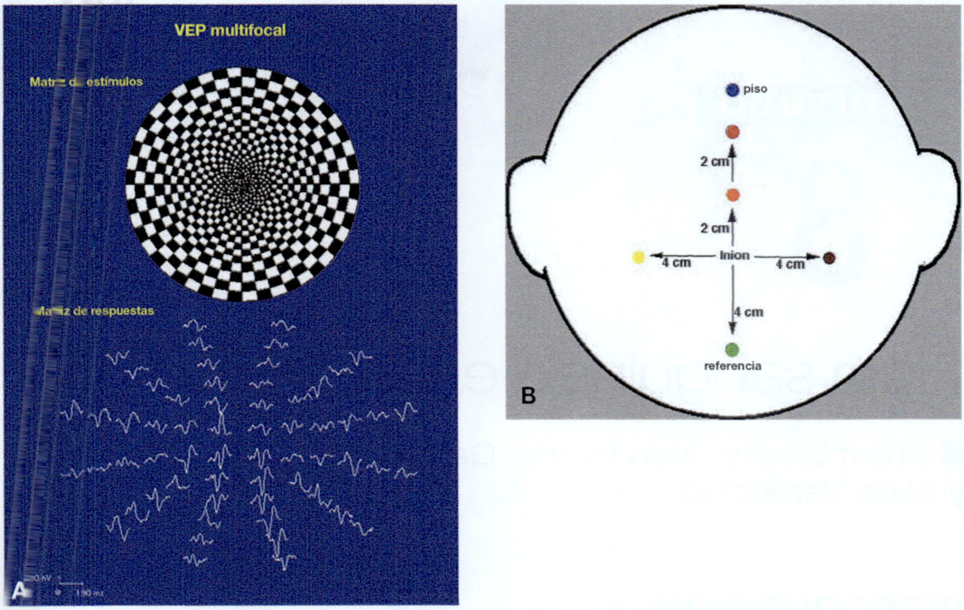

FIGURA 7-20. **Potencial evocado visual multifocal (mfVEP).** A. Matriz de estímulo y respuesta de un mfVEP normal. **B.** Diagrama de colocación de electrodos por encima y lateralmente al inion. (**A** y **B**, cortesía de Erich Sutter, PhD, Electro-Diagnostic Imaging, San Mateo, CA).

CAPÍTULO

8

Flujo sanguíneo en el glaucoma

Brent Siesky, Alon Harris, Gal Antman, Janet Coleman y Alice Verticchio

INTRODUCCIÓN

El glaucoma es una neuropatía óptica irreversible, progresiva y multifactorial con una variabilidad individual de los factores de riesgo, incluida una presión intraocular (PIO) relativamente elevada y una disfunción hemodinámica. Los lechos vasculares anatómicos importantes para el glaucoma incluyen las regiones peripapilar y macular de la retina, los vasos sanguíneos retrobulbares, la coroides peripapilar, la cabeza del nervio óptico (CNO) pre e intralaminar y el plexo capilar de la capa superficial de fibras nerviosas de la retina (CFNR; **fig. 8-1**). Tanto la hipertensión como la hipotensión han sido implicadas en el glaucoma, mientras que estudios longitudinales grandes y poblacionales han identificado la presión de perfusión ocular baja (calculada a partir de la presión arterial, PIO) como un factor de riesgo independiente para la prevalencia, incidencia y progresión de la enfermedad. Un conjunto diverso de estudios ha asociado una amplia variedad de biomarcadores vasculares oculares con el glaucoma, mientras que estudios longitudinales recientes más pequeños han identificado factores vasculares como predictores de la progresión del glaucoma de ángulo abierto (GAA). Debido a las elevadas tasas de comorbilidades sistémicas, incluidas las enfermedades cardiovasculares, la hipertensión y la diabetes, los pacientes de ascendencia africana con GAA pueden tener mayor predisposición vascular a la enfermedad en comparación con los de ascendencia europea, contribuyendo así a las disparidades de la enfermedad.

Los avances en las modalidades de imagenología no invasiva del flujo sanguíneo ocular y el metabolismo han mejorado la comprensión de la hemodinámica ocular y han ayudado a definir su papel en la fisiopatología del glaucoma. Sin embargo, las evaluaciones clínicamente traducibles del flujo sanguíneo ocular en lo que respecta a la atención al paciente siguen siendo un reto, ya que los biomarcadores hemodinámicos obtenidos mediante diversos métodos de imagen son intrínsecamente complejos y dinámicos, y requieren una cuidadosa interpretación individual. Además, ningún dispositivo de referencia es capaz de evaluar de forma exhaustiva todos los lechos vasculares relevantes afectados por el GAA; por lo tanto, una evaluación completa de la hemodinámica ocular requiere actualmente conocimientos específicos y múltiples modalidades de imagenología.

Las aplicaciones de inteligencia artificial (IA), incluidos el aprendizaje automatizado y el aprendizaje por transferencia, están proporcionando métodos novedosos para proporcionar mayor información a clínicos e investigadores a partir de diversos datos hemodinámicos. La modelización matemática ha cubierto lagunas de conocimiento cuando no es posible obtener datos de evaluaciones por imagen. En este capítulo se presentan y discuten las técnicas de imagen más utilizadas y las más novedosas para evaluar aspectos del flujo sanguíneo ocular y el metabolismo en humanos.

BIBLIOGRAFÍA

Costa VP, Harris A, Anderson D, et al. Ocular perfusion pressure in glaucoma. *Acta Ophthalmol.* 2014;92(4):e252–e266.

Flammer J. The vascular concept of glaucoma. *Surv Ophthalmol.* 1994;38(suppl):S3–S6.

Harris A, Guidoboni G, Siesky B, et al. Ocular blood flow as a clinical observation: value, limitations and data analysis. *Prog Retin Eye Res.* 2020;100841.

Nunez R, Harris A, Ibrahim O, et al. Artificial intelligence to aid glaucoma diagnosis and monitoring: state of the art and new directions. *Photonics.* 2022;9(11):810.

Siesky B, Harris A, Carr J, et al. Reductions in retrobulbar and retinal capillary blood flow strongly correlate with changes in optic nerve head and retinal morphology over 4 years in open-angle glaucoma patients of African descent compared with patients of European descent. *J Glaucoma.* 2016;25(9):750–757.

Siesky B, Wentz SM, Januleviciene I, et al. Baseline structural characteristics of the optic nerve head and retinal nerve fiber layer are associated with progressive visual field loss in patients with open-angle glaucoma. *PLoS One.* 2020;15(8):e0236819.

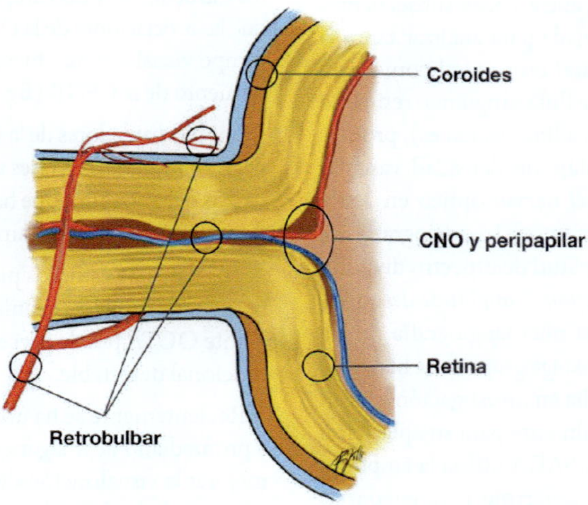

FIGURA 8-1. Tejidos vasculares evaluados en el glaucoma. Las áreas evaluadas con frecuencia en el glaucoma incluyen la retina, la coroides, la cabeza del nervio óptico (CNO) y la región peripapilar, así como los vasos sanguíneos retrobulbares.

ANGIOGRAFÍA POR TOMOGRAFÍA DE COHERENCIA ÓPTICA

Propósito

- Evaluación de la hemodinámica de la retina, el nervio óptico y la coroides.

Descripción

Los sistemas de angiografía por tomografía de coherencia óptica (OCTA, *optical coherence tomography angiography*) son modalidades de imagenología que se basan en la tecnología existente de tomografía de coherencia óptica (OCT, *optical coherence tomography*) para proporcionar imágenes tridimensionales (3D) no invasivas de alta resolución de los tejidos vasculares de la retina, la coroides y el nervio óptico. En principio, la OCTA utiliza las diferencias de amplitud entre haces subsecuentes de luz infrarroja reflejada para analizar tanto la información estructural transversal como para calcular la cantidad de flujo sanguíneo retiniano y coroideo (unidades adimensionales), proporcionando un porcentaje de densidad vascular (DV) en la retina y el nervio óptico en 3 o 4 segundos. Dos algoritmos, la angiografía de decorrelación de amplitud de espectro dividido (SSADA, *split-spectrum amplitude-decorrelation angiography*) y la microangiografía óptica (OMAG, *optical microangiography*), se han utilizado de manera amplia en investigación y están disponibles comercialmente para su aplicación clínica. El algoritmo SSADA utiliza la amplitud reflejada de un láser infrarrojo para encontrar la decorrelación entre *B-scan* consecutivos (**fig. 8-2**). La OMAG utiliza una transformación de Hilbert para evaluar las reflexiones de luz dispersa como estáticas o en movimiento. Estos cálculos se utilizan para generar imágenes 3D de alta resolución (18 μm en el plano coronal) de la vasculatura del disco óptico con segmentación de las capas vasculares (**fig. 8-3**), incluyendo la profundidad de la lámina cribosa (de 2 a 3 mm de profundidad de penetración), y proporcionan evaluaciones estructurales y vasculares simultáneas. El algoritmo especializado SSADA proporciona una reducción de los artefactos de los movimientos sacádicos del ojo, un alto índice señal-ruido y la continuidad de los vasos, así como la cuantificación de los vasos en términos de densidad e índice de flujo. La OMAG permite obtener imágenes capilares de alta sensibilidad y detectar un flujo sanguíneo tan lento como 4 μm/s[3].

- Los biomarcadores de la OCTA de DV son más bajos en personas con glaucoma primario de ángulo abierto (GPAA) y han demostrado una precisión diagnóstica similar en comparación con la medición del grosor de la CFNR para diferenciar entre personas sanas y aquellas con glaucoma (**fig. 8-4**).
- Los estudios transversales en pacientes con glaucoma indican correlaciones entre la DV peripapilar inferior, macular y de la CNO y los defectos estructurales y del campo visual; se ha descrito que las asociaciones de la DV con los déficits del campo visual son más fuertes que con el adelgazamiento de la CFNR (**fig. 8-5**).
- Los biomarcadores de la OCTA pueden ser especialmente útiles en fases muy tempranas o muy tardías del glaucoma, que han resultado difíciles de evaluar con otras herramientas diagnósticas.
- Los datos de estudios piloto indicaron que la pérdida de capilares retinianos detectada mediante OCTA puede preceder a la enfermedad funcional detectable.
- Recientemente se ha utilizado el registro y promediado de imágenes de OCTA para mejorar la visualización de los capilares peripapilares radiales (CPR), mejorando de manera significativa la calidad de la imagen y de los datos, permitiendo un mejor uso para la enfermedad glaucomatosa (**figs. 8-6** y **8-7**).
- Los nuevos métodos para el mapeo de la desviación de los CPR en función de la edad tienen en cuenta los cambios relacionados con la edad en los CPR y mejoran el rigor de los datos (**figs. 8-8** y **8-9**).
- La OCTA proporciona información tanto sobre la estructura del tejido ocular como

sobre la vascularidad. Sin embargo, no proporciona una evaluación exhaustiva de todos los lechos vasculares significativos en el glaucoma y las reducciones de la DV pueden representar una consecuencia de la disminución del flujo sanguíneo ascendente.

- Entre las limitaciones de la OCTA se incluyen las dificultades para visualizar la vasculatura profunda del disco óptico debido a la interferencia de sombras de vasos retinianos centrales más grandes y superpuestos, la interferencia de artefactos y los errores de segmentación, así como la falta de estudios longitudinales sobre la progresión del glaucoma, lo que limita las capacidades pronósticas actuales.
- Se esá utilizando la IA para aumentar la precisión y especificidad de la OCTA, por ejemplo, para identificar con precisión la neovascularización coroidea, cuantificar las zonas sin perfusión en la retinopatía diabética y los sistemas de diagnóstico asistido por computadora para la degeneración macular asociada con la edad. Los conjuntos de datos de aprendizaje automatizado más optimizados, las redes neuronales convolucionales de aprendizaje profundo y los abordajes de aprendizaje federado permitirán un análisis cada vez más preciso. La OCTA asistida por IA tiene un enorme potencial para mejorar la atención clínica de una amplia gama de patologías retinianas y oftálmicas.

BIBLIOGRAFÍA

Hormel TT, Hwang TS, Bailey ST, Wilson DJ, Huang D, Jia Y. Artificial intelligence in OCT angiography. *Prog Retin Eye Res.* 2021;85:100965.

Koustenis A Jr, Harris A, Gross J, Januleviciene I, Shah A, Siesky B. Optical coherence tomography angiography: an overview of the technology and an assessment of applications for clinical research. *Br J Ophthalmol.* 2017;101(1):16–20.

Mo S, Phillips E, Krawitz BD, et al. Visualization of radial peripapillary capillaries using optical coherence tomography angiography: the effect of image averaging. *PLoS One.* 2017; 12(1):e0169385.

Pinhas A, Linderman R, Mo S, et al. A method for age-matched OCT angiography deviation mapping in the assessment of disease- related changes to the radial peripapillary capillaries. *PLoS One.* 2018;13(5):e0197062.

Russakoff DB, Lamin A, Oakley JD, Dubis AM, Sivaprasad S. Deep learning for prediction of AMD progression: a pilot study. *Invest Ophthalmol Vis Sci.* 2019;60(2):712–722.

Shin JD, Wolf AT, Harris A, et al. Vascular biomarkers from optical coherence tomography angiography and glaucoma: where do we stand in 2021? *Acta Ophthalmol.* 2022;100(2): e377–e385.

Sun Z, Yang D, Tang Z, Ng DS, Cheung CY. Optical coherence tomography angiography in diabetic retinopathy: an updated review. *Eye (Lond).* 2021;35(1):148–161.

Verticchio Vercellin AC, Harris A, Siesky BA, et al. Macular and optic nerve head vascular densities are reduced in patients with pre-perimetric primary open angle glaucoma. Presented at The Association for Research in Vision and Ophthalmology (ARVO) Annual Meeting 2023; April 23–27, 2023; New Orleans, LA.

Wang J, Hormel TT, Gao L, et al. Automated diagnosis and segmentation of choroidal neovascularization in OCT angiography using deep learning. *Biomed Opt Express.* 2020;11(2):927–944.

Werner AC, Shen LQ. A review of OCT angiography in glaucoma. *Semin Ophthalmol.* 2019; 34(4):278–286.

Yarmohammadi A, Zangwill LM, Diniz-Filho A, et al. Optical coherence tomography angiography vessel density in healthy, glaucoma suspect, and glaucoma eyes. *Invest Ophthalmol Vis Sci.* 2016;57(9):OCT451–OCT459.

Yarmohammadi A, Zangwill LM, Diniz-Filho A, et al. Relationship between optical coherence tomography angiography vessel density and severity of visual field loss in glaucoma. *Ophthalmology.* 2016;123(12):2498–2508.

Zhang A, Zhang Q, Chen CL, Wang RK. Methods and algorithms for optical coherence tomography-based angiography: a review and comparison. *J Biomed Opt.* 2015;20(10):100901.

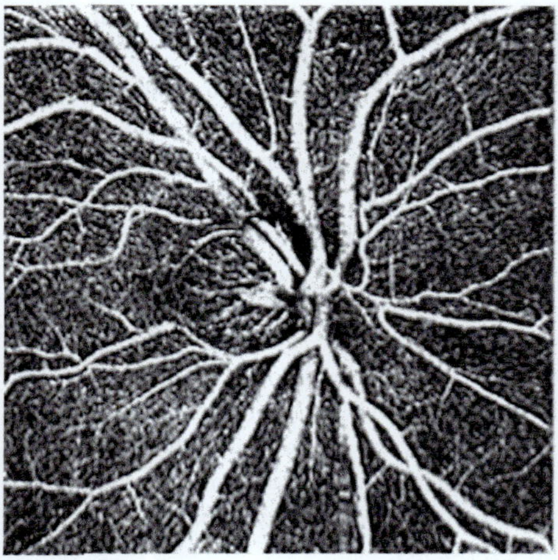

FIGURA 8-2. Angiografía por tomografía de coherencia óptica con angiografía de decorrelación de amplitud de espectro dividido en una persona sana. (Cortesía de Optovue Inc., Fremont, CA.)

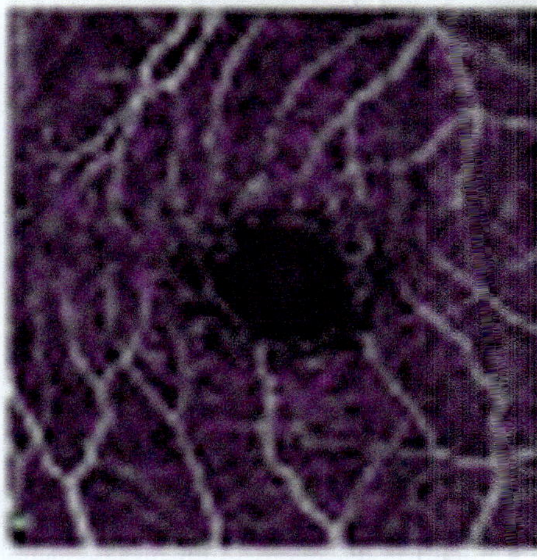

FIGURA 8-3. Angiografía por tomografía de coherencia óptica con angiografía de decorrelación de amplitud de espectro dividido que muestra colorización en fase que identifica rápido las capas retinianas. *Blanco,* plexo capilar superficial; *púrpura,* plexo capilar profundo. (Cortesía de Optovue Inc., Fremont, California).

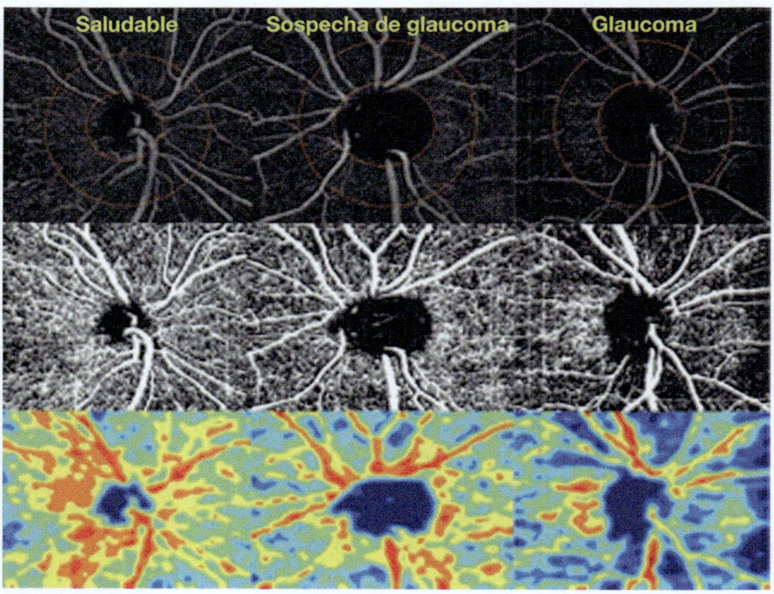

FIGURA 8-4. La angiografía por tomografía de coherencia óptica de la densidad de los vasos demostró una precisión diagnóstica similar a la de las mediciones de la capa de fibras nerviosas de la retina para diferenciar entre personas sanas y pacientes con glaucoma. (De Yarmohammadi A, Zangwill LM, Diniz-Filho A, et al. Optical Coherence tomography angiography vessel density in healthy, glaucoma suspect, and glaucoma eyes. *Invest Ophthalmol Vis Sci.* 2016;57(9):OCT451-OCT459).

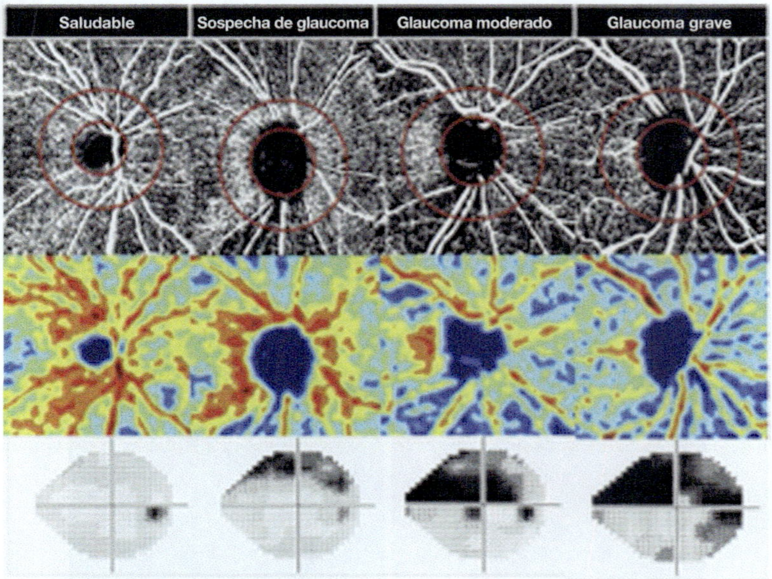

FIGURA 8-5. Gravedad de la enfermedad de glaucoma por angiografía por tomografía de coherencia óptica (OCTA) con los campos visuales correspondientes: correlación entre las densidades de vasos medidas por OCTA y los resultados de los campos visuales, tanto en controles sanos como en pacientes con glaucoma. Los pacientes con glaucoma de diferente gravedad de la enfermedad presentan déficits vasculares peripapilares progresivos que se corresponden con una mayor pérdida relativa del campo visual. Esto demuestra una relación entre los cambios estructurales y los cambios funcionales. (De Yarmohammadi A, Zangwill LM, Diniz-Filho A, et al. Relationship between optical coherence tomography angiography vessel density and severity of visual field loss in glaucoma. *Ophthalmology*. 2016;123(12):2498-2508.)

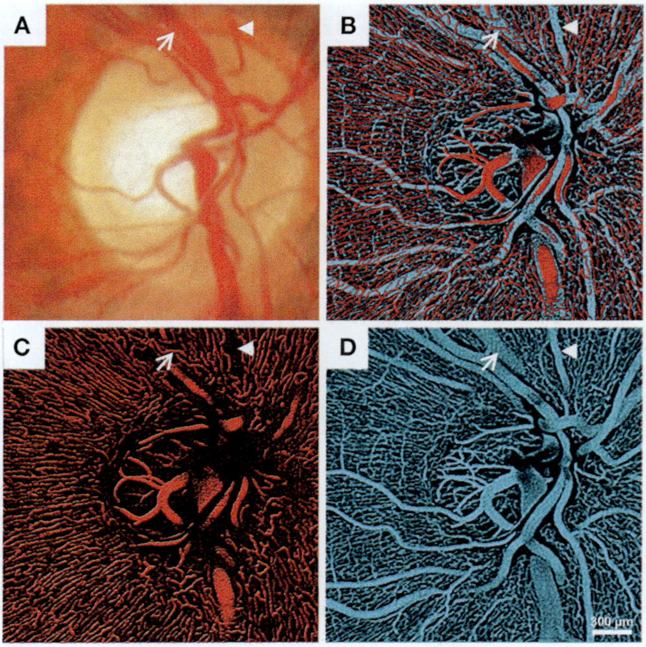

FIGURA 8-6. Características cualitativas de la angiografía por tomografía de coherencia óptica de la red capilar peripapilar radial (CPR) en un paciente control sano. A. Fotografía de fondo de ojo. **B.** Superposición de la vasculatura superficial (rojo; membrana limitante interna [MLI] hasta 50 µm de profundidad) y profunda (azul; MLI hasta 150 µm de profundidad) alrededor del disco óptico mostradas por separado en (**C**) y (**D**), respectivamente. En cada imagen se identifican los vasos arteriales y venosos (*punta de flecha* y *flecha*, respectivamente). Obsérvese que lo que parece una zona de no perfusión en la capa superficial, en realidad, recubre una arteria más profunda que se ve en (**D**; *punta de flecha*) y los capilares discurren sobre una vena grande en (**D**; *flecha*). (De Mo S, Phillips E, Krawitz BD, et al. Visualization of radial peripapillary capillaries using optical coherence tomography angiography: the effect of image averaging. *PLoS One*. 2017;12(1):e0169385; licencia Creative Commons Attribution [CC BY 4.0]).

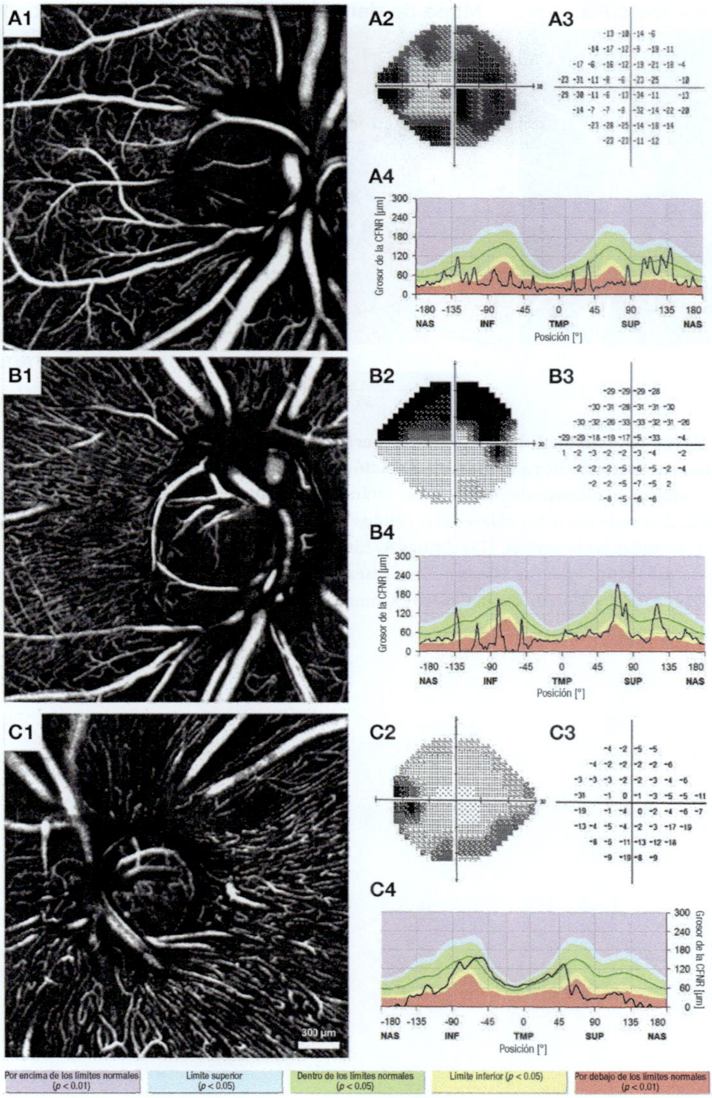

FIGURA 8-7. Angiografía por tomografía de coherencia óptica (OCTA) con promedio de 10 fotogramas, campos visuales de Humphrey con desviación total y perfiles de grosor de la capa de fibras nerviosas de la retina (CFNR) peripapilar de tres pacientes con glaucoma de ángulo abierto (GAA). La OCTA muestra la pérdida de la capa capilar peripapilar radial (CPR) superficial y revela una red vascular más profunda debido al grave adelgazamiento de la CFNR (**A1**), que se corresponde con defectos difusos del campo visual (**A2** y **A3**) y adelgazamiento de la CFNR (**A4**). La OCTA_0171 muestra pérdida de la capa CPR superior, inferotemporal e inferior en la OCTA (**B1**), correspondiendo en cierto modo con un defecto del hemicampo superior (**B2** y **B3**) y adelgazamiento prominente de la CFNR en la región inferior con valores limítrofes en las otras regiones (**B4**). La JC_10897 muestra pérdida de la capa CPR superficial y superotemporal al disco (**C1**), correspondiente con el defecto arcuato inferior (**C2** y **C3**) y adelgazamiento de la CFNR superior y superotemporal (**C4**). Las imágenes se han ampliado con contraste solo con fines de visualización. (De Mo S, Phillips E, Krawitz BD, et al. Visualization of radial peripapillary capillaries using optical coherence tomography angiography: the effect of image averaging. *PLoS One*. 2017;12(1):e0169385; licencia Creative Commons Attribution [CC BY 4.0]).

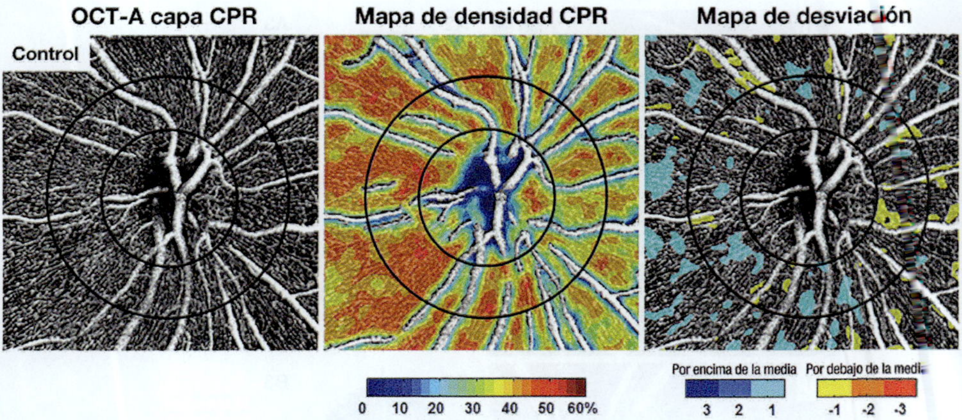

FIGURA 8-8. **Mapa de densidad de los capilares peripapilares radiales (CPR) por angiografía por tomografía de coherencia óptica frente a mapa de desviación en un ojo control sano.** En el mapa de desviación, los colores más fríos indican el número de desviaciones estándar (DE) por encima de la densidad media del grupo de edad para un locus determinado, y los colores más cálidos indican por debajo. El aspecto temporal del disco óptico está a la izquierda en todas las imágenes. (De Pinhas A, Linderman R, Mo S, et al. A method for age-matched OCT angiography deviation mapping in the assessment of disease-related changes to the radial peripapillary capillaries. *PLoS One*. 2018;13(5):e0197062; licencia Creative Commons Universal Public Domain Dedication [CC0]).

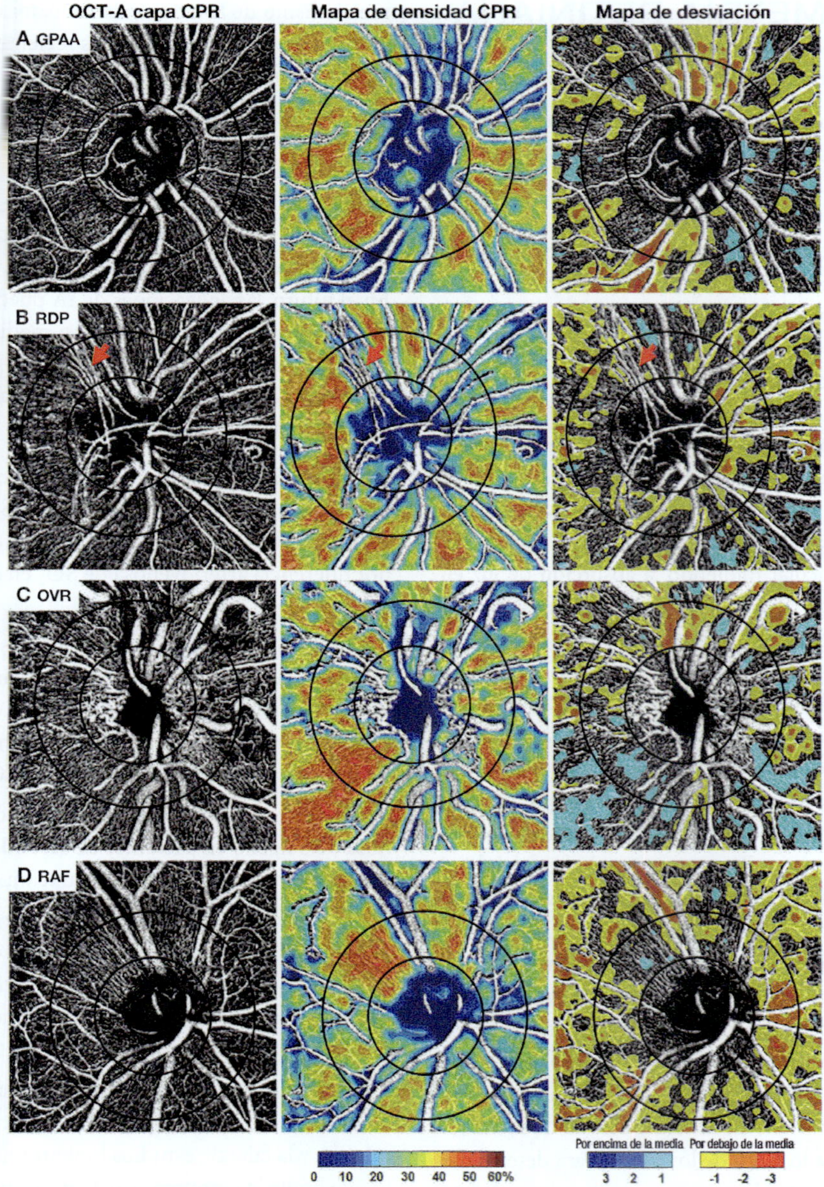

FIGURA 8-9. Angiografía por tomografía de coherencia óptica con mapeo individual de la densidad capilar peripapilar radial (CPR) frente a mapeo de desviación en (A) glaucoma primario de ángulo abierto (GPAA), (B) retinopatía diabética proliferativa (RDP), (C) oclusión venosa retiniana (OVR), (D) retinopatía por anemia falciforme (RAF). Los mapas de desviación resaltan las áreas con una densidad CPR por debajo o por encima de la media del grupo correspondiente a la edad, lo que permite la visualización e identificación de áreas focales de cambio significativo. En el ojo con RDP, los vasos neovasculares que emanan del aspecto superior-temporal del disco han sido interpretados por el *software* como vasos grandes debido al diámetro dilatado de los vasos, y han sido eliminados del análisis (*flechas rojas*). La cara temporal del disco óptico está a la izquierda en todas las imágenes. (De Pinhas A, Linderman R, Mo S, et al. A method for age-matched OCT angiography deviation mapping in the assessment of disease-related changes to the radial peripapillary capillaries. *PLoS One.* 2018;13(5):e0197062. Licencia Creative Commons Universal Public Domain Dedication [CC0]).

OXIMETRÍA RETINIANA

Propósito

- Evaluación del metabolismo del oxígeno en los tejidos de la retina y la CNO.

Descripción

La medición del flujo sanguíneo ocular tiene como objetivo proporcionar información inferencial sobre la perfusión tisular, el metabolismo y la salud celular. Se han utilizado técnicas de oximetría fotográfica de la retina para mejorar digitalmente la fotografía del fondo de ojo con el fin de evaluar el suministro y la extracción de oxígeno de los vasos sanguíneos de la retina. Estas modalidades proporcionan una medida sustitutiva del estado metabólico del tejido ocular midiendo la absorción de luz en los vasos sanguíneos retinianos que salen de la CNO y calculando la saturación de oxígeno en arterias y venas.

En la oximetría fotográfica, una fotografía digital estándar del fondo de ojo se acopla a ordenadores especializados para registrar y filtrar cuatro imágenes equivalentes, lo que permite aislar las frecuencias. Las frecuencias de interés incluyen aquellas en las que la hemoglobina oxigenada y desoxigenada se reflejan de forma idéntica y la frecuencia en la que la reflexión de la hemoglobina oxigenada se maximiza en comparación con la reflexión de la hemoglobina desoxigenada. A continuación, se determina la densidad óptica, o absorbancia de la luz, de la vasculatura retiniana mediante un algoritmo que sigue la trayectoria de la luz reflejada a lo largo de los vasos. Para determinar la saturación de oxígeno, se utiliza una relación entre las densidades ópticas de dos de las imágenes (**fig. 8-10**).

Las modalidades de oximetría proporcionan biomarcadores del suministro, la saturación y la extracción de oxígeno dentro de los vasos sanguíneos y los tejidos de la retina, lo que ayuda a definir el impacto de la isquemia en el metabolismo de la retina y la fisiopatología del glaucoma. Las aplicaciones más recientes de la oximetría pretenden cuantificar el metabolismo del oxígeno en las capas de los tejidos del nervio óptico y la retina. El Zilia Ocular es un dispositivo autónomo no invasivo diseñado para proporcionar mediciones continuas de la saturación de oxígeno tisular (StO_2) en localizaciones específicas del fondo del ojo (**fig. 8-11**). En el futuro, las aplicaciones de IA pueden aumentar la utilidad de la oximetría mediante la inclusión de algoritmos que tengan en cuenta las diferentes concentraciones de pigmento y hemoglobina en las imágenes.

- Los estudios realizados en pacientes con glaucoma han demostrado una mayor SO_2 media basal en las venas retinianas y una menor diferencia arteriovenosa de SO_2 en comparación con las personas sanas.
- El empeoramiento del área del borde, el grosor de la CFNR y los defectos del campo visual se han asociado con un aumento del SO_2 en las vénulas retinianas y una disminución de la diferencia arteriovenosa de SO_2.
- Se ha encontrado una mayor saturación venosa de oxígeno en pacientes de ascendencia africana con glaucoma en comparación con los de ascendencia europea (**fig. 8-12**).
- Se ha observado que la saturación de oxígeno (SaO_2) medida en los nervios ópticos de pacientes con GAA es significativamente inferior a la de los controles sanos.
- Las limitaciones actuales de las evaluaciones oximétricas incluyen una validación mínima y la falta de estudios longitudinales, lo que limita la comprensión de los resultados de la oximetría en el inicio y la progresión del glaucoma.

BIBLIOGRAFÍA

Akitegetse C, Landry P, Robidoux J, Lapointe N, Brouard D, Sauvageau D. Monte-Carlo simulation and tissue-phantom model for validation of ocular oximetry. *Biomed Opt Express.* 2022;13(5):2928–2946.

DePaoli DT, Tossou P, Parent M, Sauvageau D, Côté DC. Convolutional neural networks for spectroscopic analysis in retinal oximetry. *Sci Rep.* 2019;9(1):11387.

Messier K. Comparison of optic nerve oxygen saturation in glaucomatous and normal patients with the Zilia ocular oximeter. *Invest Ophthalmol Vis Sci.* 2020;61:3921.

Ramm L, Jentsch S, Peters S, Augsten R, Hammer M. Investigation of blood flow regulation and oxygen saturation of the retinal vessels in primary open-angle glaucoma. *Graefes Arch Clin Exp Ophthalmol.* 2014;252(11):1803–1810.

Shughoury A, Mathew S, Arciero J, et al. Retinal oximetry in glaucoma: investigations and findings reviewed. *Acta Ophthalmol.* 2020;98(6):558–571.

Siesky BA, Harris A, Racette L, et al. Retinal oximetry in primary open-angle glaucoma: differences in patients of African and European descent. *Invest Ophthalmol Vis Sci.* 2013;54(15):4471.

Tobe LA, Harris A, Scroeder A, et al. Retinal oxygen saturation and metabolism: how does it pertain to glaucoma? An update on the application of retinal oximetry in glaucoma. *Eur J Ophthalmol.* 2013;23(4):465–472.

Vandewalle E, Abegão Pinto L, Olafsdottir OB, et al. Oximetry in glaucoma: correlation of metabolic change with structural and functional damage. *Acta Ophthalmol.* 2014;92(2):105–110.

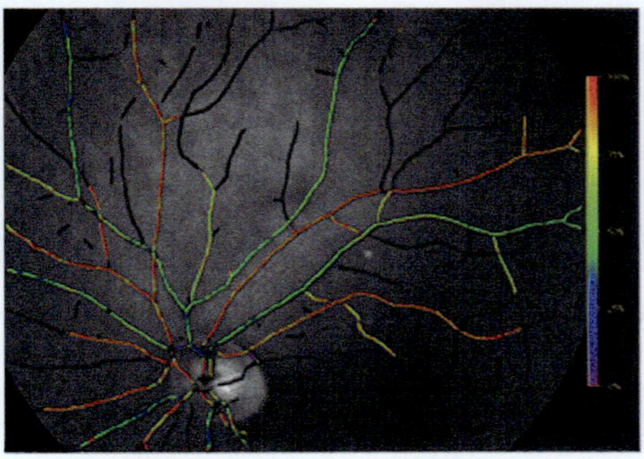

FIGURA 8-10. Oximetría retiniana espectral en una persona sana que demuestra una saturación de oxígeno normal en las arterias (*rojo*) y venas (*verde*) retinianas evaluadas con el sistema de oximetría retiniana OxyMap.

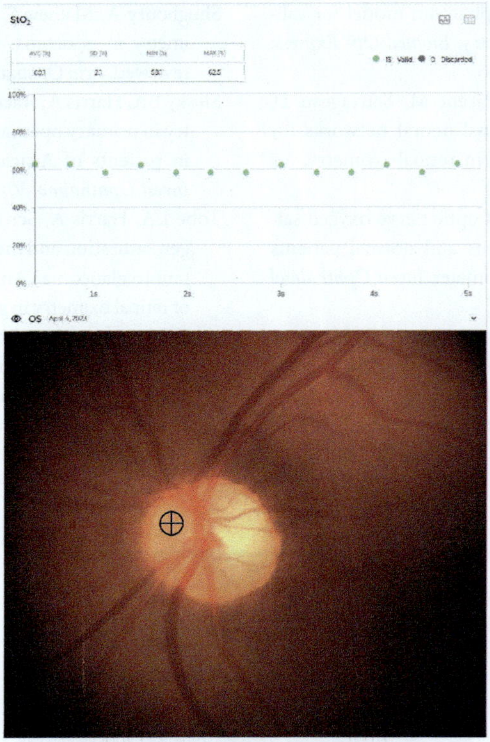

FIGURA 8-11. Resultados de una obtención de imagen realizada con el Zilia Ocular. Arriba: medición de la saturación tisular de oxígeno (StO_2) dentro de la microvasculatura de una región de la cabeza del nervio óptico (400 μm de diámetro). **Abajo:** imágenes simultáneas del fondo de ojo, incluida la ubicación de la medición de StO_2 (designada por el objetivo negro). (Cortesía de Zilia Inc., Ciudad de Quebec, Canadá).

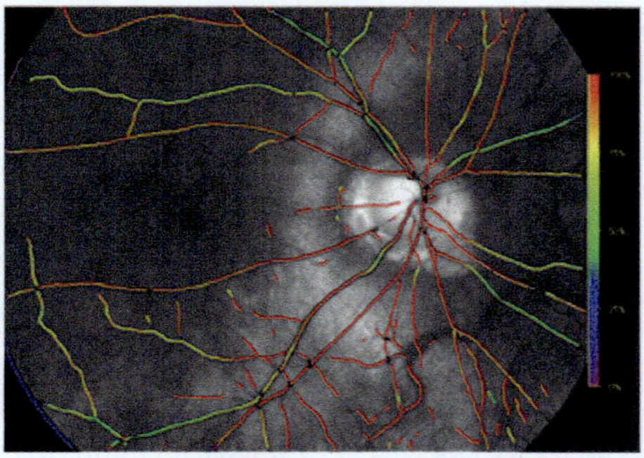

FIGURA 8-12. Oximetría retiniana espectral en un paciente afrodescendiente con glaucoma y saturación de oxígeno elevada en las venas retinianas evaluada con el sistema de oximetría retiniana OxyMap.

TOMOGRAFÍA DE COHERENCIA ÓPTICA DOPPLER

Propósito

- Evaluar el flujo sanguíneo volumétrico en los vasos sanguíneos de la retina.

Descripción

Las metodologías de tomografía de coherencia óptica Doppler (DOCT, *Doppler optical coherence tomography*) combinan las mediciones del cambio de frecuencia Doppler de la luz reflejada por los glóbulos rojos en movimiento con las aplicaciones tradicionales de la OCT para evaluar los vasos sanguíneos de la retina y proporcionar mediciones volumétricas del flujo sanguíneo en milímetros por segundo. Estas metodologías obtienen imágenes transversales por OCT de un vaso sanguíneo determinado, y un análisis Doppler proporciona la velocidad del flujo sanguíneo en el vaso (**figs. 8-13** y **8-14**). Las mediciones del área y de la velocidad se combinan para obtener el flujo sanguíneo en ese vaso. Analizando cada uno de los vasos principales, se puede estimar el flujo sanguíneo total de la retina, así como el flujo sanguíneo en un solo cuadrante o hemisferio.

- Los estudios DOCT han sugerido un flujo sanguíneo retiniano total estimado inferior en pacientes con glaucoma en comparación con personas sanas.
- La reducción del flujo sanguíneo evaluada mediante DOCT se ha asociado con la pérdida de campo visual y la progresión de la enfermedad.
- En ojos con glaucoma de tensión normal y daño en un solo hemisferio, el flujo sanguíneo retiniano evaluado mediante DOCT se redujo significativamente en los hemisferios dañados en comparación con los sanos, independientemente del grosor de la CFNR.
- Las principales ventajas de los métodos de DOCT son la capacidad de medir el flujo sanguíneo retiniano en unidades absolutas y la facilidad de uso no invasivo combinado con mediciones estructurales por OCT.
- Las principales limitaciones de la DOCT incluyen la sensibilidad a los artefactos anatómicos, incluidos los movimientos oculares, la validación limitada y la ausencia de datos sólidos que relacionen de forma independiente los biomarcadores de la DOCT con la progresión del glaucoma.

BIBLIOGRAFÍA

Abe T, Yoshioka T, Song Y, et al. Glaucoma diagnostic performance of retinal blood flow measurement with Doppler optical coherence tomography. *Transl Vis Sci Technol.* 2022;11(10):11.

Cano J, Rahimi M, Xu BY, et al. Relationship between macular vessel density and total retinal blood flow in primary open-angle glaucoma. *J Glaucoma.* 2021;30(8):666–671.

Rios HA, Ahsanuddin S, Otero-Marquez Oscar A, et al. Comparison of retinal vascular flow parameters in patients with glaucoma and vascular retinopathy using Doppler optical coherence tomography (D-OCT). Presented at The Association for Research in Vision and Ophthalmology (ARVO) Annual Meeting 2023; April 23–27, 2023; New Orleans, LA.

Wang Y, Lu A, Gil-Flamer J, Tan O, Izatt JA, Huang D. Measurement of total blood flow in the normal human retina using Doppler Fourier-domain optical coherence tomography. *Br J Ophthalmol.* 2009;93(5):634–637.

Yoshioka T, Song Y, Kawai M, et al. Retinal blood flow reduction in normal-tension glaucoma with single-hemifield damage by Doppler optical coherence tomography. *Br J Ophthalmol.* 2021;105(1):124–130.

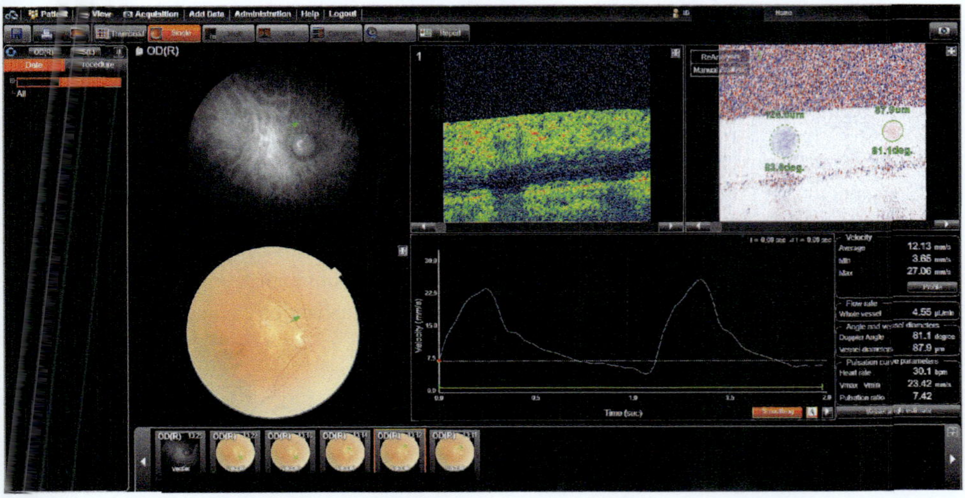

FIGURA 8-13. Imagen por tomografía de coherencia óptica Doppler (DOCT) de la medición de la arteria superotemporal en un paciente con glaucoma. Foto del fondo de ojo en color con *flechas verdes* que indican la localización de la exploración. Se muestran imágenes de fase en diferentes localizaciones temporales en un único ciclo cardiaco.

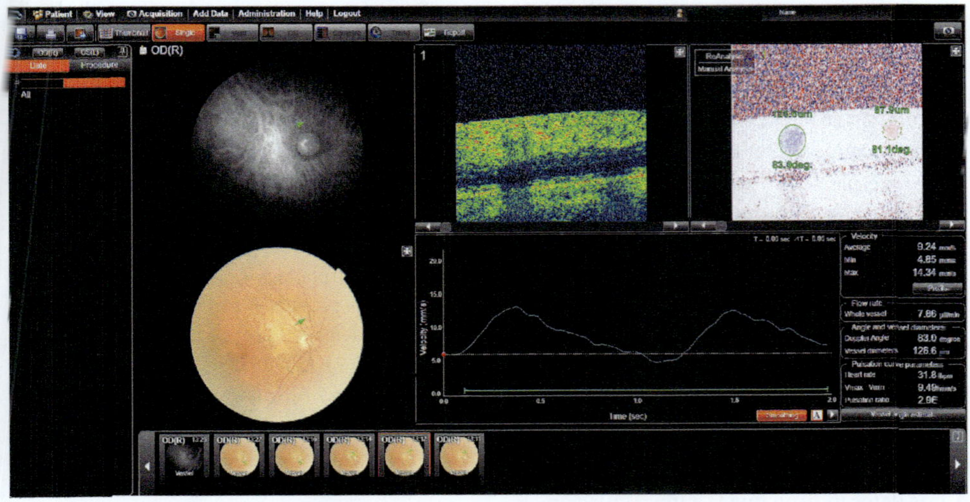

FIGURA 8-14. Imagen por tomografía de coherencia óptica Doppler (DOCT) de la medición de la vena superotemporal en un paciente con glaucoma. Foto del fondo de ojo en color con *flechas verdes* que indican la localización de la exploración. Se muestran imágenes de fase en diferentes localizaciones temporales en un único ciclo cardiaco.

FLUJOMETRÍA DOPPLER LÁSER

Propósito

- Evaluar la perfusión capilar en la retina, la CNO y aspectos del flujo coroideo.

Descripción

La flujometría Doppler láser (LDF, *laser Doppler flowmetry*) y la flujometría Doppler confocal de barrido láser (CSLDF, *confocal scanning laser Doppler flowmetry*) son métodos que utilizan un láser infrarrojo para evaluar el flujo sanguíneo capilar de la retina y el nervio óptico y aspectos de la circulación coroidea. Al combinar un dispositivo Doppler láser con un tomógrafo láser de barrido, la CSLDF mejora la capacidad de los sistemas de LDF para excluir el flujo sanguíneo coroideo al medir los capilares retinianos.

El flujómetro retiniano de Heidelberg (FRH) es un dispositivo de CSLDF (**fig. 8-15**) que emplea un láser de 790 nm para escanear cada píxel dentro del área objetivo de la retina. Utilizando este método, se puede calcular el flujo sanguíneo volumétrico mediante las frecuencias en los espectros desplazados por Doppler (que significan las velocidades de las células sanguíneas) junto con la amplitud de la señal en cada frecuencia (que significa la proporción de células sanguíneas a cada velocidad; **fig. 8-16**).

- Los estudios LDF y CSLDF han mostrado velocidades de flujo sanguíneo inferiores en la CNO y sus alrededores en pacientes con glaucoma.
- Los datos indican que la autorregulación del flujo sanguíneo de la CNO puede estar alterada en pacientes con GAA.
- Se han descrito asociaciones más fuertes entre el flujo sanguíneo capilar retiniano y la progresión estructural en pacientes de ascendencia africana con glaucoma en comparación con los de ascendencia europea.
- Una limitación importante de la CSLDF es que el flujo sanguíneo volumétrico se mide en unidades relativas, no absolutas, y estos sistemas de obtención de imágenes suelen ser muy personalizados y no están disponibles en el mercado.

BIBLIOGRAFÍA

Bata AM, Fondi K, Witkowska KJ, et al. Optic nerve head blood flow regulation during changes in arterial blood pressure in patients with primary open-angle glaucoma. *Acta Ophthalmol.* 2019;97(1):e36–e41.

Logan JF, Rankin SJ, Jackson AJ. Retinal blood flow measurements and neuroretinal rim damage in glaucoma. *Br J Ophthalmol.* 2004;88(8):1049–1054.

Riva CE, Harino S, Petrig BL, Shonat RD. Laser Doppler flowmetry in the optic nerve. *Exp Eye Res.* 1992;55(3):498–506.

Siesky B, Harris A, Carr J, et al. Reductions in retrobulbar and retinal capillary blood flow strongly correlate with changes in optic nerve head and retinal morphology over 4 years in open-angle glaucoma patients of African descent compared with patients of European descent. *J Glaucoma.* 2016;25(9):750–757.

Zion IB, Harris A, Moore D, et al. Interobserver repeatability of Heidelberg retinal flowmetry using pixel-by-pixel analysis. *J Glaucoma.* 2009;18:280–283.

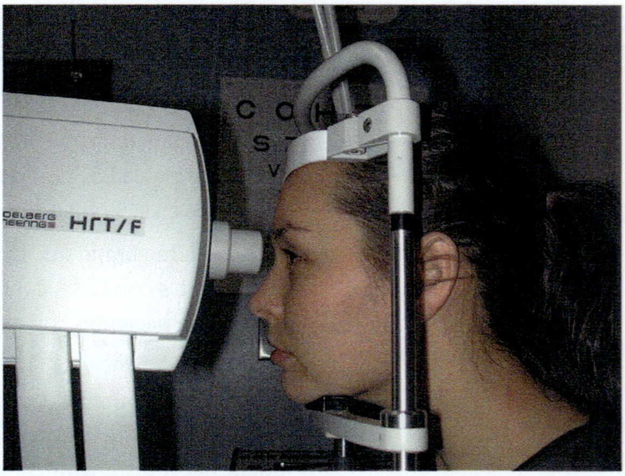

FIGURA 8-15. Imagen Doppler confocal de barrido láser. El flujómetro retiniano de Heidelberg (FRH) es un sistema de flujometría Doppler confocal de barrido láser (CSLDF) que combina un dispositivo Doppler láser con un tomógrafo de barrido láser para medir el flujo sanguíneo capilar retiniano, su velocidad y su volumen.

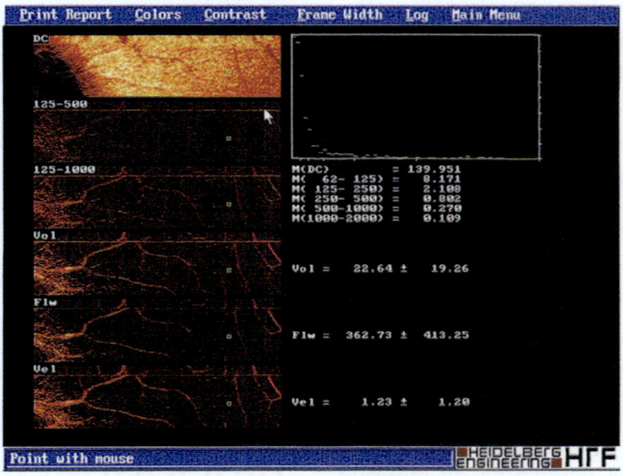

FIGURA 8-16. Análisis del flujómetro retiniano de Heidelberg. Se utilizan las amplitudes de las frecuencias desplazadas por Doppler causadas por células sanguíneas en movimiento para crear un mapa de flujo de la retina peripapilar y el disco óptico.

OTRAS TÉCNICAS DE IMAGENOLOGÍA HEMODINÁMICA

Propósito

- Evaluar diversos biomarcadores de la hemodinámica en los tejidos oculares.

Descripción

Para medir el flujo sanguíneo ocular y el metabolismo en la retina, la CNO, la coroides y los vasos sanguíneos retrobulbares, se han utilizado otras modalidades de imagenología personalizadas y disponibles en el mercado. Cada tecnología de imagenología proporciona una visión y un aspecto únicos de la circulación ocular; algunas son invasivas y requieren inyecciones de colorante, mientras que otras definen la actividad mitocondrial y la resistencia en los vasos sanguíneos retrobulbares que irrigan los tejidos oculares.

FLUJOGRAFÍA DE MOTEADO LÁSER

Propósito

- Estimación de biomarcadores hemodinámicos en la CNO, la retina y la coroides.

Descripción

Las evaluaciones de flujometría de moteado láser (LSFG, *laser speckle flowgraphy*) proporcionan biomarcadores cuantitativos del flujo sanguíneo en los tejidos de la CNO, la retina y la coroides. Los instrumentos de LSFG suelen ser una cámara de fondo de ojo personalizada combinada con un láser de diodo capaz de crear un patrón de moteado en el que se analiza el movimiento de los eritrocitos en los vasos sanguíneos. Las evaluaciones de LSFG basadas en el principio del fenómeno de moteado láser se utilizan para medir la tasa promedio de desenfoque normalizada (MBR, *mean blur rate*), el análisis de la forma de onda pulsátil y una relación de desenfoque cuadrada (SBR, *square blur rate*) para estimar las velocidades de la sangre.

- Se ha demostrado que los biomarcadores evaluados por la LSFG, incluida la MBR, están reducidos en la CNO de los pacientes con GAA.
- Se ha demostrado que la SBR es más sensible en pacientes con GAA con PIO baja en comparación con pacientes con glaucoma de presión elevada.
- La LSFG combinada con la respiración de oxígeno se ha utilizado para demostrar cómo puede haber disfunción de la autorregulación vascular en pacientes con glaucoma.
- La elevación crónica de la PIO y la presión arterial baja se asocian con los biomarcadores de la LSFG.
- Se ha demostrado que los biomarcadores de la LSFG son más sensibles en pacientes con GAA con PIO baja en comparación con el glaucoma de alta tensión.
- Las limitaciones de la LSFG incluyen la influencia del tamaño de la pupila en los resultados, la falta de especificidad de la señal procedente de diferentes lechos tisulares, la complejidad de la interpretación y la escasez de datos sobre la relación con la progresión del glaucoma.

BIBLIOGRAFÍA

Gu C, Li A, Yu L. Diagnostic performance of laser speckle flowgraphy in glaucoma: a systematic review and meta-analysis. *Int Ophthalmol.* 2021;41(11):3877–3888.

Kiyota N, Shiga Y, Suzuki S, et al. The effect of systemic hyperoxia on optic nerve head blood flow in primary open-angle glaucoma patients. *Invest Ophthalmol Vis Sci.* 2017;58(7):3181–3188.

Liang Y, Downs JC, Fortune B, Cull G, Cioffi GA, Wang L. Impact of systemic blood pressure on the relationship between intraocular pressure and blood flow in the optic nerve head of nonhuman primates. *Invest Ophthalmol Vis Sci.* 2009;50(5):2154–2160.

Sugiyama T, Araie M, Riva CE, Schmetterer L, Orgul S. Use of laser speckle flowgraphy in ocular blood flow research. *Acta Ophthalmol.* 2010;88(7):723–729.

Wang L, Cull G, Burgoyne CF, Thompson S, Fortune B. Longitudinal alterations in the dynamic autoregulation of optic nerve head blood flow revealed in experimental glaucoma. *Invest Ophthalmol Vis Sci.* 2014;55(6):3508–3516.

Yaoeda K, Shirakashi M, Fukushima A, et al. Relationship between optic nerve head microcirculation and visual field loss in glaucoma. *Acta Ophthalmol Scand.* 2003;81(3):253–259.

ACTIVIDAD MITOCONDRIAL

Propósito

- Estimación de la actividad metabólica mitocondrial.

Descripción

El análisis metabólico de la retina mediante fluorescencia de flavoproteínas (FPF, *flavoprotein fluorescence*) sirve como biomarcador de la disfunción mitocondrial.

Las mitocondrias son responsables de la producción de energía celular y del mantenimiento de la homeostasis. Las flavoproteínas se oxidan dentro de las mitocondrias y pueden visualizarse *in vivo* mediante excitación con luz azul a través de autofluorescencia verde. Durante un examen por FPF (**fig. 8-17**), se obtiene un barrido infrarrojo de 23° × 23° utilizando un OcuMet Beacon y el análisis se realiza dentro de un campo de captura de 13 grados de diámetro. Los algoritmos de *software* identifican entonces los márgenes de la CNO en la imagen infrarroja, y la FPF se mide dentro de un anillo elíptico que rodea el borde de la CNO, en el que los límites exterior e interior representan de 0.5 a 1.1 veces el tamaño evaluado del borde del nervio óptico. Los datos actuales son limitados, y por ahora se desconoce la asociación de los biomarcadores de la FPF con la progresión del glaucoma.

- Se ha observado una FPF más elevada en los ojos con glaucoma que en los controles sanos.
- La disfunción mitocondrial a través de la FPF en el borde de la CNO se ha asociado con la gravedad de la enfermedad de GAA.
- Se ha descrito una FPF macular significativamente elevada en ojos con hipertensión ocular.

BIBLIOGRAFÍA

Chen AX, Conti TF, Hom GL, et al. Functional imaging of mitochondria in retinal diseases using flavoprotein fluorescence. *Eye (Lond)*. 2021;35(1):74–92.

Geyman LS, Suwan Y, Garg R, et al. Noninvasive detection of mitochondrial dysfunction in ocular hypertension and primary open-angle glaucoma. *J Glaucoma*. 2018;27(7):592–599.

Zhou DB, Castanos MV, Geyman L, et al. Mitochondrial dysfunction in primary open-angle glaucoma characterized by flavoprotein fluorescence at the optic nerve head. *Ophthalmol Glaucoma*. 2022;5(4):413–420.

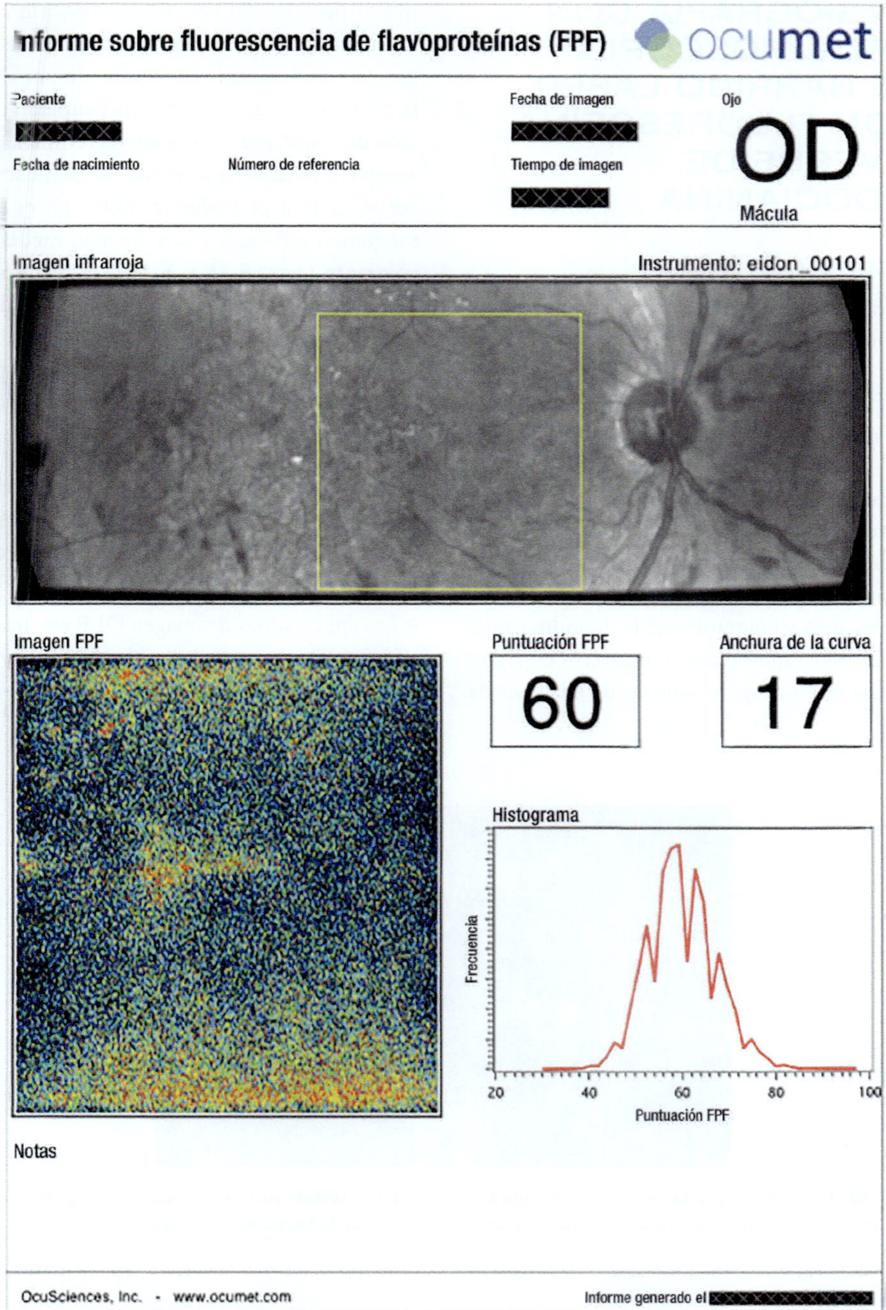

FIGURA 8-17. Informe del análisis metabólico retiniano de fluorescencia de flavoproteína (FPF) mitocondrial en la mácula mediante el sistema de imágenes OcuMet. La intensidad de la FPF refleja la intensidad media de los píxeles en una región de 17° × 21.5° centrada en la mácula. La heterogeneidad de la FPF capta la variación de la intensidad de la señal de todos los píxeles en la región de interés (ROI, *region of interest*).

ANGIOGRAFÍA CON OFTALMOSCOPIO DE BARRIDO LÁSER CON FLUORESCEÍNA Y VERDE DE INDOCIANINA

Propósito

- Evaluación de la hemodinámica retiniana y coroidea.

Descripción

Los métodos más antiguos para evaluar diversos aspectos de la circulación ocular incluían procedimientos más invasivos, incluidos los que requerían inyecciones de medio de contraste. La angiografía con oftalmoscopio de barrido láser (OLB) utiliza inyecciones de fluoresceína y colorante verde de indocianina (ICG, *indocyanine green*) con láseres de argón de baja potencia y frecuencias de haz láser de mayor penetración para la visualización de la vasculatura retiniana y coroidea. El tiempo de paso arteriovenoso (PAV) evaluado por OLB, la cantidad de tiempo entre la primera aparición del colorante en una arteria retiniana y su aparición en la vena asociada, ha demostrado ser sensible a pequeños cambios en el flujo sanguíneo retiniano y la velocidad media del colorante (**figs. 8-18** y **8-19**). El análisis de dilución de colorante coroideo OLB mide el brillo de seis áreas en el disco óptico y la mácula para determinar el tiempo necesario para alcanzar niveles predefinidos de brillo (10 y 63%; **fig. 8-20**).

- En pacientes con glaucoma se han descrito velocidades de flujo sanguíneo medio y PAV inferiores, así como tiempos de llegada y retirada del colorante ICG más lentos.
- Las aplicaciones de imagen OLB son invasivas, requieren inyecciones de colorante y personal altamente cualificado.

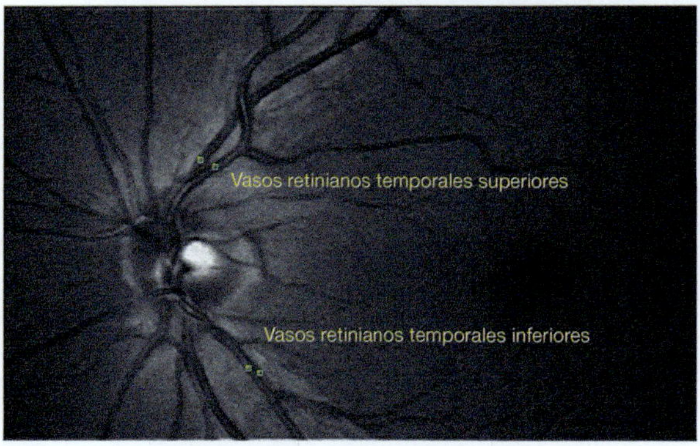

FIGURA 8-18. Angiografía con oftalmoscopio láser de barrido (OLB) con fluoresceína. La angiografía con OLB con fluoresceína proporciona una visualización de alta claridad de los vasos retinianos.

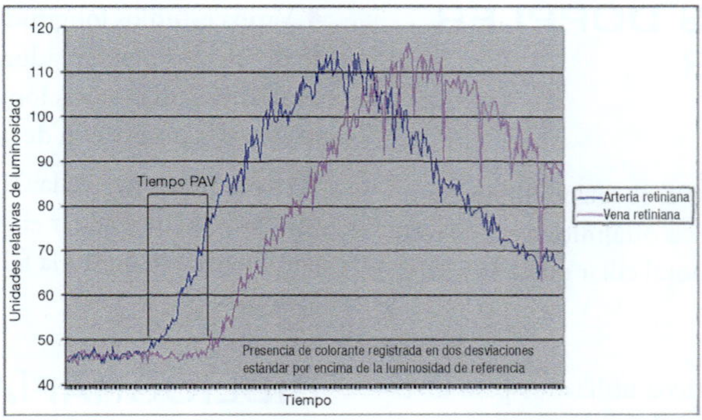

FIGURA 8-19. Tiempo de paso arteriovenoso (PAV). El tiempo de PAV es igual a las diferencias de tiempo de llegada del colorante entre la arteria retiniana aislada y la vena retiniana adyacente.

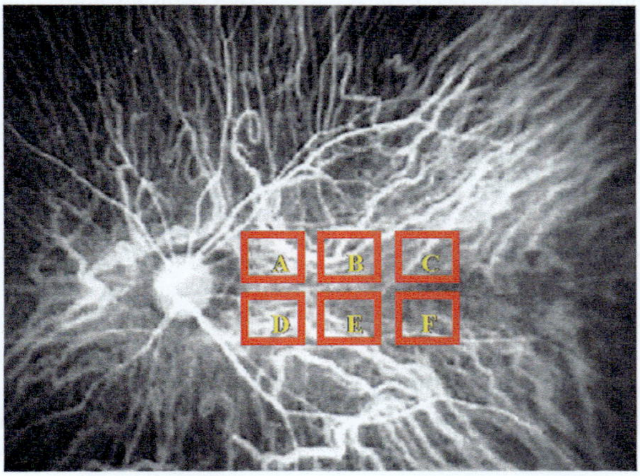

FIGURA 8-20. Angiografía con oftalmoscopio de barrido láser (OLB) con verde de indocianina. La angiografía OLB con verde de indocianina permite analizar seis áreas de la coroides: dos áreas cerca del disco óptico y cuatro áreas centradas alrededor de la mácula. **A.** Zona peripapilar temporal superior. **B.** Mácula nasal superior. **C.** Mácula temporal superior. **D.** Zona peripapilar temporal inferior. **E.** Mácula nasal inferior. **F.** Mácula temporal inferior. El análisis de dilución de área mide el brillo de una zona para determinar el tiempo necesario para alcanzar niveles de brillo predefinidos (10 y 63%). También permite realizar comparaciones de brillo relativo entre las seis áreas.

IMÁGENES DOPPLER EN COLOR

Propósito

- Evaluación de los vasos retrobulbares, concretamente las arterias oftálmica, central retiniana y nasal y temporal ciliar posterior corta.

Descripción

Los métodos históricos utilizados para investigar las velocidades del flujo sanguíneo retrobulbar incluyen aplicaciones anteriores de imágenes Doppler en color (CDI, *color Doppler imaging*). La CDI es una técnica ecográfica no invasiva que combina imágenes ecográficas estructurales bidimensionales (*B-scan*) con Doppler en color superpuesto para medir la velocidad del flujo sanguíneo. Las mediciones suelen realizarse con el paciente en posición reclinada. Los datos de velocidad se representan gráficamente en función del tiempo, y el pico y el valle se identifican como velocidad sistólica máxima (VSM) y velocidad diastólica final (VDF). El índice resistivo (IR) de Pourcelot, una medida de la resistencia descendente, se calcula como VSM−VDF/VSM.

- La CDI ha demostrado ser fiable y reproducible.
- Varios estudios longitudinales han demostrado que los biomarcadores de la CDI están asociados con la aparición del GAA y pueden predecir la progresión de la enfermedad.
- Las limitaciones de la CDI incluyen la incapacidad de evaluar el flujo sanguíneo volumétrico debido a la falta de diámetro de los vasos.

BIBLIOGRAFÍA

Banou L, Dastiridou A, Giannoukas A, Kouvelos G, Baros C, Androudi S. The role of color Doppler imaging in the diagnosis of glaucoma: a review of the literature. *Diagnostics (Basel)*. 2023; 13(4):588.

Ehrlich R, Harris A, Siesky BA, et al. Repeatability of retrobulbar blood flow velocity measured using color Doppler imaging in the Indianapolis glaucoma progression study. *J Glaucoma*. 2011;20(9):540–547.

Harris A, Guidoboni G, Siesky B, et al. Ocular blood flow as a clinical observation: value, limitations and data analysis. *Prog Retin Eye Res*. 2020; 100841.

Moore NA, Harris A, Wentz S, et al. Baseline retrobulbar blood flow is associated with both functional and structural glaucomatous progression after 4 years. *Br J Ophthalmol*. 2017;101(3):305–308.

EVALUACIONES PULSÁTILES DEL FLUJO SANGUÍNEO OCULAR

Propósito

- Estimación de biomarcadores pulsátiles del flujo sanguíneo ocular.

Descripción

Se han utilizado varios métodos para medir la naturaleza pulsátil del flujo sanguíneo a través de los vasos oculares, incluida la oftalmodinamometría mediante presión escleral aplicada, aumentando así la PIO para obtener la pulsación (fase de presión diastólica) y el colapso (fase de presión sistólica) de la arteria oftálmica. El flujo sanguíneo ocular pulsátil (FSOP) es una modalidad sin imágenes que mide la amplitud del pulso ocular (pico a depresión de la PIO), proporcionando una estimación del pulso orbitario total, que se ha utilizado para estimar el flujo sanguíneo coroideo.

- Se ha descrito que la pulsación espontánea de la vena central de la retina es menos frecuente en pacientes con glaucoma.
- Varios estudios han encontrado valores más bajos de FSOP en pacientes con glaucoma.
- Las limitaciones de las evaluaciones pulsátiles de la hemodinámica incluyen la dependencia de la PIO, la escasez de datos disponibles y el hecho de que los biomarcadores relacionados no son mediciones directas del flujo sanguíneo.

BIBLIOGRAFÍA

Legler U, Jonas JB. Frequency of spontaneous pulsations of the central retinal vein in glaucoma. *J Glaucoma*. 2009;18(3):210–212.

Zion IB, Harris A, Siesky B, et al. Pulsatile ocular blood flow: relationship with flow velocities in vessels supplying the retina and choroid. *Br J Ophthalmol*. 2007;91:882–884.

AGRADECIMIENTOS

Los autores desean reconocer y agradecer oficialmente las extraordinarias contribuciones artísticas originales de Rebecca Kellner contenidas en este capítulo.

DECLARACIÓN DE CONFLICTOS DE INTERÉS

No existen conflictos de intereses. El profesor Alon Harris desea revelar que ha recibido remuneración de AdOM, Qlaris y Cipla por actuar como consultor, y que forma parte del consejo de AdOM, Qlaris y SlitLed. El profesor Alon Harris es propietario de AdOM, OxyMap, Qlaris y SlitLed. Si tiene alguna pregunta sobre las relaciones remuneradas que su médico/investigador pueda tener con la industria, le animamos a que hable con su médico/investigador o compruebe las relaciones con la industria publicadas en las páginas individuales de cada facultad en nuestro sitio web http://icahn.mssm.edu/.

CAPÍTULO

9

Glaucoma infantil

Oscar V. Beaujon-Balbi, Oscar Beaujon-Rubin, Claudia Luz Pabon y Douglas J. Rhee

INTRODUCCIÓN

La World Glaucoma Association define el glaucoma infantil como un daño relacionado con la presión intraocular del ojo. Esta definición se adoptó por consenso en 2013. Incluye un grupo de afecciones caracterizadas por una anomalía del desarrollo del sistema de salida del humor acuoso. La infancia se considera hasta los 18 años en Estados Unidos y hasta los 17 años por la UNICEF. Deben evitarse términos anteriores como glaucoma del desarrollo, ya que carecen de una definición adecuada.

El glaucoma en niños es una enfermedad discapacitante, y su diagnóstico y tratamiento oportunos pueden minimizar el grado de discapacidad visual. La evaluación de un niño con glaucoma o con sospecha de glaucoma puede ser un reto. La consulta y la evaluación iniciales son muy importantes, y el examen bajo anestesia o sedación puede ser apropiado para hacer el diagnóstico, realizar la cirugía o planificar el tratamiento futuro. La evaluación inicial suele realizarse en el consultario (**figs. 9-1** y **9-2**). Debe realizarse una evaluación oftalmológica completa que incluya anamnesis, historia familiar de glaucoma, signos y síntomas de glaucoma, agudeza visual según la edad, evaluación con lámpara de hendidura, tonometría y fundoscopia. La determinación del diámetro corneal mediante calibrador y la longitud axial mediante ecografía *A-scan* o *B-scan* y ultrabiomicroscopia (UBM) son obligatorias para el diagnóstico y la evolución (**fig. 9-3**).

Se utilizan varios sistemas diferentes para clasificar los glaucomas infantiles. Los más comunes son las clasificaciones anatómicas de Shaffer-Weiss y Hoskins. La primera divide el glaucoma congénito en tres grandes grupos: 1) glaucoma congénito primario (GCP), 2) glaucoma asociado con anomalías congénitas, y 3) glaucomas secundarios. La clasificación de Hoskin describe el trastorno del desarrollo clínicamente evidente en el momento del examen y también incluye tres grupos: 1) trabeculodisgenesia aislada con malformación limitada a la malla trabecular, 2) iridotrabeculodisgenesia que incluye anomalías del ángulo y del iris, y 3) corneotrabeculodisgenesia que incluye anomalías trabeculares, del iris y de la córnea. Esta clasificación es útil para determinar el tratamiento y el pronóstico adecuados en función de los defectos anatómicos.

Es vital adoptar una clasificación práctica y única que pueda utilizarse en todo el mundo.

En el 9.º Consensus of the World Glaucoma Association on Childhood Glaucoma se propuso la clasificación de la Red de Investigación en Glaucoma Infantil (CGRN, *Childhood Glaucoma Research Network*) por ser sencilla y clara (tabla 9-1).

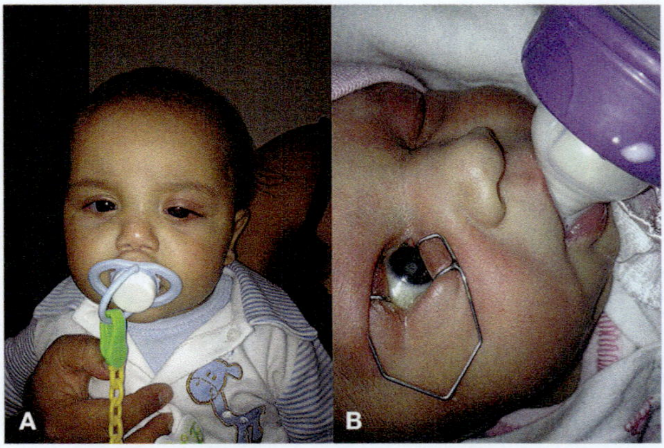

FIGURA 9-1. Evaluación en la consulta. A. Observación directa evitando la fijación. **B.** Puede realizarse otra evaluación durante la alimentación o el sueño.

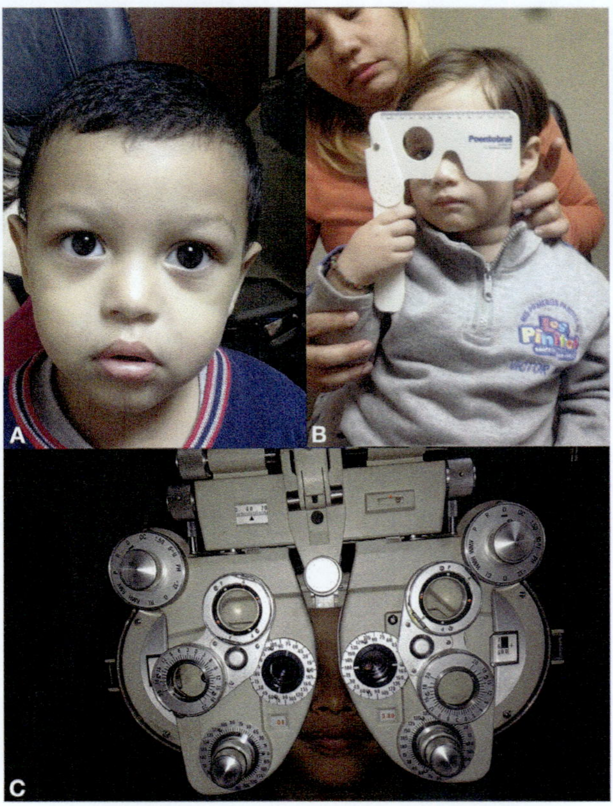

FIGURA 9-2. Evaluación de la agudeza visual de acuerdo con la edad. A. Fijar y seguir la luz (preverbal). **B.** Tablas de agudeza visual utilizando cartilla HVOT o imágenes. **C.** Refracción y retinoscopia para estimar el error refractivo.

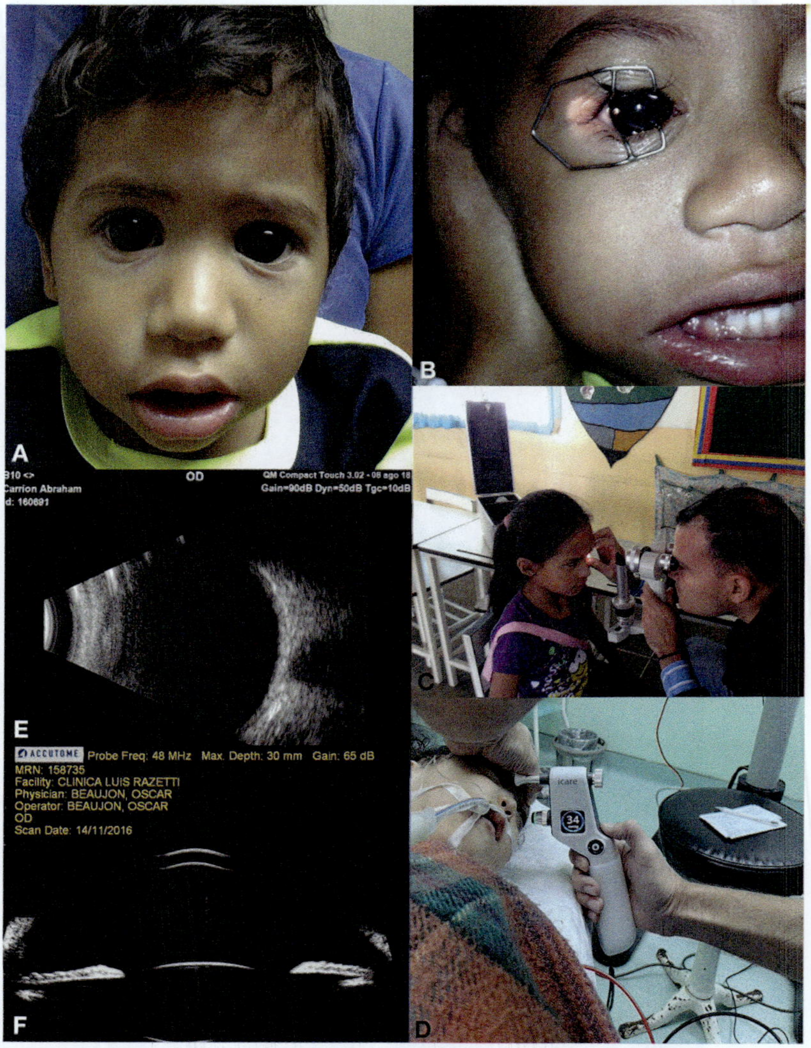

FIGURA 9-3. **Evaluación clínica. A.** Observación. **B.** Uso del espéculo de párpado K, si es necesario. **C.** Evaluación con lámpara de hendidura. **D.** Evaluación bajo anestesia. **E.** Ecografía modo B (*B-scan*). **F.** Ultrabiomicroscopia (UBM).

TABLA 9-1. Clasificación del glaucoma infantil (CGRN)

Glaucoma infantil primario
- Glaucoma congénito primario (GCP)
  - Anomalías angulares aisladas
  - Cumple la definición de glaucoma
  - Subcategorías basadas en la edad de inicio
    - Inicio neonatal o en recién nacidos (0-1 mes)
    - Inicio infantil (1-24 meses)
    - Inicio tardío o reconocimiento tardío (> 2 años)
- Glaucoma juvenil de ángulo abierto (GJAA)
  - No hay agrandamiento ocular
  - Ausencia de anomalías oculares congénitas o síndromes
  - Ángulo abierto (aspecto normal)
  - Cumple la definición de glaucoma

Glaucoma infantil secundario
- Glaucoma asociado con anomalías oculares no adquiridas
  - Incluye afecciones de anomalías predominantemente oculares presentes al nacer que pueden o no estar asociadas con signos sistémicos
- Glaucoma asociado con enfermedad o síndrome sistémico no adquirido
  - Incluye afecciones predominantemente sistémicas presentes al nacer que pueden asociarse con signos oculares
- Glaucoma asociado con una afección adquirida
  - Afección adquirida reconocida no heredada o presente al nacer, pero que se desarrolla después del nacimiento
  - Basado en la gonioscopia
    - Glaucoma de ángulo abierto
    - Glaucoma de ángulo cerrado
- Glaucoma tras cirugía de cataratas
  - Desarrollar glaucoma tras una operación de cataratas
  - Basado en la gonioscopia
    - Glaucoma de ángulo abierto
    - Glaucoma de ángulo cerrado

CGRN, *Childhood Glaucoma Research Network* (Red de Investigación del Glaucoma Infantil).

De Thau A, Lloyd M, Freedman S, Beck A, Grajewski A, Levin AV. New classification system for pediatric glaucoma: implications for clinical care and a research registry. *Curr Opin Ophthalmol.* 2018;29(5):385–394. doi:10.1097/ICU.0000000000000516.

GLAUCOMA CONGÉNITO PRIMARIO

El GCP es la forma más frecuente de glaucoma infantil y representa 50% de todos los casos de glaucoma congénito. Se caracteriza por una anomalía de la malla trabecular y no se asocia con otras enfermedades oculares o sistémicas. De los casos de GCP, 75% son bilaterales.

Epidemiología

- La incidencia es de 1 por cada 5 000 a 10 000 nacidos vivos. Más de 80% de los casos se presentan antes del año de edad: 40% al nacer, 70% entre 1 y 6 meses, y 80% antes del año.
- El trastorno es más frecuente en hombres (70% hombres, 30% mujeres), y 90% de los casos son esporádicos, sin antecedentes familiares.
- Aunque se ha sugerido un modelo autosómico recesivo con penetrancia variable, se cree que la mayoría de los casos son el resultado de una herencia multifactorial que implica factores no genéticos (p. ej., factores ambientales).

Historia

- Epífora, fotofobia y blefaroespasmo son la tríada clásica de síntomas/signos.
- Por lo general, los niños con glaucoma congénito prefieren los lugares poco iluminados y evitan la exposición a la luz intensa. El cuidador puede describir lagrimeo excesivo.
- En los casos unilaterales, la madre puede notar asimetría entre los ojos, refiriéndose a que un ojo se ve más grande (lado afectado) o más pequeño (lado normal) (**fig. 9-4**).

Examen clínico

La evaluación inicial suele realizarse en la consulta. El niño puede presentar al menos uno de los síntomas de la triada clásica. A veces los ojos grandes o el buftalmos son la queja principal. El médico puede evaluar la agudeza visual en función de la edad, como contracción pupilar al estímulo luminoso al nacer, fijación a la luz alrededor de los 3 meses de edad. Se deben inspeccionar las asociaciones sistémicas y faciales y se debe examinar con la lámpara de hendidura para evaluar la transparencia de la córnea, la configuración de la cámara anterior, el iris y el cristalino. La presión intraocular puede medirse en el consultorio utilizando el Tono-Pen y, recientemente, el uso de la tonometría de rebote, que no requiere fluoresceína ni gotas anestésicas tópicas (**fig. 9-5**).

Si es posible, puede realizarse una ecografía para determinar la longitud axial. Si la longitud axial es superior a la esperada para la edad, el glaucoma es una posible causa. En los niños que no pueden ser evaluados completamente en la consulta debe realizarse una evaluación bajo anestesia. A menudo va seguida de una intervención quirúrgica para tratar el glaucoma en la misma sesión (**fig. 9-6**).

- El diámetro horizontal normal de la córnea en un recién nacido a término es de 10 a 10.5 mm. A los 2 años de edad, este diámetro aumenta hasta alcanzar el de un adulto, que es de aproximadamente 11.5 a 12 mm. Un diámetro superior a 12 mm en un lactante es altamente indicativo de glaucoma congénito.
- Las mediciones de la córnea se realizan en el meridiano horizontal con calibradores. Otros hallazgos incluyen opacidad corneal, desgarros en la membrana de Descemet (estrías de Haab), cámara anterior profunda, presión intraocular superior a 21 mm Hg, hipoplasia del estroma del iris, trabeculodisgenesia en la gonioscopia y aumento de la copa del nervio óptico. Las estrías de Haab pueden ser únicas o múltiples y se orientan característicamente de forma horizontal o concéntrica al limbo (**figs. 9-7** y **9-8**).
- La evaluación del nervio óptico es una parte muy importante de la evaluación del glaucoma. Los cambios glaucomatosos del disco se producen más rápidamente en los lactantes y a presiones más bajas que en los niños mayores o los adultos. Las relaciones copa-disco

superiores a 0.3 son raras en lactantes sanos y deben considerarse sospechosas de glaucoma. La asimetría del acopamiento del nervio óptico también es sugerente de glaucoma, en particular las diferencias superiores a 0.2 entre los dos ojos. El acopamiento glaucomatoso puede ser de configuración oval, pero es más frecuente que sea redondo y central (**fig. 9-9**). Se ha observado la reversión del acopamiento del nervio óptico tras la normalización de la presión intraocular.

- La evaluación del ángulo de la cámara anterior es esencial para un diagnóstico y tratamiento precisos. Las anomalías del desarrollo pueden presentarse de dos formas principales: 1) inserción plana del iris, en la que el iris se inserta directamente o anterior a la malla trabecular con procesos del iris que pueden superponerse al espolón escleral (**fig. 9-10A**), y 2) inserción cóncava del iris, en la que el iris se observa detrás de la malla trabecular, pero está cubierto por un tejido anormal denso (**fig. 9-10B**). A modo de comparación, también se presenta una fotografía gonioscópica de un ángulo de la cámara anterior normal de un lactante (**fig. 9-11**).
- La elevación de la presión intraocular provoca un rápido agrandamiento del globo con un agrandamiento progresivo de la córnea en niños menores de 3 años. A medida que la córnea aumenta de tamaño, el estiramiento provoca roturas de la membrana de Descemet, edema epitelial y estromal y opacidad corneal. El iris se estira, de modo que el estroma aparece adelgazado. El canal escleral por el que pasa el nervio óptico también se agranda con la presión intraocular elevada. Esto provoca un rápido acopamiento del nervio óptico, que puede revertirse rápidamente si se normaliza la presión intraocular.
  - Esta inversión drástica del acopamiento no se observa en los ojos adultos y probablemente esté relacionada con la mayor elasticidad del tejido conjuntivo de la cabeza del nervio óptico en el lactante. Si no se controla la presión intraocular, puede desarrollarse buftalmos (**fig. 9-12**; *véase también* **fig. 9-1**).

Diagnóstico diferencial

- Otras causas de alteraciones corneales son la megalocórnea, las enfermedades metabólicas, las distrofias corneales, los traumatismos obstétricos y las queratitis.
- Puede producirse epífora o fotofobia en la obstrucción del conducto nasolagrimal, la dacriocistitis y la iritis.
- Las anomalías del nervio óptico que simulan un nervio glaucomatoso incluyen fosetas ópticas, coloboma e hipoplasia.

Manejo

- El tratamiento del glaucoma congénito es quirúrgico. Puede utilizars el tratamiento médico durante un tiempo limitado mientras se programa la cirugía.
- Los procedimientos de elección en esta afección son los que involucran incisiones trabeculares.
  - La goniotomía requiere una córnea clara para la visualización del ángulo.
  - La trabeculectomía con abordaje externo del canal de Schlemm no requiere transparencia corneal.
- La goniotomía se realiza con un goniotomo y un lente de gonioscopia directo. Por lo general, se prefiere un goniotomo de Barkan. Se realiza una incisión en el tejido anormal denso en la malla trabecular para una extensión de 90 a 180 grados utilizando el goniotomo a través de la córnea transparente (**figs. 9-13** y **9-14**).
- Como alternativa, se puede utilizar un lente de Swan-Jacob modificado con una cuchilla afilada, por ejemplo, una MVR, un cuchillo Wheeler o incluso una aguja de calibre 30. La ventaja de una cuchilla plana es que creará menos distorsión de la herida corneal y permitirá cerrar la herida con mayor facilidad (**fig. 9-15**).
- Para un paciente con córneas turbias u opacificadas, está indicada la trabeculotomía. Se realiza un colgajo (*flap*) escleral y se debe encontrar el canal de Schlemm para realizar el procedimiento. Se rompe la malla trabecular

utilizando un trabeculotomo (fig. 9-16) o mediante una sutura (por lo general de propileno) a través de canal de Schlemm (procedimiento de Lynch). Una alternativa a la trabeculotomía con sutura es utilizar un catéter de fibra óptica (iCath, iScience), que tiene la ventaja de una punta iluminada que identifica la localización del catéter (fig. 9-17). En la actualidad, se realiza una técnica quirúrgica similar a la canaloplastia. Se ha comprobado que es eficaz realizar un colgajo escleral de 3 × 3 mm al 50% de grosor y un segundo colgajo más profundo de 2 mm que se extiende hasta la córnea clara. Se encuentra el canal de Sclemm y se viscodilata para pasar el catéter iluminado en 360 grados y se tira de él para incidir la malla trabecular alrededor (fig. 9-18). Se extirpa el colgajo más profundo y se cierra herméticamente el primer colgajo (figs. 9-18 y 9-19).

- En los casos en que no se encuentra el canal de Schlemm, se realiza una trabeculectomía. Otra opción es la colocación de un dispositivo filtrante de glaucoma con o sin válvula (fig. 9-20).

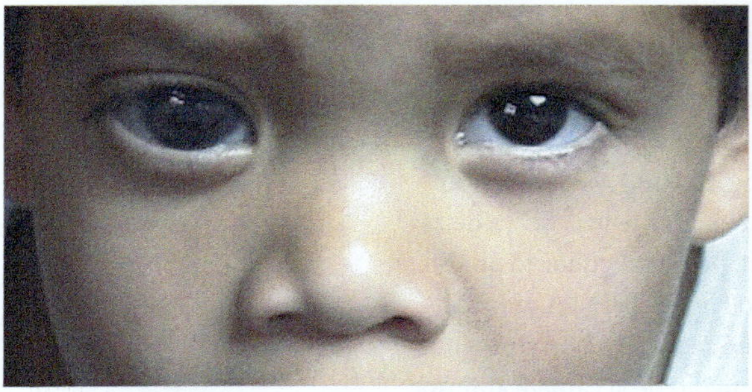

FIGURA 9-4. Glaucoma congénito primario unilateral. Esta fotografía muestra una córnea turbia y buftalmos.

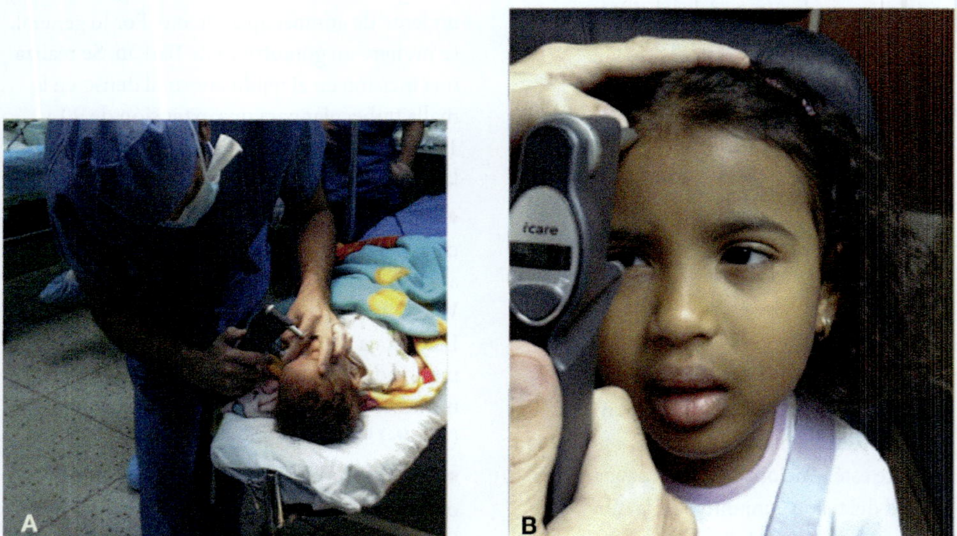

FIGURA 9-5. Tonometría de rebote. A. Tonometría de rebote durante la inducción antes de la anestesia general. **B.** Uso del tonómetro de rebote en el consultario.

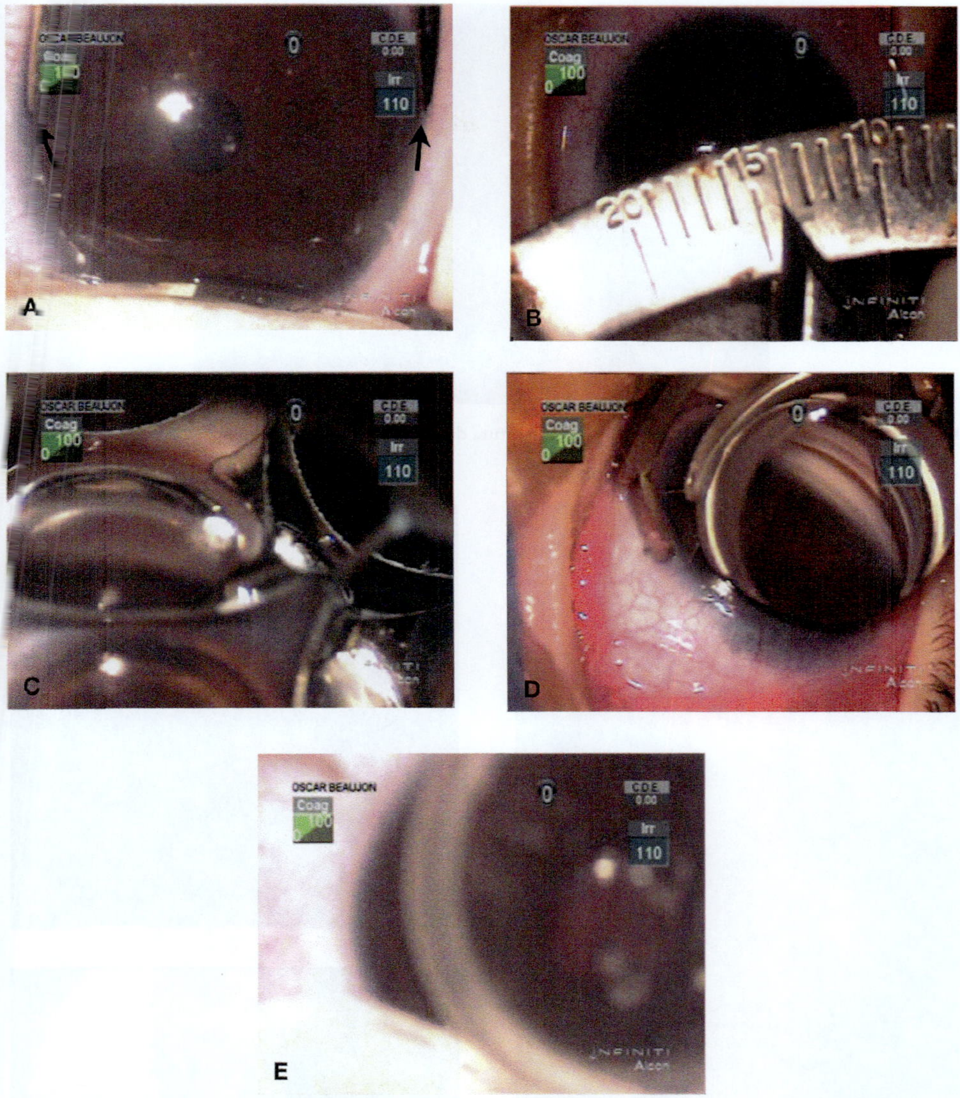

FIGURA 9-6. Evaluación bajo anestesia. A y **B.** Medición del diámetro corneal con calibrador (*las flechas negras* identifican las puntas del calibrador). **C.** Gonioscopia con un lente de cuatro espejos. **D.** Gonioscopia con goniolente quirúrgico Transcend Volk Goniolens (TVG). **E.** Observación del disco óptico y la retina con un lente de mano y el microscopio de quirófano.

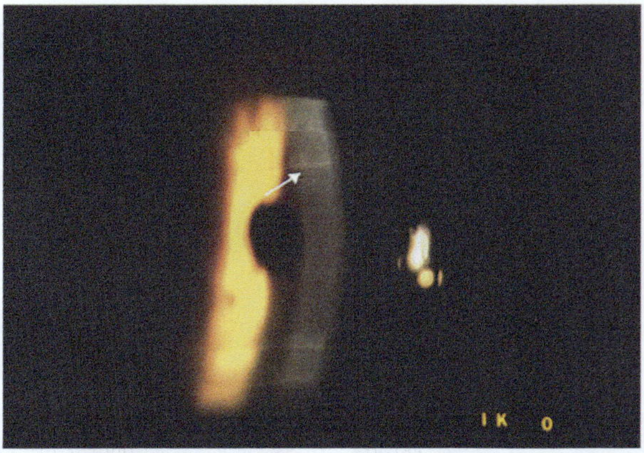

FIGURA 9-7. **Estrías de Haab.** La *flecha* indica la rotura de la membrana de Descemet.

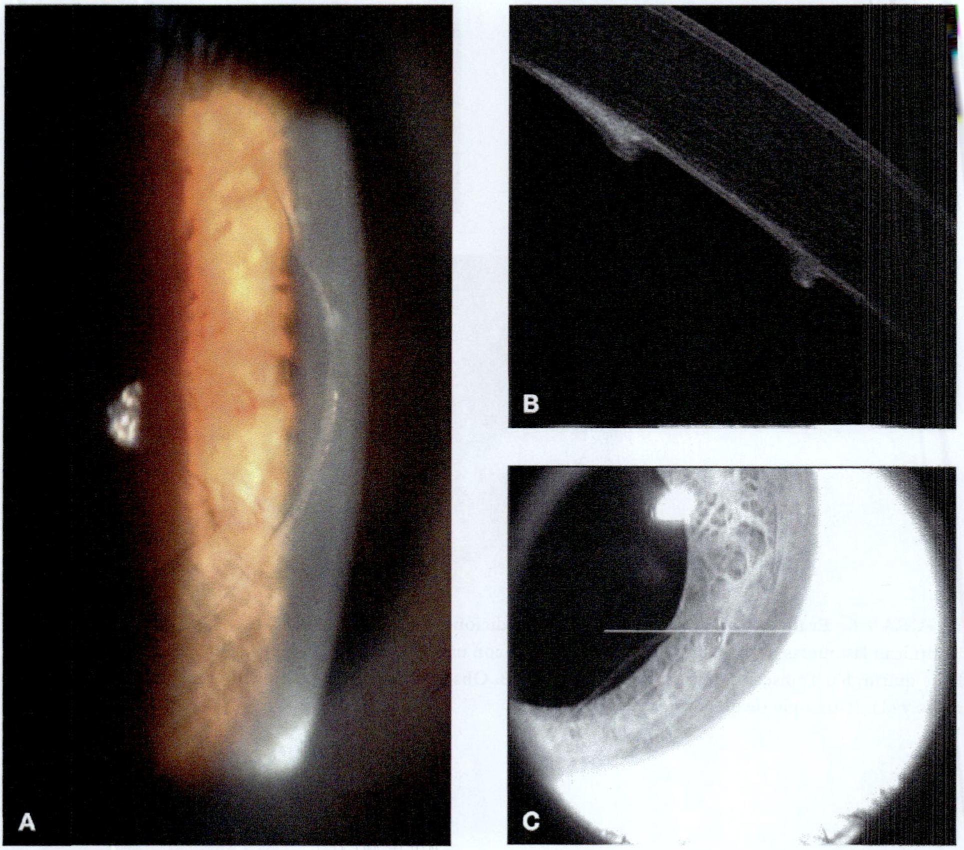

FIGURA 9-8. **Estrías de Haab. A.** Estrías de Haab concéntricas al limbo. **B.** Tomografía de coherencia óptica de las estrías en la membrana de Descemet, con bordes enrollados. **C.** Área evaluada por la sección transversal mostrada en **B.**

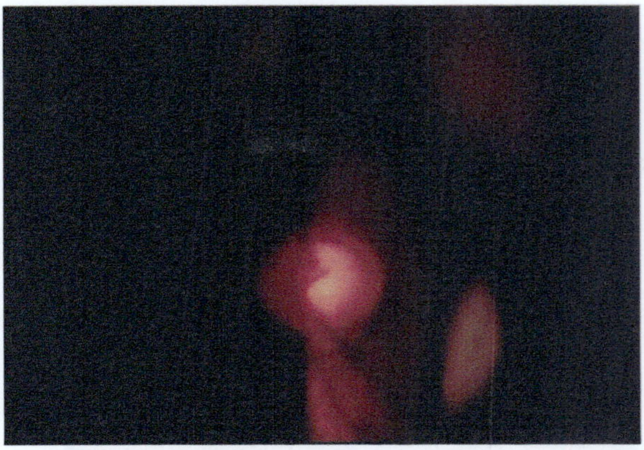

FIGURA 9-9. **Acopamiento redondo.** Acopamiento redondo en el glaucoma congénito.

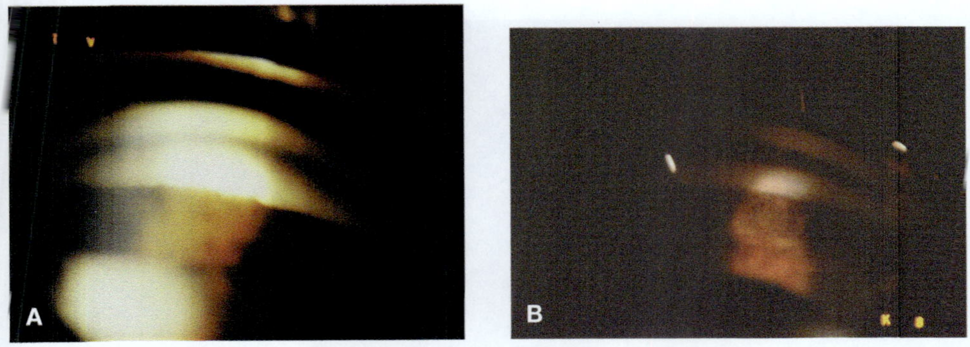

FIGURA 9-10. **Gonioscopia. A.** Inserción plana del iris. **B.** Inserción cóncava del iris.

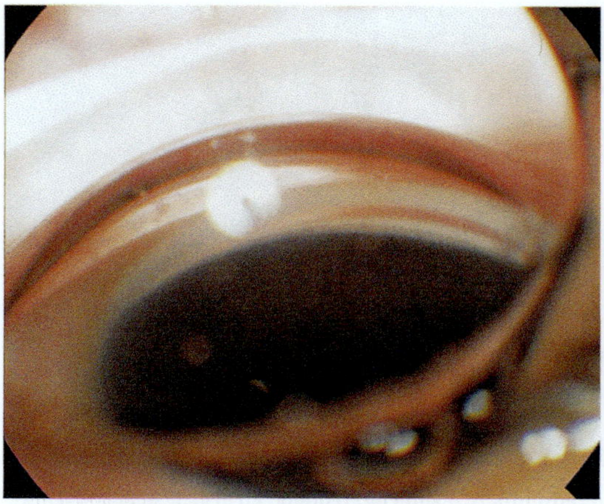

FIGURA 9-11. **Gonioscopia.** Obsérvese la relativa escasez de pigmento de la cámara anterior de un ángulo de la cámara anterior normal en un lactante.

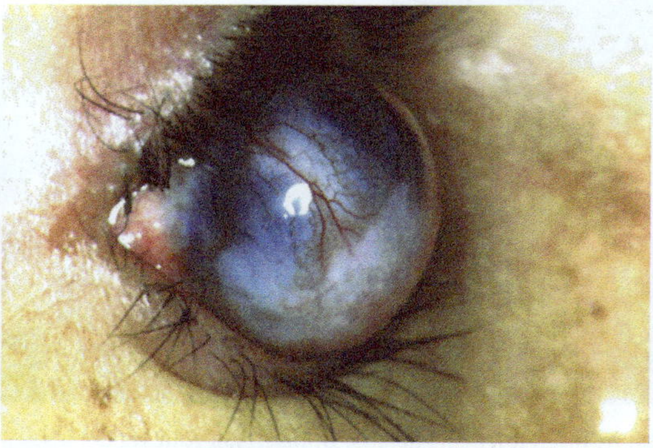

FIGURA 9-12. **Buftalmos.** Ejemplo extremo de buftalmos con adelgazamiento corneal y escleral.

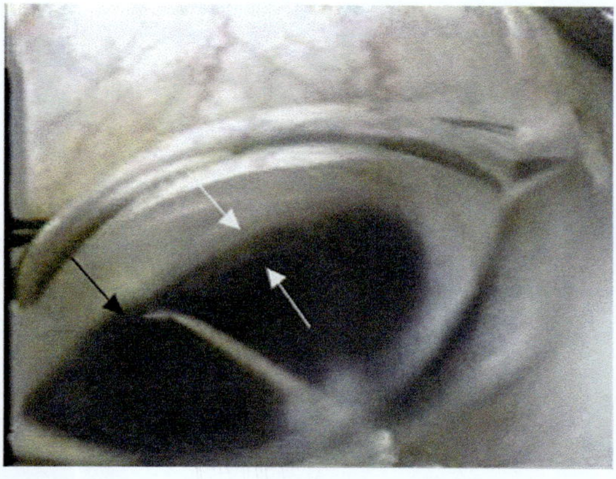

FIGURA 9-13. **Glaucoma congénito durante la goniotomía.** Obsérvese la diferencia en la configuración del ángulo entre la porción de malla trabecular tratada con goniotomía (*flechas blancas*) y la porción no tratada (*flecha negra*).

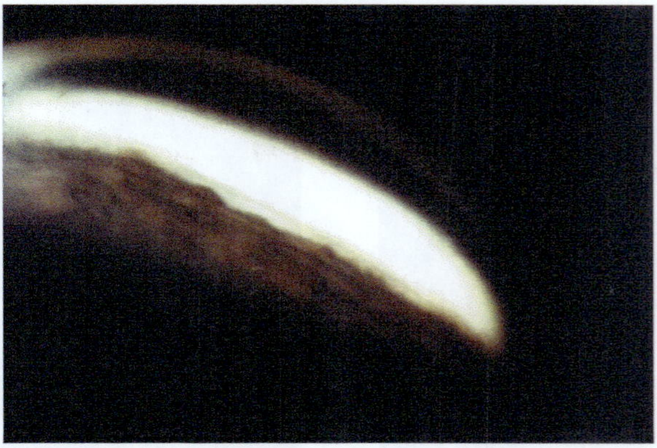

FIGURA 9-14. **Visualización del ángulo.** Visualización del ángulo después de la goniotomía.

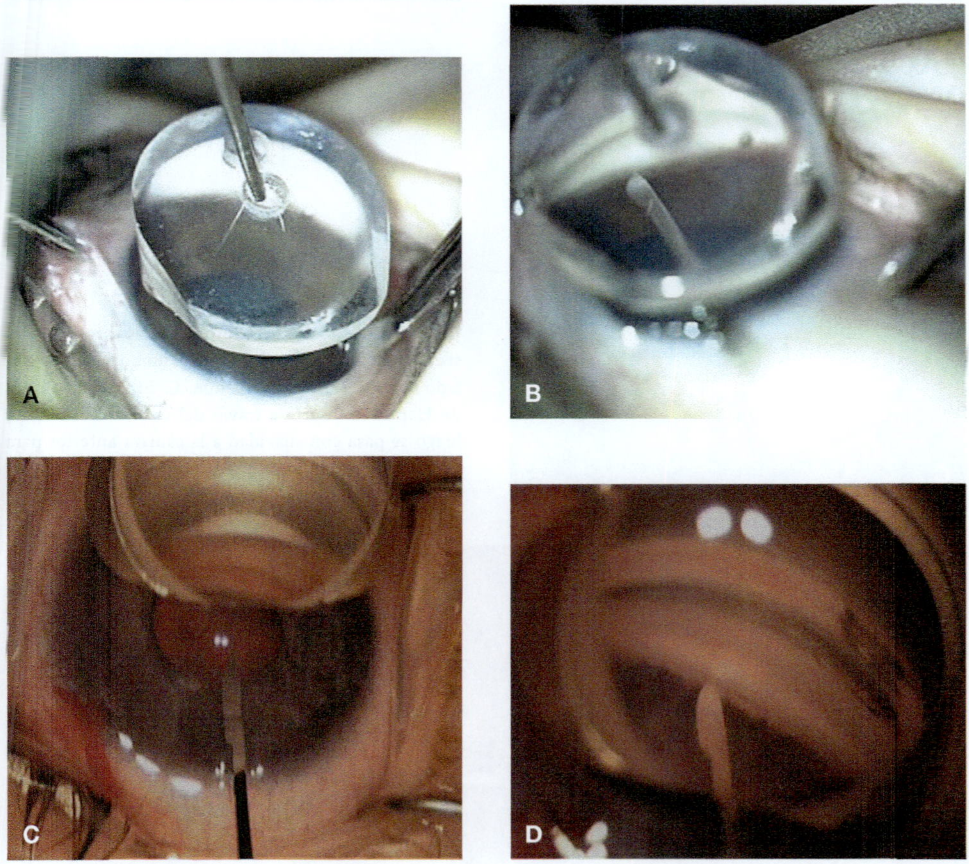

FIGURA 9-15. **Procedimientos de goniotomía. A** y **B.** Goniotomía tradicional realizada con una lente de Barkan, goniotomo, con fijación de los músculos rectos superior e inferior mediante pinzas dentadas de bloqueo. Esta técnica depende de que un asistente fije las pinzas y rote el ojo para permitir al cirujano acceder a una porción más amplia del ángulo. **C** y **D.** Método alternativo que no requiere un ayudante utilizando una lente de Swan modificada y un goniotomo.

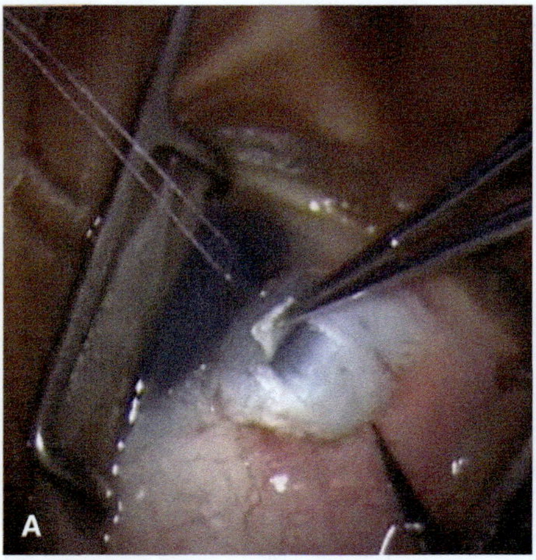

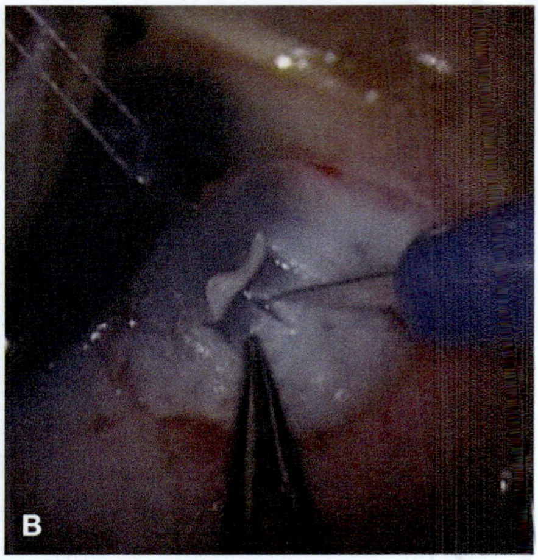

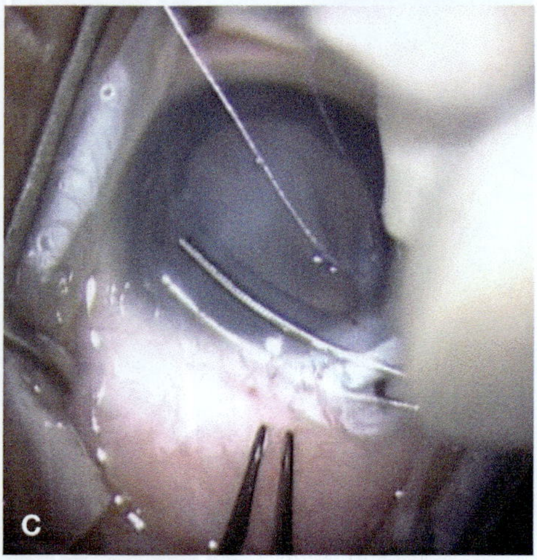

FIGURA 9-16. **Trabeculotomía mecánica. A.** Disección de espesor parcial sobre el limbo. **B.** Corte afilado hasta el canal de Schlemm. **C.** El trabeculotomo de Harms se inserta a través del canal de Schlemm, luego se pasa con suavidad a la cámara anterior para permitir la comunicación entre la cámara anterior y los canales colectores.

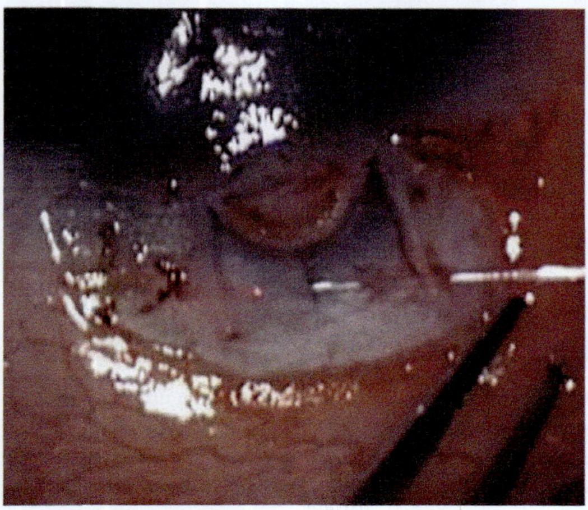

FIGURA 9-17. **Trabeculotomía de sutura con iTrack.** La punta iluminada en rojo ayuda a identificar la ubicación del catéter.

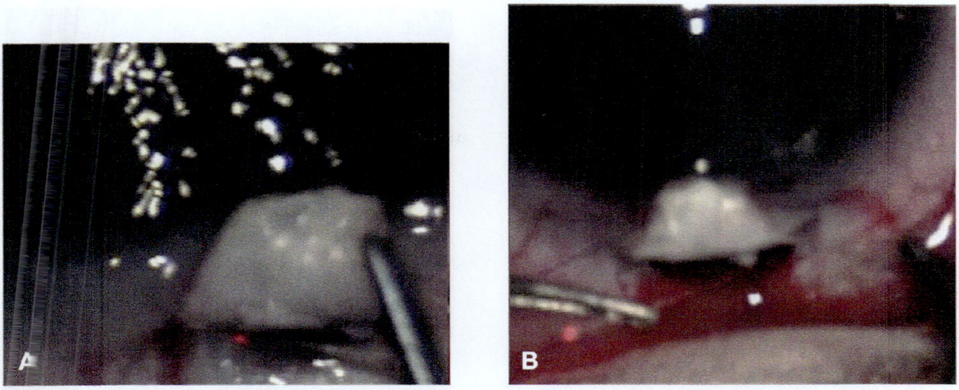

FIGURA 9-18. Trabeculotomía de 360 grados. A. Se viscodilata el canal de Schlemm y se introduce el catéter iluminado después de extirpar un colgajo escleral profundo. **B.** Se extraen ambos extremos del catéter extirpando la malla trabecular en 360 grados.

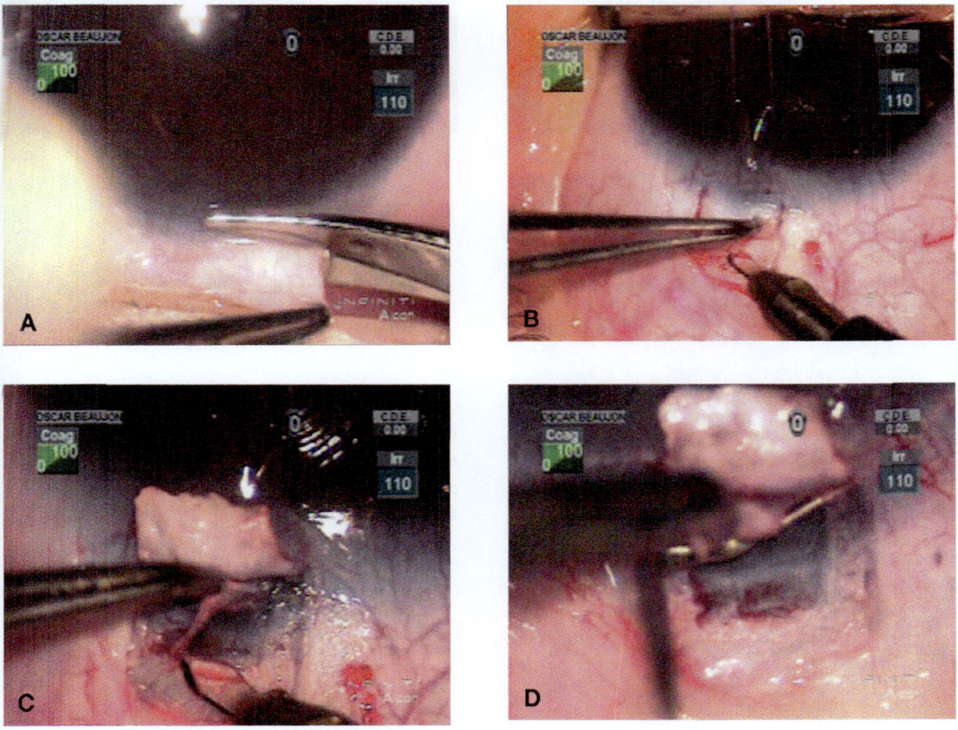

FIGURA 9-19. Trabeculotomía de 360 grados. Técnica quirúrgica. A. Incisión conjuntival. **B.** 3 × 3. Colgajo escleral de 3 mm al 50% de profundidad. **C.** Colgajo escleral de 2 × 2 mm más profundo. **D.** Canalización y viscodilatación del canal de Schlemm.

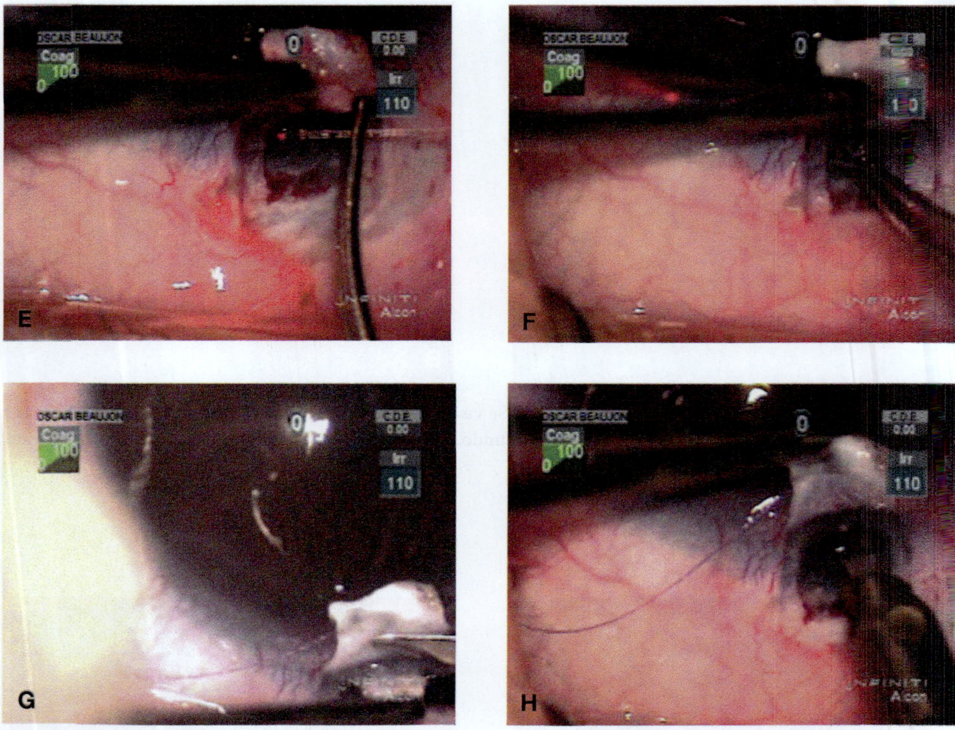

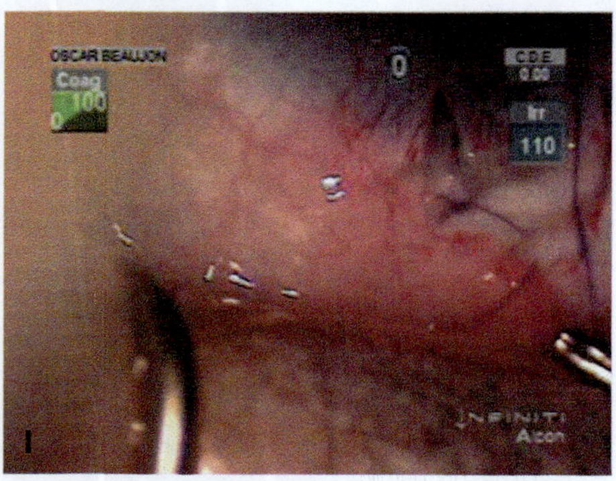

FIGURA 9-19. (*continuación*) **E** y **F.** Canalización con punta iluminada en 360 grados. **G.** Escisión más profunda del colgajo. **H.** Incisión corneal de 1 mm. **I.** Cierre del colgajo escleral.

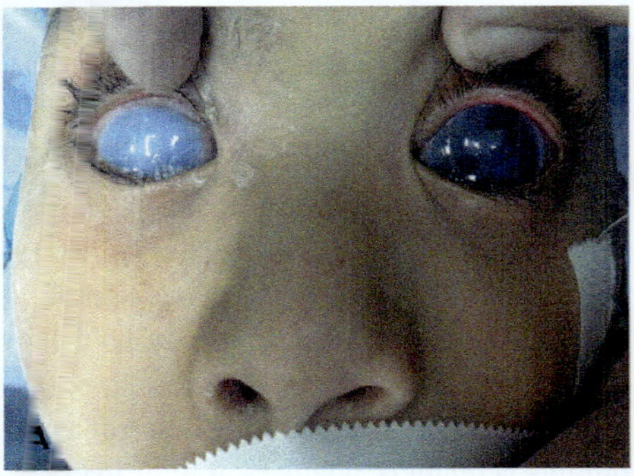

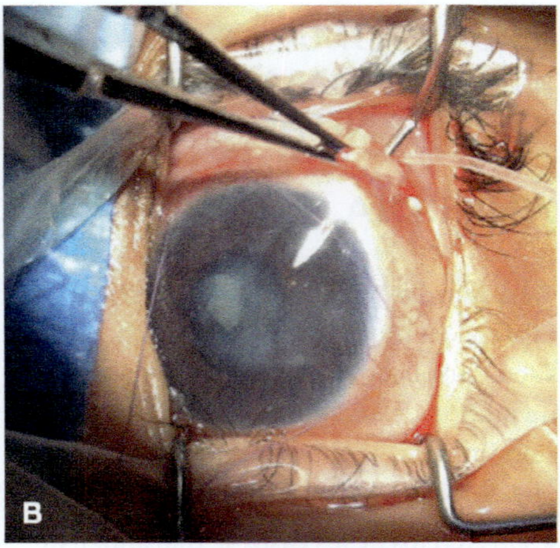

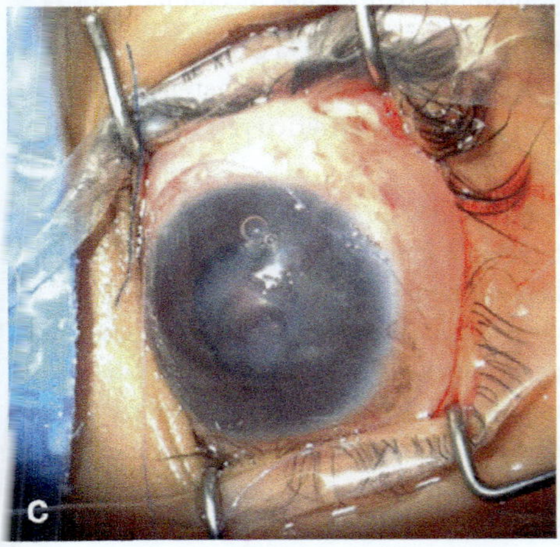

FIGURA 9-20. Niño de 2 años con glaucoma congénito. Obsérvese el buftalmos bilateral, pero asimétrico (**A**). Se implantó una válvula de Ahmed para glaucoma en ambos ojos. **B.** Se realiza un túnel escleral de 3 mm con una aguja 22G que entra en la cámara anterior en el surco. **C.** Aclaramiento parcial del edema corneal al finalizar la intervención quirúrgica.

GLAUCOMA ASOCIADO CON ANOMALÍAS CONGÉNITAS

ANIRIDIA

- La aniridia es una anomalía congénita bilateral en la que el iris está marcadamente subdesarrollado, pero, por lo general, hay un muñón de iris rudimentario de extensión variable visible al examinar el ángulo (fig. 9-21).
- Dos tercios de los casos se transmiten de forma dominante con una penetrancia de alto grado. De los casos, 20% están asociados con el tumor de Wilms.
- Se ha asociado una deleción del brazo corto del cromosoma 11 con el tumor de Wilms y la aniridia esporádica.
- La mala agudeza visual es frecuente debido a la hipoplasia foveal y del nervio óptico. Otras afecciones oculares asociadas incluyen queratopatía, catarata (60 a 80%) y *ectopia lentis* (fig. 9-22). La fotofobia, el nistagmo, la disminución de la visión y el estrabismo son manifestaciones comunes de la aniridia. La opacificación progresiva de la córnea y el *pannus* suelen aparecer de forma circunferencial en la periferia (fig. 9-23).
- El glaucoma asociado con la aniridia no suele desarrollarse hasta finales de la infancia o principios de la edad adulta. Puede ser el resultado de una trabeculodisgenesia o del cierre progresivo de la malla trabecular por el muñón residual del iris. Si se desarrolla durante la infancia, puede estar indicada una goniotomía o una trabeculectomía.
- Se ha sugerido que la goniotomía temprana puede prevenir la adherencia progresiva del iris periférico residual a la malla trabecular.
- En los niños mayores, primero debe intentarse un tratamiento médico para controlar la presión intraocular. Cualquier forma de cirugía tiene el riesgo de lesionar el cristalino desprotegido y las zónulas, y los procedimientos filtrantes tienen un mayor riesgo de encarcelamiento vítreo. En determinados pacientes con glaucoma avanzado no controlado pueden ser necesarios los procedimientos ciclodestructivos.

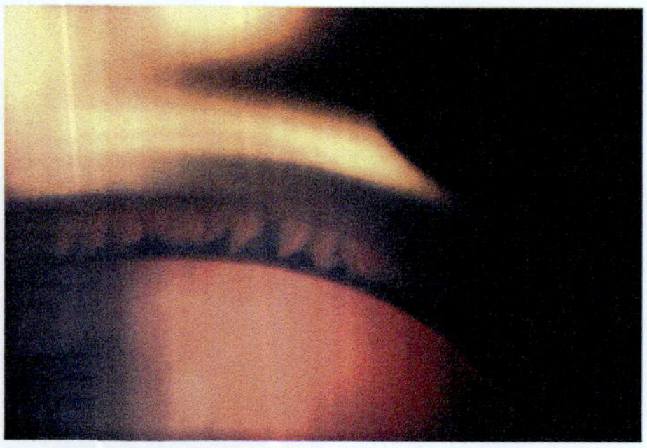

FIGURA 9-21. Aniridia. Fotografía gonioscópica que muestra un remanente de iris con procesos ciliares debajo.

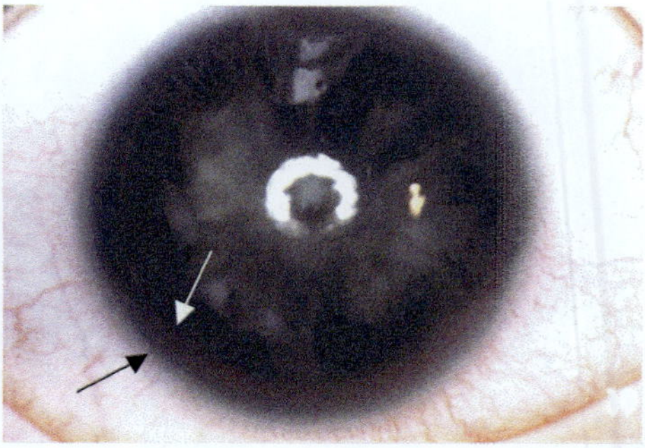

FIGURA 9-22. Aniridia y catarata. Las *flechas* indican la porción remanente del iris.

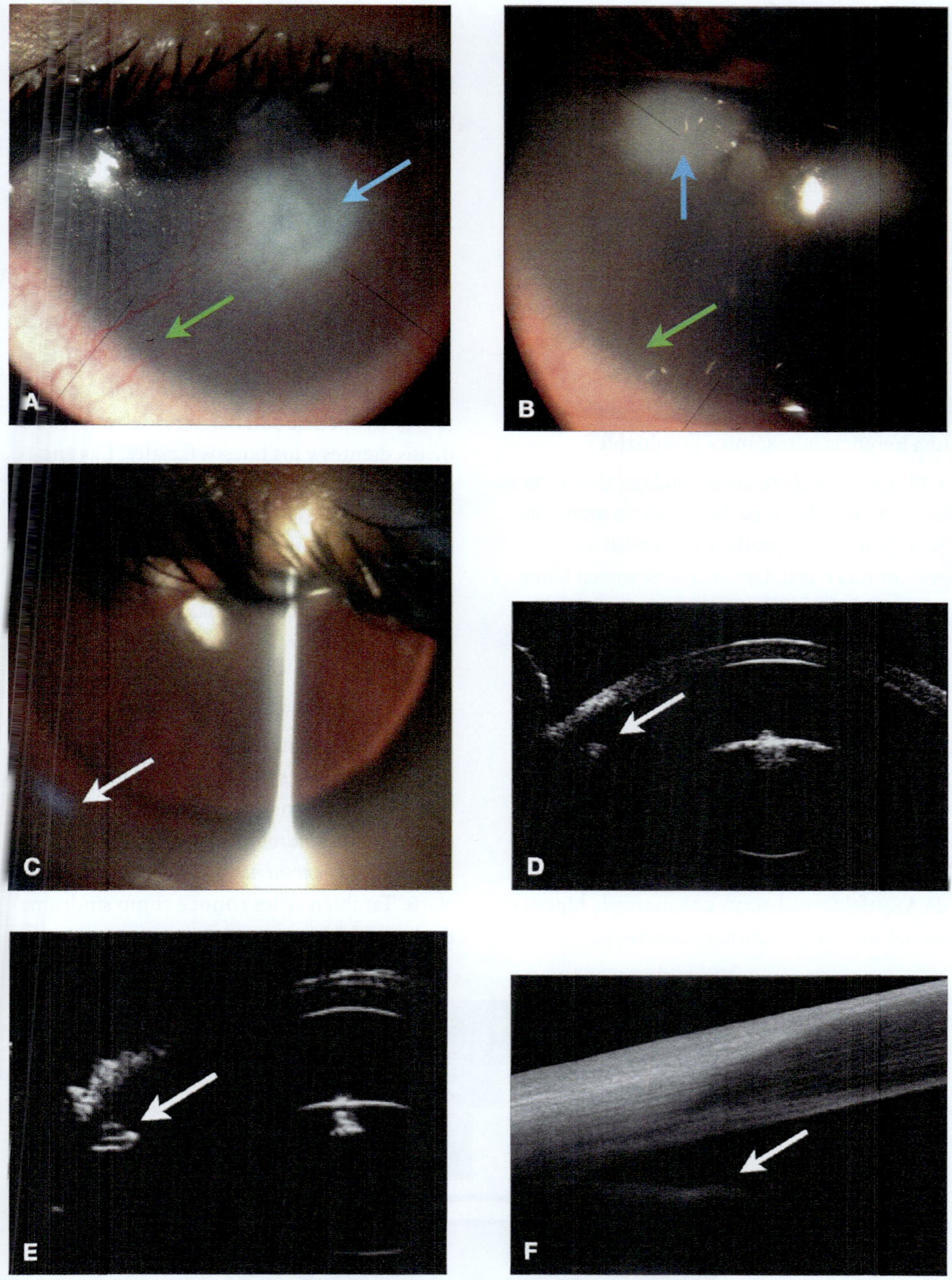

FIGURA 9-23. **Paciente con aniridia. A** y **B.** Imágenes del ojo derecho e izquierdo. *Pannus* (*flechas verdes*) con leucoma (*flechas azules*). **C.** Aniridia con algo de tejido remanente del iris (*flecha blanca*). **D** y **E.** Imágenes de ultrabiomicroscopia e imagen de tomografía de coherencia óptica (**F**) del ángulo con aniridia. **D.** Presencia de catarata polar anterior. **F.** Se observa un remanente de iris.

ANOMALÍA DE AXENFELD

- La anomalía de Axenfeld se caracteriza por anomalías periféricas de la córnea, el ángulo de la cámara anterior y el iris. Una línea de Schwalbe prominente, denominada *embriotoxón posterior*, es una alteración de la córnea periférica en estos pacientes. Puede haber filamentos del iris adheridos al embriotoxón posterior e hipoplasia del estroma anterior del iris (**fig. 9-24**).
- La enfermedad suele ser bilateral y tiene una herencia autosómica dominante.
- El síndrome de Axenfeld incluye glaucoma y se da en 50% de los pacientes con la anomalía. Si el glaucoma se produce en la infancia, la goniotomía o la trabeculectomía suelen tener éxito. Si el glaucoma aparece más tarde, debe intentarse inicialmente un tratamiento médico y, si es necesario, recurrir a la cirugía filtrante.

ANOMALÍA DE RIEGER

- La anomalía de Rieger representa un grado más avanzado de disgenesia angular. Además del aspecto clínico observado en la anomalía de Axenfeld, se observa una marcada hipoplasia del iris con policoria y corectopia.
- Suele ser bilateral y heredarse con un patrón autosómico dominante, aunque la anomalía puede presentarse de manera esporádica.
- En más de la mitad de los casos se desarrolla glaucoma, que a menudo requiere cirugía.

SÍNDROME DE RIEGER

- Cuando los hallazgos de la anomalía de Rieger se asocian con malformaciones sistémicas, se prefiere el término *síndrome de Rieger*.
- Las anomalías sistémicas asociadas con mayor frecuencia son defectos del desarrollo de los dientes y los huesos faciales. Las anomalías dentales incluyen una reducción del tamaño de la corona (microdoncia), un número reducido, pero uniformemente espaciado de dientes, y una ausencia focal de dientes (por lo general, los incisivos maxilares anteriores primarios y centrales permanentes; **figs. 9-25** y **9-26**).
- Debido a la similitud de las anomalías del ángulo de la cámara anterior en estas entidades, se ha propuesto que representan un espectro de trastornos del desarrollo que se han denominado *síndrome de escisión de la cámara anterior* y *disgenesia mesodérmica de la córnea y el iris*. También se les conoce como síndrome de Axenfeld-Rieger.

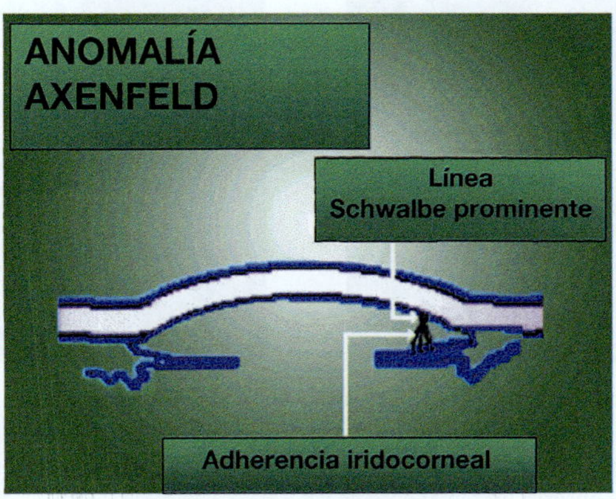

FIGURA 9-24. Diagrama de anomalía de Axenfeld.

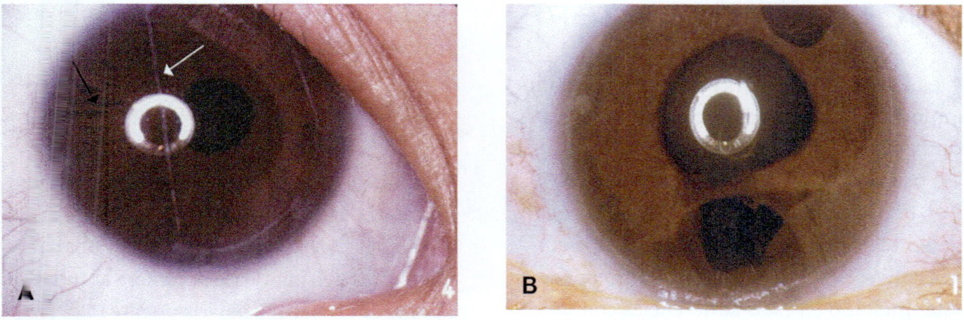

FIGURA 9-25. **Síndrome de Rieger. A.** Obsérvese el embriotoxón anterior prominente (*flecha blanca*) y la hipoplasia del iris (*flecha negra*). **B.** La madre del paciente de **A** muestra embriotoxón anterior prominente, corectopia y policoria.

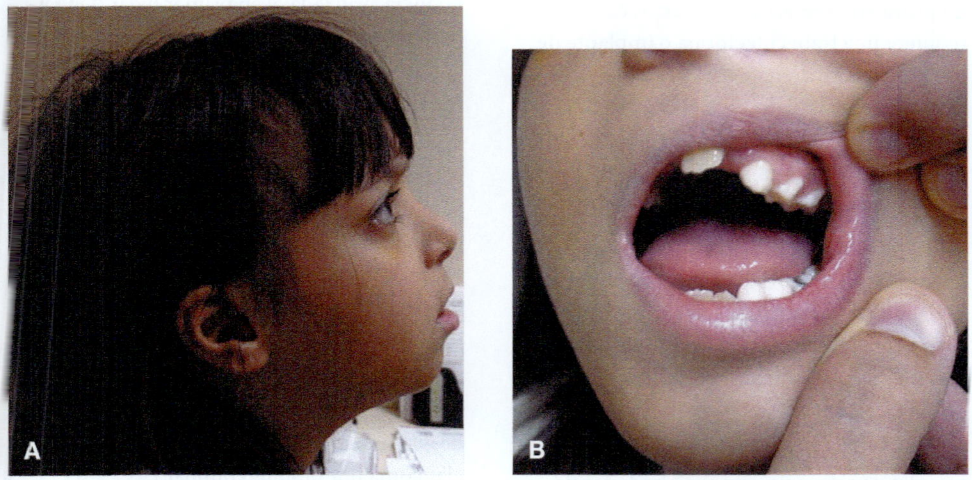

FIGURA 9-26. **Síndrome de Rieger.** Anomalías faciales, hipoplasia maxilar (*izquierda*). Anomalías dentales, hipodoncia y anodoncia (*derecha*). (Cortesía del Dr. Adael Soares, Escola Paulista de Medicina, UNIFESP, São Paulo, Brasil).

ANOMALÍA DE PETERS

- La anomalía de Peters representa un grado importante de trastorno del desarrollo de la cámara anterior. Hay una opacidad corneal asociada con un defecto del estroma posterior, también conocido como úlcera corneal de Von Hippel. El iris está adherido a la córnea a nivel del collarete. El cristalino puede estar incluido en estas adherencias con un endotelio corneal ausente.
- La anomalía de Peters es bilateral y se asocia con frecuencia a glaucoma y cataratas.
- El trasplante de córnea con extracción de cataratas para mejorar la agudeza visual tiene un pronóstico reservado. En estos casos, se requiere una trabeculectomía o implante de dispositivos de drenaje para glaucoma para el control del glaucoma (**figs. 9-27** y **9-28**).

SÍNDROME DE MARFAN

- El síndrome de Marfan se caracteriza por anomalías musculoesqueléticas, como aracnodactilia, estatura excesiva, extremidades largas, hiperextensión articular, escoliosis, enfermedades cardiovasculares y anomalías oculares.
- La transmisión es autosómica dominante con alta penetrancia, aunque alrededor de 15% de los casos son esporádicos (**fig. 9-29**).
- Las características oculares incluyen *ectopia lentis*, microfaquia, megalocórnea, miopía, queratocono, hipoplasia del iris, desprendimiento de retina y glaucoma (**fig. 9-30**). Las zónulas suelen estar atenuadas y rotas, lo que provoca la subluxación del cristalino hacia arriba (el cristalino también puede dislocarse hacia la pupila o la cámara anterior, lo que provoca glaucoma inducido por el cristalino).
- También puede desarrollarse glaucoma de ángulo abierto, con frecuencia en la infancia o la adolescencia, y se asocia con anomalías congénitas del ángulo de la cámara anterior. Los procesos densos del iris puentean el receso del ángulo, insertándose por delante del espolón escleral. El tejido del iris que atraviesa el receso puede tener una configuración cóncava.
- Por lo general, el glaucoma aparece en la infancia avanzada, y en primer lugar debe intentarse un tratamiento médico.

MICROESFEROFAQUIA

- La microesferofaquia puede presentarse como un trastorno aislado que se hereda como un rasgo autosómico recesivo o dominante, o puede estar asociada con el síndrome de Weill-Marchesani. Este síndrome se caracteriza por estatura baja, braquidactilia, braquicefalia y microesferofaquia.
- El cristalino es pequeño y esférico y puede desplazarse hacia delante, dando lugar a un glaucoma por bloqueo pupilar (**fig. 9-31**).
- El glaucoma de ángulo cerrado puede tratarse con midriáticos, iridectomía o extracción del cristalino.
- El glaucoma suele aparecer al final de la infancia o al principio de la edad adulta.

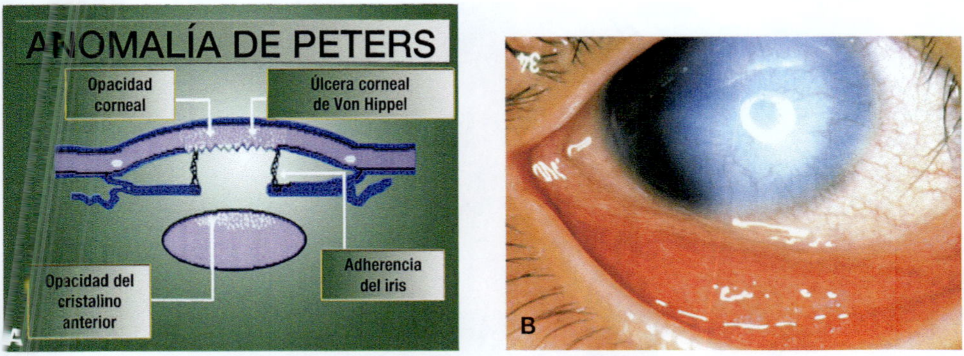

FIGURA 9-27. Anomalía de Peters. A. Esquema de la anomalía. **B.** Obsérvese la opacidad corneal (leucoma), junto con el *pannus* corneal.

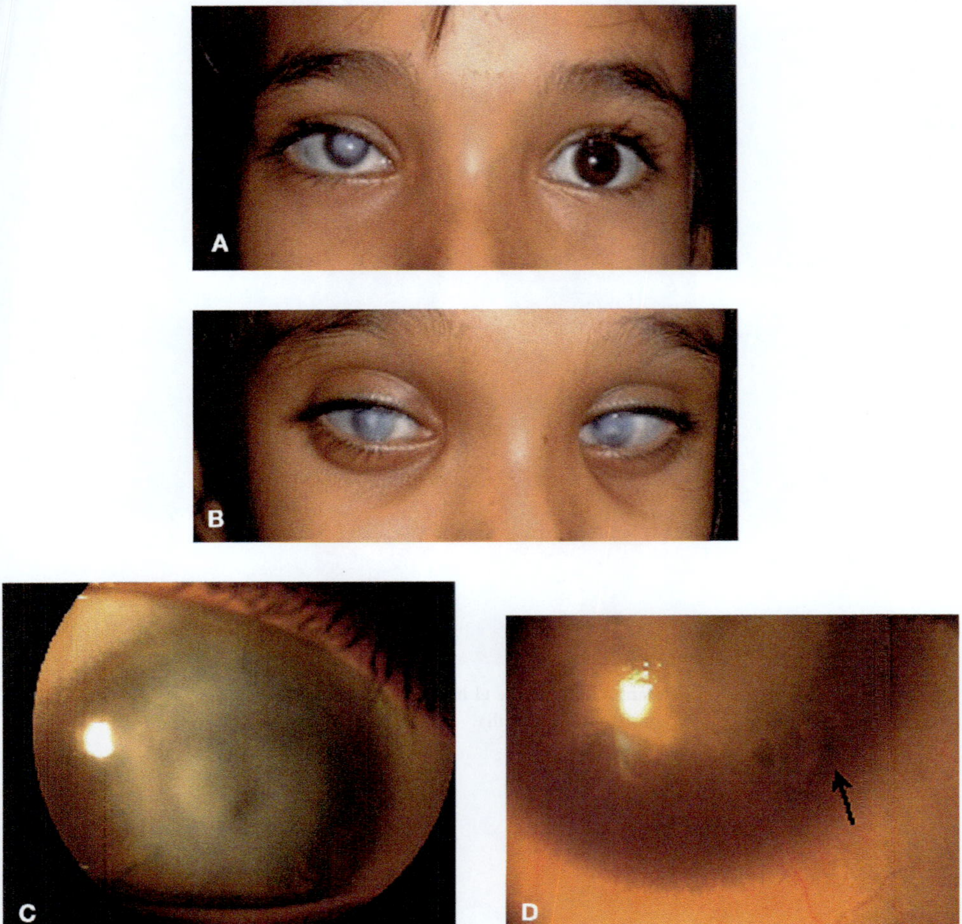

FIGURA 9-28. Anomalía de Peters presente en una mujer gemela fraterna. A. Afectación corneal unilateral. **B.** Opacidad corneal total bilateral. **C.** Opacificación corneal central con una córnea periférica relativamente clara. **D.** Anomalías del iris observadas periféricamente. **C** y **D** son del caso unilateral del cuadro **A.**

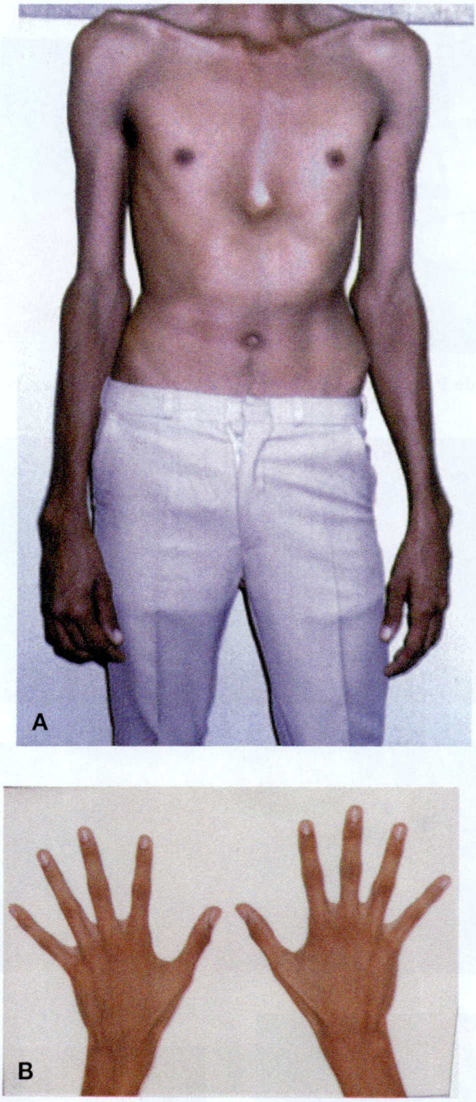

FIGURA 9-29. **Síndrome de Marfan. A.** Obsérvese el hábito corporal alto y delgado; este paciente también tiene *pectus excavatum* (pecho hundido) **B.** Aracnodactilia.

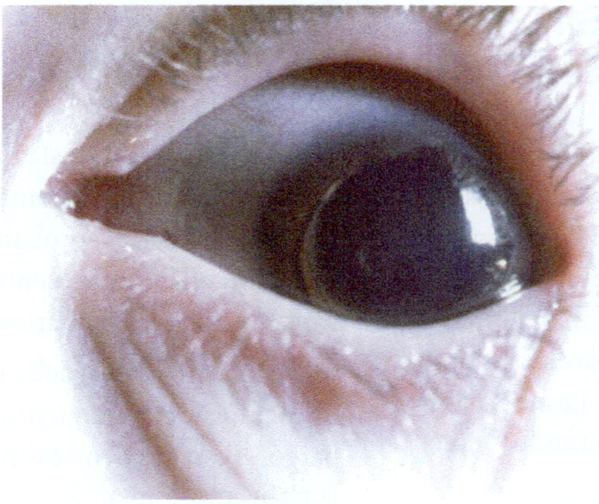

FIGURA 9-30. **Síndrome de Marfan.** *Ectopia lentis* anterior. En este ojo, el cristalino se ha dislocado anteriormente.

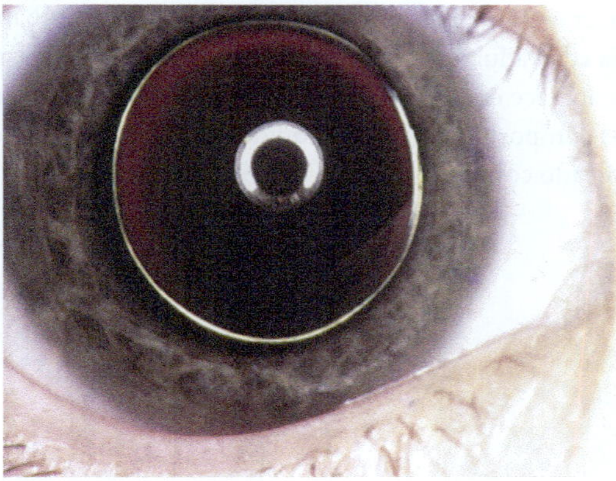

FIGURA 9-31. **Microesferofaquia.** El cristalino pequeño y redondo puede visualizarse dentro de la apertura de la pupila dilatada.

SÍNDROME DE STURGE-WEBER (ANGIOMATOSIS ENCEFALOTRIGEMINAL)

- Los pacientes con síndrome de Sturge-Weber presentan un hemangioma facial siguiendo la distribución del nervio trigémino. El hemangioma facial suele ser unilateral, pero puede ser bilateral. Los hemangiomas conjuntivales, epiesclerales y coroideos también son anomalías frecuentes. La afectación uveal difusa se ha denominado fondo de ojo "en salsa de tomate".
- No se ha establecido un patrón hereditario claro.
- El glaucoma es más frecuente cuando el hemangioma facial ipsilateral afecta a los párpados y la conjuntiva.
- El glaucoma puede aparecer en la infancia, en la niñez tardía o en la edad adulta temprana. El glaucoma que aparece en la infancia tiene el aspecto y el comportamiento de un glaucoma asociado con una trabeculodisgenesia aislada y responde bien a la goniotomía. El glaucoma que aparece más tarde en la vida está probablemente relacionado con una presión venosa epiescleral elevada, debida a fístulas arteriovenosas.
- En niños mayores, debe intentarse en primer lugar el tratamiento médico. Sin embargo, si este no tiene éxito, debe considerarse la trabeculectomía.
- La cirugía filtrante tiene un mayor riesgo de hemorragia coroidea, resultante de la disminución o aplanamiento de la cámara anterior, relacionado con la disminución de la presión intraocular en el momento de la cirugía. Esto ocurre probablemente cuando el nivel de presión intraocular cae por debajo del de la presión arterial y da lugar a la efusión de líquido coroideo en los tejidos circundantes (**figs. 9-32** y **9-33**).

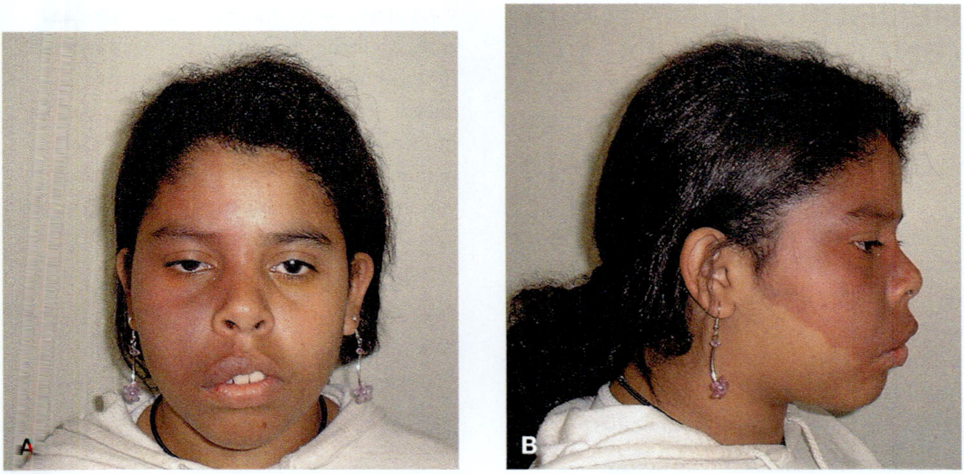

FIGURA 9-32. **A** y **B.** Síndrome de Sturge-Weber. Obsérvese la distribución unilateral frontal y maxilar. (Cortesía de la Dra. Claudia Pabon Bejarano, Escola Paulista de Medicina, UNIFESP, São Paulo, Brasil).

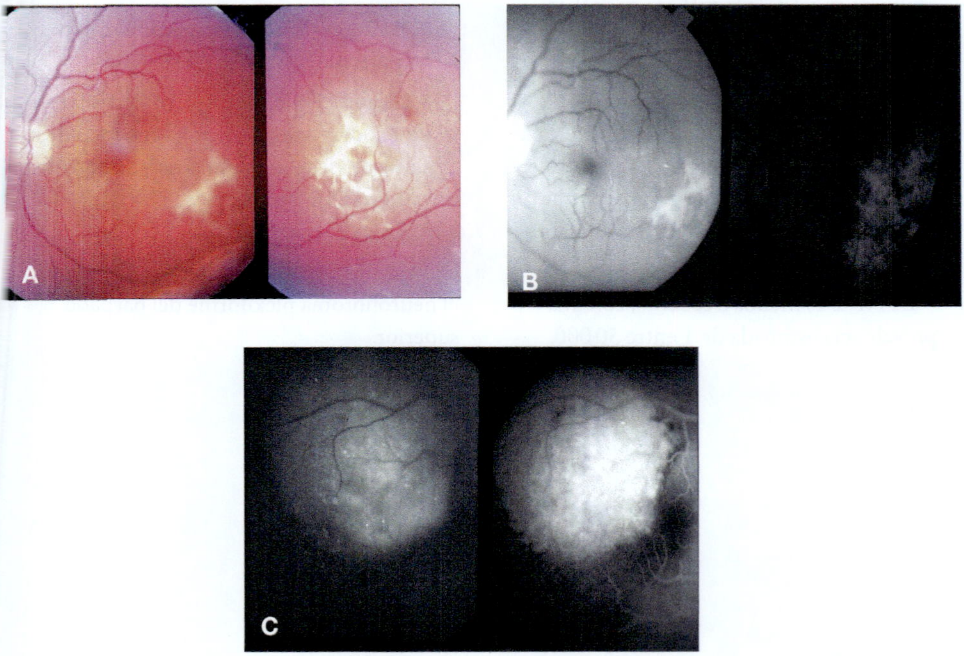

FIGURA 9-33. Síndrome de Sturge-Weber. A-C. Hemangioma coroideo. (Cortesía del Dr. Darío Fuenmayor, Caracas, Venezuela).

NEUROFIBROMATOSIS (ENFERMEDAD DE VON RECKLINGHAUSEN Y NEUROFIBROMATOSIS ACÚSTICA BILATERAL)

- La neurofibromatosis es un trastorno hereditario del sistema neuroectodérmico que da lugar a hamartomas de la piel, los ojos y el sistema nervioso. El síndrome afecta principalmente a los tejidos derivados de la cresta neural, en particular los nervios sensitivos, las células de Schwann y los melanocitos.
- La neurofibromatosis tiene dos formas: NF-1, o neurofibromatosis clásica de Von Recklinghausen, y NF-2, o neurofibromatosis acústica bilateral.
  - La NF-1 es la forma más común e incluye afectación de la piel con manchas café con leche y neurofibromas cutáneos, hamartomas del iris llamados nódulos de Lisch y gliomas del nervio óptico (**fig. 9-34**). Se estima que la NF-1 afecta a 0.05% de la población y tiene una prevalencia de 1 por cada 30 000 personas. Se hereda en un patrón autosómico dominante con penetrancia completa.
  - La NF-2 es menos frecuente, con una prevalencia estimada de 1 entre 50 000.
- La afectación cutánea incluye manchas café con leche, que aparecen como máculas hiperpigmentadas en cualquier parte del cuerpo y tienden a aumentar con la edad, y múltiples neurofibromas, que son tumores benignos del tejido conectivo nervioso y varían desde nódulos diminutos y aislados hasta enormes masas de tejido blando en forma de pedúnculo.
- La afectación oftálmica incluye lo siguiente:
  - Hamartomas del iris, clínicamente observados como lesiones bilaterales, elevadas, de superficie lisa y en forma de cúpula.
  - Neurofibromas plexiformes del párpado superior, que aparecen clínicamente como una zona de engrosamiento del margen del párpado con la ptosis y una deformidad en forma de S.
  - Tumores de retina, más comúnmente hamartomas astrocíticos.
  - Gliomas del nervio óptico, que se manifiestan como disminución unilateral de la agudeza visual o estrabismo y se han observado en 25% de los casos.
- También se osberva ocasionalmente glaucoma ipsilateral y suele estar asociado con el neurofibroma plexiforme del párpado superior.

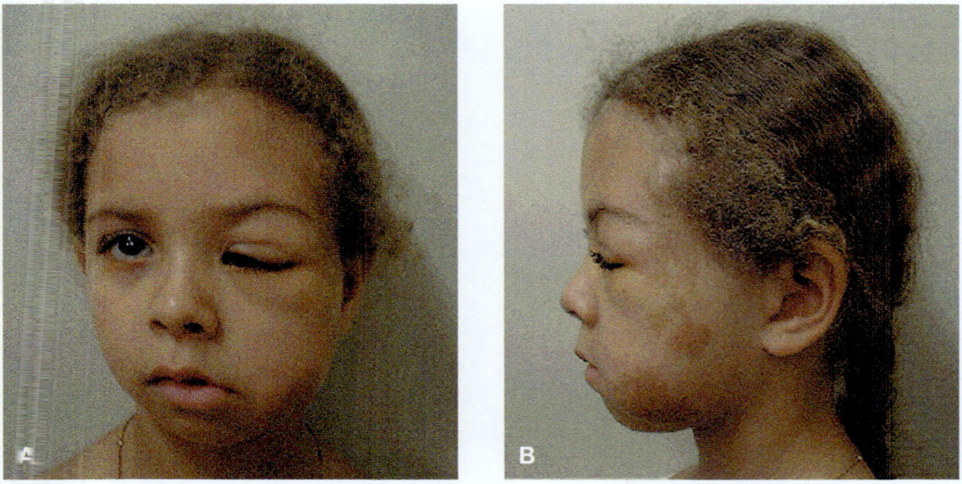

FIGURA 9-34. Neurofibromatosis. A y B. Obsérvense las manchas café con leche y el neurofibroma plexiforme del párpado superior. (Cortesía de la Dra. Claudia Pabon Bejarano, Escola Paulista de Medicina, UNIFESP, São Paulo, Brasil).

ESTAFILOMA ANTERIOR CONGÉNITO Y QUERATECTASIA

- El estafiloma anterior congénito y la queratectasia son afecciones raras y, por lo general, unilaterales que provocan una protrusión corneal grave a través de los párpados. Su etiología se atribuye a una queratitis intrauterina. Típicamente, se presentan como una opacidad central progresiva al nacer que aumenta de tamaño, altura y se vasculariza y queratiniza secundariamente en los meses siguientes (fig. 9-35). Histológicamente, hay epitelio escamoso estratificado queratinizado, el estroma está muy vascularizado y la membrana de Descemet y el endotelio ausentes con adherencia de tejido uveal por glaucoma secundario por cierre angular. El segmento posterior suele ser normal. Podría colocarse un dispositivo de drenaje para glaucoma para controlar el glaucoma secundario, y podría intentarse una queratoplastia penetrante para restaurar la estructura y la transparencia corneales.

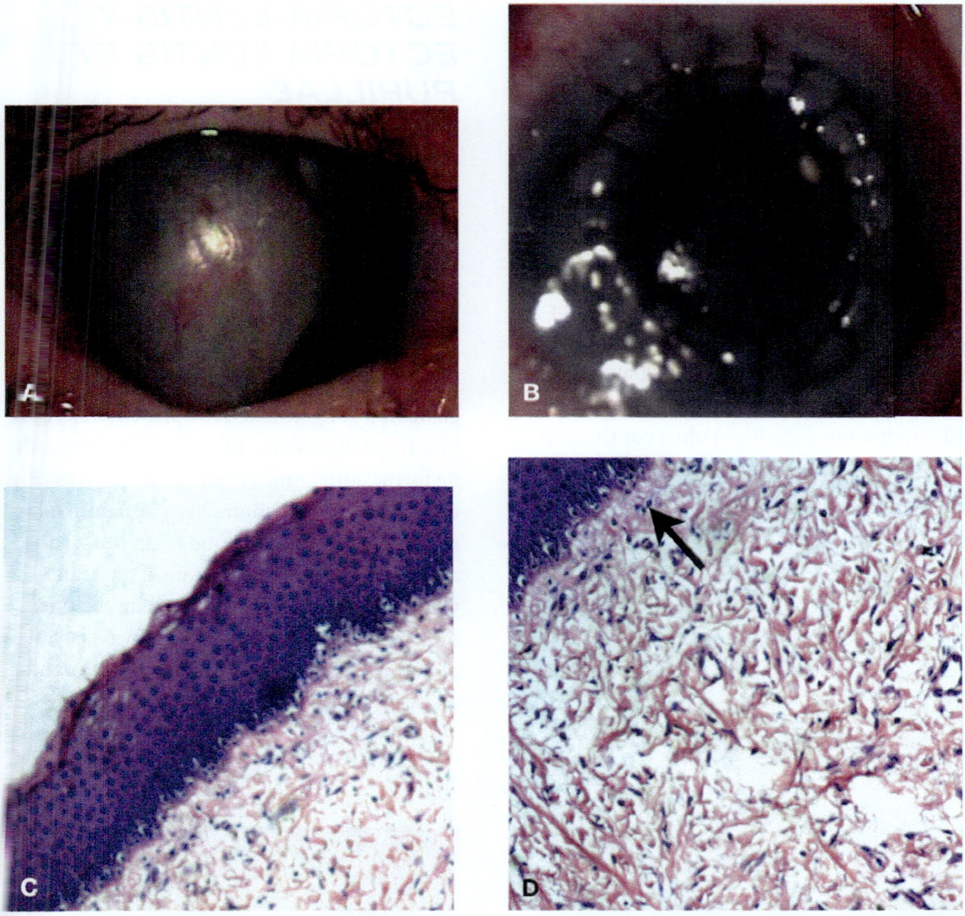

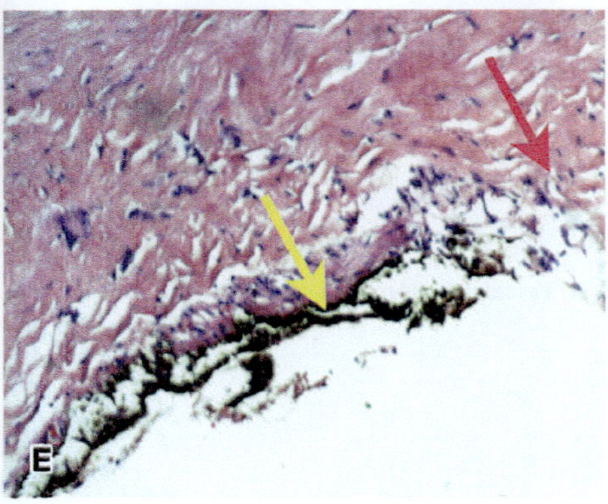

FIGURA 9-35. Estafiloma anterior congénito. A. Ectasia corneal con vascularización. **B.** Posqueratoplastia. **C.** Epitelio escamoso estratificado. **D.** Membrana de Bowman irregular (*flecha negra*), y vascularización e inflamación del estroma. **E.** Adherencia del iris y el tejido uveal a la córnea posterior (*flecha amarilla*) y ausencia de la membrana de Descemet y el endotelio (*flecha roja*).

ESCLEROCÓRNEA

• La esclerocórnea es una enfermedad rara, congénita, generalmente bilateral, no progresiva y no inflamatoria. Puede ser parcial o completa. La etiología de la esclerocórnea es desconocida y la mayoría de los casos son esporádicos. Clínicamente se manifiesta con opacificación y vascularización de la córnea periférica; en algunos casos, puede afectar a toda la córnea. A menudo se asocia con córnea plana y puede presentar glaucoma asociado y disgenesia del segmento anterior. El tratamiento está orientado a controlar el glaucoma. Puede intentarse la queratoplastia penetrante en casos bilaterales, pero en general tiene mal pronóstico (**fig. 9-36**).

ECTOPIA LENTIS Y *ECTOPIA LENTIS ET PUPILLAE*

• La *ectopia lentis* es un desplazamiento del cristalino que puede ser congénito, del desarrollo o adquirido. El cristalino puede subluxarse hasta el punto de que su desplazamiento hacia la cámara anterior o la pupila puede causar bloqueo pupilar y glaucoma de ángulo cerrado. Suele asociarse con el síndrome de Marfan, la homocistinuria, la aniridia y el glaucoma congénito. Puede presentarse como una anomalía aislada, normalmente heredada de forma autosómica dominante; pero podría estar asociada con anomalías pupilares en la *ectopia lentis et pupillae*, que es un trastorno autosómico recesivo en el que el cristalino y la pupila están desplazados en direcciones opuestas. La pupila es irregular, ovalada y desplazada de la posición normal, normalmente bilateral, pero asimétrica (**fig. 9-37**).

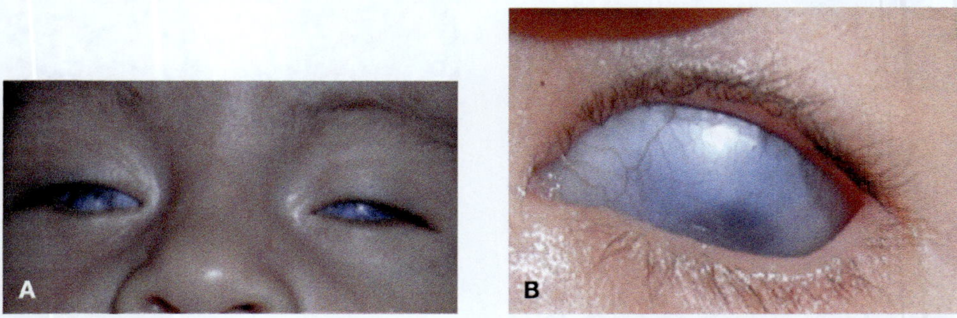

FIGURA 9-36. **Esclerocórnea. A.** Esclerocórnea bilateral. **B.** Vascularización de la córnea periférica. (Cortesía del Dr. Pedro Mattar UOCA, Caracas, Venezuela).

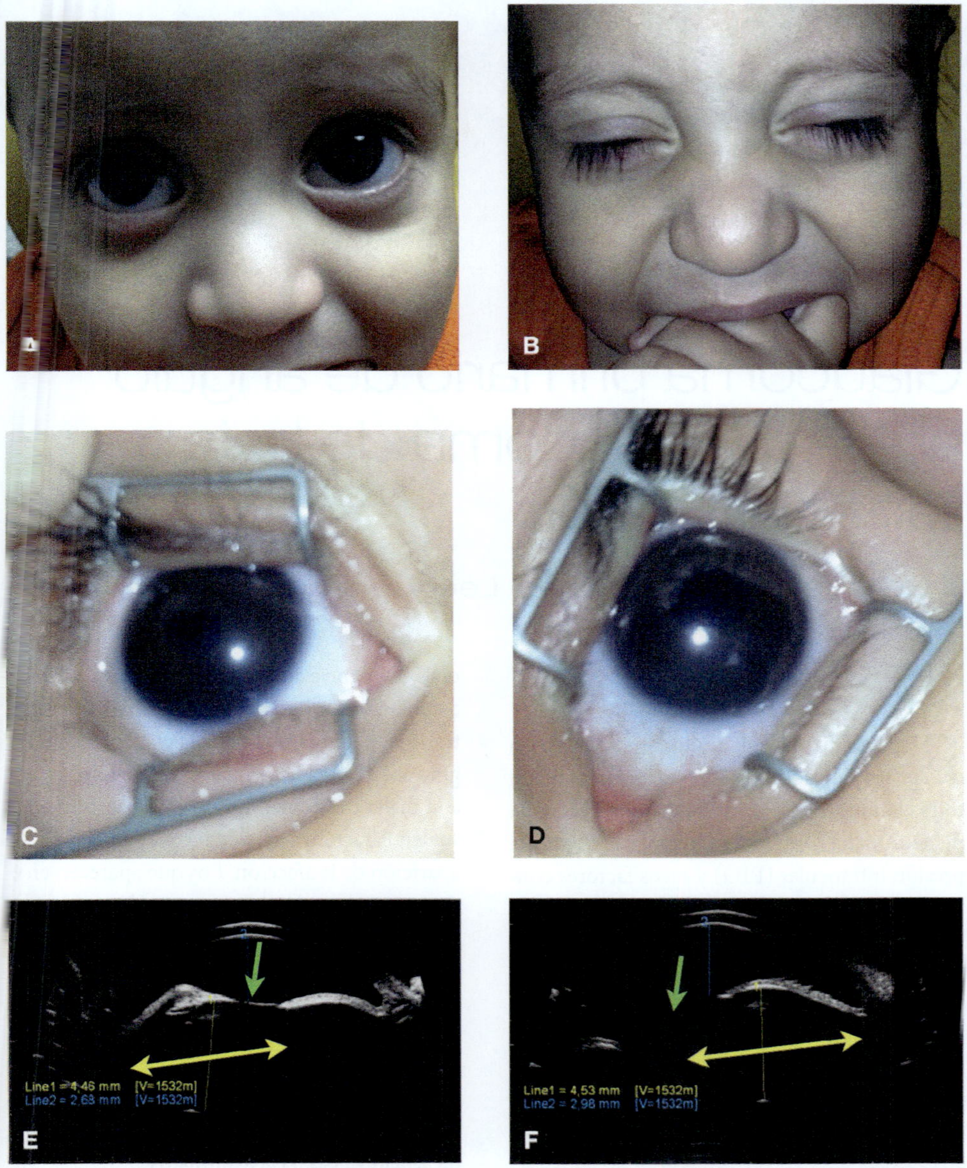

FIGURA 9-37. **Niño de 1 año con *ectopia lentis et pupillae*. A.** Fijación en la cámara. **B.** Fotofobia cuando se enciende el *flash*. Las pupilas están dislocadas superotemporalmente OD y OS (**C** y **D**), respectivamente. UBM OD (**E**) y UBM OS (**F**), en ambos ojos, el cristalino (*flechas amarillas de doble punta*) y la pupila (señalada por las *flechas verdes*) están luxados en sentido opuesto. OD: ojo derecho; OS: ojo izquierdo; UBM: ultrabiomicroscopia.

CAPÍTULO

10

Glaucoma primario de ángulo abierto y glaucoma de baja tensión

George L. Spaeth, Daniel Lee y Douglas J. Rhee

INTRODUCCIÓN

El glaucoma, en sus múltiples formas, es la principal causa de ceguera irreversible en todo el mundo. Se trata de una compleja familia de neuropatías ópticas progresivas en las que la presión intraocular (PIO) y otros factores contribuyentes conducen a un patrón característico de atrofia del nervio óptico y pérdida del campo visual. Los glaucomas suelen clasificarse en primarios y secundarios. El glaucoma primario de ángulo abierto (GPAA) es esencialmente un diagnóstico de exclusión en el que no se identifica ninguna causa reconocible de PIO dañina a pesar de un examen clínico meticuloso. En muchos casos, puede determinarse una causa de la presión que produce el daño, como inflamación, traumatismo o neovascularización. Estos suelen clasificarse como glaucomas secundarios y el tratamiento puede dirigirse hacia la causa específica. Los glaucomas también pueden dividirse en función de la naturaleza del ángulo de la cámara anterior. En el glaucoma de ángulo cerrado, la presión se eleva como consecuencia de la resistencia al flujo de salida acuoso debido a contacto o adherencias entre el iris y la malla trabecular. En cambio, en los glaucomas de ángulo abierto, el humor acuoso tiene libre acceso a la malla trabecular. Los glaucomas primarios suelen caracterizarse, además, según la edad de aparición de la afección. Los que aparecen en el momento del nacimiento o poco después se denominan *congénitos*, los que aparecen después de la infancia y antes de los 40 años se denominan *glaucomas juveniles* y los que se manifiestan por primera vez después de los 40 años se denominan *glaucomas de ángulo abierto de inicio en la edad adulta*. Los glaucomas infantiles constituyen un grupo aparte y se tratan en otra sección de este libro (*véase* el capítulo 9).

DEFINICIÓN

La definición del glaucoma ha cambiado radicalmente desde que se utilizó por primera vez en la antigua Grecia; la palabra ha llegado a significar cosas diferentes para personas diferentes. La definición sigue evolucionando y, como consecuencia, pueden producirse confusiones desafortunadas durante la comunicación. La **figura 10-1** ilustra una cronología aproximada de estos cambios.

Hasta finales del siglo XIX, la definición de glaucoma se basaba en gran medida en la presencia de síntomas como ceguera o dolor. El desarrollo de la teoría estadística, la disponibilidad del tonómetro y el concepto de enfermedad como "desviación de la normalidad" llevaron a definir el glaucoma únicamente en términos de PIO elevada por encima de 21 o 24 mm Hg, presiones superiores a dos y tres desviaciones estándar por encima de la media, respectivamente.

Los estudios realizados principalmente en la década de 1960 demostraron que solo alrededor de 5% de las personas con una PIO superior a 21 mm Hg desarrollaban realmente daños en el nervio óptico y pérdida del campo visual. Otros estudios demostraron que aproximadamente un tercio de los pacientes que presentaban alteraciones características del nervio óptico y del campo visual del glaucoma tenían PIO dentro del rango de la normalidad. Estas dos observaciones obligaron a replantearse totalmente la definición de glaucoma. Muchos autores empezaron a utilizar los términos "glaucoma de baja tensión" o "glaucoma de presión normal" o "glaucoma de alta tensión". A medida que se prestaba más atención a la idea del glaucoma como una "neuropatía óptica", la idea de que el glaucoma podría estar relacionado únicamente con una presión elevada, como ocurre en los glaucomas de ángulo cerrado, fue perdiendo reconocimiento. Esto llevó a la extraña situación de que se considerara que una persona con una PIO de 80 mm Hg con dolor muy intenso tenía "cierre de ángulo", pero no "glaucoma de ángulo cerrado". Más recientemente, algunos autores han subdividido el glaucoma en tipos dependientes e independientes de la presión. Aunque es cierto que existen factores que aumentan o disminuyen la susceptibilidad de los tejidos oculares al daño por la PIO, no está claro que estos factores actúen alguna vez por sí solos y sin alguna contribución de los efectos de la PIO, incluso cuando la PIO se encuentra en la media o por debajo de la media.

El glaucoma se define como el proceso que ocasiona daño tisular ocular progresivo característico, causado al menos parcialmente por la PIO, independientemente del nivel de esta. Los hallazgos y síntomas de glaucoma temprano o moderado se encuentran en casi todas las personas, incluso en las que no tienen glaucoma. No hay nada diagnóstico, por ejemplo, en una relación copa-disco de 0.5. Aunque esto podría representar un cambio glaucomatoso significativo, también puede ocurrir en una persona sin glaucoma. Además, una PIO de 25 mm Hg no tiene valor diagnóstico. Esto puede ser un hallazgo en personas que no tienen glaucoma. Por lo tanto, es importante identificar las características que se dan *solo* (o casi solo) en el glaucoma (**fig. 10-2**).

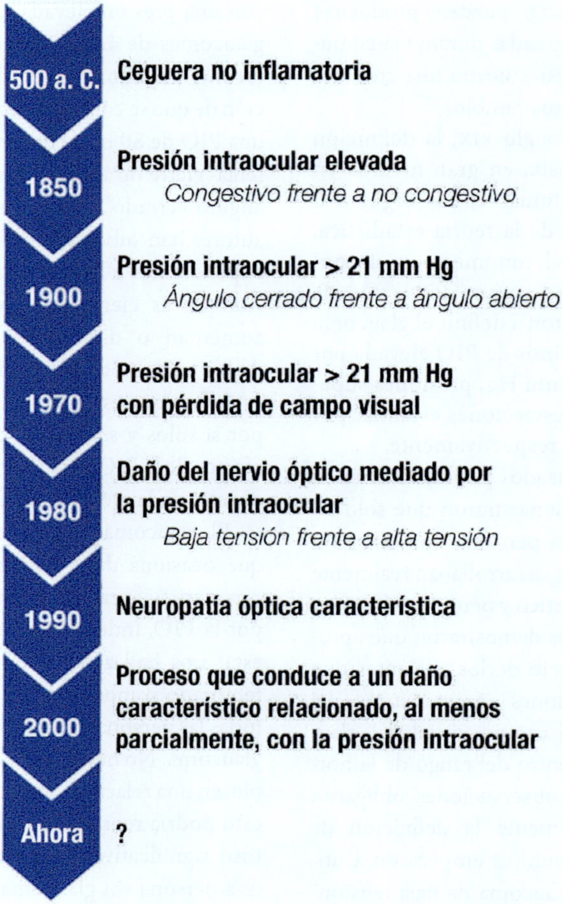

FIGURA 10-1. Definición de glaucoma. La cambiante definición de glaucoma a lo largo de los años.

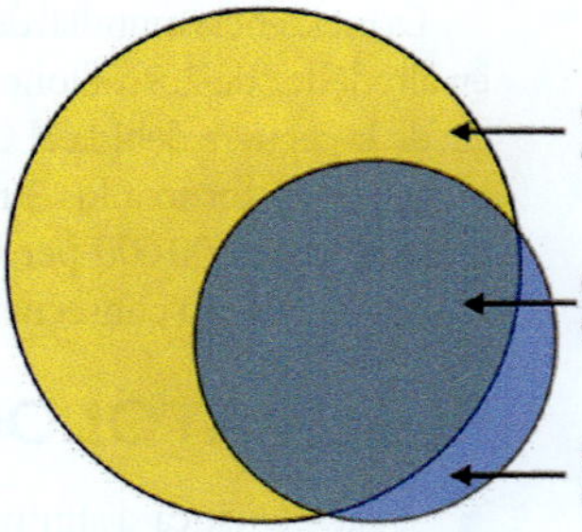

FIGURA 10-2. Características del glaucoma. Superposición de características que se dan en pacientes con y sin glaucoma.

EPIDEMIOLOGÍA

El glaucoma afecta a personas de todas las edades, razas y zonas geográficas. No es sorprendente que las estimaciones de la prevalencia del glaucoma varíen de manera amplia. Esta variación está relacionada con las diferentes definiciones de glaucoma, los diferentes métodos de examen y las diferentes expresiones de la constelación de fisiopatologías distintas con fenotipos agrupados vagamente en la afección definida sindrómicamente denominada GPAA.

El glaucoma congénito representa una entidad distinta que es en extremo rara. La mayoría de los glaucomas juveniles están determinados genéticamente y, aunque son mucho más frecuentes que los tipos congénitos de glaucoma de ángulo abierto, siguen siendo relativamente poco frecuentes.

La mayoría de los pacientes con glaucoma son mayores de 60 años, y la prevalencia del glaucoma aumenta con la edad.

Es difícil generalizar la cantidad de ceguera causada por el glaucoma. Una vez más, el glaucoma es una enfermedad variable, con definiciones variables. Sin embargo, es evidente que la incidencia aumenta notablemente con la edad y en especial en los estadounidenses de ascendencia africana. La prevalencia del glaucoma en estadounidenses de ascendencia africana mayores de 80 años puede ser superior a 20%.

La incidencia mundial del glaucoma se estima en alrededor de 2.5 millones al año. La prevalencia de la ceguera debida al GPAA se sitúa probablemente en torno a los 3 millones. En Estados Unidos, unas 100 000 personas están ciegas de ambos ojos como consecuencia del glaucoma.

FISIOPATOLOGÍA

La característica distintiva del glaucoma es el daño al tejido ocular, en especial al nervio óptico y a la capa de fibras nerviosas de la retina (CFNR).

La **figura 10-3** ilustra las posibles vías por las que puede desarrollarse el daño tisular. Un factor iniciador es la PIO dentro del intervalo normal o elevado, que causa deformación mecánica y conduce al daño subsecuente. También se ilustran factores adicionales relacionados con la deformación estructural causada por la PIO.

Los agentes tóxicos o los mecanismos autoinmunes pueden causar daños y, en última instancia, la muerte de las células ganglionares de la retina, lo que provoca la pérdida de tejido y daños estructurales, que a su vez pueden facilitar los daños relacionados con la PIO. También se ha postulado que la autorregulación anormal del flujo sanguíneo al nervio óptico desempeña un papel en la neuropatía óptica glaucomatosa.

La última vía común en todos los GPAA es la muerte, a veces por necrosis, pero por lo

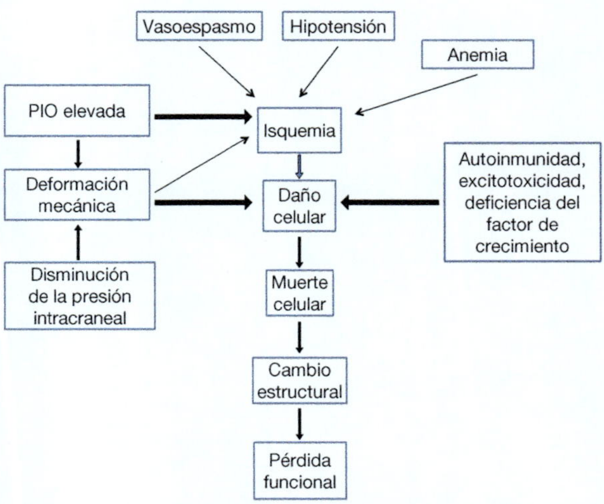

FIGURA 10-3. Patogenia del glaucoma. Patogenia del daño tisular ocular en el glaucoma. PIO, presión intraocular.

general por apoptosis, de las células ganglionares de la retina. Esto puede provocar más daño en la retina, el nervio óptico y el cerebro. Los circuitos de retroalimentación hacen que este esquema simplificado sea mucho más complejo. Por ejemplo, el propio "cambio estructural" predispone al daño celular. En la tabla 10-1 se muestran algunos de los factores que pueden estar implicados en esta cascada de acontecimientos.

TABLA 10-1. Algunos factores que intervienen en la aparición de lesiones tisulares en el glaucoma

Lesión mecánica
Estiramiento de la lámina cribosa, vasos sanguíneos, células endoteliales de la córnea, etc.
Tejido glial, neural o conjuntivo anormal
Privación metabólica
Compresión directa de las neuronas, el tejido conjuntivo y la vasculatura por la presión intraocular
Falta de neurotrofinas
Secundario al bloqueo mecánico de los axones
Determinado genéticamente
Factores de crecimiento nervioso deficientes
Isquemia e hipoxia
Autorregulación anormal de los vasos retinianos y coroideos
Disminución de la perfusión
Aguda/crónica
Primaria/secundaria
Transferencia anormal de oxígeno
Mecanismos autoinmunes
Medidas de protección defectuosas
Óxido nítrico sintasa deficiente o inhibido
Proteína de choque térmico anómala
Toxicidad para las células ganglionares de la retina y otros tejidos
Glutamato
Predisposición genética
Estructura anormal del nervio óptico
Grandes poros laminares
Canal escleral grande
Tejido conjuntivo anormal
Vasculatura anormal
Malla trabecular anormal
Disminución de la permeabilidad de la matriz extracelular
Células endoteliales anormales
Biología molecular anormal

HISTORIA

Una anamnesis exhaustiva es la parte más importante de la exploración de un paciente con GPAA, aunque la enfermedad esté relativamente libre de síntomas en sus primeras fases. La anamnesis es la parte de la exploración que establece la relación entre el paciente y el médico, esencial para el éxito del diagnóstico y el tratamiento del glaucoma. Además, un historial meticuloso descubrirá con frecuencia síntomas de la enfermedad, incluso en fases relativamente tempranas o moderadas. Por ejemplo, los pacientes pueden notar dificultad para ver en la oscuridad, dolor ocular leve o la sensación de que la visión simplemente no es tan buena como antes. Además, la anamnesis permite conocer los factores de riesgo de glaucoma y, lo que es aún más importante, los factores de riesgo de ceguera por glaucoma (**tablas 10-2** y **10-3**).

El glaucoma de presión promedio se ha asociado con diversos factores de riesgo vascular (es decir, migraña, hipotensión arterial, apnea del sueño). Debe prestarse especial atención a estos aspectos en los pacientes con sospecha de este tipo de glaucoma.

La pregunta esencial en la anamnesis es: "¿Cómo está usted?". El médico debe recalcar que la parte más importante de la pregunta es la palabra "usted". El glaucoma es una enfermedad aterradora que con frecuencia disminuye la calidad de vida del paciente, simplemente por el hecho de saber que lo presenta. Existe una larga historia de asociación del glaucoma con la PIO. El médico debe indicar al paciente, siempre que sea oportuno, que tanto su preocupación como la del médico se refieren a la salud del paciente y no principalmente a su PIO. Una evaluación de la salud requiere una anamnesis competente y compasiva.

TABLA 10-2. Factores de riesgo para el desarrollo del glaucoma

Composición genética	
Antecedentes familiares positivos de pérdida visual relacionada con glaucoma	
Identificación de un gen relacionado con el glaucoma	
Consideraciones sobre la presión intraocular	
mmHg	Probabilidad de desarrollar glaucoma con el tiempo
>21	5%
>24	10%
>27	50%
>39	90%
Edad	
Edad en años*	Prevalencia del glaucoma
<40	Inusual
40-60	1%
60-80	2%
>80	4%
Factores vasculares	
Migraña	
Enfermedad vasoespástica	
Enfermedad de Raynaud	
Hipotensión	
Hipertensión	
Miopía	
Obesidad	

*Estas cifras corresponden a europeos y asiáticos; la prevalencia en africanos es aproximadamente de dos a cuatro veces superior.

TABLA 10-3. Factores de riesgo de ceguera por glaucoma

Proceso patológico capaz de causar ceguera*
Falta de acceso a la atención sanitaria
Geográfico
Económico
Atención sanitaria no disponible
Falta de competencia en el autocuidado
Limitación intelectual
Limitación emocional
Privación socioeconómica

*Existe una gran variación de la gravedad de la enfermedad en el glaucoma primario de ángulo abierto; algunos pacientes no empeoran ni siquiera en ausencia de tratamiento, mientras que otros pierden la vista con rapidez incluso con tratamiento.

EXAMEN CLÍNICO

La exploración clínica del paciente con sospecha de GPAA solo difiere de la exploración estándar en el énfasis. Una parte esencial de la exploración es la búsqueda meticulosa de la presencia o ausencia de un defecto pupilar aferente (DPA) relativo. Puede haber un DPA presente antes de la pérdida de campo detectable. Además, la presencia de un DPA indica que existe un daño definido y asimétrico en el nervio óptico, lo que desencadena una búsqueda necesaria de la causa de dicho daño. La comprobación de la presencia de un DPA forma parte de toda exploración completa del paciente con glaucoma.

Examen externo y biomicroscópico

Los exámenes biomicroscópicos del paciente con glaucoma solo difieren del examen biomicroscópico estándar en que el médico busca los efectos secundarios tópicos de los medicamentos que el paciente pueda estar utilizando (**fig. 10-4**) y los hallazgos que puedan estar asociados con glaucomas secundarios, como un huso de Krukenberg.

Gonioscopia

La gonioscopia es una parte esencial de la evaluación de un paciente con glaucoma. El examinador debe buscar signos de síndrome de dispersión pigmentaria, síndrome de exfoliación y recesión angular. La gonioscopia debe repetirse aproximadamente a intervalos anuales, ya que los ángulos de la cámara anterior, que en un inicio son amplios, pueden estrecharse cada vez más con la edad, provocando al final un cierre angular crónico o, en raras ocasiones, agudo. Dado que los mióticos pueden provocar un estrechamiento marcado del ángulo de la cámara anterior, debe realizarse una gonioscopia después de iniciar cualquier miótico o después de cambiar la concentración de un miótico. El sistema de clasificación gonioscópica de Spaeth proporciona un método rápido, cuantitativo y clínicamente útil para describir y registrar el ángulo de la cámara anterior (*véase* el capítulo 3).

Polo posterior

El GPAA es principalmente una enfermedad del disco óptico. En consecuencia, la evaluación exhaustiva y bien informada del nervio óptico es una parte obligatoria de la evaluación del paciente con sospecha de glaucoma y de la evaluación continuada del paciente. En el *diagnóstico* del GPAA, la evaluación del nervio óptico es el aspecto más importante de la evaluación, ya que a menudo son las alteraciones del nervio óptico las que desencadenan la sospecha de glaucoma. En el *tratamiento* del glaucoma, la naturaleza del disco óptico sigue siendo vital para controlar la progresión y, como ya se ha comentado, es importante una historia meticulosa de los intervalos.

El disco óptico se examina mejor con la pupila dilatada. Después de la dilatación, el nervio óptico se examina estereoscópicamente en el biomicroscopio utilizando un lente de aumento fuerte, como un lente de 60, 66 o 90 dioptrías. Esto se hace mejor con el haz estrechado a una rendija fina y el aumento en alto (1.6 o 16×) utilizando un biomicroscopio de lámpara de hendidura Haag-Streit serie 900. El examinador puede hacerse una idea de la topografía discal con este método. También se puede medir el tamaño del disco. Para medir la altura vertical del disco, el haz se ensancha de modo que la extensión horizontal del haz tenga la misma anchura que la del nervio óptico (**fig. 10-5**). A continuación, el haz se estrecha verticalmente hasta que el diámetro vertical del disco óptico coincida exactamente con la extensión vertical del haz. El diámetro vertical del disco se determina leyendo la retícula en la lámpara de hendidura y aplicando el factor de corrección adecuado. Aunque estos factores varían ligeramente con los lentes Volk y Nikon, una aproximación cercana es que, para el lente de 60 dioptrías, se multiplica la lectura en la retícula por 0.9; para el lente de 66 dioptrías, no se necesita ningún factor de corrección; y para el lente de 90 dioptrías, la medición en la retícula se multiplica por 1.3. El disco normal tiene un diámetro vertical comprendido entre 1.5 y 1.9 mm.

También puede utilizarse el oftalmoscopio directo para examinar el nervio óptico, pero la visión monocular limita la capacidad de evaluar la topografía. El haz del oftalmoscopio debe estrecharse para que proyecte un haz sobre la retina de aproximadamente 1.3 mm de diámetro. Este es el tamaño del haz mediano de algunos oftalmoscopios Welch-Allyn y del haz más pequeño de otros oftalmoscopios Welch-Allyn. El examinador debe determinar el tamaño del haz del oftalmoscopio. Para esto, se proyecta el haz sobre la retina, junto al nervio óptico, y se anota la altura del haz en relación con la altura del nervio óptico previamente determinada, como se ha descrito antes. Una vez establecido el tamaño del haz, puede determinarse con relativa precisión el tamaño del nervio óptico con el propio oftalmoscopio directo. En ojos con más de 5 dioptrías de hipermetropía o 5 dioptrías de miopía, el tamaño del disco será anormalmente grande o anormalmente pequeño, respectivamente, cuando se observe con lente de alta potencia positiva debido al aumento o a la minificación.

Cuando se utiliza un oftalmoscopio directo, el nervio óptico se examina mejor con el paciente y el examinador sentados. La cabeza del examinador debe estar en una posición que evite obstruir la mirada del paciente con el otro ojo, porque ese otro ojo debe fijar firmemente para permitir una evaluación cuidadosa del ojo que se está examinando. El examinador dirige su atención principalmente a las posiciones de las 6 y las 10 en punto del nervio: ¿cuál es la anchura del borde? ¿Hay una foseta adquirida o una hemorragia discal? ¿Hay atrofia peripapilar? ¿Están los vasos desplazados, doblados, ingurgitados, estrechados o "en bayoneta"? El examinador también calcula la anchura del borde neurorretiniano en las posiciones de las 1, 3, 5, 7, 9 y 11 en punto. Esto se hace en términos de relación borde-disco, es decir, la anchura relativa del borde en comparación con el diámetro del nervio óptico en ese eje. Así pues, la relación máxima posible entre el borde y el disco es de 0.5.

En la **figura 10-6**, la relación entre el borde y el disco en la posición de la 1 en punto es de 0.2; en la posición de las 3 en punto, de 0.15; en la posición de las 5 en punto, de 0.0; en la posición de las 7 en punto, de 0.25; en la posición de las 9 en punto, de 0.20; y en la posición de las 11 en punto, de 0.25. La **figura 10-7A** ilustra un disco con un borde estrecho que respeta los criterios ISNT de Jonas. Esto se refiere al hecho de que la anchura del borde neurorretiniano de los discos ópticos sanos tiende a variar en función de su localización. El borde de un disco sano suele ser más ancho en el cuadrante inferior, seguido en anchura por el cuadrante superior, luego el cuadrante nasal, y el más estrecho es el cuadrante temporal. Por ejemplo, el disco ilustrado en la **figura 10-7B** tiene una copa grande, pero respeta los criterios ISNT; no hay pérdida de campo. Estos criterios son directrices aproximadas y no aspectos definitivos de normalidad o patología. La anchura del borde también tiende a reflejar la forma del disco, que suele ser verticalmente oval. La **figura 10-8** muestra un disco con una "relación copa-disco" relativamente pequeña, pero una relación borde-disco de 0 en el polo inferior. Las relaciones copa-disco son engañosas y no deben utilizarse. La **figura 10-9** muestra dos discos de diferentes tamaños. La **figura 10-9A** es un disco pequeño con un diámetro de aproximadamente 1.2 mm. La **figura 10-9B** es un disco grande con un diámetro de aproximadamente 2.2 mm. El examinador puede ser inducido al error por el tamaño relativo de la copa en estos dos discos y concluir de forma incorrecta que el disco de la **figura 10-9B** está menos sano que el de la **figura 10-9A**. En realidad, es al revés.

El área del borde es relativamente constante en todos los discos sanos. Por lo tanto, en los discos grandes, el área del borde se extiende sobre un área mucho mayor (recuérdese que el área implica el cuadrado del radio). La consecuencia de esto es que el borde normal de un disco grande *y sano* es más estrecho que el borde normal de un disco pequeño *y sano*. El área del borde de la **figura 10-9B** es en realidad mayor que el área del borde de la **figura 10-9A**.

La salud relativa del nervio óptico puede estimarse mediante la estadificación del disco de acuerdo con el sistema desarrollado por el Dr. Spaeth (Escala de probabilidad de daño discal [DDLS, *Disc Damage Likelihood Scale*]) e ilustrado en la **figura 10-10**.

La DDLS se basa en dos características del disco: 1) la anchura del borde neurorretiniano y 2) el tamaño del disco óptico. La DDLS va de 1 a 10, en donde 1 es lo más normal y 10 lo más patológico. La anchura del borde neurorretiniano se describe en términos de la relación borde-disco. Así, el borde neurorretiniano más ancho posible sería una relación borde-disco de 0.5. El más estrecho sería de 0.0.

En primer lugar, se mide el tamaño del disco óptico y se clasifica como pequeño, medio, grande o muy grande. Pequeño es el que mide menos de 1.5 mm de altura, medio el que mide entre 1.5 y 2.0 mm de altura, grande el que mide entre 2 y 3 mm de altura y muy grande el que mide más de 3 mm. El tamaño se mide con facilidad con la lámpara de hendidura o, mejor, utilizando el haz de un oftalmoscopio. A continuación, se busca dónde es más estrecho el borde neurorretiniano. (Nótese que "estrecho" no es la palabra correcta, ya que estrecho se refiere al grosor del tejido, no a su anchura). El borde más estrecho sería 0.0 y el más ancho posible sería 0.5. Cuando la anchura del borde está entre 0.4 y 0.5 en relación borde-disco, se trata del estadio 1; entre 0.3 y 0.4, del estadio 2; entre 0.2 y 0.3, del estadio 3; entre 0.1 y 0.2, del estadio 4; y menos de 0.1, pero aún presente, del estadio 5; todo ello en discos de tamaño medio. El 5 es la zona de indecisión. Un valor de 5 puede ser en ocasiones normal, pero suele ser patológico y se asocia con pérdida de campo visual. La DDLS también depende del tamaño del disco, por lo que la anchura del borde debe corregirse en función del tamaño del disco. En un disco pequeño, debe añadirse una unidad a la DDLS. En un disco grande, debe restarse una unidad. En un disco muy grande, deben restarse dos unidades. Así, un disco de tamaño medio con una relación borde-disco de 0.25 sería una DDLS de 3; un disco pequeño con una relación borde-disco de 0.25 sería una DDLS de 4; un disco de tamaño grande con la misma relación borde-disco de 0.25 sería una DDLS de 2; y en un disco muy grande con la misma relación borde-disco sería una DDLS de 1.

Algunos pacientes con glaucoma pierden por completo una zona del borde neurorretiniano. Cuando esto ocurre, se utiliza la cantidad circunferencial de pérdida del borde para determinar la puntuación DDLS. Si la pérdida del borde es inferior a 45 grados, la DDLS es de 6; entre 90 y 180 grados, de 7; y entre 90 y 180 grados, de 8. Si la pérdida del borde es superior a 180 grados, pero inferior a 270 grados, la DDLS es de 9, y si prácticamente no queda borde, la DDLS es de 10. De nuevo, todas estas cifras se refieren a un disco de tamaño medio. Consideremos un disco con una muesca en la que no hay borde durante 30 grados. En un disco de tamaño medio, sería una DDLS de 6, y en un disco pequeño, una DDLS de 7. En un disco grande, sería una DDLS de 5, y en un disco muy grande, sería una DDLS de 4. Los discos con DDLS de 6 o más nunca son normales.

En pacientes más jóvenes o en pacientes cuyos nervios ópticos se encuentran en las fases relativamente tempranas del daño glaucomatoso, en concreto en los estadios 0 a 3 (*véase* el gráfico de glaucoma), la evaluación de la capa de fibras nerviosas puede ser útil. El examinador debe enfocar meticulosamente la superficie retiniana, de preferencia con luz libre de rojo en el oftalmoscopio directo, y buscar líneas que sigan el curso de las capas de fibras nerviosas. Una depresión puede indicar la presencia de un defecto de este tipo, como se ilustra en la **figura 10-11**. Sin embargo, en la mayoría de los casos, la topografía del nervio óptico proporciona pistas más valiosas que la naturaleza de la capa de fibras nerviosas.

Los nervios ópticos de los dos ojos deben ser simétricos. Cuando hay asimetría, uno de los nervios es casi siempre anormal, a menos que los nervios ópticos sean de distinto tamaño, como se indica en la **figura 10-9**. La **figura 10-12** muestra los ojos derecho e izquierdo de un paciente con lesión unilateral del nervio óptico como consecuencia del glaucoma.

El examinador debe buscar la presencia de una foseta adquirida del nervio óptico. Estos defectos localizados inmediatamente adyacentes al borde externo, justo temporal al polo inferior o superior del disco, son prácticamente patognomónicos de daño glaucomatoso. El observador debe buscar también específicamente la presencia de una hemorragia discal en la retina que cruza el borde. Dichas hemorragias pueden ser signos de que el proceso glaucomatoso está fuera de control. Sin embargo, estas hemorragias pueden tener otras etiologías, como la anticoagulación o el desprendimiento vítreo posterior. No son signos fiables de mal control del glaucoma. Las hemorragias discales se observan con mayor frecuencia en pacientes con glaucoma de baja tensión. En el capítulo 4 se encuentra más información sobre el disco óptico.

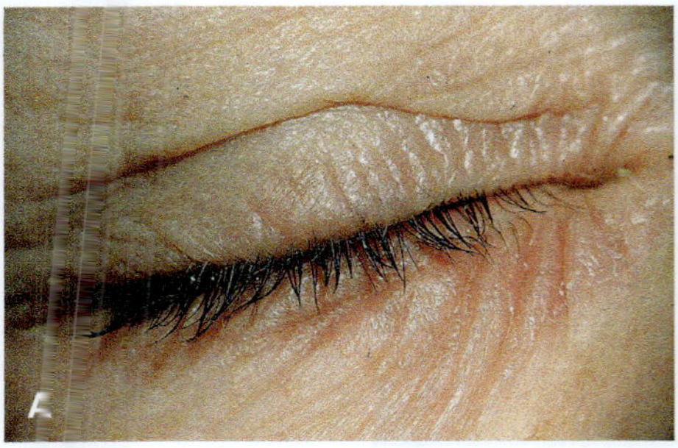

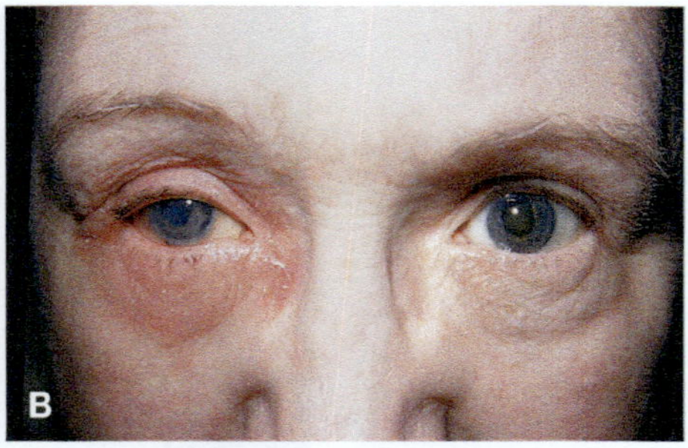

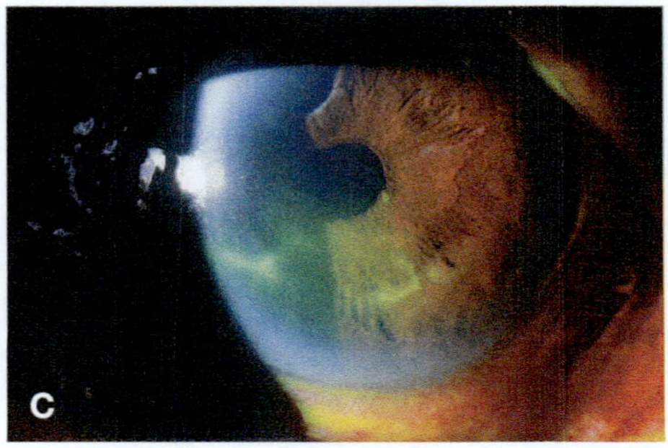

FIGURA 10-4. Efectos secundarios de la medicación para el glaucoma. A. Examen externo que muestra eritema y edema por una reacción alérgica al timolol. **B.** Dermatitis de contacto en la zona periorbitaria izquierda caracterizada por edema, eritema e hiperqueratosis. Esta paciente también presenta hiperemia conjuntival. **C.** Seudodendritas epiteliales corneales como consecuencia del latanoprost tópico. (Fotografía cortesía de Christopher Rapuano, MD, Wills Eye Hospital, Philadelphia, PA).

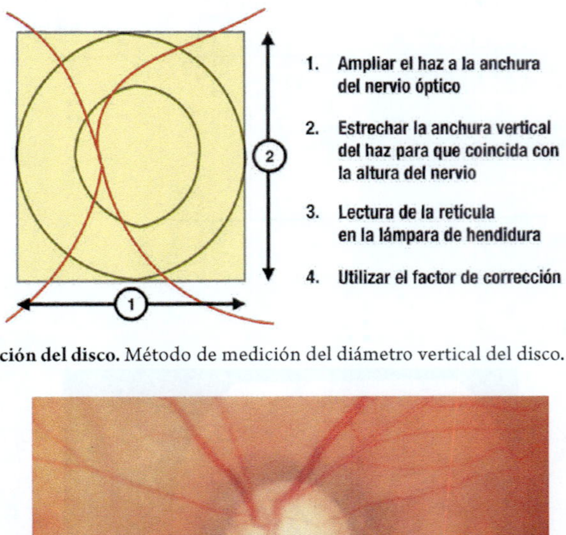

FIGURA 10-5. Medición del disco. Método de medición del diámetro vertical del disco.

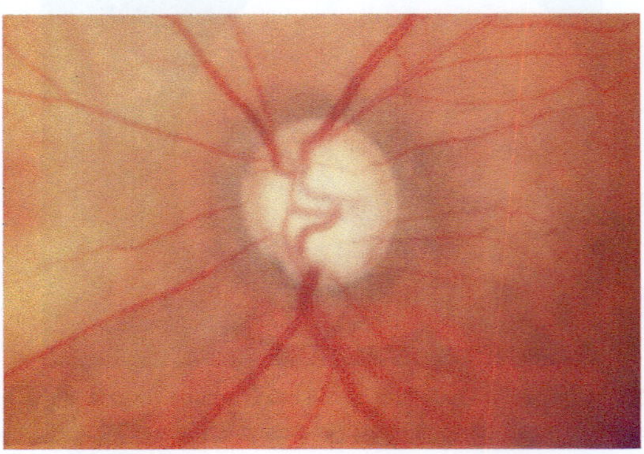

FIGURA 10-6. Fóvea óptica adquirida. Fotografía del nervio óptico de un ojo izquierdo que muestra una foseta adquirida aproximadamente en la posición de las 5 en punto.

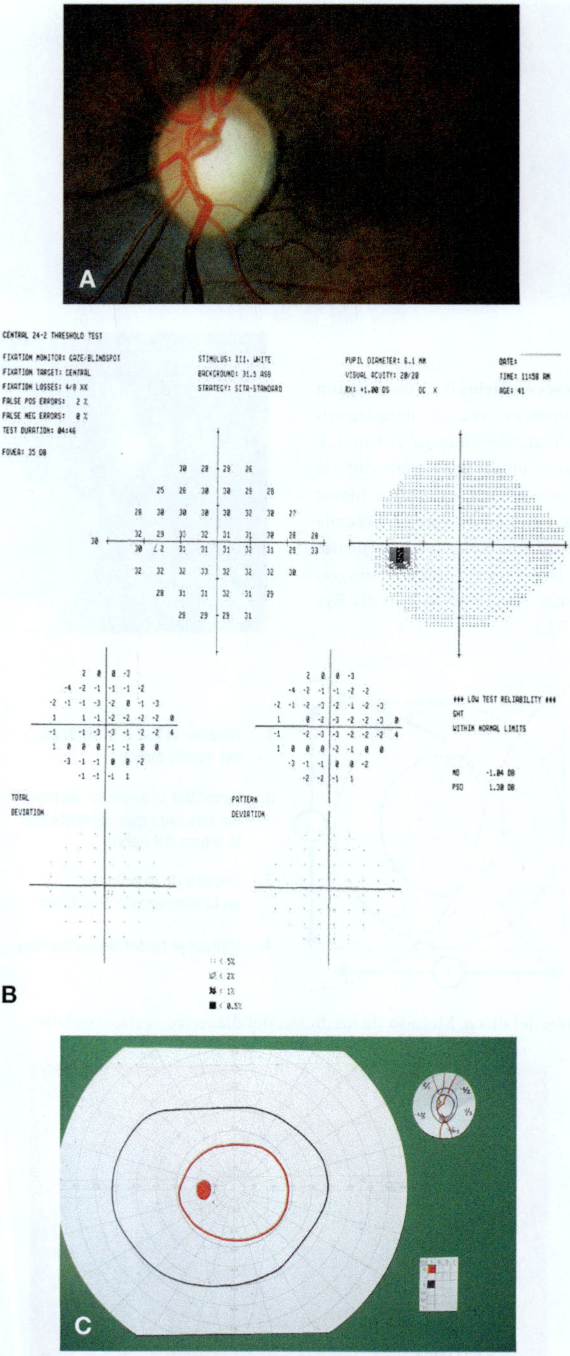

FIGURA 10-7. Regla ISNT de Jonas. A. Disco con borde estrecho que respeta la regla ISNT de Jonas. **B.** Campo visual de Goldmann correspondiente que no muestra ninguna anomalía. **C.** Campo visual de Humphrey correspondiente sin anomalías.

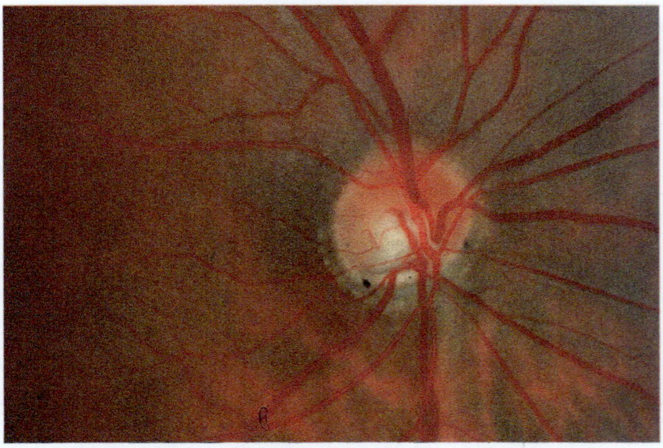

FIGURA 10-8. **Relación copa-disco pequeña.** Disco con una relación copa-disco relativamente pequeña, pero con una relación borde-disco de 0 en el polo inferior.

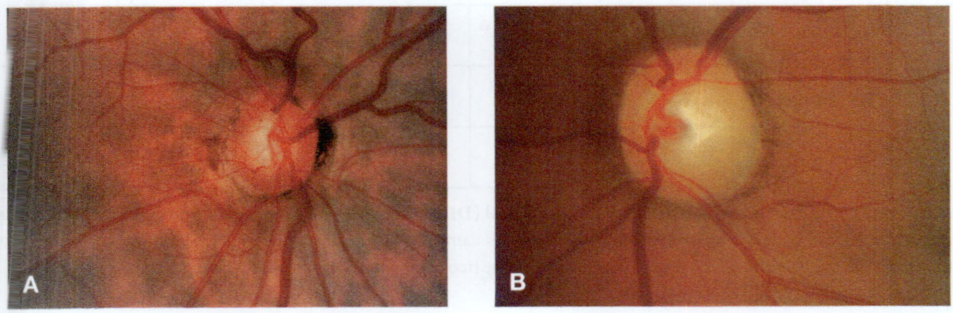

FIGURA 10-9. **Dos discos de diferentes tamaños. A.** Disco pequeño con un diámetro de aproximadamente 1.2 mm. **B.** Disco grande con un diámetro de aproximadamente 2.2 mm.

	Anchura más estrecha del borde (relación borde/disco)					Ejemplos	
Estadio DDLS	Para disco pequeño < 1.50 mm	Para disco de tamaño medio 1.50-2.00 mm	Para disco grande > 2.00 mm	Estadio DDLS	Nervio óptico 1.25 mm	Nervio óptico 1.75 mm	Nervio óptico 2.25 mm
1	0.5 o más	0.4 o más	0.3 o más	0a			
2	0.4 a 0.49	0.3 a 0.39	0.2 a 0.29	0b			
3	0.3 a 0.39	0.2 a 0.29	0.1 a 0.19	1			
4	0.2 a 0.29	0.1 a 0.19	Menos de 0.1	2			
5	0.1 a 0.19	Menos de 0.1	0 para menos de 45°	3			
6	Menos de 0.1	0 para menos de 45°	0 para 46° a 90°	4			
7	0 para menos de 45°	0 para 46° a 90°	0 para 91° a 180°	5			
8	0 para 46° a 90°	0 para 91° a 180°	0 para 181° a 270°	6			
9	0 para 91° a 180°	0 para 181° a 270°	0 para más de 270°	7a			
10	0 para más de 180°	0 para más de 270°		7b			

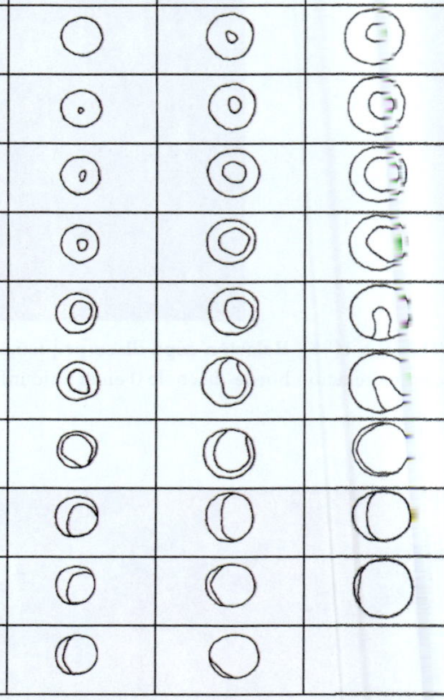

FIGURA 10-10. Escala de probabilidad de daño discal (DDLS, *Disc Damage Likelihood Scale*). La DDLS es una manera de describir de forma cuantitativa y sencilla los cambios que se producen en la cabeza del nervio óptico (el disco). Se utiliza para cuantificar la salud del disco óptico, específicamente en lo que se refiere al glaucoma.

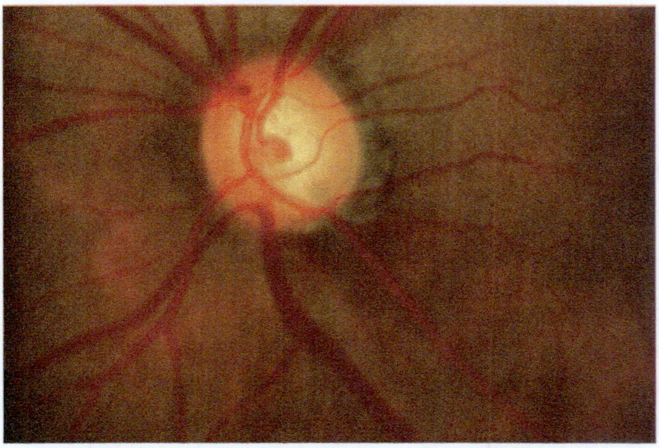

FIGURA 10-11. Muesca inferotemporal. Disco con escotadura inferotemporal y defecto de la capa de fibras nerviosas inferotemporal.

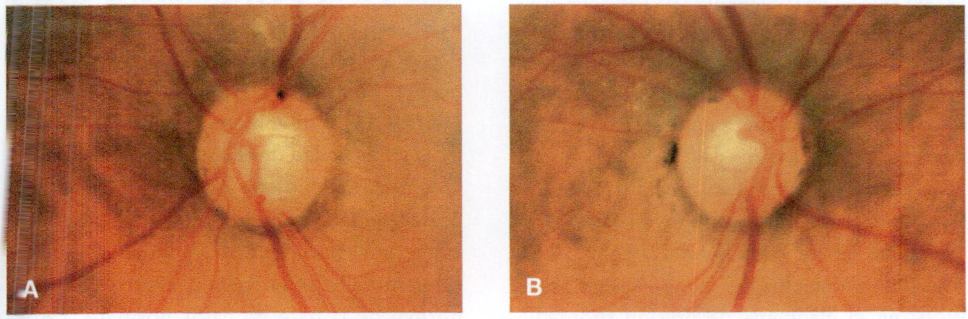

FIGURA 10-12. Glaucoma unilateral. A y B. Daño unilateral del nervio óptico por glaucoma. Ojos derecho e izquierdo de un paciente con daño unilateral del nervio óptico causado por glaucoma. Hay pérdida de tejido del borde inferior en el ojo derecho.

PRUEBAS ESPECIALES

El examen del nervio óptico se complementa con la evaluación del campo visual. Idealmente, los déficits del campo visual se deben correlacionar con los cambios anatómicos. La perimetría estática monocular automatizada se ha convertido en el método de elección utilizado en el diagnóstico y seguimiento de los cambios glaucomatosos. Las diferentes plataformas disponibles incluyen el campo visual Humphrey y el campo visual Octopus. La plataforma, el programa y los parámetros deben mantenerse constantes en los campos posteriores cuando se evalúe la progresión. La progresión es difícil de establecer. Esto es en especial cierto cuando hay cambios avanzados en el campo visual. Cuando se da esta situación, la función se evalúa de forma más precisa con los síntomas subjetivos del paciente. El campo de Esterman es un programa binocular útil para evaluar el nivel de pérdida funcional general causada por el glaucoma. En el capítulo 7 se tratan en detalle los campos visuales.

Existe debate en la literatura sobre el patrón de los defectos del campo visual observados en el glaucoma de presión promedio. Nosotros, y otros, hemos observado que los defectos del campo visual son más densos y están más cerca del centro en el glaucoma de presión promedio que en el GPAA con presiones más altas. Otros grupos no han observado diferencias entre ambos grupos.

Las modalidades de imagenología de la cabeza del nervio óptico (CNO) y la CFNR intentan proporcionar datos cuantitativos objetivos y precisos. Se espera que en el futuro estas tecnologías puedan utilizarse para detectar la pérdida de células ganglionares en la fase más temprana del proceso del glaucoma. Aunque el *software* sigue evolucionando, ninguna de las modalidades disponibles ha demostrado ser inequívocamente superior en la detección de la progresión a lo largo del tiempo. Cada tecnología presenta puntos fuertes, limitaciones y matices que deben comprenderse plenamente para interpretar los datos que cada una proporciona. Al igual que con los campos visuales, las imágenes de la CNO/CFNR deben utilizarse junto con el examen del nervio óptico. En los capítulos 5 y 6 se tratan en detalle las tecnologías de imagen. Las tecnologías de imagenología no son perfectas y están sujetas a algunos falsos positivos (p. ej., la "enfermedad verde"). La enfermedad verde puede presentarse como una progresión de la CFNR, a lo largo del tiempo, mientras aún se encuentra dentro del rango "normal" de la base de datos normativa, es decir, en la zona de color verde (**fig. 10-13**) o muy temprano en el desarrollo de la enfermedad donde un ojo tiene un adelgazamiento temprano del borde del nervio óptico que corresponde a una PIO asimétricamente elevada, pero la cantidad de adelgazamiento aún se encuentra dentro del rango normal de la base de datos normativa. Además, la tecnología de imagen no capta las hemorragias discales (**fig. 10-14**). Las imágenes no pueden sustituir al examen clínico en este momento, ya que el examinador puede tener en cuenta todo el contexto. La **figura 10-15** muestra una hemorragia en la CFNR inmediatamente adyacente al nervio óptico. Sin embargo, esta hemorragia en la CFNR, junto con una mancha de hemorragia solitaria inferiormente, es la primera indicación de la retinopatía diabética de fondo de este paciente, es decir, una hemorragia seudodiscal.

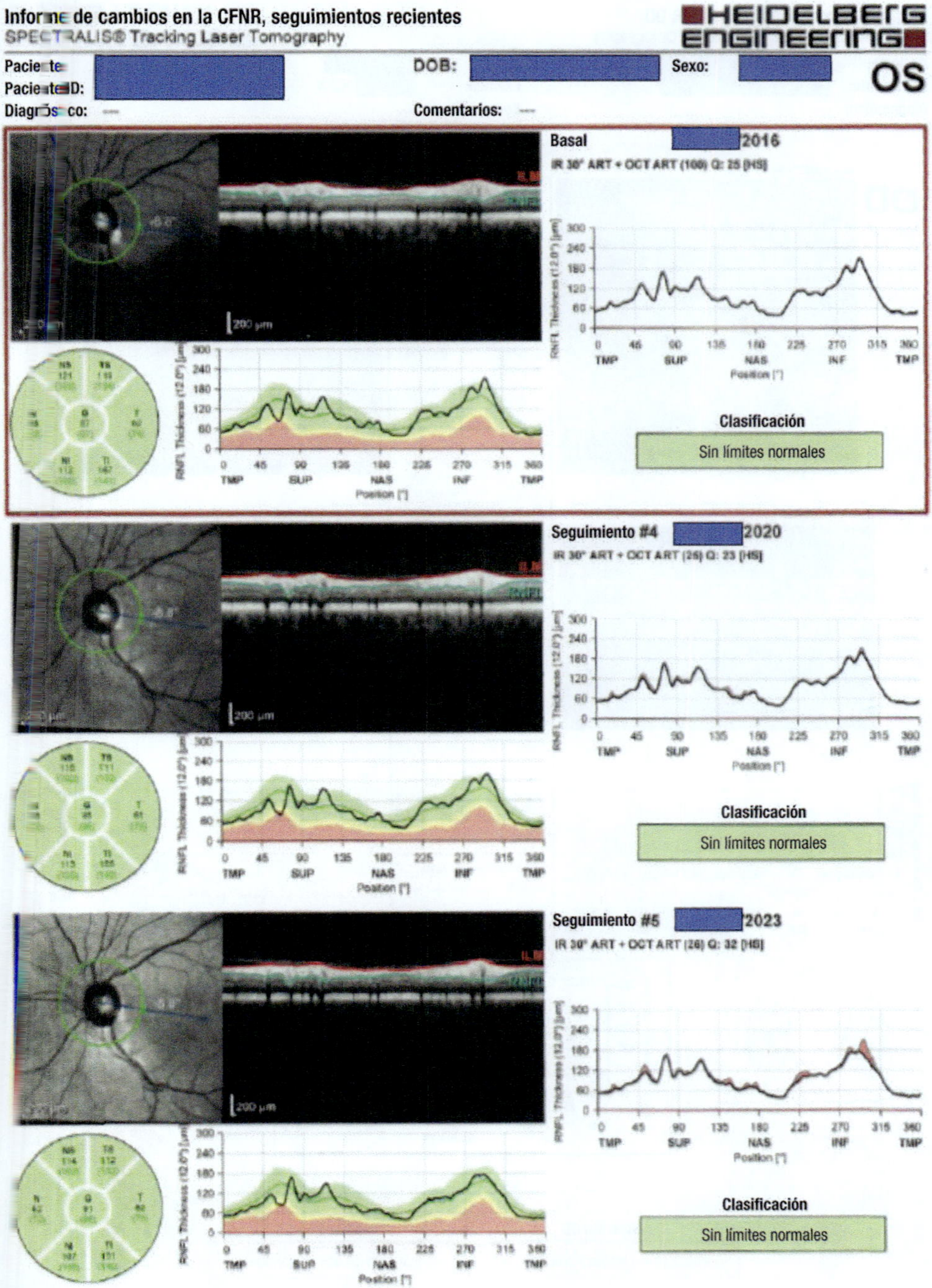

FIGURA 10-13. **Enfermedad verde.** Este paciente con antecedentes de hipertensión ocular muestra un empeoramiento de la CFNR en el haz inferior, pero el cambio todavía es temprano, lo que permite que la CFNR aún se encuentre dentro del rango "normal" según la base de datos normativa.

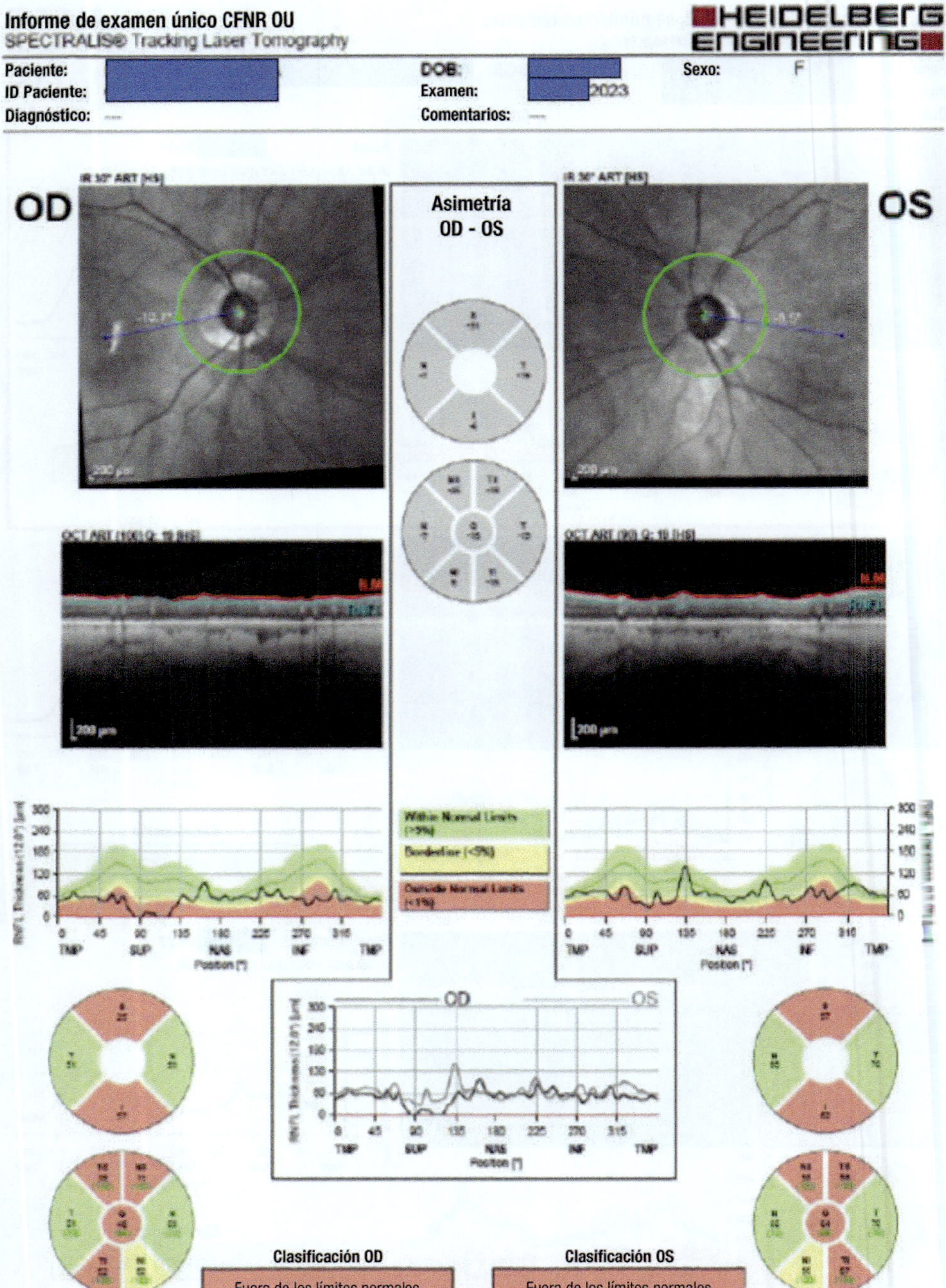

FIGURA 10-14. **Hemorragia de Drance.** Este paciente presenta una hemorragia en la CFNR superpuesta al borde neurorretiniano, es decir, hemorragia de Drance o del disco (*arriba a la izquierda*) que se aprecia aproximadamente a las 6:30 y que puede verse en el examen clínico y en la fotografía en color del ojo izquierdo. Sin embargo, la hemorragia discal no se ve en la exploración de la CFNR (*derecha*) ni en la imagen recreada del nervio óptico (*imagen en blanco y negro inferior izquierda*).

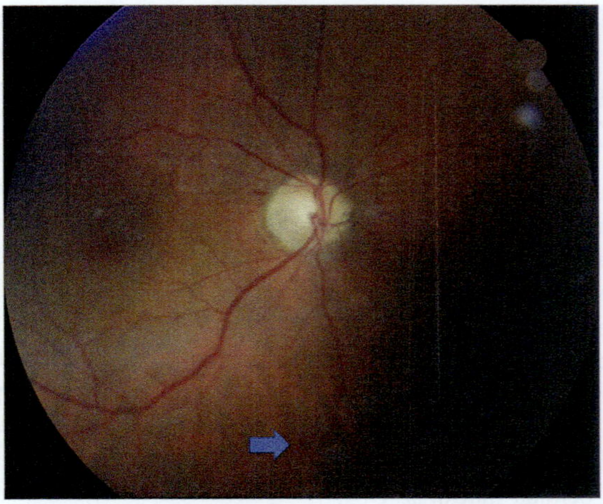

FIGURA 10-15. Hemorragia seudodiscal. Hay una hemorragia en la CFNR inmediatamente adyacente al nervio óptico. Sin embargo, esta hemorragia en la CFNR, junto con una hemorragia solitaria en mancha (*flecha*), es la primera indicación de la retinopatía diabética de fondo de este paciente.

TRATAMIENTO

Como se ha indicado antes, el glaucoma es un proceso que provoca cambios característicos en el disco óptico. En el GPAA, este proceso suele ser lento. El curso del glaucoma de presión normal parece ser más variable y, posiblemente, menos lineal. Se ha demostrado que 40% de los axones de las células ganglionares que componen el nervio óptico pueden perderse antes de que se detecten déficits funcionales en las pruebas de campo visual. Lo óptimo sería intervenir en el proceso del glaucoma cuando se confirma la pérdida acelerada de células ganglionares, pero antes de que se observe la pérdida funcional. Desafortunadamente, ninguna de las intervenciones disponibles en la actualidad está exenta de algún riesgo de pérdida acelerada de visión o de otros efectos secundarios. El tratamiento adecuado del GPAA requiere un cuidadoso equilibrio entre 1) los riesgos de dolor o pérdida funcional en caso de no intervenir, 2) el beneficio potencial de una intervención (en términos de retraso o estabilización del deterioro de la función visual o de mejoría real) y 3) los riesgos potenciales introducidos por la propia intervención (**tablas 10-4** y **10-5**).

El "proceso" del glaucoma no es visible. Solo se hace visible a través de los efectos de ese proceso a lo largo del tiempo. El objetivo del tratamiento de un paciente con GPAA es mantener o mejorar su salud. Tanto el médico como el paciente desean asegurarse de que el paciente no desarrolle una pérdida funcional antes de su muerte. Estimar la necesidad de iniciar un tratamiento o la necesidad de cambiar la intensidad del mismo requiere que el médico tenga una buena idea de la probabilidad de que el glaucoma del paciente cause problemas funcionales. Para realizar esta determinación de forma adecuada, el médico debe tener en cuenta cuatro cuestiones: 1) el estadio del glaucoma, 2) el ritmo de cambio del glaucoma, 3) la duración que tendrá el glaucoma y 4) cuestiones socioeconómicas. El uso del "gráfico del glaucoma" puede ser de gran ayuda en este sentido (**fig. 10-16**). El estadio del glaucoma se determina utilizando la DDLS (**Fig. 10-10**). El ritmo de cambio se determina mediante evaluaciones seriadas de la historia y del nervio óptico. La duración de los daños causados por el glaucoma se determina, en la mayoría de los casos, mediante una estimación razonable de los años de vida que le quedan al paciente.

La reducción de la PIO disminuye la tasa de progresión de la enfermedad en pacientes con glaucoma. Hasta la fecha, la reducción de la PIO es el único tratamiento que ha demostrado ser beneficioso para los pacientes con glaucoma. En Estados Unidos, el algoritmo de tratamiento tradicional del glaucoma progresa desde la medicación tópica, la trabeculoplastia láser y culmina con la cirugía incisional. Sin embargo, la evidencia acumulada muestra que iniciar con trabeculoplastia láser es mejor para retrasar la enfermedad que con medicación tópica. Debido a su riesgo relativo, la cirugía incisional suele reservarse para los pacientes que no responden a otras medidas (**tablas 10-6** y **10-7**).

Existen pocos datos que respalden este algoritmo de tratamiento. Las opciones de tratamiento deben adaptarse a cada persona, teniendo en cuenta los factores del paciente como la edad y el acceso a la medicación, y los factores de la enfermedad como el estadio y la velocidad de progresión. Es importante recordar que todas las intervenciones para el glaucoma conllevan riesgos. Aunque en general son seguros, los medicamentos tópicos conllevan el riesgo de efectos adversos locales y, en ocasiones, sistémicos potencialmente mortales. Además, los medicamentos requieren el apego a un esquema diario. A medida que aumenta el número de medicaciones prescritas a un paciente, disminuye la probabilidad de que este mantenga dicho esquema. Por lo tanto, también debe tenerse en cuenta el "riesgo" de falta de apego al tratamiento. En la consulta, a los pacientes con GPAA, glaucoma pigmentario y glaucoma por exfoliación se les recomienda la trabeculoplastia láser como tratamiento de primera línea.

El estándar de oro de la cirugía de glaucoma sigue siendo la trabeculectomía (procedimiento de filtración protegida). A pesar de las mejoras significativas de la técnica, esta cirugía sigue entrañando un riesgo importante de complicaciones que pueden provocar disminución de la visión, pérdida de visión o pérdida del ojo.

Otros procedimientos son las derivaciones con tubo (dispositivos de drenaje del glaucoma) y las cirugías microinvasivas o mínimamente invasivas para glaucoma (CMIG). Los primeros están bien establecidos y presentan ventajas e inconvenientes propios. Los procedimientos de CMIG se han desarrollado en un esfuerzo por conseguir la reducción de la PIO observada con la trabeculectomía, evitando al mismo tiempo las complicaciones asociadas con esta cirugía. Hasta la fecha, no se ha demostrado que ninguno de los procedimientos de CMIG tenga la misma eficacia que la trabeculectomía o las derivaciones con tubo, pero sí menos efectos secundarios. La búsqueda continua de nuevas opciones quirúrgicas pone de manifiesto la necesidad de mejorar lo disponible en la actualidad para el cuidado de los pacientes con refracción médica.

La cantidad de PIO que debe reducirse para evitar el deterioro, estabilizar la afección o producir una mejoría varía de una persona a otra, pero se han elaborado directrices. La presión meta es un nivel de PIO que se considera lo suficientemente bajo como para evitar daños mayores. En la **figura 10-17** se muestra un método para llegar a una presión objetivo. Sin embargo, es importante recordar que la PIO meta es solo una guía relativa y provisional para el tratamiento. El único método válido para establecer el estado de control en un paciente con GPAA es determinar la estabilidad o inestabilidad del nervio óptico o del campo visual, o de ambos. Así, si el nervio óptico y el campo visual son estables a pesar de una PIO superior a la presión meta calculada, no es prudente intentar bajar la presión con más vigor para alcanzar la PIO meta. Por el contrario, si se alcanza la presión meta, pero el nervio óptico o el campo visual siguen deteriorándose, entonces la presión meta es demasiado alta, existe otra causa para el deterioro continuado distinta del glaucoma, o las neuronas están tan dañadas que el deterioro progresará independientemente del nivel de PIO que se alcance.

TABLA 10-4. Riesgos y beneficios del tratamiento

Riesgos derivados de la falta de intervención	Riesgos asociados con la intervención	Beneficios de la intervención
Dolor	Efectos secundarios locales	Mejora de la capacidad para realizar actividades relacionadas con la vista
Pérdida visual	Dolor	Estabilización de la capacidad para realizar actividades relacionadas con la vista
Mínimo	Enrojecimiento	Retraso del índice de deterioro de la capacidad para realizar actividades relacionadas con la visión
Moderado	Cataratas	
Total	Infección	
Pérdida visual	Sangrado	
Mínimo	Alergia	
Moderado	Destellos anormales	
Total	Aumento de la pigmentación	
	Otros	
	Efectos secundarios sistémicos	
	Fatiga	
	Malestar	
	Cambios cardiovasculares	
	Cambios neurológicos	
	Cambios psicológicos	
	Cambios pulmonares, etc.	
	Costos	
	Inconvenientes	
	Vergüenza	
	Disminución de la calidad de vida	

TABLA 10-5. Riesgo de pérdida de función si no se interviene

Bajo con:

- Nervio óptico sano
- Antecedentes familiares negativos de pérdida visual por glaucoma
- Buenas habilidades de autocuidado
- Buen acceso a una buena asistencia sanitaria
- Estimación de los años restantes inferior a 10 años
- Presión intraocular inferior a 15 mm Hg
- No hay cambios en la exfoliación ni en el síndrome de dispersión pigmentaria
- Estado cardiovascular normal

Moderado con una situación entre "bajo" y "alto"

Alto con:

- Nervio óptico ya dañado por el glaucoma
- Antecedentes familiares positivos de pérdida visual debida a glaucoma o presencia de un "gen" reconocido para el glaucoma
- Escasas habilidades de autocuidado
- Acceso deficiente a una buena asistencia sanitaria
- Estimación de los años restantes en 15 años
- Presión intraocular superior a 30 mm Hg
- Síndrome de exfoliación
- Mal estado cardiovascular

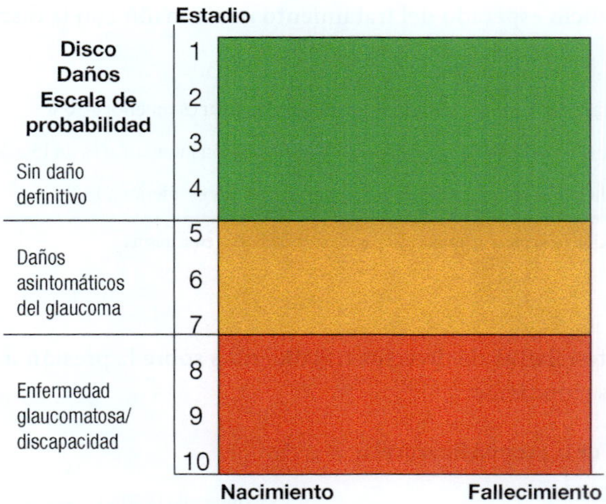

FIGURA 10-16. Gráfico y explicación del glaucoma. El gráfico de glaucoma es una forma de determinar y comprender el curso clínico del glaucoma en un paciente individual.

Zona verde: cuando una persona tiene una escala de probabilidad de daño discal (DDLS, *Disc Damage Likelihood Scale*) de 2, 3 o 4, no se puede estar seguro de que no haya daño del nervio óptico, aunque se sepa que no hay pérdida del campo visual. Es posible que, en una fecha anterior, el paciente tuviera una DDLS menor, en cuyo caso la DDLS mayor actual representaría un deterioro. Si este fuera el caso, el paciente aún no tendría pérdida del campo visual y la necesidad de tratamiento estaría determinada por los cuatro factores que siempre determinan si el tratamiento es necesario: la magnitud del daño presente, la tasa de cambio, el tiempo que durará el cambio y consideraciones socioeconómicas. Las mediciones seriadas válidas permiten establecer una tendencia, como un índice de deterioro del campo o del disco. Si la tasa de cambio es lo suficientemente rápida como para que la persona entre en la zona roja antes de morir, el tratamiento es claramente necesario. Por otro lado, si la tasa de cambio es tan lenta que la persona probablemente no llegue a la zona roja antes de morir, entonces es probable que el tratamiento no esté justificado.

Zona amarilla: cuando un paciente se encuentra en la zona amarilla (con una DDLS de 5 a 7), el nervio óptico está definitivamente dañado, pero la persona es asintomática. Aunque asintomático, es seguro que el ojo no es normal. Nadie empieza con puntuaciones de la DDLS en esos rangos. El nervio óptico de la persona debe haber empeorado. En tal situación, es probable que el paciente necesite tratamiento, aunque no siempre es así. Por ejemplo, una persona podría haber desarrollado un daño en el pasado que luego se estabilizó. O puede que el número de años de vida previsto de una persona sea tan corto que, incluso sin tratamiento, no pase de la zona amarilla a la roja. Estas personas no necesitarían tratamiento.

Zona roja: cuando una persona ya se encuentra en la zona roja, es decir, la persona tiene una calidad de vida disminuida o una capacidad deteriorada para realizar las actividades de la vida diaria (con una DDLS de 8, 9 o 10), ya existe una discapacidad. En consecuencia, el objetivo es prevenir cualquier empeoramiento de la discapacidad, porque cualquier aumento del daño empeora los síntomas del paciente. Por lo tanto, los años de vida restantes ya no son una consideración en pacientes que ya tienen discapacidad. En tal situación, la única razón para no tratar al paciente es que la discapacidad sea totalmente estable sin tratamiento.

TABLA 10-6. **Beneficio esperado del tratamiento relacionado con la disminución de la presión intraocular**

El beneficio esperado es grande si la disminución de la presión intraocular es superior a 30%
El beneficio esperado es posible o probable si la disminución de la presión intraocular es de 15 a 30%
No se espera ningún beneficio si la disminución de la presión intraocular es inferior a 15%

En algunos casos, la estabilización de la presión intraocular parece ser beneficiosa en sí misma.

TABLA 10-7. **Efecto relativo de diversos tratamientos sobre la presión intraocular y la aparición de efectos secundarios**

Disminución habitual de la presión intraocular	
En respuesta a los medicamentos	~15% (intervalo 0-50%)
En respuesta a la trabeculoplastia con láser de argón	~20% (intervalo 0-50%)
En respuesta a la cirugía de filtrado	~40% (intervalo 0-80%)
Probabilidad de efectos secundarios como consecuencia del tratamiento	
De medicamentos	~30%
De la trabeculoplastia con láser de argón	Casi sin efectos secundarios duraderos
De la trabeculoplastia láser selectiva	Raros, pero algunos permanentes e incapacitantes
De la cirugía incisional	~60%*

*Cuanto menor es la presión intraocular final, mayor es la probabilidad de efectos secundarios de la cirugía incisional; la tasa varía con el tipo de cirugía, la gravedad de la afección y la habilidad y el criterio del cirujano.

PIO* – [PIO*/100 × PIO*] – D – E = PIO objetivo

Donde: PIO* = presión intraocular que se sabe asociada con daño progresivo del disco o del campo o PIO máxima

D = 0 si la escala de probabilidad de daño discal es inferior a 5

D = 1 si la escala de probabilidad de daño discal es de 6 a 8

D = 2 si la escala de probabilidad de daño discal es superior a 8

E = 0 si la estimación de años restantes es inferior a 10 años

E = 1 si la estimación de años restantes es de 11 a 20 años

E = 2 si la estimación de años restantes es mayor que 20 años

FIGURA 10-17. Método de estimación de la presión intraocular objetivo.

APROXIMACIÓN CONCEPTUAL AL TRATAMIENTO DEL GLAUCOMA

La característica común a todos los tipos de glaucoma es una PIO lo suficientemente alta como para dañar el nervio óptico. Es importante subrayar que presión "suficientemente alta" no es sinónimo de presión elevada. Tampoco debe interpretarse como una cifra concreta. En esta sección, destacamos la dificultad, o la probable imposibilidad, de establecer qué PIO determinada tonométricamente es perjudicial y cuál no lo es para el nervio óptico.

¿Qué PIO es lo suficientemente alta como para dañar el nervio óptico? Se trata de una pregunta de vital importancia a la hora de considerar el tratamiento del glaucoma. Por el momento, solo puede responderse de forma parcial. Una PIO superior a la presión arterial retiniana provoca de forma aguda daños en el nervio. Sin embargo, la presión arterial varía de una persona a otra, y no es posible saber con certeza qué PIO específica dañará a una persona concreta. Una PIO inferior a la presión arterial retiniana también puede dañar el nervio óptico, pero solo tras un periodo relativamente largo de días, semanas, meses o quizá años. Una vez más, no se han establecido cifras sólidas sobre cuánto tiempo debe mantenerse una presión determinada en un nivel concreto antes de que dañe el nervio óptico.

Sobre la base de los estudios de oftalmodinamometría que evalúan las presiones de colapso de los vasos retinianos, es razonable establecer un umbral de daño en torno a los 30 mm Hg. Aunque habrá algunas personas cuyos nervios ópticos puedan soportar tales presiones durante un tiempo prolongado, es probable que sean pocos. La otra consideración práctica es que la PIO a este nivel predispondrá a oclusiones de las venas retinianas. Dado que la oclusión venosa retiniana provoca una pérdida de visión inmediata y potencialmente permanente, este umbral aproximado, aunque arbitrario, tiene una importancia clínica significativa.

Determinar el umbral inferior en el que no se produce ningún daño es aún más difícil. Es cierto que este umbral inferior varía de una persona a otra. Lo que también es cierto es que la teoría estadística estándar no ayuda a establecer una presión inferior segura. Una proporción significativa de pacientes con glaucoma experimentan una progresión de la enfermedad a pesar de una PIO constante en el rango promedio. Desafortunadamente, muchos médicos han adoptado la creencia errónea de que existe un nivel concreto de PIO que es seguro para todos los pacientes.

Se cree que es prudente asumir que no existe un umbral inferior que pueda generalizarse para todas las personas, y que es imposible predecir con exactitud qué nivel de PIO es seguro. Actualmente, la única forma de determinar con certeza si una PIO específica es demasiado alta es demostrar el deterioro del nervio óptico a esa presión. Por otro lado, se puede determinar que la PIO es lo suficientemente baja si se detiene el daño. Por lo tanto, aunque la PIO es un barómetro importante para el seguimiento del glaucoma, una evaluación cuidadosa y meticulosa de la estructura y la función del nervio óptico reviste una importancia primordial a la hora de considerar el tratamiento del glaucoma.

REVERSIBILIDAD DEL GLAUCOMA

Previamente se ha defendido que no se debe asumir ni intentar calcular un nivel de PIO seguro para un paciente concreto. Aquí se hace referencia a la reversibilidad de la estructura y la función que caracteriza a la mayoría de las personas con glaucoma. En la actualidad, es indiscutible que, cuando se reduce la PIO, puede producirse una mejora en el aspecto del nervio óptico y del campo visual.

En 1869, Von Jaeger demostró en sus dibujos que la disminución de la PIO puede revertir los daños estructurales. Muchos estudios realizados desde entonces han confirmado que no se trata de un hecho ocasional, sino que es bastante frecuente. Sin embargo, la cuestión de si el cambio en el campo visual ha sido una consecuencia real de la disminución de la presión ha sido mucho más controvertida. No obstante, ahora también parece indiscutible que la mejora del campo visual es una consecuencia de la disminución adecuada de la PIO en una persona con glaucoma. Ante este hecho, surgen dos preguntas: 1) ¿Sirve la presencia de tales mejoras como señal de que la PIO se ha reducido adecuadamente? y 2) ¿Es la ausencia de dicha mejora un signo de que no se ha alcanzado una PIO "segura"? Se considera que las respuestas a estas preguntas son "sí". Sin embargo, "creer" y "saber" son palabras distintas con significados diferentes. Además, no todos los oftalmólogos tienen acceso a los instrumentos necesarios para detectar esas mejoras en el disco óptico o el campo visual. Se esperan nuevos estudios y experimentos clínicos con esta idea de utilizar la mejora como método para establecer un nivel de PIO que sea seguro.

CAPÍTULO

11

Glaucoma secundario de ángulo abierto (inducido por esteroides, PXF, SDP)

Jonathan S. Myers y Lauren E. Hock

SÍNDROME DE DISPERSIÓN PIGMENTARIA

El síndrome de dispersión pigmentaria (SDP) es una enfermedad en la que una cantidad anormal de pigmento se desprende del epitelio pigmentado de la superficie posterior del iris y se deposita en diversas estructuras del segmento anterior. Las células endoteliales de la malla trabecular se sobrecargan de pigmento, lo que puede provocar obstrucción del flujo de salida, aumento de la presión intraocular (PIO) y glaucoma secundario de ángulo abierto.

Epidemiología

- El SDP se da con mayor frecuencia en hombres caucásicos, jóvenes (de 20 a 45 años) y con miopía.
- Alrededor de un tercio de los pacientes con SDP desarrolla glaucoma pigmentario.

Fisiopatología

En la actualidad, se cree que el iris de las personas predispuestas es anormal y, además, está arqueado posteriormente, de modo que el epitelio pigmentario del iris entra en contacto con los paquetes subyacentes de fibras zonulares del cristalino, lo que provoca la liberación del pigmento en el humor acuoso.

El pigmento queda atrapado en la malla trabecular y la daña, lo que provoca una reducción del flujo de salida acuoso, un aumento de la PIO y, en última instancia, daño al nervio óptico si no se controla.

Hasta la fecha, se han asociado dos regiones genéticas en familias con SDP autosómico dominante y glaucoma pigmentario: el cromosoma 7q35-q36 (GPDS1) y el cromosoma 18q11-q12.

Historia clínica

- Miopía y antecedentes familiares de glaucoma.
- El ejercicio brusco, la actividad física extenuante o, en raras ocasiones, la dilatación pueden provocar un aumento drástico de la dispersión pigmentaria, la denominada "tormenta pigmentaria", que da lugar a elevaciones bruscas de la PIO. Los pacientes pueden experimentar entonces visión borrosa y dolores de cabeza.

Examen clínico

- Lámpara de hendidura (**figs. 11-1** a **11-7**): los hallazgos característicos incluyen el huso de Krukenberg (el pigmento fagocitado, transportado desde la superficie posterior del iris por corrientes de convección acuosas, pasa a través de la pupila y se deposita en el endotelio corneal central en un patrón vertical), dispersión pigmentaria en la superficie anterior del iris (por lo general anillos concéntricos en surcos en la superficie del iris), defectos de transiluminación del iris en forma de radios en la periferia media (se observan mejor en retroiluminación con un pequeño haz a través de la pupila), y dispersión pigmentaria en las uniones de las fibras zonulares cerca del ecuador del cristalino (también denominada línea de Scheie o línea de Zentmayer).
- Gonioscopia: los pacientes suelen presentar una curvatura posterior del iris periférico que provoca el contacto entre el cristalino y el iris. El ángulo está ampliamente abierto, con pigmentación de moderada a intensa, que suele estar uniformemente extendida por toda la circunferencia del ángulo. A menudo se observa una línea de Sampaolesi, que representa la dispersión pigmentaria sobre la línea de Schwalbe.
- Polo posterior: se observa atrofia óptica glaucomatosa característica con elevación prolongada de la PIO o picos de presión intermitentes. Los pacientes con miopía, en especial los que tienen SDP y glaucoma pigmentario, son propensos a presentar desgarros y desprendimientos de retina periféricos (hasta 12%), lo que requiere un examen minucioso.
- Pruebas diagnósticas: la ultrabiomicroscopia y la tomografía de coherencia óptica del segmento anterior pueden mostrar arqueamiento posterior del iris medio-periférico o contacto iridolenticular, que puede resolverse tras una iridotomía periférica con láser.

Tratamiento

- El objetivo de la terapia es controlar la PIO en pacientes con presión significativamente elevada o cambios nerviosos glaucomatosos, normalmente mediante supresores acuosos.
- Los mióticos reducen el desprendimiento de pigmento y la PIO, pero suelen tolerarse mal en esta población joven y pueden aumentar el riesgo de desprendimiento de retina, al tiempo que dificultan la vigilancia de la periferia retiniana.
- La iridotomía periférica con láser también puede reducir el desprendimiento de pigmento y sus síntomas asociados, ya que permite que el iris arqueado posteriormente se desplace hacia delante al igualarse la presión del líquido acumulado en la cámara anterior con la cámara posterior (alivio del denominado bloqueo pupilar inverso). No hay evidencia suficiente que respalde la iridotomía como medio para prevenir la hipertensión ocular o la progresión del campo visual en el glaucoma pigmentario.
- La trabeculoplastia con láser es eficaz, aunque existen informes de mayores elevaciones posoperatorias de la PIO. Está indicado el uso de energías más bajas para reducir el riesgo de picos de presión, dada la gran pigmentación de la malla trabecular.
- La eficacia de la cirugía filtrante para glaucoma en estos pacientes es similar a la del glaucoma primario de ángulo abierto (GPAA). Existen datos limitados sobre la eficacia de las técnicas de cirugía mínimamente invasiva del glaucoma (CMIG) en pacientes con glaucoma pigmentario.

BIBLIOGRAFÍA

Campbell DG. Dispersión pigmentaria y glaucoma: una nueva teoría. *Arch Ophthalmol.* 1997;97:1667.

Gandolfi SA, Vecchi M. Effect of a YAG laser iridotomy on intraocular pressure in pigment dispersion syndrome. *Ophthalmology.* 1996;103:1693–1695.

Lahola-Chomiak AA, Walter MA. Molecular genetics of pigment dispersion syndrome and pigmentary glaucoma: new insights into mechanisms. *J Ophthalmol.* 2018;2018:5926906.

Okafor K, Vinod K, Gedde SJ. Update on pigment dispersion syndrome and pigmentary glaucoma. *Curr Opin Ophthalmol.* 2017;28(2):154–160.

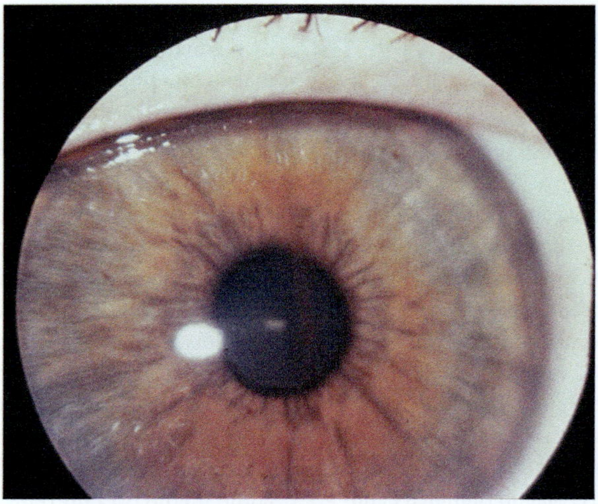

FIGURA 11-1. **Huso de Krukenberg.** Depósito endotelial vertical de pigmento característico del síndrome de dispersión pigmentaria (SDP). Puede resolverse lentamente cuando cesa el desprendimiento de pigmento, pero puede persistir durante muchos años o para siempre. Se cree que el patrón de dispersión está relacionado con las corrientes de convección del humor acuoso dentro del ojo.

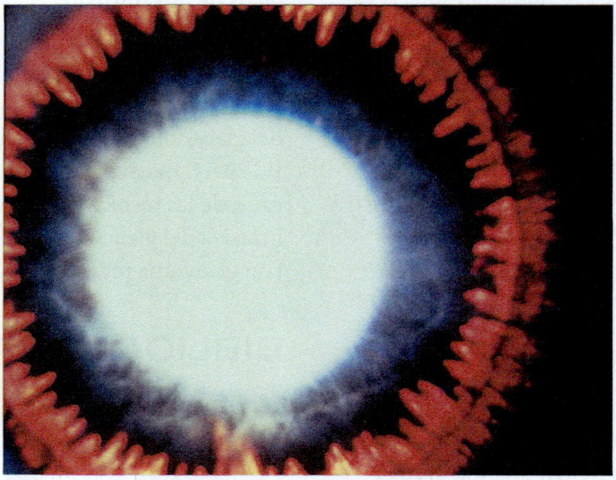

FIGURA 11-2. **Defectos de transiluminación en el síndrome de dispersión pigmentaria (SDP).** Marcados defectos de transiluminación periféricos y medio-periféricos en el SDP. Muchos pacientes pueden presentar como único hallazgo varios defectos radiales leves.

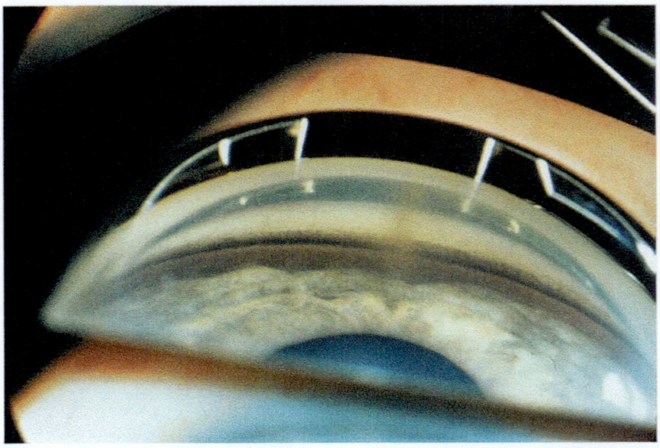

FIGURA 11-3. **Síndrome de dispersión pigmentaria, pigmentación densa y huso de Krukenberg.** Huso de Krukenberg (primer plano), ángulo profundo muy pigmentado (fondo). Pigmentación densa homogénea característica de la malla trabecular.

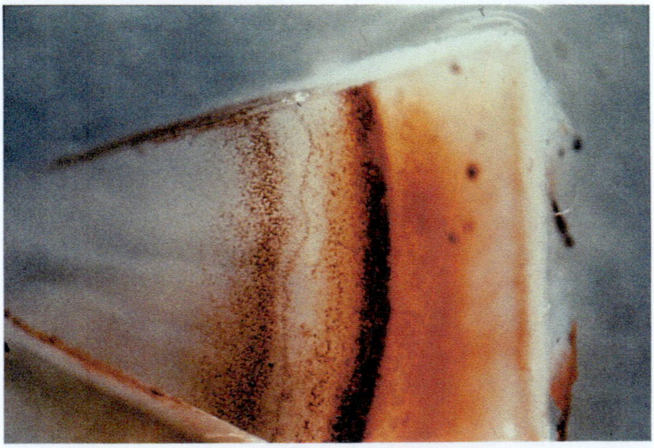

FIGURA 11-4. **Síndrome de dispersión pigmentaria, dispersión pigmentaria.** Muestra patológica que evidencia dispersión pigmentaria en la malla trabecular y anterior a la malla.

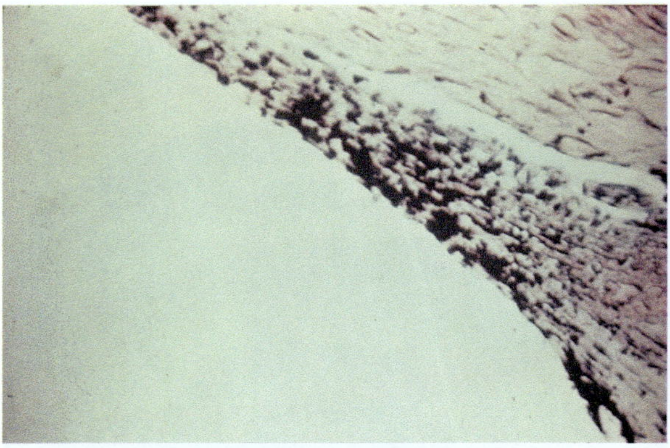

FIGURA 11-5. Síndrome de dispersión pigmentaria, hiperpigmentación. Espécimen patológico que muestra dispersión pigmentaria dentro de los haces de la malla trabecular.

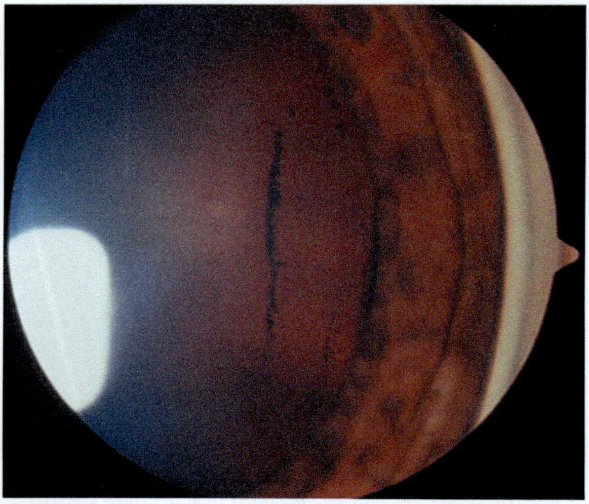

FIGURA 11-6. Síndrome de dispersión pigmentaria, línea de Zentmeyer. Dispersión pigmentaria cerca del ecuador del cristalino, en la inserción de las fibras zonulares del cristalino. Se denomina también línea de Zentmeyer o línea de Scheie.

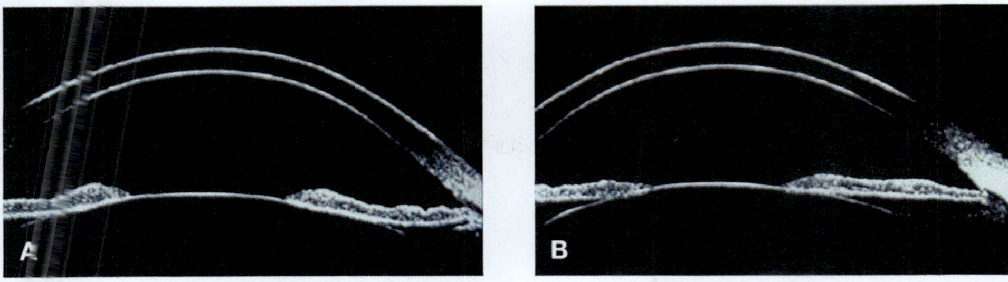

FIGURA 11-7. Síndrome de dispersión pigmentaria (SDP), curvatura del iris periférico. A. Ultrabiomicroscopia (UBM) de un paciente con SDP, que muestra el iris periférico arqueado hacia atrás en contacto con la superficie del cristalino. **B.** UBM del mismo paciente, tras la iridotomía, mostrando relajación anterior del iris con contacto reducido con el cristalino.

SÍNDROME DE SEUDOEXFOLIACIÓN

El síndrome de seudoexfoliación (PXFS, *pseudoexfoliation syndrome*) es una afección sistémica que puede provocar glaucoma secundario de ángulo abierto. El característico material blanco escamoso de la seudoexfoliación, que se observa en todo el segmento anterior, puede obstruir la malla trabecular y también se ha aislado en tejidos de todo el cuerpo.

Epidemiología

- La prevalencia del PXFS oscila entre casi 0% en los esquimales y cerca de 30% en los habitantes de los países escandinavos. La presentación puede ser muy asimétrica, pero su incidencia y la probabilidad de hallazgos binoculares aumentan con la edad y el tiempo.
- Aunque los pacientes con PXFS tienen un mayor riesgo de desarrollar glaucoma (estimado en el *Blue Mountains Eye Study* en cinco veces mayor), la mayoría de estos pacientes no desarrollan glaucoma.

Fisiopatología

- No se conoce bien la naturaleza exacta del material de seudoexfoliación, pero se ha aislado del iris, el cristalino, el cuerpo ciliar, la malla trabecular, el endotelio corneal y las células endoteliales de los vasos sanguíneos de todo el ojo y la órbita, así como de la piel, el miocardio, el pulmón, el hígado, la vesícula biliar, el riñón y las meninges cerebrales. El material provoca la obstrucción y el daño de la malla trabecular y, con ello, un glaucoma secundario de ángulo abierto. También provoca isquemia peripapilar del iris y sinequias posteriores. Esto provoca la liberación de pigmento, aumentando la carga sobre la malla trabecular, y un mayor bloqueo pupilar, predisponiendo al cierre del ángulo.
- Los pacientes con síndrome de seudoexfoliación presentan riesgo de debilitamiento del soporte zonular del cristalino y complicaciones de la cirugía de cataratas.
- La variación en la expresión de LOXL1 (*lysyl oxidase-like 1*) se considera el principal factor de riesgo genético para desarrollar PXFS, sin embargo, es probable que otros factores genéticos, ambientales y epigenéticos desempeñen un papel.

Historia clínica

- Aunque los pacientes rara vez presentan elevaciones sintomáticas de la PIO, la mayoría de ellos no tienen antecedentes que contribuyan.
- Algunos pacientes refieren antecedentes familiares, pero no se conoce un patrón hereditario claro.
- Los antecedentes de cirugía complicada de cataratas son potencialmente sugerentes.

Examen clínico

- Lámpara de hendidura (**figs. 11-8** a **11-12**): El sello distintivo del PXFS es el material blanco escamoso que se observa con mayor frecuencia en el borde de la pupila y en la superficie de la cápsula anterior del cristalino, donde forma un anillo que se extiende desde la posición y el diámetro de la pupila dilatada hasta la pupila constreñida.
- Este material también puede verse depositado en el iris, las estructuras angulares, el endotelio corneal, el implante de lente y la cara vítrea en pacientes afáquicos.
  - A menudo se observan defectos de transiluminación peripapilares y atrofia del reborde pigmentado. También son frecuentes las dispersiones pigmentarias peripapilares.
  - Los ojos afectados son a menudo más mióticos y tienen pobre dilatación pupilar debido a las sinequias y a la isquemia del iris.
  - La liberación de pigmento con la dilatación puede provocar importantes picos de presión. La formación de cataratas es más frecuente.
- Gonioscopia: el ángulo de la cámara anterior suele ser más estrecho en el PXFS, en especial en la parte inferior en relación con la superior, lo que puede estar relacionado con la laxitud zonular y la posición del cristalino.

El glaucoma agudo de ángulo cerrado es un riesgo cuando las zónulas del cristalino están muy laxas, por lo que es necesario un control continuo del ángulo.

- La malla presenta una pigmentación irregular, con partículas pigmentarias grandes y oscuras. A diferencia de la malla trabecular pigmentada de los pacientes con dispersión pigmentaria, en la PXFS la pigmentación parece más negra que marrón. Puede haber una línea de Sampaolesi.

- Polo posterior: se observa atrofia óptica glaucomatosa característica con elevación prolongada de la PIO o picos de presión intermitentes.

Tratamiento

- El glaucoma relacionado con el PXFS suele dar lugar a presiones más elevadas con una mayor fluctuación diurna.
- Los medicamentos tópicos son apropiados, pero se ha informado que son menos eficaces.
- La trabeculoplastia con láser es eficaz, aunque existen informes de mayores elevaciones posoperatorias de la PIO. Está indicado el uso de energías más bajas para reducir el riesgo de picos de presión, dada la gran pigmentación de la malla trabecular.
- Los resultados de la cirugía filtrante son similares a los observados en el GPAA.
- La cirugía de cataratas debe realizarse con especial precaución, dada la conocida fragilidad de la cápsula y las fibras zonulares en estos pacientes.
- Las series de casos retrospectivas han implicado una mejora de la eficacia con respecto al GPAA para los procedimientos de CMIG.

BIBLIOGRAFÍA

Anastasopoulos E, Founti P, Topouzis F. Update on pseudoexfoliation syndrome pathogenesis and associations with intraocular pressure, glaucoma and systemic diseases. *Curr Opin Ophthalmol.* 2015;26(2):82–89.

Mitchell P, Wang JJ, Hourihan F. The relationship between glaucoma and pseudoexfoliation: the Blue Mountains Eye Study. *Arch Ophthalmol.* 1999;117:1319–1324.

Ritch R, Schlotzer-Schrehardt U. Exfoliation syndrome. *Surv Ophthalmol.* 2001;45:265–315.

Sayed MS, Lee RK. Recent advances in the surgical management of glaucoma in exfoliation syndrome. *J Glaucoma.* 2018;27(suppl 1):S95–S101.

Thorleifsson G, Magnusson KP, Sulem P, et al. Common sequence variants in the LOXL1 gene confer susceptibility to exfoliation glaucoma. *Science.* 2007;317(5843):1397–1400.

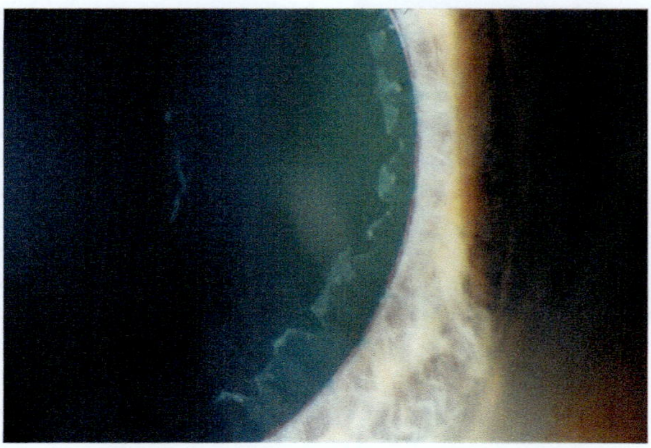

FIGURA 11-8. Síndrome de exfoliación. Material de exfoliación en la cápsula anterior del cristalino con zona clara en la región entre la zona pupilar no dilatada y el cristalino más periférico. Presumiblemente, el movimiento del iris despeja el material exfoliativo de esta zona.

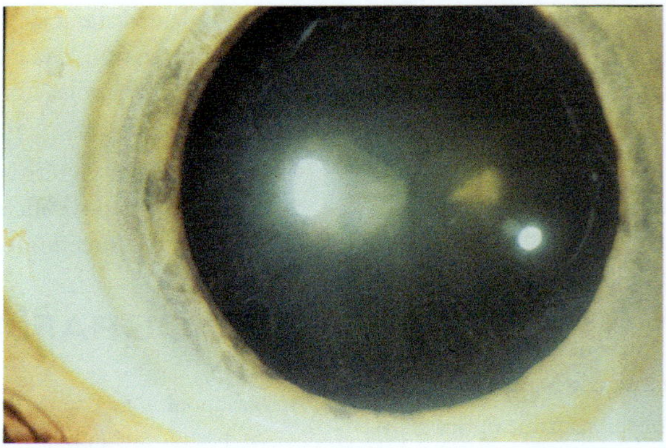

FIGURA 11-9. Síndrome de exfoliación, material de exfoliación. Material de exfoliación en la superficie del cristalino. Obsérvense los típicos bordes enrollados.

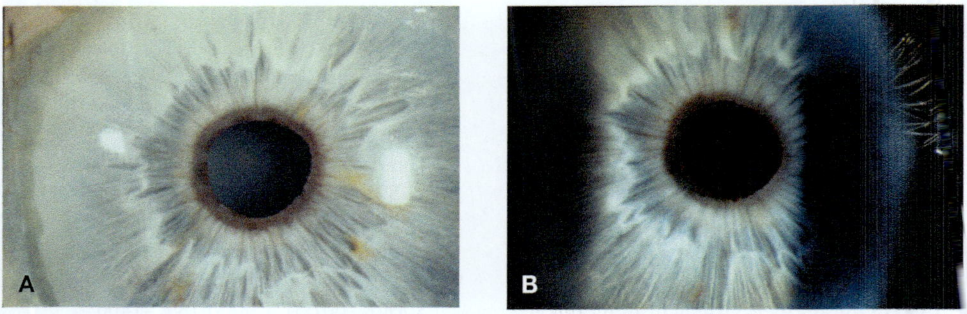

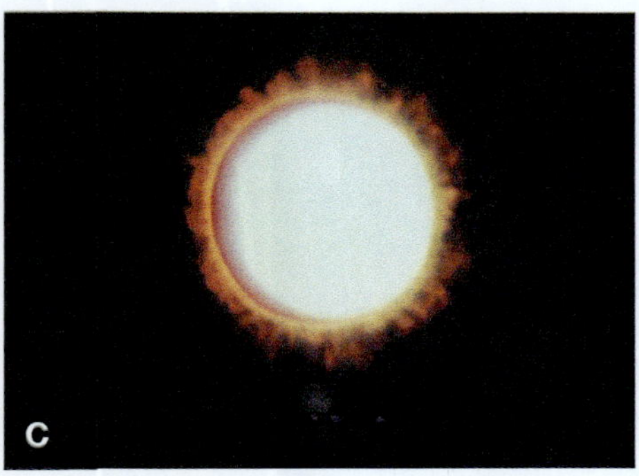

FIGURA 11-10. Comparación del síndrome de exfoliación (SEF) y los ojos normales. Fotos con lámpara de hendidura de un ojo afectado (**A**) y no afectado clínicamente (**B**). En **A**, hay atrofia de las rugosidades pigmentadas, observada en el SEF, mientras que no la hay en **B**. **C.** Transiluminación peripapilar correspondiente a la atrofia del epitelio pigmentario del iris en **A**.

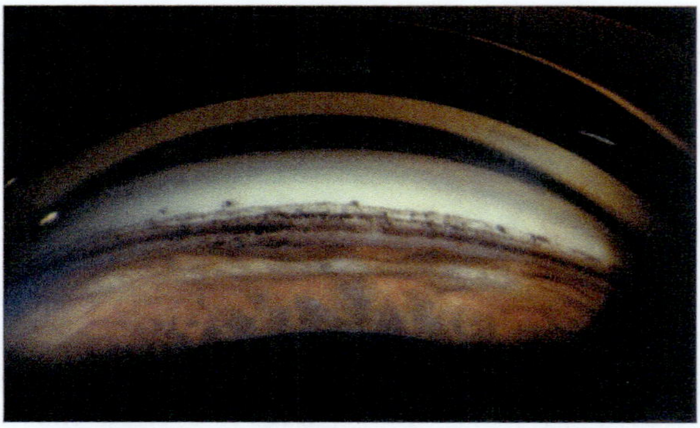

FIGURA 11-11. Síndrome de exfoliación (SEF), estructuras angulares. Pigmentación abundante, oscura e irregular de las estructuras angulares en el SEF.

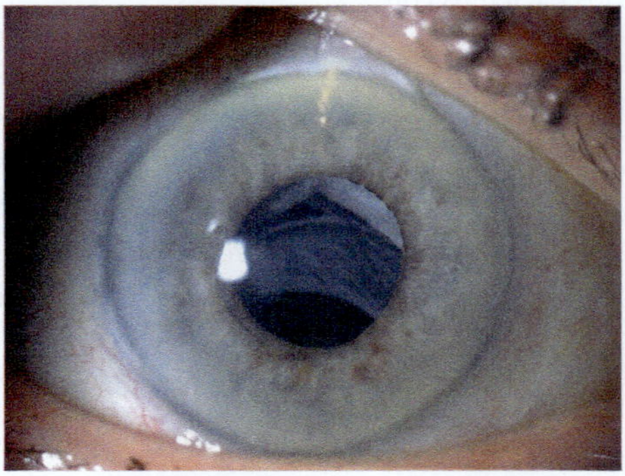

FIGURA 11-12. Síndrome de exfoliación (SEF), cristalino luxado. El cristalino dislocado espontáneamente en un paciente con SEF pone de manifiesto la fragilidad del soporte zonular. (Cortesía de Brandon Ayers, MD Wills Eye Hospital).

GLAUCOMA POR RESPUESTA A ESTEROIDES

El glaucoma secundario de ángulo abierto puede producirse por casi cualquier vía de administración de esteroides. Las elevaciones de la PIO pueden ser graves y prolongadas.

Epidemiología

- Se desconoce la incidencia del glaucoma inducido por esteroides en la población general. Se han descrito elevaciones significativas de la PIO en respuesta a los esteroides tópicos en 50% a más de 90% de los pacientes con glaucoma y en 5 a 10% de los pacientes con presión normal.
- La incidencia de la respuesta a los esteroides está relacionada con el tipo, la dosis, la duración del tratamiento y la vía de administración de los esteroides.
  - Se ha observado una elevación de la PIO con la administración tópica, intraocular, periocular, inhalada, oral, intravenosa y dermatológica de esteroides, así como con elevaciones endógenas de esteroides en el síndrome de Cushing.
  - La elevación de la presión inducida por esteroides no es infrecuente tras la inyección intravítrea de esteroides o la inserción de algunos dispositivos de esteroides de depósito en el segmento posterior.
  - Tras la inyección intravítrea, aproximadamente 50% experimenta una elevación de la PIO, pero un bajo porcentaje requiere intervención quirúrgica para reducir la PIO.

Fisiopatología

- El aumento de glicosaminoglicanos en la malla trabecular en respuesta a los esteroides impide la salida del humor acuoso y da lugar a PIO elevadas. Los esteroides pueden reducir la permeabilidad de la membrana de la malla trabecular, así como reducir la actividad fagocítica local de las células y la descomposición de las proteínas estructurales extracelulares e intracelulares, contribuyendo aún más a reducir la permeabilidad de la malla.
- Se ha demostrado que el gen miocilina/TIGR (*trabecular meshwork-inducible glucocorticoid response* [respuesta glucocorticoide inducible por la malla trabecular]) se regula al alza en las células endoteliales de la malla trabecular en respuesta a la aplicación de esteroides.

Historia clínica

- El uso de esteroides de cualquier tipo es un aspecto crucial de la historia. El uso previo de esteroides en el pasado lejano con normalización posterior de la PIO puede presentarse como un aparente glaucoma de tensión normal (**figs. 11-13** a **11-15**).
- Por lo general, el uso de esteroides orales debe continuarse durante un periodo prolongado (al menos 2 semanas) para estimular una elevación de la PIO.
- Por lo tanto, los antecedentes de asma, trastornos cutáneos, alergias, trastornos autoinmunes u otras afecciones que suelen requerir tratamiento con esteroides pueden sugerir un posible consumo de esteroides en el pasado o en la actualidad.
- En ocasiones, los pacientes notan cambios en la visión relacionados con una pérdida avanzada del campo visual.
- La **tabla 11-1** ofrece un ejemplo clínico.

Examen clínico

- Lámpara de hendidura: por lo general, sin observaciones. Incluso en casos con elevaciones extremas de la PIO, la cronicidad suele evitar el edema corneal microquístico que se produce con la elevación aguda de la PIO.
- Gonioscopia: usualmente sin alteraciones.

- Polo posterior: se observan alteraciones glaucomatosas típicas del nervio óptico si la elevación de la PIO es suficientemente elevada y prolongada.
- Pruebas especiales: la interrupción de los esteroides, si es posible, puede conducir a una reducción constante de la PIO. El tiempo en que se presenta la reducción de la PIO tras la retirada de esteroides es variable y puede prolongarse en casos de uso prolongado de esteroides. En los casos en que existe preocupación por la interrupción de un esteroide ocular (p. ej., un injerto corneal con alto riesgo de rechazo), la administración de esteroides contralateral puede demostrar la elevación de la PIO y confirmar el diagnóstico.

Tratamiento

- La interrupción de los esteroides, si es posible, o la extirpación de los esteroides de depósito pueden producir una resolución completa.
- Si se utilizan esteroides tópicos, pueden ser útiles esteroides más débiles o que induzcan menos presión (p. ej., loteprednol, fluorometolona).
- Los pacientes con uveítis importante presentan un reto especial porque pueden necesitar esteroides para controlar la uveítis. Además, la uveítis puede provocar por sí misma diversas formas de glaucoma o enmascarar el glaucoma con hiposecreción acuosa.
- Los antiglaucomatosos tópicos de todo tipo suelen ser útiles para las elevaciones de la PIO inducidas por esteroides.
- En general, la trabeculoplastia láser es menos eficaz para estos pacientes que para los que padecen otros tipos de glaucoma de ángulo abierto, pero se ha informado que es eficaz en casos seleccionados.
- Existen pruebas de que la trabeculotomía transluminal asistida por gonioscopia (TTAG) puede ser una opción quirúrgica eficaz para los pacientes con glaucoma con respuesta a esteroides de duración limitada.
- La cirugía filtrante tiene resultados similares a los del GPAA.

BIBLIOGRAFÍA

Boese EA, Shah M. Gonioscopy-assisted transluminal trabeculotomy (GATT) is an effective procedure for steroid-induced glaucoma. *J Glaucoma.* 2019;28(9):803–807.

Johnson DH, Bradley JM, Acott TS. The effect of dexamethasone on glycosaminoglycans of human trabecular meshwork in perfusion organ culture. *Invest Ophthalmol Vis Sci.* 1990;31:2568–2571.

Johnson D, Gottanka J, Flugel C, et al. Ultrastructural changes in the trabecular meshwork of human eyes treated with corticosteroids. *Arch Ophthalmol.* 1997;115:375–383.

Jones R, Rhee DJ. Corticosteroid-induced ocular hypertension and glaucoma: a brief review and update of the literature. *Curr Opin Ophthalmol.* 2006;17:163–167.

Mitchell P, Cumming RG, Mackey DA. Inhaled corticosteroids, family history, and risk of glaucoma. *Ophthalmology.* 1999;106:2301–2306.

Oh DJ, Martin JL, Williams AJ, et al. Analysis of expression of matrix metalloproteinases and tissue inhibitors of metalloproteinases in human ciliary body following latanoprost. *Invest Ophthalmol Vis Sci.* 2006;47:953–963.

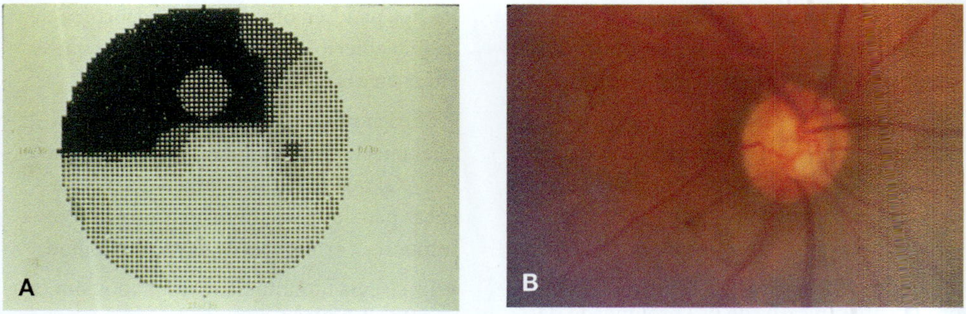

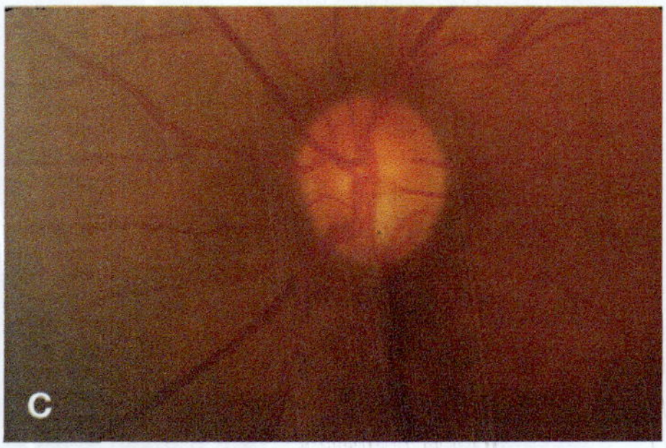

FIGURA 11-13. Glaucoma por respuesta a esteroides. A. Defecto del campo visual observado en un residente de medicina interna de 28 años que se automedicaba la blefaroconjuntivitis atópica con esteroides tópicos. **B** y **C.** Las presiones intraoculares eran superiores a 40 mm Hg, con acopamiento avanzado del nervio óptico y pérdida del campo visual asociada. El paciente fue sometido posteriormente a una trabeculectomía.

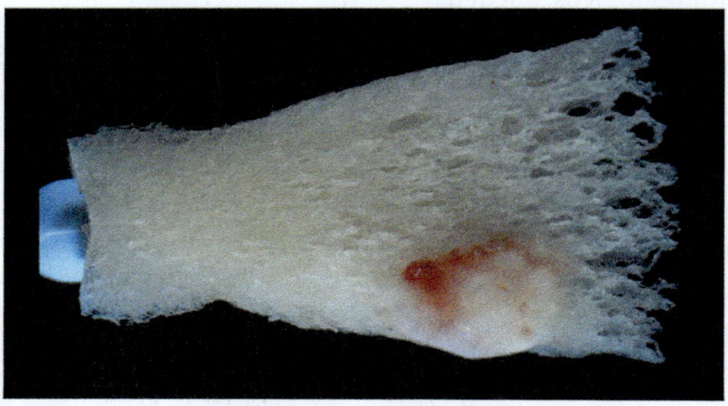

FIGURA 11-14. Glaucoma por respuesta a esteroides. Depósito de liberación de esteroides extirpado 5 meses después de una vitrectomía por enfermedad de Eales en una esponja de Weck.

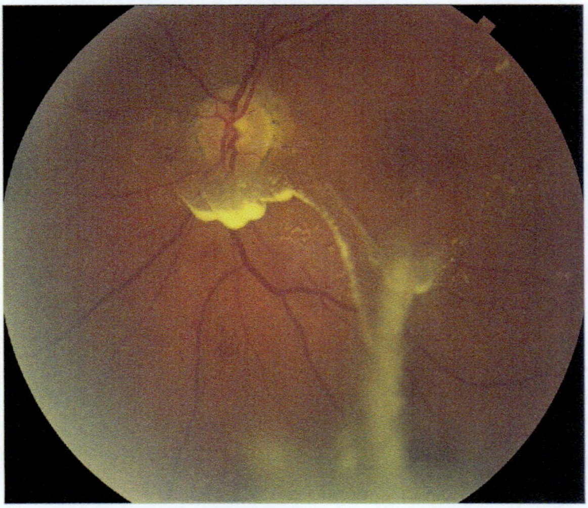

FIGURA 11-15. Glaucoma por respuesta a esteroides. Retinografía tomada inmediatamente después de una inyección intravítrea de triamcinolona. Se observan cristales de color blanco que empiezan a dispersarse en el vítreo de este paciente con edema macular diabético.

TABLA 11-1. Ejemplo clínico: glaucoma inducido por esteroides tras la inyección subconjuntival de esteroides de depósito

Día posoperatorio	PIO (mm Hg)	Curso y medicación
Cirugía #1: vitrectomía/membranectomía con depósito de esteroides subconjuntival		
1	25	Prednisolona, atropina, eritromicina
6	45	Añadir timolol, brimonidina, acetazolamida
16	20	Detener la acetazolamida
30	29	Añadir dorzolamida, disminuir prednisolona
48	19	Dejar prednisolona
72	27	Continuar con timolol, brimonidina, dorzolamida
118	44	Añadir latanoprost; consultar glaucoma
154	31	Organizar la escisión de los depósito de esteroides
Cirugía #2: extirpación del depósito de esteroides		
1	32	Añadir timolol, dorzolamida
4	28	Continuar igual
23	24	Continuar igual
38	14	Detener dorzolamida

Nota: el paciente suspendió posteriormente el timolol; la PIO ha sido de 10 a 14 mm Hg desde la suspensión del fármaco.
PIO, presión intraocular.

CAPÍTULO

12

Glaucoma uveítico

Nicole Benitah y George N. Papaliodis

INTRODUCCIÓN

El desarrollo de aumento de la presión intraocular (PIO) y de glaucoma en pacientes con uveítis es un proceso multifactorial que puede considerarse una complicación de la inflamación intraocular. Tanto de forma directa como por la inducción de cambios estructurales, la inflamación ocular puede alterar la dinámica del humor acuoso, dando lugar a PIO alta, normal o baja. El daño glaucomatoso al nervio óptico y los defectos del campo visual que se producen en los pacientes con uveítis son principalmente un efecto de la PIO no controlada. El objetivo principal del tratamiento de los pacientes con hipertensión ocular glaucoma inducidos por uveítis es el control de la enfermedad inflamatoria, así como la prevención de alteraciones estructurales permanentes del flujo acuoso, mediante el uso de un tratamiento antiinflamatorio adecuado. El control de la PIO, ya sea médica o quirúrgicamente, es un objetivo secundario.

En este capítulo se definen y analizan los mecanismos fisiopatológicos, el diagnóstico y las estrategias de tratamiento de los pacientes con uveítis y PIO elevada o glaucoma secundario. El capítulo concluye con una descripción de las entidades uveíticas específicas en las que se producen con mayor frecuencia el aumento de la PIO y el glaucoma.

En el uso común, el término uveítis se utiliza para englobar todas las causas de inflamación intraocular. La uveítis puede causar elevaciones agudas, transitorias o crónicas de la PIO. Los términos *glaucoma inflamatorio* y *glaucoma uveítico* se utilizan de manera habitual para referirse a cualquier paciente con uveítis y aumento de la PIO. Sin embargo, en pacientes con uveítis y sin daño "glaucomatoso" demostrable del nervio óptico o defectos "glaucomatosos" del campo visual, es más correcto utilizar términos como *hipertensión ocular inducida por uveítis, hipertensión ocular secundaria a uveítis* o *hipertensión ocular secundaria* para referirse a aquellos con uveítis y solo PIO elevada. Con la resolución o el tratamiento adecuado de la inflamación intraocular, el aumento de la PIO no tiene por qué evolucionar a daño al nervio óptico, es decir, a glaucoma secundario.

Los términos *glaucoma inflamatorio*, *glaucoma uveítico* o *glaucoma secundario a uveítis* deben reservarse para pacientes con uveítis, aumento de la PIO y defectos "glaucomatosos" del nervio óptico o del campo visual. En la mayoría de los casos de glaucoma uveítico, la lesión glaucomatosa del nervio óptico es principalmente una secuela de la elevación de la PIO; por lo tanto, el diagnóstico de glaucoma uveítico debe cuestionarse en un paciente sin antecedentes conocidos de aumento de la PIO. Además, el diagnóstico de glaucoma secundario a uveítis debe cuestionarse en cualquier paciente con defectos del campo visual atípicos de glaucoma y una cabeza del nervio óptico de apariencia normal. Esto se debe a que muchos tipos de uveítis, en particular las que afectan al segmento posterior, se caracterizan por lesiones coriorretinianas y del nervio óptico que pueden producir defectos del campo visual que no representan glaucoma. Esta distinción es importante porque los defectos del campo visual en pacientes con enfermedad inflamatoria activa pueden resolverse o mejorar con un tratamiento adecuado, mientras que los verdaderos defectos glaucomatosos del campo visual en pacientes con uveítis son irreversibles.

EPIDEMIOLOGÍA

La uveítis puede representar entre 5 y 10% de la ceguera legal en Estados Unidos y Europa, y hasta 25% de la ceguera en los países en vías de desarrollo.[1] La prevalencia de la uveítis en Estados Unidos por todas las causas se ha estimado entre 114.5 y 204 casos por 100 000 personas, con una incidencia anual de entre 17 y 50 casos por 100 000 personas-año.[2,3] La uveítis se da en pacientes de todas las edades; aunque los informes anteriores indicaban un pico de incidencia entre los 25 y 44 años, los datos más recientes indican un aumento en las tasas de incidencia a medida que aumenta la edad.[2,3] Los niños constituyen entre 5 y 10% de los pacientes con uveítis, pero los niños con uveítis tienen un riesgo relativamente alto de pérdida de visión.[4] Las causas comunes de pérdida visual en pacientes con uveítis incluyen glaucoma secundario, edema macular cistoide, catarata, hipotonía, desprendimiento de retina, neovascularización o fibrosis subretiniana y atrofia del nervio óptico.

Alrededor de 25% de todos los pacientes con uveítis desarrollarán un aumento de la PIO en algún momento del curso de su enfermedad inflamatoria.[5] En general, la hipertensión ocular inducida por la uveítis y el glaucoma uveítico son complicaciones más frecuentes de la uveítis anterior y la panuveítis, ya que la inflamación del segmento anterior puede interferir directamente con la vía de salida del humor acuoso (tabla 12-1). El glaucoma uveítico también es más frecuente en los casos de uveítis granulomatosa que en los de uveítis no granulomatosa. Cuando se consideran todas las causas de uveítis, la prevalencia de glaucoma secundario a uveítis en adultos se estima entre 5.2 y 19%.[6] La prevalencia global de glaucoma en niños con uveítis es similar a la de los adultos, oscilando entre 5 y 13.5%; sin embargo, el pronóstico visual reportado para los niños con glaucoma uveítico es peor.[6,7]

TABLA 12-1. Afecciones uveíticas asociadas con frecuencia con glaucoma secundario

Uveítis anterior
Artritis reumatoide juvenil
Uveítis heterocrómica de Fuchs
Crisis glaucomatociclítica (síndrome de Posner-Schlossman)
Uveítis asociada con HLA-B27 (espondilitis anquilosante, síndrome de Reiter, artritis psoriásica)
Uveítis herpética
Uveítis inducida por lentes (uveítis facoantigénica, glaucoma facolítico, partícula de lente, glaucoma facomórfico)
Panuveítis
Sarcoidosis
Síndrome de Vogt-Koyanagi-Harada
Síndrome de Behçet
Oftalmia simpática
Uveítis sifilítica
Uveítis intermedia
Uveítis intermedia del subtipo *pars planitis*
Uveítis posterior
Necrosis retiniana aguda
Toxoplasmosis

HLA-B27, antígeno leucocitario humano-B27.

ETIOLOGÍA

La PIO depende del equilibrio entre la secreción acuosa y el flujo acuoso. En la mayoría de los casos de uveítis, ningún mecanismo puede explicar por sí solo el desarrollo de una PIO elevada, sino que esta es el resultado de una combinación de varios factores patológicos. La última vía común de todos los mecanismos que contribuyen al aumento de la PIO en la uveítis es la alteración del flujo de salida acuoso a través de la malla trabecular. La inflamación intraocular puede alterar el flujo de salida acuoso causando trastornos en la secreción acuosa, produciendo cambios en el contenido acuoso, infiltrando los tejidos oculares e induciendo alteraciones irreversibles en la anatomía del segmento anterior, como sinequias anteriores periféricas y sinequias posteriores que pueden provocar el cierre del ángulo. Estos cambios pueden producir un glaucoma que no solo es grave, sino también resistente a todas las terapias médicas. Paradójicamente, el tratamiento de la uveítis con corticoesteroides también puede contribuir al desarrollo de una PIO elevada, es decir, inducida por esteroides.

Los mecanismos fisiopatológicos que dan lugar a la elevación de la PIO en los pacientes con uveítis pueden clasificarse de forma sencilla como de ángulo abierto o de ángulo cerrado. Esta clasificación es útil desde el punto de vista clínico porque el enfoque terapéutico inicial difiere entre estos dos grupos.

MECANISMOS DE ÁNGULO ABIERTO

Secreción acuosa anormal

La inflamación del cuerpo ciliar suele provocar una disminución de la producción acuosa. La disminución de la secreción acuosa en ojos con un flujo de salida normal provoca disminución de la PIO o hipotonía que se observa con frecuencia en ojos con uveítis aguda. Sin embargo, si existe una alteración concomitante o mayor del flujo de salida del humor acuoso en ojos con producción acuosa disminuida, como puede ocurrir debido a una perfusión acuosa disminuida de la malla trabecular, la PIO puede ser normal o estar aumentada.[8] Existe un desacuerdo sobre si la hipersecreción acuosa puede ser el resultado de la rotura de la barrera hematoacuosa en ojos uveíticos. Si esto fuera posible, el aumento de la producción acuosa podría contribuir al desarrollo de una PIO elevada en los ojos uveíticos. Sin embargo, en relación con la función del cuerpo ciliar, la explicación más probable de la PIO elevada en ojos con inflamación intraocular es que la producción acuosa sigue siendo normal, mientras que el flujo de salida acuoso se reduce.

Proteínas del humor acuoso

La alteración del contenido del humor acuoso fue una de las primeras hipótesis propuestas para explicar la aparición de la PIO elevada asociada con la uveítis. La entrada de proteínas en el ojo como consecuencia de la rotura de la barrera hematoacuosa es el primer cambio en los ojos uveíticos que puede afectar al equilibrio del flujo acuoso y aumentar la PIO.[9] En los ojos normales, el contenido proteico del humor acuoso es aproximadamente 100 veces inferior al del suero normal.[10] Sin embargo, cuando se rompe la barrera hematoacuosa, la concentración de proteínas en el humor acuoso puede parecerse a la del suero sin diluir. Un aumento de la concentración de proteínas acuosas puede alterar el flujo de salida del humor acuoso al disminuir la velocidad de flujo del humor acuoso hacia el ángulo de la cámara anterior, obstruir mecánicamente la malla trabecular y provocar la disfunción de las células endoteliales que recubren los haces de la malla trabecular. Además, las proteínas favorecen el desarrollo de sinequias anteriores periféricas o posteriores. Si se restablece la integridad de la barrera hematoacuosa, puede invertirse el efecto de la concentración de proteínas acuosas sobre el flujo de salida acuoso y la PIO. Sin embargo, si la permeabilidad de la barrera hematoacuosa está dañada permanentemente, la fuga de proteínas séricas a la cámara anterior puede persistir incluso después de que se haya resuelto la inflamación intraocular.

Células inflamatorias

Poco después del influjo de proteínas en ojos con uveítis, se produce una afluencia de células inflamatorias que segregan mediadores inflamatorios como prostaglandinas y citocinas. Se cree que las células inflamatorias del segmento anterior tienen un efecto más directo sobre la PIO que las proteínas acuosas. Las células inflamatorias pueden aumentar la PIO al infiltrarse en la malla trabecular y el canal de Schlemm, creando una obstrucción mecánica al flujo de salida acuoso. El riesgo de aumento de la PIO es mayor en las uveítis granulomatosas, debido a la mayor infiltración de macrófagos y linfocitos, en comparación con las entidades uveíticas no granulomatosas en las que el infiltrado celular puede contener mayores proporciones de células polimorfonucleares.[5] Los episodios crónicos, graves o recurrentes de uveítis pueden causar daño permanente en la malla trabecular por lesión de las células endoteliales trabeculares, cicatrización en la malla trabecular y el canal de Schlemm, o por la formación de una membrana hialina que recubre el trabéculo.[6] Las células inflamatorias y los restos celulares en el ángulo de la cámara anterior también pueden contribuir a la formación de sinequias periféricas anteriores y posteriores.

Prostaglandinas

Se sabe que las prostaglandinas producen muchos de los signos de inflamación ocular, incluyendo vasodilatación, miosis y aumento de la permeabilidad vascular, y que tienen interacciones complejas en la PIO.[11,12] No está claro si las prostaglandinas son directamente responsables del aumento de la PIO en los ojos uveíticos. A través de su acción sobre la barrera hematoacuosa, pueden contribuir indirectamente al aumento de la PIO al potenciar el influjo de proteínas, citocinas y células inflamatorias hacia el humor acuoso. Alternativamente, también pueden disminuir la PIO al aumentar el flujo de salida uveoescleral.

Trabeculitis

La trabeculitis se diagnostica cuando la respuesta inflamatoria intraocular se localiza en la malla trabecular. Clínicamente, la trabeculitis se caracteriza por la presencia de precipitados inflamatorios en la malla trabecular en ausencia de otros signos de inflamación intraocular activa, como precipitados queráticos, células acuosas o turbidez. El flujo de salida acuoso en la trabeculitis está disminuido por la obstrucción mecánica de la malla trabecular resultante de la acumulación de células inflamatorias, la hinchazón de los haces trabeculares y la disminución de la fagocitosis de las células endoteliales trabeculares. Dado que la producción acuosa por parte del cuerpo ciliar no suele verse afectada, la PIO en ojos con trabeculitis puede elevarse significativamente por la reducción del flujo de salida acuoso.[6]

Hipertensión ocular inducida por esteroides

Los corticoesteroides se consideran el tratamiento farmacológico de primera línea para los pacientes con uveítis. Ya sea por vía tópica, sistémica, inyección periocular subtenoniana o intraocular, se sabe que los corticoesteroides aceleran la formación de cataratas y provocan un aumento de la PIO a través de una mayor resistencia al flujo de salida.[13] Esto puede ocurrir de tres maneras: induciendo cambios físicos y mecánicos en la microestructura de la malla trabecular, aumentando el depósito de matriz extracelular en la malla trabecular y disminuyendo la matriz extracelular en la malla trabecular mediante la alteración de las enzimas metaloproteinasas de la matriz.[13] La inhibición de la síntesis de prostaglandinas es otro mecanismo por el que los corticoesteroides pueden alterar la facilidad de flujo de salida.

Los términos *hipertensión ocular inducida por esteroides* e *hiperreactor a esteroides* se utilizan para referirse a los pacientes que desarrollan una elevación de la PIO relacionada con el tratamiento con corticoesteroides. Después de 4 a 6 semanas de tratamiento con esteroides tópicos, 35% de la población presentará un aumento de la PIO de al menos 5 mm Hg, y 5% tendrá un aumento superior a 16 mm Hg.[14] El riesgo de respuesta aumentada a los esteroides está relacionado con la duración y la dosis del tratamiento con corticosteroides. Los pacientes con glaucoma, los sospechosos de glaucoma, los familiares de primer grado de personas con glaucoma, los adultos mayores, los pacientes con enfermedades del tejido conjuntivo, los pacientes con diabetes tipo 1, quienes tienen miopía alta y los niños menores de 10 años son los que presentan mayor riesgo de respuesta aumentada a los esteroides.[6,13] Aunque la hipertensión ocular inducida por esteroides puede producirse en cualquier momento tras la inducción del tratamiento con corticoesteroides, lo más frecuente es que se detecte entre 2 y 8 semanas después del inicio del tratamiento. En comparación con las demás vías de administración, los esteroides locales se asocian con mayor frecuencia a una hiperrespuesta. Las inyecciones perioculares e intravítreas de esteroides pueden provocar un aumento agudo de la presión en pacientes susceptibles que puede ser difícil de controlar. En la mayoría de los casos, la PIO vuelve a la normalidad posterior a la interrupción del corticoesteroide; sin embargo, en algunos casos, en especial tras una inyección de esteroides de depósito, la PIO puede permanecer elevada durante 18 meses o más. En estos casos, puede ser necesaria la extracción quirúrgica del esteroide de depósito o la cirugía filtrante si la PIO no puede controlarse médicamente (**fig. 12-1**). Por este motivo, deben evitarse los esteroides de depósito siempre que sea posible en pacientes que se sabe que son hiperreactores a los esteroides.

Existen múltiples esteroides intraoculares de depósito para el tratamiento de la uveítis. El primer poducto en recibir la aprobación de la Food and Drug Administration (FDA) de Estados Unidos en 2005 fue el implante de acetónido de fluocinolona 0.59 mg (Retisert). Este agente se asocia con un riesgo de 71% de aumento de la PIO a 3 años.[15,16] La dexametasona 0.7 mg (Ozurdex) es un esteroide intraocular de depósito de acción más corta asociado con un riesgo de 26.9% de aumento de la PIO.[17] El acetónido de fluocinolona 0.18 mg también está disponible como inyección intraocular de depósito (Yutiq). Este agente se administra como inyección intraocular y su dosis es aproximadamente 1/3 de la de Retisert. Alrededor de 22% de los pacientes que recibieron este implante presentaron un aumento de la PIO de 10 mm Hg o más en comparación con el valor basal.[18]

Cuando un paciente con uveítis, que está siendo tratado con corticoesteroides, desarrolla un aumento de la PIO, a menudo es difícil saber si el aumento de la presión es el resultado de la secreción acuosa establecida, la alteración del flujo de salida acuoso causado por la inflamación intraocular, una respuesta a los esteroides, o una combinación de los tres. Aunque un descenso de la PIO a medida que se reduce el esteroide puede ser una prueba de hipertensión ocular inducida por esteroides, el descenso de la presión también podría ser secundario a una mejora del flujo de salida a través de la malla trabecular o a una reaparición de la inflamación con hiposecreción acuosa. Si se sospecha una respuesta esteroidea que no puede controlarse con facilidad con medicamentos en un paciente que mantiene una inflamación intraocular activa que requiere corticoesteroides sistémicos, esto puede ser una indicación para el inicio de un agente ahorrador de esteroides. Si se sospecha hipertensión ocular inducida por esteroides en un paciente con uveítis controlada o quiescente, debe intentarse una reducción de la concentración, dosis o frecuencia del corticoesteroide utilizado.

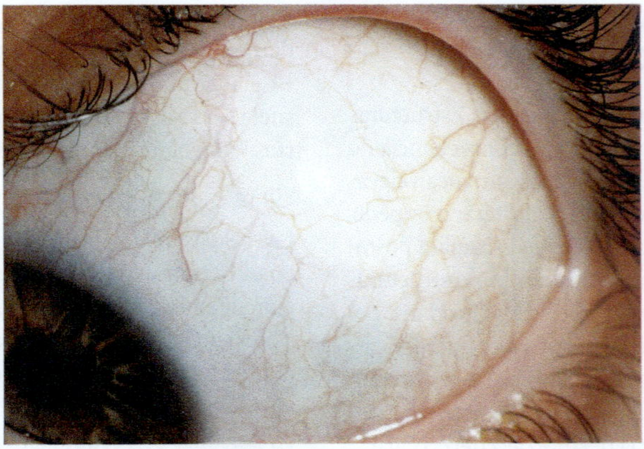

FIGURA 12-1. **Inyección periocular de esteroides en un paciente hiperreactor a los esteroides.** Las inyecciones perioculares de esteroides, útiles en el tratamiento de la uveítis anterior y posterior, pueden inducir a veces una elevación grave de la presión intraocular en pacientes con hipertensión ocular y con conocida respuesta aumentada a esteroides. Los esteroides de depósito colocados anteriormente en este paciente de 16 años con presunta sarcoidosis se retiraron cuando el tratamiento médico no consiguió controlar su presión intraocular elevada. Posteriormente, sus presiones se normalizaron.

MECANISMOS DE ÁNGULO CERRADO

Los cambios morfológicos en las estructuras de la cámara anterior como consecuencia de la uveítis suelen ser irreversibles y provocan elevaciones significativas de la PIO al alterar o impedir el flujo del humor acuoso desde la cámara posterior a la malla trabecular. Los cambios estructurales que suelen provocar el cierre secundario del ángulo incluyen sinequias anteriores periféricas, sinequias posteriores y membranas pupilares que pueden causar bloqueo pupilar y, con menor frecuencia, rotación hacia delante del cuerpo ciliar.

Sinequias anteriores periféricas

Las sinequias anteriores periféricas son adherencias entre el iris y la malla trabecular o la córnea que pueden bloquear por completo o impedir el acceso del humor acuoso a la malla trabecular. Las sinequias anteriores periféricas, que se detectan mejor mediante gonioscopia, son una complicación frecuente de la uveítis anterior y se dan con más frecuencia en las etiologías granulomatosas que en las no granulomatosas. Las sinequias anteriores periféricas son el resultado de la organización de material inflamatorio que arrastra la superficie del iris hacia el ángulo. Se desarrollan con mayor frecuencia en ojos con ángulos estrechos preexistentes o estrechados por el iris bombé. Las adherencias del iris suelen ser amplias, cubren grandes segmentos del ángulo, pero también pueden ser irregulares o puntiformes, afectan solo a pequeñas porciones de la malla trabecular o de la córnea (fig. 12-2). En los casos de sinequias anteriores periféricas relacionadas con uveítis, aunque grandes porciones del ángulo puedan permanecer abiertas, el paciente puede presentar un aumento de la PIO porque el ángulo restante está funcionalmente comprometido, debido a un daño inflamatorio previo que puede no ser detectable mediante gonioscopia.[5]

En casos de uveítis recurrente o crónica, la formación continua de sinequias anteriores periféricas puede provocar el cierre completo del ángulo. Debe buscarse la neovascularización del iris y del ángulo en todos los casos de uveítis que cursen con cierre del ángulo o sinequias anteriores periféricas extensas. La contracción del tejido fibrovascular en el ángulo o en la superficie anterior del iris puede inducir rápidamente un cierre completo y grave del ángulo. El glaucoma neovascular secundario a uveítis suele ser resistente al tratamiento médico y quirúrgico y tiene mal pronóstico (fig. 12-3).

Sinequias posteriores

Las células inflamatorias, las proteínas y la fibrina en el humor acuoso pueden estimular la formación de sinequias posteriores. Las sinequias posteriores son adherencias entre la superficie posterior del iris y la cápsula anterior del cristalino, la cara vítrea en pacientes afáquicos o la lente intraocular en personas con seudofaquia. La probabilidad de desarrollar sinequias posteriores está relacionada con el tipo, la duración y la gravedad de la uveítis. Cuanto mayor sea la extensión de las sinequias posteriores, menor será la capacidad de dilatación de la pupila y mayor el riesgo de formación de nuevas sinequias en posteriores recidivas uveíticas.

El término *bloqueo pupilar* se utiliza para denotar la alteración del flujo acuoso entre la cámara posterior y la anterior a través de la apertura pupilar como resultado de sinequias posteriores. La seclusión pupilar, sinequias posteriores que se extienden 360 grados alrededor de la pupila y las membranas pupilares pueden causar un bloqueo pupilar completo. En este caso, no hay flujo de humor acuoso de la cámara posterior a la anterior. La acumulación de humor acuoso en la cámara posterior puede producir una elevación grave de la PIO que provoque la inclinación del iris hacia delante en la cámara anterior, o iris bombé (fig. 12-4). El iris bombé en un ojo con inflamación en curso puede ocasionar el rápido desarrollo de un cierre del ángulo causado por la formación de sinequias anteriores periféricas debido al contacto iridocorneal aposicional, incluso en un ojo que puede haber tenido previamente un ángulo abierto.[19] En algunos casos de uveítis con bloqueo pupilar, si las adherencias iridolenticulares son lo suficientemente amplias, solo el iris periférico puede abombarse hacia delante, y el iris bombé puede ser difícil de diagnosticar sin el uso de la gonioscopia.

Rotación hacia delante del cuerpo ciliar

La inflamación intraocular aguda puede causar hinchazón del cuerpo ciliar y derrames supraciliares o supracoroideos que pueden dar lugar a la rotación hacia delante del cuerpo ciliar, provocando el cierre del ángulo no asociado con bloqueo pupilar. La elevación de la PIO debido a este tipo de cierre del ángulo se produce con mayor frecuencia en pacientes con iridociclitis, desprendimientos anulares de coroides y escleritis posterior, y puede observarse en la fase aguda del síndrome de Vogt-Koyanagi-Harada.[5]

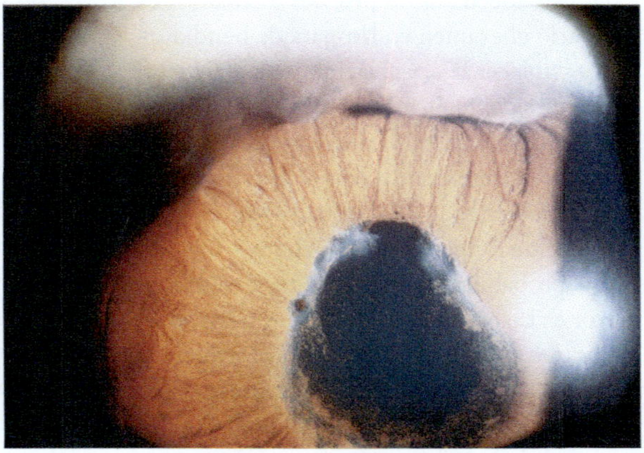

FIGURA 12-2. Uveítis anterior asociada con el antígeno leucocitario humano (HLA)-B27. En este paciente con uveítis anterior asociada con HLA-B27, tras una exacerbación grave de la inflamación intraocular, se observan tanto sinequias posteriores como una amplia zona de sinequias anteriores periféricas, que obliteran el ángulo de la cámara anterior y se extienden a la córnea (superior).

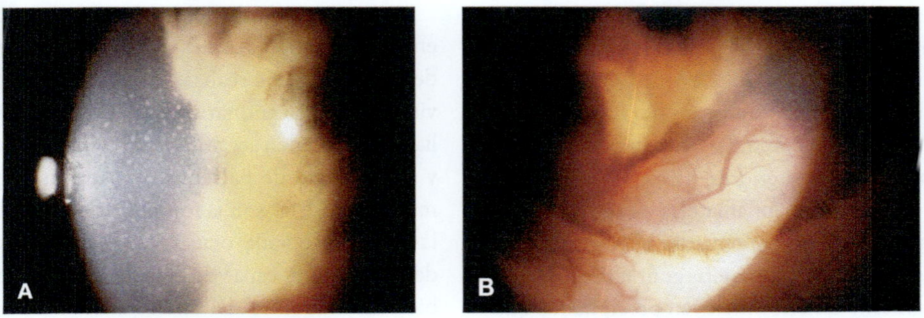

FIGURA 12-3. Glaucoma neovascular. Este paciente con panuveítis granulomatosa desarrolló glaucoma neovascular intratable, una de las complicaciones más graves de la uveítis. Obsérvese la presencia difusa de los precipitados queráticos de grasa de cordero y el iris bombé (**A**) y la neovascularización en las amplias sinequias anteriores periféricas (**B**).

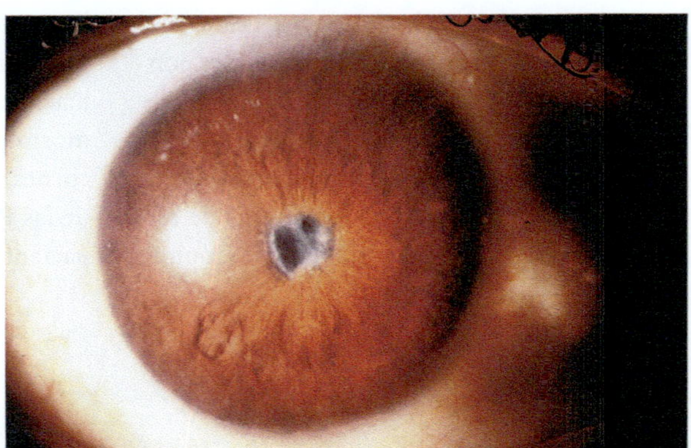

FIGURA 12-4. Sinequias posteriores que causan bloqueo pupilar e iris bombé. Este paciente con síndrome de Vogt-Koyanagi-Harada presentó inflamación del segmento anterior y aumento de la presión intraocular como resultado de sinequias posteriores que causaron bloqueo pupilar con iris bombé. La uveítis se trató con corticoesteroides tópicos y sistémicos, y la presión intraocular elevada se normalizó tras una iridotomía con láser.

DIAGNÓSTICO

El diagnóstico preciso y el tratamiento del glaucoma en pacientes con uveítis dependen de un examen oftalmológico completo y del uso adecuado de pruebas auxiliares. Es necesario el examen en lámpara de hendidura para establecer la clasificación de la uveítis, el grado de actividad inflamatoria y el tipo de reacción inflamatoria. La uveítis puede clasificarse anatómicamente como anterior, intermedia, posterior o panuveítis según el lugar primario de la inflamación en el ojo.

La probabilidad de glaucoma uveítico es mayor en casos de uveítis anterior y panuveítis, en los que es más probable que las estructuras implicadas en el flujo de salida acuoso estén dañadas por la inflamación intraocular. La gravedad de la inflamación intraocular puede determinarse evaluando las células acuosas y el destello en la cámara anterior, así como las células vítreas y la opacidad. Además, deben observarse los cambios estructurales en la arquitectura ocular inducidos por la enfermedad inflamatoria, como las sinequias periféricas anteriores y posteriores.

La respuesta inflamatoria en ojos con uveítis puede ser granulomatosa o no granulomatosa. Los signos de uveítis granulomatosa en el segmento anterior incluyen precipitados queráticos en grasa de cordero y nódulos del iris (**figs. 12-3** y **12-5**). La uveítis granulomatosa se asocia con una mayor incidencia de glaucoma uveítico que la uveítis no granulomatosa.

La gonioscopia es la parte más crítica de la exploración oftalmológica en pacientes con uveítis y aumento de la PIO, y debe realizarse con un lente que indente la córnea central y empuje el humor acuoso hacia el ángulo para evaluar con mayor facilidad los puntos de referencia anatómicos. El examen gonioscópico revela la presencia de material inflamatorio, sinequias anteriores periféricas y neovascularización en el ángulo, lo que permite diferenciar entre glaucoma de ángulo abierto y glaucoma de ángulo cerrado.

En el examen del fondo de ojo, debe prestarse especial atención a los nervios ópticos, valuando la excavación, así como la presencia de hemorragia, edema o hiperemia. También debe evaluarse la capa de fibras nerviosas de la retina. No debe establecerse el diagnóstico de glaucoma uveítico sin haberse documentado daño glaucomatoso del disco o pérdida del campo visual. Aunque las lesiones retinianas o coriorretinianas en el polo posterior no contribuyen al desarrollo de glaucoma uveítico, debe observarse la presencia y localización de lesiones que pueden manifestarse como un defecto del campo visual y dar lugar a un diagnóstico incorrecto de glaucoma uveítico (**fig. 12-6**).

La tonometría de aplanación es necesaria en todas las evaluaciones clínicas, y personal de confianza debe realizar pruebas de campo visual de forma rutinaria. Otras pruebas auxiliares que pueden ser útiles para el diagnóstico y seguimiento de pacientes con uveítis y aumento de la PIO son la fotometría de destello láser y la ecografía ocular. La fotometría de destello láser es capaz de detectar ligeros cambios en la turbidez del humor acuoso o en el contenido proteico que no pueden evaluarse mediante el examen con lámpara de hendidura. Los cambios detectados por el fotómetro han demostrado ser útiles para determinar la actividad de la uveítis.[5] La ecografía modo B y la ultrabiomicroscopia son útiles en la evaluación del glaucoma uveítico al demostrar la morfología del cuerpo ciliar y el ángulo iridocorneal, lo cual es útil para determinar la causa de las PIO elevadas y anormalmente bajas en pacientes con uveítis.[5]

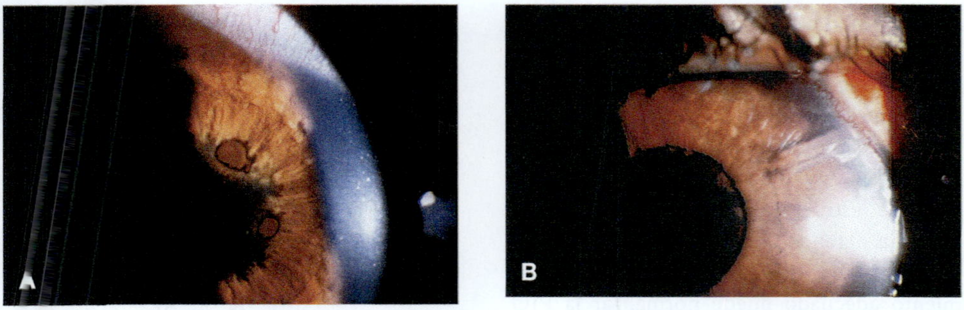

FIGURA 12-5. Sarcoidosis y panuveítis granulomatosa activa. A. Este paciente con sarcoidosis presentó una panuveítis granulomatosa activa, incluyendo nódulos de Busacca (vistos aquí en el estroma del iris) y glaucoma secundario resultante de sinequias posteriores con bloqueo pupilar. A pesar del tratamiento con corticoesteroides tópicos y sistémicos y antiglaucomatosos tópicos, sus presiones intraoculares no estaban controladas. El examen de la cabeza del nervio óptico y las pruebas de campo visual eran compatibles con glaucoma. **B.** Dos meses después de la colocación de un tubo de derivación para el glaucoma uveítico, las presiones intraoculares estaban controladas y los nódulos del iris se habían resuelto.

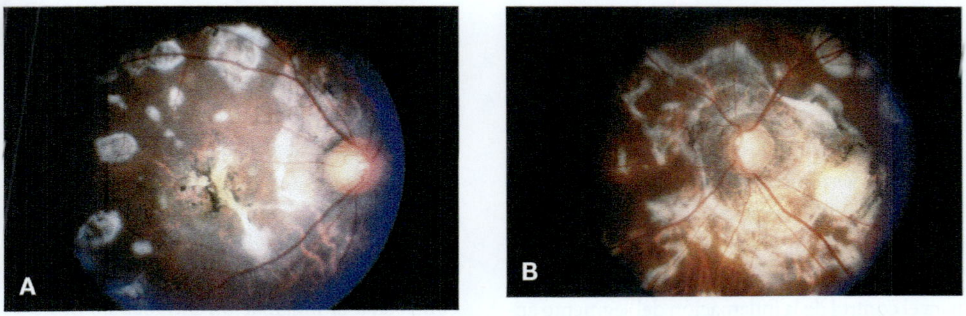

FIGURA 12-6. Coroiditis multifocal. Este paciente con coroiditis multifocal muestra la necesidad de un examen cuidadoso del nervio óptico en busca de evidencia de glaucoma en pacientes con uveítis. Debido a las extensas lesiones del polo posterior, las pruebas de campo visual no demostraron de forma fiable el desarrollo de glaucoma en el ojo izquierdo, evidenciado por el acopamiento progresivo del disco óptico. **A.** Ojo derecho. **B.** Ojo izquierdo.

MANEJO

El primer objetivo en el tratamiento de pacientes con hipertensión ocular inducida por uveítis o glaucoma uveítico es el control de la inflamación intraocular y la prevención de cambios estructurales permanentes en los ojos. En algunos pacientes, la resolución de la inflamación intraocular solo con un tratamiento adecuado puede normalizar la PIO. Además, las consecuencias irreversibles de la uveítis, como las sinequias periféricas anteriores y posteriores, pueden prevenirse con un tratamiento antiinflamatorio oportuno combinado con midriáticos y ciclopléjicos.

El tratamiento de primera línea en la mayoría de los casos de uveítis requiere el uso de corticoesteroides tópicos, locales mediante inyección periocular o subtenoniana, o sistémicos. Los corticoesteroides tópicos son útiles para la inflamación del segmento anterior, pero por sí solos son un tratamiento inadecuado para un paciente fáquico con inflamación activa del segmento posterior. La frecuencia de administración de los corticoesteroides tópicos depende de la gravedad de la inflamación del segmento anterior. El acetato de prednisolona al 1% (Pred Forte) es la formulación de corticoesteroides tópicos más utilizada para el control de la inflamación del segmento anterior. Asimismo, es la formulación de esteroides tópicos que probablemente cause hipertensión intraocular inducida por esteroides y cataratas subcapsulares posteriores. Un esteroide tópico más reciente, el difluprednato (Durezol), ha demostrado tener la misma eficacia que el acetato de prednisolona al 1% con una dosificación menos frecuente; se han reportado datos sobre su propensión a causar elevación de la PIO.[20] Birnbaum et al. publicaron una serie de casos de pacientes con uveítis anterior tratados con difluprednato y demostraron que 39% presentaba un aumento de la PIO de 10 mm Hg o más; 28%, un aumento de la PIO de 15 mm Hg o más; y 13%, un aumento de la PIO de 20 mm Hg o más.[21] Las formulaciones de esteroides tópicos menos potentes, como la rimexolona, la fluorometolona, la medrisona y el etabonato de loteprednol (Lotemax), tienen menos probabilidades de provocar una respuesta esteroidea, pero también son menos eficaces en el control de la inflamación intraocular. En nuestra experiencia, los antiinflamatorios no esteroideos tópicos no desempeñan ningún papel significativo en el tratamiento de la uveítis ni en la prevención de sus complicaciones.

Las inyecciones perioculares de esteroides de triamcinolona (Kenalog, 40 mg por mL) en el espacio subtenoniano o por vía transeptal a través del párpado inferior, o las inyecciones intravítreas de formulaciones de triamcinolona sin conservadores, pueden ser eficaces para el control de la inflamación intraocular del segmento anterior y posterior. El principal inconveniente de los esteroides perioculares e intraoculares es su mayor potencial para causar elevación de la PIO y cataratas en pacientes susceptibles. Por lo tanto, no es aconsejable administrar inyecciones perioculares de esteroides de depósito en pacientes con uveítis e hipertensión intraocular debido a su efecto duradero, que no puede interrumpirse con facilidad.

Los corticoesteroides orales son la base del tratamiento de la uveítis, con dosis iniciales de hasta 1 mg/kg/día, dependiendo de la gravedad de la enfermedad. Los corticoides sistémicos deben reducirse de manera gradual una vez controlada la inflamación intraocular. Si no es posible un control sostenido de la inflamación intraocular con corticoesteroides solos debido a sus efectos secundarios o a la persistencia de la actividad de la enfermedad, puede ser necesario un inmunosupresor de segunda línea o un fármaco ahorrador de esteroides. Entre los agentes ahorradores de esteroides utilizados habitualmente para el tratamiento de la uveítis se encuentran la ciclosporina, el metotrexato, la azatioprina, el micofenolato mofetilo y, más recientemente, los inhibidores del factor de necrosis tumoral alfa y otros agentes biológicos.[22-24] Los agentes alquilantes, como ciclofosfamida y clorambucil, por lo general se reservan para los casos graves de uveítis.[22]

Los agentes midriáticos y ciclopléjicos se utilizan en el tratamiento de pacientes con inflamación intraocular del segmento anterior para aliviar el dolor y las molestias asociadas con el espasmo del músculo ciliar y del esfínter del iris. Dado que estos agentes también dilatan la pupila, son útiles para prevenir y romper las sinequias, que pueden alterar el flujo acuoso y contribuir a elevar la PIO. Los agentes prescritos de manera habitual para este fin son atropina, escopolamina, homatropina, fenilefrina, ciclopentolato y tropicamida. Algunos clínicos prefieren agentes de acción relativamente corta para reducir el riesgo de formación de sinequias posteriores en posición dilatada.

Terapia médica

Una vez tratada de forma adecuada la inflamación intraocular, debe administrarse también un tratamiento específico para controlar la PIO. En general, el tratamiento médico de la hipertensión ocular inducida por uveítis y el glaucoma uveítico se basa principalmente en supresores acuosos para controlar la presión. Los fármacos antiglaucomatosos utilizados en el tratamiento del glaucoma uveítico incluyen betabloqueadores, inhibidores de la anhidrasa carbónica, agentes adrenérgicos y agentes hiperosmóticos para el control emergente de las elevaciones agudas de la presión. Por lo general se evitan los agentes mióticos y análogos de las prostaglandinas en pacientes con uveítis porque pueden exacerbar la inflamación intraocular. Los antagonistas adrenérgicos tópicos son los fármacos de elección para el tratamiento del aumento de la PIO en pacientes con glaucoma uveítico, porque disminuyen la producción de humor acuoso sin afectar al tamaño de la pupila. Los betabloqueadores utilizados habitualmente en pacientes con uveítis son timolol, betaxolol, carteolol y levobunolol. El betaxolol, que tiene menos efectos secundarios pulmonares, puede ser más seguro en pacientes con uveítis sarcoidea y enfermedad pulmonar conocida. Se ha descrito que el metipranolol causa una iridociclitis granulomatosa en algunos pacientes y probablemente debería evitarse en pacientes con uveítis.[25]

Los inhibidores de la anhidrasa carbónica que reducen la PIO inhibiendo la producción de humor acuoso pueden administrarse por vía tópica, oral o intravenosa. Se ha descrito que el inhibidor oral de la anhidrasa carbónica, acetazolamida (Diamox), reduce el edema macular cistoide, que es una causa frecuente de pérdida de visión en pacientes con uveítis.[26] Es poco probable que los inhibidores tópicos de la anhidrasa carbónica tengan un efecto similar sobre el edema macular, ya que es probable que no lleguen a la retina concentraciones suficientes.

Los agentes adrenérgicos utilizados en el tratamiento del glaucoma uveítico son la apraclonidina, sobre todo para controlar las elevaciones agudas de la PIO que pueden producirse tras la capsulotomía con neodimio (Nd):YAG, y la brimonidina; ambos son agonistas alfa-2 que reducen la PIO al disminuir la producción de humor acuoso y aumentar el flujo uveoescleral. También se han descrito casos de uveítis anterior granulomatosa como efecto adverso tardío del tratamiento con brimonidina (11 a 15 meses después de iniciar el tratamiento).[19] Aunque en la actualidad se utilizan con poca frecuencia, la epinefrina y la dipivefrina, que disminuyen la PIO principalmente al aumentar el flujo acuoso, también provocan midriasis, lo que podría ser útil para prevenir las sinequias en ojos uveíticos.

Los análogos de las prostaglandinas reducen la PIO al aumentar el flujo de salida uveoescleral.[5] Aunque es eficaz para reducir la PIO, se ha descrito que el latanoprost (Xalatan) induce inflamación intraocular y edema macular cistoide.[27,28] Sin embargo, los ensayos controlados aleatorizados no han establecido una relación causal.[19] Más recientemente, se han realizado estudios comparativos en pacientes con glaucoma uveítico tratados con latanoprost frente a la combinación dorzolamida/timolol, y no se observaron diferencias estadísticas entre los dos grupos en cuanto a la recidiva de la enfermedad inflamatoria.[29] Los análogos de las prostaglandinas deben tenerse en cuenta en el arsenal de tratamiento del glaucoma uveítico.

El netarsudil al 0.02% (Rhopressa) es un nuevo fármaco para reducir la PIO que actúa inhibiendo la rho-cinasa para disminuir la contracción de actina-miosina en la malla trabecular y aumentar el flujo de salida acuoso.[30] Este fármaco puede permitir la reducción de la PIO y no influye en la actividad de la enfermedad inflamatoria ni en el riesgo de edema macular.

Los agentes hiperosmóticos disminuyen con rapidez la PIO, principalmente por reducción del volumen vítreo, y son útiles en el tratamiento de pacientes con uveítis con cierre agudo del ángulo. La glicerina y el isosorbide pueden administrarse por vía oral, mientras que el manitol se administra por vía intravenosa.

Los agentes colinérgicos como la pilocarpina, el yoduro de ecotiofato, la eserina y el carbacol suelen evitarse en pacientes con uveítis. Esto se debe a que la miosis inducida por estos agentes puede potenciar la formación de sinequias posteriores, agravar el espasmo muscular del cuerpo ciliar y contribuir a una prolongación de la respuesta inflamatoria ocular al potenciar la rotura de la barrera hematoacuosa.

TRATAMIENTO DEL GLAUCOMA DE ÁNGULO CERRADO

El iris bombé y el cierre del ángulo causados por el bloqueo pupilar son con frecuencia la causa de elevaciones graves de la PIO y de glaucoma secundario en pacientes con uveítis. Cuando el bloqueo pupilar es responsable de la obstrucción del flujo acuoso, puede restablecerse la comunicación entre las cámaras posterior y anterior mediante una iridotomía con láser de argón o Nd:YAG o una iridectomía quirúrgica. La iridotomía con láser puede empeorar o reactivar la inflamación de la cámara anterior. Para disminuir la probabilidad de esta complicación, el paciente debe recibir un tratamiento agresivo con corticoesteroides tópicos antes y después del procedimiento. En comparación con el láser de argón, el láser Nd:YAG requiere la administración de menos energía e induce menos inflamación posoperatoria. Dado que las iridotomías con láser son propensas a cerrarse, en especial en ojos con inflamación activa, deben realizarse varias iridotomías para garantizar un flujo acuoso adecuado (fig. 12-7). Es necesario repetir los procedimientos en casi 40% de los ojos con uveítis.[6] Para reducir el riesgo de daño endotelial, no debe realizare una iridotomía con láser en ojos con uveítis activa grave o edema corneal, ni en las zonas de sinequias anteriores periféricas.

La iridectomía quirúrgica está indicada cuando las iridotomías con láser no tienen éxito o el uso del láser está contraindicado. La iridectomía quirúrgica ha demostrado ser eficaz en ojos uveíticos con sinequias anteriores periféricas que afectan a menos de 75% del ángulo. Aunque suele ser más eficaz que la iridotomía con láser, el procedimiento puede provocar una inflamación posoperatoria grave inducida quirúrgicamente que puede atenuarse mediante el uso de un tratamiento antiinflamatorio preoperatorio y posoperatorio agresivo; los corticoesteroides intravenosos en el momento del procedimiento también pueden ser beneficiosos. En comparación con la iridotomía con láser, la iridectomía quirúrgica de un sector amplio puede retrasar la progresión de la catarata.

En los ojos uveíticos en los que el cierre del ángulo está causado por la rotación hacia delante del cuerpo ciliar sin evidencia de bloqueo pupilar, la iridotomía con láser y la iridectomía quirúrgica no son útiles. El cierre del ángulo y la elevación de la PIO en este poco común grupo de pacientes se tratan mejor con terapia inmunosupresora y supresores del humor acuoso. En estos casos, puede ser necesario un procedimiento quirúrgico filtrante si la PIO no puede controlarse médicamente y el cierre del ángulo no puede revertirse debido a la formación de sinequias anteriores periféricas.

Se ha descrito que la goniosinequiolisis consigue reducir la PIO y establecer un ángulo normal de la cámara anterior, en casos de cierre agudo del ángulo como consecuencia de la formación extensa y reciente de sinequias anteriores periféricas. La trabeculodiálisis, la desinserción del trabéculo del espolón escleral mediante un bisturí de goniotomía, permite el acceso directo del humor acuoso al canal de Schlemm y se ha utilizado en niños y adultos jóvenes con glaucoma uveítico no controlado.[6]

La trabeculoplastia con láser de argón no se recomienda para el tratamiento de la hipertensión ocular inducida por uveítis ni para el tratamiento del glaucoma uveítico, ya que la energía térmica y la inflamación adicional inducida por el láser pueden dañar aún más la malla trabecular previamente lesionada.

En el glaucoma uveítico secundario, el mecanismo lesivo es casi siempre la hipertensión intraocular. Dado que no suele haber patología discal primaria y que los pacientes con uveítis son relativamente jóvenes, se tiende a tolerar la hipertensión durante periodos más prolongados y a tolerar niveles más altos de PIO antes de recurrir a la intervención quirúrgica. Sin embargo, cuando la PIO permanece sin controlarse en pacientes que reciben el tratamiento médico máximo o hay indicios de lesión del nervio óptico o defectos del campo visual, se requiere una intervención quirúrgica para controlar la PIO.

Los procedimientos quirúrgicos realizados en pacientes con glaucoma uveítico incluyen trabeculectomía con y sin el uso de antimetabolitos y procedimientos de derivación con tubo como los implantes de Ahmed, Baerveldt y Molteno[5,6,31] (**fig. 12-8**). No se ha establecido el mejor procedimiento quirúrgico para los pacientes con glaucoma uveítico.

Todas las intervenciones quirúrgicas realizadas en pacientes con uveítis conllevan el riesgo de un brote posoperatorio de inflamación intraocular, que suele producirse en la primera semana posoperatoria. Se ha descrito que la inflamación o reactivación posoperatoria de la uveítis se produce entre 5.2 y 31.1% de los casos de glaucoma uveítico tratados quirúrgicamente.[32] El riesgo de un brote posoperatorio disminuye en los ojos que están en reposo antes de la intervención quirúrgica. Para las cirugías electivas, exigimos que los ojos permanezcan en reposo durante al menos 3 meses antes de la intervención quirúrgica. Para ayudar a disminuir el riesgo de un brote posoperatorio, aproximadamente 1 semana antes del día previsto para la cirugía, se aumenta el régimen inmunosupresor tópico o sistémico del paciente, o ambos, y se disminuye posoperatoriamente en función de la respuesta inflamatoria. Intraoperatoriamente, se administran de forma rutinaria esteroides perioculares, intraoculares o intravenosos. En las intervenciones urgentes de glaucoma en pacientes con enfermedad activa, cabe esperar una exacerbación de la inflamación existente; por lo tanto, en el periodo perioperatorio puede ser necesario un tratamiento tópico agresivo y el uso de dosis altas de corticoesteroides orales (0.5 a 1.5 mg/kg/día) o intravenosos. Para muchos pacientes, preferimos una dosis intraoperatoria única de 250 a 1 000 mg de metilprednisolona intravenosa, como dosis única en pulso que no requiera una disminución gradual.

Las tasas de éxito reportadas para la trabeculectomía en pacientes con glaucoma uveítico oscilan entre 62 y 81%.[19,33] Sin embargo, dependiendo en cierta medida del intervalo de seguimiento, la verdadera significancia de estos resultados no está del todo clara. En los casos de trabeculectomía realizados en pacientes con uveítis, se cree que la respuesta inflamatoria posoperatoria acelera el proceso de cicatrización de la herida y provoca el fracaso del procedimiento filtrante.[34] El resultado de las trabeculectomías en pacientes con uveítis puede mejorarse mediante el uso de un tratamiento antiinflamatorio perioperatorio agresivo y antimetabolitos como la mitomicina C, que se prefiere al 5-fluorouracilo.[6] Sin embargo, las mayores tasas de éxito de la cirugía de filtración con el uso de agentes modificadores de la herida se asocian con un riesgo elevado de hipotonía, fugas de la ampolla y endoftalmitis, que se han descrito en hasta 9.4% de los ojos tras una trabeculectomía.[34] La progresión de la catarata también es muy frecuente tras la cirugía filtrante para el glaucoma uveítico.

Los procedimientos de implante de drenaje también se han utilizado para el tratamiento del glaucoma uveítico, sobre todo en pacientes en los que han fracasado procedimientos filtrantes previos.[6,31] Se ha reportado que tienen más éxito que una trabeculectomía repetida en pacientes con uveítis.[33] Los dispositivos de drenaje del glaucoma también se utilizan como tratamiento primario del glaucoma uveítico con una frecuencia cada vez mayor, y se necesitan más estudios para comparar definitivamente este abordaje con la trabeculectomía.[19] Las complicaciones posoperatorias, como el derrame coroideo, la hemorragia coroidea y las cámaras anteriores poco profundas, pueden ser mayores en los ojos con glaucoma uveítico en comparación con los ojos con glaucoma primario de ángulo abierto (**fig. 12-9**).

La cirugía no penetrante del glaucoma también puede tener un papel en el tratamiento quirúrgico del glaucoma uveítico, aunque no es una opción en ojos con sinequias anteriores extensas que obstruyen la malla trabecular. La viscocanalostomía ha demostrado ser eficaz en pacientes con glaucoma de ángulo abierto, con una tasa de complicaciones inferior a la de la trabeculectomía. Una pequeña serie ha reportado de un control satisfactorio de la PIO mediante cirugía no penetrante en ojos con glaucoma uveítico. Sin embargo, se necesitan más estudios para validar la seguridad y eficacia de la cirugía no penetrante en el glaucoma uveítico.[19] La esclerectomía profunda es un procedimiento quirúrgico no penetrante para el tratamiento del glaucoma de ángulo abierto (incluido el glaucoma uveítico). Una reciente publicación británica ha demostrado la eficacia y seguridad a largo plazo en esta población de pacientes.[35]

Los procedimientos destructivos del cuerpo ciliar deben considerarse como último recurso para el tratamiento del glaucoma uveítico en el que la PIO no es susceptible de ningún otro tratamiento médico o quirúrgico del glaucoma. La ciclocrioterapia y los procedimientos de cicloablación con láser de contacto y sin contacto son en general similares en su capacidad para reducir con éxito la PIO. La principal desventaja de los tratamientos cicloablativos es la inducción de una respuesta inflamatoria intraocular grave y el desarrollo de ptisis bulbar en alrededor de 10% de los ojos tratados.[36]

La cirugía mínimamente invasiva del glaucoma (CMIG) se está convirtiendo en una opción cada vez más popular en el tratamiento del glaucoma primario de ángulo abierto. Existe poca información sobre el uso de la CMIG en el glaucoma uveítico.

REFERENCIAS

1. London NJS, Rathinam SR, Cunningham ET. The epidemiology of uveitis in developing countries. *Int Ophthalmol Clin.* 2010;50(2):1–17.
2. Gritz DC, Wong IG. Incidence and prevalence of uveitis in Northern California: the Northern California epidemiology of uveitis study. *Ophthalmology.* 2004;111:491–500.
3. Darrell RW, Wagener HP, Kurland LT. Epidemiology of uveitis: incidence and prevalence in a small urban community. *Arch Ophthalmol.* 1962;68:502–514.
4. Cunningham ET Jr. Uveitis in children. *Ocul Immunol Inflamm.* 2000;8:251–261.
5. Tran VT, Mermoud A, Herbort CP. Appraisal and management of ocular hypotony and glaucoma associated with uveitis. *Int Ophthalmol Clin.* 2000;40:175–203.
6. Moorthy RS, Mermoud A, Baerveldt G, et al. Glaucoma associated with uveitis. *Surv Ophthalmol.* 1997;41:361–394.
7. Kanski JJ, Shun-Shin GA. Systemic uveitis syndromes in childhood: an analysis of 340 cases. *Ophthalmology.* 1984;91:1247–1252.
8. Johnson DH. Human trabecular meshwork cell survival is dependent on perfusion rate. *Invest Ophthalmol Vis Sci.* 1996;37(6):1204–1208.
9. Elliot R. *A Treatise on Glaucoma.* Oxford Medical Publications; 1918.
10. Peretz WL, Tomasi TB. Aqueous humor proteins in uveitis. Immunoelectrophoretic and gel diffusion studies on normal and pathological human aqueous humor. *Arch Ophthalmol.* 1961;65: 20–23.
11. Beitch BR, Easkins KE. The effects of prostaglandins on the intraocular pressure of the rabbit. *Br J Pharmacol.* 1969;37:158–167.

12. Bhattacherjee P. The role of arachidonate metabolites in ocular inflammation. *Prog Clin Biol Res*. 1989;312:211–227.
13. Jones R III, Rhee DJ. Corticosteroid-induced ocular hypertension and glaucoma: a brief review and update of the literature. *Curr Opin Ophthalmol*. 2006;17:163–167.
14. Weinreb RN, Mitchell MD, Polansky JR. Prostaglandin production by human trabecular cells: in vitro inhibition by dexamethasone. *Invest Ophthalmol Vis Sci*. 1983;24:1541–1545.
15. Goldstein DA, Godfrey DG, Hall A, et al. Intraocular pressure in patients with uveitis treated with fluocinolone acetonide implants. *Arch Ophthalmol*. 2007;125:1478–1485.
16. Malone P, Herndon LW, Muir KW, et al. Combined fluocinolone acetonide intravitreal insertion and glaucoma drainage device placement for chronic uveitis and glaucoma. *Am J Ophthalmol*. 2010;149:800–806.
17. Chin EK, Almeida DRP, Velez G, et al. Ocular hypertension after intravitreal dexamethasone (Ozurdex) sustained release implant. *Retina*. 2017;37(7):1345–1351.
18. Yutiq package insert. https://yutiq.com/downloads/YUTIQ-USPI-20181120.pdf
19. Kuchtey RW, Lowder CY, Smith SD. Glaucoma in patients with ocular inflammatory disease. *Ophthalmol Clin North Am*. 2005;18:421–430.
20. Foster CS, Davanzo R, Flynn TE, et al. Durezol (difluprednate ophthalmic emulsion 0.05%) compared with Pred Forte 1% ophthalmic suspension in the treatment of endogenous anterior uveitis. *J Ocul Pharmacol Ther*. 2010;26(5):475–483.
21. Birnbaum AD, Jiang Y, Tessler HH, et al. Elevation of intraocular pressure in patients with uveitis treated with topical difluprednate. *Arch Ophthalmol*. 2011;129(5):667–668.
22. Larkin G, Lightman S. Mycophenolate mofetil. A useful immunosuppressive in inflammatory eye disease. *Ophthalmology*. 1999;106:370–374.
23. Heiligenhaus A, Thurau S, Hennig M, et al. Anti-inflammatory treatment of uveitis with biological: new treatment options that reflect pathogenetic knowledge of the disease. *Graefes Arch Clin Exp Ophthalmol*. 2010;248:1531–1551.
24. Akingbehin T, Villada JR. Metipranolol-associated granulomatous anterior uveitis. *Br J Ophthalmol*. 1991;75:519–523.
25. Whitcup SM, Csaky KG, Podgor MJ, et al. A randomized, masked, cross-over trial of acetazolamide for cystoid macular edema in patients with uveitis. *Ophthalmology*. 1996;103:1054–1062.
26. Warwar RE, Bullock JD, Ballal D. Cystoid macular edema and anterior uveitis associated with latanoprost use. Experience and incidence in a retrospective review of 94 patients. *Ophthalmology*. 1998;105:263–268.
27. Da Mata A, Burk SE, Netland PA, et al. Management of uveitic glaucoma with Ahmed glaucoma valve implantation. *Ophthalmology*. 1999;106:2168–2172.
28. Markomichelakis NN, Kostakou A, Halkiadakis I, Chalkidou S, Papakonstantinou D, Georgopoulos G. Efficacy and safety of latanoprost in eyes with uveitic glaucoma. *Graefes Arch Clin Exp Ophthalmol*. 2009;247(6):775–780.
29. Prata JA Jr, Neves RA, Minckler DS, et al. Trabeculectomy with mitomycin C in glaucoma associated with uveitis. *Ophthalmic Surg*. 1994;25:616–620.
30. For adults with open-angle glaucoma or ocular hypertension. https://rhopressa.com/hcp/
31. Hill RA, Nguyen QH, Baerveldt G, et al. Trabeculectomy and Molteno implantation for glaucomas associated with uveitis. *Ophthalmology*. 1993;100:903–908.
32. Skuta GL, Parrish RK II. Wound healing in glaucoma filtering surgery. *Surv Ophthalmol*. 1987;32:149–170.
33. Wolner B, Liebmann JM, Sassani JW, et al. Late bleb-related endophthalmitis after trabeculectomy with adjunctive 5-fluorouracil. *Ophthalmology*. 1991;98:1053–1060.
34. Schuman JS, Bellows AR, Shingleton BJ, et al. Contact transscleral Nd:YAG laser cyclophotocoagulation. Midterm results. *Ophthalmology*. 1992;99:1089–1094.
35. Mercieca K, Steeples L, Anand N. Deep sclerectomy for uveitic glaucoma: long-term outcomes. Medscape. *Eye (Lond)*. 2017;31(7):1008–1019.
36. Birnbaum AD, Jiang Y, Tessler HH, Goldstein DA. Elevation of intraocular pressure in patients with uveitis treated with topical difluprednate. *Arch Ophthalmol*. 2011;129(5):667–668.

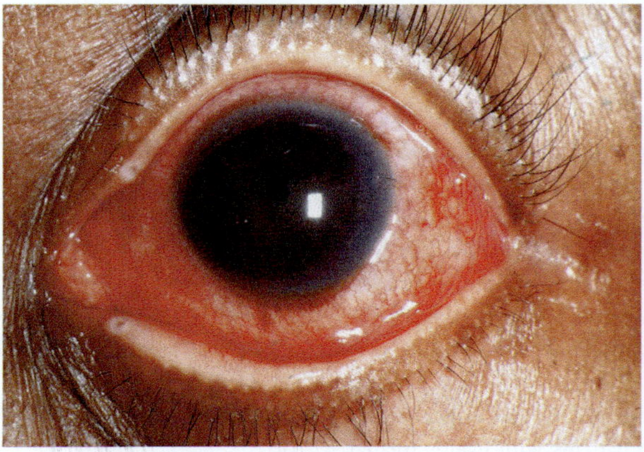

FIGURA 12-7. Iris bombé recurrente. Este paciente presentó dolor ocular agudo y aumento de la presión intraocular por iris bombé recurrente cuando el sitio de iridotomía con láser anterior se cerró durante un brote uveítico asociado con la disminución de su inmunosupresión sistémica.

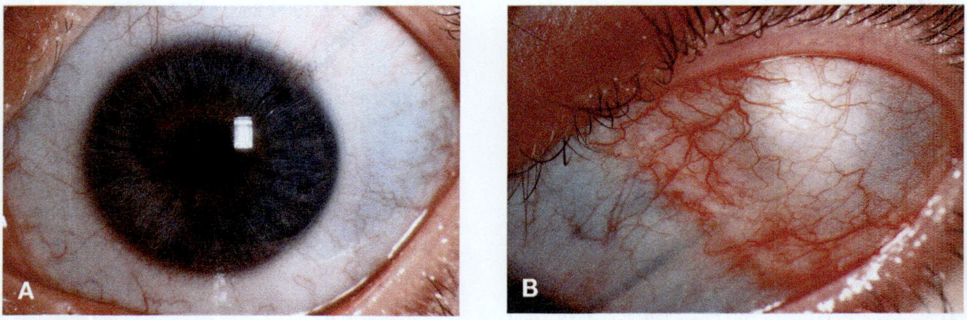

FIGURA 12-8. Implantes de Baerveldt bilaterales en paciente con artritis reumatoide juvenil. Esta paciente de 16 años desarrolló uveítis anterior bilateral a la edad de 3 años, que ha sido bien tratada con una combinación de terapia antiinflamatoria tópica y sistémica. Debido al descontrol de la presión intraocular, se le realizaron implantes bilaterales de Baerveldt como procedimiento primario para el glaucoma con excelentes resultados. **A.** Ojo derecho mostrando el tubo del implante en la cámara anterior. **B.** Ojo derecho mirando hacia abajo y nasalmente, revelando la ampolla conjuntival sobre el implante.

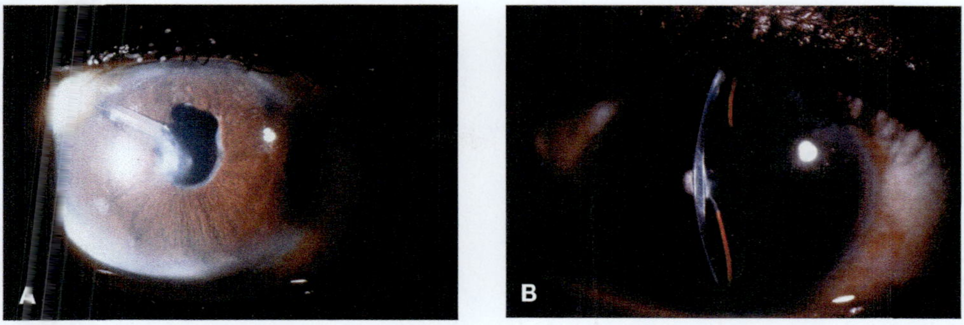

FIGURA 12-9. **Complicaciones de la cirugía de glaucoma en un paciente con uveítis.** La hipotonía con derrame coroideo y una cámara anterior poco profunda (**A**, iluminación difusa; **B**, haz de hendidura) es una complicación frecuente de los procedimientos de implante de drenaje en pacientes con uveítis.

ENTIDADES ESPECÍFICAS

IRIDOCICLITIS HETEROCRÓMICA DE FUCHS

La iridociclitis heterocrómica de Fuchs suele ser una uveítis anterior unilateral, crónica, de bajo grado y no granulomatosa que se asocia con catarata subcapsular posterior secundaria y glaucoma en 13 a 59% de los casos.[1] La heterocromía que caracteriza a esta enfermedad es el resultado de inflamación intraocular que causa la atrofia del iris en el ojo afectado.

Epidemiología

- Se cree que la iridociclitis heterocrómica de Fuchs es una causa relativamente poco frecuente de uveítis anterior, que representa entre 1.2 y 3.2% de todos los casos de uveítis, aunque recientemente se ha informado que comprende 12% de los pacientes evaluados en un centro de referencia terciario.[2,3]
- La enfermedad es unilateral en 90% de los casos y parece afectar por igual a hombres y mujeres.
- La enfermedad se diagnostica con mayor frecuencia en la tercera o cuarta década de la vida.
- Las estimaciones de la incidencia global de glaucoma en pacientes con iridociclitis de Fuchs oscilan entre 13 y 60% y pueden ser mayores en pacientes con enfermedad bilateral y en pacientes afroamericanos.[4,5]

Etiología

- Cada vez hay más pruebas que relacionan la uveítis de Fuchs con la presencia de anticuerpos intraoculares contra el virus de la rubéola.[6]
- Se cree que el aumento de la PIO en la iridociclitis heterocrómica de Fuchs es el resultado de una disminución del flujo de salida acuoso causado por células inflamatorias o una membrana hialina que obstruye la malla trabecular.

Historia clínica

- Los pacientes con esta enfermedad suelen ser asintomáticos, aunque algunos pueden presentar molestias oculares leves y visión borrosa.
- No se conocen enfermedades sistémicas asociadas. Con frecuencia acuden al médico por disminución de la visión asociada con la progresión de las cataratas.

Diagnóstico diferencial

- El diagnóstico diferencial de la iridociclitis heterocrómica de Fuchs incluye la uveítis herpética, el síndrome de Posner-Schlossman, la sarcoidosis, la sífilis y, en los casos con lesiones en el polo posterior, la toxoplasmosis.

Evaluación diagnóstica

Examen oftalmológico

- El examen externo revela típicamente un ojo blanco y tranquilo. Por lo general, el segmento anterior muestra una uveítis anterior unilateral, de bajo grado y no granulomatosa. La córnea muestra precipitados queráticos estrellados dispersos por todo el endotelio, que son una pista importante para el diagnóstico (**fig. 12-10A**).
- En pacientes con iris oscuros, la atrofia estromal que resulta de la inflamación intraocular puede hacer que el iris del ojo afectado parezca de color más claro (**fig. 12-10B**), o puede causar solo un aplanamiento de los detalles del iris y un aspecto apolillado.[4] Sin embargo, en pacientes con iris claros, la atrofia estromal hará que el ojo afectado parezca de color más oscuro debido a la exposición del epitelio pigmentario del iris.
- Otro hallazgo diagnóstico importante en pacientes con iridociclitis heterocrómica de Fuchs es la identificación de neovascularización del iris o neovascularización del ángulo mediante gonioscopia. A pesar de la cronicidad de la

inflamación intraocular en estos pacientes, rara vez se forman sinequias anteriores periféricas y sinequias posteriores. Sin embargo, la catarata subcapsular posterior es muy frecuente.

Estudios de laboratorio

- No existen estudios de laboratorio que permitan diagnosticar la iridociclitis heterocrómica de Fuchs. Se han identificado linfocitos y células plasmáticas en el humor acuoso de pacientes afectados; el índice de anticuerpos contra el virus de la rubéola puede ser elevado si se comprueba, pero en general es innecesario.[6]
- El diagnóstico se realiza clínicamente basándose en la distribución de los precipitados queráticos, la uveítis anterior de bajo grado que no suele responder a los esteroides, la heterocromía del iris, la ausencia de sinequias y la ausencia de síntomas oculares.

Curso

- La uveítis anterior en la iridociclitis heterocrómica de Fuchs es insidiosa y lentamente progresiva. La neovascularización del iris y del ángulo puede provocar hemorragias intraoculares leves de forma espontánea o con traumatismos menores, pero no causa sinequias anteriores periféricas ni glaucoma neovascular.
- Las cataratas y el glaucoma son las complicaciones más frecuentes.
  - Se ha descrito la formación de cataratas en más de 80% de los pacientes con esta afección.[4] La extracción de cataratas, cuando es necesaria, no suele presentar complicaciones y es menos probable que se complique por la inflamación posoperatoria característica de otros tipos de uveítis.[5] La implantación de lentes de cámara posterior se considera segura.
  - El glaucoma asociado con la iridociclitis heterocrómica de Fuchs se parece mucho a la evolución del glaucoma primario de ángulo abierto.

Manejo

- A pesar de la presencia de una uveítis anterior crónica, no se recomiendan la terapia tópica agresiva con corticoesteroides ni el uso de terapia inmunosupresora sistémica para el tratamiento de la iridociclitis heterocrómica de Fuchs debido a la escasa respuesta al tratamiento. De hecho, el uso de esteroides tópicos puede estar contraindicado porque pueden acelerar el desarrollo de cataratas y glaucoma. Se recomienda el tratamiento médico para el control del glaucoma; sin embargo, hasta 66% de los pacientes pueden requerir tratamiento quirúrgico.[7]
- Se desconoce cuál es el mejor procedimiento quirúrgico para los pacientes con iridociclitis heterocrómica de Fuchs. La trabeculoplastia con láser de argón no es eficaz debido a la formación de una membrana hialina sobre la malla trabecular y no debe utilizarse.

REFERENCIAS

1. O'Connor GR. Doyne lecture. Heterochromic iridocyclitis. *Trans Ophthalmol Soc U K (1962).* 1985;104:219–231.
2. Bloch-Michel E. Physiopathology of Fuchs's heterochromic cyclitis. *Trans Ophthalmol Soc U K (1962).* 1981;101:384–386.
3. Birnbaum AD, Little DM, Tessler HH, et al. Etiologies of chronic anterior uveitis at a tertiary referral center over 35 years. *Ocul Immunol Inflamm.* 2011;19(1):19–25.
4. Bonfioli AA, Curi AL, Orefice F. Fuchs' heterochromic cyclitis. *Semin Ophthalmol.* 2005; 20(3):143–146.
5. Tejwani S, Murthy S, Sangwan V. Cataract extraction outcomes in patients with Fuchs' heterochromic cyclitis. *J Cataract Refract Surg.* 2006;32:1678–1682.
6. Ruokonen PC, Metzner S, Ücer A, et al. Intraocular antibody synthesis against rubella virus and other microorganisms in Fuchs' heterochromic cyclitis. *Graefes Arch Clin Exp Ophthalmol.* 2010;248:565–571.
7. Liesegang TJ. Clinical features and prognosis in Fuchs' uveitis syndrome. *Arch Ophthalmol.* 1982;100:1622–1626.

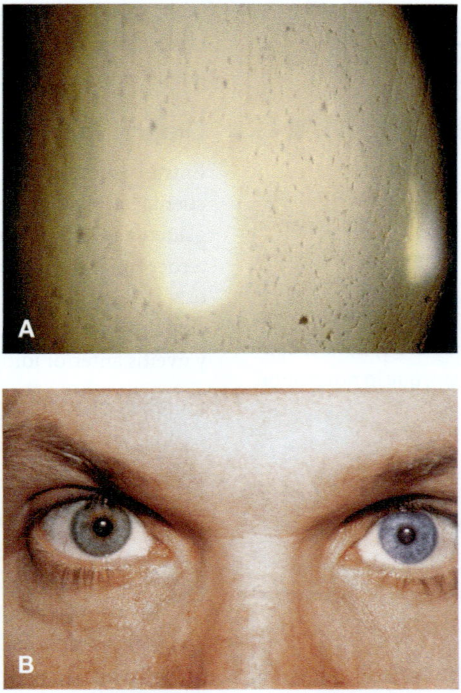

FIGURA 12-10. **Iridociclitis heterocrómica de Fuchs. A.** La iridociclitis heterocrómica de Fuchs es una uveítis anterior unilateral no granulomatosa, comúnmente caracterizada por la tríada de heterocromía, catarata y glaucoma en el ojo afectado. Los pacientes con esta afección muestran característicamente precipitados queráticos estrellados distribuidos por todo el endotelio corneal. **B.** La heterocromía del iris y la catarata en el ojo izquierdo son consecuencia de la inflamación crónica unilateral en el ojo izquierdo.

CRISIS GLAUCOMATOCICLÍTICA (SÍNDROME DE POSNER-SCHLOSSMAN)

La crisis glaucomatociclítica es un síndrome de episodios recurrentes de uveítis anterior leve, idiopática, unilateral y no granulomatosa acompañada de una marcada elevación de la PIO. Aunque este síndrome se describió probablemente por primera vez en 1929, lleva el epónimo de Posner y Schlossman, que lo notificaron en 1948.[1]

Epidemiología

- La crisis glaucomatociclítica suele producirse en pacientes de edades entre los 20 y 50 años.
- Aunque se han descrito casos bilaterales, se trata de una enfermedad unilateral en la inmensa mayoría de los casos.

Etiología

- La causa de la crisis glaucomatociclítica no está clara, pero los estudios han implicado al citomegalovirus o al virus del herpes simple (VHS) al menos en algunos casos.[2,3] Se cree que el aumento de la PIO es el resultado de una disminución aguda del flujo de salida acuoso durante el ataque.
- Se ha demostrado que las prostaglandinas desempeñan un papel en la patogénesis de la enfermedad, con niveles elevados en el humor acuoso que se correlacionan con el aumento de la PIO durante un ataque agudo.[4] Las prostaglandinas rompen la barrera hematoacuosa, lo que provoca un influjo de proteínas y células inflamatorias que pueden alterar el flujo de salida acuoso y aumentar la PIO.
- Algunos pacientes con crisis glaucomatociclíticas presentan una dinámica anormal del humor acuoso entre los episodios y pueden tener un glaucoma primario de ángulo abierto subyacente.

Historia clínica

- Los pacientes tienen antecedentes de síntomas recurrentes de dolor o molestias oculares leves y visión borrosa sin inyección ocular.
- Algunos pacientes también pueden describir halos que pueden indicar la presencia de edema corneal.

Diagnóstico diferencial

Entre las enfermedades que deben tenerse en cuenta en el diagnóstico diferencial de crisis glaucomatociclítica se incluyen iridociclitis heterocrómica de Fuchs, uveítis por herpes simple o zóster, sarcoidosis, uveítis anterior asociada con antígeno leucocitario humano (HLA)-B27 y uveítis anterior idiopática.

Evaluación diagnóstica

Examen oftalmológico

- El examen ocular externo suele ser normal.
- El examen del segmento anterior revela típicamente pocos precipitados queráticos distribuidos sobre el endotelio corneal inferior. En algunos casos, sobre todo si la PIO está suficientemente elevada, la córnea puede mostrar edema microquístico.
- En ocasiones pueden observarse precipitados queráticos en la gonioscopia, lo que sugiere la presencia de una trabeculitis.
- La cámara anterior muestra característicamente solo celularidad y turbidez mínimas.
- Si la presión es significativamente elevada, la pupila puede estar ligeramente dilatada; sin embargo, no se producen sinequias anteriores periféricas ni sinequias posteriores.
- Con poca frecuencia, puede observarse heterocromía como resultado de la atrofia estromal causada por los ataques inflamatorios unilaterales recurrentes.
- La PIO suele ser mucho mayor de lo que cabría esperar para el grado de inflamación intraocular, y por lo general es de más de 30 mm Hg, a menudo entre 40 y 60 mm Hg.
- El examen del fondo de ojo suele ser normal.

Estudios de laboratorio

La crisis glaucomatociclítica es un diagnóstico clínico, y no existen estudios de laboratorio específicos para el diagnóstico.

Curso

- El síndrome de Posner-Schlossman es una hipertensión ocular autolimitada que se resuelve de forma espontánea independientemente del tratamiento.
- Los ataques inflamatorios recurrentes suelen producirse a intervalos de unos pocos meses o años y pueden durar desde varias horas hasta unas pocas semanas antes de resolverse de manera espontánea.
- La aparición de lesiones en el nervio óptico y defectos del campo visual en las crisis glaucomatociclíticas puede deberse a episodios repetidos de PIO extremadamente elevada superpuestos a un glaucoma primario de ángulo abierto subyacente.[5]

Manejo

- El síndrome de Posner-Schlossman se trata inicialmente con corticoesteroides tópicos para controlar la uveítis anterior.
- Si la PIO no responde al tratamiento antiinflamatorio tópico, pueden ser necesarios medicamentos antiglaucomatosos para reducir la PIO. Los agentes midriáticos y ciclopléjicos no suelen ser necesarios, porque los espasmos del músculo ciliar son infrecuentes y rara vez se forman sinequias. Se ha observado que la indometacina oral, un antagonista de las prostaglandinas, a dosis de 75 a 150 mg diarios, reduce la PIO en pacientes con crisis glaucomatociclíticas más rápido que los antiglaucomatosos estándar.[4] Los antiinflamatorios no esteroideos tópicos también podrían ser una opción de tratamiento eficaz para los pacientes con hipertensión ocular, pero no hay pruebas que lo confirmen.
- Los mióticos y la trabeculoplastia con láser de argón no suelen ser eficaces. Entre los ataques, no se requiere terapia antiinflamatoria profiláctica.
- Rara vez son necesarios los procedimientos filtrantes y, si se realizan, no evitan los episodios inflamatorios recurrentes.

REFERENCIAS

1. Moorthy RS, Mermoud A, Baerveldt G, et al. Glaucoma associated with uveitis. *Surv Ophthalmol.* 1997;41:361–394.
2. Chee SP, Bacsal K, Jap A, et al. Clinical features of cytomegalovirus anterior uveitis in immunocompetent patients. *Am J Ophthalmol.* 2008;145(5):834–840.
3. Yamamoto S, Pavan-Langston D, Tada R, et al. Possible role of herpes simplex virus in the origin of Posner-Schlossman syndrome. *Am J Ophthalmol.* 1995;119(6):796–798.
4. Masuda K, Izawa Y, Mishima SS. Prostaglandins and glaucomato-cyclitis crisis. *Jpn J Ophthalmol.* 1975;19:368.
5. Kass MA, Becker B, Kolker AE. Glaucomatocyclitic crisis and primary open-angle glaucoma. *Am J Ophthalmol.* 1973;75:668–673.

QUERATOUVEÍTIS HERPÉTICA

En el ojo, la infección por el VHS puede manifestarse como varias enfermedades oculares distintas, recurrentes y unilaterales, como blefaroconjuntivitis, queratitis epitelial, queratitis estromal y uveítis. Aunque la afectación ocular puede producirse con la infección primaria por herpes zóster (varicela), es más frecuente que acompañe al herpes zóster oftálmico, una reactivación del herpes zóster en adultos de edad avanzada que afecta a la distribución de la rama oftálmica del nervio craneal V. La uveítis asociada con infecciones por VHS y herpes zóster suele seguir a episodios previos de queratitis y representa aproximadamente 5% de todos los casos de uveítis observados en adultos.[1] La elevación de la PIO, que puede evolucionar a un glaucoma secundario, es una característica destacada de la uveítis herpética recurrente.

Epidemiología

- Aproximadamente 0.15% de la población estadounidense tiene antecedentes de infección externa por VHS.[2]

- La queratitis estromal y la uveítis, que juntas representan la mayor morbilidad visual de todas las formas de enfermedad ocular recurrente por herpes simple, se desarrollan en menos de 10% de los pacientes con infección ocular primaria por herpes simple.[1]
- La incidencia del herpes zóster ha ido en aumento, y se produce afectación ocular en dos tercios de todos los casos de herpes zóster oftálmico.[3] La uveítis y la hipertensión ocular en pacientes con zóster pueden estar asociadas con queratitis epitelial o estromal. La incidencia de aumento de la PIO en pacientes con uveítis herpética varía entre 28 y 40%.[4]
- La incidencia de glaucoma secundario en pacientes con uveítis por herpes simple y uveítis por herpes zóster es de aproximadamente 10 y 16%, respectivamente.[4,5]

Etiología

- Aún no está claro si la uveítis asociada con la queratitis por herpes simple es una respuesta inflamatoria secundaria a la enfermedad corneal o si está inducida por la invasión del virus en la úvea anterior. La PIO elevada en la uveítis por herpes simple y herpes zóster es el resultado de la secreción acuosa normal de los ojos, con una alteración del flujo de salida como resultado de la trabeculitis, una inflamación directa de la malla trabecular. En la uveítis herpética, la isquemia resultante de una vasculitis oclusiva también puede contribuir al aumento de la PIO.[6] Se ha cultivado el VHS de la cámara anterior de pacientes con uveítis herpética, y su presencia se correlaciona de modo positivo con la hipertensión ocular.
- El uso prolongado de esteroides también puede contribuir a la presión ocular en pacientes con uveítis herpética.

Historia clínica

- Los pacientes con uveítis herpética suelen presentar enrojecimiento ocular unilateral, dolor, fotofobia y, a menudo, disminución de la visión.
- Se suelen dar antecedentes de queratitis recurrentes.
- Los pacientes con uveítis relacionada con el herpes zóster suelen ser de mayor edad y refieren antecedentes de herpes zóster oftálmico.

La enfermedad ocular relacionada con el VHS rara vez es bilateral, mientras que el herpes zóster oftálmico solo se produce unilateralmente.

Diagnóstico diferencial

- El diagnóstico diferencial de la uveítis herpética incluye la iridociclitis heterocrómica de Fuchs, la crisis glaucomatociclítica y la sarcoidosis.
- La presencia de hipoestesia corneal puede ser útil para el diagnóstico de uveítis herpética.

EVALUACIÓN DIAGNÓSTICA

Examen oftalmológico

- El examen ocular externo puede revelar evidencia de lesiones cutáneas previas en el caso del herpes zóster e inyección conjuntiva y rubor ciliar en cualquiera de los dos tipos de enfermedad herpética.
- La sensibilidad corneal suele estar disminuida en el ojo afectado.
- La córnea de los pacientes con queratouveítis herpética puede mostrar diversos hallazgos relacionados con la enfermedad epitelial o estromal previa, como dendritas epiteliales, dendritas fantasma, queratitis disciforme activa o queratitis estromal necrosante, neovascularización o cicatrices.
- En ambas formas de uveítis herpética pueden encontrarse precipitados queráticos difusos, no granulomatosos y estrellados o precipitados granulomatosos. En los casos graves de uveítis herpética, pueden aparecer sinequias posteriores y cierre del ángulo.
- La atrofia del iris es un hallazgo característico de las uveítis derivadas tanto del herpes simple como del zóster y puede ser irregular o segmentaria (**fig. 12-11**).
- En los pacientes con herpes zóster, la atrofia del iris puede ser el resultado de una vasculitis oclusiva en el estroma del iris.

Estudios de laboratorio

- El diagnóstico de la uveítis herpética es clínico y no se basa habitualmente en pruebas de laboratorio.

- Las serologías virales para el VHS y el virus de la varicela-zóster, si son negativas, excluyen el diagnóstico.
- La detección de ADN viral en el humor acuoso mediante la reacción en cadena de la polimerasa sirve de apoyo, pero no es diagnóstica de uveítis herpética.

Curso

- Al igual que las demás manifestaciones oculares de la enfermedad ocular herpética, la uveítis es recurrente y puede o no asociarse con queratitis recurrente.
- La PIO elevada suele estar presente durante el curso de la inflamación intraocular y puede normalizarse o permanecer elevada después de que la uveítis haya remitido.
- Alrededor de 12% de los pacientes presentarán una PIO persistentemente elevada que requerirá tratamiento antiglaucomatoso o cirugía filtrante.[4]

Manejo

- La uveítis asociada con el VHS y al herpes zóster debe tratarse con corticoesteroides tópicos.
- También pueden ser necesarios agentes ciclopléjicos si hay dolor ocular debido al espasmo ciliar. Debe utilizarse un agente antiviral con los esteroides tópicos para reducir la probabilidad de reactivación de la queratitis epitelial.
- Se ha observado que el aciclovir o el valaciclovir oral en pacientes con herpes zóster oftálmico mejoran la incidencia y la gravedad de la queratitis dendrítica, la queratitis estromal y la uveítis.[7]
- Los pacientes con aumento de la PIO deben recibir tratamiento antiglaucomatoso según sea necesario, aunque el control de la inflamación suele ocasionar la resolución de la hipertensión ocular.
- En ocasiones puede ser necesaria la cirugía de filtración. La trabeculoplastia con láser de argón no se considera eficaz en el tratamiento de la uveítis herpética.

REFERENCIAS

1. Barron BA, Gee L, Hauck WW, et al; Herpetic Eye Disease Study. A controlled trial of oral acyclovir for herpes simplex stromal keratitis. *Ophthalmology*. 1994;101:1871–1882.
2. Parrish CM. Herpes simplex virus eye disease. In: *Focal Points: Clinical Modules for Ophthalmologists*. Vol 15. American Academy of Ophthalmology; 1997:2.
3. Leung J, Harpaz R, Molinari NA, et al. Herpes zoster incidence among insured persons in the United States, 1993–2006: evaluation of impact of varicella vaccination. *Clin Infect Dis*. 2011;52(3):332–340.
4. Falcon MG, Williams HP. Herpes simplex keratouveitis and glaucoma. *Trans Ophthalmol Soc U K (1962)*. 1978;98:101–104.
5. Panek WC, Holland GN, Lee DA, et al. Glaucoma in patients with uveitis. *Br J Ophthalmol*. 1990;74:223–227.
6. Johns KJ, O'Day DM, Webb RA, et al. Anterior segment ischemia in chronic herpes simplex keratouveitis. *Curr Eye Res*. 1991;10(suppl): 117–124.
7. Sanjay S, Huang P, Lavanya R. Herpes zoster ophthalmicus. *Curr Treat Options Neurol*. 2011;13(1):79–91.

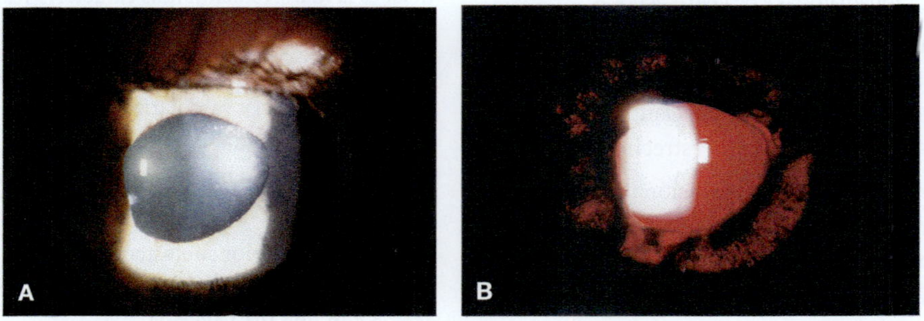

FIGURA 12-11. Uveítis herpética por herpes simple. En pacientes que presentan uveítis anterior unilateral y presión intraocular elevada, la evaluación de la sensibilidad corneal y la transiluminación de la pupila son útiles para hacer un diagnóstico clínico de uveítis herpética. La iluminación difusa del iris (**A**) no revela la atrofia irregular del estoma del iris que se observa en la transiluminación (**B**). Después de que el paciente comenzara a tomar aciclovir oral, pudo suspender el tratamiento antiglaucomatoso tópico.

QUERATITIS INTERSTICIAL SIFILÍTICA

La sífilis ocular puede ser congénita o adquirida por transmisión sexual. La sífilis congénita afecta principalmente al segmento anterior del ojo, causando queratitis intersticial y uveítis anterior, mientras que la sífilis adquirida causa con más frecuencia uveítis anterior y posterior. Con la llegada de pruebas diagnósticas eficaces y la terapia antibiótica, la queratitis intersticial sifilítica y el glaucoma secundario se han vuelto poco frecuentes.

Epidemiología

- La afectación ocular, tanto en la sífilis congénita como en la adquirida, puede asociarse con un aumento de la PIO y glaucoma secundario, que puede aparecer durante la fase inflamatoria activa o muchos años después de que la inflamación intraocular se haya vuelto quiescente.
- Se ha descrito glaucoma secundario en 15 a 20% de los adultos con antecedentes de queratitis intersticial causada por sífilis congénita.[1]
- El glaucoma secundario es menos frecuente en pacientes con sífilis adquirida.

Etiología

- El mecanismo patológico del aumento de la PIO durante la fase activa de la enfermedad es probablemente la obstrucción del flujo de salida acuoso por células inflamatorias y proteínas acuosas.
- La formación de sinequias, el mal desarrollo ocular y la subluxación del cristalino pueden contribuir al desarrollo del glaucoma de ángulo cerrado o de ángulo estrecho.
- Se cree que la endotelización del ángulo, demostrada por histopatología, es el mecanismo subyacente del glaucoma de aparición tardía en pacientes con sífilis congénita.

Historia clínica

- Los pacientes con enfermedad ocular derivada de la sífilis congénita suelen presentarse en la primera o segunda década de vida con síntomas agudos de dolor ocular, fotofobia, lagrimeo y disminución de la visión.
- La afección es bilateral en 90% de los casos.
- Los signos no oculares de sífilis congénita que pueden estar presentes incluyen deformidades dentales, como incisivos con muescas y molares en mora; anomalías esqueléticas, como nariz en silla de montar, perforación palatina, tibias en sable y protuberancia frontal; sordera; rágades; y retraso mental.[2]
- Los pacientes con sífilis ocular adquirida suelen presentar síntomas unilaterales.

Diagnóstico diferencial

El diagnóstico diferencial de la fase activa de la sífilis ocular caracterizada por queratitis intersticial y uveítis anterior incluye enfermedades como las infecciones por herpes simple y zóster, tuberculosis *Mycobacterium* y lepra, enfermedad de Lyme, rubéola (sarampión), virus de Epstein-Barr (mononucleosis infecciosa), leishmaniasis y oncocercosis, sarcoidosis y síndrome de Cogan.

Evaluación diagnóstica

Examen oftalmológico

- El examen ocular de los pacientes con sífilis congénita puede mostrar diversos hallazgos, como uveítis anterior aguda y crónica, cataratas, coriorretinitis, vasculitis retiniana, neuritis óptica y escleritis. De estas, la queratitis intersticial es la manifestación más característica.
- La córnea de los pacientes con queratitis intersticial activa suele mostrar edema sectorial, opacificación y vascularización estromal profunda, que puede ser tan pronunciada que confiere a la córnea un aspecto de parche rosa salmón.[3]
- La uveítis anterior suele acompañar a la queratitis intersticial sifilítica, y a menudo se asocia con una PIO elevada.
- Los hallazgos oculares en pacientes con sífilis adquirida incluyen con frecuencia uveítis anterior, coriorretinitis y neuritis óptica.

- Los pacientes con sífilis adquirida rara vez desarrollan queratitis intersticial; y cuando se produce, suele ser unilateral.
- Las lesiones nodulares del iris suelen acompañar a la uveítis anterior en pacientes con sífilis adquirida.[4]

Estudios de laboratorio

- El diagnóstico de sífilis ocular se basa en una serología positiva. Las pruebas no treponémicas, como la del Laboratorio de Investigación de Enfermedades Venéreas (*Venereal Disease Research Laboratory*) o la reagina plasmática rápida, por sí solas son insuficientes y debe obtenerse una prueba treponémica, como la prueba de absorción de anticuerpos treponémicos fluorescentes o la prueba de microhemaglutinación, *Treponema pallidum.*
- Todo paciente con uveítis sifilítica debe someterse a un examen del líquido cefalorraquídeo para descartar una neurosífilis asintomática.

Curso

- La queratitis intersticial y la uveítis anterior suelen persistir de varias semanas a meses antes de resolverse de manera espontánea, dejando vasos fantasma en el estroma corneal profundo.
- El glaucoma es una complicación tardía en los pacientes con sífilis congénita, que suele desarrollarse en ojos sin evidencia de inflamación intraocular en curso, décadas después de que la queratitis intersticial haya remitido.
- Tanto el glaucoma de ángulo abierto como el de ángulo estrecho se han descrito en estos pacientes con igual frecuencia.

Manejo

- Durante la fase activa de la enfermedad, el tratamiento del aumento de la PIO se basa en corticoesteroides tópicos, agentes ciclopléjicos y antiglaucomatosos, según sea necesario.
- La sífilis sistémica requiere tratamiento antibiótico adecuado; cuando afecta a los ojos, debe tratarse como la neurosífilis.
- En pacientes con glaucoma de ángulo estrecho o de ángulo cerrado debe realizarse una iridotomía con láser o iridectomía quirúrgica.
- Los pacientes con glaucoma de ángulo abierto de aparición tardía responden menos a la medicación antiglaucomatosa y pueden necesitar un procedimiento filtrante.
- La trabeculoplastia con láser de argón es poco beneficiosa debido a la endotelización del ángulo.

REFERENCIAS

1. Lichter PR, Shaffer RN. Interstitial keratitis and glaucoma. *Am J Ophthalmol.* 1969;68:241–248.
2. Woods CR. Congenital syphilis—persisting pestilence. *Pediatr Infect Dis J.* 2009;28(6): 536–537.
3. Lee ME, Lindquist TD. Syphilitic interstitial keratitis. *JAMA.* 1989;262(20):2921.
4. Aldave AJ, King JA, Cunningham ET Jr. Ocular syphilis. *Curr Opin Ophthalmol.* 2001;12(6): 433–441.

ARTRITIS IDIOPÁTICA JUVENIL

La artritis idiopática juvenil (AIJ), antes conocida en Estados Unidos como artritis reumatoide juvenil, es una causa frecuente de uveítis pediátrica que a menudo se complica con un aumento de la PIO y glaucoma. Se pueden diagnosticar tres subtipos de AIJ con diferentes riesgos de desarrollar uveítis en función del grado de afectación articular y sistémica en los primeros 3 meses de presentación. La AIJ de inicio sistémico, o enfermedad de Still, se observa con frecuencia en niños menores de 4 años y es una enfermedad sistémica aguda que consiste en exantema cutáneo, fiebre, poliartritis, hepatoesplenomegalia, leucocitosis y poliserositis. Las niñas presentan con más frecuencia las formas oligoarticular (menos de cinco articulaciones, también conocida como pauciarticular) y poliarticular (cinco o más articulaciones) de AIJ que carecen de las características sistémicas.

Epidemiología

- La incidencia de uveítis en la AIJ varía de 2 a 30%, dependiendo del subtipo.[1,2]
- La uveítis no suele asociarse con la enfermedad de Still ni con la AIJ de inicio sistémico.
- La uveítis anterior es más frecuente en pacientes con la forma oligoarticular (19 a 29%) que en aquellos con la forma poliarticular (2 a 5%) de AIJ.[3,4]
- Los niños con afectación articular de inicio oligoarticular o monoarticular representan más de 90% de los pacientes con AIJ con uveítis.
- El glaucoma secundario se observa en aproximadamente 14 a 22% de los pacientes con uveítis anterior crónica asociada con AIJ.[1]

Etiología

- El desarrollo de un aumento de la PIO y de glaucoma en pacientes con AIJ suele deberse al cierre progresivo del ángulo, como consecuencia de las sinequias.
- También puede desarrollarse glaucoma de ángulo abierto y puede ser el resultado de un daño inflamatorio crónico de la malla trabecular o de un glaucoma inducido por esteroides como consecuencia de un tratamiento tópico prolongado con esteroides.

Historia clínica

- Aunque primero se desarrolla la artritis en la mayoría de los casos, la uveítis asociada con la AIJ puede ser el signo de presentación.
- Dado que la uveítis anterior asociada con la AIJ es leve, asintomática y rara vez causa enrojecimiento ocular, la enfermedad puede pasar desapercibida durante un largo periodo hasta que se observa pérdida visual, cataratas o una pupila irregular.
- La uveítis en pacientes con AIJ es bilateral en casi todos los casos.

Diagnóstico diferencial

El diagnóstico diferencial de la uveítis anterior crónica en niños incluye sarcoidosis, *pars planitis,* enfermedades asociadas con el HLA-B27 y uveítis anterior idiopática.

Evaluación diagnóstica

Examen oftalmológico

- La queratopatía en banda se encuentra hasta en 50% de los niños con uveítis anterior, y se cree que su presencia está asociada con la cronicidad de la enfermedad.[1]
- La uveítis anterior en pacientes con AIJ no es granulomatosa en la gran mayoría de los casos.
- Por lo general, los precipitados queráticos se distribuyen por la mitad inferior de la córnea.
- Las pupilas mióticas por sinequias posteriores o membranas pupilares, el iris bombé y las sinequias anteriores periféricas son hallazgos frecuentes en los pacientes afectados que pueden contribuir al desarrollo de glaucoma.
- Las cataratas subcapsulares anteriores y posteriores están presentes en hasta un tercio de los pacientes afectados. El examen del segmento posterior en pacientes con AIJ puede mostrar papilitis y edema macular cistoide, que pueden contribuir a la pérdida visual.

Estudios de laboratorio

- Hasta 80% de los pacientes con uveítis anterior y AIJ presentan anticuerpos antinucleares positivos y factor reumatoide negativo.

Curso

- La uveítis asociada con la AIJ es una enfermedad crónica difícil de controlar a pesar del tratamiento.
- En los pacientes con AIJ, no existe una correlación directa entre la actividad de la enfermedad ocular y la enfermedad articular.
- La incidencia de complicaciones secundarias, como queratopatía en banda, cataratas y glaucoma, aumenta con la duración de la enfermedad.

- El pronóstico de los niños con glaucoma uveítico, antes considerado malo, está mejorando con un tratamiento quirúrgico más eficaz.

Manejo

- El abordaje terapéutico inicial para el tratamiento de la inflamación intraocular en pacientes con AIJ incluye corticoesteroides tópicos y agentes ciclopléjicos para prevenir la formación de sinequias.
- A menudo, son necesarias inyecciones perioculares de esteroides e incluso esteroides sistémicos para controlar la uveítis anterior. También se utilizan agentes no esteroideos orales en pacientes con AIJ. Se ha utilizado el metotrexato, solo o en combinación con otros agentes inmunosupresores como la prednisona o la ciclosporina, para tratar las manifestaciones oculares y articulares de la AIJ. Actualmente se está evaluando la eficacia de nuevos agentes biológicos, como el infliximab (Remicade), el adalimumab (Humira) y el abatacept (Orencia), que han demostrado ser beneficiosos para la enfermedad articular en la AIJ, en el tratamiento de la uveítis en estos pacientes.
- La PIO elevada en la AIJ se trata en un inicio con antiglaucomatosos. El tratamiento médico solo es eficaz al principio en 50% de los pacientes con AIJ, y solo 30% de los pacientes se controlan médicamente a largo plazo.[4]
- Pueden ser necesarias la iridotomía con láser o la iridectomía quirúrgica para aliviar el bloqueo pupilar en pacientes con sinequias posteriores.
- El tratamiento quirúrgico es necesario para los pacientes que no responden al tratamiento médico. Para aumentar la probabilidad de un buen resultado, si es posible, la intervención quirúrgica debe aplazarse hasta que la inflamación intraocular se haya controlado de manera adecuada durante un periodo de al menos 3 meses.
- Los procedimientos quirúrgicos más utilizados en niños con AIJ incluyen la trabeculectomía y las derivaciones tubulares (*véase* **fig. 12-8**).
- Se ha descrito un mayor éxito con el uso de antimetabolitos en pacientes sometidos a trabeculectomía.[1]
- En una pequeña serie de casos, la trabeculodiálisis ha demostrado ser segura y eficaz para controlar la presión en pacientes con AIJ durante un máximo de 2 años.[5]

REFERENCIAS

1. Moorthy RS, Mermoud A, Baerveldt G, et al. Glaucoma associated with uveitis. *Surv Ophthalmol.* 1997;41:361–394.
2. Ravelli A, Felici E, Magni-Manzoni S, et al. Patients with antinuclear antibody-positive juvenile idiopathic arthritis constitute a homogeneous subgroup irrespective of the course of joint disease. *Arthritis Rheum.* 2005;52:826–832.
3. Calabro JJ, Parrino GR, Atchoo PD, et al. Chronic iridocyclitis in juvenile rheumatoid arthritis. *Arthritis Rheum.* 1970;13:406–413.
4. O'Brien JM, Albert DM. Therapeutic approaches for ophthalmic problems in juvenile rheumatoid arthritis. *Rheum Dis Clin North Am.* 1989;15:413–437.
5. Kanski JJ, McAllister JA. Trabeculodialysis for inflammatory glaucoma in children and young adults. *Ophthalmology.* 1985;92:927–930.

UVEÍTIS INDUCIDA POR CRISTALINO Y GLAUCOMA

La liberación de proteínas del cristalino, a través de una cápsula del cristalino intacta o alterada, hacia la cámara anterior o la cavidad vítrea puede desencadenar una reacción inflamatoria intraocular grave, que puede alterar el flujo de salida acuoso y causar una elevación aguda de la PIO o glaucoma. La fuga de proteínas del cristalino suele ser el resultado de un traumatismo accidental o quirúrgico sobre la cápsula del cristalino o puede estar asociada con la progresión de la catarata. Las entidades clínicas caracterizadas por uveítis y glaucoma inducidos por el cristalino incluyen la uveítis facoantigénica, el glaucoma facolítico, el glaucoma por partículas del cristalino y el glaucoma facomórfico. La uveítis y el glaucoma también pueden ser una complicación de la colocación de lentes intraoculares.[1]

Epidemiología

- Aunque la enfermedad está bien descrita, se desconoce la incidencia exacta del glaucoma causado por diversas formas de uveítis inducida por el cristalino.
- En un estudio de pacientes con uveítis facoanafiláctica (uveítis facoantigénica), a 17% de los pacientes se les diagnosticó glaucoma.[2]

Historia clínica

- La uveítis facoantigénica, también denominada uveítis facoanafiláctica o endoftalmitis facoanafiláctica, es una uveítis granulomatosa iniciada por la liberación de proteínas del cristalino a través de la rotura de la cápsula del cristalino.
- La inflamación aparece días o semanas después de la lesión traumática o quirúrgica del cristalino. Los pacientes presentan un ojo rojo y doloroso.
- En pocas ocasiones, la uveítis facoantigénica se asocia con oftalmia simpática y con el desarrollo de una reacción inflamatoria en el ojo contralateral.[3]
- El glaucoma facolítico, que suele aparecer en pacientes de edad avanzada, se produce cuando las proteínas del cristalino se filtran desde una catarata madura o hipermadura a través de una cápsula del cristalino intacta, pero permeable. Los pacientes con glaucoma facolítico suelen presentar aparición brusca de dolor ocular y enrojecimiento en un ojo con mala visión y una catarata conocida.
- El glaucoma por partículas del cristalino, también conocido como uveítis facotóxica, se produce posterior a cualquier lesión ocular que provoque la liberación de material cortical del cristalino hacia la cámara anterior. En la mayoría de los casos, el inicio del aumento de la PIO se detecta días o semanas después de la lesión desencadenante.
- En los casos de glaucoma facomórfico, la cápsula del cristalino no suele estar alterada y el ojo no suele mostrar una inflamación intraocular significativa. Los pacientes suelen presentar un enrojecimiento y dolor debido al cierre del ángulo en un ojo con disminución de la visión causada por una catarata.
- El síndrome uveítis-glaucoma-hifema era una causa frecuente de inflamación intraocular posoperatoria y glaucoma en pacientes después de la implantación de la primera generación de lentes intraoculares rígidos de cámara anterior. El síndrome se atribuyó a una mala selección del tamaño del lente intraocular o a defectos de fabricación en el material del lente, lo que causaban irritación mecánica en las estructuras de la cámara anterior.
- La inflamación posoperatoria crónica o grave también puede provocar glaucoma inflamatorio seudofáquico en pacientes con implantes de lentes intraoculares en la cámara posterior.

Etiología

- La obstrucción del flujo acuoso a nivel de la malla trabecular es el mecanismo común en los glaucomas inducidos por el cristalino.
  - En la uveítis facoantigénica, se produce una respuesta inflamatoria granulomatosa a las proteínas elaboradas por cristalino que puede inducir la formación de sinequias y la obstrucción de la malla trabecular.
  - En el glaucoma facolítico, las proteínas del cristalino liberadas y los macrófagos repletos de proteínas del cristalino obstruyen la malla trabecular, mientras que, en el glaucoma por partículas del cristalino, se cree que son los fragmentos del material cortical del cristalino los que lesionan la malla trabecular.
- A diferencia de los demás glaucomas inducidos por el cristalino, en los que el ángulo de la cámara anterior suele estar abierto, en el glaucoma facomórfico el cristalino intumescente puede provocar un bloqueo pupilar o dislocar el iris hacia delante, lo que da lugar a una

cámara anterior poco profunda o a un cierre agudo del ángulo. En los ojos seudofáquicos, la inflamación intraocular puede ser el resultado de una uveítis preexistente, una endoftalmitis posquirúrgica de aparición tardía o una irritación del tejido uveal por el lente intraocular. El glaucoma puede surgir debido a daños en la malla trabecular o a la formación de sinequias en el implante de lente, lo que provoca un bloqueo pupilar y la formación de sinequias anteriores periféricas, que dan lugar al cierre del ángulo.

Diagnóstico diferencial

- Los principales diagnósticos diferenciales del glaucoma facoantigénico y por partículas del cristalino son la endoftalmitis postraumática y posquirúrgica.
- En pacientes con glaucoma facomórfico deben considerarse otras causas de cierre agudo del ángulo.

Evaluación diagnóstica

Examen oftalmológico

- El examen externo de los pacientes con uveítis aguda inducida por el cristalino y glaucoma suele revelar inyección conjuntival y reacción ciliar. También puede haber evidencia externa de una lesión ocular previa.
- Si la presión es muy elevada, la córnea suele estar edematosa.
- Típicamente hay celularidad y turbidez en la cámara anterior, con precipitados queráticos granulomatosos o no granulomatosos. Puede observarse material blanco floculento y fragmentos de corteza del cristalino circulando por el humor acuoso y en el ángulo de la cámara anterior, que puede estar abierto, estrecho o cerrado. Las sinequias anteriores y posteriores periféricas no son infrecuentes.
- En los casos de uveítis facoantigénica y glaucoma por partículas del cristalino, suelen encontrarse indicios de lesión del cristalino o de retención de material del cristalino. En los casos de glaucoma facolítico y facomórfico, el examen revela una catarata hipermadura o intumescente, respectivamente, y en los casos de glaucoma inflamatorio seudofáquico, está presente un lente intraocular.
- El examen del segmento posterior puede mostrar celularidad y turbidez vítrea, material del cristalino en la cavidad vítrea y otros hallazgos relacionados con la lesión ocular.

Estudios de laboratorio

- El diagnóstico de la uveítis y el glaucoma inducido por el cristalino es clínico y no se basa en pruebas de laboratorio.
- El examen histopatológico del cristalino en pacientes con uveítis facoantigénica revela una inflamación granulomatosa zonal centrada en el lugar de la lesión del cristalino.

Curso

La evolución clínica de los glaucomas inducidos por el cristalino tiende a ser relativamente breve, porque se tratan de manera eficaz con una intervención quirúrgica.

Manejo

- La extracción de la catarata o del material del cristalino retenido o del implante de lente es el tratamiento definitivo de la uveítis y el glaucoma inducidos por el cristalino.
- Antes de la intervención quirúrgica, la inflamación intraocular se trata con corticoesteroides tópicos y el aumento de la PIO se controla con antiglaucomatosos.
    - En algunos pacientes con glaucoma uveítico relacionado con una lente intraocular, el tratamiento médico puede ser adecuado y la inflamación puede resolverse con el tiempo, evitando la necesidad de cirugía.
- En pacientes con glaucoma facomórfico, tras reducir la PIO médicamente, puede utilizarse la iridotomía con láser para temporizar la afección si es necesario retrasar la extracción de cataratas o no puede realizarse.

REFERENCIAS

1. Ellant JP, Obstbaum SA. Lens-induced glaucoma. *Doc Ophthalmol.* 1992;81(3):317–338.
2. Thach AB, Marak GE Jr, McLean IW, et al. Phacoanaphylactic endophthalmitis: a clinicopathologic review. *Int Ophthalmol.* 1991;15:271–279.
3. Allen JC. Sympathetic uveitis and phacoanaphylaxis. *Am J Ophthalmol.* 1967;63:280–283.

SARCOIDOSIS

La sarcoidosis es una enfermedad sistémica caracterizada por infiltrados inflamatorios granulomatosos no caseificantes, que afectan a pulmones, piel, hígado, bazo, sistema nervioso central y ojos. La enfermedad ocular se presenta entre 10 y 38% de los pacientes con sarcoidosis sistémica.[3] La sarcoidosis, que puede presentarse como una uveítis anterior, intermedia, posterior o panuveítis, es el prototipo de uveítis granulomatosa crónica.

Epidemiología

- La sarcoidosis es de 8 a 10 veces más frecuente en afroamericanos que en caucásicos, con una prevalencia estimada de 82 por 100 000 en esta población.[1]
- Aunque la sarcoidosis puede desarrollarse a cualquier edad, la enfermedad suele diagnosticarse en adultos de entre 20 y 50 años. La sarcoidosis representa 5% de todos los casos de uveítis en adultos, pero alrededor de 1% de los casos de uveítis en niños.[2]
- La sarcoidosis afecta al segmento anterior hasta en 70% de los casos con afectación ocular, mientras que el segmento posterior se ve afectado en menos de 33% de los casos.[3]
- El glaucoma secundario se produce en alrededor de 11 a 25% de todos los pacientes con sarcoidosis y suele ser una complicación de la enfermedad del segmento anterior.[4]
- Los pacientes afroamericanos con sarcoidosis tienen una mayor incidencia de glaucoma uveítico y ceguera.

Etiología

- La hipertensión ocular y el glaucoma en pacientes con sarcoidosis son el resultado de la obstrucción de la malla trabecular por la inflamación granulomatosa crónica y el cierre del ángulo causado por la formación de sinequias periféricas anteriores y posteriores con iris bombé.
- La neovascularización del segmento anterior y el uso prolongado de esteroides también pueden contribuir al deterioro del flujo acuoso.

Historia clínica

- La mayoría de los pacientes adultos con sarcoidosis presenta afectación pulmonar que puede manifestarse como tos, disnea, sibilancias o disnea de esfuerzo.
- Otra presentación común de la sarcoidosis es con síntomas generalizados, como fiebre, fatiga y pérdida de peso.
- Muchos pacientes son asintomáticos en el momento del diagnóstico.
- Los pacientes con afectación ocular suelen presentar quejas de dolor ocular, enrojecimiento, fotofobia, moscas volantes y visión borrosa o disminuida.

Diagnóstico diferencial

- El diagnóstico diferencial de la sarcoidosis incluye otras causas de panuveítis granulomatosa, como síndrome de Vogt-Koyanagi-Harada, oftalmia simpática y tuberculosis.
- También deben tenerse en cuenta la sífilis, la enfermedad de Lyme, el linfoma intraocular primario y la *pars planitis*.

Evaluación diagnóstica

Examen oftalmológico

- La enfermedad ocular de la sarcoidosis es típicamente bilateral, aunque puede ser unilateral o muy asimétrica.
- Aunque es más frecuente que se presente como una uveítis granulomatosa, también puede provocar una uveítis no granulomatosa.

- Los hallazgos oftalmológicos en el segmento anterior incluyen granulomas orbitarios y cutáneos, agrandamiento de las glándulas lagrimales y nódulos conjuntivales palpebrales y bulbares.
  - La córnea muestra con mayor frecuencia grandes precipitados queráticos de grasa de cordero, observándose con menor frecuencia infiltrados corneales numulares y áreas inferiores de opacificación endotelial.
  - Las sinequias anteriores y posteriores periféricas, cuando son extensas, dan lugar a una PIO elevada o a un glaucoma uveítico secundario causado por el cierre del ángulo o el iris bombé.
  - A menudo se observan en el iris nódulos de Koeppe o Busacca en los casos más graves de enfermedad del segmento anterior (*véase* **fig. 12-5**).
- La afectación del segmento posterior en la sarcoidosis es menos frecuente que la enfermedad del segmento anterior.
  - El vítreo muestra frecuentemente una vitritis con copos de nieve y restos inflamatorios inferiores.
  - El examen del polo posterior puede revelar diversos hallazgos, como vasculitis retiniana periférica, exudados periféricos similares a bancos de nieve, hemorragias, exudados retinianos, lesiones granulomatosas nodulares perivasculares, nódulos de Dalen-Fuchs y neovascularización retiniana, subretiniana o discal. También pueden observarse granulomas en retina, coroides y nervio óptico.
- La pérdida visual en la sarcoidosis suele ser consecuencia del edema macular cistoide, la neuritis óptica causada por la infiltración granulomatosa del nervio óptico y el glaucoma secundario.

Estudios de laboratorio

- El diagnóstico de sarcoidosis se confirma con una biopsia de tejido que muestra granulomas no caseificantes ni necrosantes o inflamación granulomatosa en un paciente en el que se han excluido todas las demás causas de enfermedad granulomatosa, como la tuberculosis y las infecciones fúngicas.
- Una evaluación diagnóstica inicial de la sarcoidosis debe incluir una radiografía de tórax y niveles séricos de enzima convertidora de angiotensina (ECA). Los niveles séricos de lisozima también pueden estar elevados en pacientes con sarcoidosis; esta prueba puede tener una mejor combinación de sensibilidad, especificidad, valor predictivo positivo y valor predictivo negativo que el nivel de ECA.[5]
- Otros estudios que pueden ser útiles para confirmar el diagnóstico incluyen las pruebas de anergia, las pruebas de función pulmonar, la gammagrafía con galio, la tomografía computarizada de tórax, el lavado broncoalveolar y la biopsia transbronquial.
- Dado que los niveles de ECA pueden ser elevados en niños sanos, el nivel sérico de ECA es una prueba diagnóstica menos útil para la sarcoidosis en niños. Se han descrito niveles elevados de ECA en el humor acuoso y el líquido cefalorraquídeo de pacientes con uveítis sarcoide ocular y del sistema nervioso central y neurosarcoidosis, respectivamente.

Curso

- El curso clínico de la sarcoidosis ocular puede ser agudo y autolimitado o crónico, recurrente e implacable.
- La forma crónica de uveítis sarcoide tiene el peor pronóstico debido a la aparición de complicaciones como glaucoma, cataratas y edema macular.

Manejo

- La base del tratamiento de la sarcoidosis sistémica y ocular es el uso de corticoesteroides.
- La enfermedad del segmento anterior puede tratarse con con corticosteroides

tópicos o inyecciones perioculares. La uveítis bilateral del segmento posterior suele requerir tratamiento sistémico. Otros agentes inmunosupresores, como el metotrexato y el infliximab, han demostrado beneficios terapéuticos en el tratamiento de la sarcoidosis y deben considerarse oportunamente en los pacientes con sarcoidosis crónica que requieran un tratamiento prolongado con esteroides.[6,7] La ciclosporina y el etanercept no parecen ser beneficiosos en el tratamiento de la sarcoidosis.[8-10]

- El glaucoma debe tratarse médicamente con supresores del humor acuoso durante el mayor tiempo posible.
- La trabeculoplastia con láser de argón suele ser ineficaz.
- La iridotomía con láser y la iridectomía quirúrgica son los tratamientos de elección para los pacientes con bloqueo pupilar.
- Si la PIO sigue sin control, es necesaria una intervención quirúrgica con un procedimiento filtrante o una derivación con tubo.
- El éxito quirúrgico mejora si la enfermedad inflamatoria intraocular puede controlarse antes de la intervención quirúrgica.

REFERENCIAS

1. Nussenblatt RB, Whitcup SM, Palestine AG. Sarcoidosis. In: Nussenblatt RB, Whitcup SM, Palestine AG, eds. *Uveitis: Fundamentals and Clinical Practice*. Mosby; 1996:289–298.
2. Hoover DL, Khan JA, Giangiacomo J. Pediatric ocular sarcoidosis. *Surv Ophthalmol*. 1986;30: 215–228.
3. Jabs DA, Johns CJ. Ocular involvement in chronic sarcoidosis. *Am J Ophthalmol*. 1986;102: 297–301.
4. Obenauf CD, Shaw HE, Sydnor CF, et al. Sarcoidosis and its ophthalmic manifestations. *Am J Ophthalmol*. 1978;86:648–655.
5. Herbort CP, Rao NA, Mochizuki M; Members of Scientific Committee of First International Workshop on Ocular Sarcoidosis. International criteria for the diagnosis of ocular sarcoidosis: results of the first International Workshop on Ocular Sarcoidosis (IWOS). *Ocul Immunol Inflamm*. 2009;17(3):160–169.
6. Chan ES, Cronstein BN. Molecular action of methotrexate in inflammatory diseases. *Arthritis Res*. 2002;4(4):266–273.
7. Baughman RP, Drent M, Kavuru M, et al. Infliximab therapy in patients with chronic sarcoidosis and pulmonary involvement. *Am J Respir Crit Care Med*. 2006;174(7):795–802.
8. Wyser CP, van Schalkwyk EM, Alheit B, et al. Treatment of progressive pulmonary sarcoidosis with cyclosporine A: a randomized controlled trial. *Am J Respir Crit Care Med*. 1997; 156(5):1371–1376.
9. Martinet Y, Pinkston P, Saltini C, et al. Evaluation of the in vitro and in vivo effects of cyclosporine on the lung T-lymphocyte alveolitis of active pulmonary sarcoidosis. *Am Rev Respir Dis*. 1988; 138(5):1242–1248.
10. Utz JP, Limper AH, Kalra S, et al. Etanercept for the treatment of stage II and III progressive pulmonary sarcoidosis. *Chest*. 2003;124(1): 177–185.

CAPÍTULO

13

Glaucomas asociados con el cristalino

Matthew J. Javitt y Michele C. Lim

INTRODUCCIÓN

Los glaucomas de ángulo abierto asociados con el cristalino se componen de tres diagnósticos distintos con presentaciones clínicas similares: glaucoma por proteínas del cristalino, glaucoma por partículas del cristalino y uveítis inducida por el cristalino (UIC). Cada uno de ellos puede presentarse con inflamación intraocular, un cristalino anormal y una presión intraocular (PIO) elevada, aunque la hipotonía puede aparecer con frecuencia en la UIC. Distinguir entre las tres entidades requiere un examen cuidadoso y una comprensión de los mecanismos que definen cada diagnóstico (**tabla 13-1**). Estas formas de glaucoma afectan de forma desproporcionada a poblaciones con acceso reducido a la atención oftalmológica, en las que las cataratas hipermaduras son más prevalentes. Kothari et al. identificaron glaucoma asociado con el cristalino en 22% de los pacientes con cataratas seniles en un centro de referencia terciario de la India rural.[1]

REFERENCIA

1. Kothari R, Tathe S, Gogri P, Bhandari A. Lens-induced glaucoma: the need to spread awareness about early management of cataract among rural population. *ISRN Ophthalmol.* 2013;2013:581727.

TABLA 13-1. Presentación clínica de los glaucomas de ángulo abierto asociados con el cristalino

	Glaucoma por proteínas del cristalino	Glaucoma por partículas del cristalino	UIC
Estado del cristalino	• Catarata madura o hipermadura • Cápsula macroscópicamente intacta con fuga microscópica	• Alteración de la cápsula del cristalino • Liberación de partículas del cristalino	• Alteración de la cápsula del cristalino • Exposición de grandes fragmentos de cristalino
Mecanismo	Las proteínas PME del cristalino obstruyen la MT	El material del cristalino obstruye la MT	Pérdida de tolerancia inmunológica
PIO	Elevada	Elevada	Baja o elevada
Gonioscopia	Ángulo abierto	Ángulo abierto	Ángulo abierto
	Catarata madura o hipermadura	–	–
Manejo	Medicación antiglaucoma, esteroides tópicos, extirpación de cataratas	Medicación antiglaucoma, esteroides, extirpación quirúrgica del material del cristalino	Medicación tópica antiglaucoma, esteroides tópicos, extracción de fragmentos de cristalino

MT, malla trabecular; PIO, presión intraocular; PME, peso molecular elevado; UIC, uveítis inducida por el cristalino.

GLAUCOMA POR PROTEÍNAS DEL CRISTALINO O FACOLÍTICO

El glaucoma por proteínas del cristalino se produce en presencia de una catarata madura o hipermadura (**fig. 13-1**). Las proteínas solubles del cristalino se filtran hacia la cámara anterior y obstruyen la malla trabecular, provocando una elevación de la PIO.

Fisiopatología

- En el glaucoma por proteínas del cristalino, las proteínas de peso molecular elevado (PME) ($> 150 \times 10^6$ Da) obstruyen el flujo de salida de la malla trabecular, provocando un aumento de la PIO. Antes, se creía que el aumento de la presión se debía exclusivamente a la obstrucción del flujo de salida por los macrófagos, ya que estos se identificaban en el humor acuoso y en la malla trabecular de pacientes con glaucoma por proteínas del cristalino (**fig. 13-2**).[1,2] Sin embargo, Epstein et al.[3,4] sugirieron que las proteínas de PME obstruyen la malla trabecular basándose en las siguientes pruebas experimentales:
    1. Epstein tomó muestras del líquido acuoso de pacientes con glaucoma facolítico y mostró una abundancia de proteínas de PME, cuya concentración aumenta a medida que madura la catarata.
    2. La perfusión *in vitro* de ojos de cadáver con proteínas solubles de PME causó una disminución de 60% en la facilidad de flujo de salida después de 1 hora.
    3. Las proteínas de PME estaban presentes en concentraciones lo suficientemente elevadas en el humor acuoso de pacientes con glaucoma por proteínas del cristalino como para provocar la obstrucción del flujo de salida.
    4. Varios de los ojos con glaucoma facolítico presentaban escasez de macrófagos.
- Las proteínas del cristalino pueden inducir la migración de monocitos de la sangre periférica,[5] y los macrófagos probablemente actúan como carroñeros para eliminar las proteínas solubles del cristalino y los fragmentos de la cámara anterior y la malla trabecular.

Historia clínica

Los pacientes refieren una disminución gradual de la visión debido a la catarata madura o hipermadura y dolor por la inflamación y la elevación de la PIO.

Examen clínico

- El glaucoma por proteínas del cristalino se produce en presencia de una catarata madura o hipermadura. Estos pacientes presentan una PIO agudamente elevada, enrojecimiento ocular y dolor.
- El examen con lámpara de hendidura se observa turbidez importante en la cámara anterior, que se correlaciona con proteínas solubles liberadas por la catarata madura (**fig. 13-3A**).
- Hay una respuesta celular compuesta principalmente por macrófagos, y las células parecen más grandes y translúcidas que los linfocitos. Este proceso inflamatorio da lugar a precipitados queráticos, identificables en el endotelio corneal (**fig. 13-3B**).
- Pueden observarse manchas blancas en el cristalino, y se cree que corresponden a agregados de macrófagos que fagocitan proteínas del cristalino en puntos de fuga de la cápsula (**fig. 13-4**).
- Pueden observarse cristales de oxalato de calcio en el humor acuoso en el examen con lámpara de hendidura.[6] En un caso clínico, estos cristales se identificaron también en la retina tras la facoemulsificación y la implantación de un lente en el *sulcus*.[7]
- La gonioscopia revela ángulos abiertos. En algunos casos se ha observado una perivasculitis retiniana.[8]

Pruebas especiales

- Por lo general, el diagnóstico se basa únicamente en la observación clínica.
- Las muestras tomadas del humor acuoso, y concentradas mediante filtración Millipore, pueden revelar macrófagos y una sustancia amorfa correspondiente a la proteína del cristalino.
- Yoo et al. identificaron defectos de espesor focal en la cápsula anterior del cristalino, mediante microscopia electrónica de barrido, durante el examen histopatológico posoperatorio, después de la extracción intracapsular de cataratas en un paciente con glaucoma por proteínas del cristalino.[9] Es probable que estos defectos permitieran la filtración microscópica de proteínas del cristalino a la cámara anterior y no fueran identificables únicamente con microscopia óptica.

Tratamiento

- El tratamiento del glaucoma por proteínas del cristalino debe iniciarse con terapia médica para reducir la PIO elevada. Los betabloqueadores, los análogos de las prostaglandinas, los fármacos alfa-adrenérgicos, los inhibidores de la rho-cinasa y los inhibidores de la anhidrasa carbónica son los pilares del tratamiento médico para reducir la PIO. También pueden utilizarse esteroides tópicos para reducir la inflamación y ciclopléjicos para estabilizar la barrera hematoacuosa y reducir el dolor.
- La terapia médica puede ayudar a reducir parcialmente la presión, pero el tratamiento definitivo solo puede obtenerse mediante la extirpación de la catarata. En los países en desarrollo, la cirugía de catarata extracapsular con incisión pequeña (CCIP) ha demostrado, en una serie de casos, ser un método seguro y eficaz de tratamiento quirúrgico con una morbilidad mínima.[10]

REFERENCIAS

1. Hogan M, Zimmerman L. *Ophthalmic Pathology: An Atlas and Textbook.* 2nd ed. WB Saunders; 1962:797.
2. Irvine S, Irvine A. Lens-induced uveitis and glaucoma. *Am J Ophthalmol.* 1952;35:489.
3. Epstein D, Jedziniak J, Grant W. Identification of heavy-molecular-weight soluble protein in aqueous humor in human phacolytic glaucoma. *Invest Ophthalmol Vis Sci.* 1978;17(5):398–402.
4. Epstein D, Jedziniak J, Grant W. Obstruction of aqueous outflow by lens particles and by heavy-molecular-weight soluble lens proteins. *Invest Ophthalmol Vis Sci.* 1978;17(3):272–277.
5. Rosenbaum J. Chemotactic activity of lens proteins and the pathogenesis of phacolytic glaucoma. *Arch Ophthalmol.* 1987;105:1582.
6. Bartholomew RS, Rebello PF. Calcium oxalate crystals in the aqueous. *Am J Ophthalmol.* 1979;88:1026–1028.
7. Peracha-Riyaz MH, Peracha ZH, Spaulding J, et al. First described case of anterior and posterior segment crystals in phacolytic glaucoma. *J Glaucoma.* 2017;26(5):e171–e173.
8. Uemura A, Sameshima M, Nakao K. Complications of hypermature cataract: Spontaneous absorption of lens material and phacolytic glaucoma-associated retinal perivasculitis. *Jpn J Ophthalmol.* 1988;32(1):35–40.
9. Yoo WS, Kim BJ, Chung IY, Seo SW, Yoo JM, Kim SJ. A case of phacolytic glaucoma with anterior lens capsule disruption identified by scanning electron microscopy. *BMC Ophthalmol.* 2014;14:133.
10. Venkatesh R, Tan CS, Kumar T, et al. Safety and efficacy of manual small incision cataract surgery for phacolytic glaucoma. *Br J Ophthalmol.* 2007;91:279–281.

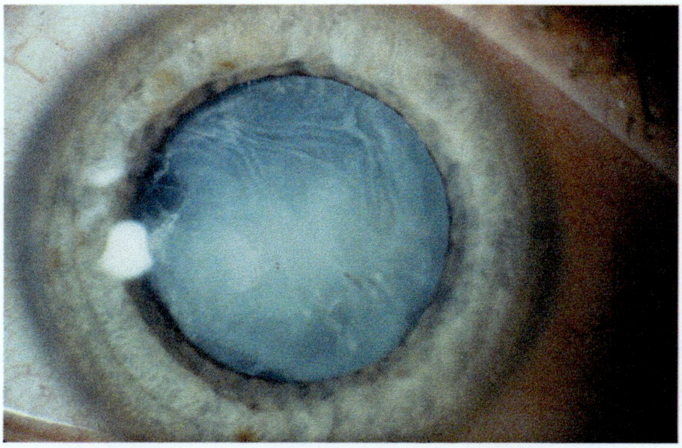

FIGURA 13-1. Catarata madura. Catarata madura con pliegues en la cápsula anterior. (Cortesía de Donald L. Budenz, MD, Bascom Palmer Eye Institute, Miami, FL).

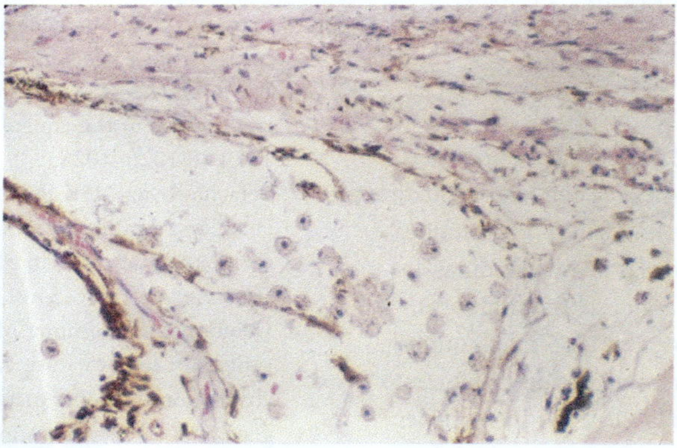

FIGURA 13-2. Glaucoma por proteínas del cristalino. Macrófagos en la malla trabecular en el glaucoma por proteínas del cristalino. (Cortesía de Donald L. Budenz, MD, Bascom Palmer Eye Institute, Miami, FL).

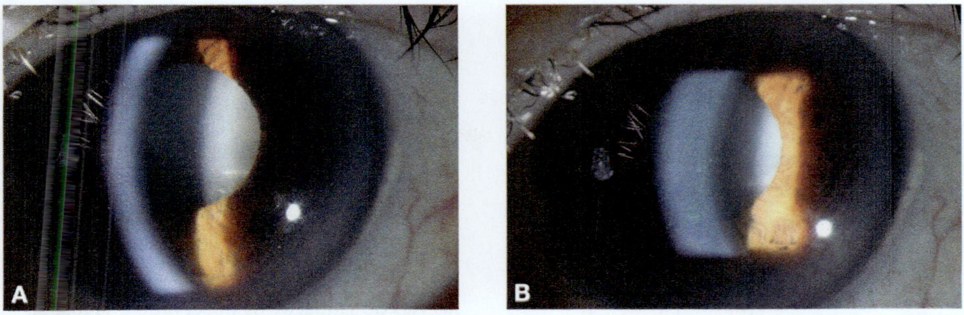

FIGURA 13-3. **Glaucoma por proteínas del cristalino. A.** Catarata densa y madura con inflamación de la cámara anterior. **B.** Precipitados queráticos en el endotelio corneal.

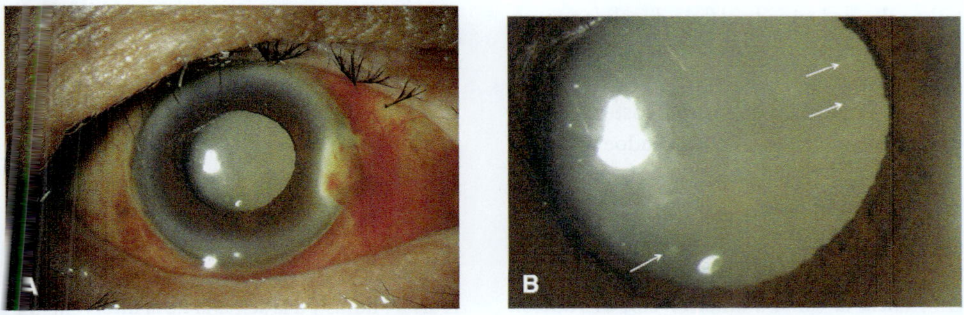

FIGURA 13-4. **Glaucoma por proteínas del cristalino.** (A) Catarata hipermadura (B) con acúmulos de células inflamatorias en la cara anterior del cristalino (*flechas blancas*). (Cortesía de James D. Brandt, MD, Universidad de California, Davis, Sacramento, CA).

GLAUCOMA POR PARTÍCULAS DEL CRISTALINO

El glaucoma por partículas del cristalino se produce cuando la cápsula del cristalino se rompe y la corteza del cristalino y las proteínas se liberan hacia la cámara anterior. Esto puede ocurrir tras una cirugía extracapsular de cataratas, un traumatismo del cristalino con rotura capsular (**fig. 13-5**) y una capsulotomía posterior con láser (Nd):YAG en la que las partículas liberadas del cristalino y las células epiteliales (perlas de Elschnig) obstruyen la malla trabecular, reduciendo el flujo de salida acuoso. También se ha descrito glaucoma por partículas del cristalino, después de la subluxación de un lente intraocular de cámara posterior en un paciente con síndrome de seudoexfoliación (**figs. 13-6** y **13-7**).[1] La **figura 13-8** muestra un caso extremo de glaucoma por partículas del cristalino en el que una catarata hipermadura con facodonesis progresó hasta la luxación hacia la cámara anterior con disrupción del saco capsular y PIO elevada.

Fisiopatología

- La elevación de la PIO en el glaucoma por partículas del cristalino puede deberse a las siguientes causas:
  1. Partículas del cristalino que obstruyen la malla trabecular
  2. Células inflamatorias
  3. Sinequias anteriores periféricas y cierre del ángulo relacionados con la inflamación
  4. Bloqueo pupilar por sinequias posteriores
- Epstein et al.[2] perfundieron ojos humanos enucleados enteros con material particulado del cristalino, así como con proteínas solubles de PME del cristalino. La facilidad de salida del humor acuoso disminuyó de forma escalonada a medida que aumentaba la concentración de partículas del cristalino. No todos los pacientes sometidos a cirugía de cataratas con partículas del cristalino en la cámara anterior desarrollan presiones elevadas. Esto sugiere que existe un estado dinámico entre la obstrucción de la malla trabecular por partículas del cristalino y su eliminación por las células fagocíticas. Las células fagocíticas de la malla trabecular pueden ingerir partículas del cristalino y despejar las vías de salida. Se ha observado que los macrófagos contienen proteínas y partículas del cristalino. Es posible que, en los pacientes que desarrollan glaucoma por partículas del cristalino, el mecanismo de eliminación de la malla se sobrecargue o que las células fagocíticas o la propia malla sean anormales.
- Después de la capsulotomía con Nd:YAG puede producirse un aumento de la PIO. Smith ha demostrado que el flujo de salida acuoso disminuye tras la capsulotomía con Nd:YAG.[3] Una hora después de la intervención con láser, el flujo de salida acuoso disminuyó una media de 43% y la PIO aumentó una media de 38%. A las 24 horas y a la semana de la intervención con láser, el flujo de salida volvió a los valores normales. Tras la capsulotomía con Nd:YAG, en el examen con lámpara de hendidura pueden observarse restos del cristalino formados por fragmentos de la cápsula del cristalino y fragmentos de la corteza. Se ha sugerido que este es uno de los mecanismos de la disminución de la facilidad del flujo de salida.

Historia clínica

- Los pacientes tienen una disminución de la visión como consecuencia del edema corneal y dolor si la PIO es extremadamente alta.
- En algunos casos, existe una historia reciente de traumatismo, cirugía de cataratas o procedimiento con láser en el ojo, aunque el aumento de la presión también puede producirse años después de la cirugía de cataratas.[4] Un reporte de caso describe un glaucoma por partículas del cristalino diagnosticado

posterior a una vitrectomía debido a la rotura inadvertida de la cápsula posterior.[5]

Examen clínico

- El aumento de la PIO observado en el glaucoma por partículas del cristalino puede correlacionarse con la cantidad de partículas del cristalino que circulan en la cámara anterior. Puede haber un retraso de días a semanas entre la liberación del material y la aparición de la PIO elevada. Pueden verse pequeños fragmentos blancos de la corteza del cristalino circulando por la cámara anterior y depositándose en el endotelio corneal.
- La PIO elevada puede causar edema corneal y la inflamación puede ser marcada, como lo demuestran la celularidad y turbidez.
- Puede haber hipopion, y en una serie de casos también se reportó hifema espontáneo en ausencia de traumatismo o neovascularización en estos pacientes.[6]
- Al principio del proceso, el ángulo está abierto en la gonioscopia, aunque pueden desarrollarse sinequias anteriores periféricas.

Pruebas especiales

El diagnóstico se realiza por la observación de partículas libres del cristalino flotando en la cámara anterior y una PIO elevada. Si el aspecto es atípico o si hay escasez de partículas del cristalino, puede tomarse una muestra acuosa para identificar histológicamente el material del cristalino (**fig. 13-7**).

Tratamiento

- Los medicamentos antes mencionados para el tratamiento del glaucoma por proteínas del cristalino deben utilizarse en función del grado de elevación de la presión. Puede utilizarse un agente ciclopléjico para prevenir las sinequias posteriores. Deben utilizarse corticoesteroides tópicos, pero la inflamación no debe suprimirse por completo o se retrasará la absorción del cristalino.
- Si el tratamiento médico no es eficaz, las partículas del cristalino deben extraerse quirúrgicamente por aspiración. Si se retrasa la cirugía, la inflamación persistente puede causar sinequias anteriores periféricas, bloqueo pupilar y membranas inflamatorias que pueden extenderse posteriormente, ejerciendo tensión sobre la retina. En esta fase, deben extirparse las membranas y los restos con instrumentos de vitrectomía.
- Por lo general, la aspiración quirúrgica del material es suficiente para controlar la PIO y la inflamación.

REFERENCIAS

1. Lim MC, Doe EA, Vroman DT, et al. Late onset lens particle glaucoma as a consequence of spontaneous dislocation of an intraocular lens in pseudoexfoliation syndrome. *Am J Ophthalmol.* 2001;132(2):261–263.
2. Epstein D, Jedziniak J, Grant W. Obstruction of aqueous outflow by lens particles and by heavy-molecular-weight soluble lens proteins. *Invest Ophthalmol Vis Sci.* 1978;17(3):272–277.
3. Smith C. Effect of neodynium: YAG posterior capsulotomy on outflow facility. *Glaucoma.* 1984;6:171.
4. Barnhorst D, Meyers S, Myers T. Lens-induced glaucoma 65 years after congenital cataract surgery. *Am J Ophthalmol.* 1994;188:807–808.
5. Yihua S, Mao Z, Liu Y, et al. Late-onset lens particle glaucoma as a consequence of posterior capsule rupture after pars plana vitrectomy. *Eye Sci.* 2012;27(1):47–49.
6. Rathinam SR, Cunningham ET. Spontaneous hyphema and acute ocular hypertension associated with severe lens-induced uveitis. *Eye.* 2010;24(12):1822–1824.

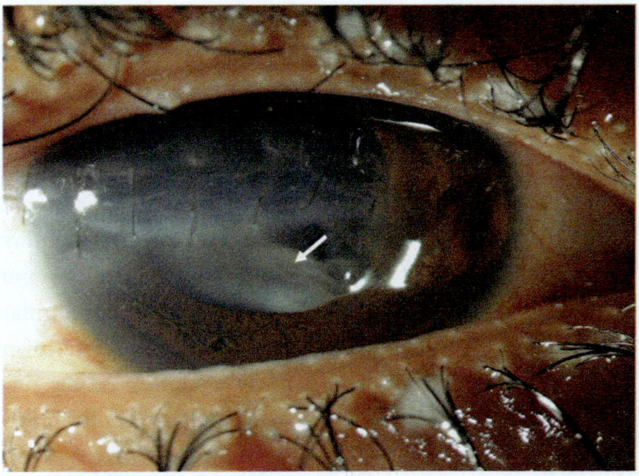

FIGURA 13-5. Glaucoma por partículas del cristalino. Cápsula del cristalino alterada con subluxación del cristalino (*flecha blanca*) en una lesión por rotura del globo que provoca inflamación de la cámara anterior y presión intraocular elevada.

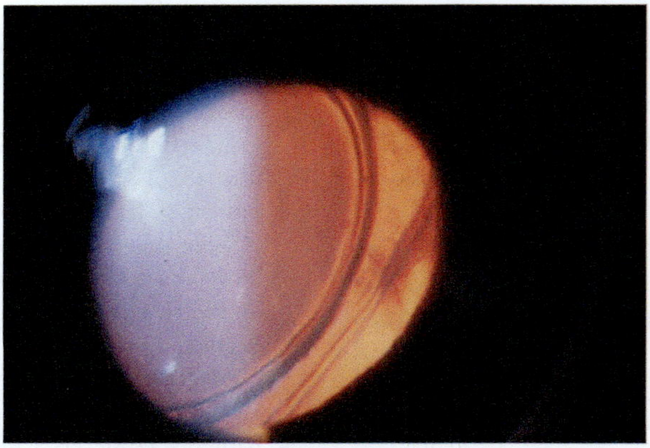

FIGURA 13-6. Seudoexfoliación. Lente intraocular de cámara posterior (LIOCP) subluxado en un paciente con seudoexfoliación. Este paciente desarrolló glaucoma por partículas del cristalino debido a la liberación de la corteza del cristalino después de la luxación del LIOCP.

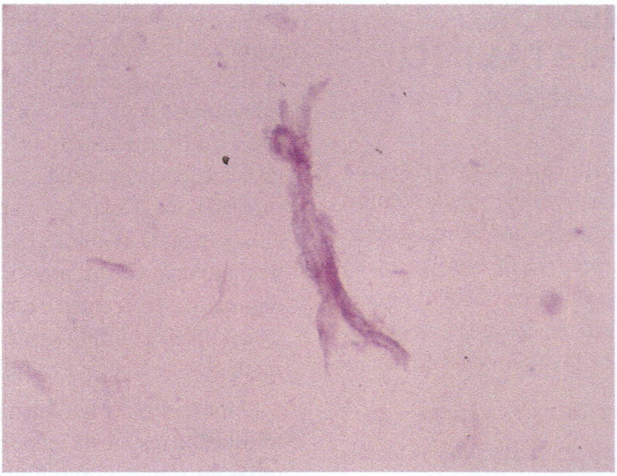

FIGURA 13-7. Fibra del cristalino. Fibra del cristalino recuperada del aspirado acuoso del ojo que se muestra en la figura 13-6.

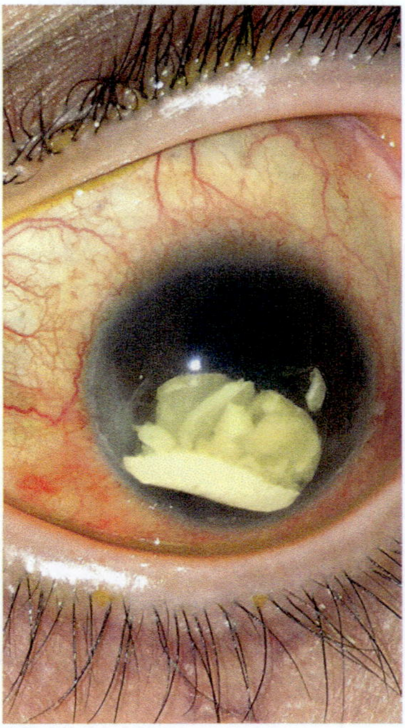

FIGURA 13-8. Glaucoma por partículas del cristalino. Cristalino necrótico y saco capsular en la cámara anterior causando altas presiones intraoculares. (Cortesía de Stan H. Feil, MD, Visalia Eye Center, Visalia, CA).

UVEÍTIS INDUCIDA POR EL CRISTALINO (FACOANAFILAXIA)

La UIC, también conocida como uveítis o endoftalmitis facoanafiláctica, puede confundirse con las dos entidades anteriores, aunque suele asociarse con hipotonía. Se trata de una inflamación granulomatosa poco frecuente que se desarrolla en situaciones en las que el sistema inmunológico se expone a proteínas del cristalino:

- Después de la extracción de cataratas
- Luego de una rotura traumática de la cápsula del cristalino
- Posterior a la extracción de catarata en un ojo seguida de la extracción de catarata o catarata madura permeable en el otro ojo

El tiempo transcurrido entre el acontecimiento desencadenante y la aparición de la uveítis es muy variable en la literatura. La UIC se ha descrito en las 2 semanas posteriores a un traumatismo ocular.[1] En ojos seudofáquicos, el tiempo transcurrido entre la intervención quirúrgica y la aparición de la facoanafilaxia oscila entre 2 días y 59 años. Un estudio de caso reporta sospecha de UIC 15 años después de la facoemulsificación inicial.[2]

Fisiopatología

- Antes se pensaba que la UIC representaba un rechazo inmunológico a proteínas del cristalino previamente secuestradas. Sin embargo, pueden encontrarse proteínas cristalinianas en el humor acuoso de los ojos normales. Ahora se cree que se produce una alteración de la tolerancia inmunológica a las proteínas del cristalino, porque no todos los ojos con cápsulas del cristalino alteradas desarrollan UIC, mientras que el rechazo de los injertos de tejido extraño se aproxima a 100%.[3] Cousins y Kraus-Mackiw[4] especulan que la UIC es un espectro de enfermedades que puede explicarse por mecanismos autoinmunes, infecciosos y tóxicos.
- La teoría autoinmune nunca se ha demostrado en ojos humanos. Sin embargo, la endoftalmitis granulomatosa experimental inducida por el cristalino en ratas se parece mucho a la UIC. Los animales se sensibilizan a los homogeneizados del cristalino y, tras la lesión quirúrgica del cristalino, desarrollan una uveítis con histología similar a la UIC. Se ha demostrado que las células T son un requisito para la inducción de la UIC experimental.[5] La respuesta inmune mediada por células, los macrófagos, los mastocitos y otros elementos pueden contribuir. La degranulación de los mastocitos se observa con regularidad en la enfermedad experimental, y los complejos inmunes parecen ser el principal mediador de la respuesta inflamatoria.[6]
- El mecanismo infeccioso postula que se monta una respuesta inflamatoria contra bacterias resistentes como *Propionibacterium acnes* que se encuentran en el material del cristalino o que las bacterias instigan una pérdida de tolerancia inmunológica en el ojo. Por último, la teoría de la toxicidad del cristalino puede describirse como material del cristalino que desencadena directamente una reacción inflamatoria sin inmunidad previa. Las tres entidades son posibilidades en la explicación de la UIC, pero ninguna se ha demostrado hasta ahora.
- Desafortunadamente, la UIC se diagnostica a menudo después de la enucleación, cuando se puede examinar la histología. La histología de la UIC puede describirse como una inflamación granulomatosa por zonas con tres poblaciones de tipos celulares que se encuentran en capas alrededor del material del cristalino (**fig. 13-9**):
    1. Zona 1: los neutrófilos rodean e infiltran estrechamente el cristalino.
    2. Zona 2: una zona secundaria de monocitos, macrófagos, células epitelioides y células gigantes rodea a los neutrófilos.
    3. Zona 3: un infiltrado inespecífico de células mononucleares forma la zona externa de la inflamación.

La respuesta inflamatoria puede provocar fibroplasia. En un caso se describe una reacción exuberante de células fusiformes al material del cristalino que dio lugar a una gran masa inflamatoria intraocular 47 años después del traumatismo inicial.[3]

Historia clínica

Los pacientes presentan dolor, disminución de la visión y enrojecimiento de los ojos.

Examen clínico

- La presentación puede ser variable y puede manifestarse como una inflamación de bajo grado del segmento anterior, en especial después de la cirugía de cataratas.
    - Una vez que el material restante del cristalino se reabsorbe, la inflamación se resuelve.
- La panuveítis con hipopion representa una presentación más grave que es difícil de distinguir de la endoftalmitis (**fig. 13-10**). Suele haber antecedentes de retención de fragmentos de cristalino en el vítreo. La reacción inflamatoria granulomatosa puede aparecer días o meses después de la disrupción del cristalino.
- La UIC suele asociarse con hipotonía más que con elevación de la PIO, aunque puede haber presiones elevadas.[6] Hay precipitados queráticos y las sinequias pueden provocar bloqueo pupilar o glaucoma de ángulo cerrado.

Pruebas especiales

Los aspirados de humor acuoso o vítreo con cultivos bacterianos negativos pueden ayudar a diferenciar la UIC de la endoftalmitis bacteriana, pero la citología rara vez es útil. La ecografía puede ayudar a localizar grandes fragmentos de cristalino en la cámara vítrea en caso de cirugía de cataratas o traumatismo.

Tratamiento

- Si no se trata, una uveítis implacable puede provocar ptisis bulbar. Los esteroides tópicos, subtenonianos y orales pueden utilizarse como medida temporal, y la terapia conservadora solo puede ser adecuada si el material del cristalino se reabsorbe sin inflamación destructiva.
- El tratamiento definitivo consiste en la extracción de los fragmentos de cristalino, de forma óptima mediante vitrectomía vía *pars plana*.
- Históricamente, el pronóstico de los casos graves de UIC ha sido muy malo; pero actualmente, con mejores técnicas y equipos quirúrgicos, está mejorando la posibilidad de conservar una buena visión.[7]

REFERENCIAS

1. Perlman EM, Albert DM. Clinically unsuspected phacoanaphylaxis after ocular trauma. *Arch Ophthalmol.* 1977;95(2):244–246.
2. Kang HM, Park JW, Chung EJ. A retained lens fragment induced anterior uveitis and corneal edema 15 years after cataract surgery. *Korean J Ophthalmol.* 2011;25(1):60–62.
3. Guffey Johnson J, Margo CE. Intraocular inflammatory mass associated with lens-induce uveitis. *Surv Ophthalmol.* 2017;62(4):541–545.
4. Cousins SW, Kraus-Mackiw E. *Ocular Infection & Immunity*. 1st ed. Mosby; 1996:1552.
5. Marak G. Phacoanaphylactic endophthalmitis. *Surv Ophthalmol.* 1992;36:325–339.
6. Rathinam S, Cunningham ET. Spontaneous hyphema and acute ocular hypertension associated with severe lens-induced uveitis. *Eye (Lond).* 2010;24(12):1822–1824.
7. Oruc S, Kaplan H. Outcome of vitrectomy for retained lens fragments after phacoemulsification. *Ocul Immunol Inflamm.* 2001;9(1):41–47.

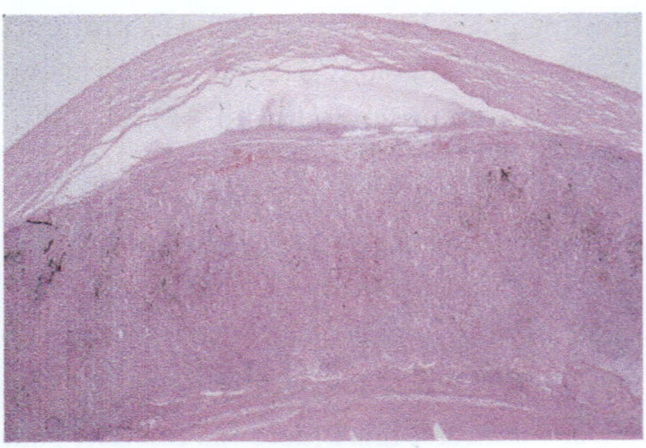

FIGURA 13-9. Uveítis inducida por el cristalino (UIC). Formación granulomatosa por zonas en un paciente con UIC. (Cortesía de Donald L. Budenz, MD, Bascom Palmer Eye Institute, Miami, FL).

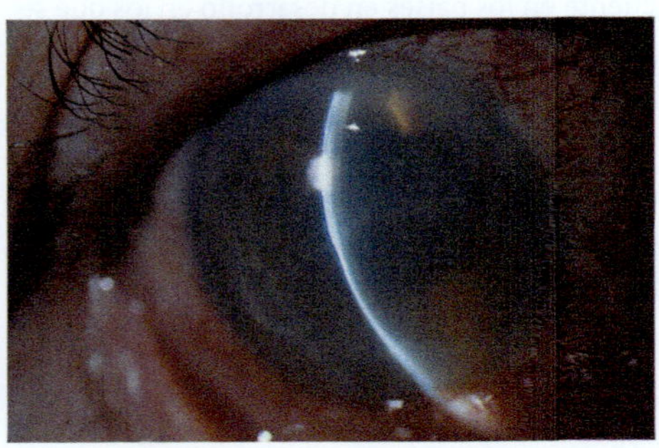

FIGURA 13-10. Uveítis inducida por el cristalino (UIC). Inflamación grave de la cámara anterior, hipopion y edema corneal en un paciente con UIC. (Cortesía de Donald L. Budenz, MD, Bascom Palmer Eye Institute, Miami, FL).

GLAUCOMA FACOMÓRFICO

El glaucoma facomórfico es el resultado del cierre del ángulo secundario a un cristalino maduro o hipermaduro. Puede distinguirse de las entidades anteriores por el aspecto clínico de un cristalino intumescente, una cámara anterior poco profunda y el cierre del ángulo.

Fisiopatología

- El glaucoma facomórfico es una secuela directa de un cristalino maduro o hipermaduro que se ha vuelto intumescente, provocando el apiñamiento de las estructuras del segmento anterior.[1]
- En la fase inicial, el bloqueo pupilar puede causar una PIO elevada. Más adelante, el tamaño creciente del cristalino empuja hacia delante al iris en la periferia, bloqueando el flujo de salida a través de la malla trabecular. La malla trabecular también puede bloquearse mecánicamente en la *ectopia lentis*, una afección causada por un aparato zonular defectuoso y una subluxación/dislocación del cristalino. Entre ellas se incluyen el síndrome de Weill-Marchesani, la hiperlisinemia, la deficiencia de sulfito-oxidasa y los traumatismos. La luxación puede provocar bloqueo pupilar y el consiguiente glaucoma de ángulo cerrado.[2]
- El glaucoma facomórfico es una afección frecuente en los países en desarrollo en los que se retrasa la cirugía de cataratas.
- El pronóstico visual es malo, ya que un estudio indica que solo 57% de 49 pacientes con glaucoma facomórfico alcanzaron una agudeza visual de 6/12 o superior, aunque otro estudio indica que más de 80% de los pacientes experimentaron cierta mejoría visual a largo plazo y normalización de la PIO tras la extracción de cataratas. Otro estudio reportó una agudeza de 6/12 o mejor en 72% de los pacientes con síntomas de menos de 2 semanas de duración. Sin embargo, se observaron daños en el disco óptico en 80% de los casos con síntomas de más de 2 semanas de duración.[3] Un mejor resultado visual parece estar relacionado con una menor duración de la PIO elevada.[4,5]

Historia clínica

Los pacientes presentan disminución crónica o aguda de la visión, dolor ocular, cefalea y fotofobia.[6]

Examen clínico

- El fondo del problema es la catarata madura o hipermadura que causa una cámara anterior estrecha (**fig. 13-11**). La pupila puede estar en dilatación media con o sin iris bombé, y la gonioscopia revela cierre del ángulo. El mayor factor de riesgo para el desarrollo de una PIO elevada es una cámara anterior poco profunda.[3]
- La PIO es elevada debido a la obstrucción del flujo de salida acuoso y, en consecuencia, la córnea puede estar edematosa (**fig. 13-12**).

Pruebas especiales

La tomografía de coherencia óptica del segmento anterior muestra una distancia de apertura del ángulo pequeño (AOD750, una medida del estrechamiento del ángulo), profundidad de la cámara anterior, área de la cámara anterior y anchura de la cámara anterior. Puede haber un valor relativamente alto de la bóveda del cristalino.[7]

La ultrabiomicroscopia también puede mostrar una cámara anterior poco profunda y cierre del ángulo, así como un cristalino grande e intumescente (**fig. 13-13**).[8]

Tratamiento

- La terapia médica para suprimir la formación acuosa es la primera línea de tratamiento. Los mióticos pueden aumentar el contacto entre el cristalino y el iris y no deben utilizarse.[1]
- Debe realizarse una iridotomía con láser para aliviar cualquier componente de bloqueo pupilar. La iridotomía puede abrir el ángulo, reducir

la PIO y permitir que el ojo se calme antes de la extracción de cataratas. También puede dar al clínico la oportunidad de examinar el ángulo en busca de sinequias anteriores periféricas.[6]

- El grado de cicatrización del ángulo puede indicar la necesidad de cirugía para glaucoma, ya sea en el momento de la extracción de las cataratas o en el futuro. En un estudio se observó una tasa de 20% de progresión del glaucoma en 2 años, lo que indica que estos pacientes necesitan un seguimiento a largo plazo.[5]
- El tratamiento definitivo del glaucoma facomórfico es la extirpación del cristalino intumescente. En una serie de casos se informó que la cirugía manual de cataratas con incisión pequeña era un tratamiento seguro y eficaz en los países en desarrollo, donde esta entidad es más frecuente, pero la facoemulsificación también ha demostrado ser una técnica eficaz.[9,10] Conjuntos de datos posteriores más amplios muestran que dichas cirugías tienen más probabilidades de alcanzar presiones inferiores a 21 mm Hg cuando se realizan en la semana siguiente al inicio de los síntomas.[11]
- La capsulorrexis en el caso de un cristalino denso puede facilitarse mediante la tinción con azul tripán de la cápsula anterior.

REFERENCIAS

1. Liebmann JM, Ritch R. *Glaucoma Associated with Lens Intumescence and Dislocation*. Vol 2. 2nd ed. Mosby-Year Book; 1996:1033–1053.
2. Papaconstantinou D, Georgalas I, Kourtis N, et al. Lens-induced glaucoma in the elderly. *Clin Interv Aging*. 2009;4:331–336.
3. Sharanabasamma M, Vaibhav K. Management and visual outcome in patients of lens-induced glaucomas at a tertiary eye care hospital in South India. *J Curr Glaucoma Pract*. 2016;10(2):68–75.
4. Prajna N, Ramakrishnan R, Krishnadas R, et al. Lens induced glaucomas—visual results and risk factors for final visual acuity. *Indian J Ophthalmol*. 1996;44(3):149–155.
5. Lee J, Lai J, Yick D, et al. Retrospective case series on the long-term visual and intraocular pressure outcomes of phacomorphic glaucoma. *Eye (Lond)*. 2010;24(11):1675–1680.
6. Tomey K. Neodynium: YAG laser iridotomy in the initial management of phacomorphic glaucoma. *Ophthalmology*. 1992;99:660–665.
7. Mansouri M, Ramezani F, Moghimi S, et al. Anterior segment optical coherence tomography parameters in phacomorphic angle closure and mature cataracts. *Invest Ophthalmol Vis Sci*. 2014;55(11):7403–7409.
8. Dada T, Gadia R, Ajay S, et al. Ultrasound biomicroscopy in glaucoma. *Surv Ophthal*. 2011; 56:433–450.
9. Lee S, Lee C, Kim W. Long-term therapeutic efficacy of phacoemulsification with intraocular lens implantation in patients with phacomorphic glaucoma. *J Cataract Refract Surg*. 2010;36(5):783–789.
10. Ramakrishanan R, Maheshwari D, Kader M, et al. Visual prognosis, intraocular pressure control and complications in phacomorphic glaucoma following manual small incision cataract surgery. *Indian J Ophthalmol*. 2010;58(4):303–306.
11. Chandrashekharan S, Chakrabarty S, Tanwar M, Madhuvarasu B, Uduman MS, Ramakrishnan R. Outcomes and favourable prognostic factors in patients of phacomorphic and phacolytic glaucoma managed by manual small-incision cataract surgery: a retrospective study. *Indian J Ophthalmol*. 2022;70(4):1216–1221.

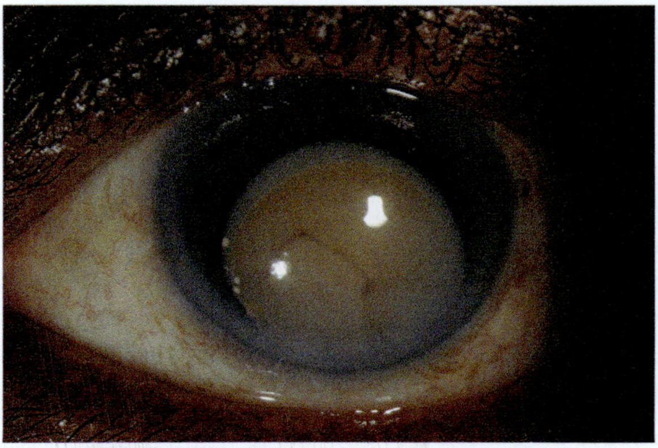

FIGURA 13-11. Glaucoma facomórfico. Cristalino hiperdenso que provoca una cámara anterior poco profunda. El cristalino está dislocado inferiormente. (Cortesía de Richard K. Lee, MD, PhD, Bascom Palmer Eye Institute, Miami, FL).

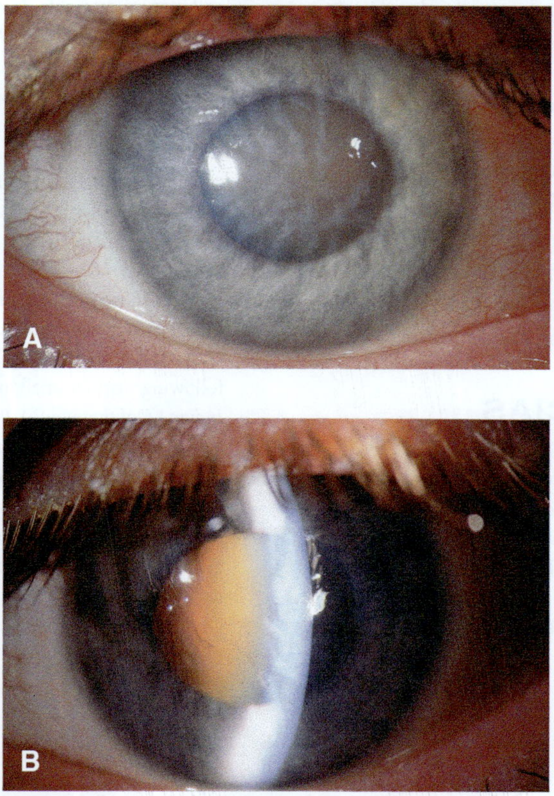

FIGURA 13-12. Glaucoma facomórfico. A. Fotografía con lámpara de hendidura de un ojo con glaucoma facomórfico. Se observan los pliegues en la membrana de Descemet de una córnea edematosa y la catarata brunescente oscura. **B.** Fotografía de haz de hendidura del mismo ojo que muestra la inflamación corneal y la cámara anterior estrecha. (Cortesía de Douglas J. Rhee, MD, Wills Eye Hospital, Filadelfia, PA).

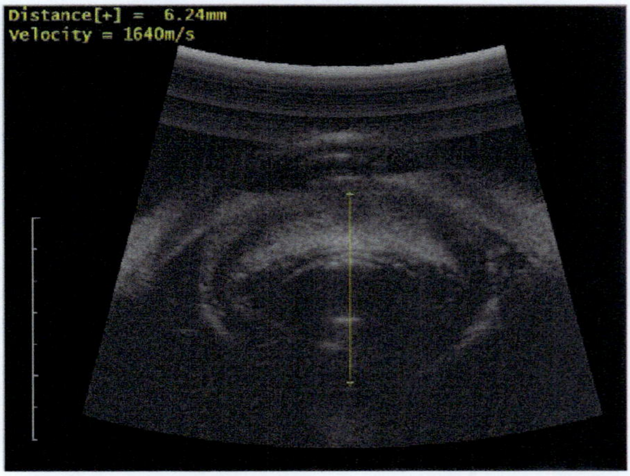

FIGURA 13-13. **Glaucoma facomórfico.** Ultrabiomicroscopia de un cristalino facomórfico intumescente que provoca el cierre del ángulo y presiones intraoculares elevadas. (Cortesía de Cynthia L. Grosskreutz, MD PhD, en Massachusetts Eye and Ear y VP/Global Head of Ophthalmology en Novartis).

CAPÍTULO

14

Glaucoma traumático

Angela V. Turalba

INTRODUCCIÓN

Después de un traumatismo ocular, los pacientes a menudo pueden desarrollar dificultades para controlar la presión intraocular. La presión intraocular puede estar elevada o el ojo puede estar hipotónico. Los pacientes pueden tener dificultades de forma aguda o durante muchos años después de la lesión. En ambos casos, una anamnesis y una exploración minuciosas determinarán a menudo la causa y la gravedad de la lesión intraocular, así como el tratamiento y el seguimiento adecuados. Las lesiones de globo abierto y cerrado pueden dañar cualquiera de las estructuras oculares. Este capítulo se centra en los hifemas traumáticos, la recesión angular y las hendiduras de ciclodiálisis.

HIFEMA TRAUMÁTICO

El término *hifema* se refiere a la presencia de sangre en la cámara anterior. La cantidad de sangre puede ser microscópica, lo que se denomina *microhifema,* visible solo con la lámpara de hendidura como eritrocitos (glóbulos rojos) no estratificados en el humor acuoso. Los eritrocitos también pueden formar capas o coágulos en la cámara anterior (**figs. 14-1** a **14-3**). A medida que la sangre se aclara de la cámara anterior, se deposita en el ángulo y solo es visible en la gonioscopia. Un *hifema total* se refiere a sangre en capas que llena toda la cámara anterior (**fig. 14-4**). Un hifema total coagulado y de color negro se denomina *hifema en bola ocho* (**fig. 14-5**). El hifema traumático puede ser el resultado de una lesión contusa o penetrante del globo. La mayoría de los hifemas se resuelven de manera gradual sin secuelas; sin embargo, pueden producirse complicaciones como resangrado, aumento de la presión intraocular y tinción corneal por la sangre (**fig. 14-6**). Después de la desaparición de un hifema, las cataratas traumáticas y el daño del iris se hacen más evidentes (**figs. 14-7** y **14-8**).

Epidemiología

- Los hifemas traumáticos son más frecuentes en hombres jóvenes activos, con una proporción hombre-mujer de aproximadamente 3:1. En general, el riesgo de complicaciones como nuevas hemorragias, presión intraocular incontrolada o tinción corneal aumenta con el tamaño del hifema. Sin embargo, los pacientes con hemoglobinopatías falciformes son la excepción. Estos pacientes tienen un mayor riesgo de complicaciones independientemente del tamaño del hifema.

- El resangrado se produce hasta en 35% de los pacientes. La mayoría de los episodios de resangrado se producen entre 2 y 5 días después de la lesión inicial. El resangrado suele ser mayor que el hifema original y más propenso a complicaciones.

Fisiopatología

- Los traumatismos contusos causan fuerzas de compresión que provocan el cizallamiento del iris y de los vasos del cuerpo ciliar. Los desgarros en el cuerpo ciliar provocan daños en el círculo arterial mayor del iris. Las lesiones penetrantes pueden causar daños directos en los vasos sanguíneos. Los coágulos obstruyen estos vasos sanguíneos dañados y se produce una nueva hemorragia a medida que estos coágulos se retraen y se lisan (**fig. 14-2B**).
- La presión intraocular aumenta de forma aguda a medida que los eritrocitos, las células inflamatorias y los restos obstruyen la malla trabecular (**fig. 14-1C**). La presión intraocular elevada también puede ser el resultado del bloqueo pupilar causado por el coágulo en la cámara anterior. Los hifemas en bola ocho a menudo causan esta forma de bloqueo pupilar y pueden alterar la circulación acuosa (**fig. 14-5**). El deterioro de la circulación acuosa provoca una disminución de la concentración de oxígeno en la cámara anterior, lo que da lugar al aspecto negro del coágulo.
- En los pacientes con anemia o rasgo falciforme, la drepanocitosis hace que los eritrocitos sean rígidos y queden atrapados con facilidad en la malla trabecular, lo que provoca una presión intraocular elevada incluso en presencia de un hifema pequeño. Los pacientes con anemia falciforme están sujetos a oclusión vascular y daño al nervio óptico a presiones intraoculares más bajas como resultado del compromiso microvascular.

Historia clínica y exploración

- Para los pacientes que presentan un hifema traumático, es importante una evaluación exhaustiva del momento y la naturaleza del traumatismo para determinar la probabilidad de lesiones adicionales y la necesidad de observación y tratamiento estrechos. Los pacientes pueden ser asintomáticos o presentar disminución de la visión, fotofobia y dolor. El aumento de la presión intraocular puede ir acompañado de náusea y vómito. Puede haber indicios de traumatismo orbitario o daños en otros tejidos oculares.
- Lámpara de hendidura: el examen con lámpara de hendidura puede mostrar eritrocitos circulantes solos o en combinación con un hifema estratificado en la cámara anterior. Cuando hay presión intraocular elevada asociada con un gran hifema, puede producirse tinción corneal por sangre (**fig. 14-6**). Puede haber evidencia de traumatismos en otras estructuras oculares, como cataratas (**fig. 14-7**), facodonesis, hemorragia subconjuntival, cuerpos extraños, laceraciones o daños en el iris, como desgarros del esfínter, iridodiálisis o aniridia traumática (**fig. 14-8**).
- Gonioscopia: debe retrasarse hasta que haya pasado el riesgo de resangrado. Cuando se realiza entre 3 y 4 semanas después de la lesión inicial, el ángulo puede aparecer sin daños o mostrar sangre residual (**fig. 14-1C**) o recesión del ángulo (**fig. 14-9**). En ocasiones, pueden presentarse sinequias anteriores periféricas o una hendidura de ciclodiálisis (**fig. 14-10A**).
- Polo posterior: el polo posterior puede mostrar evidencias de traumatismo contuso o penetrante. Puede haber conmoción retiniana, ruptura coroidea, desprendimientos de retina, cuerpos extraños intraoculares o hemorragia vítrea. La depresión escleral debe retrasarse hasta que haya pasado el riesgo de resangrado. Una hemorragia vítrea persistente también puede causar presiones intraoculares elevadas en forma de glaucoma de células fantasma.

A diferencia de los típicos eritrocitos que se observan en los hifemas, en la cámara anterior pueden observarse células fantasma de color marrón. Las células fantasma son eritrocitos degenerados que obstruyen la malla trabecular en su camino desde el segmento posterior a la cámara anterior, presumiblemente a través de una rotura en la cara hialoidea anterior.

Pruebas especiales

- Debe realizarse ecografía modo B en cualquier paciente en el que no pueda visualizarse el polo posterior. La ecografía puede ayudar a identificar anomalías del cristalino, patología del segmento posterior o cuerpos extraños intraoculares ocultos (**figs. 14-7E** y **14-8D, E**). Debe realizarse una tomografía computarizada de las órbitas si existe sospecha clínica de fracturas orbitarias o cuerpos extraños intraoculares.
- Todo paciente de ascendencia africana o hispana o con antecedentes familiares positivos debe someterse a una preparación para drepanocitosis o electroforesis de hemoglobina para determinar la presencia de hemoglobinopatías falciformes.

Tratamiento

- Se protege el ojo afectado y, por lo general, se restringe la actividad del paciente. Se pide al paciente que mantenga la cabecera de la cama elevada para permitir que la sangre se asiente por debajo del eje visual (**fig. 14-3**). Se indica al paciente que evite el ácido acetilsalicílico y los agentes no esteroideos. Se administran ciclopléjicos y esteroides tópicos para tratar la inflamación y prevenir la formación de sinequias. Puede administrarse ácido aminocaproico, un antifibrinolítico, por vía sistémica para prevenir nuevas hemorragias. El ácido aminocaproico puede causar hipotensión postural, náusea y vómito, por lo que debe evitarse en pacientes embarazadas y en aquellos con enfermedades cardiacas, hepáticas o renales.
- La presión intraocular elevada se trata tópicamente con betabloqueadores, alfa-agonistas o inhibidores de la anhidrasa carbónica (IAC). Los mióticos y los análogos de las prostaglandinas pueden aumentar la inflamación y deben evitarse en la medida de lo posible. También pueden administrarse IAC orales o intravenosos o agentes hiperosmóticos para reducir la presión intraocular. Sin embargo, estos agentes sistémicos deben evitarse en pacientes con hemoglobinopatías falciformes, ya que los IAC aumentan el pH del humor acuoso y los agentes hiperosmóticos pueden provocar hemoconcentración, lo que provoca un aumento de la falciformación.
- La intervención quirúrgica está indicada en pacientes con riesgo de tinción corneal por sangre (**fig. 14-6**), presión intraocular no controlada o dolor persistente. El momento de la intervención quirúrgica para el control de la presión intraocular depende de cada paciente. En un paciente con un nervio óptico sano, una presión intraocular de 60 mm Hg durante 2 días, 50 mm Hg durante 5 días o 35 mm Hg durante 7 días requiere una intervención quirúrgica. Los pacientes con nervios ópticos o endotelio corneal comprometidos requieren una intervención más temprana, al igual que los pacientes con anemia o rasgo drepanocítico. La intervención quirúrgica está indicada en pacientes con drepanocitosis con una presión intraocular superior a 24 mm Hg durante más de 24 horas.
- Las opciones quirúrgicas para remover el hifema incluyen el lavado de la cámara anterior, la expresión del coágulo en el limbo o el retiro con instrumentación de vitrectomía anterior. Si es posible, la extracción del coágulo debe realizarse entre 4 y 7 días después del traumatismo para evitar nuevas hemorragias. En algunos casos, se realiza simultáneamente un procedimiento filtrante para controlar la presión intraocular.

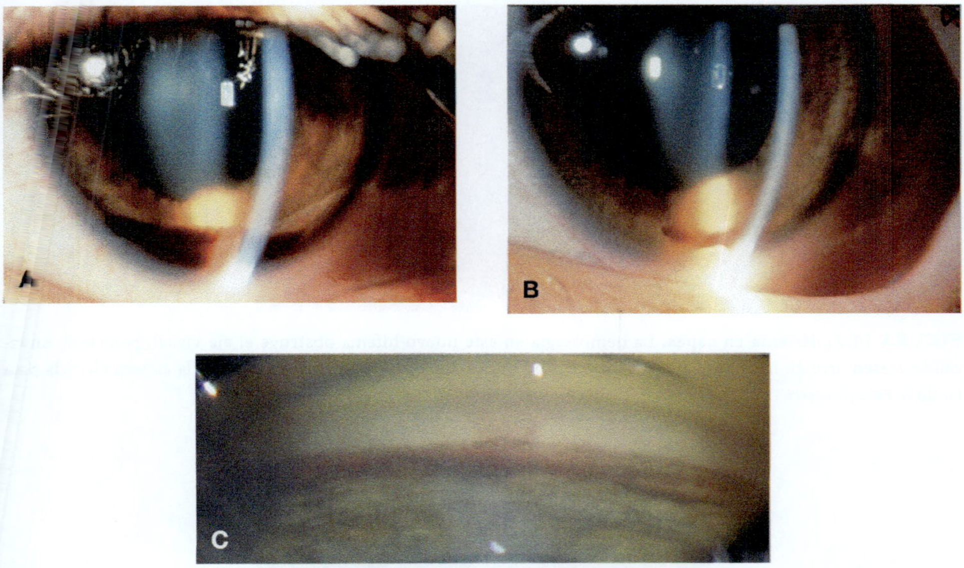

FIGURA 14-1. **Hifema pequeño. A.** Este pequeño hifema está estratificado inferiormente en la cámara anterior. La mayoría de los hifemas se reabsorben de forma gradual. **B.** El mismo ojo 4 días después tiene un coágulo mucho más pequeño en la cámara anterior. **C.** Este es otro ojo con presiones persistentemente elevadas 3 semanas después de una lesión, cuando el hifema estratificado ya no era evidente en el examen con lámpara de hendidura. La gonioscopia revela sangre residual en el ángulo.

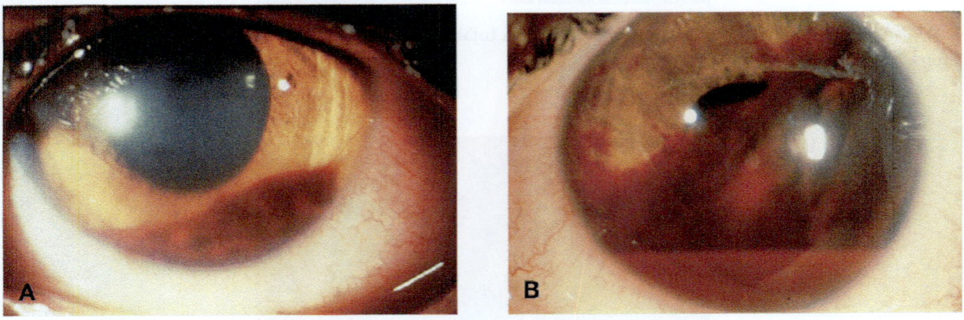

FIGURA 14-2. **Hifema traumático con resangrado. A.** Capas de sangre en la cámara anterior de este ojo con un hifema traumático. **B.** El mismo ojo vuelve a sangrar 24 horas después, lo que demuestra un aumento de la cantidad de sangre en la cámara anterior.

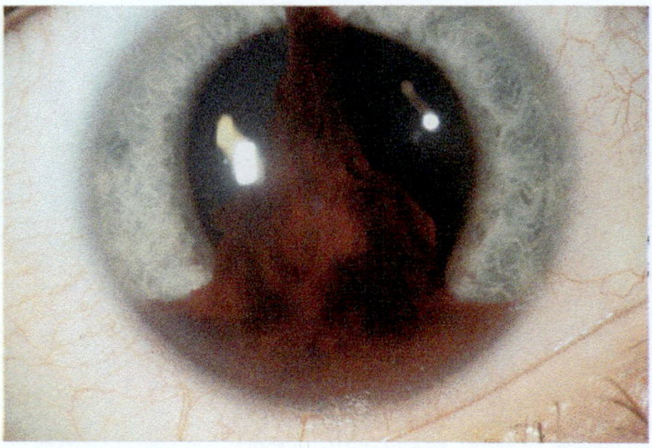

FIGURA 14-3. Hifema en capas. La hemorragia en este nuevo hifema obstruye el eje visual, pero está empezando a asentarse en la cámara anterior inferior. Se indica a los pacientes que mantengan la cabeza elevada para facilitar este proceso.

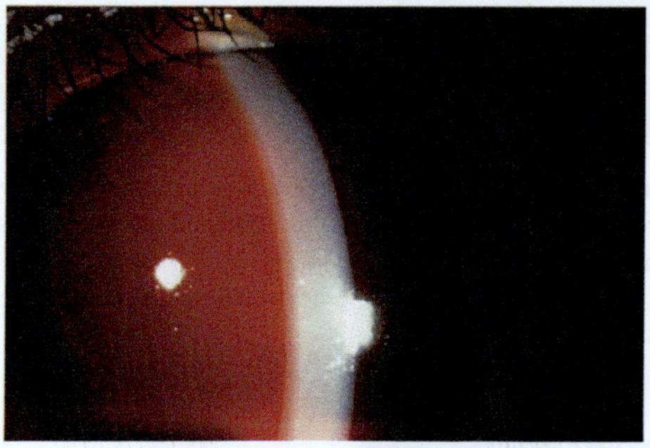

FIGURA 14-4. Hifema total. Se presenta un hifema total tras una lesión por una pelota de béisbol. La cámara anterior está llena de sangre roja brillante.

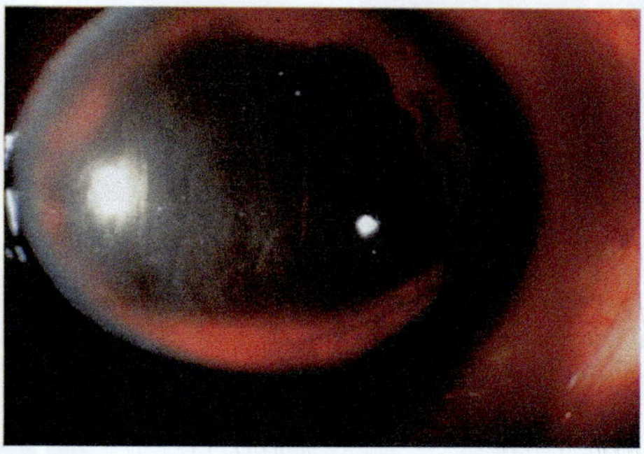

FIGURA 14-5. Hifema en bola ocho. El hifema en bola ocho es un coágulo total de la cámara anterior que adquiere su aspecto negro por la disminución de la oxigenación como consecuencia de la alteración de la circulación acuosa.

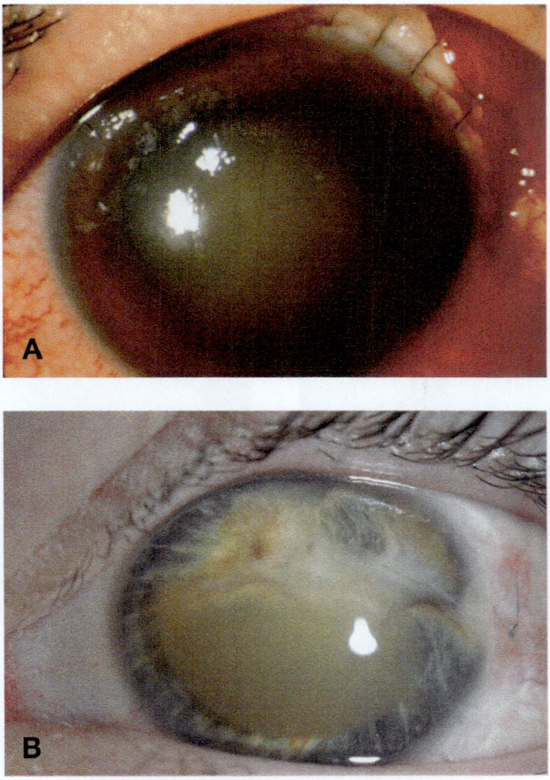

FIGURA 14-6. **Tinción corneal por sangre. A.** Tinicón corneal persistente por sangre en este ojo después de la evacuación quirúrgica del hifema. **B.** Unos meses después de una lesión ocular penetrante con hifema total, este ojo presenta tinción de sangre en la córnea central persistentes con aclaramiento periférico.

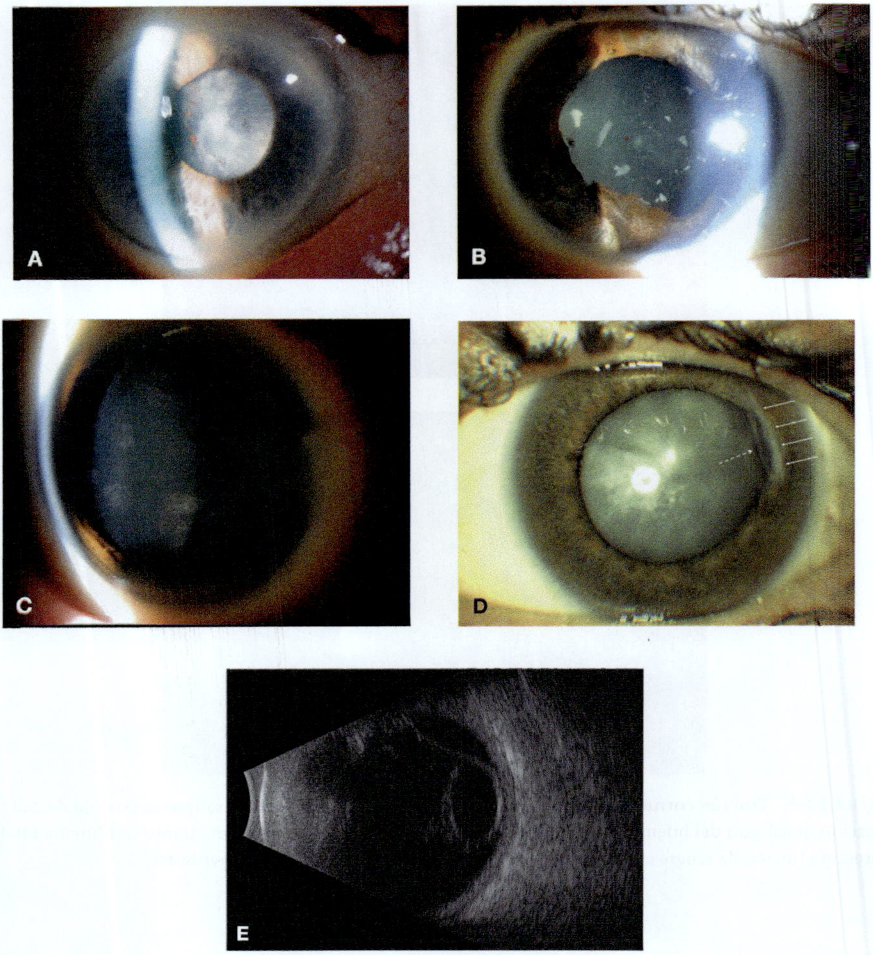

FIGURA 14-7. **Cataratas traumáticas. A.** Las cataratas traumáticas pueden aparecer de inmediato o meses después de lesiones oculares contusas o penetrantes. Este ojo tiene una catarata traumática completa que se desarrolló inmediatamente después de una lesión contusa, pero fue más evidente después de que se resolviera el hifema. **B.** Este paciente presentaba un gran hifema traumático asociado con presión intraocular elevada. Los desgarros del esfínter del iris, las sinequias posteriores y las manchas de glaucoma en el cristalino (*glaukomflecken*) se hicieron más evidentes después de la desaparición del hifema. **C.** Tras un traumatismo contuso en el ojo derecho, este paciente presentaba una midriasis traumática significativa y una catarata traumática dislocada con pérdida de zónulas del lado temporal. **D.** Este paciente tuvo un traumatismo penetrante que provocó una laceración corneal completa (*flechas sólidas*) con el correspondiente defecto en el cristalino (*flecha discontinua*) y una catarata traumática difusa. El paciente desarrolló un glaucoma por partículas del cristalino debido a la rotura de la cápsula del cristalino. **E.** Ecografía modo B realizada en un paciente con hifema total tras una lesión por cuerda de *bungee* que reveló un cristalino dislocado en la cavidad vítrea.

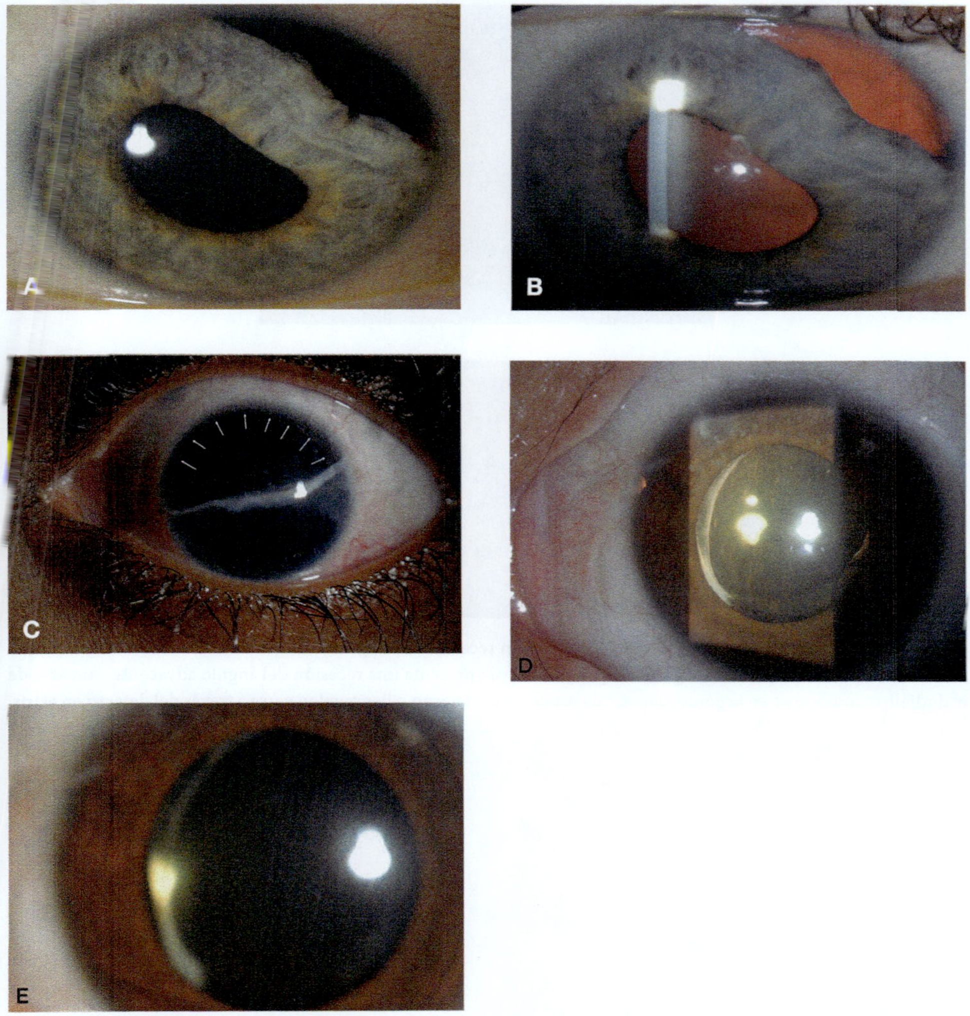

FIGURA 14-8. **Lesión del iris. A.** Un traumatismo contuso puede causar iridodiálisis o desgarros en la raíz del iris. **B.** La retroiluminación resalta la zona de iridodiálisis en el mismo paciente. **C.** Este paciente joven tiene aniridia traumática y afaquia como resultado de una lesión penetrante a través de la córnea. Las *flechas* señalan el borde del iris remanente. **D.** Un pequeño defecto superonasal del iris, que corresponde con una cicatriz corneal, representa el lugar de entrada de un cuerpo extraño metálico oculto, descubierto posteriormente en la *pars plana* meses después de la lesión. Este paciente desarrolló siderosis ocular, que se presentó con presiones intraoculares elevadas e iritis de bajo grado. **E.** En este paciente con siderosis ocular también se observaron depósitos de hierro en la córnea.

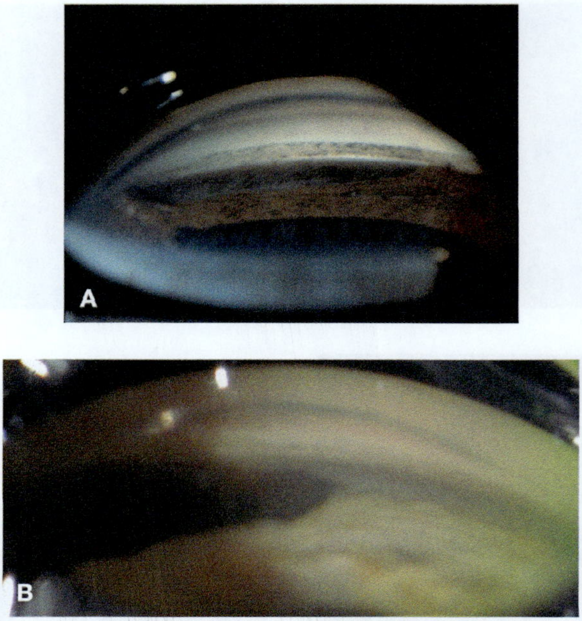

FIGURA 14-9. **Recesión del ángulo. A.** Este ojo con recesión del ángulo muestra un ensanchamiento irregular de la banda del cuerpo ciliar en la gonioscopia. **B.** Este ojo presenta una recesión del ángulo adyacente a un área de iridodiálisis como se ve en la gonioscopia. Los procesos del cuerpo ciliar pueden verse a través del defecto en el iris.

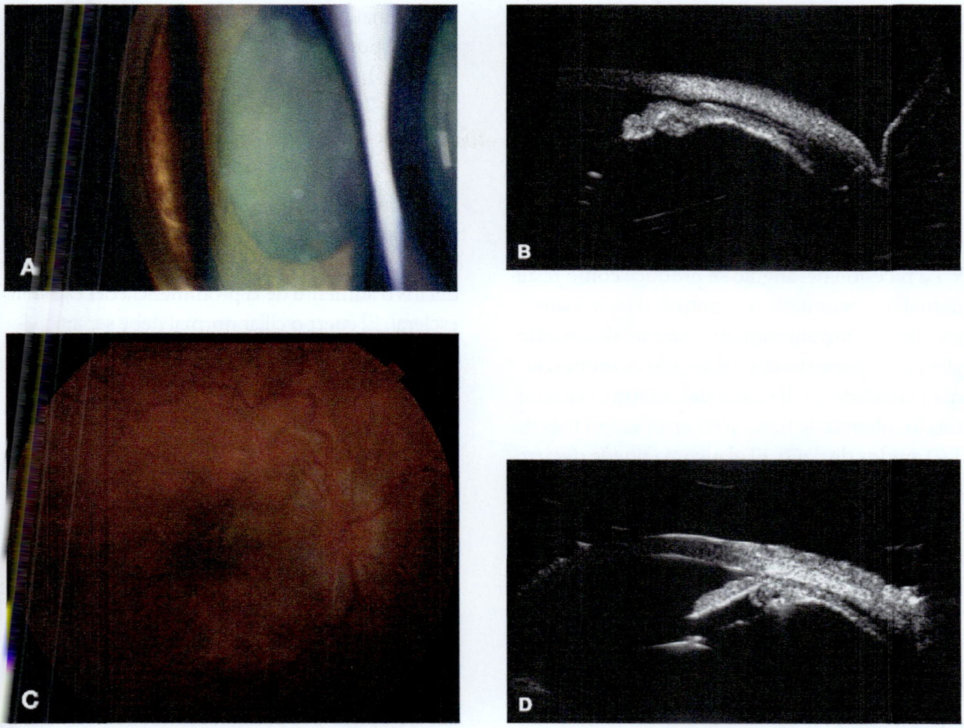

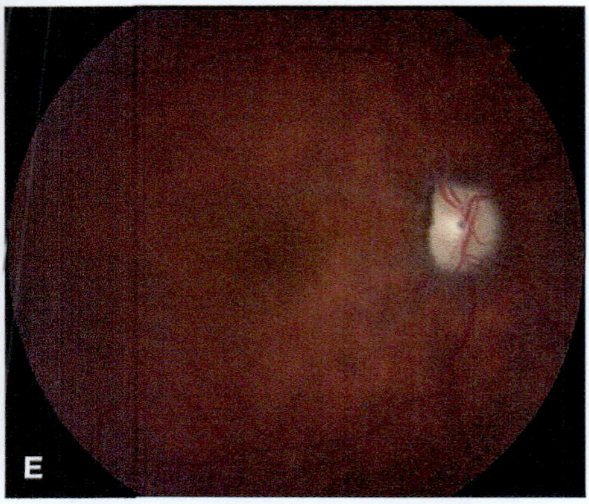

FIGURA 14-10. **Hendidura de ciclodiálisis. A.** Una hendidura de ciclodiálisis aparece como un receso angular profundo con un espacio entre la esclerótica y el cuerpo ciliar. **B.** En la ultrabiomicroscopia (UBM), una hendidura de ciclodiálisis puede verse como un espacio anormal entre el cuerpo ciliar y la esclerótica. **C.** Aquí se observa en el mismo paciente una maculopatía hipotónica con edema discal y pliegues maculares. **D.** Después de la ciclopexia directa y la sutura de un anillo de tensión capsular en el surco, la UBM muestra el cierre de la hendidura de ciclodiálisis. **E.** Posterior al cierre de la hendidura, se observa una mejoría de la maculopatía hipotónica con leves pliegues maculares residuales.

RECESIÓN DEL ÁNGULO

La *recesión del ángulo* se refiere a un desgarro del cuerpo ciliar entre las capas muscular longitudinal y circular. Clínicamente, existe un ensanchamiento anormal de la banda del cuerpo ciliar en la gonioscopia (**fig. 14-9**).

Epidemiología

- La recesión del ángulo se produce como resultado de un traumatismo contuso o penetrante en el segmento anterior. El riesgo de desarrollar glaucoma por recesión del ángulo es proporcional a la extensión del daño del cuerpo ciliar, con una incidencia de hasta 10% en ojos con más de 180 grados de daño. El glaucoma puede desarrollarse meses o años después de la lesión original.
- Los pacientes que desarrollan glaucoma por recesión angular pueden estar predispuestos al glaucoma de ángulo abierto, como lo demuestra el hecho de que hasta 50% de estos pacientes desarrollarán presiones elevadas en el ojo contralateral.

Fisiopatología

- La recesión del ángulo es causada por un desgarro entre las capas musculares circular y longitudinal del cuerpo ciliar. El glaucoma por recesión angular es el resultado de una disminución del flujo de salida. La alteración del flujo de salida puede producirse como resultado de un daño directo en la malla trabecular o como resultado de una proliferación endotelial similar a la membrana de Descemet sobre la malla trabecular.

Historia clínica y exploración

- Los pacientes presentan antecedente de trauma reciente o antiguo en el ojo afectado. Los pacientes pueden ser asintomáticos o presentar dolor, fotofobia y disminución de la visión como resultado de una presión intraocular elevada. Pueden presentar pérdida del campo visual o un defecto pupilar aferente debido a una lesión glaucomatosa del nervio óptico. También puede haber indicios de daño en otras estructuras oculares u orbitarias.
- Lámpara de hendidura: el examen con lámpara de hendidura puede mostrar evidencia de traumatismo previo. Puede haber tinción corneal por sangre o cicatrices (**figs. 14-6B** y **14-8C**), cataratas (**fig. 14-7**), facodonesis (**fig. 14-7C**), desgarros del esfínter del iris, defectos de transiluminación del iris o desgarros en la raíz del iris (iridodiálisis) (**fig. 14-8**).
- Gonioscopia: muestra un ensanchamiento irregular de la banda del cuerpo ciliar (**fig. 14-9**). Puede haber evidencia de desgarro de las apófisis del iris o aumento de la prominencia del espolón escleral. El cuerpo ciliar normal debe ser aproximadamente uniforme en su circunferencia y no tan ancho como la malla trabecular. En ocasiones, la formación de sinequias anteriores periféricas puede ocultar toda la extensión de la recesión angular resultante del traumatismo inicial. La comparación con el ojo no afectado suele ayudar en el diagnóstico.
- Polo posterior: puede mostrar indicios de traumatismo contuso o penetrante previo. Puede haber rupturas coroideas, desprendimientos de retina o hemorragia vítrea. También puede haber acopamiento asimétrico del nervio óptico por presión intraocular elevada en el ojo afectado.

Pruebas especiales

- Las pruebas de campo visual pueden demostrar una pérdida de campo glaucomatosa.

Tratamiento

- Los pacientes que presentan recesión del ángulo en la gonioscopia después de un traumatismo deben llevar un seguimiento indefinido para detectar la aparición de glaucoma. Si se detectan presiones intraoculares elevadas, suelen ser difíciles de controlar. En un inicio, pueden tratarse médicamente con supresores acuosos. Si es necesario, pueden añadirse hiperosmóticos. Los mióticos a menudo empeoran la recesión del ángulo, porque disminuyen el flujo uveoescleral en ojos que dependen del flujo uveoescleral para controlar la presión intraocular. La trabeculoplastia con láser tiene un éxito limitado en ojos con recesión del ángulo. Para controlar la presión intraocular en estos pacientes, suele ser necesario un procedimiento filtrante o la implantación de un dispositivo de drenaje para glaucoma.

HENDIDURA DE CICLODIÁLISIS

El término *hendidura de ciclodiálisis* se refiere a un desprendimiento focal del cuerpo ciliar de su inserción en el espolón escleral (**fig. 14-10A, B**). Puede producirse como consecuencia de un traumatismo contuso o penetrante o como complicación de una intervención quirúrgica intraocular y provoca hipotonía temporal o permanente.

Epidemiología

- Las hendiduras de ciclodiálisis que son consecuencia de traumatismos contusos o penetrantes son menos frecuentes que las recesiones angulares. Debe considerarse la presencia de una hendidura en cualquier ojo hipotónico con antecedentes de traumatismo o cirugía intraocular previa.

Fisiopatología

- El traumatismo provoca la separación del cuerpo ciliar de su unión al espolón escleral. Esto permite el paso directo del humor acuoso de la cámara anterior al espacio supracoroideo, lo que provoca hipotonía. El cierre espontáneo o inducido de la hendidura suele provocar una elevación aguda de la presión intraocular, ya que se interrumpe la vía primaria de salida del humor acuoso.

Historia clínica y exploración

- Los pacientes presentan antecedentes de traumatismo o cirugía intraocular en el ojo afectado. Pueden ser asintomáticos o presentar disminución de la visión. El ojo afectado puede estar hipotónico o tener presión intraocular elevada, dolor, fotofobia y enrojecimiento como resultado del cierre espontáneo de una fisura previa.
- Lámpara de hendidura: el examen con lámpara de hendidura puede mostrar indicios de traumatismo contuso o penetrante previo, como cicatrices corneales o tinción corneal, cataratas, alteración de las zónulas que sostienen el cristalino (facodonesis), desgarros del esfínter del iris o desgarros en la raíz del iris (iridodiálisis). También puede haber indicios de cirugía intraocular previa, como la colocación de un lente intraocular de cámara posterior o anterior. El ojo afectado puede estar hipotónico con pliegues corneales y una cámara anterior poco profunda en comparación con el ojo contralateral.
- Gonioscopia: demuestra un receso profundo del ángulo con una brecha entre la esclerótica y el cuerpo ciliar con la esclerótica blanca desnuda haciéndose más visible (**fig. 14-10A**). Esto contrasta con la recesión del ángulo, que aparece como una banda marrón o gris ensanchada del cuerpo ciliar. También puede haber recesión angular en el ojo afectado como resultado de un traumatismo.
- Polo posterior: la hipotonía puede dar lugar a derrames, desprendimientos y pliegues coroideos. La *maculopatía por hipotonía* se refiere a pliegues coroideos que afectan a la mácula y que a veces cursan con edema discal (**fig. 14-10C**). Los pacientes pueden experimentar una marcada disminución de la visión por esta causa. También puede haber evidencia de traumatismo previo, como ruptura coroidea, desprendimiento vítreo posterior o agujero macular.

Pruebas especiales

- Debe realizarse ecografía modo B en cualquier ojo postraumático hipotónico con una visión limitada del polo posterior para descartar una ruptura escleral oculta o un desprendimiento de retina. La ultrabiomicroscopia (UBM) es una herramienta de imagen útil para detectar hendiduras sospechosas y delinear la extensión de la hendidura para ayudar en la planificación del tratamiento con láser o quirúrgico (**fig. 14-10B**). También se utiliza para el seguimiento del cierre espontáneo o quirúrgico de una fisura (**fig. 14-10D**).

Tratamiento

- En ocasiones, el tratamiento médico con atropina puede provocar el cierre de la hendidura de ciclodiálisis. También pueden utilizarse el láser argón y la crioterapia para tratar hendiduras más pequeñas induciendo la cicatrización entre el cuerpo ciliar y la esclerótica. Sin embargo, las hendiduras de ciclodiálisis más grandes con hipotonía persistente requieren cierre quirúrgico. Tras el cierre de la hendidura, la presión intraocular suele aumentar de manera drástica y debe vigilarse estrechamente. En caso necesario, puede iniciarse tratamiento médico con supresores acuosos e hiperosmóticos. La maculopatía por hipotonía puede revertirse, aunque los pliegues residuales pueden persistir incluso tras la normalización de la presión intraocular (**fig. 14-10E**).

CAPÍTULO

15

Cierre primario agudo del ángulo y glaucoma primario de ángulo cerrado

Christopher Kai-Shun Leung

ANTECEDENTES

Definición

El cierre del ángulo se caracteriza por la aposición del iris a la malla trabecular o contacto trabecular del iris. Los mecanismos de esta anomalía anatómica pueden clasificarse en cuatro niveles estructurales:[1]

- El margen pupilar (p. ej., bloqueo pupilar)
- El cuerpo ciliar (p. ej., iris en meseta y quistes iridociliares)
- El cristalino (p. ej., glaucoma facomórfico)
- Posterior al cristalino (p. ej., glaucoma maligno)

La enfermedad por cierre primario del ángulo se refiere por lo general a la condición de un aumento de la resistencia al flujo del humor acuoso en el margen pupilar (es decir, bloqueo pupilar relativo).

El curso clínico puede clasificarse en tres etapas conceptuales:[2]

1. Sospechosos de cierre primario del ángulo: personas con ángulos estrechos, normalmente definidos cuando la malla trabecular posterior no puede verse más de 180 grados con gonioscopia en cuarto oscuro.
2. Cierre primario del ángulo: definido por la presencia de ángulos estrechos combinados con sinequias anteriores periféricas o presión intraocular elevada, sin evidencia de neuropatía óptica glaucomatosa.
3. Glaucoma primario de ángulo cerrado: cierre primario del ángulo combinado con evidencia de neuropatía óptica glaucomatosa.

Muchos pacientes con glaucoma primario de ángulo cerrado son asintomáticos durante muchos años (glaucoma crónico de ángulo cerrado) hasta que se produce un ataque agudo de ángulo cerrado o una pérdida grave de visión. El cierre agudo del ángulo denota una forma específica de cierre primario del ángulo caracterizado por una elevación aguda de la presión intraocular (por lo general > 40 mm Hg). Los pacientes con cierre agudo del ángulo refieren síntomas de dolor ocular, náusea o vómito y presentan signos de inyección conjuntival, edema epitelial corneal, pupila en midriasis media y cámara anterior poco profunda.

Fisiopatología

En la enfermedad por cierre primario del ángulo, el aumento de la resistencia en el margen pupilar eleva el gradiente de presión entre la cámara anterior (anterior al iris) y la cámara posterior (posterior al iris) (**fig. 15-1**). El iris tiene una configuración característica de curvatura hacia adelante, lo que provoca el estrechamiento del ángulo (sospecha de cierre primario del ángulo). La aposición extensa del iris periférico a la malla trabecular (es decir, contacto trabecular del iris) puede dar lugar a una elevación de la presión intraocular y a la formación de sinequias anteriores periféricas (cierre primario del ángulo). Si el grado de bloqueo pupilar relativo es extenso, puede producirse el cierre completo del ángulo, lo que produce un aumento repentino de la presión intraocular (cierre primario agudo del ángulo). Lo más frecuente es que el desarrollo del contacto trabecular del iris sea crónico y progresivo, y que la presión intraocular aumente de manera gradual a lo largo de los años, dando lugar a la degeneración del nervio óptico sin desarrollo de ningún síntoma (glaucoma primario de ángulo cerrado).

Epidemiología

Aunque el glaucoma de ángulo cerrado representa alrededor de 25% del glaucoma en todo el mundo, es responsable de casi la mitad de los casos de ceguera por glaucoma.[3] Es más frecuente en China, India y el sudeste asiático que en Europa y Latinoamérica. Una cámara anterior poco profunda, una longitud axial corta y un diámetro corneal pequeño son factores biométricos de riesgo de cierre primario del ángulo. La incidencia del cierre agudo del ángulo se ha estimado en un aproximado de 5 a 16 por 100000 al año en la población de 30 años o más.[4] Además de los factores de riesgo biométricos de cierre primario del ángulo, la edad superior a 60 años, el sexo femenino, los antecedentes familiares positivos y un cristalino grueso y voluminoso conllevan riesgos adicionales de ataque agudo.

Examen clínico

Gonioscopia

La gonioscopia es una técnica indispensable para visualizar las estructuras del ángulo y detectar el cierre angular. Es importante realizar la gonioscopia en una habitación por completo oscura, utilizando el menor cuadrado de luz para un haz de hendidura que active la pupila, ya que la iluminación con lámpara de hendidura puede estimular el reflejo pupilar a la luz y ensanchar el ángulo (**fig. 15-2**). Un ángulo estrecho suele definirse como un ángulo en el que no pueden verse más de 180 grados de la malla trabecular posterior. La gonioscopia de indentación es útil para diferenciar el cierre sinequial del cierre aposicional. El cierre sinequial se reconoce cuando existen adherencias adquiridas considerables entre el iris y la unión corneoescleral en el ángulo. Las sinequias anteriores periféricas pueden extenderse circunferencialmente, dando lugar al cierre sinequial y al aumento progresivo de la presión intraocular (**fig. 15-3**). La extensión de las sinequias anteriores periféricas se correlaciona con el riesgo de desarrollar glaucoma.

Ultrabiomicroscopia y tomografía de coherencia óptica

Aunque la evaluación del ángulo con gonioscopia es en gran medida cualitativa y subjetiva, puede obtenerse una medición objetiva y reproducible del ángulo de la cámara anterior con dispositivos de obtención de imágenes transversales, como la ultrabiomicroscopia (UBM, *ultrasound biomicroscopy*) y la tomografía de coherencia óptica (OCT, *optical coherence tomography*) (**fig. 15-4**). La OCT tiene una serie de ventajas sobre la UBM para la obtención de imágenes del ángulo de la cámara anterior. Es una técnica sin contacto, tiene una mayor resolución de imagen y es más precisa en la localización de la posición de interés para la evaluación en comparación con la UBM. Sin embargo, la UBM tiene una función única en la visualización del cuerpo ciliar. Se han desarrollado instrumentos comerciales de OCT del segmento anterior para la obtención de imágenes del ángulo de la cámara anterior[5] (**tabla 15-1**). Con la llegada de los sistemas de imagenología de alta resolución por OCT, se pueden examinar con mayor detalle las etructuras del ángulo, inclyendo el espolón escleral, la línea de Schwalbe, el canal de Schlemm y los canales colectores (**fig. 15-5**). Las imágenes de alta velocidad permiten evaluar el ángulo en 360 grados. La reconstrucción tridimensional mejora la visualización de los perfiles del iris y las configuraciones del ángulo (**fig. 15-6**). Los últimos modelos de OCT de barrido del segmento anterior (CASIA II, Tomey; ANTERION, Heidelberg Engineering) proporcionan una segmentación automática de las estructuras del segmento anterior y la cuantificación de las dimensiones del ángulo de la cámara anterior. El análisis de las dimensiones del ángulo de la cámara anterior en 360 grados puede mejorar la detección del cierre primario del ángulo (**fig. 15-7**). El examen del ángulo de la cámara anterior con OCT y UBM no solo aumenta el rendimiento diagnóstico para detectar el cierre del ángulo, sino que también mejora nuestra comprensión de la fisiopatología del cierre primario del ángulo.

REFERENCIAS

1. Ritch R, Liebmann JM, Tello C. A construct for understanding angle closure glaucoma: the role of ultrasound biomicroscopy. *Ophthalmol Clin North Am*. 1995;8:281–293.
2. Foster PJ, Buhrmann R, Quigley HA, et al. The definition and classification of glaucoma in prevalence surveys. *Br J Ophthalmol*. 2002;86:238–242.
3. Quigley HA, Broman AT. The number of people with glaucoma worldwide in 2010 and 2020. *Br J Ophthalmol*. 2006;90:262–267.
4. He M, Foster PJ, Johnson GJ, et al. Angle closure glaucoma in East Asian and European people. Different diseases? *Eye (Lond)*. 2006;20:3–12.
5. Leung CK, Weinreb RN. Anterior chamber angle imaging with optical coherence tomography. *Eye (Lond)*. 2011;25:261–267.

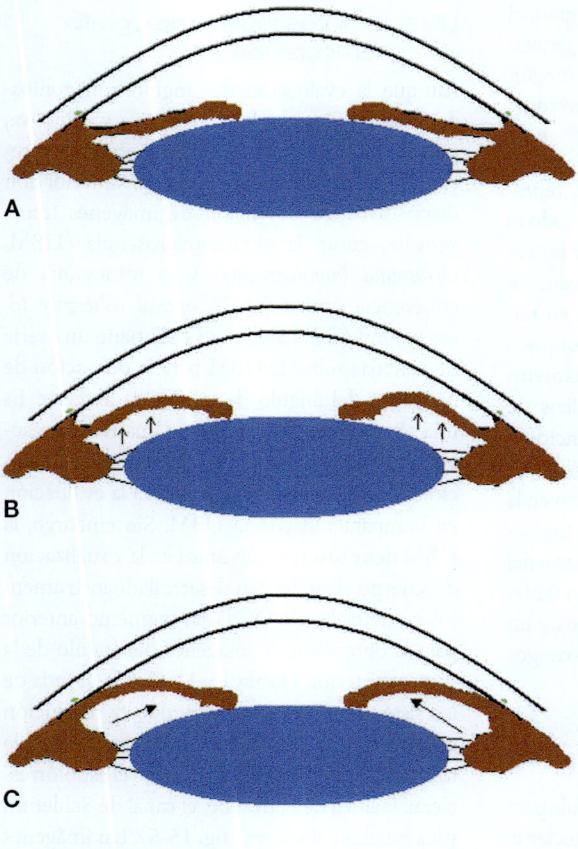

FIGURA 15-1. Fisiopatología del cierre primario del ángulo. Dibujo de una aposición del margen pupilar a la superficie anterior del cristalino (**A**), presión acuosa desarrollándose detrás del iris (**B**) (*flechas*) y empujando el iris hacia delante, e iris bombé (**C**) (*flechas*) causando obstrucción de la malla trabecular.

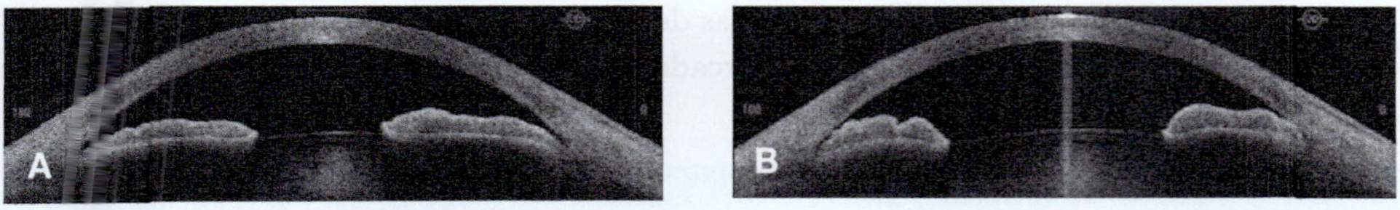

FIGURA 15-2. Efecto de la iluminación en el ángulo de la cámara anterior. Imágenes de tomografía de coherencia óptica (OCT) del segmento anterior obtenidas con el Visante OCT (Carl Zeiss Meditec) que demuestran el estrechamiento del ángulo cuando se pasa de la luz (**A**) a la oscuridad (**B**). Se detecta un cierre aposicional solo en la oscuridad.

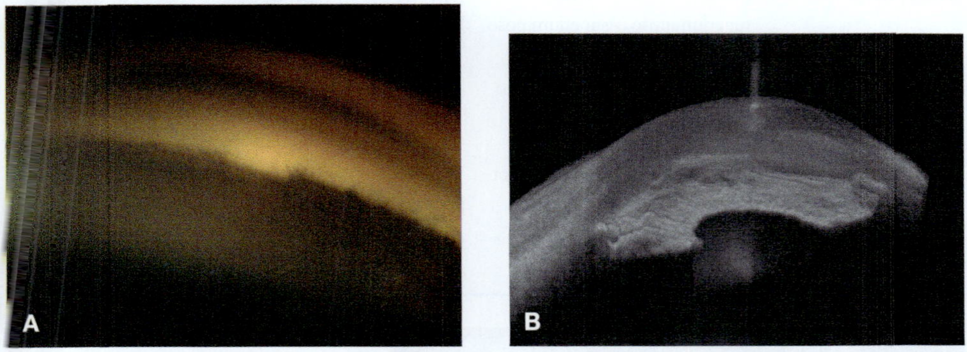

FIGURA 15-3. Sinequias anteriores periféricas. A. Vista gonioscópica de un ojo con sinequia anterior periférica extensa. **B.** Reconstrucción tridimensional de múltiples escaneos modo B por tomografía de coherencia óptica (OCT) obtenidos del mismo ojo con una OCT de fuente de barrido (Casia OCT, Tomey).

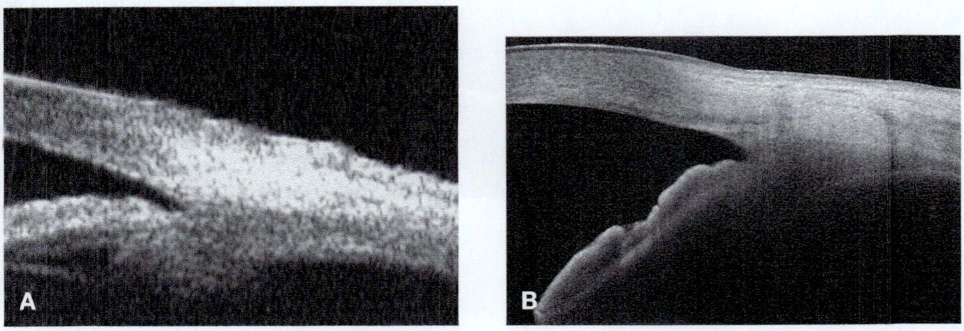

FIGURA 15-4. Obtención de imágenes del ángulo de la cámara anterior con ultrabiomicroscopia (UBM) y tomografía de coherencia óptica (OCT). Aunque el cuerpo ciliar se visualiza mejor con UBM (**A**), la OCT (**B**) proporciona una mayor resolución de imagen del ángulo de la cámara anterior. Las imágenes de la UBM y la OCT se obtuvieron con el modelo 840 (Paradigm Medical Industries) y una OCT de fuente de barrido (Casia OCT, Tomey), respectivamente.

TABLA 15-1. Comparación de los sistemas de tomografía de coherencia óptica (OCT) del segmento anterior disponibles en el mercado para la obtención de imágenes del ángulo de la cámara anterior

	Visante OCT	SL-OCT	CASIA OCT	CASIA II OCT	ANTERION OCT
Fabricante	Carl Zeiss Meditec	Heidelberg Engineering	Tomey	Tomey	Heidelberg Engineering
Año de disponibilidad	2005	2006	2009	2016	2018
Fuente de luz	Diodo superluminoso 1 310 nm	Diodo superluminoso 1 310 nm	Láser de barrido 1 310 nm	Láser de barrido 1 310 nm	Láser de barrido 1 310 nm
Resolución axial (µm)	18	< 25	< 10	< 10	< 10
Tamaño de escaneo	16 × 6 mm	15 × 7 mm	16 × 6 mm	16 × 14 mm	16.5 × 14 ± 5 mm
Velocidad de escaneo	2 000 *A-scan* por segundo	200 *A-scan* por segundo	30 000 *A-scan* por segundo	50 000 *A-scan* por segundo	50 000 *A-scan* por segundo
Objetivo de fijación	Internos y externos	Internos y externos	Internos y externos	Internos y externos	Internos y externos

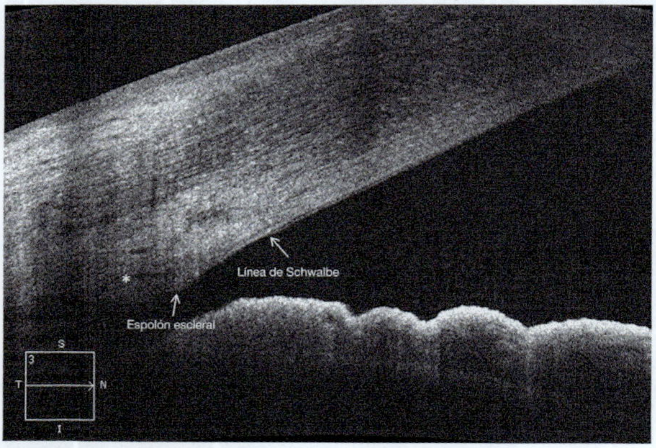

FIGURA 15-5. Imágenes del ángulo de la cámara anterior con tomografía de coherencia óptica (OCT) de dominio espectral. La OCT de dominio espectral (Cirrus HD-OCT, Carl Zeiss Meditec) permite visualizar de forma detallada las estructuras angulares, incluyendo el espolón escleral, la línea de Schwalbe y el canal de Schlemm (*).

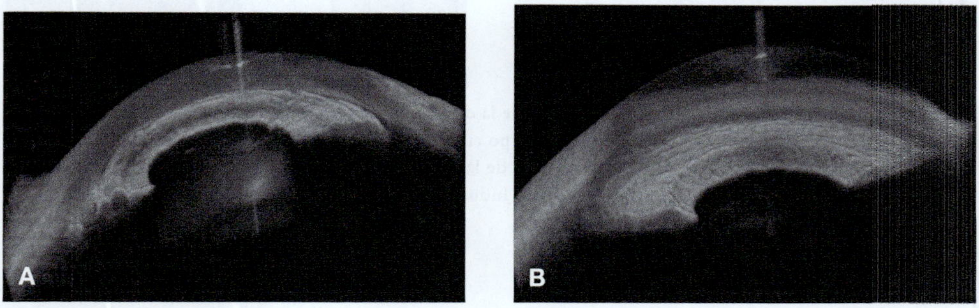

FIGURA 15-6. Visualización tridimensional del ángulo de la cámara anterior. La OCT Casia (Tomey) es una tomografía de coherencia óptica de fuente de barrido con una velocidad de exploración de 30 000 escaneos modo A por segundo. Se pueden obtener imágenes radiales de todo el segmento anterior en 64 cortes transversales en 1.2 segundos. Se ilustran un ángulo cerrado (**A**) y un ángulo abierto (**B**) en una visualización tridimensional.

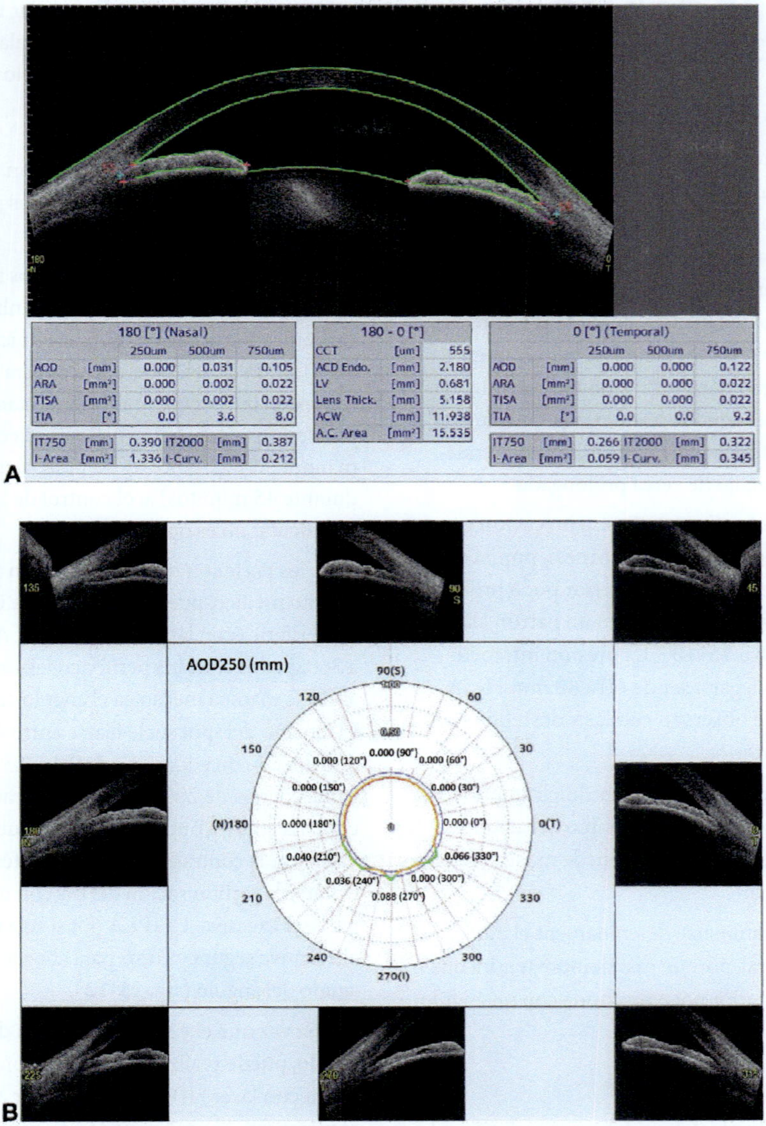

FIGURA 15-7. Tomografía de coherencia óptica de barrido del segmento anterior. Captura de pantalla del CASIA II (Tomey), una tomografía de coherencia óptica de barrido del segmento anterior, que muestra la segmentación de las estructuras del segmento anterior y la cuantificación de las dimensiones del ángulo de la cámara anterior y otros parámetros del segmento anterior (**A**). La distancia de apertura del ángulo (mm) a 250 µm del espolón escleral (AOD250) de un ojo con cierre primario del ángulo se muestra en 12 meridianos angulares (**B**). AC, área de la cámara anterior (*anterior chamber area*); ACD, profundidad de la cámara anterior (*anterior chamber depth*); ACW, anchura de la cámara anterior (*anterior chamber width*); AOD, distancia de apertura del ángulo (*angle opening distance*); ARA, área del receso del ángulo (*angle recess area*); CCT, grosor corneal central (*central corneal thickness*); LV, bóveda del cristalino (*lens vault*); TIA, ángulo del iris trabecular (*trabecular iris angle*); TISA, área del espacio del iris trabecular (*trabecular iris space area*).

CIERRE PRIMARIO AGUDO DEL ÁNGULO

Evaluación diagnóstica

- Los síntomas del cierre primario agudo del ángulo van desde visión borrosa y dolor ocular hasta dolor ocular o periocular extremo, cefalea, náusea, vómito y diaforesis. Los pacientes pueden tener antecedente de cierre subagudo del ángulo que incluya ataques intermitentes de dolor y posiblemente visión ligeramente borrosa, que puede confundirse con migraña. Los ataques agudos pueden precipitarse por midriasis farmacológica, iluminación tenue, estrés o trabajo de cerca prolongado.
- El examen clínico muestra inyección conjuntival, edema epitelial corneal, pupila en midriasis media, cámara anterior poco profunda y, a menudo, iris bombé en un patrón clásico (**figs. 15-8** a **15-10**). La presión intraocular puede llegar a ser de 60 a 80 mm Hg. A menudo se observan células y destellos en la cámara anterior.
- La gonioscopia puede ser difícil en presencia de edema corneal. Al principio del ataque, la cabeza del nervio óptico puede mostrar edema e hiperemia.
- Debe examinarse detenidament el ojo contralateral, porque casi siempre tendrá una cámara anterior poco profunda con un ángulo estrecho.

Pronóstico

- Dependiendo del nivel de presión intraocular y de la duración del ataque, puede producirse un grado variable de daño isquémico irreversible en el iris, el cristalino y el nervio óptico, lo que ocasiona atrofia del iris, *glaukomflecken* (opacidades subcapsulares anteriores que representan un infarto de las células epiteliales anteriores del cristalino) (**fig. 15-11**), y una cabeza del nervio óptico pálida con pérdida del campo visual desproporcionada en relación con el acopamiento del disco.
- Los pacientes pueden desarrollar una elevación crónica de la presión intraocular y evolucionar hacia un glaucoma de ángulo cerrado.

Tratamiento

- Los objetivos del tratamiento son reducir la presión intraocular y prevenir los ataques recurrentes.
- Los betabloqueadores tópicos, los agentes colinérgicos, los inhibidores de la anhidrasa carbónica y la acetazolamida sistémica (250 a 500 mg IV) suelen ser eficaces para reducir la presión intraocular y abortar el ataque. Se puede considerar un agente osmótico (p. ej., manitol IV 1 a 2 g por kg de peso corporal durante 45 minutos) si el control de la presión intraocular no es óptimo.
- En los pacientes que no responden al tratamiento médico, puede realizarse una iridoplastia periférica con láser de argón (IPLA) de 180 a 360 grados en el iris periférico lejano para abrir de manera mecánica el ángulo cerrado. El tamaño del spot suele fijarse entre 400 y 500 µm con una duración de 0.4 a 0.5 segundos y una energía de 200 a 400 mJ para cada aplicación. La energía óptima es aquella que permite visualizar la contracción del iris periférico. Debe evitarse la carbonización del iris con una energía láser excesiva. La IPLA por sí sola es una alternativa segura y eficaz para abortar el cierre agudo del ángulo (**fig. 15-12**).
- Una vez que el edema corneal ha desaparecido, puede realizarse una iridotomía periférica con láser (IPL) para prevenir ataques recurrentes. Al proporcionar un canal de comunicación, la IPL reduce el gradiente de presión entre las cámaras anterior y posterior y aplana el iris (**fig. 15-13**). Debe considerarse la posibilidad de realizar una IPL en el ojo contralateral debido al mayor riesgo asociado de desarrollar un cierre agudo del ángulo.
- En las visitas de seguimiento, se debe vigilar a los pacientes por si desarrollan sinequias anteriores periféricas, elevación crónica de la presión intraocular y glaucoma de ángulo cerrado.

Glaucoma primario de ángulo cerrado

Evaluación diagnóstica

- El diagnóstico del glaucoma primario de ángulo cerrado requiere la detección del cierre primario del ángulo junto con evidencia de neuropatía óptica glaucomatosa. El ojo suele estar tranquilo con una cámara anterior poco profunda.
- La gonioscopia muestra un ángulo estrecho y zonas de sinquias anteriores periféricas. Los pacientes en un estadio avanzado pueden tener poca malla trabecular visible. La cabeza del nervio óptico puede mostrar un acopamiento glaucomatoso típico y un estrechamiento progresivo del borde neurorretiniano, así como un adelgazamiento de la capa de fibras nerviosas de la retina similar al glaucoma de ángulo abierto.

Tratamiento

- Prevenir el cierre agudo del ángulo y reducir la tasa de progresión del glaucoma son los objetivos clave en el tratamiento del glaucoma de ángulo cerrado.
- Una IPL puede ampliar el ángulo y evitar que se siga cerrando. Sin embargo, la malla trabecular puede haber presentado suficiente daño como para que la presión intraocular siga siendo elevada a pesar de una iridotomía permeable, lo que requiere el uso continuado de medicación tópica para reducir la presión intraocular.
- En pacientes con cataratas coexistentes, la extracción del cristalino puede ampliar el ángulo y disminuir la presión intraocular (**fig. 15-14**).

Iris en meseta

En la *configuración* del iris en meseta, el iris está desplazado anteriormente en su raíz por procesos ciliares grandes o anormalmente posicionados. También puede haber un componente de bloqueo pupilar relativo, sobre todo en personas de edad avanzada. La malla trabecular puede ocluirse si el desplazamiento es lo suficientemente anterior. El síndrome del iris en meseta se define por un ángulo estrecho persistente a pesar de una IPL permeable. En la forma completa, hay oclusión de la malla trabecular y aumenta la presión intraocular. En la forma incompleta, la porción superior de la malla trabecular filtrante está abierta, y la presión intraocular permanece normal.

Evaluación diagnóstica

- El iris en meseta suele aparecer entre la cuarta y la sexta década en las mujeres.
- Los síntomas, como en el caso del cierre del ángulo secundario a bloqueo pupilar relativo, dependen de la rapidez del cierre del ángulo. Puede producirse un ataque agudo si existe un componente de bloqueo pupilar relativo; los síntomas serán los mismos que los del cierre agudo del ángulo. En la mayoría de los casos, el ángulo se cierra lentamente y no hay síntomas hasta que la presión intraocular se eleva o la pérdida del campo visual es grave.
- En el examen con lámpara de hendidura, el iris es plano y la cámara anterior central es profunda. La gonioscopia de compresión muestra el signo de la "doble joroba", en el que la joroba periférica representa un rollo prominente de iris empujado hacia delante por las apófisis ciliares, y la joroba central representa la porción de iris sobre la superficie anterior del cristalino (**fig. 15-15**).
- La UBM es útil para confirmar el diagnóstico de iris en meseta (**fig. 15-16**).

Tratamiento

- No es necesaria ninguna intervención para la configuración del iris en meseta si no se produce obstrucción de la malla trabecular. Sin embargo, puede estar indicada una IPL si existe un elemento de bloqueo pupilar relativo.
- En el síndrome del iris en meseta, una IPLA es útil para abrir el ángulo cerrado por aposición. El tratamiento típico de incluye aproximadamente de 20 a 30 puntos de láser de argón colocados en la periferia lejana a lo largo de 360 grados. En algunos pacientes puede llegar a ser necesaria la cirugía de filtración.

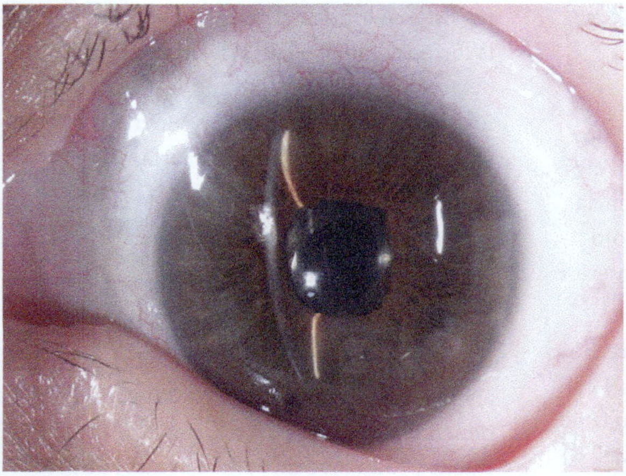

FIGURA 15-8. Iris bombé. Fotografía de haz de hendidura que muestra el aspecto del iris bombé. Este ojo tiene iris bombé con 360 grados de sinequias posteriores (cicatrización entre el margen pupilar y la superficie anterior del lente intraocular) y bloqueo pupilar secundario.

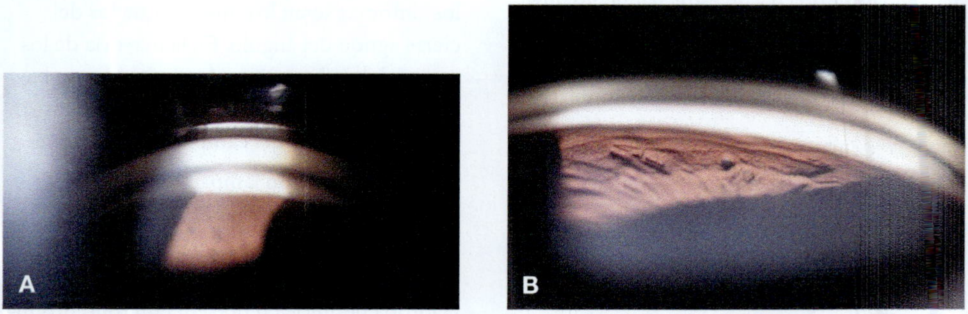

FIGURA 15-9. Cierre primario agudo del ángulo. Paciente con cierre primario agudo del ángulo y córnea relativamente clara. **A.** La fotografía de haz de hendidura de la vista gonioscópica muestra la aproximación pronunciada del iris (iris bombé). **B.** La iluminación difusa de la vista gonioscópica del mismo ojo no muestra estructuras angulares (es decir, un ángulo ocluido).

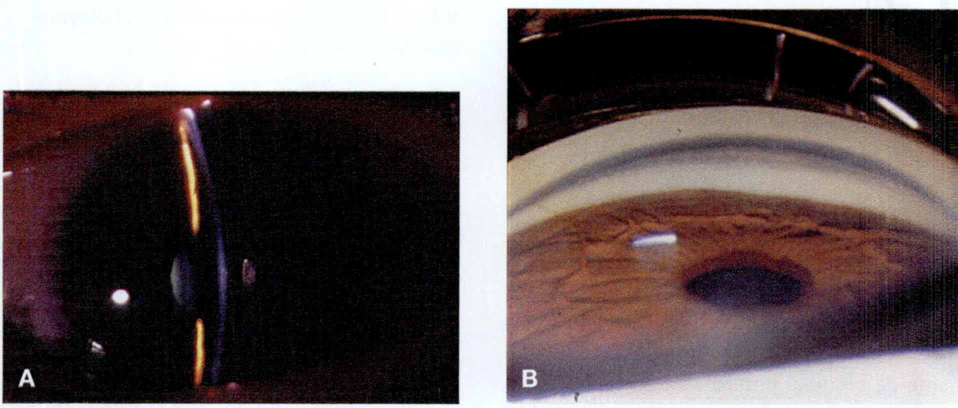

FIGURA 15-10. Ángulo estrecho de la cámara anterior. A. Fotografía de haz de hendidura que muestra un ángulo de la cámara anterior estrecho. **B.** Vista gonioscópica del mismo ojo que muestra la ausencia de estructuras angulares en un ojo con presión intraocular normal. Este ángulo es ocluible. (Cortesía de Douglas J. Rhee, MD, Wills Eye Hospital, Filadelfia, PA).

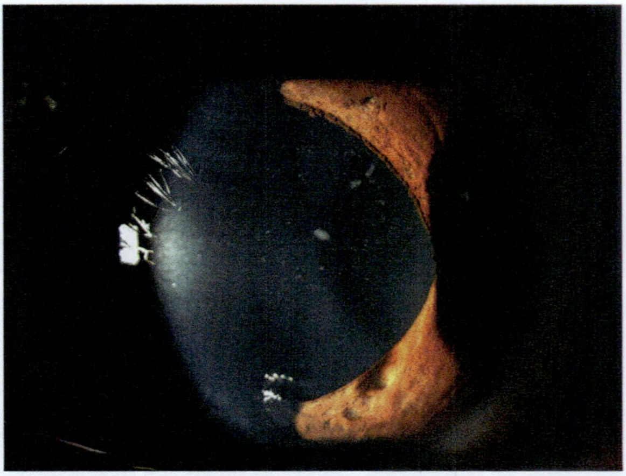

FIGURA 15-11. ***Glaukomflecken.*** Una fotografía con lámpara de hendidura de un ojo 2 meses después de un ataque agudo de cierre de ángulo muestra opacidades subcapsulares anteriores.

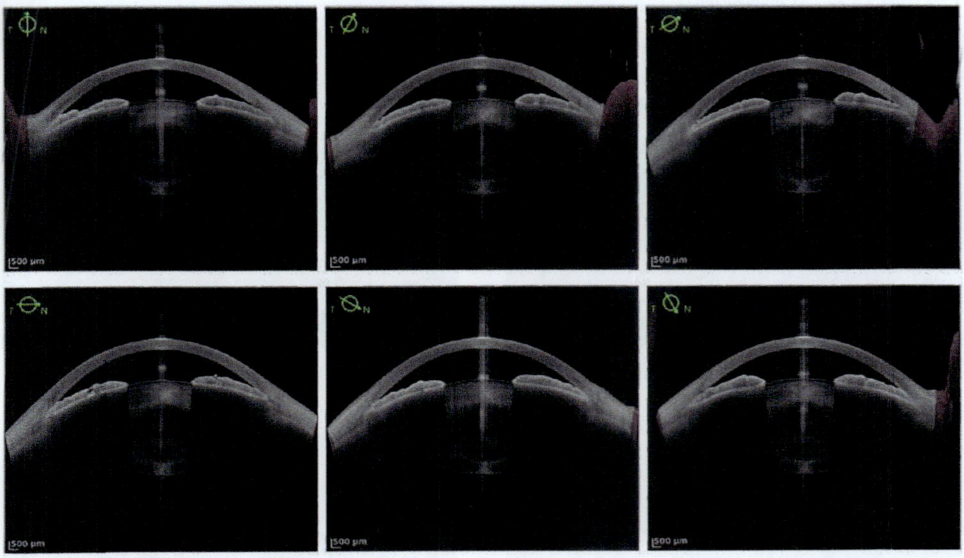

A

FIGURA 15-12. **Efecto de la iridoplastia periférica con láser de argón (IPLA) en el ángulo de la cámara anterior.** Un ojo con cierre agudo del ángulo visualizado con el ANTERION (Heidelberg Engineering), una tomografía de coherencia óptica del segmento anterior, antes (**A**) y 1 semana después (**B**) de la iridoplastia periférica con láser de argón. Tras la IPLA, el ángulo se ensanchó y se redujo la extensión del contacto trabecular del iris.

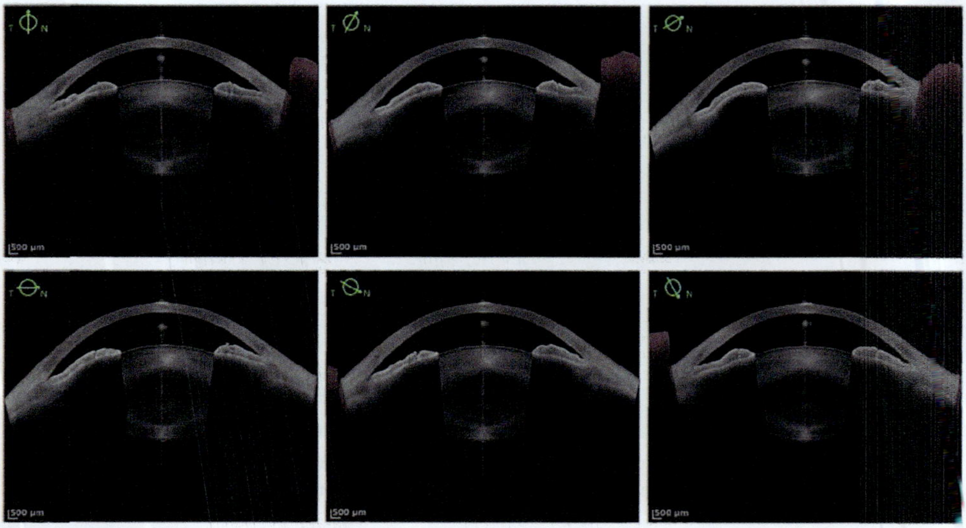

B

FIGURA 15-12. (*Continuación*).

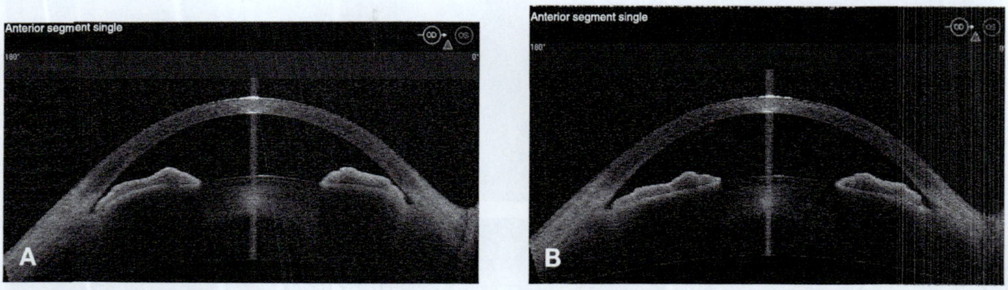

FIGURA 15-13. Efecto de la iridotomía periférica con láser (IPL) en el ángulo de la cámara anterior. Tomografía de coherencia óptica (Visante OCT, Carl Zeiss Meditec) de un ojo con un ángulo estrecho antes (**A**) y después (**B**) de la IPL. Posterior a la IPL, el ángulo se ensancha y el iris se aplana.

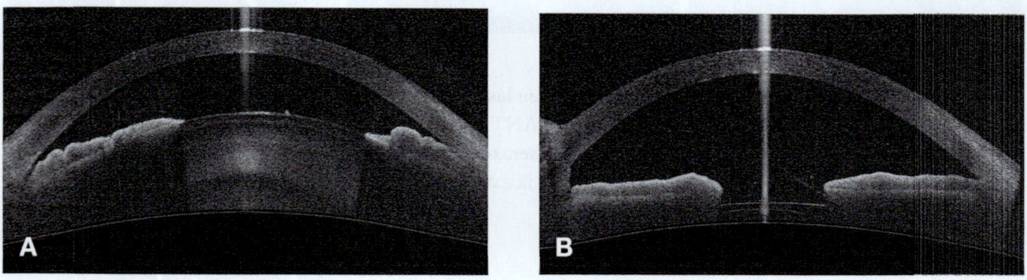

FIGURA 15-14. Efecto de la extracción del cristalino en el ángulo de la cámara anterior. Tomografía de coherencia óptica (Casia OCT, Tomey) de un ojo con glaucoma crónico de ángulo cerrado antes (**A**) y después (**B**) de la extracción de la catarata. El ángulo se ensancha y el iris se aplana tras la extracción de la catarata.

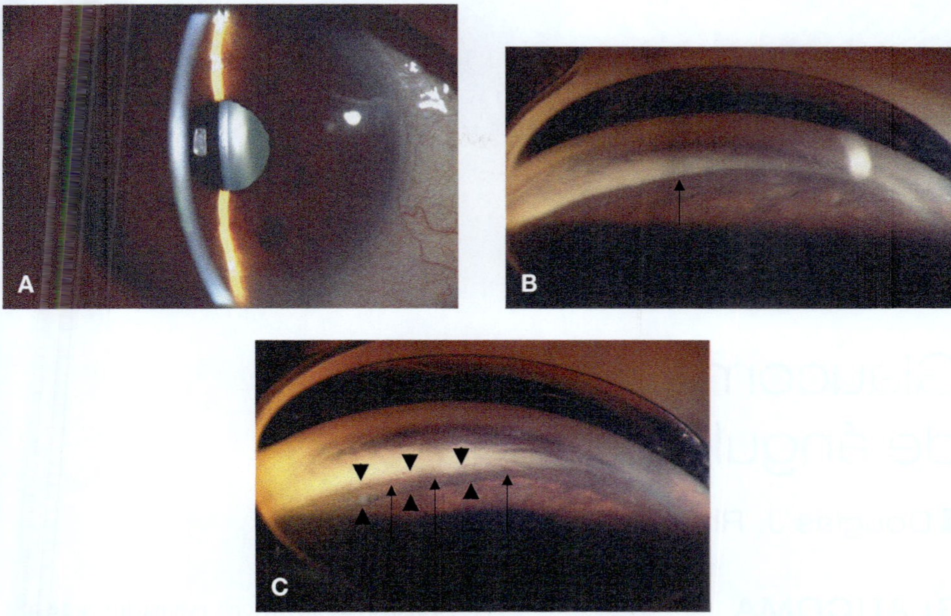

FIGURA 15-15. Configuración del iris en meseta. A. Fotografía de haz de hendidura que muestra una cámara anterior relativamente profunda. Hay una iridotomía periférica permeable superiormente. **B.** Gonioscopia sin presión sobre la córnea; no se aprecian estructuras angulares. La *flecha negra* muestra un pliegue del iris prominente. **C.** Gonioscopia de indentación. Las *flechas apuntando hacia arriba* muestran el mismo pliegue del iris visto en (**B**); las *puntas de flecha* muestran la malla trabecular ahora revelada detrás del prominente pliegue del iris. La imagen está distorsionada debido a las estrías corneales inducidas por la indentación. (Cortesía de Douglas J. Rhee, MD, Wills Eye Hospital, Filadelfia, PA).

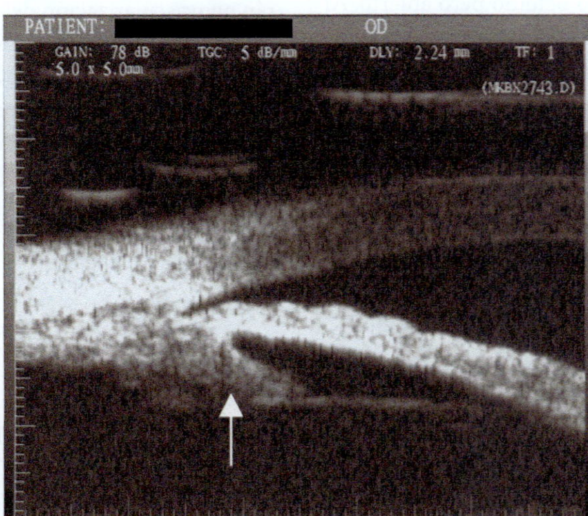

FIGURA 15-16. Ultrabiomicroscopia del mismo ojo mostrado en la figura 15-13. La *flecha* muestra el cuerpo ciliar desplazado anteriormente, causando un prominente enrollamiento del iris directamente sobre él. (Cortesía de Douglas J. Rhee, MD, Wills Eye Hospital, Filadelfia, PA).

CAPÍTULO

16

Glaucomas secundarios de ángulo cerrado

Douglas J. Rhee

GLAUCOMA NEOVASCULAR

El glaucoma neovascular (GNV) es una forma secundaria de glaucoma de ángulo cerrado. Inicialmente, una membrana fibrovascular crece sobre la malla trabecular. Se trata de un ángulo ocluido pero abierto. Al cabo de poco tiempo, la membrana fibrovascular se contrae, cerrando el ángulo de la cámara anterior. Esto suele provocar una elevación drástica de la presión intraocular (PIO), por lo general, superior a 40 mm Hg.

Epidemiología y fisiopatología

- Se desconoce la incidencia exacta de todos los GNV. El GNV puede producirse como secuela de diferentes afecciones, las más frecuentes son las oclusiones isquémicas de la vena central de la retina y la retinopatía diabética proliferativa.
- Otros factores predisponentes son las oclusiones de la arteria central de la retina, el síndrome isquémico ocular, las oclusiones de rama arterial o venosa de la retina, la uveítis crónica, los desprendimientos de retina crónicos y la radioterapia.
- Algunas de las mejores estimaciones de la incidencia del GNV proceden de estudios sobre oclusiones vasculares centrales de la retina (OVCR). Alrededor de un tercio de todas las OVCR son isquémicas. Entre 16 y 60%, dependiendo de la extensión de la no perfusión capilar, de las OVCR isquémicas desarrollarán neovascularización del iris (NVI). Cerca de 20% de los ojos con retinopatía diabética proliferativa desarrollarán GNV. Aproximadamente 18% de los ojos con oclusiones arteriales de la retina central desarrollarán NVI (**fig. 16-1**). Los ojos con NVI tienen un alto riesgo de desarrollar GNV.

Historia clínica

- Los pacientes pueden ser asintomáticos o quejarse de dolor, ojo rojo y visión reducida.

Examen clínico

- Lámpara de hendidura: puede haber edema corneal en la cámara anterior debido a una PIO elevada. La cámara anterior suele ser profunda con cierto ensanchamiento. Puede haber hifema y rara vez leucocitos. En el iris se observan finos vasos no radiales (**fig. 16-1**).

- Gonioscopia: si la córnea es transparente, la gonioscopia puede mostrar una red vascular sobre el ángulo (neovascularización del ángulo [NVA]) en las fases iniciales (**fig. 16-2**). Posteriormente, pueden observarse amplias sinequias anteriores periféricas que ocluyen parcial o completamente.
- Fondo posterior: los hallazgos retinianos son coherentes con la patología subyacente.

Manejo

- Por lo general, el tratamiento médico antiglaucomatoso no es adecuado para controlar la PIO.
- La base del tratamiento inicial es la terapia inmediata con anti-factor de crecimiento endotelial vascular (anti-VEGF, *anti–vascular endothelial growth factor*). Con frecuencia es necesaria la fotocoagulación panretiniana (PRP, *panretinal photocoagulation*).
- Si el paciente es diagnosticado con retinopatía isquémica antes de la aparición del GNV, debe iniciarse el tratamiento con anti-VEGF con la aparición de la NVA o la NVI. En los pacientes en los que ya está presente el cierre del ángulo mediado por la membrana fibrovascular, debe proseguirse el tratamiento con anti-VEGF si queda expuesta alguna zona residual de la malla trabecular. La regresión de la NVA puede dar lugar a cierta apertura del ángulo. Por lo regular, la regresión de NVI/NVA se producirá en un plazo de 24 a 72 horas.
- Puede ser necesaria la intervención quirurgica para reducir la PIO si fracasa el tratamiento con anti-VEGF/PRP. Como el mecanismo es un cierre mecánico del ángulo, no están indicados los procedimientos de derivación de la malla trabecular. Las opciones incluyen la trabeculectomía con un agente antifibrótico, un dispositivo de implante de drenaje para glaucoma o procedimientos ciclodestructivos. Los tratamientos anti-VEGF son un complemento útil de los procedimientos para glaucoma mencionados.

BIBLIOGRAFÍA

Anchala AR, Pasquale LR. Neovascular glaucoma: a historical perspective on modulating angiogenesis. *Semin Ophthalmol.* 2009;24:106–112.

Chan CK, Ip MS, Vanveldhuisen PC, et al; SCORE Study Investigator Group. SCORE study report #11: incidences of neovascular events in eyes with retinal vein occlusion. *Ophthalmology.* 2011;118:1364–1372.

Chappelow AV, Tan K, Waheed NK, Kaiser PK. Panretinal photocoagulation for proliferative diabetic retinopathy: pattern scan laser versus argon laser. *Am J Ophthalmol.* 2012;153:137–142.

Ciftci S, Sakalar YB, Unlu K, Keklikci U, Caca I, Dogan E. Intravitreal bevacizumab combined with panretinal photocoagulation in the treatment of open angle neovascular glaucoma. *Eur J Ophthalmol.* 2009;19:1028–1033.

Diabetic Retinopathy Study Research Group. Preliminary report on effects of photocoagulation therapy. *Am J Ophthalmol.* 1976;81:383.

Eid TM, Radwan A, el-Manawy W, el-Hawary I. Intravitreal bevacizumab and aqueous shunting surgery for neovascular glaucoma: safety and efficacy. *Can J Ophthalmol.* 2009;44:451–456.

Ghosh S, Singh D, Ruddle JB, Shiu M, Coote MA, Crowston JG. Combined diode laser cyclophotocoagulation and intravitreal bevacizumab (Avastin) in neovascular glaucoma. *Clin Exp Ophthalmol.* 2010;38:353–357.

Hayreh SS, Podhajsky P. Ocular neovascularization with retinal vascular occlusion II. Occurrence in central and branch retinal artery occlusion. *Arch Ophthalmol.* 1982;100:1585.

Kwon J, Sung KR. Effect of preoperative intravitreal bevacizumab on the surgical outcome of neovascular glaucoma at different stages. *J Ophthalmol.* 2017;2017:7672485.

Laatikainen L, Kohner EM, Khoury D, Blach RK. Panretinal photocoagulation in central retinal vein occlusion: a randomised controlled clinical study. *Br J Ophthalmol.* 1977;61:741–753.

Liu L, Xu Y, Huang Z, Wang X. Intravitreal ranibizumab injection combined trabeculectomy versus Ahmed valve surgery in the treatment of neovascular glaucoma: assessment of efficacy and complications. *BMC Ophthalmol.* 2016;16:65.

Magargal LE, Brown GC, Augsburger JJ, Donoso LA. Efficacy of panretinal photocoagulation in preventing neovascular glaucoma following ischemic central retinal vein obstruction. *Ophthalmology*. 1982;89:780–784.

Miki A, Oshima Y, Otori Y, Matsushita K, Nishida K. One-year results of intravitreal bevacizumab as an adjunct to trabeculectomy for neovascular glaucoma in eyes with previous vitrectomy. *Eye (Lond)*. 2011;25:658–659.

Netland PA, Ishida K, Boyle JW. The Ahmed glaucoma valve in patients with and without neovascular glaucoma. *J Glaucoma*. 2010;19:581–586.

Park UC, Park KH, Kim DM, Yu HG. Ahmed glaucoma valve implantation for neovascular glaucoma after vitrectomy for proliferative diabetic retinopathy. *J Glaucoma*. 2011;20:433–438.

Shazly TA, Latina MA. Neovascular glaucoma: etiology, diagnosis and prognosis. *Semin Ophthalmol*. 2009;24:113–121.

Sidoti PA, Dunphy TR, Baerveldt G, et al. Experience with the Baerveldt glaucoma implant in treating neovascular glaucoma. *Ophthalmology*. 1995;102:1107–1118.

Takihara Y, Inatani M, Kawaji T, et al. Combined intravitreal bevacizumab and trabeculectomy with mitomycin C versus trabeculectomy with mitomycin C alone for neovascular glaucoma. *J Glaucoma*. 2011;20:196–201.

Tolentino M. Systemic and ocular safety of intravitreal anti-VEGF therapies for ocular neovascular disease. *Surv Ophthalmol*. 2011;56:95–113.

Yalvac IS, Eksioglu U, Satana B, Duman S. Long-term results of Ahmed glaucoma valve and Molteno implant in neovascular glaucoma. *Eye (Lond)*. 2007;21:65–70.

Yildirim N, Yalvac IS, Sahin A, Ozer A, Bozca T. A comparative study between diode laser cyclophotocoagulation and the Ahmed glaucoma valve implant in neovascular glaucoma: a long-term follow-up. *J Glaucoma*. 2009;18:192–196.

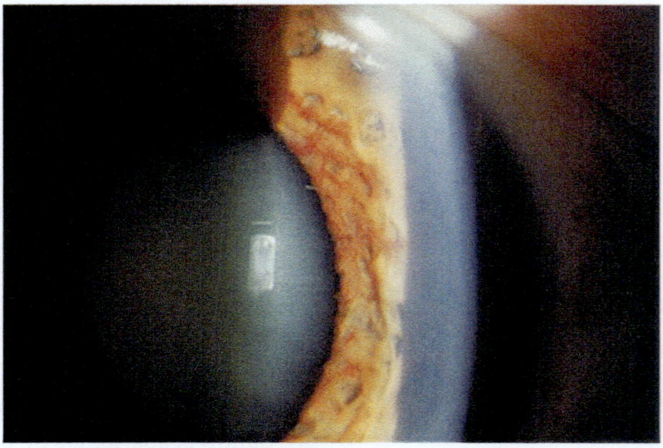

FIGURA 16-1. Neovascularización del iris. Se observa neovascularización del iris (vasos finos, no circulares) cerca del borde pupilar que se extiende sobre el iris.

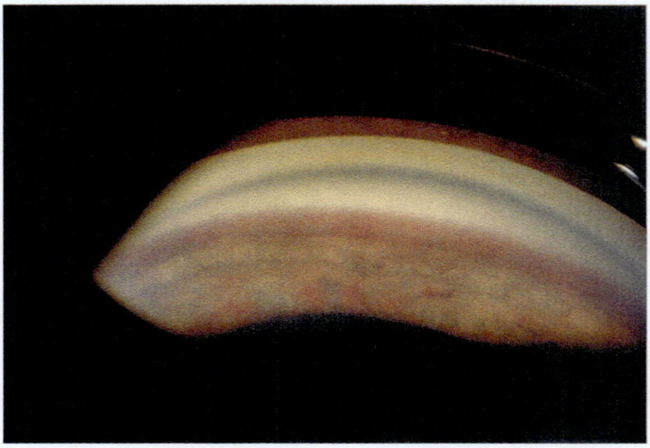

FIGURA 16-2. Neovascularización del ángulo. Fotografía gonioscópica que muestra neovascularización (vasos finos, no radiales) sobre la malla trabecular antes de que la membrana fibrovascular se haya contraído, causando sinequias anteriores periféricas.

SÍNDROMES IRIDOCORNEALES

El síndrome iridocorneal endotelial (ICE) es un grupo de glaucomas secundarios de ángulo cerrado con características superpuestas. Existen tres entidades dentro de este síndrome:

- Atrofia esencial del iris (**figs. 16-3** a **16-5**)
- Síndrome de Chandler (**fig. 16-6**)
- Síndrome de Cogan-Reese (nevos del iris; **fig. 16-7**)

Epidemiología

- El síndrome ICE es poco frecuente; se desconoce su incidencia exacta. Suele afectar a mujeres de mediana edad en un ojo.

Fisiopatología

- Las tres entidades del síndrome ICE comparten una fisiopatología común. El endotelio corneal crece de forma anormal sobre el ángulo de la cámara anterior cubriendo el iris, lo que le confiere al iris los hallazgos característicos. En un inicio, el ángulo de la cámara anterior está abierto pero ocluido. Con el tiempo, la membrana endotelial se contrae, cerrando secundariamente el ángulo y distorsionando la pupila y el iris.

Historia clínica

- Los pacientes suelen ser asintomáticos en las primeras fases. Más adelante, el paciente puede notar una disminución de la visión en un ojo y un aspecto irregular del iris. A medida que aumenta la PIO, el paciente puede tener dolor, ojo rojo, o ambas cosas.

Examen clínico

- Lámpara de hendidura: la córnea presenta un aspecto en metal amartillado en la capa endotelial unilateralmente. Hay anomalías del iris que son más específicas de las entidades separadas:
  - Atrofia esencial del iris: hay zonas de adelgazamiento del iris junto con una pupila desplazada y distorsionada, ya que la membrana endotelial se contrae, tirando del iris.
  - Síndrome de Chandler: los cambios en el iris son casi idénticos a los de la atrofia esencial del iris, pero hay un mayor grado de edema corneal y los hallazgos corneales son más evidentes.
  - Síndrome de Cogan-Reese: el iris tiene un aspecto aplanado con pequeños nódulos de tejido del iris normal que sobresalen a través de orificios en la capa endotelial, dando la apariencia de una seta.
- Gonioscopia: al principio del proceso de la enfermedad, la gonioscopia puede mostrar un ángulo de la cámara anterior de apariencia normal. Posteriormente, pueden observarse sinequias anteriores periféricas amplias e irregulares que ocluyen algunos o todos los ángulos.
- Polo posterior: el aspecto del polo posterior es normal, aparte de cierto grado de ahuecamiento glaucomatoso del nervio óptico al aumentar la PIO.

Manejo

- En general, el tratamiento médico no es adecuado para controlar la PIO.
- Suele ser necesaria la intervención quirúrgica. Las opciones incluyen trabeculectomía con un agente antifibrótico, un dispositivo de implante de drenaje para glaucoma y procedimientos ciclodestructivos.
- El trasplante de córnea es útil cuando el edema corneal ha afectado significativamente la visión del paciente.

BIBLIOGRAFÍA

Alvarado JA, Underwood JL, Green WR, et al. Detection of herpes simplex viral DNA in the iridocorneal endothelial syndrome. *Arch Ophthalmol.* 1994;112:1601–1609.

Alvim PT, Cohen EJ, Rapuano CJ, et al. Penetrating keratoplasty in iridocorneal endothelial syndrome. *Cornea.* 2001;20:134–140.

Anderson NJ, Badawi DY, Grossniklaus HE, Stulting RD. Posterior polymorphous membranous dystrophy with overlapping features of iridocorneal endothelial syndrome. *Arch Ophthalmol.* 2001;119:624–625.

Doe EA, Budenz DL, Gedde SJ, Imami NR. Long-term surgical outcomes of patients with glaucoma secondary to the iridocorneal endothelial syndrome. *Ophthalmology.* 2001;108:1789–1795.

Groh MJ, Seitz B, Schumacher S, Naumann GO. Detection of herpes simplex virus in aqueous humor in iridocorneal endothelial (ICE) syndrome. *Cornea.* 1999;18:359–360.

Grupcheva CN, McGhee CN, Dean S, Craig JP. In vivo confocal microscopic characteristics of iridocorneal endothelial syndrome. *Clin Exp Ophthalmol.* 2004;32:275–283.

Hirst LW. Bilateral iridocorneal endothelial syndrome. *Cornea.* 1995;14:331.

Hooks JJ, Kupfer C. Herpes simplex virus in iridocorneal endothelial syndrome. *Arch Ophthalmol.* 1995;113:1226–1228.

Huang T, Wang Y, Ji J, Gao N, Chen J. Deep lamellar endothelial keratoplasty for iridocorneal endothelial syndrome in phakic eyes. *Arch Ophthalmol.* 2009;127:33–36.

Kupfer C, Kaiser-Kupfer MI, Datiles M, McCain L. The contralateral eye in the iridocorneal endothelial (ICE) syndrome. *Ophthalmology.* 1983;90:1343–1350.

Lanzl IM, Wilson RP, Dudley D, Augsburger JJ, Aslanides IM, Spaeth GL. Outcome of trabeculectomy with mitomycin-C in the iridocorneal endothelial syndrome. *Ophthalmology.* 2000; 107:295–297.

Lobo AM, Rhee DJ. Delayed interval of involvement of the second eye in a male patient with bilateral Chandler's syndrome. *Br J Ophthalmol.* 2012;96:134–135, 146–147.

Olawoye O, Teng CC, Liebmann JM, Wang FM, Ritch R. Iridocorneal endothelial syndrome in a 16-year-old. *J Glaucoma.* 2011;20:294–297.

Price MO, Price FW Jr. Descemet stripping with endothelial keratoplasty for treatment of iridocorneal endothelial syndrome. *Cornea.* 2007;26:493–497.

Shields MB. Progressive essential iris atrophy, Chandler's syndrome, and the iris nevus (Cogan-Reese) syndrome: a spectrum of disease. *Surv Ophthalmol.* 1979;24:3–20.

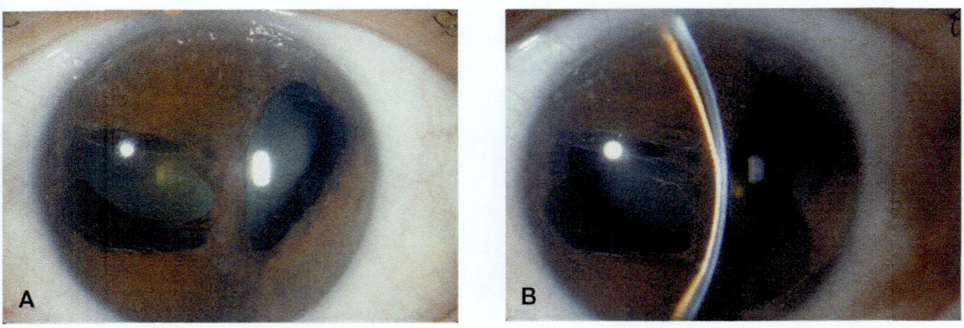

FIGURA 16-3. Atrofia esencial del iris. A. Atrofia esencial del iris mostrando tracción y distorsión de la pupila. **B.** Fotografía con haz de hendidura del mismo ojo.

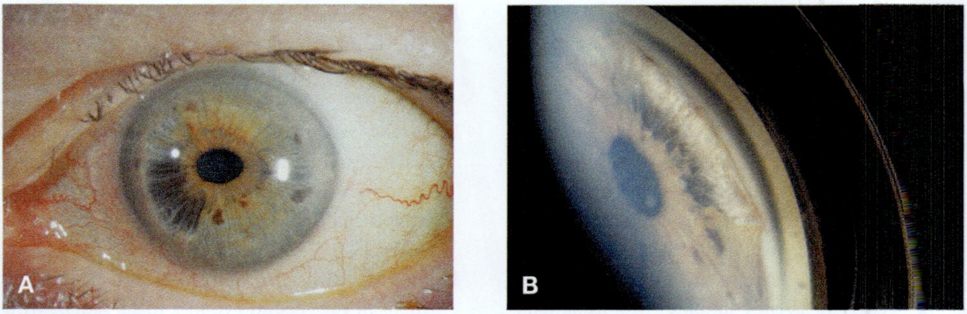

FIGURA 16-4. Atrofia esencial del iris. A. Otro ejemplo de atrofia esencial del iris. **B.** Vista gonioscópica del mismo ojo, mostrando sinequias anteriores periféricas.

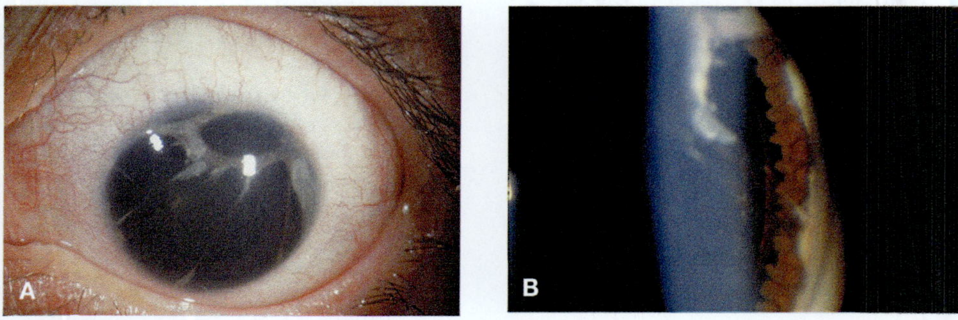

FIGURA 16-5. Atrofia esencial del iris. A. Un ejemplo extremo de atrofia esencial del iris. **B.** Vista gonioscópica del mismo ojo, mostrando sinequias anteriores periféricas.

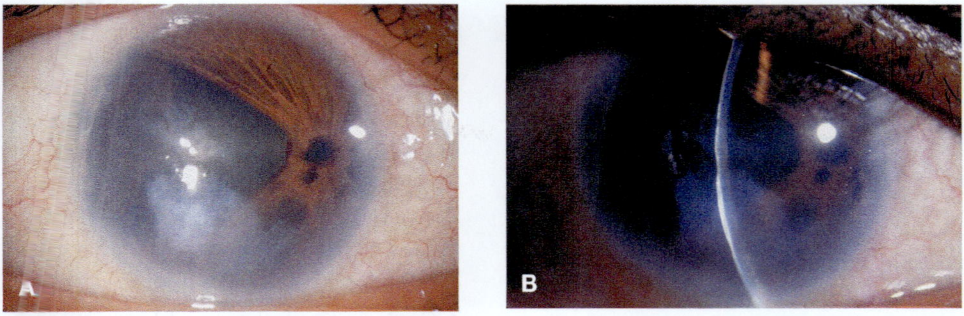

FIGURA 16-6. **Síndrome de Chandler. A.** Los hallazgos del iris son similares a los de la atrofia esencial del iris, excepto que los hallazgos de la córnea son más prominentes. **B.** Fotografía con haz de hendidura del mismo ojo.

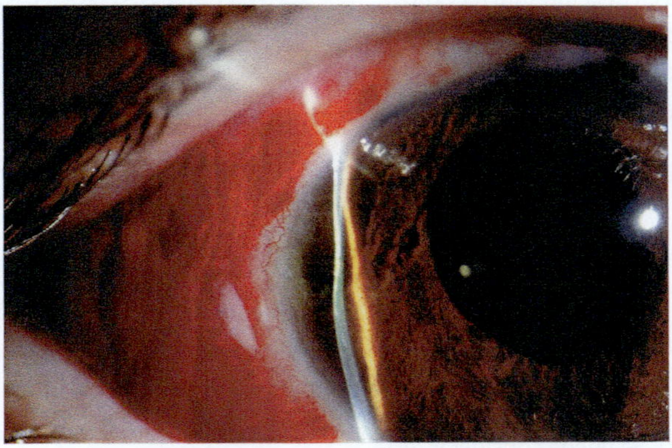

FIGURA 16-7. **Síndrome del nevo de iris avanzado.** Fotografía con lámpara de hendidura de una persona con un estadio avanzado del síndrome del nevo de iris. La región temporal del iris (horas 8 a 9 del reloj) muestra pérdida de las criptas normales del iris. Los pequeños puntos marrones son mechones de tejido normal del iris que sobresalen a través de la membrana endotelial corneal anormal. De las 9 a 11 horas, la membrana se ha retraído, provocando desgarros por estiramiento en el iris. La hemorragia subconjuntival es el resultado de la reciente cirugía filtrante de este paciente.

SÍNDROME DE DESVIACIÓN DEL HUMOR ACUOSO (GLAUCOMA MALIGNO)

Este síndrome suele producirse después de una intervención quirúrgica penetrante en el ojo, aunque también se ha descrito posterior a intervenciones con láser.

Epidemiología

- En 1951, Chandler informó que la incidencia de glaucoma maligno era de 4% en los ojos sometidos a cirugía de glaucoma.
- Desde entonces, la cirugía filtrante ha experimentado algunos cambios, y muchos clínicos tienen la impresión de que el glaucoma maligno es menos frecuente en los tiempos modernos.

Fisiopatología

- Se cree que la intervención en el ojo cambia la dirección del flujo del humor acuoso. En lugar de moverse hacia adelante alrededor de la pupila, el humor acuoso se dirige hacia el vítreo. Esto provoca un aplanamiento del ángulo de la cámara anterior y una PIO relativamente alta o francamente alta (**fig. 16-8**). Se puede considerar relativamente alta una PIO superior a 8 mm Hg.
- Por lo regular, una cámara anterior plana es el resultado de una sobrefiltración que causa hipotonía y desprendimientos de coroides. No cabe esperar una PIO superior a 10 mm Hg con una cámara anterior plana. A veces, la presión puede estar francamente elevada (>30 mm Hg).

Historia clínica

- Normalmente, hay antecedentes recientes de cirugía ocular. El paciente tiene visión borrosa por el movimiento anterior del iris o del complejo del cristalino, pero puede ser difícil distinguirlo de la visión borrosa posoperatoria normal.
- A menos que la PIO esté francamente elevada, no suele haber dolor.

Examen clínico

- Lámpara de hendidura: la cámara anterior es uniformemente estrecha. No hay iris bombé. Si se ha realizado un procedimiento filtrante de glaucoma, la ampolla suele estar baja sin evidencia de fuga de la herida. La PIO es la descrita anteriormente. Puede haber edema corneal si la PIO es muy elevada o si hay contacto entre el cristalino y la córnea.
- Gonioscopia: por lo general, la gonioscopia no es posible debido a un contacto ICE evidente.
- Polo posterior: la característica de la enfermedad es la ausencia de vasos coroideos.

Estudios especiales

- La ultrabiomicroscopia (UBM, *ultrasound biomicroscopy*) puede ser muy útil. Por lo regular, muestra aplanamiento de los procesos del cuerpo ciliar y ausencia de vasos coroideos anteriores.

Manejo

- A menudo, el episodio puede tratarse médicamente con ciclopléjicos tópicos y supresores acuosos. Puede ser necesaria una intervención quirúrgica si fracasa el tratamiento médico.
- El componente clave para resolver el ataque es la disrupción de la cara anterior de la hialoides. A veces, esto puede hacerse con láser si la cara hialoidea anterior puede visualizarse periférica al cristalino o al implante de lente intraocular (LIO).
- Si esto no es posible, puede ser necesaria una vitrectomía vía *pars plana*. Durante este procedimiento, el cirujano de retina de debe ser consciente de la necesidad de romper la cara anterior hialoidea.

BIBLIOGRAFÍA

Chandler PA. Malignant glaucoma. *Am J Ophthalmol.* 1951;34:993.

Nielsen NV. The prevalence of glaucoma and ocular hypertension in type 1 and 2 diabetes mellitus: an epidemiological study of diabetes mellitus on the island of Falster, Denmark. *Acta Ophthalmol Scand.* 1983;27:662.

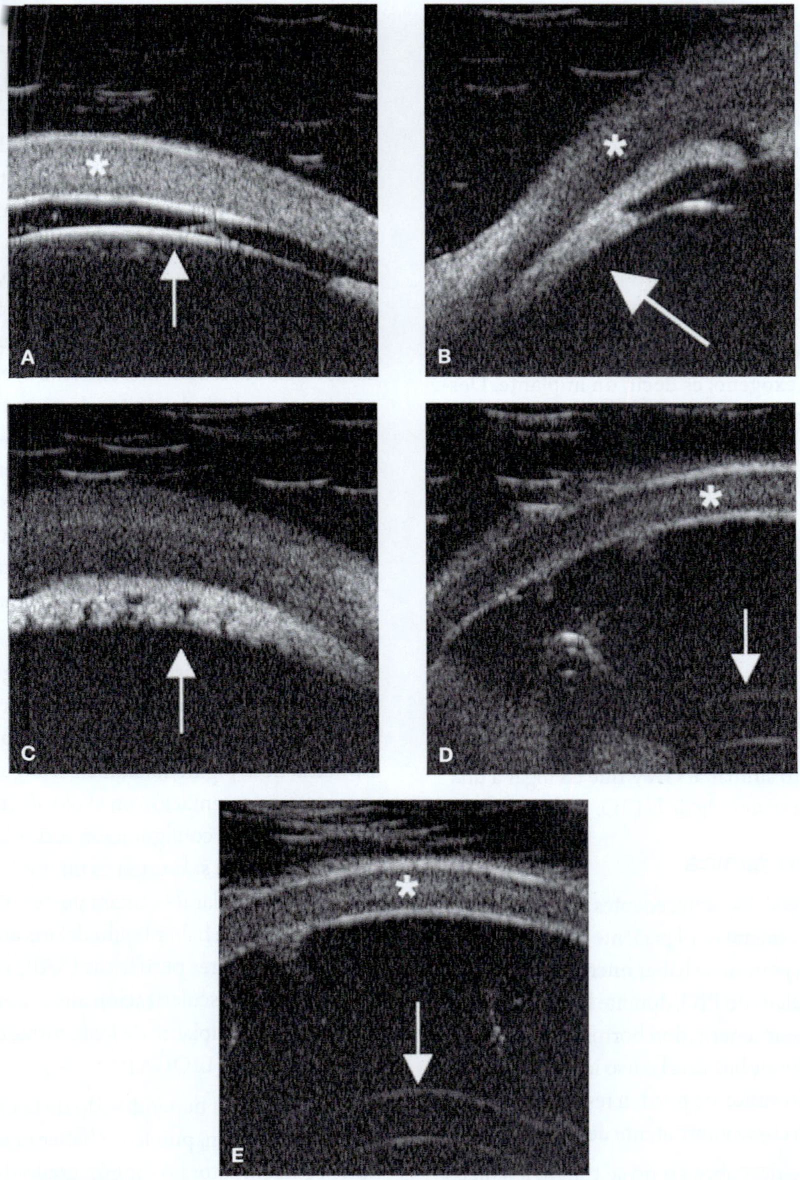

FIGURA 16-8. Desviación del humor acuoso posterior a la implantación de un dispositivo de drenaje para glaucoma. A-C. Ultrabiomicroscopia de un paciente con síndrome de desviación del humor acuoso tras la implantación de un dispositivo de drenaje para glaucoma. En los paneles **A** y **B**, la *estrella* indica la córnea. **A.** La *flecha* muestra la cápsula anterior del cristalino; esta vista central muestra una cámara anterior poco profunda con un toque iridocorneal endotelial (ICE) en el margen papilar. **B.** La *flecha* muestra los procesos aplanados del cuerpo ciliar diagnósticos del síndrome de desviación del humor acuoso; esta vista del ángulo también muestra el toque ICE. **C.** Vista ampliada de los procesos ciliares aplanados. Aspecto tras una vitrectomía limitada. La *flecha* señala un proceso ciliar representativo observado en una vista transversal longitudinal mediante ultrabiomicroscopia. **D** y **E.** El mismo paciente después de una vitrectomía limitada con alteración de la cara hialoidea anterior. La *estrella* indica la córnea, mientras que la *flecha* indica la cápsula anterior del cristalino. **D.** Profundización del ángulo de la cámara anterior; puede verse la trompa sobre el iris. Desviación del humor acuoso posterior a la implantación de un dispositivo de drenaje para glaucoma. **E.** Vista central que muestra la profundidad de la cámara anterior.

SÍNDROME DE UVEÍTIS, GLAUCOMA E HIFEMA

Este síndrome suele producirse como resultado de un material implantado dentro de la cámara anterior, por lo regular un implante de LIO, que provoca roces entre el implante y el iris.

Epidemiología

- La uveítis, glaucoma e hifema (UGH) es poco frecuente y suele ser una reacción a un material exógeno, es decir, un implante. Descrito por primera vez por Ellingson en 1977, también se conoce como *síndrome de roce del iris posterior seudofáquico*.

Fisiopatología

- Este roce entre el iris y el implante puede causar inflamación intermitente, microhifema y elevaciones de la PIO.
- Con la cronicidad, la inflamación puede progresar a glaucoma crónico de ángulo abierto, glaucoma crónico de ángulo cerrado, e incluso un aspecto similar al GNV que da lugar a una elevación sostenida de la PIO.

Historia clínica

- En general, hay antecedentes recientes de cirugía de cataratas. El paciente puede estar asintomático, pero suele haber microhifema, que provoca picos de PIO, durante los cuales el paciente puede tener visión borrosa intermitente o dolor/fotofobia. En el curso inicial de la enfermedad, los síntomas pueden resolverse, dando lugar a un curso intermitente de los síntomas.
- Si no se descubren o no se tratan, los picos de PIO pueden causar daño típico en el nervio óptico y en el campo visual. Además, la PIO puede elevarse permanentemente con el tiempo.

Examen clínico

- Lámpara de hendidura: la cámara anterior es típicamente profunda, ya que el paciente es seudofáquico. No hay iris bombé. Con los implantes de LIO de cámara anterior, puede haber deformidad en pico de la pupila, lo que indica la formación sinéquica anterior periférica localizada en el ángulo. Con los LIO de cámara posterior, puede haber contacto entre el LIO y el iris posterior visible en el margen. Por lo general, hay un adelgazamiento de estroma del iris en la zona de contacto, que puede verse mejor con retroiluminación (**figs. 16-9** a **16-11**). Puede haber células inflamatorias blancas o microhifema o, en raras ocasiones, incluso depósitos de pigmento que oscurecen el color del iris (**fig. 16-9**). En casos de larga evolución, la inflamación puede incluso inducir cambios neovasculares con redes vasculares en el margen pupilar o en el ángulo de la cámara anterior. En un examen con dilatación, puede ser posible visualizar un LIO en el *sulcus* (**fig. 16-12**).
- Gonioscopia: la visualización del ángulo mediante un gonioprisma, tanto sin dilatar como dilatado, puede ser muy útil. Puede haber una asimetría de la pigmentación en el ángulo con una mayor pigmentación en el ojo afectado. Puede haber una configuración secundaria del iris en meseta si la causa es un implante de lente intraocular de cámara posterior (LIOCP). Puede haber tejido del iris atrapado, sinequias anteriores periféricas (SAP) y, potencialmente, neovascularización alrededor de las hápticas de un implante de lente intraocular de cámara anterior (LIOCA).
- Polo posterior: dependiendo de la cronicidad de la afección, puede no haber neuropatía óptica glaucomatosa o ningún grado de pérdida de la capa de fibras nerviosas de la retina (CFNR)/nervio óptico. Si el curso tiene más picos de PIO alta, puede haber palidez desproporcionada al grado de acopamiento.

Estudios especiales

- La UBM puede ser muy útil. La UBM puede demostrar el contacto iris-LIO (**fig. 16-13**).

Manejo

- A menudo, un episodio puede tratarse médicamente con ciclopléjicos tópicos y supresores acuosos. Si fracasa el tratamiento médico, puede ser necesaria una intervención quirúrgica.
- El componente clave para resolver la situación crónica es eliminar la causa, lo que a menudo requiere el retiro o intercambio del LIO. Si los episodios de inflamación y las PIO elevadas han sido frecuentes o duraderos, puede ser necesario un tratamiento quirúrgico definitivo del glaucoma.

BIBLIOGRAFÍA

Ellingson F. Complications with the Choyce Mark VIII anterior chamber lens implant (uveitis-glaucoma-hyphema). *Am Intra-Ocular Implant Soc J.* 1977;3:199–201.

Ferguson AW, Malik TY. Pseudophakic posterior iris chafing syndrome. *Eye.* 2003;17:451–452.

Johnson S, Kratz R, Olson P. Iris transillumination defect and microhyphema syndrome. *Am Intra-Ocular Implant Soc J.* 1984;10:425–428.

Masket S. Pseudophakic posterior iris chafing syndrome. *J Cataract Refract Surg.* 1986;12: 252–256.

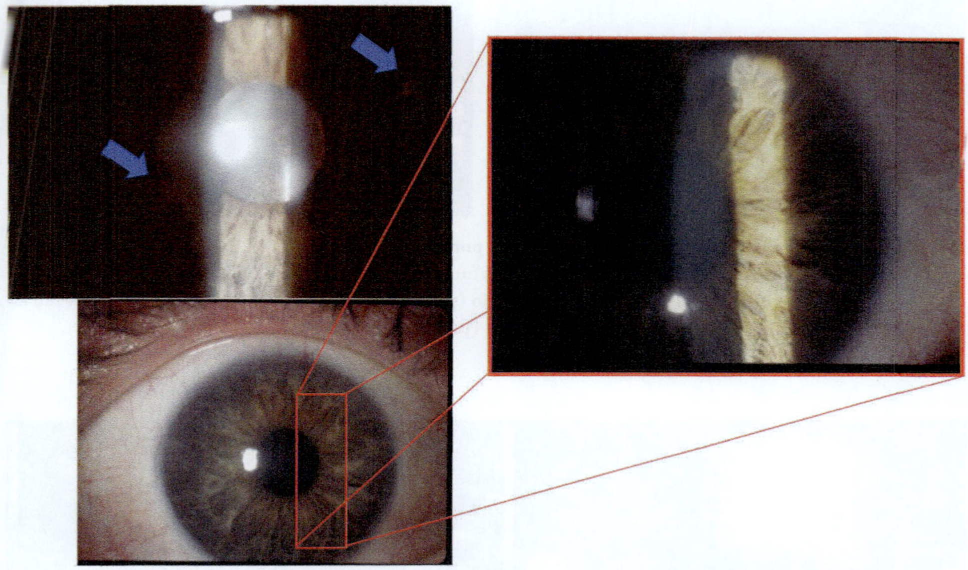

FIGURA 16-9. Uveítis, glaucoma e hifema (UGH) por un lente intraocular (LIO) acrílico de una pieza en el *sulcus*. Panel superior izquierdo: en retroiluminación, el LIO situado en el *sulcus* causa defectos de transiluminación del iris (*flechas azules*), pero paradójicamente genera depósito de pigmento en la parte superior del iris anterior, o que confiere un color más oscuro al iris en el ojo afectado. Panel inferior izquierdo: foto anterior que muestra el depósito de pigmento marrón, que puede verse más claramente en una vista ampliada (panel derecho).

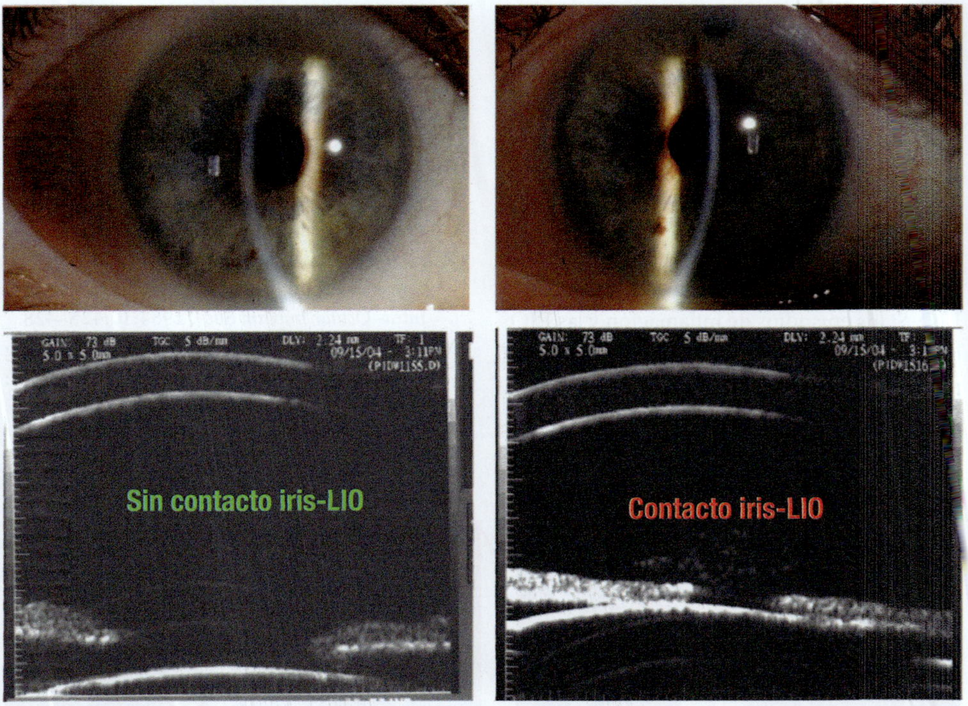

FIGURA 16-10. Uveítis, glaucoma e hifema (UGH) por un lente intraocular (LIO) acrílico de una pieza en el *sulcus*. En el ojo izquierdo con las correspondientes fotos de lámpara de hendidura e imágenes de UBM que demuestran el mismo contacto iris-LIO en el ojo izquierdo (paneles derechos) y sin contacto en el ojo derecho no afectado en el que el LIO está dentro de la bolsa capsular (paneles izquierdos).

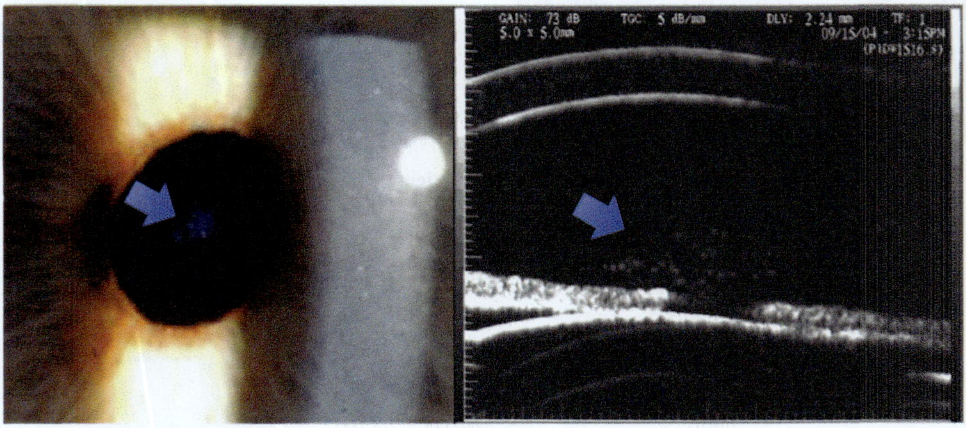

FIGURA 16-11. Uveítis, glaucoma e hifema (UGH) por un lente intraocular (LIO) acrílico de una pieza en el *sulcus*. Mismo paciente que en la **figura 18-10.** (Panel izquierdo) restos pigmentados visibles en la superficie anterior del LIO (*flecha*). (Panel derecho) imagen de captura de pantalla del video de la UBM del mismo ojo, que muestra el contacto entre la cara posterior del iris, causando la liberación de material hacia la cámara anterior.

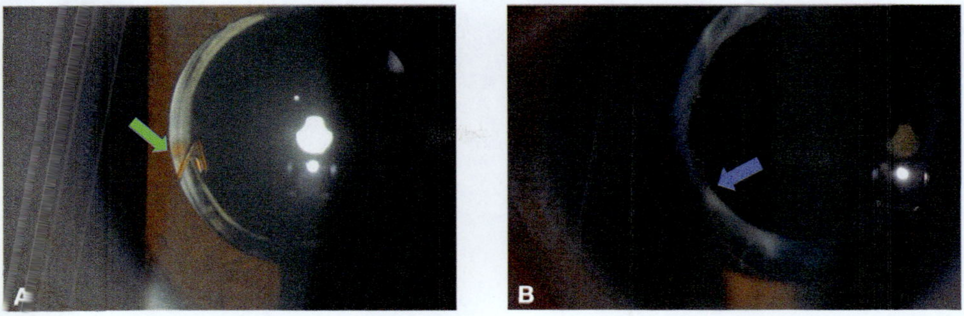

FIGURA 16-12. **UGH por un LIO acrílico de tres piezas en el *sulcus* colocado como LIO *piggyback* para optimizar la situación refractiva del paciente. A.** Puede observarse la háptica delante de la cápsula anterior (*flecha verde*). **B.** Este LIOCP de tres piezas se encuentra dentro de la bolsa capsular. La unión háptico-lente intraocular está oculta por la cápsula anterior correctamente situada (*flecha azul*).

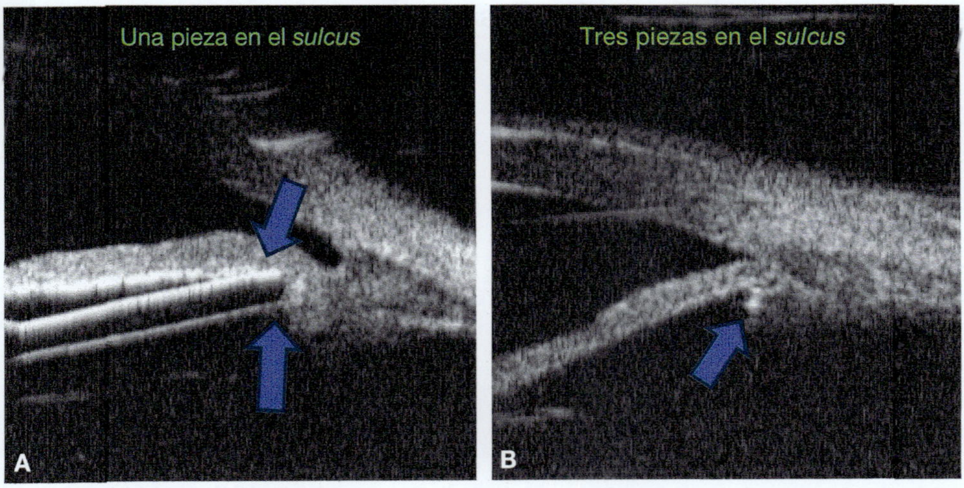

FIGURA 16-13. **Aspecto secundario del iris en meseta en la ultrabiomicroscopia (UBM). A. Aspecto** del síndrome del iris en meseta causado por un lente intraocular (LIO) de una pieza en el *sulcus* y (**B**) de tres piezas. El ángulo es más cerrado en la situación con el LIO de tres piezas en estos dos ejemplos.

CAPÍTULO

17

Glaucoma secundario a presión venosa epiescleral elevada

Douglas J. Rhee, Sofia Ahsanuddin y Louis R. Pasquale

INTRODUCCIÓN

La presión venosa epiescleral (PVE) elevada se ha asociado con presión intraocular (PIO) elevada y glaucoma secundario de ángulo abierto. Las mediciones normales de la PVE oscilan entre 8 y 10 mm Hg, aunque estos valores pueden variar en función del instrumento utilizado para medir la PVE. Un factor de riesgo notable para desarrollar una PVE elevada son los traumatismos, que pueden aumentar el riesgo de desarrollar fístulas carótido-cavernosas o durales. Muchos casos de PVE elevada también pueden atribuirse a una etiología subyacente, como trombosis del seno cavernoso (SC), derivaciones arteriovenosas (AV) durales, síndrome de la vena cava superior, síndrome de Sturge-Weber (SSW), oftalmopatía tiroidea (OT), lesiones orbitarias obstructivas, sarcoidosis orbitaria o varices orbitarias. Las etiologías idiopáticas de la PVE elevada constituyen un diagnóstico de exclusión y pueden ser familiares o esporádicas. También conocido como síndrome de Radius-Maumenee (SRM), la PVE elevada idiopática presenta varios retos diagnósticos y terapéuticos que se discuten aquí.

FÍSTULA CARÓTIDO-CAVERNOSA

La fístula carótido-cavernosa (FCC) describe la comunicación AV potencialmente cegadora entre la arteria carótida o sus ramas y el SC.[1]

Clasificación

- La FCC se clasifica en FCC *directa*, en la que la sangre a alta presión procedente de la arteria carótida interna (ACI) se desvía directamente hacia el SC venoso (tipo A de Barrow), o FCC *indirecta* (dural), que se desarrolla debido a la comunicación indirecta entre las ramas arteriales más pequeñas a baja presión y venas del SC (tipos B, C y D de Barrow).[2]
- Las FCC directas tienden a ser de "alto flujo" y suelen aparecer en caso de traumatismo penetrante o cerrado, síndrome de Ehlers-Danlos tipo IV, intervención iatrogénica o rotura de un aneurisma de la ACI situado dentro del SC.[1] Las FCC indirectas tienden a ser de "bajo flujo" y representan alrededor de 83% de todas las FCC;[3] suelen aparecer debido a

una afección congénita preexistente que confiere una mayor fragilidad de la pared arterial, embarazo o desarrollarse espontáneamente en mujeres en la posmenopausia.[1,4]

Fisiopatología

- Las personas con enfermedades del tejido conectivo, como el síndrome de Ehlers-Danlos, síndromes de deficiencia de colágeno u otras afecciones que debilitan la integridad de las paredes vasculares, pueden presentar un mayor riesgo de desarrollo espontáneo de FCC.
- Las FCC alteran la hemodinámica ocular de forma que el perfil de alto flujo y alta presión de la arteria carótida se transmite a las estructuras orbitarias y oculares para producir una constelación de signos y síntomas oculares. Estos signos y síntomas son directamente proporcionales al grado de comunicación anormal entre la sangre arterial y venosa en el SC.
- Esta forma de hipertensión venosa produce la tríada clínica clásica de la FCC:
  - Exoftalmos unilateral, que puede ser pulsátil en las FCC directas de alto flujo.
  - Soplo ocular o cefálico, más audible en las FCC de alto flujo.
  - Inyección y quemosis de la conjuntiva, que es más pronunciada en las FCC de alto flujo.[1]

Presentación clínica

- Los pacientes con FCC directas presentan quejas más pronunciadas de cefaleas, diplopía, epistaxis y pérdida visual que los pacientes con FCC indirectas.
- Las fístulas indirectas se asocian con una miríada de hallazgos clínicos de naturaleza más subaguda o crónica. La presentación de la FCC indirecta puede incluir enrojecimiento e inflamación ocular, que en un inicio puede diagnosticarse de manera errónea como una infección ocular. La agudeza visual y la visión de los colores pueden verse comprometidas de forma gradual. Puede haber desequilibrio muscular extraocular relacionado con la compresión del tercer o sexto nervio craneal en el SC. La proptosis en las fístulas indirectas puede ser más sutil y no suele ser pulsátil.

Evaluación diagnóstica

- El examen con lámpara de hendidura suele revelar una arterialización conjuntival tortuosa en forma de sacacorchos (**fig. 17-1**) y una cámara anterior poco profunda. El aspecto en sacacorchos distingue esta afección de la epiescleritis, en la que los vasos tienen un patrón cruzado, o de la escleritis, en la que los tejidos de la superficie ocular presentan un tono violáceo profundo.
- La PIO suele estar elevada y se aprecian mirillas amplias mientras se mide la PIO.[5]
- En la gonioscopia, el aparato de filtración, es decir, el ángulo, puede estar cerrado aposicionalmente si hay congestión coroidea, y puede observarse reflujo sanguíneo cuando el ángulo está abierto. El fondo de ojo puede mostrar un cuadro oclusivo venoso retiniano inminente con vasos tortuosos y hemorragia intrarretiniana. La PIO elevada en pacientes con FCC suele ser refractaria al tratamiento médico.
- Las imágenes orbitarias con tomografía computarizada y angiografía (TC/A) o imagen por resonancia magnética (IRM) revelarán agrandamiento de los músculos extraoculares y congestión de la vena oftálmica superior (**fig. 17-2**). Con contraste, el realce del SC será evidente. La angiografía carotídea suele ser diagnóstica para revelar el lugar exacto de la fístula.

Manejo

- El tratamiento de las FCC directas e indirectas es el mismo: la embolización endovascular mediante balones, espirales (*coils*) desmontables o *stents* desviadores de flujo para ambos tipos de fístulas suele ser definitiva para resolver la mayoría de los signos y síntomas (**fig. 17-3**). La intervención endovascular es menos invasiva y conlleva una tasa menor de complicaciones, como infarto cerebral, y una baja tasa de mortalidad en comparación con los procedimientos quirúrgicos abiertos.[1]

- En las FCC indirectas se adopta un abordaje más conservador, porque puede producirse una regresión espontánea hasta en 70% de los casos.[1] Sin embargo, en los pacientes con FCC indirectas en los que se produce una evolución hacia una congestión ocular y orbitaria progresiva con la consiguiente pérdida de visión y una PIO intratablemente elevada, está indicada la intervención definitiva con tratamiento endovascular. Al igual que en las FCC directas, la embolización puede realizarse por vía transarterial o transvenosa utilizando *coils*, *stents* u Onyx.
- En la medida de lo posible, debe evitarse la cirugía filtrante en ojos con CCF.

REFERENCIAS

1. Henderson AD, Miller NR. Carotid-cavernous fistula: current concepts in aetiology, investigation, and management. *Eye (Lond).* 2018;32(2): 164–172.
2. Mahmoud RH, Hensley BA. A case of a carotid cavernous fistula. *Clin Pract Cases Emerg Med.* 2022;6(2):183–185.
3. Abaunza-Camacho JF, Vergara-Garcia D, Madrinan-Navia H, Riveros WM, Caballero A. Onyx embolization of an indirect carotid-cavernous fistula with cortical venous reflux: technical note. *J Neurol Surg A Cent Eur Neurosurg.* 2023;84(5):483–488. doi:10.1055/s-0041-1741547
4. Meyers PM, Halbach VV, Dowd CF, et al. Dural carotid cavernous fistula: definitive endovascular management and long-term follow-up. *Am J Ophthalmol.* 2002;134(1):85–92.
5. Lee H, Yoon S, Baek S. Diagnostic clues of IOP pulsation on applanation tonometry in carotid-cavernous fistula patients. *BMC Ophthalmol.* 2022;22(1):37. Published 2022 Jan 24.

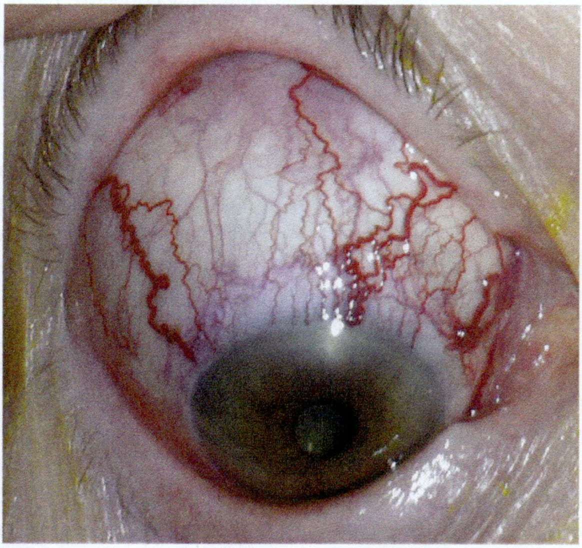

FIGURA 17-1. Fístula carótido-cavernosa. Arterialización de los vasos conjuntivales en un paciente de 78 años con una fístula carótido-cavernosa indirecta espontánea antes de la embolización endovascular con un *coil* desmontable. (Cortesía del Dr. Peter Veldman).

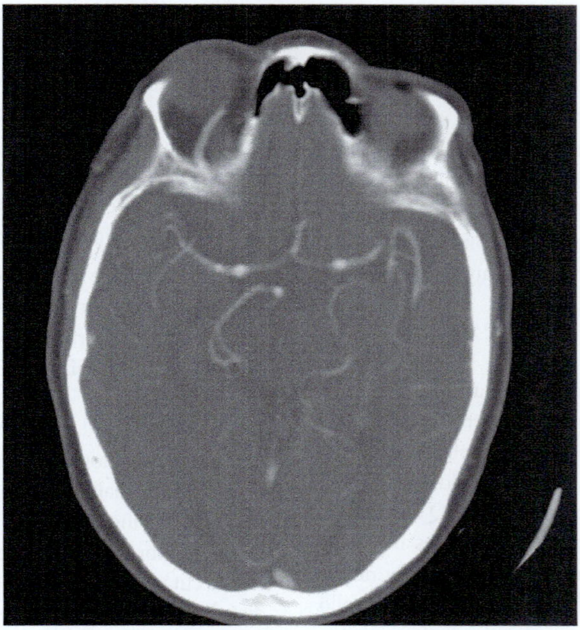

FIGURA 17-2. **Fístula carótido-cavernosa.** Angiografía por resonancia magnética del paciente de la **figura 17-1**, que revela un agrandamiento de la vena oftálmica superior derecha. (Cortesía del Dr. Peter Veldman).

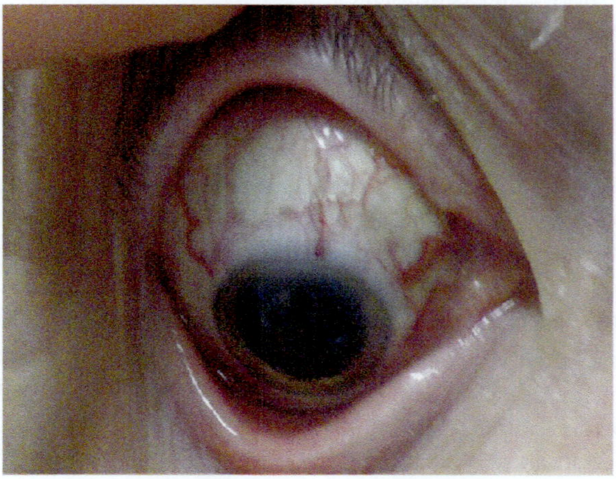

FIGURA 17-3. **Fístula carótido-cavernosa.** Aspecto clínico mejorado del paciente de la **figura 17-1** con una marcada reducción de la arterialización conjuntival después de la embolización endovascular con un *coil* desmontable. (Cortesía del Dr. Peter Veldman).

SÍNDROME DE STURGE-WEBER

El SSW es una enfermedad neurocutánea esporádica caracterizada por una tríada de manifestaciones neuropsiquiátricas, dermatológicas y oftalmológicas. A menudo se le conoce como la "cuarta facomatosis", pero a diferencia de las otras facomatosis, no tiene un patrón hereditario conocido.

Patogénesis

Durante el desarrollo embrionario de los pacientes con SSW, comienza a desarrollarse un plexo vascular anómalo adyacente al tubo neural, en la mayoría de los casos como resultado de una mutación somática en mosaico R183Q en *GNAQ*.[1] Este plexo vascular no regresiona y es arrastrado a diversas localizaciones ectodérmicas y neuroectodérmicas superficiales durante el desarrollo. Estos *loci* de tejido vascular aberrante contribuyen a las manifestaciones clínicas del SSW, como glaucoma, malformaciones capilares faciales (marca de nacimiento en vino de Oporto), malformaciones vasculares leptomeníngeas y diversas secuelas neurológicas como convulsiones, accidentes cerebrovasculares venosos y episodios similares a accidentes cerebrovasculares.

Glaucoma en SSW

- La etiología más importante de la pérdida de visión en el SSW es el glaucoma. Entre 30 y 70% de las personas con SSW desarrollan glaucoma; 60% de los casos se registran al nacer o en la infancia y 40% en la adolescencia o en la edad adulta temprana.[1]
- Cuando el glaucoma aparece en el primer año de vida, suelen presentarse los signos (incluido el buftalmos) y síntomas del glaucoma congénito. Si el glaucoma no se desarrolla en la edad adulta, por lo general es poco probable que se desarrolle más adelante, a menos que exista alguna otra predisposición a otro tipo de glaucoma.
- Los pacientes con SSW con glaucoma presentan con frecuencia una malformación vascular epiescleral que puede ser bastante sutil (**fig. 17-4**). Como describen Aggarwal *et al.*,[2] en la gonioscopia, los ojos glaucomatosos tendrán a menudo una visibilidad reducida del espolón escleral y de la banda del cuerpo ciliar (**fig. 17-5**).
- La PVE elevada secundaria a la malformación vascular epiescleral parece ser la causa más frecuente de glaucoma en pacientes con SSW.[3] Shiau *et al.* observaron que la PVE en ojos glaucomatosos era significativamente mayor que la PVE en ojos no glaucomatosos.[4]
- Otras causas de pérdida visual en el SSW incluyen el desprendimiento de retina seroso por grandes malformaciones vasculares coroideas y la hemianopía homónima.

Presentación clínica

- Clínicamente, los pacientes con SSW suelen presentar una malformación vascular facial o "mancha en vino de Oporto", que surge secundaria a malformaciones AV en la piel. Estas lesiones cutáneas no respetan necesariamente una distribución dermatómica estricta (**fig. 17-6**).
- En algunos pacientes, la mancha en vino de Oporto puede hipertrofiarse con la edad. En ocasiones, esta hipertrofia puede dificultar la medición de la PIO. Aunque la mancha en vino de Oporto característica del SSW suele ser unilateral, también puede ser bilateral.[5]
- Los ojos con glaucoma suelen presentar heterocromía del iris (con el iris más oscuro en el lado con la malformación vascular facial). También pueden albergar una malformación vascular coroidea, que da a la retina un aspecto de "salsa de tomate".

Manejo

- La fotocoagulación con láser de colorante pulsado consigue mitigar los efectos estéticos de las lesiones cutáneas de tipo vino de Oporto, y no contribuye a cambios clínicamente significativos de la PIO en pacientes con SSW.[6]
- Kaufman *et al.* demostraron recientemente que el netarsudil tópico al 0.02% puede reducir la PVE en pacientes con glaucoma inducido por SSW. Después de 1 mes de tratamiento, la PIO media se redujo de 26.2 ± 4.5 mm Hg a 20.2 ± 3.8 mm Hg ($p = 0.028$).[7]
- El tratamiento médico puede ser eficaz para tratar el glaucoma inducido por el SSW, pero

a menudo está justificada la intervención quirúrgica. En los casos de glaucoma infantil, debe considerarse la goniotomía.

- La trabeculectomía es posible en niños mayores de 3 años y en adultos.[3] Los dispositivos tradicionales de drenaje para glaucoma (p. ej., Baerveldt o Ahmed) también son excelentes opciones de tratamiento. Existen pocos datos sobre el uso de la cirugía mínimamente invasiva en el glaucoma inducido por el SSW.
- Aunque a menudo se recomienda la esclerotomía posterior profiláctica para prevenir la hemorragia coroidea perioperatoria en pacientes con SSW que requieren trabeculectomía, Eibschitz-Tsimhoni y sus colegas informaron que, en 17 pacientes consecutivos con SSW o una afección relacionada (síndrome de Klippel-Trenaunay-Weber), la realización de una trabeculectomía sin esclerotomía profiláctica no produjo hemorragia ni derrame coroideos que requirieran una intervención quirúrgica posterior.[8]
- También puede considerarse la ciclocriodestrucción en el glaucoma no controlado, dependiendo del escenario clínico.

REFERENCIAS

1. Yeom S, Comi AM. Updates on Sturge-Weber syndrome. *Stroke*. 2022;53(12):3769–3779.
2. Aggarwal NK, Gandham SB, Weinstein R, Saltzmann R, Walton DS. Heterochromia iridis and pertinent clinical findings in patients with glaucoma associated with Sturge-Weber syndrome. *J Pediatr Ophthalmol Strabismus*. 2010;47:361–365.
3. Patrianakos TD, Nagao K, Walton DS. Surgical management of glaucoma with the Sturge-Weber syndrome. *Int Ophthalmol Clin*. 2008;48(2):63–78.
4. Shiau T, Armogan N, Yan DB, Thomson HG, Levin AV. The role of episcleral venous pressure in glaucoma associated with Sturge-Weber syndrome. *J AAPOS*. 2012;16(1):61–64.
5. Quan SY, Comi AM, Parsa CF, Irving ND, Krakowski AC, Cohen BA. Effect of a single application of pulsed dye laser treatment of port-wine birthmarks on intraocular pressure. *Arch Dermatol*. 2010;146(9):1015–1018.
6. Sharan S, Swamy B, Taranath DA, et al. Port-wine vascular malformations and glaucoma risk in Sturge-Weber syndrome. *J AAPOS*. 2009;13(4):374–378.
7. Kaufman AR, Elhusseiny AM, Edward DP, Vajaranant TS, Aref AA, Abbasian J. Topical netarsudil for treatment of glaucoma with elevated episcleral venous pressure: a pilot investigation in Sturge-Weber syndrome. *Eur J Ophthalmol*. 2023;33(5):1969–1976. doi:10.1177/11206721231159694
8. Eibschitz-Tsimhoni M, Lichter PR, Del Monte MA, *et al*. Assessing the need for posterior sclerotomy at the time of filtering surgery in patients with Sturge-Weber syndrome. *Ophthalmology*. 2003;110(7):1361–1363.

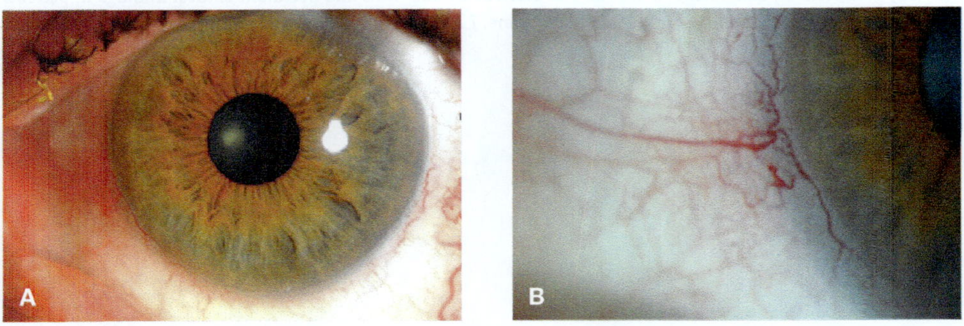

FIGURA 17-4. Síndrome de Sturge-Weber. A y **B.** Vista con lámpara de hendidura de la malformación vascular epiescleral de un hombre de 49 años con síndrome de Sturge-Weber y glaucoma de aparición tardía. Obsérvese que la malformación epiescleral puede ser sutil e interpretarse como epiescleritis si no estuviera acompañada de una mancha en vino de Oporto. Vista con lámpara de hendidura con menor aumento. Una vista de mayor aumento del área limbal inferonasal, muestra los bulbos terminales en el limbo, diferenciándolos como vasos anormales.

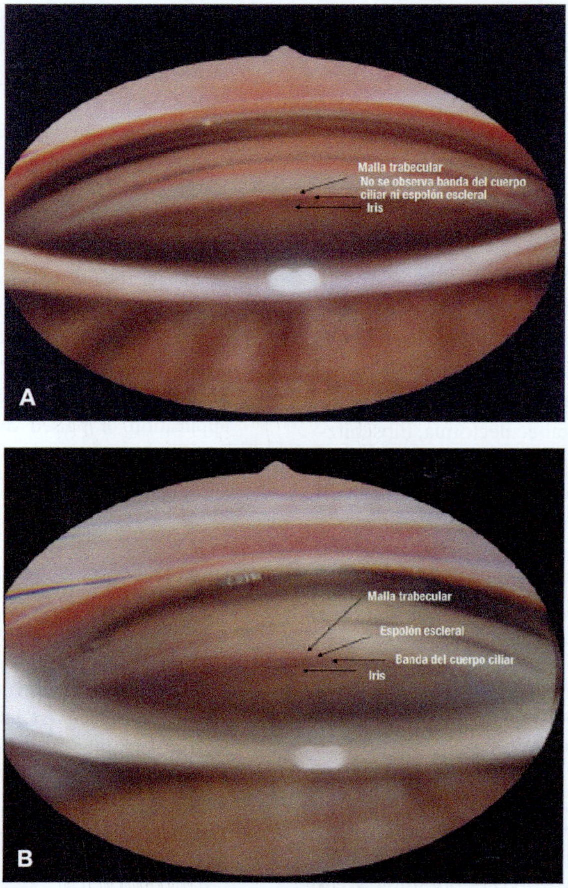

FIGURA 17-5. Síndrome de Sturge-Weber. A y B. Aspecto típico del ángulo de drenaje en el síndrome de Sturge-Weber. Obsérvese la visibilidad reducida de la banda del cuerpo ciliar y del espolón escleral, junto con la inserción de un iris periférico irregular en el aparato de filtración. Una gonioscopia del ángulo de la cámara anterior del ojo contralateral del mismo paciente muestra las referencias anatómicas normales. (De Aggarwal NK, Gandham SB, Weinstein R, Saltzmann R, Walton DS. Heterochromia iridis and pertinent clinical findings in patients with glaucoma associated with Sturge-Weber syndrome. *J Pediatr Ophthalmol Strabismus*. 2010;47:361-365, con permiso).

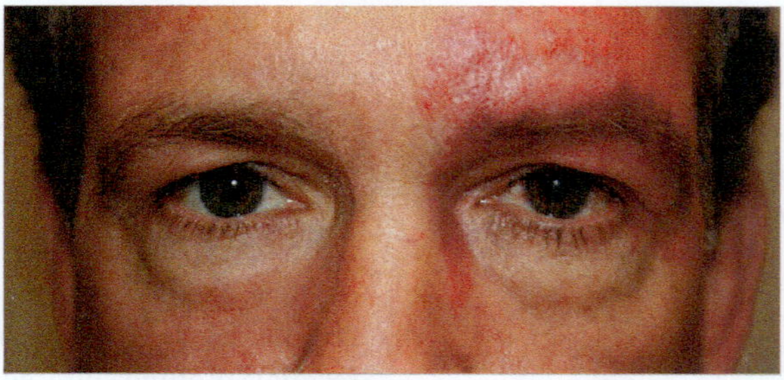

FIGURA 17-6. Síndrome de Sturge-Weber. Angiomatosis que afecta la piel periocular y la epiesclera en el mismo paciente de la **figura 17-4**. Obsérvese que la afectación periocular no sigue una distribución dermatómica estricta.

PRESIÓN VENOSA EPIESCLERAL ELEVADA IDIOPÁTICA (SÍNDROME DE RADIUS-MAUMENEE)

La presión venosa epiescleral elevada idiopática (PVEEI), también conocida como síndrome de Radius-Maumenee, es un diagnóstico de exclusión.[1] Se debe realizar una historia clínica extensa, un examen clínico y una evaluación diagnóstica completa que incluya pruebas radiológicas para detectar cualquier etiología primaria de la PVE elevada, como las mencionadas anteriormente.

Presentación clínica

- Los pacientes con PVEEI presentan vasos epiesclerales dilatados y tortuosos, con un inicio subagudo que suele producirse en la tercera o cuarta década de la vida. Los vasos dilatados pueden ser unilaterales o bilaterales, por lo general, con asimetría incluso en los casos bilaterales (**fig. 17-7**).[2]
- Los pacientes pueden tener sangre en el canal de Schlemm, que es un signo generalizado de PVE elevada (**fig. 17-8**), pero este hallazgo no es necesario para establecer el diagnóstico.

Manejo

- El tratamiento de la PVEEI es similar al de las otras entidades aquí tratadas. El tratamiento médico puede no ser suficiente, por lo que puede estar indicada la cirugía.
- La trabeculoplastia con láser no suele ser eficaz. Los ojos con PVEEI son propensos a derrames coroideos a PIO que no se consideran típicamente hipotónicas, por lo que los objetivos de PIO agresivos deben establecerse con precaución. La trabeculectomía y la esclerectomía profunda ofrecen la ventaja de una resistencia que puede modificarse durante el posoperatorio.
- También se ha descrito la cirugía filtrante como tratamiento de esta afección; sin embargo, el síndrome de derrame uveal y el desprendimiento de coroides posoperatorio son complicaciones frecuentes.[3]

REFERENCIAS

1. Elksne E, Steiner V, Hohensinn M, Reitsamer HA, Lenzhofer M. Radius-Maumenee syndrome: a case series with a long-term follow-up. *Clin Case Rep*. 2023;11(2):e6918. Published 2023 Feb 19.
2. Rhee DJ, Gupta M, Moncavage MB, Moster ML, Moster MR. Idiopathic elevated episcleral venous pressure and open-angle glaucoma. *Br J Ophthalmol*. 2009;93(2):231–234.
3. Bouaziz K, Aragno V, Batras M, Baudouin C, Labbé A. Syndrome de Radius-Maumenee: une cause rare de glaucome [Radius-Maumenee syndrome: A rare cause of glaucoma]. *J Fr Ophtalmol*. 2020;43(9):837–841.

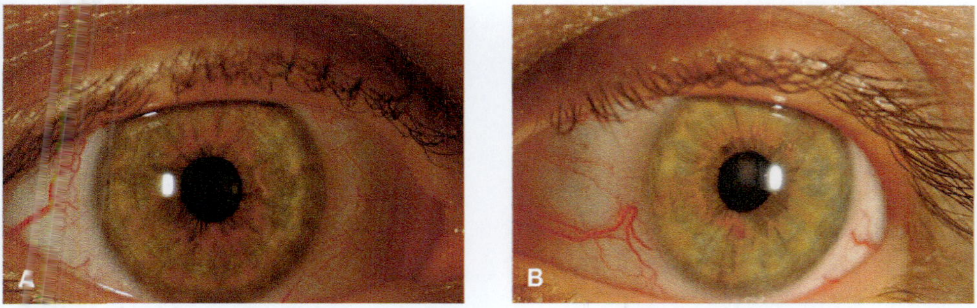

FIGURA 17-7. **Elevación idiopática de la presión venosa epiescleral. A y B.** Un caso bilateral de presión venosa epiescleral elevada idiopática con mayor afectación del ojo izquierdo (**B**).

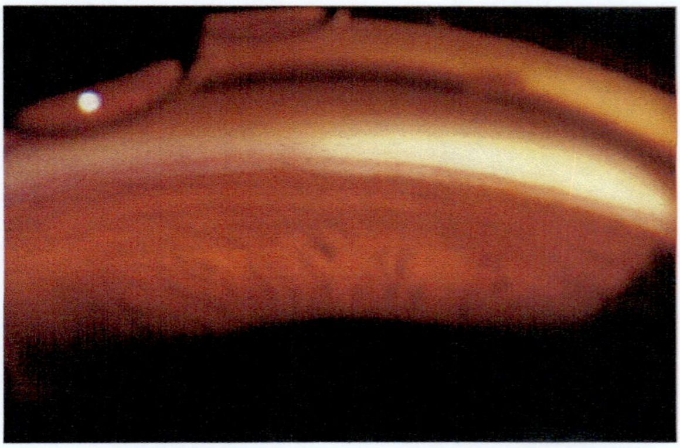

FIGURA 17-8. **Presión venosa epiescleral elevada.** Sangre en el canal de Schlemm.

OTRAS CAUSAS DE PRESIÓN VENOSA EPIESCLERAL ELEVADA

- Aunque la mayoría de los casos de PVE elevada pueden atribuirse a las etiologías aquí descritas, una malformación AV distal al drenaje venoso del ojo también puede ser una causa alternativa (**fig. 17-9**). Además, se ha propuesto la elevación de la PVE secundaria a la proliferación intraorbitaria de glucosaminoglicanos como un posible mecanismo de la elevación de la PIO en la oftalmopatía asociada a la tiroides (OT; **fig. 17-10**).[1,2] Puede producirse obstrucción del flujo venoso a través de la órbita debido a una fibrosis marcada y a la expansión del tejido extraocular (**fig. 17-11**). La queratopatía por exposición corneal también puede inducir inflamación de la cámara anterior, lo que puede constituir un mecanismo de glaucoma menos frecuente en estos pacientes.

REFERENCIAS

1. Betzler BK, Young SM, Sundar G. Intraocular pressure and glaucoma in thyroid eye disease. *Ophthalmic Plast Reconstr Surg*. 2022;38(3): 219–225.
2. Haefliger IO, von Arx G, Pimentel AR. Pathophysiology of intraocular pressure increase and glaucoma prevalence in thyroid eye disease: a mini-review. *Klin Monbl Augenheilkd*. 2010; 227(4):292–293. doi:10.1055/s-0029-1245199

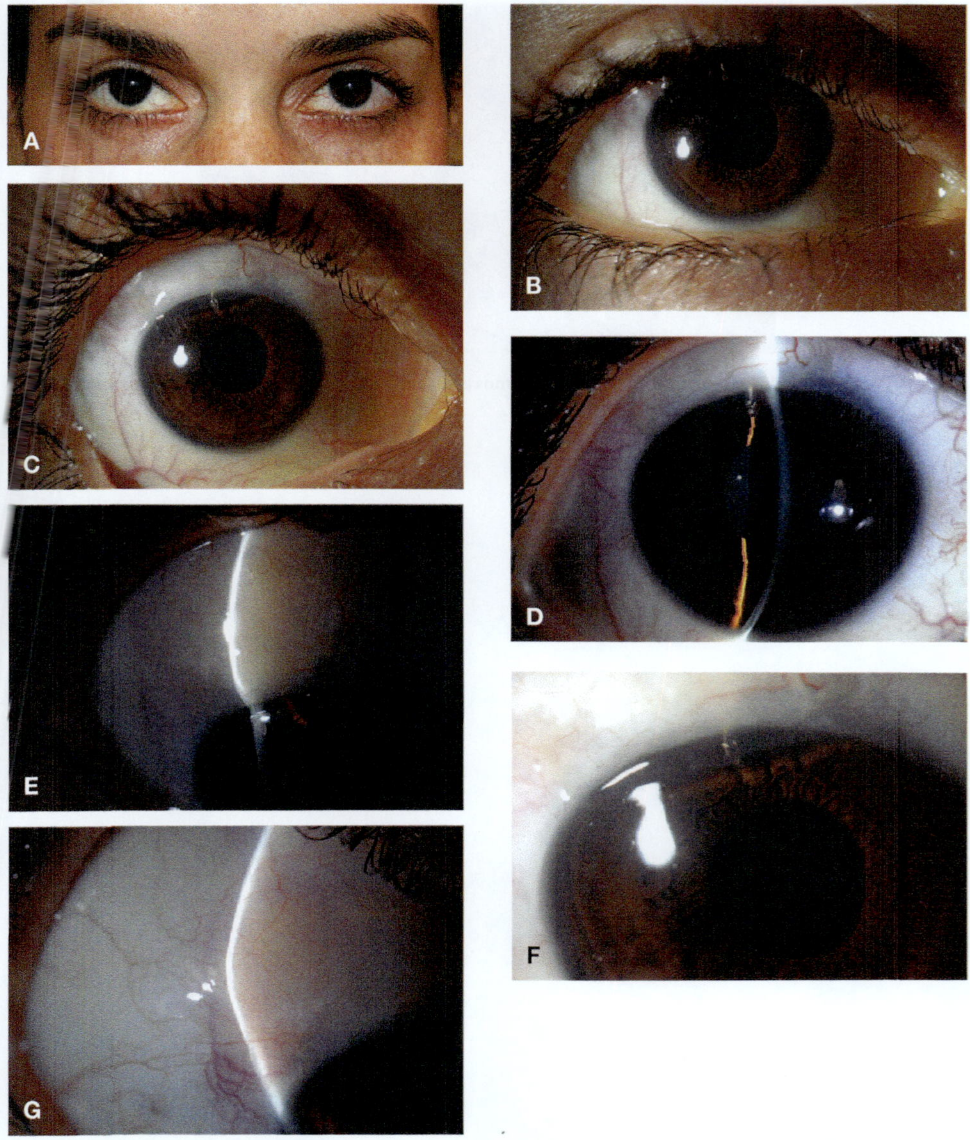

FIGURA 17-9. **A-G. Malformación arteriovenosa (AV).** Este paciente tenía malformaciones AV bilaterales que afectaban a las arterias trocleares y que se descubrieron mediante angiografía por tomografía computarizada. El ojo izquierdo desarrolló un glaucoma incontrolable y fue sometido a una trabeculectomía. Fotografía externa que muestra la afectación de ambos ojos, pero con mayor afectación del ojo izquierdo. Vista del ojo derecho con el párpado levantado, mostrando la congestión de las venas epiesclerales. Imágenes del ojo izquierdo después de la trabeculectomía con derivación ExPress (Alcon, Fort Worth, TX) e implantes Ologen (Aeon Astron, Países Bajos).

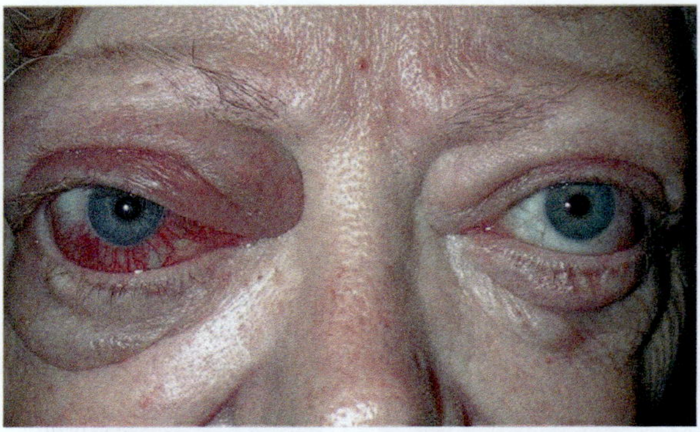

FIGURA 17-10. Oftalmopatía tiroidea (OT). Exoftalmos asimétrico con congestión orbitaria más prominente en el ojo derecho. (Cortesía de Julie A. Woodward, MD).

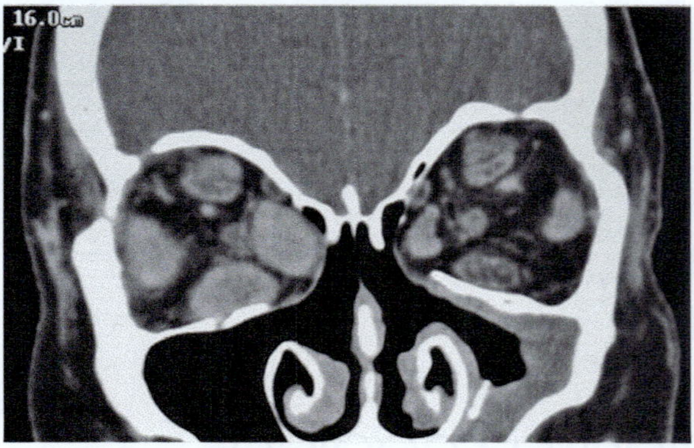

FIGURA 17-11. Tomografía computarizada coronal del paciente de la **figura 17-10** con oftalmopatía tiroidea (CT). En la órbita derecha, los músculos rectos están simétricamente agrandados.

CAPÍTULO

18

Tratamiento médico

Malik Y. Kahook y Douglas J. Rhee

INTRODUCCIÓN

El tratamiento médico del glaucoma comenzó a finales del siglo XIX con el uso de eserina y pilocarpina. En Estados Unidos, el tratamiento del glaucoma solía comenzar con medicación tópica, pero la recopilación de los resultados de los estudios (en particular el ensayo LiGHT) favorece ahora la trabeculoplastia selectiva con láser como tratamiento de primera línea preferido para el glaucoma primario de ángulo abierto y la hipertensión ocular. Sin embargo, a medida que cambia el paradigma, un gran número de pacientes empieza a utilizar antiglaucomatosos tópicos como tratamiento inicial. El objetivo a corto plazo de los medicamentos es reducir la presión intraocular (PIO). Los objetivos a largo plazo son prevenir la pérdida visual sintomática y minimizar los efectos secundarios de los tratamientos.

DESCRIPCIÓN Y FISIOLOGÍA

A menos que existan circunstancias extremas, como una PIO superior a 40 mm Hg o un riesgo inminente para la fijación central, el tratamiento médico puede iniciarse mediante el denominado ensayo terapéutico en un solo ojo. Por lo general, se inicia un tipo de gota en un solo ojo y se vuelve a examinar después de 3 a 6 semanas para comprobar su eficacia. La eficacia se determina comparando la diferencia de la PIO en los dos ojos antes del tratamiento con la diferencia de la PIO después de iniciarlo. Por ejemplo, si la PIO es de 30 mm Hg OD (*oculus dexter*; en el ojo derecho) y 33 mm Hg OS (*oculus sinister*; en el ojo izquierdo) antes del tratamiento y, después del tratamiento del ojo derecho, la PIO es de 20 mm Hg OD y 23 mm Hg OS, el fármaco no está teniendo ningún efecto. Si la PIO después de iniciar el tratamiento es de 25 mm Hg OD y 34 mm Hg OS, entonces el fármaco está teniendo efecto.

Cabe señalar que el ensayo monocular al instaurar un tratamiento médico ha sido objeto de intensos estudios en los últimos años. Realini ha informado que el ensayo monocular del fármaco tiene un escaso valor clínico en pacientes tratados con latanoprost. Bhorade y sus colegas llegaron a una conclusión similar en su estudio sobre los análogos de las prostaglandinas. En cualquier caso, es necesario conocer a fondo el limitado número de terapias para el glaucoma a fin de elegir la mejor para cada paciente.

Existen varias clases de medicamentos. Todos ellos reducen la PIO a través de distintos mecanismos farmacológicos. La PIO viene determinada por el equilibrio entre la secreción y el drenaje del humor acuoso. Todos los medicamentos disminuyen la secreción acuosa o aumentan el flujo de salida. En las secciones siguientes se presentan el mecanismo de acción, los efectos secundarios habituales y las contraindicaciones de las distintas clases de fármacos. En la **tabla 18-1** se mencionan los medicamentos de cada clase disponibles en Estados Unidos entre 2023 y 2024.

Los efectos secundarios y contraindicaciones descritos en este capítulo no constituyen una lista completa. Se recomienda a todos los médicos que lean el inserto del empaque antes de prescribir cualquier medicamento. Las figuras muestran frascos de muestra de medicamentos disponibles en Estados Unidos.

REFERENCIAS

1. Realini T, Vickers WR. Symmetry of fellow-eye intraocular pressure responses to topical glaucoma medications. *Ophthalmol.* 2005;112(4):599-602. https://doi.org/10.1016/j.ophtha.2004.11.028. PMID: 15808250.
2. Bhorade AM, Wilson BS, Gordon MO, Palmberg P, Weinreb RN, Miller E, Chang RT, Kass MA; Ocular Hypertension Treatment Study Group. The utility of the monocular trial: data from the ocular hypertension treatment study. *Ophthalmol.* 2010;117(11):2047-2054. https://doi.org/10.1016/j.ophtha.2010.02.020. Epub 2010 agosto 12. PMID: 20619460; PMCID: PMC2955184.

ALFA-AGONISTAS

Mecanismo de acción

- La activación de los receptores alfa-2 en el cuerpo ciliar inhibe la secreción acuosa (**fig. 18-1**).

Efectos secundarios

- Irritación local, alergia (**fig. 18-2**), midriasis, sequedad de boca, sequedad ocular, hipotensión y letargia.

Contraindicaciones

- Uso de inhibidores de la monoaminooxidasa. La brimonidina no debe utilizarse en niños menores de 2 años; se ha asociado con apnea en niños.

Comentarios

- La apraclonidina está indicada para el uso a corto plazo y la profilaxis de los picos de PIO tras el láser.

TABLA 18-1. Agentes farmacológicos organizados por clase farmacológica

Medicación*	Concentraciones disponibles
Alfa-agonistas	
Apraclonidina (*Iopidina*)	0.5%, 1%
Brimonidina (*Alphagan*)	0.1% (con purita), 0.15%, 0.2%.
Betabloqueadores	
Betaxolol (*Betoptic*)	0.5%
Carteolol (*Ocupress*)	1%
Levobunolol (*Betagan*)	0.25%, 0.5%
Metipranolol (*OptiPranolol*)	0.3%
Timolol hemihidrato (*Betimol*)	0.25%, 0.5%
Maleato de timolol (*Timoptic*)	0.25%, 0.5%
Inhibidores de la anhidrasa carbónica: oral	
Acetazolamida (*Diamox*)	125-500 mg
Metazolamida (*Neptazane, Glauc Tabs*)	25-50 mg

(*continúa*)

TABLA 18-1. Agentes farmacológicos organizados por clase farmacológica (*continuación*)

Medicación*	Concentraciones disponibles
Inhibidores de la anhidrasa carbónica: tópicos	
Brinzolamida (*Azopt*)	1%
Dorzolamida (*Trusopt*)	2%
Agentes hiperosmolares	
Glicerina (*Osmoglyn*)	Solución al 50%
Isosorbida (*Ismotic*)	Solución al 4%
Manitol (*Osmitrol*)	Solución al 5-20%
Mióticos	
Yoduro de ecotiofato (*yoduro de fosfolina*)	0.03%
Fisostigmina (*Eserina*)	0.25%
Clorhidrato de pilocarpina (*Pilocarpina, Pilocar*)	0.25%, 0.5%, 1%, 2%, 4%, 6%
Nitrato de pilocarpina (*Pilagan*)	1%, 2%, 4%
Prostaglandinas	
Bimatoprost (*Lumigan*)	0.01%, 0.03%
Latanoprost (*Xalatan; Iyuzeh; Xelpros*)	0.005%
Latanoprosteno bunod (*Vyzulta*)†	0.024%
Tafluprost (*Zioptan*)	0.0015%
Travoprost (*Travatan*)	0.004%
Agentes simpaticomiméticos	
Dipivefrina (*Propina*)	0.1%
Epinefrina (*Epifrin*)	0.5%, 1%, 2%
Medicamentos combinados	**Formulaciones disponibles**
Dorzolamida/timolol (*Cosopt*)	2%/0.5%
Brimonidina/timolol (*Combigan*)	0.2%/0.5%
Brinzolamida/brimonidina (*Simbrinza*)	1%/0.2%
Latanoprost/Rhopressa (*Rocklatan*)	0.005%/0.02%
Análogo de la prostaglandina de liberación prolongada de depósito	Formulaciones disponibles
Implante intracameral de bimatoprost (*Durysta*)	10 μg

Nota: *Iyuzeh* (Thea Pharma), *Cosopt* PF y *Zioptan* no contienen conservadores. A partir de 2024, los genéricos timolol, dorzolamida/timolol y tafluprost están disponibles en versión sin conservadores. *Xelpros* (Thea Pharma), *Travatan-Z* y *Alphgan-P* 0.1% no se conservan con cloruro de benzalconio, sino con alternativas, sorbato potásico (Sun Pharmaceuticals), *SofZia* (Alcon) y *Purite* (Abbvie/Allergan), respectivamente.

*Los nombres comerciales disponibles en Estados Unidos se indican en *cursiva.*

†Latanoprosteno bunod (*Vyzulta*) es latanoprost con una fracción donadora de óxido nítrico diseñada para mejorar aún más el flujo de salida de la malla trabecular, es decir, el drenaje convencional.

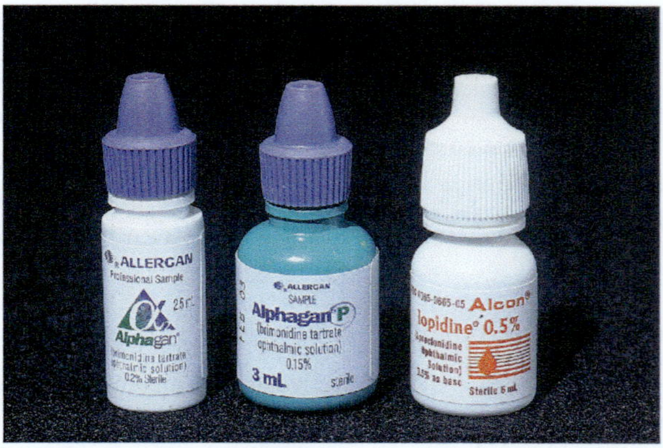

FIGURA 18-1. Alfa-agonistas. Todos los alfa-agonistas de nombre comercial disponibles en Estados Unidos en el momento de la publicación. De izquierda a derecha: Alphagan (Allergan; Irvine, CA), Alphagan-P (Allergan; Irvine, CA) e Iopidine 0.5% (Alcon; Fort Worth, TX). Nota: no se muestra Iopidine 1%.

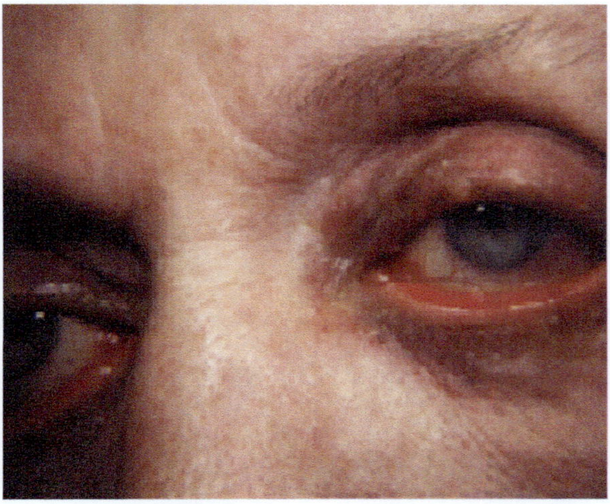

FIGURA 18-2. Reacción alérgica por uso crónico de brimonidina. La reacción alérgica típica de la brimonidina es una conjuntivitis folicular que se produce meses o años después del uso crónico. La prevalencia está relacionada con la dosis de brimonidina, ya que las concentraciones más bajas tienen menor prevalencia de reacciones alérgicas. Este es un caso extremo en el que se produjo un ectropión como resultado de la excoriacion y fibrosis de la piel periorbitaria. Estos hallazgos se resolvieron espontáneamente a las pocas semanas de suspender la medicación.

BETABLOQUEADORES

Mecanismo de acción

- El bloqueo de los receptores beta en el cuerpo ciliar reduce la PIO al disminuir la producción de humor acuoso (**fig. 18-3**).

Efectos secundarios

- Local: visión borrosa, anestesia corneal y queratitis punteada superficial.
- Sistémicos: bradicardia o bloqueo cardiaco, broncoespasmo, fatiga, cambios de humor, impotencia, disminución de la sensibilidad a los síntomas hipoglucémicos en pacientes con diabetes insulinodependiente, empeoramiento de la miastenia gravis.

Contraindicaciones

- Asma, enfermedad pulmonar obstructiva crónica grave, bradicardia, bloqueo cardiaco, insuficiencia cardiaca congestiva (ICC), miastenia gravis.

Comentarios

- Algunos medicamentos se consideran no selectivos, mientras que otros son relativamente cardioselectivos (**tabla 18-2**). Los medicamentos relativamente cardioselectivos pueden tener menos efectos secundarios pulmonares.

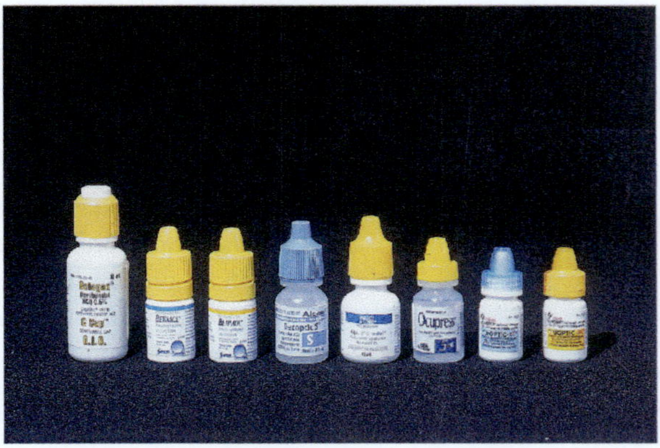

FIGURA 18-3. **Betabloqueadores.** Casi todos los betabloqueadores de agente único y nombre comercial disponibles en Estados Unidos en el momento de la publicación; faltan Betagan 0.25% y Betoptic. De izquierda a derecha: Betagan 0.5% (Allergan; Irvine, CA), Betimol 0.25% y 0.5%, respectivamente (Santen; Tampere, Finlandia), Betoptic-S (Alcon; Fort Worth, TX), OptiPranolol (Bausch & Lomb; Claremont, CA), Ocupress (Novartis; Atlanta, GA), y Timoptic XE 0.25% y 0.5%, respectivamente (Merck; Whitehouse Station, NJ).

TABLA 18-2. Selectividad relativa de los receptores de los distintos betabloqueadores

Medicamento	Especificidad relativa del efecto receptor
Betaxolol	Relativamente cardioselectivo
Carteolol	No selectivo; tiene actividad simpaticomimética intrínseca
Levobunolol	No selectivo (semivida larga)
Metipranolol	No selectivo (parte superior *blanca*)
Timolol hemihidrato	No selectivo
Maleato de timolol	No selectivo

INHIBIDORES DE LA ANHIDRASA CARBÓNICA

Mecanismo de acción

- La inhibición de la enzima anhidrasa carbónica disminuye la producción acuosa en el cuerpo ciliar. Cuando se administran por vía parenteral, los inhibidores de la anhidrasa carbónica (IAC) también provocan la deshidratación del vítreo (**figs. 18-4** y **18-5**).

Efectos secundarios

- Local (con terapia tópica): sabor amargo
- Sistémico
  - Con tratamiento tópico: diuresis, fatiga, molestias gastrointestinales, síndrome de Stevens-Johnson, riesgo teórico de anemia aplásica.
  - Con terapia sistémica: hipopotasemia y acidosis, cálculos renales, parestesias, náusea, calambres, diarrea, malestar, letargo, depresión, impotencia, mal sabor de boca, anemia aplásica, síndrome de Stevens-Johnson.

Contraindicaciones

- Alergia a las sulfamidas, hiponatremia o hipopotasemia, cálculos renales recientes, diuréticos tiazídicos, uso de digitálicos.

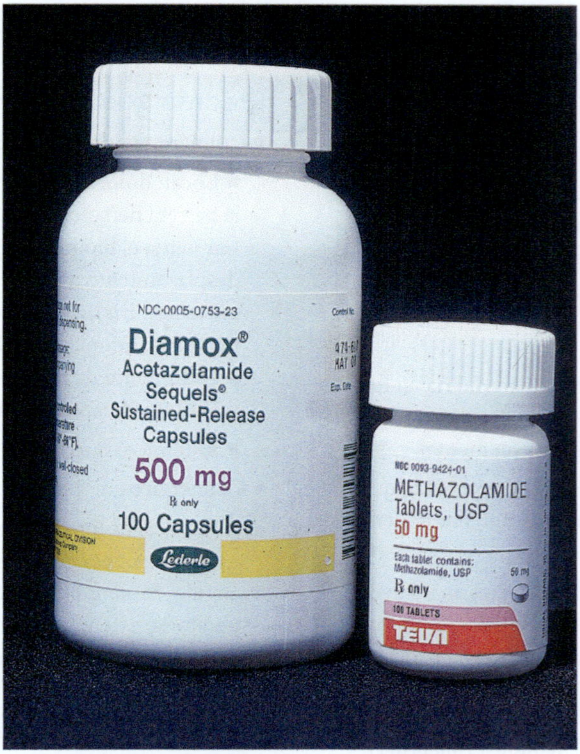

FIGURA 18-4. Inhibidores orales de la anhidrasa carbónica (IAC). Los IAC orales disponibles en Estados Unidos en el momento de la publicación. De izquierda a derecha: Diamox (Lederle; Filadelfia, PA) y metazolamida (genérico fabricado por Copley Pharmaceutical; Canton, MA). Otras empresas han fabricado estos medicamentos en sus formas genéricas en los últimos años.

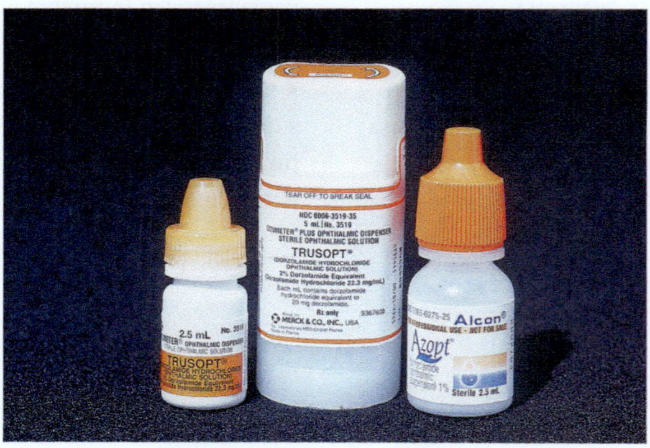

FIGURA 18-5. Inhibidores tópicos de la anhidrasa carbónica (IAC). Todos los IAC tópicos de agente único y con nombre comercial disponibles en Estados Unidos en el momento de la publicación. De izquierda a derecha: Trusopt, frasco antiguo y nuevo, respectivamente (Merck; Whitehouse Station, NJ), y Azopt (Alcon; Fort Worth, TX).

AGENTES HIPEROSMOLARES

Mecanismo de acción

- Estos agentes deshidratan el vítreo y disminuyen el volumen de líquido intraocular al atraer osmóticamente líquido al espacio intravascular. Los agentes se administran por vía oral o intravenosa.

Efectos secundarios

- Manitol: ICC, retención urinaria en hombres, dolor de espalda, infarto de miocardio, dolor de cabeza y confusión mental.
- Glicerina: vómito; menos probable que produzca ICC que el manitol, por lo demás similar al manitol.
- Isosorbide: igual que la glicerina, salvo que quizá sea más segura en pacientes con diabetes.

Contraindicaciones

- ICC, cetoacidosis diabética (glicerina), hemorragia subdural o subaracnoidea, deshidratación grave preexistente.

MIÓTICOS

Mecanismo de acción

- Los colinérgicos de acción directa estimulan los receptores muscarínicos y los de acción indirecta bloquean la acetilcolinesterasa (**tabla 18-3**). Los mióticos causan constricción del músculo pupilar, lo que se cree que abre la malla trabecular para aumentar el flujo trabecular (**fig. 18-6**).

Efectos secundarios

- Colinérgicos de acción directa
  - Local: dolor en región ciliar, rotura de la barrera hematoacuosa, cierre del ángulo (aumenta el bloqueo pupilar y provoca el desplazamiento anterior del diafragma del cristalino/iris), disminución de la visión nocturna, miopía variable, desgarro o desprendimiento de retina y, posiblemente, cataratas subcapsulares anteriores.
  - Sistémico: raro
- Colinérgicos de acción indirecta
  - Locales: desprendimiento de retina, catarata, miopía, miosis intensa, cierre del ángulo, aumento de la hemorragia posoperatoria, estenosis lagrimal, aumento de la formación de sinequias posteriores en uveítis crónica.
  - Sistémicos: diarrea, dolor cólico abdominal, enuresis y aumento del efecto de la succinilcolina.

Contraindicaciones

- Colinérgico directo: patología retiniana periférica, opacidad de los medios centrales, paciente joven (aumenta el efecto miópico), uveítis.
- Colinérgicos indirectos: administración de succinilcolina, predisposición al desgarro retiniano, catarata subcapsular anterior, cirugía ocular, uveítis.

TABLA 18-3. Mecanismo de acción de varios agentes mióticos

Medicamento	Notas
Yoduro de ecotiofato	Indirecto; evitar en ojos fáquicos
Fisostigmina	Indirecta; evitar en ojos fáquicos
Bromuro de demecario	Indirecto
Acetilcolina	Directa; utilizada durante la cirugía
Carbacol	Directo/indirecto
Clorhidrato de pilocarpina	Directo
Nitrato de pilocarpina	Directo

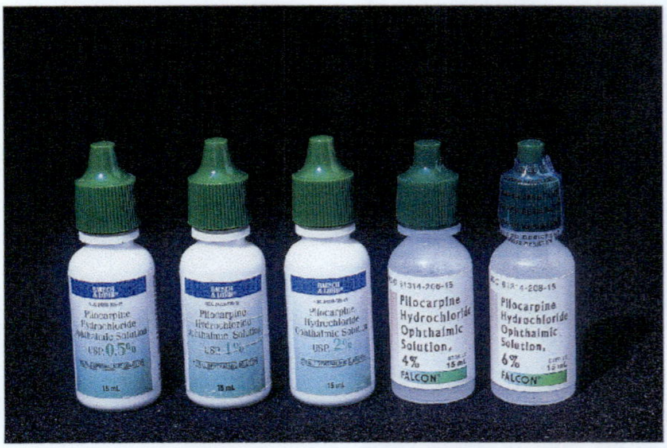

FIGURA 18-6. **Concentraciones de pilocarpina.** Las distintas concentraciones de pilocarpina, del 0.5 al 6%.

PROSTAGLANDINAS

Mecanismo de acción

- Los análogos de la prostaglandina (PGA) F_2alfa (fig. 18-7) aumentan principalmente el flujo uveoescleral al incrementar el recambio de matriz extracelular (MEC) en el estroma del cuerpo ciliar. Al aumentar el recambio de MEC mediado por la metaloproteinasa de matriz en la malla trabecular, los análogos de la PGA F_2alfa también tienen un efecto sobre el drenaje convencional.
- El latanoprosteno bunod tiene una fracción adicional unida al latanoprost que se hidroliza y libera óxido nítrico con la intención de aumentar el flujo de salida convencional (figs. 18-8 y 18-9).

Efectos secundarios

- Local: se ha descrito un aumento de la pigmentación de melanina en el iris (fig. 18-10), visión borrosa, leve inyección conjuntival (fig. 18-11), enrojecimiento de los párpados y uveítis anterior.
- Sistémicos: síntomas sistémicos de infección de vía aérea superior, dolor de espalda, dolor torácico y mialgia.

Contraindicaciones

- Embarazo; considerar no utilizar en padecimientos inflamatorios.

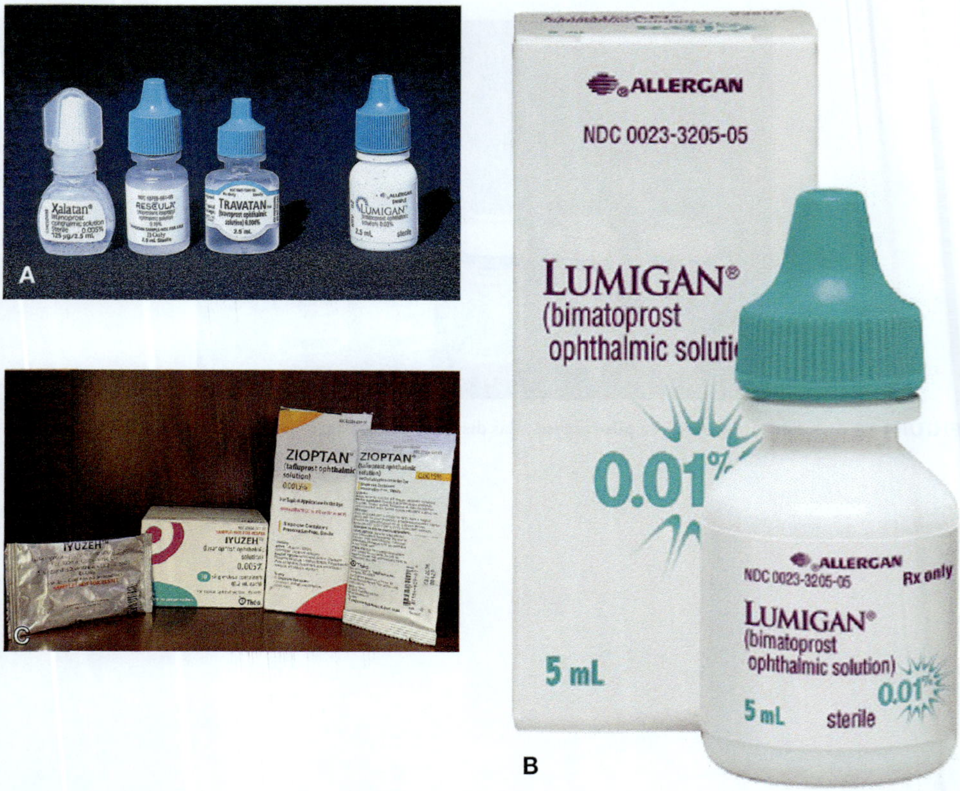

FIGURA 18-7. Agonistas de la prostaglandina. A. Todos los agonistas de las prostaglandinas disponibles en Estados Unidos en el momento de la publicación. De izquierda a derecha: Xalatan 0.005% (Pfizer; Nueva York, NY), Rescula (Sucampo Pharmaceuticals, Inc., Bethesda, MD) que ya no está disponible en el mercado estadounidense, y Travatan 0.004% (Alcon; Fort Worth, TX). Separado del resto del grupo está el medicamento Lumigan 0.03% (Allergan; Irvine, CA), que es químicamente similar a los otros fármacos, pero se considera una prostamida. **B.** Una versión más reciente de Lumigan (Allergan; Irvine, CA) contiene una dosis menor de bimatoprost (0.01%) que la formulación original. **C.** Iyuzeh, que es latanoprost 0.005% sin conservadores (Thea; Waltham, MA), y Zioptan, que es tafluprost 0.0015% sin conservadores, se administran en viales/goteros monodosis.

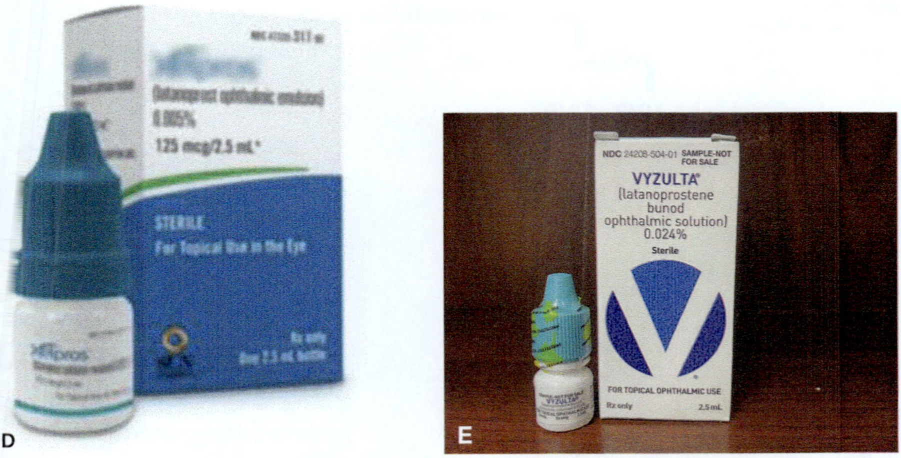

FIGURA 18-7. (*continuación*) **D.** Xelpros, que es latanoprost 0.005% conservado en sorbato potásico (Sun Pharmaceuticals; Cranbury, NJ). **E.** Vyzulta, que es latanoprosteno bunod 0.024% (Bausch Health; Bridgewater, NJ).

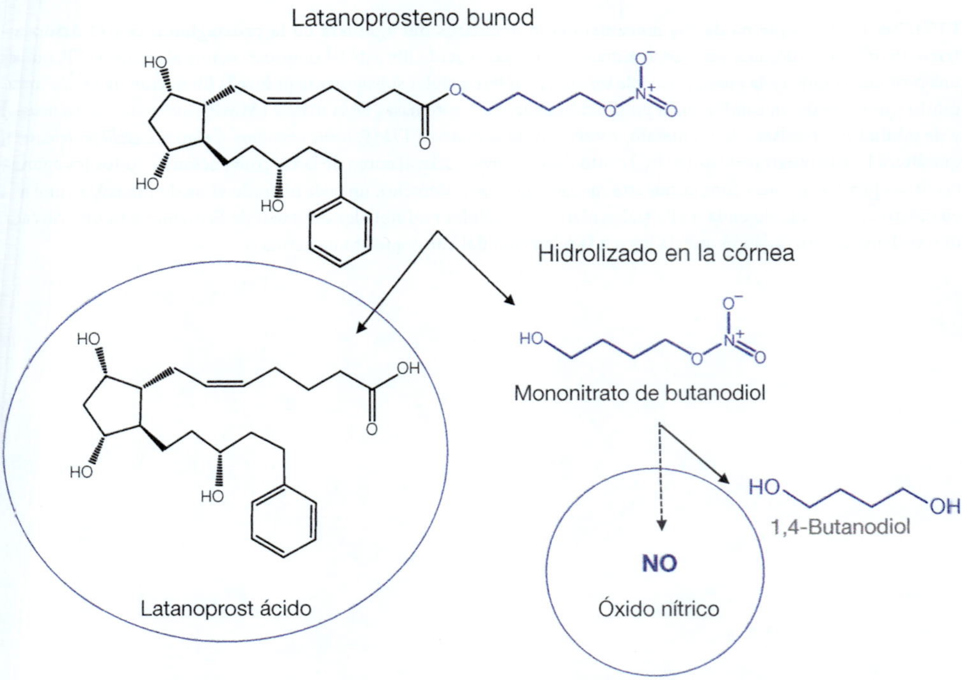

FIGURA 18-8. Metabolismo del latanoprosteno bunod. Vyzulta (Bausch Health) se hidroliza al difundirse a través de la córnea en ácido libre de latanoprost y mononitrato de butanodiol. A continuación, el butanodiol se metaboliza en óxido nítrico (NO) libre y butanodiol.

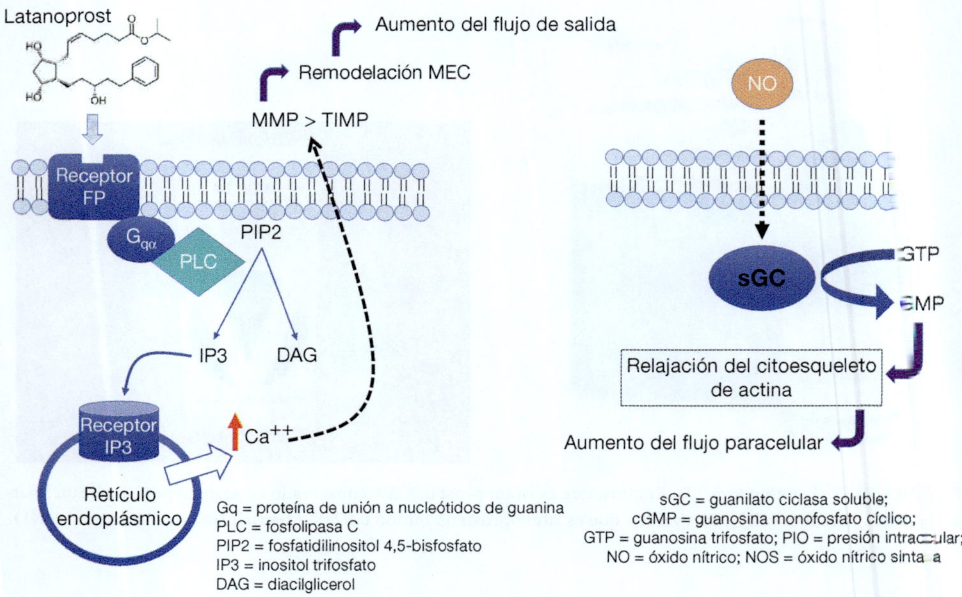

FIGURA 18-9. Esquema de los mecanismos moleculares del agonista de la prostaglandina y el óxido nítrico. Panel izquierdo: una vez que Vyzulta se hidroliza en ácido libre de latanoprost, se une al receptor FP, que es una proteína G unida a la membrana, y la señalización intracelular subsiguiente induce la liberación de calcio intracelular, provocando un cambio en la proporción de metaloproteinasas de la matriz (MMP, *matrix metalloproteinases*) y de inhibidores tisulares de las metaloproteinasas de la matriz (TIMP, *tissue inhibitors of matrix metalloproteinases*), que altera la matriz extracelular (MEC) tanto de la vía uveoescleral como de la vía convencional. Todos los agonistas de las prostaglandinas comparten este mecanismo. Panel derecho: una vez liberado el óxido nítrico, se une a la guanilato ciclasa soluble en la malla trabecular y a las células endoteliales del canal de Schlemm con una cascada descendente de señalización que da lugar a la relajación del citoesqueleto de actina.

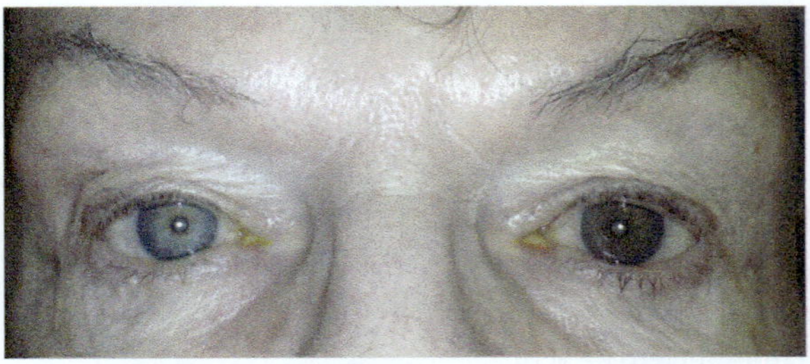

FIGURA 18-10. Heterocromía inducida por un análogo de la prostaglandina. Este paciente había sido tratado monocularmente en el ojo izquierdo con un análogo de la prostaglandina, lo que dio lugar a un iris más oscuro en el ojo tratado. En el área preseptal inferotemporal, se evidencia un aspecto hundido debido a una leve atrofia de la grasa orbitaria.

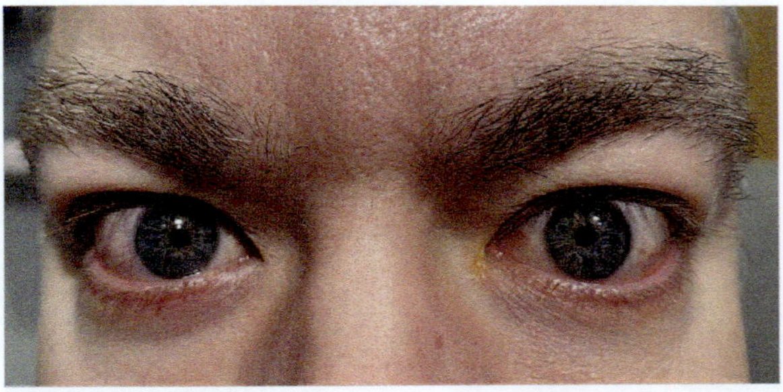

FIGURA 18-11. Hiperemia conjuntival leve. Paciente en tratamiento crónico con análogos de la prostaglandina (PGA) con inyección conjuntival leve-moderada (2+) en ambos ojos.

INHIBIDORES DE LA RHO-CINASA

Mecanismo de acción

- En las células endoteliales de la malla trabecular, la enzima Rho-cinasa (ROCK) regula el citoesqueleto de actina. Los inhibidores de la ROCK alteran el citoesqueleto de actina, haciendo que las células sean más fluidas, con un efecto secundario sobre la MEC circundante y el efecto neto de aumentar el flujo paracelular, es decir, el flujo de salida convencional, a través de la malla trabecular (**fig. 18-12**).

Efectos secundarios

- Local: hiperemia conjuntival (en el limbo, un aspecto característico de la hiperemia conjuntival es el aspecto telangiectásico; es decir, bulbos terminales [**fig. 18-13**], verticilosis corneal [**fig. 18-14**], hemorragia conjuntival espontánea).

Contraindicaciones

- Hipersensibilidad al netarsudil.

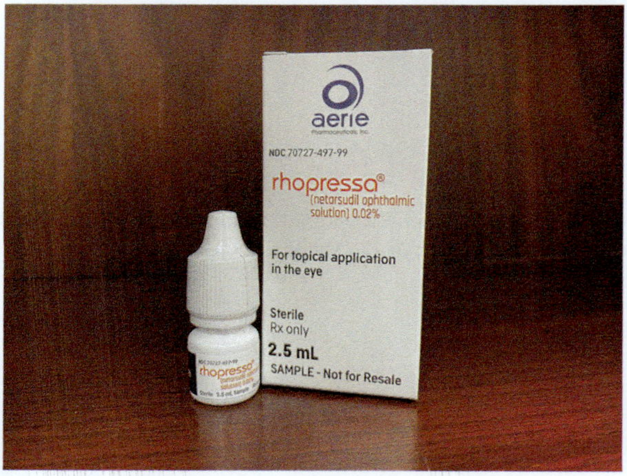

FIGURA 18-12. Inhibidor de la Rho-cinasa. Netarsudil/Rhopressa (Alcon).

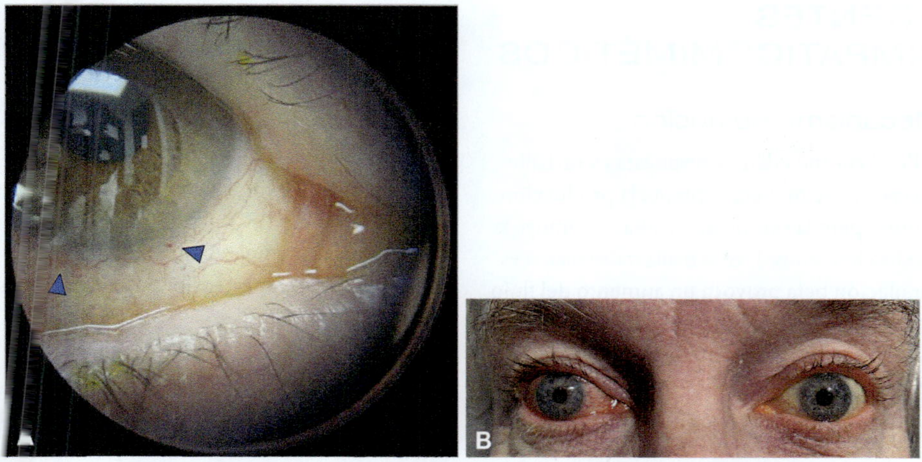

FIGURA 18-13. **Hiperemia conjuntival inducida por netarsudil. A.** Hiperemia conjuntival telangiectásica. En el limbo, hiperemia telangiectásica inducida por netarsudil rara vez observada con otros medicamentos tópicos (*puntas de flecha*). **B.** En algunos pacientes, el netarsudil puede provocar una hiperemia importante, como se observa en este paciente que utiliza netarsudil en el ojo derecho; por lo demás, se estaban utilizando antiglaucomatosos tópicos en ambos ojos.

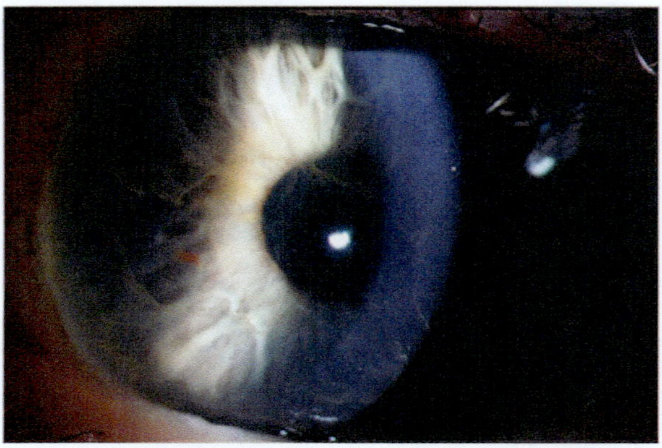

FIGURA 18-14. **Córnea verticilata inducida por inhibidores de la Rho-cinasa.** Estos depósitos subepiteliales rara vez afectan a la visión y son reversibles cuando se suspende la medicación. (Imagen cortesía de Cara Capitena, MD, Universidad de Colorado).

AGENTES SIMPATICOMIMÉTICOS

Mecanismo de acción

- En el cuerpo ciliar, la respuesta es variable (la estimulación beta aumenta la producción acuosa, pero la estimulación alfa disminuye la producción acuosa); en la malla trabecular, la estimulación beta provoca un aumento del flujo trabecular y un aumento del flujo uveoescleral; el efecto global disminuye la PIO (**fig. 18-15**).

Efectos secundarios

- Locales: edema macular cistoide en afaquia (más probable con epinefrina que con dipivefrina), midriasis, hiperemia de rebote, visión borrosa, depósitos de adrenocromo y blefaroconjuntivitis alérgica.
- Sistémicos: taquicardia/ectopia, hipertensión, cefalea.

Contraindicaciones

- Ángulos estrechos, afaquia, seudofaquia, lentes blandos, hipertensión y enfermedades cardiacas.

Comentarios

- La dipivefrina requiere de 2 a 3 meses para obtener el efecto completo. La epinefrina tiene una actividad mixta de agonistas alfa y beta.

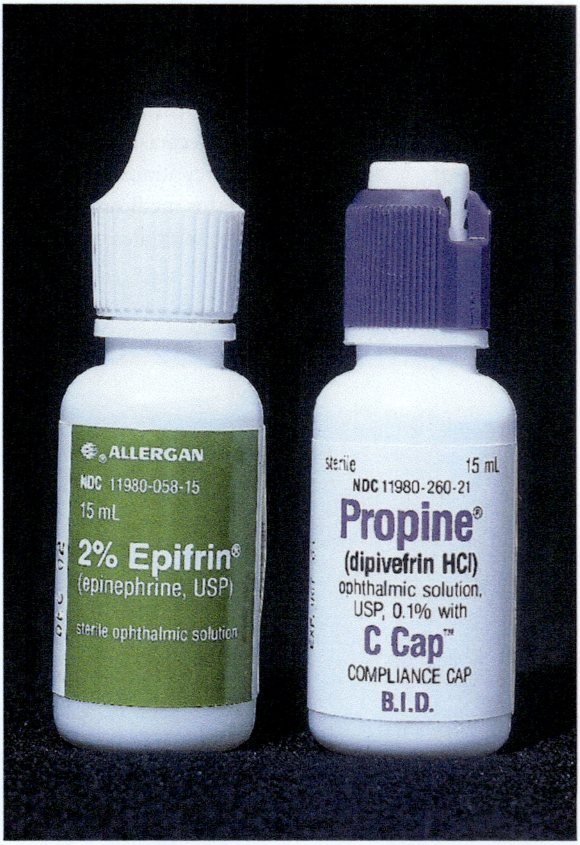

FIGURA 18-15. Agentes simpaticomiméticos. Agentes simpaticomiméticos utilizados históricamente, de izquierda a derecha: Epifrin (Allergan; Irvine, CA) y Propine (Allergan; Irvine, CA).

AGENTES COMBINADOS

En la actualidad, existen cuatro combinaciones disponibles en Estados Unidos: Cosopt, que combina el betabloqueador timolol (0.5%) con el IAC tópico dorzolamida; Combigan, que combina el betabloqueador timolol (0.5%) con brimonidina (0.2%); Simbrinza, que combina brinzolamida (1%) con brimonidina (0.2%), y Rocklatan, que combina latanoprost (0.005%) con Rhopressa (0.02%). Los mecanismos de acción, efectos secundarios y contraindicaciones de cada componente de estos medicamentos combinados se aplican como se explica en detalle (fig. 18-16).

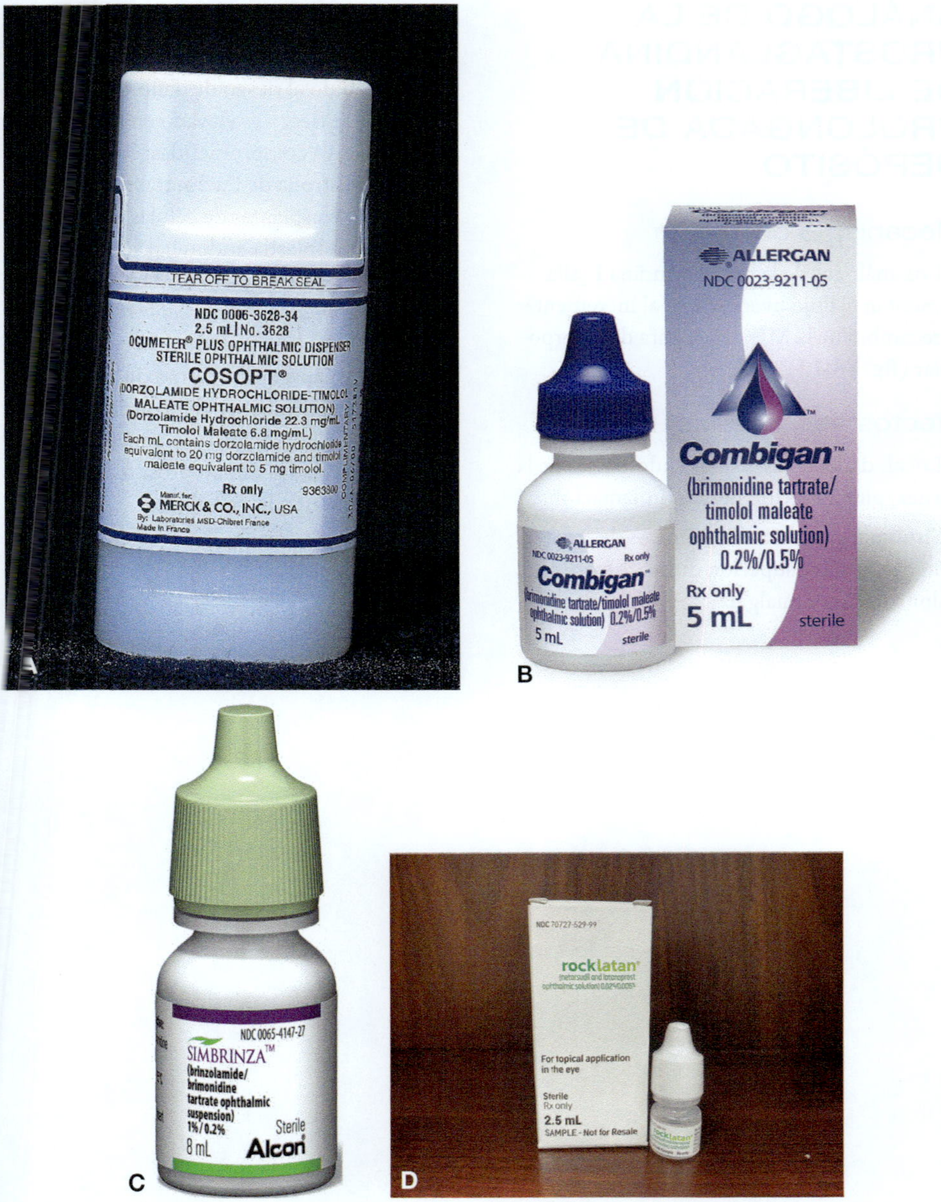

FIGURA 18-16. Agentes combinados. A. Agente combinado Cosopt (Merck; Whitehouse Station, NJ). **B.** Agente combinado Combigan (Allergan, Irvine, CA). **C.** Frasco de Simbrinza (Novartis). **D.** Agente combinado Rocklatan (Alcon, Fort Worth, TX).

ANÁLOGO DE LA PROSTAGLANDINA DE LIBERACIÓN PROLONGADA DE DEPÓSITO

Mecanismo de acción

- Los análogos de la prostaglandina F_2alfa aumentan el flujo uveoescleral al incrementar el recambio de la MEC en la cara del cuerpo ciliar (**fig. 18-17**).

Efectos secundarios

- Local: daño en las células endoteliales de la córnea, pigmentación del iris, inflamación.
- Sistémicos: síntomas sistémicos de infección de vía aérea superior, dolor de espalda, dolor torácico y mialgia.

Contraindicaciones

- Las inyecciones repetidas están contraindicadas debido al riesgo de daño endotelial corneal. Este riesgo es elevado en pacientes con córneas ya comprometidas, como es el caso de la distrofia de Fuchs, trasplante previo de córnea o trasplantes de células endoteliales (p. ej., queratoplastia endotelial automatizada con bandas de Descemet [DSAEK, *Descemet stripping automated endothelial keratoplasty*]). Infecciones oculares o perioculares activas o sospechadas; ausencia o rotura de la cápsula posterior del cristalino, debido al riesgo de migración del implante al segmento posterior; hipersensibilidad al bimatoprost o a cualquier otro componente del producto.

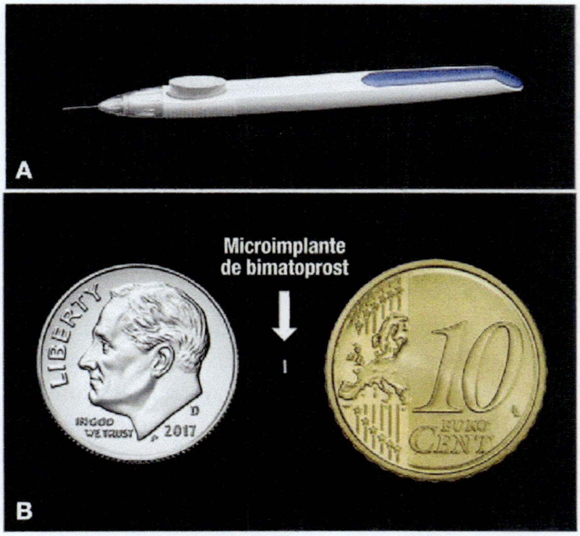

FIGURA 18-17. Bimatoprost intracameral de liberación sostenida (SR, *sustained-release*) (Durysta; Allergan, Irvine, CA). Aplicador de implante de bimatoprost SR de un solo uso (**A**) y fotografía del implante junto a una moneda de diez centavos y una de 10 centavos de euro para comparar tamaños (**B**). (Figura y leyenda de Craven ER, Walters T, Christie WC, et al; Bimatoprost SR Study Group. 24-Month phase I/II clinical trial of bimatoprost sustained-release implant (bimatoprost SR) in glaucoma patients. *Drugs*. 2020;80:167-179).

TÉCNICA DE INSTILACIÓN DE GOTAS

Autoadministración

En posición vertical, las gotas pueden administrarse de muchas maneras. Aquí se describe brevemente un método a dos manos. En primer lugar, el paciente debe inclinar la cabeza hacia atrás, de modo que mire hacia arriba. Con la mano no dominante, el paciente utiliza el pulgar y el índice para mantener abiertos los párpados superior e inferior. Con la mano dominante, se sostiene el frasco de gotas sobre el ojo y se administra una gota (**fig. 18-18**).

Si el temblor o la debilidad generalizada dificultan esta técnica, puede utilizarse una técnica alternativa con una sola mano. En primer lugar, el paciente debe inclinar la cabeza hacia atrás, de modo que mire hacia arriba. La mano dominante sujeta el frasco gotero de forma que descanse con suavidad sobre el puente de la nariz. La punta del frasco debe estar sobre el ojo. Al apretar el frasco se administrará la gota. Esta técnica permite que la nariz del paciente ayude a sostener el frasco y a dirigir la gota (**fig. 18-19**).

Oclusión lagrimal

A menudo, el exceso de gotas drena hacia el sistema de drenaje lagrimal y luego hacia la nariz. La absorción del fármaco a través de la mucosa nasal puede aumentar considerablemente el efecto sistémico del medicamento. Este aumento de la absorción sistémica no suele potenciar los efectos oculares del fármaco, porque la mayoría de los fármacos penetran bien en la córnea y en cantidad suficiente para sobresaturar los receptores intraoculares. Sin embargo, el aumento de la absorción sistémica suele incrementar la probabilidad de que se produzcan efectos secundarios sistémicos no deseados.

La oclusión manual del punto lagrimal minimiza el acceso del fármaco a la mucosa nasal. Para realizar esta maniobra, el paciente simplemente mantiene un dedo sobre los canalículos comunes (ángulo de la nariz; **fig. 18-20**).

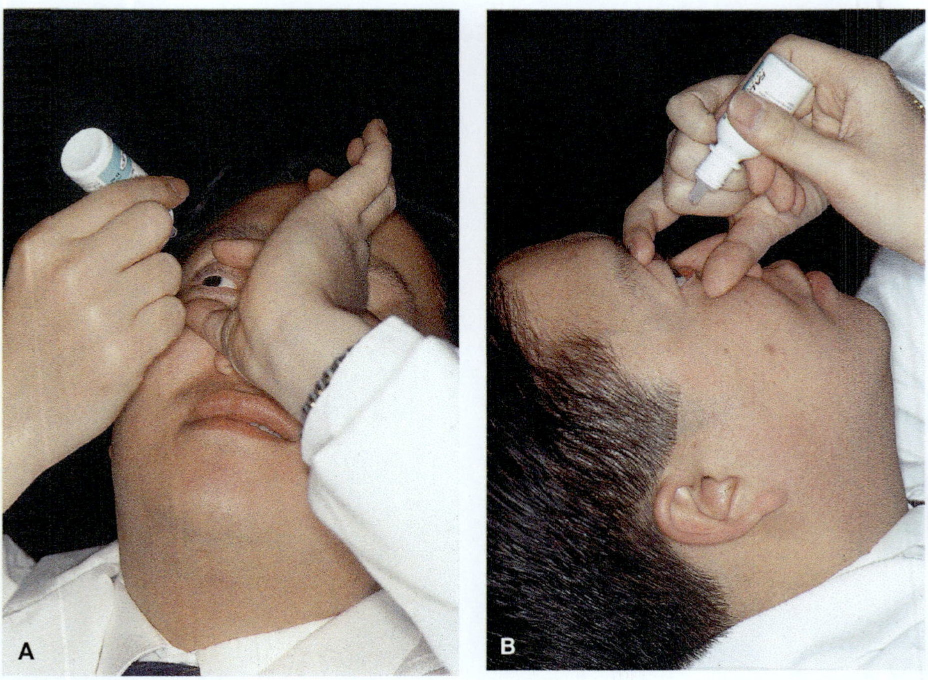

FIGURA 18-18. Autoadministración de gotas: método a dos manos. El método de las dos manos para la autoadministración de la gota tópica. **A.** Vista frontal. **B.** Vista lateral.

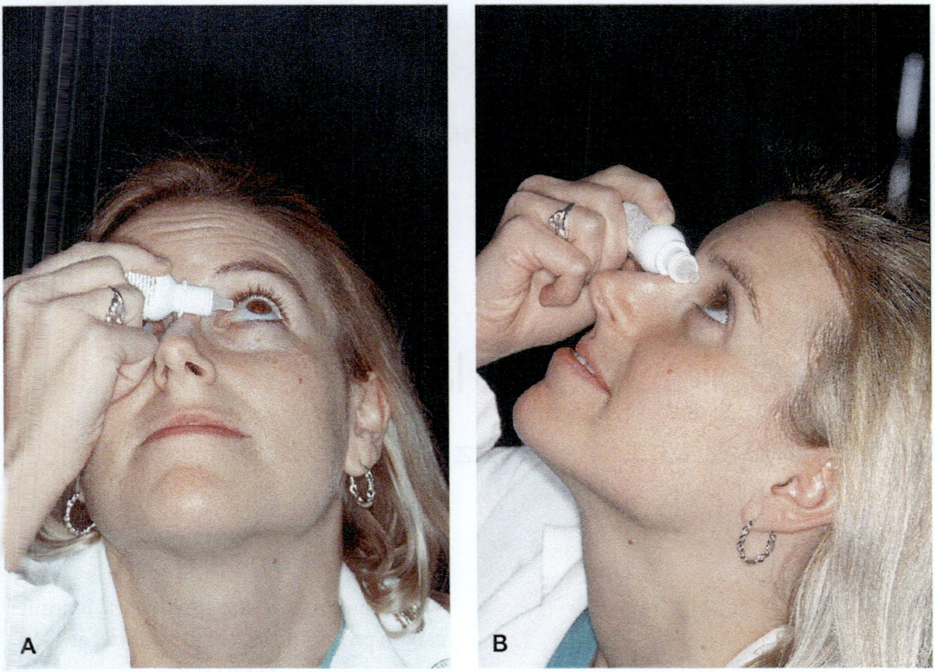

FIGURA 18-19. **Autoadministración de gotas: método de una mano.** Utilización del puente de la nariz para ayudar a mantener firme la mano para la autoadministración de la gota tópica. **A.** Vista frontal. **B.** Vista lateral.

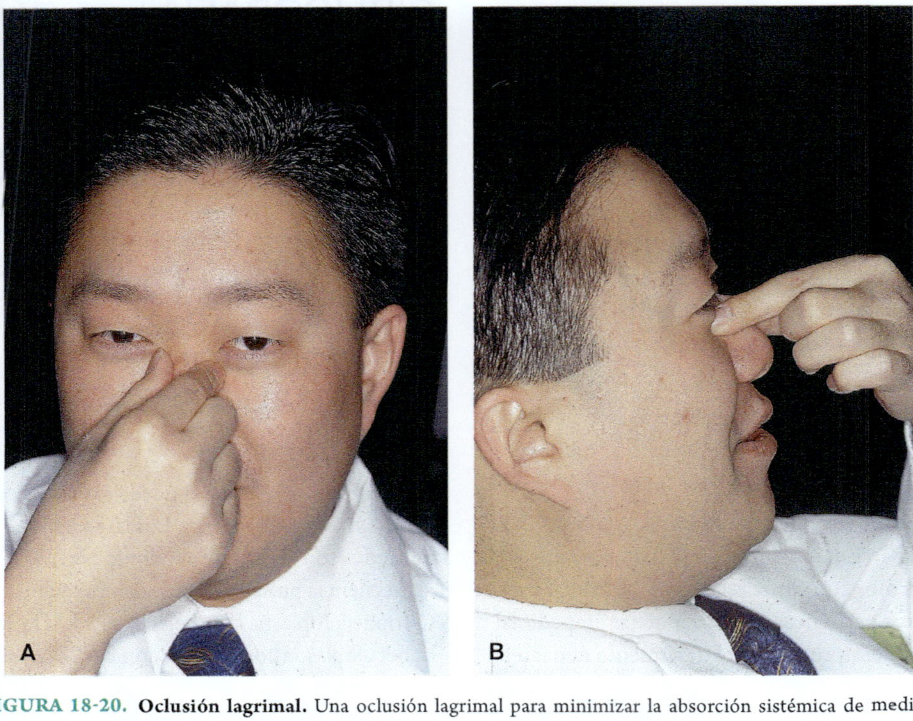

FIGURA 18-20. **Oclusión lagrimal.** Una oclusión lagrimal para minimizar la absorción sistémica de medicamentos administrados tópicamente a través del sistema nasolagrimal. **A.** Vista frontal. **B.** Vista lateral.

CAPÍTULO

19

Trabeculoplastia láser

Yasemin Sozeri, L. Jay Katz y Daniel Lee

INTRODUCCIÓN

- En la hipertensión ocular no controlada y el glaucoma de ángulo abierto, ya sea primario o secundario, la trabeculoplastia láser ha demostrado ser útil para reducir la presión intraocular (PIO). El glaucoma primario de ángulo abierto, el glaucoma de tensión normal, el glaucoma pigmentario y el glaucoma seudoexfoliativo (PXF, *pseudoexfoliative*) son los más susceptibles de obtener una buena respuesta. Aunque la trabeculoplastia láser puede utilizarse en cualquier fase de la enfermedad, cada vez hay más evidencia de que los resultados mejoran cuando se utiliza como tratamiento de primera línea.
- En el glaucoma juvenil y los glaucomas secundarios, como los glaucomas traumáticos, neovasculares e inflamatorios, los resultados de la trabeculoplastia láser suelen ser malos.
- Se requiere de medios transparentes y una buena visualización de la malla trabecular. Los ojos con córneas opacas o sinequias anteriores periféricas extensas pueden impedir la aplicación correcta del tratamiento con láser.
- El dominio de la gonioscopia y la identificación precisa de las estructuras del ángulo son esenciales para una trabeculoplastia láser adecuada.

BIBLIOGRAFÍA

Gazzard G, Konstantakopoulou E, Garway-Heath D, et al; LiGHT Trial Study Group. Laser in glaucoma and ocular hypertension (LiGHT) trial: six-year results of primary selective laser trabeculoplasty versus eye drops for the treatment of glaucoma and ocular hypertension. *Ophthalmology*. 2023;130(2):139-151.

Van Buskirk EM. Pathophysiology of laser trabeculoplasty. *Surv Ophthalmol*. 1989;33:264-272.

DESCRIPCIÓN GENERAL DEL LÁSER

Técnicas básicas

- La trabeculoplastia láser puede realizarse con diversos láseres oftálmicos. Los láseres más utilizados son el láser de neodimio Nd:YAG de frecuencia pulsada y doble conmutación Q (trabeculoplastia láser selectiva [TLS]) y la trabeculoplastia con láser de argón (TLA); sin embargo, también se han utilizado la trabeculoplastia con láser de diodo (TLD) y la trabeculoplastia con láser de micropulsos (TLM) para realizar la trabeculoplastia láser.

- La técnica es prácticamente la misma, independientemente del láser que se utilice. Se coloca un lente gonioscópico de Goldmann, Latina o Ritch en la córnea anestesiada con una solución viscosa de acoplamiento. La colocación del lente se facilita pidiendo al paciente que mire hacia arriba e introduciendo con suavidad el borde inferior del lente en el fórnix inferior. Una vez que el lente está en contacto con el globo, se le pide al paciente que mire hacia delante (**fig. 19-1**). Si hay poca visibilidad de la malla trabecular, pedir al paciente que mueva la mirada hacia el espejo puede mejorar aún más la visualización.
- Se administra un alfa-agonista tópico (apraclonidina o brimonidina) antes y después del tratamiento con láser para minimizar la posibilidad de un pico transitorio de la PIO (**fig. 19-2**).
- Después del tratamiento, se examina al paciente entre 30 y 60 minutos después para medir la presión ocular. Si se produce un pico de presión, se trata al paciente con medicamentos adecuados para reducir la PIO.
- El seguimiento después del láser lo determina el médico y puede variar en función de la PIO del paciente, el estadio de la enfermedad y otras afecciones subyacentes. El efecto del láser sobre la PIO suele determinarse entre 4 y 8 semanas después de la aplicación del láser.
- El uso de gotas antiinflamatorias posoperatorias depende del médico y del paciente. El ensayo SALT mostró un beneficio en la reducción de la PIO en pacientes tratados con un ciclo corto de colirios antiinflamatorios después de someterse a una trabeculoplastia láser; sin embargo, este beneficio solo se observó a los 3 meses después del láser, y sigue sin estar claro si la reducción de la PIO sigue siendo beneficiosa. Muchos han señalado defectos en el estudio.

Parámetros y aplicación del láser

- El láser de argón fue el primer tipo utilizado para realizar la trabeculoplastia láser y fue descrito por Witter y Wise en 1979 como alternativa a la trabeculectomía.
- Los parámetros del láser para la trabeculoplastia láser de argón son los siguientes: se aplica un tamaño de *spot* de 50 µm a la malla trabecular con hasta 1 000 mW de energía, suficiente para causar un blanqueamiento mínimo del pigmento. Se emplea la menor cantidad de energía para alcanzar dicho objetivo en el tejido (**fig. 19-3**). El *spot* del láser se dirige a la unión de la malla trabecular pigmentada y no pigmentada. Puede realizarse una única sesión de tratamiento de los 360 grados con hasta 100 aplicaciones o dos sesiones de 180 grados con 50 disparos cada una.
- Latina introdujo en 1998 el uso de un láser Nd:YAG de frecuencia pulsada duplicada para la trabeculoplastia. A diferencia del láser de argón de onda continua, la energía láser es absorbida selectivamente por el tejido pigmentado, lo que reduce los efectos térmicos colaterales.
- El tamaño de *spot* fijo de 400 µm empequeñece el tamaño de *spot* típico de 50 µm utilizado con TLA (**fig. 19-4**). Por lo tanto, el espaciado entre los *spots* de láser con la TLS es mucho más compacto y casi confluente (**fig. 19-5**). El tamaño del *spot* con la TLS es tan grande que la totalidad del ángulo se cubre con el haz apuntador. Por lo general, se aplican aproximadamente 25 puntos por cuadrante. Lo más habitual es tratar 360 grados en una sola sesión, a menos que exista la preocupación de que se produzca un aumento de la PIO o un resplandor. La potencia se ajusta para ver pocas burbujas de champán en cada aplicación y suele oscilar entre 0.6 y 1.2 mJ. Si se forman muchas burbujas, la potencia se ajusta a la baja. Se recomienda encarecidamente utilizar una potencia baja en los ángulos muy pigmentados, como los que se observan en el glaucoma pigmentario.

BIBLIOGRAFÍA

Groth SL, Albeiruti E, Nunez M, et al. SALT trial: steroids after laser trabeculoplasty: impact of short-term anti-inflammatory treatment on selective laser trabeculoplasty efficacy. *Ophthalmology.* 2019; 126(11):1511–1516.

Katz LJ. Argon laser trabeculoplasty. *Annu Ophthalmic Laser Surg.* 1992;1:103–110.

Latina MA, Sibayan SA, Shin DH, Noecker RJ, Marcellino G. Q-Switched 532-nm Nd:YAG laser trabeculoplasty (selective laser trabeculoplasty): a multicenter, pilot, clinical study. *Ophthalmology.* 1998;105:2082–2090.

Moriarty AP, McHugh JD, Ffytche TJ, Marshall J, Hamilton AM. Long-term follow-up of diode laser trabeculoplasty for primary open-angle glaucoma and ocular hypertension. *Ophthalmology.* 1993; 100(11):1614–1618.

Wise JB, Witter SL. Argon laser therapy for open-angle glaucoma. A pilot study. *Arch Ophthalmol.* 1979;97(2):319–322.

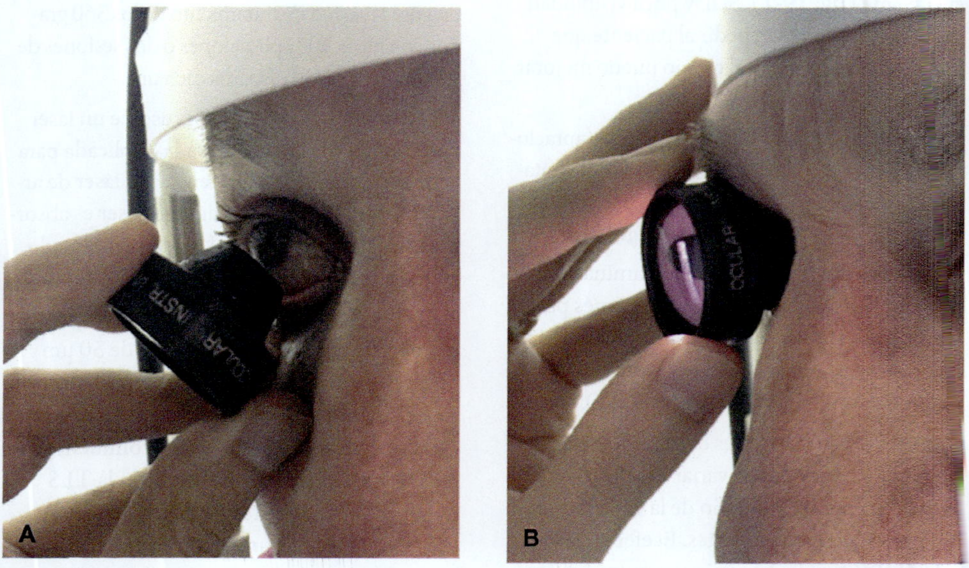

FIGURA 19-1. Colocación del lente. A. La colocación del lente se facilita pidiendo al paciente que mire hacia arriba y colocando con suavidad el lente en el fórnix inferior. **B.** Una vez que el lente está en contacto con el ojo, se pide al paciente que mire hacia la posición primaria.

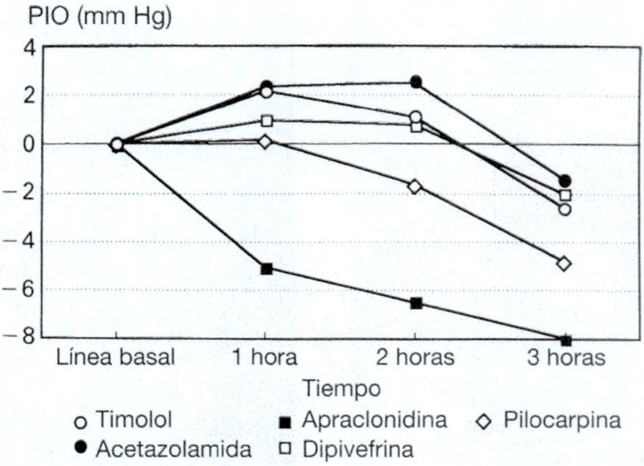

FIGURA 19-2. Efectos de la administración de medicación posterior al láser. Se compara la atenuación del pico de presión intraocular después de la trabeculoplastia láser de argón con apraclonidina con otros medicamentos para el glaucoma.

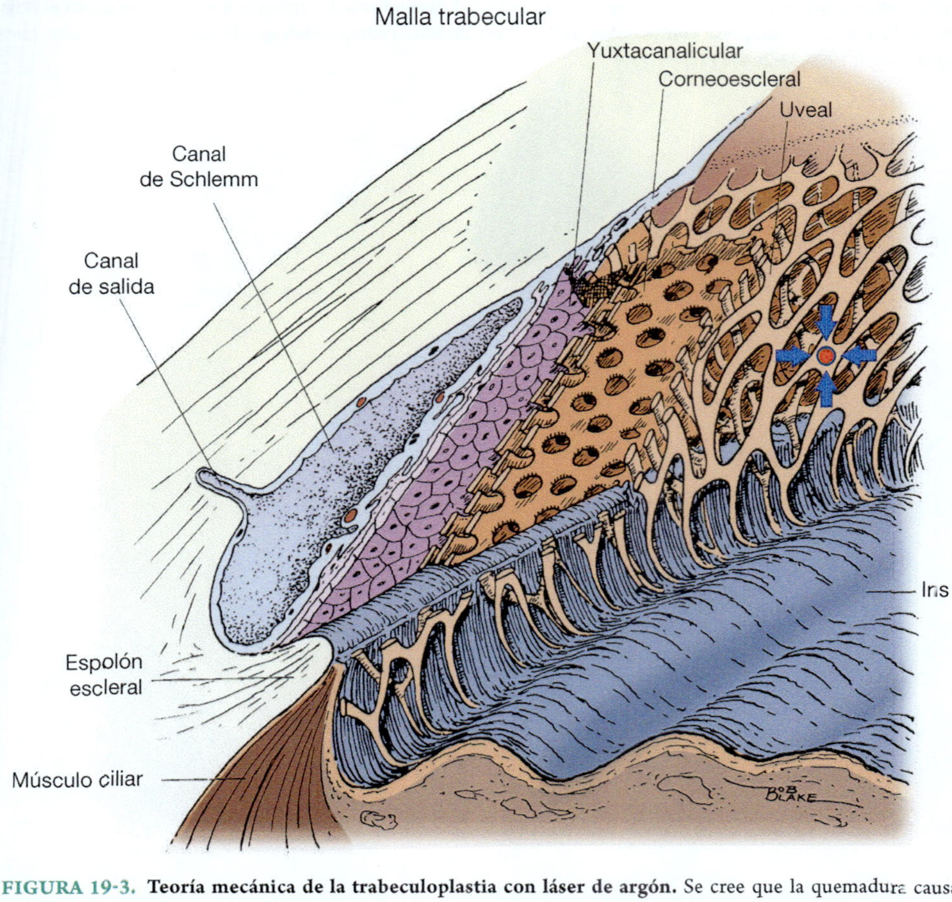

FIGURA 19-3. Teoría mecánica de la trabeculoplastia con láser de argón. Se cree que la quemadura causa una contracción, tirando para abrir los espacios de malla a su lado. El punto rojo representa el tejido quemado y contraído, y las flechas azules representan la tracción mecánica que tira de la malla trabecular hacia la quemadura. (Reimpresa con permiso de Allingham RR, Moroi SE, Shields MB, et al. *Shields' Textbook of Glaucoma*. 7th ed. Wolters Kluwer; 2020. Figura 1-7).

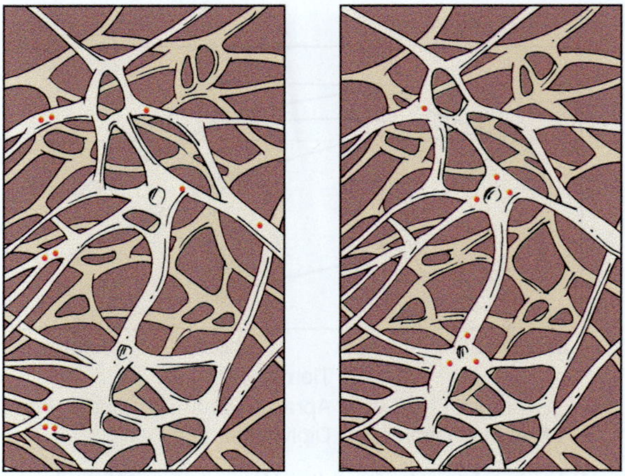

FIGURA 19-4. Trabeculoplastia con láser de argón (TLA): un mecanismo de acción propuesto. La teoría celular afirma que la TLA estimula la replicación de las células endoteliales trabeculares que promueven el flujo de salida acuoso. (Reimpresa con permiso de Van Buskirk EM. Pathophysiology of laser trabeculoplasty. *Surv Ophthalmol.* 1989;33:264–272.)

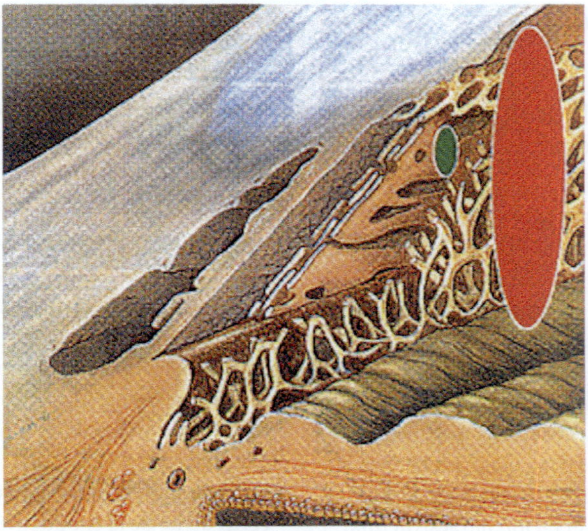

FIGURA 19-5. **Comparación entre los *spots* de láser de argón y selectivo.** Tamaño comparativo del *spot* del láser de argón (50 μm) frente al *spot* del láser selectivo de Nd:YAG (400 μm). (Cortesía de Michael S. Berlin, MD, Associate Clinical Professor, University of California–Los Angeles; Jules Stein).

MECANISMO DE ACCIÓN

- Se han postulado tres teorías principales para explicar cómo la trabeculoplastia láser mejora la PIO al potenciar el sistema de flujo de salida convencional.
- La teoría mecánica solo se aplica a la trabeculoplastia realizada con láser de argón. Postula que las quemaduras del láser en la malla trabecular provocan la contracción del tejido y el tensado del anillo trabecular, lo que da lugar a un estiramiento mecánico sobre el tejido intermedio y el ensanchamiento del canal de Schlemm. A diferencia del láser de argón, el láser de TLS no causa una quemadura en la malla trabecular (**fig. 19-6**). El láser de TLS provoca una cierta alteración ultraestructural de los haces superficiales de la malla trabecular y la pérdida del revestimiento celular endotelial, que estimula la repoblación con nuevas células endoteliales de la malla trabecular (**fig. 19-7**); estas alteraciones de los haces superficiales no son visibles cuando se observan de frente, como en la **figura 19-8B**, pero sí cuando se observan en sección transversal.
- La teoría celular sugiere que el láser estimula a las células endoteliales trabeculares a duplicarse, migrar y repoblar la malla trabecular (**fig. 19-8**). Se cree que estas células son fundamentales para mantener los espacios intratrabeculares libres del exceso de componentes de la matriz extracelular y de restos que se han implicado en el aumento de la resistencia al flujo de salida observado en ojos glaucomatosos.
- La teoría bioquímica se aplica a la TLS y teoriza que la aplicación del láser a las células pigmentadas de la malla trabecular conduce al reclutamiento de macrófagos en el sistema de flujo de salida. A continuación, estos macrófagos liberan mediadores químicos que regulan el flujo de salida. Se ha postulado que los niveles elevados de interleucina detectados después de la aplicación del láser mejoran el flujo de salida acuoso.
- Alvarado describió un desmontaje de la unión en las células del canal de Schlemm cuando se expusieron a células del canal de Schlemm irradiadas con láser y a células de la malla trabecular. Este mismo desmontaje de la unión se demostró también con el tratamiento con análogos de la prostaglandina. En ambos casos, el desmontaje de la unión de las células endoteliales se asoció con un aumento congruente de la conductividad. Alvarado concluyó que los efectos reductores de la PIO de la TLS y de los análogos de las prostaglandinas comparten un mecanismo de acción común, que afecta las propiedades de barrera de las células del canal de Schlemm.

BIBLIOGRAFÍA

Alvarado JA, Iguchi R, Martinez J, Trivedi S, Shifera AS. Similar effects of selective laser trabeculoplasty and prostaglandin analogs on the permeability of cultured Schlemm canal cells. *Am J Ophthalmol.* 2010;150(2):254-264.

Kramer TR, Noecker RJ. Comparison of the morphologic changes after selective laser trabeculoplasty and argon laser trabeculoplasty in human eye bank eyes. *Ophthalmology* 2001;108:773-779.

Van Buskirk EM. Pathophysiology of laser trabeculoplasty. *Surv Ophthalmol.* 1989;33:264-272.

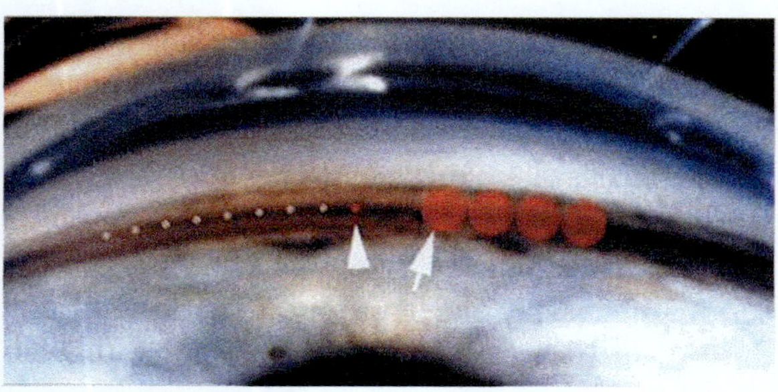

FIGURA 19-6. **Comparación del espaciado de los *spots* de láser.** Espaciado del láser de argón frente a la aplicación cercana del láser selectivo. El triángulo con punta de flecha indica un tamaño del *spot* aproximado de 50 μm con la trabeculoplastia láser de argón, frente al tamaño del *spot* de 400 μm de la trabeculoplastia láser selectiva (*flecha derecha*). (Cortesía del Dr. Michael S. Berlin, Associate Clinical Professor, University of California-Los Angeles, Jules Stein).

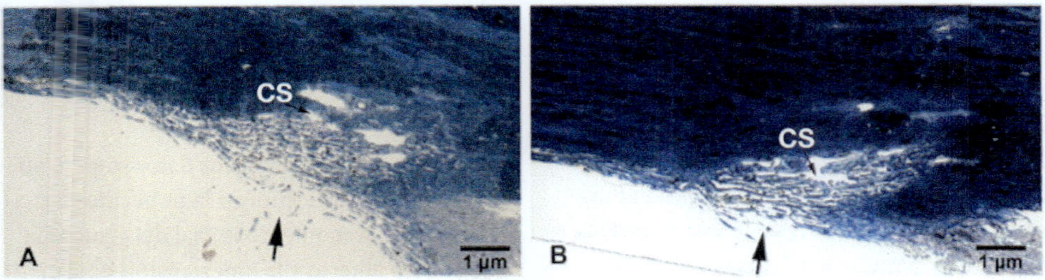

FIGURA 19-7. Microscopia óptica de la malla trabecular humana. Un día (**A**) y 7 días (**B**) después de la trabeculoplastia láser selectiva en un segmento anterior cadavérico humano, se observa la disrupción de los haces de la malla trabecular uveal. CS, canal de Schlemm. (Publicada originalmente, adaptada y utilizada con permiso de Dove Medical Press Ltd., *Clinical Ophthalmology*. 2022;16:1383-1390.)

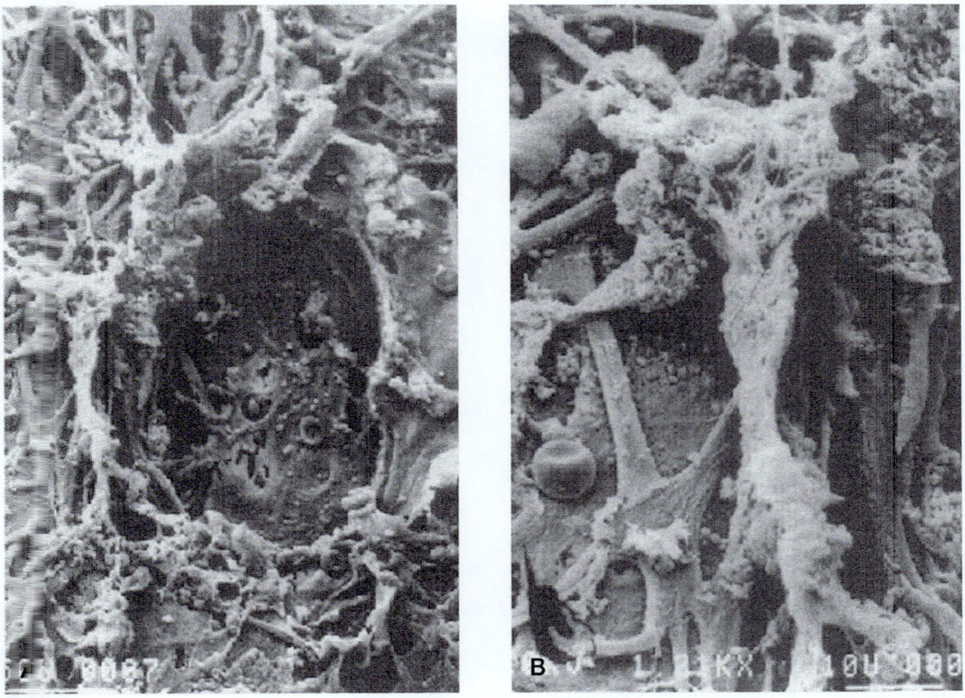

FIGURA 19-8. Microscopia electrónica de barrido de ojos de cadáver tratados con argón o láser selectivo. **A.** La quemadura con argón produjo la fusión coagulativa del haz trabecular. Vista a gran aumento que muestra el enrollamiento del colágeno causado por el daño térmico. **B.** El láser selectivo no causó ninguna alteración estructural significativa. Por el contrario, solo se observa la fractura de un único haz de colágeno es visible sin daños térmicos colaterales significativos. (Reimpresa con permiso de Kramer TR, Noecker RJ. Comparison of the morphologic changes after selective laser trabeculoplasty and argon laser trabeculoplasty in human eye bank eyes. *Ophthalmology*. 2001;108:773-779).

EFICACIA

- La PIO suele reducirse entre 20 y 35% por debajo de los niveles basales con la trabeculoplastia láser. No todos los ojos responden a la trabeculoplastia láser. Muchos han buscado predictores positivos de una respuesta favorable y, aunque los datos son dispares, algunas pruebas sugieren que la pigmentación intensa de la malla trabecular, una PIO basal más elevada, la edad (pacientes de más edad) y el diagnóstico (glaucoma pigmentario, glaucoma primario de ángulo abierto y síndrome de exfoliación) se correlacionan con una mejor respuesta a la trabeculoplastia láser.
- En apariencia, el efecto de la trabeculoplastia láser disminuye con el tiempo. El éxito a largo plazo varía en función de muchos factores relacionados con el paciente y la enfermedad. La tasa de éxito al año de la trabeculoplastia láser oscila entre 60 y 75%. En el ensayo AGIS, en el que se trató a pacientes con glaucoma grave o no controlado, la tasa de éxito a 10 años de la TLA fue de alrededor de 50%, independientemente de la raza. En el *Glaucoma Laser Trial*, se comparó la TLA con el timolol como primer paso en el tratamiento del glaucoma primario de ángulo abierto recién diagnosticado. Al cabo de 2 años, los ojos tratados con láser tenían, de media, 2 mm Hg menos de PIO que los tratados con timolol.
- Más recientemente, se llevó a cabo el ensayo LiGHT, en el que se comparó la TLS con el uso de medicación tópica para el tratamiento inicial del glaucoma primario de ángulo abierto y la hipertensión ocular. Los datos de seguimiento a 6 años mostraron que los pacientes tratados primero con TLS tuvieron una menor progresión de la enfermedad, requirieron menos aumentos de tratamiento, se sometieron a menos intervenciones de cataratas, cirugía mínimamente invasiva para glaucoma (CMIG) y cirugía filtrante, y toleraron más revisiones al alza en las metas de PIO que los tratados primero con medicación. Casi 70% de los ojos sometidos a TLS como tratamiento inicial se controlaron después de 6 años sin medicación ni cirugía.
- La preponderancia de los datos sugiere que no solo es seguro emplear la trabeculoplastia láser como tratamiento inicial del glaucoma de ángulo abierto y la hipertensión ocular, sino que también puede aportar beneficios modificadores de la enfermedad. La TLS también ha demostrado su eficacia en el glaucoma PXF, el glaucoma pigmentario, el glaucoma juvenil de ángulo abierto y el glaucoma seudofáquico secundario. Además, múltiples estudios económicos han indicado que la trabeculoplastia láser es significativamente más rentable que el tratamiento con medicación.

El 44% de los ojos con TLA sola estaban controlados. En un trabajo posterior, con un seguimiento medio de 7 años, la TLA sola supuso un control adecuado para 20% de los ojos.

- El retratamiento tras una aplicación previa de ALT en 360 grados supone, en el mejor de los casos, un beneficio a corto plazo, con un fracaso al año de hasta 80%. Dado que con la TLA se produce una alteración estructural del sistema de flujo de salida, la repetición del tratamiento puede dar lugar a una paradójica elevación persistente de la PIO. Gaasterland utilizó la aplicación repetida de láser de argón en las estructuras del ángulo en animales para crear un modelo experimental de glaucoma de ángulo abierto. Si se necesita una reducción rápida de la PIO o se desea una reducción relativamente grande de la presión, la repetición de la TLA puede no ser una buena elección. Es más probable que la medicación o la cirugía filtrante consigan esos objetivos.
- Debido a que el daño estructural que se produce con la TLS es mínimo, en general, se considera que la repetición de la TLS es segura. Los estudios demuestran que el retratamiento puede producir una reducción significativa de la PIO, aunque la reducción absoluta de la

PIO con la repetición de la TLS suele ser inferior a la reducción absoluta de la PIO con el tratamiento inicial con TLS. Además, en ojos que han recibido previamente TLA, la TLS ha demostrado ser eficaz para reducir la PIO.

BIBLIOGRAFÍA

Cantor LB, Katz LJ, Cheng JW, Chen E, Tong KB, Peabody JW. Economic evaluation of medication, laser trabeculoplasty and filtering surgeries in treating patients with glaucoma in the US. *Curr Med Res Opin*. 2008;24(10):2905–2918.

Damji KF, Shah KC, Rock WJ, Bains HS, Hodge WG. Selective laser trabeculoplasty *versus* argon laser trabeculoplasty: a prospective randomised clinical trial. *Br J Ophthalmol*. 1999;83:718–722.

Ederer F, Gaasterland DA, Dally LG, et al; AGIS Investigators. The Advanced Glaucoma Intervention Study (AGIS): 13. Comparison of treatment outcomes within race: 10-year results. *Ophthalmology*. 2004;111(4):651–664.

Feldman RM, Katz LJ, Spaeth GL, Crapotta JA, Fahmy IA, Ali MA. Long-term efficacy of repeat argon laser trabeculoplasty. *Ophthalmology*. 1991;98:1061–1065.

Garg A, Vickerstaff V, Nathwani N, et al; Laser in Glaucoma and Ocular Hypertension Trial Study Group. Efficacy of repeat selective laser trabeculoplasty in medication-naive open-angle glaucoma and ocular hypertension during the LiGHT trial. *Ophthalmology*. 2020;127(4):467–476.

Gazzard G, Konstantakopoulou E, Garway-Heath D, et al. Selective laser trabeculoplasty versus eye drops for first-line treatment of ocular hypertension and glaucoma (LiGHT): a multicentre randomised controlled trial. *Lancet*. 2019;393:1505–1516

Gazzard G, Konstantakopoulou E, Garway-Heath D, et al. LiGHT Trial Study Group. Laser in Glaucoma and Ocular Hypertension (LiGHT) Trial: six-year results of primary selective laser trabeculoplasty versus eye drops for the treatment of glaucoma and ocular hypertension. *Ophthalmology*. 2023;130(2):139–151.

Glaucoma Laser Trial Research Group. The Glaucoma Laser Trial (GLT). 2. Results of argon laser trabeculoplasty versus topical medicines. *Ophthalmology*. 1990;97:1403–1413.

Glaucoma Laser Trial Research Group. The Glaucoma Laser Trial (GLT) and glaucoma laser trial follow-up study: 7. Results. *Am J Ophthalmol*. 1995;120:718–731.

Gupta M, Heo JY, Gong H, Cha E, Latina M, Rhee DJ. Morphologic and cellular changes induced by selective laser trabeculoplasty. *Clin Ophthalmol*. 2022;16:1383–1390.

Hodge WG, Damji KF, Rock W, Buhrmann R, Bovell AM, Pan Y. Baseline IOP predicts selective laser trabeculoplasty success at 1 year post-treatment: results from a randomised clinical trial. *Br J Ophthalmol*. 2005;89:1157–1160.

Hong BK, Winer JC, Martone JF, Wand M, Altman B, Shields B. Repeat selective laser trabeculoplasty. *J Glaucoma*. 2009;18(3):180–183.

Jindra LF. SLT as primary treatment. *Ophthalmol Manag*. 2004;8(11):77–78.

Johnson PB, Katz LJ, Rhee DJ. Selective laser trabeculoplasty: predictive value of early intraocular pressure measurements for success at 3 months. *Br J Ophthalmol*. 2006;90:741–743.

Katz LJ, Steinmann WC, Kabir A, Molineaux J, Wizov SS, Marcellino G. Selective laser trabeculoplasty versus medical therapy as initial treatment of glaucoma: a prospective, randomized trial. *J Glaucoma*. 2012;21(7):460–468.

Lai JSM, Chua JKK, Tham CCY, Lam DSC. Five-year follow up of selective laser trabeculoplasty in Chinese eyes. *Clin Exp Ophthalmol*. 2004;32(4):369–372.

Lee R, Hutnik CM. Projected cost comparison of selective laser trabeculoplasty versus glaucoma medication in the Ontario Health Insurance Plan. *Can J Ophthalmol*. 2006;1(4):449–456.

Nagar M, Shah N, Kapoor B. Selective laser trabeculoplasty in pseudophakic glaucoma. *Ophthalmic Surg Lasers Imag*. 2010;9:1–2.

Spaeth GL, Baez KA. Argon laser trabeculoplasty controls one third of cases of progressive, uncontrolled, open angle glaucoma for 5 years. *Arch Ophthalmol*. 1992;110:491–494.

Wise JB. Long-term control of adult open angle glaucoma by argon laser treatment. *Ophthalmology*. 1981;88:197–202.

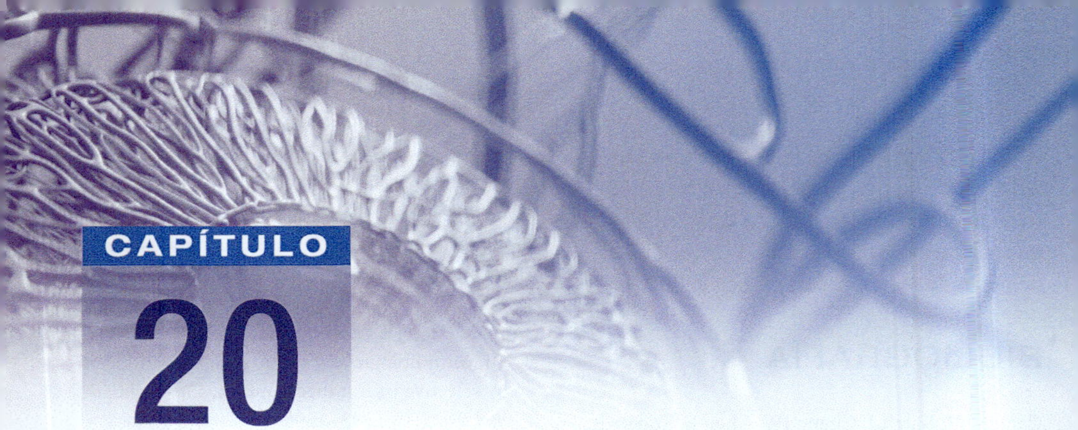

CAPÍTULO

20

Cirugía microinvasiva de glaucoma: endoprótesis de cámara anterior y canal de Schlemm (iStent, iStent inject, Hydrus)

Nathan Radcliffe

INTRODUCCIÓN

La colocación de endoprótesis (*stent*) en la malla trabecular (MT) para el glaucoma es análoga a la colocación de endoprótesis en la arteria coronaria para la enfermedad coronaria. El objetivo es restablecer el flujo de salida fisiológico de forma mínimamente invasiva, lo que permite una menor morbilidad y un tiempo de recuperación más rápido. El tejido de la MT es el principal punto de resistencia al flujo fisiológico del humor acuoso, y se ha demostrado que la colocación de una endoprótesis de derivación a través de este tejido reduce significativamente la presión intraocular (PIO) y el uso de medicación de forma segura. La colocación de endoprótesis se ha estudiado mejor cuando se realiza de forma simultánea a la cirugía de cataratas, pero puede realizarse como procedimiento independiente sin cirugía de cataratas.

Las prótesis de derivación trabecular pueden hacer algo más que simplemente derivar la malla; también pueden proporcionar una dilatación canalicular, manteniendo abierto el canal de Schlemm. Pueden colocarse varias endoprótesis en una misma intervención, lo que permite una reducción aditiva de la resistencia al flujo de salida. En este sentido, las endoprótesis presentan similitudes tanto con la goniotomía como con la canaloplastia (capítulo 21), con la notable excepción de que las endoprótesis dejan material biocompatible en el ángulo de drenaje.

INDICACIONES

Las endoprótesis de derivación de la MT, cuando se realizan con extracción de cataratas, suelen estar indicadas para el glaucoma primario de ángulo abierto (GPAA) de leve a moderado. Los objetivos de la cirugía pueden ser la reducción de la PIO, la medicación o ambos. La mayoría de los clínicos coinciden en que los glaucomas pigmentarios y de exfoliación son candidatos apropiados para la colocación de endoprótesis en el canal.

Actualmente, la colocación de endoprótesis de MT autónoma está aprobada por la Food and Drug Administration (FDA) de Estados Unidos para el iStent infinite (Glaukos, Laguna Hills, CA). El infinite está aprobado como procedimiento autónomo para pacientes con GPAA refractario en los que no han funcionado los tratamientos médicos y quirúrgicos previos.

iSTENT

El sistema de *micro-bypass* trabecular iStent (Glaukos, Laguna Hills, CA) fue el primer dispositivo ab interno mínimamente invasivo aprobado por la FDA que se colocó a través de la malla en el canal. Se trata de una endoprótesis de titanio de grado quirúrgico, no ferromagnético, recubierto de heparina, de aproximadamente 0.3 mm de altura (**fig. 20-1**).

Mecanismo de acción

- Aunque pequeña, la endoprótesis tiene un tamaño suficiente para mantener una posición estable en la MT, al tiempo que permite múltiples implantes (**fig. 20-2**). Cuando se coloca con éxito a través de la MT, el iStent restablece el flujo de salida y reduce la PIO.
- Los estudios han sugerido que la colocación de más de una endoprótesis proporciona una mayor reducción de la PIO (**fig. 20-2**).

Técnica

- El iStent se inserta a través de una pequeña incisión temporal en la córnea clara, por lo general, en el cuadrante nasal.
- Con un lumen que se extiende hacia la cámara anterior y el otro hacia el canal, se reduce la resistencia impuesta por la MT (**fig. 20-3**).

Resultados

- El iStent parece ser seguro y eficaz.
- Suele colocarse en el momento de la cirugía de cataratas. La implantación de la endoprótesis iStent junto con la cirugía de cataratas dio lugar a una reducción media de la PIO de 5.1 mm Hg. La endoprótesis también redujo el número promedio de medicamentos (1.1 medicamentos menos).
- Después de 1 año, 66% de los ojos tratados con cirugía combinada de cataratas y iStent lograron una reducción de la PIO de 20% sin medicación.
- Los eventos adversos reportados incluyen obstrucción del lumen de la endoprótesis, contacto del iris con el dispositivo y mala colocación de la endoprótesis. Se reportó que el hifema fue transitorio.
- No se observaron cambios en el endotelio; no había hipotonía, cámaras planas ni derrame coroideo.

BIBLIOGRAFÍA

Bahler CK, Smedley GT, Zhou J, Johnson DH. Trabecular bypass stents decrease intraocular pressure in cultured human anterior segments. *Am J Ophthalmol.* 2004;138:988–994.

Samuelson TW, Katz LJ, Wells JM, Duh YJ, Giamporcaro JE; US iStent Study Group. Randomized evaluation of the trabecular micro-bypass stent with phacoemulsification in patients with glaucoma and cataract. *Ophthalmology.* 2011;118:459–467.

Spiegel D, Wetzel W, Neuhann T, et al. Coexistent primary open-angle glaucoma and cataract: interim analysis of a trabecular micro-bypass stent and concurrent cataract surgery. *Eur J Ophthalmol.* 2009;19:393–399.

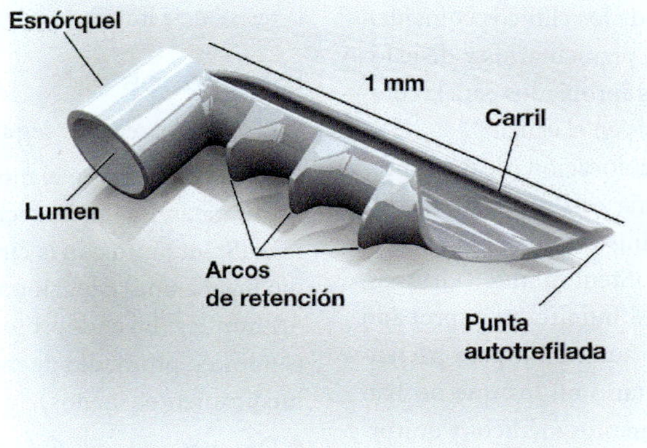

FIGURA 20-1. iStent. Titanio de calidad quirúrgica con dos aberturas y tubo estriado para proporcionar una mayor retención en el conducto. (Cortesía de Glaukos, Laguna Hills, California).

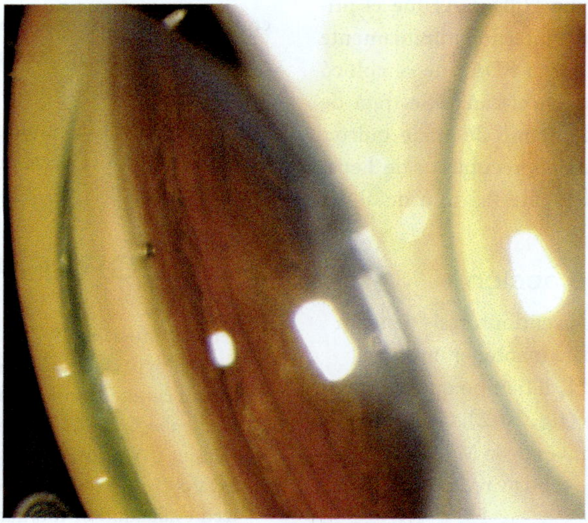

FIGURA 20-2. iStent. Aspecto posoperatorio del iStent. (Cortesía de Tom Samuelson).

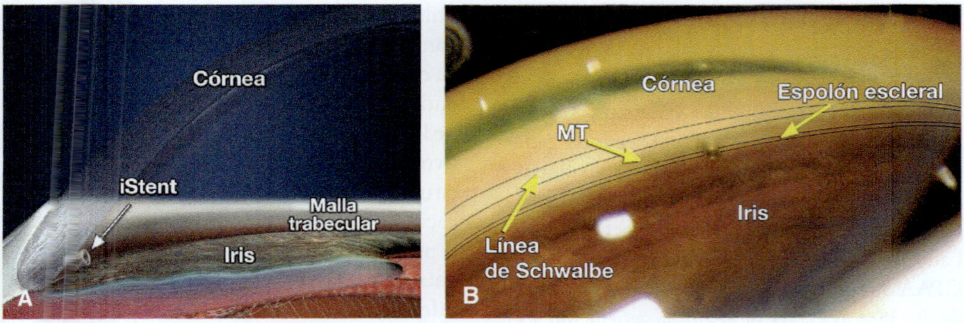

FIGURA 20-3. Colocación del iStent. A. Posición óptima de la endoprótesis. **B.** iStent colocado a través de la malla trabecular (MT) posicionado en el canal. Obsérvese la proximidad del iStent en relación con los puntos de referencia del ángulo. (Cortesía de Glaukos, Laguna Hills, California).

iSTENT INJECT/INFINITE

Los sistemas de *micro-bypass* trabecular iStent inject e iStent infinite (Glaukos, Laguna Hills, California) son iStents de segunda generación más pequeños (conocidos actualmente como el modelo G2-W) que se colocan a través de la malla en el canal. El iStent inject está aprobado por la FDA para su uso en pacientes con GPAA durante la extracción de cataratas y consta de dos iStents G2-W de segunda generación, y el iStent infinite está aprobado como procedimiento independiente para el GPAA refractario y consta de tres iStents G2-W. Se trata de una endoprótesis circular de titanio de calidad quirúrgica, no ferromagnético, recubierto de heparina, de aproximadamente 0.380 mm de longitud (**fig. 20-4**), con una entrada central de 80 µm para el paso del humor acuoso y un lumen lateral de 50 µm. El iStent inject original (modelo GTS 400) tenía una anchura de 230 µm; sin embargo, en la actualidad se utiliza una endoprótesis más ancha (G2-W), que tiene una anchura de 360 µm y se desarrolló para evitar la sobreimplantación de la endoprótesis. El iStent inject es el implante médico más pequeño utilizado en humanos.

Mecanismo de acción

- Aprobados por la FDA para la colocación de múltiples endoprótesis, el iStent inject y el iStent infinite reducen la PIO mediante la derivación de la MT con dos y tres endoprótesis, respectivamente. Las zonas de *bypass* múltiples pueden ser útiles al aumentar la probabilidad de estar proximal a un canal colector y al disminuir la resistencia total al flujo de salida.

Técnica

- Se obtiene una visualización gonioscópica adecuada de la MT nasal con la posición adecuada de la cabeza y la inclinación microscópica. Evitar los vasos sanguíneos limbales al inicio del procedimiento reducirá la hemorragia superficial y permitirá una visualización más duradera para ayudar a la colocación de múltiples endoprótesis.
- Para el iStent inject, antes o después de la extracción de cataratas y con la cámara anterior llena de viscoelástico, se colocan las endoprótesis secuencialmente en el ángulo nasal (**fig. 20-5**). Las endoprótesis se despliegan utilizando primero el trocar o la aguja guía para hacer orificios y luego penetrar en la malla con una presión suave. A continuación, la endoprótesis se despliega pulsando el botón de liberación mientras se mantiene el dispositivo de inserción en su sitio. Por lo general, el cirujano maximizará la distancia entre las colocaciones de las endoprótesis, tal vez colocando la primera endoprótesis superonasalmente, entre la 1:00 y las 2:00, y colocando la segunda inferonasalmente, entre las 4:00 y las 5:00 (suponiendo un ojo derecho). Alternativamente, el cirujano puede centrarse en zonas de vascularidad venosa epiescleral o zonas de MT pigmentada, que pueden indicar regiones con mayor potencial de flujo de salida.
- Para el iStent infinite, el cirujano crea una incisión temporal en la córnea clara e infla la cámara anterior con viscoelástico. El ensanchamiento de los bordes internos de la herida puede permitir una colocación más excéntrica de la endoprótesis. Las tres endoprótesis se colocan secuencialmente en el ángulo nasal, y el cirujano vuelve a maximizar la distancia entre las endoprótesis, quizá colocando la primera endoprótesis nasalmente a las 3:00 (para un ojo derecho) y la segunda y la tercera endoprótesis lo más excéntricamente posible en ambas direcciones. Una vez más, el cirujano puede seleccionar zonas para mejorar el flujo de salida. Cabe señalar que el sistema de inyección iStent infinite requiere que el cirujano pulse un botón separador para cargar endoprótesis adicionales (esto puede realizarse sin retirar el sistema de inyección de la cámara anterior).

Resultados

- Los iStent inject e infinite han demostrado ser seguros y eficaces.
- La implantación del iStent inject junto con la cirugía de cataratas dio lugar a una reducción media de la PIO diurna sin medicación de 7.0 mm Hg a los 24 meses, frente a una reducción de la PIO de 5.4 mm Hg en el grupo de solo extracción de cataratas.
- Al cabo de 1 año, 75.8% de los ojos tratados con cirugía de cataratas combinada y el iStent inject lograron una reducción de la PIO de 20% sin medicación, frente a 61.9% en el grupo de solo cirugía de cataratas.

- Los eventos adversos del iStent inject incluyen obstrucción del lumen de la endoprótesis, elevación de la PIO e implantación de una sola endoprótesis. No se observaron cambios en el endotelio; tampoco hubo hipotonía, cámaras planas ni derrame coroideo.
- El iStent infinite se estudió como procedimiento independiente en una población de pacientes con glaucoma refractario. No se realizó un lavado preoperatorio debido a la población de glaucoma refractario. A los 12 meses, se consiguió una reducción media de la PIO de 6.5 mm Hg. La mayoría de los pacientes (91.7%) mantuvieron su número actual de medicamentos o lo redujeron durante el periodo de observación de 12 meses. No se observaron complicaciones graves, y los eventos adversos fueron similares a los del iStent inject.

BIBLIOGRAFÍA

Samuelson TW, Sarkisian SR Jr, Lubeck DM, et al; iStent inject Study Group. Prospective, randomized, controlled pivotal trial of an ab interno implanted trabecular micro-bypass in primary open-angle glaucoma and cataract: two-year results. *Ophthalmology*. 2019;126:811–821.

Sarkisian SR Jr, Grover DS, Gallardo MJ, et al; iStent infinite Study Group. Effectiveness and safety of iStent infinite trabecular micro-bypass for uncontrolled glaucoma. *J Glaucoma*. 2023;32:9–18.

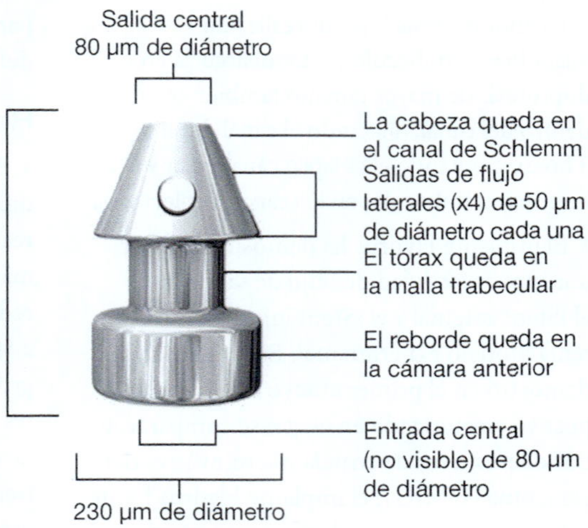

FIGURA 20-4. iStent inject. Diseño y dimensiones del iStent inject GTS 400 (Glaukos Corporation, San Clemente, CA). (Samuelson TW, Sarkisian SR Jr, Lubeck DM, et al; iStent inject Study Group. Prospective, randomized, controlled pivotal trial of an ab interno implanted trabecular micro-bypass in primary open-angle glaucoma and cataract: two-year results. *Ophthalmology*. 2019;126(6):811–821. doi:10.1016/j.ophtha.2019.03.006. Epub 2019 mar 14. PMID: 30880108).

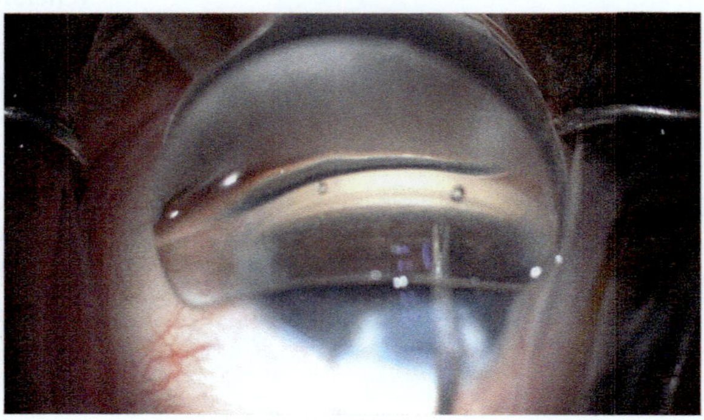

FIGURA 20-5. Colocación del iStent inject. Aspecto gonioscópico intraoperatorio de dos endoprótesis iStent inject colocados a través de la malla trabecular y en el canal de Schlemm inmediatamente después de la implantación.

HYDRUS

- La endoprótesis Hydrus (Alcon, Fort Worth, TX) es una endoprótesis de microderivación trabecular en forma de media luna y un andamio intracanalicular de 8 mm de longitud fabricado con nitinol, una aleación de níquel biocompatible (**fig. 20-6**). La endoprótesis queda principalmente dentro del canal de Schlemm, donde tres ventanas permiten la entrada del humor acuoso en el canal a través de la malla. La endoprótesis contiene una punta distal, que perfora la malla y queda dentro del canal, y una entrada proximal, que queda en la cámara anterior y permite la entrada del humor acuoso en el canal.

Mecanismo de acción

- La endoprótesis Hydrus realiza un *micro-bypass* trabecular; sin embargo, la endoprótesis de mayor tamaño también queda dentro del canal, dilatando el canal durante 3 horas y evitando el colapso canalicular y la herniación trabecular en los canales colectores.
- El implante Hydrus ha demostrado tener una mayor facilidad de flujo de salida que el iStent original y el iStent inject en un sistema modelo experimental. Esto también se demostró en el primer ensayo clínico prospectivo aleatorizado en el que se compararon dos dispositivos de cirugía microinvasiva del glaucoma (CMIG): el implante Hydrus frente a dos implantes iStent de primera generación (estudio COMPARE).

Técnica

- Para el procedimiento de implante de Hydrus, se crea una incisión corneal adicional (conocida coloquialmente como “incisión Hydrus”). Se trata de una incisión de 1 o 1.2 mm de anchura situada junto a la incisión principal para cataratas y paralela a ella. Los cirujanos zurdos realizan la incisión Hydrus en el lado izquierdo de la herida, y los cirujanos diestros la hacen en el lado derecho. Una vez conseguida la visualización gonioscópica, se introduce el dispositivo de inserción Hydrus en la cámara anterior y se hace avanzar la endoprótesis utilizando la rueda de inserción hasta que la punta distal penetre ligeramente en la MT (**fig. 20-6**). A continuación, la punta del Hydrus se inclina 15 grados hacia la córnea (**fig. 20-7**), y la punta de la endoprótesis se presiona aún más contra la malla y se hace avanzar. El Hydrus será visible a medida que avance por el canal, pero no debe parecer brillante, lo que indicaría una colocación superficial. La endoprótesis se hace avanzar hasta que las tres ventanas estén dentro del canal, dejando la entrada de la endoprótesis en la cámara anterior (**fig. 20-8**). Puede utilizarse un gancho Sinskey o Kuglen para realizar microajustes en la posición final del Hydrus.

Resultados

- El ensayo HORIZON a 5 años fue el estudio de CMIG de mayor tamaño y duración realizado. A los 2 años, el grupo de Hydrus más cataratas experimentó 7.6 mm Hg de reducción de la PIO sin medicación, frente a 5.3 mm Hg de reducción de la PIO en el grupo de solo cataratas. El 73% de los pacientes asignados aleatoriamente al grupo de cataratas más Hydrus no tomaban medicación, frente a 38% de los que solo se sometieron a extracción de cataratas. Al cabo de 5 años, el grupo de Hydrus mantuvo su seguridad, un menor uso de medicación y tuvo menos intervenciones quirúrgicas secundarias.

BIBLIOGRAFÍA

Ahmed IIK, De Francesco T, Rhee D, et al; HORIZON Investigators. Long-term outcomes from the HORIZON randomized trial for a Schlemm's canal microstent in combination cataract and glaucoma surgery. *Ophthalmology.* 2022;129:742–751.

Ahmed IK, Fea A, Au L, et al; COMPARE Investigators. A prospective randomized trial comparing Hydrus and iStent microinvasive glaucoma surgery implants for standalone treatment of open-angle glaucoma (The COMPARE Study). *Ophthalmology*. 2020;127:52–61.

Jones J, Koch DD, Vold S, et al. Results from the United States cohort of the HORIZON trial of a Schlemm canal microstent to reduce intraocular pressure in primary open-angle glaucoma. *J Cataract Refract Surg*. 2019;45:1305–1315.

Pfeiffer N, Garcia-Feijoo J, Martinez-de-la-Casa JM, et al. A randomized trial of a Schlemm's canal microstent with phacoemulsification for reducing intraocular pressure in open-angle glaucoma. *Ophthalmology*. 2015;122:1283–1293.

Samuelson TW, Chang DF, Marquis R, et al; HORIZON Investigators. A Schlemm canal microstent for intraocular pressure reduction in primary open-angle glaucoma and cataract: the HORIZON Study. *Ophthalmology*. 2019; 126:29–37.

Toris CB, Pattabiraman PP, Tye G, Samuelson TW, Rhee DJ. Outflow facility effects of 3 Schlemm's canal microinvasive glaucoma surgery devices. *Ophthalmol Glaucoma*. 2020;3:114–121.

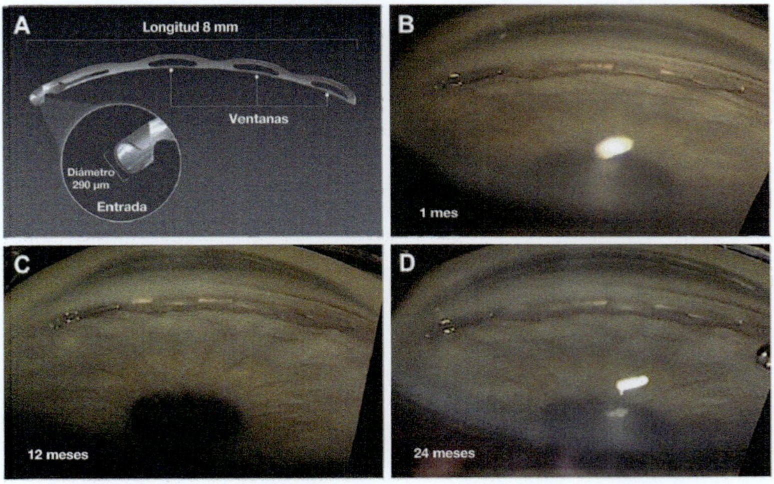

FIGURA 20-6. Esquema (**A**) e imágenes gonioscópicas secuenciales (**B-D**) del *microstent* Hydrus. **A.** La entrada proporciona un canal de derivación acuosa a través de la malla trabecular (MT) y permanece abierta a la cámara anterior (CA). La longitud del *microstent* crea un andamio sobre un cuadrante del canal de Schlemm y tensa la MT. Las ventanas proporcionan vías adicionales de acceso al humor acuoso. **B-D.** Imágenes gonioscópicas secuenciales del *microstent* en el mismo ojo del estudio, tomadas a los 1, 12 y 24 meses del posoperatorio. (Fotos por cortesía de Jason Jones, MD; la leyenda es la misma. Samuelson TW, Chang DF, Marquis R, et al; HORIZON Investigators. A Schlemm canal microstent for intraocular pressure reduction in primary open-angle glaucoma and cataract: the HORIZON Study. *Ophthalmology*. 2019;126(1):29–37. doi:10.1016/j.ophtha.2018.05.012. Epub 2018 jun 23. PMID: 29945799).

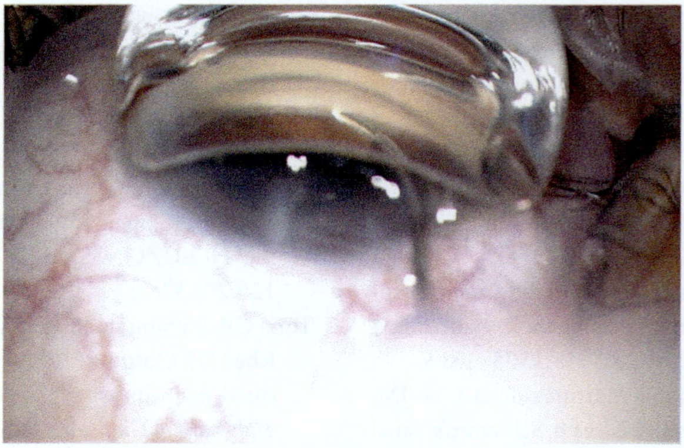

FIGURA 20-7. La endoprótesis Hydrus se coloca contra la malla trabecular al inicio de la implantación. Obsérvese que la endoprótesis está inclinada 15 grados hacia la córnea, lo que permitirá una entrada suave en el canal, evitando una inserción posterior en el espacio supraciliar.

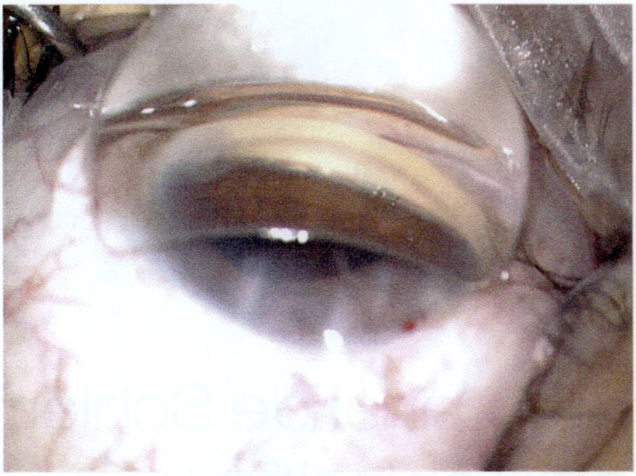

FIGURA 20-8. La endoprótesis Hydrus colocada de manera adecuada dentro del canal inmediatamente después de la implantación. Varias ventanas del implante curvo de nitinol son visibles a través de la malla trabecular, y la entrada proximal es visible en la cámara anterior.

CAPÍTULO

21

Cirugía del canal de Schlemm: dilatación y ablación

Jacob Wellington Brubaker

INTRODUCCIÓN

El tratamiento quirúrgico de la presión intraocular (PIO) elevada en el lugar de la obstrucción del flujo de salida ha sido durante mucho tiempo un objetivo del tratamiento del glaucoma. La cirugía basada en el canal no es nueva. De hecho, la trabeculectomía se describió por primera vez como una forma de mejorar el flujo de salida a través de la malla trabecular (MT) extirpada hacia el canal. Aunque estudios posteriores revelaron que la trabeculectomía funcionaba dirigiendo el flujo al espacio subconjuntival, la búsqueda de una cirugía segura y eficaz basada en el canal no se detuvo. El interés actual por los procedimientos dentro y alrededor del canal se debe a varios factores, entre ellos las complicaciones que surgen en el posoperatorio temprano y tardío de la trabeculectomía. También es el resultado del desarrollo de instrumentos y dispositivos quirúrgicos más sofisticados que permiten un acceso más fácil al canal. En la actualidad, estos procedimientos pueden dividirse en dos categorías básicas:

Dilatación del canal: canaloplastia ab externo, canaloplastia ab interno (ABiC, *ab interno canaloplasty*) con iTrack o iTrack Advance, OMNI, iPrime, Streamline.

Ablación de la MT: Trabectome, Kahook Dual Blade (KDB), SION, TrabEx, trabeculotomía transluminal asistida por gonioscopia (GATT, *gonioscopy-assisted transluminal trabeculotomy*) y OMNI.

INDICACIONES

- Los procedimientos basados en en el canal se han utilizado con éxito en todo el espectro de glaucomas de ángulo abierto, desde los congénitos hasta los de ángulo abierto primarios en adultos, incluidos los pigmentarios y los seudoexfoliativos.
- Los procedimientos ab externo requieren un ángulo abierto, mientras que los procedimientos ab interno a veces pueden tener éxito en ángulos previamente cerrados.
- Se necesitan medios transparentes para los procedimientos ab interno.
- La canaloplastia ab externo puede realizarse en presencia de medios turbios o una córnea cicatrizada.

CANALOPLASTIA

El concepto de cirugía no penetrante para glaucoma ha evolucionado como alternativa a los procedimientos de espesor total o parcial que dependen del flujo subconjuntival y de una ampolla. La compleja y singular variabilidad individual de estos procedimientos debido a la cicatrización de las heridas condujo a la búsqueda de un tratamiento quirúrgico más directo para el glaucoma. El primer procedimiento no penetrante que utilizó un microcatéter (iTrack, Nova Eye Medical, Kent Town, Australia) para aprovechar toda la extensión del canal fue la canaloplastia, descrita por primera vez en 2007.

La ABiC (iTrack, Nova Eye Medical, Kent Town, Australia), OMNI (Sight Sciences, Menlo Park, CA), iPrime (Glaukos, Laguna Hills, CA) y Streamline (New World Medical, Rancho Cucamonga, CA) son técnicas más recientes que actúan de forma similar a la canaloplastia ab externo. Las principales diferencias son que el abordaje se realiza a través de una vista gonioscópica interna y que el mecanismo de acción es la viscodilatación del canal de Schlemm sin utilizar una sutura tensora.

Mecanismo de acción

- Los estudios ecográficos de pacientes con glaucoma primario de ángulo abierto (GPAA) muestran un colapso o estrechamiento del canal de Schlemm. Durante el procedimiento se dilata el canal.
- Se cree que la canaloplastia reduce la PIO principalmente al mejorar el flujo de salida circunferencial convencional a través del canal y el sistema colector. Los estudios realizados con colorantes y viscoelásticos han confirmado la mejora del flujo de salida intraoperatorio de este modo. En la canaloplastia ab externo tradicional, cuanto mayor es la tensión de la sutura en el conducto, mayor es el efecto reductor de la PIO (**fig. 21-1**).
- En la canaloplastia ab externo, se han postulado otros lugares de drenaje. Entre ellos se incluye la percolación o el flujo a través de la ventana de Descemet hacia un "lago escleral". En algunos pacientes se observa la formación de una ampolla, lo que sugiere un flujo transescleral o una "mini" perforación a través de la ventana.

Técnica: canaloplastia ab externo

- Después de crear un colgajo escleral superficial con una base de 4 mm, se utiliza un colgajo escleral más profundo para acceder al canal (**fig. 21-2**).
- Se coloca un microcatéter iTrack (**fig. 21-3**) en el conducto y se enrosca 360 grados hasta que sale por el otro extremo.
- Se fija una sutura de Prolene 10-0 al extremo distal y se retira el catéter mientras se inyecta el viscoelástico. El resto de la sutura de Prolene se ata con firmeza, creando tensión en la malla para mejorar el flujo de salida en el canal.
- Antes de suturar el colgajo superficial y la conjuntiva, se extirpa el colgajo escleral más profundo, dejando una ventana de Descemet para mejorar aún más el flujo de salida (**fig. 21-4**).
- Se evita la formación de ampollas.

Técnica: canaloplastia ab interno

- Al igual que en otros procedimientos ab interno, se utiliza un gonioprisma quirúrgico para la visualización directa de la MT.
- Después de crear una zona de paracentesis que se utilizará posteriormente para pasar el microcatéter iTrack, se utiliza viscoelástico para mantener la profundidad de la cámara anterior, tras lo cual se practica una incisión corneal principal en la córnea clara temporal.
- Se coloca el microcatéter a través de la paracentesis. A continuación, se realiza una incisión en la MT nasal. El microcatéter se introduce en la malla a través de esta incisión y se pasa 360 grados alrededor del conducto hasta que la punta sale por el otro lado de la incisión (**fig. 21-5**).
- A continuación, se retira el microcatéter mientras el técnico administra el viscoelástico en la dosis y frecuencia indicadas por el cirujano.

Técnica: iTrack Advance, OMNI, iPrime, Streamline

- Se utiliza un gonioprisma quirúrgico para la visualización directa de la MT.
- Después de crear un sitio de paracentesis en la córnea clara, se utiliza viscoelástico para mantener la profundidad de la cámara anterior, tras lo cual se realiza una incisión corneal principal en la córnea clara temporal.
- Se introduce el iTrack Advance, OMNI o iPrime a través de la incisión principal y se perfora la MT con la punta de la cánula. Se introduce el catéter del viscoelástico en el canal y se avanza 180 grados, o 360 grados en el caso del iTrack Advance (**fig. 26-6**). El OMNI suministra el viscoelástico de forma automática al retirar el catéter, mientras que con el iPrime se suministra de modo manual al introducir o retirar el catéter. Con el iTrack Advance, el técnico administra el viscoelástico en la dosis y el momento indicados por el cirujano. Con el OMNI o iPrime se puede realizar el mismo procedimiento para los otros 180 grados (**fig. 21-6**).
- El procedimiento con Streamline es diferente al de iTrack Advance, OMNI e iPrime. El Streamiline se introduce en el ojo a través de la incisión en córnea clara y se pone en contacto con la MT (**fig. 21-7**). Al pulsar el botón de accionamiento, la cánula interior perfora la MT mientras el manguito exterior se retrae alejándose de la cánula. El viscoelástico se introduce simultáneamente en el canal. Este procedimiento se repite varias veces a lo largo de la MT visualizada directamente.

Resultados

- Los resultados de eficacia de la canaloplastia ab externo han demostrado ser comparables a los informes publicados sobre trabeculectomía. La PIO promedio a los 2 años disminuyó a 16.2 mm Hg en los ojos sometidos a canaloplastia sola y a 13.7 en los sometidos a canaloplastia combinada con cirugía de cataratas. El uso de medicación disminuyó a 0.6 y 0.2, respectivamente.
- Los estudios demuestran que la canaloplastia es más segura que la trabeculectomía. La hipotonía, el desprendimiento de coroides y las infecciones de la ampolla se notificaron en menos de 1% de todos los casos. El efecto secundario más frecuente es el hifema transitorio.
- La ABiC, en todas sus iteraciones, ha demostrado una reducción eficaz de la PIO y del uso de medicación. El estudio GEMINI, un estudio prospectivo, demostró que el tratamiento con el sistema quirúrgico OMNI (canaloplastia de 360 grados con trabeculotomía de 180 grados combinada con cirugía de cataratas) redujo la PIO sin medicamentos en un 34% y el uso de medicación en un 78% a los 12 meses. Otro estudio a largo plazo demostró la eficacia de la canaloplastia con iTrack, con una reducción de la PIO de 20.5 a 13.5 a los 36 meses.

BIBLIOGRAFÍA

Gallardo MJ. 36-Month effectiveness of ab-interno canaloplasty standalone versus combined with cataract surgery for the treatment of open-angle glaucoma. *Ophthalmol Glaucoma.* 2022;5(5):476–482. doi:10.1016/j.ogla.2022.02.007. Epub 2022 Feb 17.

Gallardo MJ, Pyfer MF, Vold SD, et al; GEMINI study group. Canaloplasty and trabeculotomy combined with phacoemulsification for glaucoma: 12-month results of the GEMINI study. *Clin Ophthalmol.* 2022;16:1225–1234. doi 10.2147/OPTH.S362932. PMID: 35493971; PMCID: PMC9039153.

Lewis RA, von Wolff K, Tetz M, et al. Canaloplasty: circumferential viscodilation and tensioning of Schlemm's canal using a flexible microcatheter for the treatment of open-angle glaucoma in adults: interim clinical study analysis. *J Cataract Refract Surg.* 2007;33:1217–1226.

Lewis RA, von Wolff K, Tetz M, et al. Canaloplasty: circumferential viscodilation and tensioning of Schlemm canal using a flexible microcatheter for the treatment of open-angle glaucoma in adults: two-year interim clinical study results. *J Cataract Refract Surg.* 2009;35:814–824.

Shingleton B, Tetz M, Korber N. Circumferential viscodilation and tensioning of Schlemm canal (canaloplasty) with temporal clear corneal phacoemulsification cataract surgery for open-angle glaucoma and visually significant cataract: one-year results. *J Cataract Refract Surg.* 2008;34:433–440.

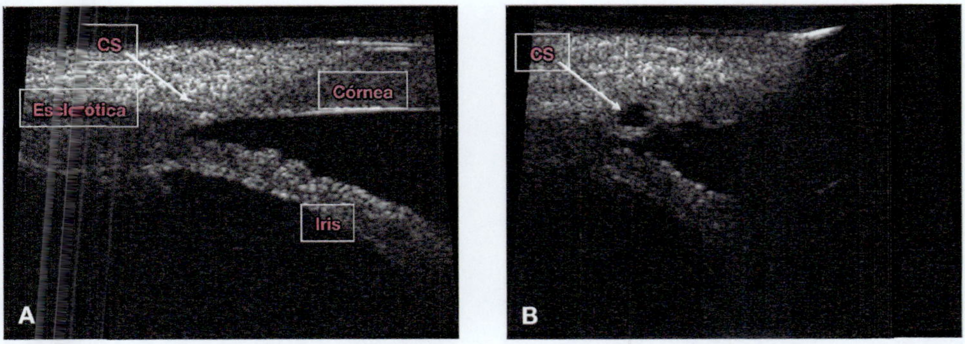

FIGURA 21-1. Efecto de la canaloplastia. Imagen ecográfica del canal antes de la operación (A) y 2 años después (B). **A.** El canal colapsado en el glaucoma de ángulo abierto sugiere un flujo limitado. **B.** La canaloplastia con viscodilatación el canal durante la cirugía y facilita el drenaje hacia los colectores. CS, canal de Schlemm.

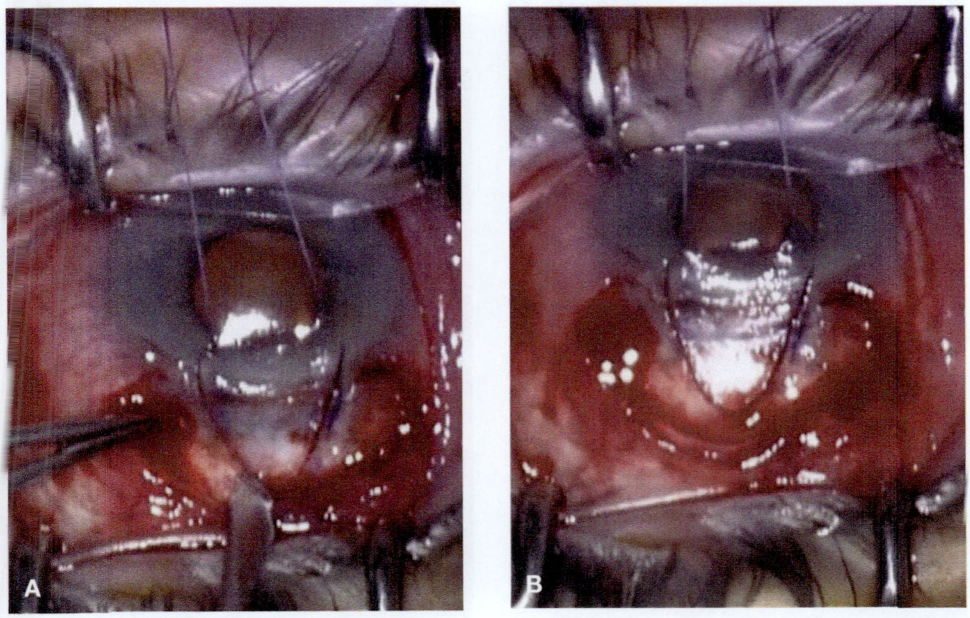

FIGURA 21-2. Disección escleral. Se utiliza una cuchilla protegida para crear un surco de espesor parcial de 300 µm (A y B), seguido de una disección afilada para crear un colgajo esclerocorneal (C). **D.** Se diseca un colgajo más profundo con un espesor aproximado de 99%. **E.** Una vez que se destapa el canal de Schlemm, se utiliza una espátula de Drysdale modificada para disecar de forma roma el colgajo corneoescleral interno de la membrana de Descemet, con cuidado de no romperlo ni entrar en la cámara anterior. **F.** Aspecto de ambos colgajos disecados; hay cierto reflujo sanguíneo de cada extremo del canal de Schlemm expuesto.

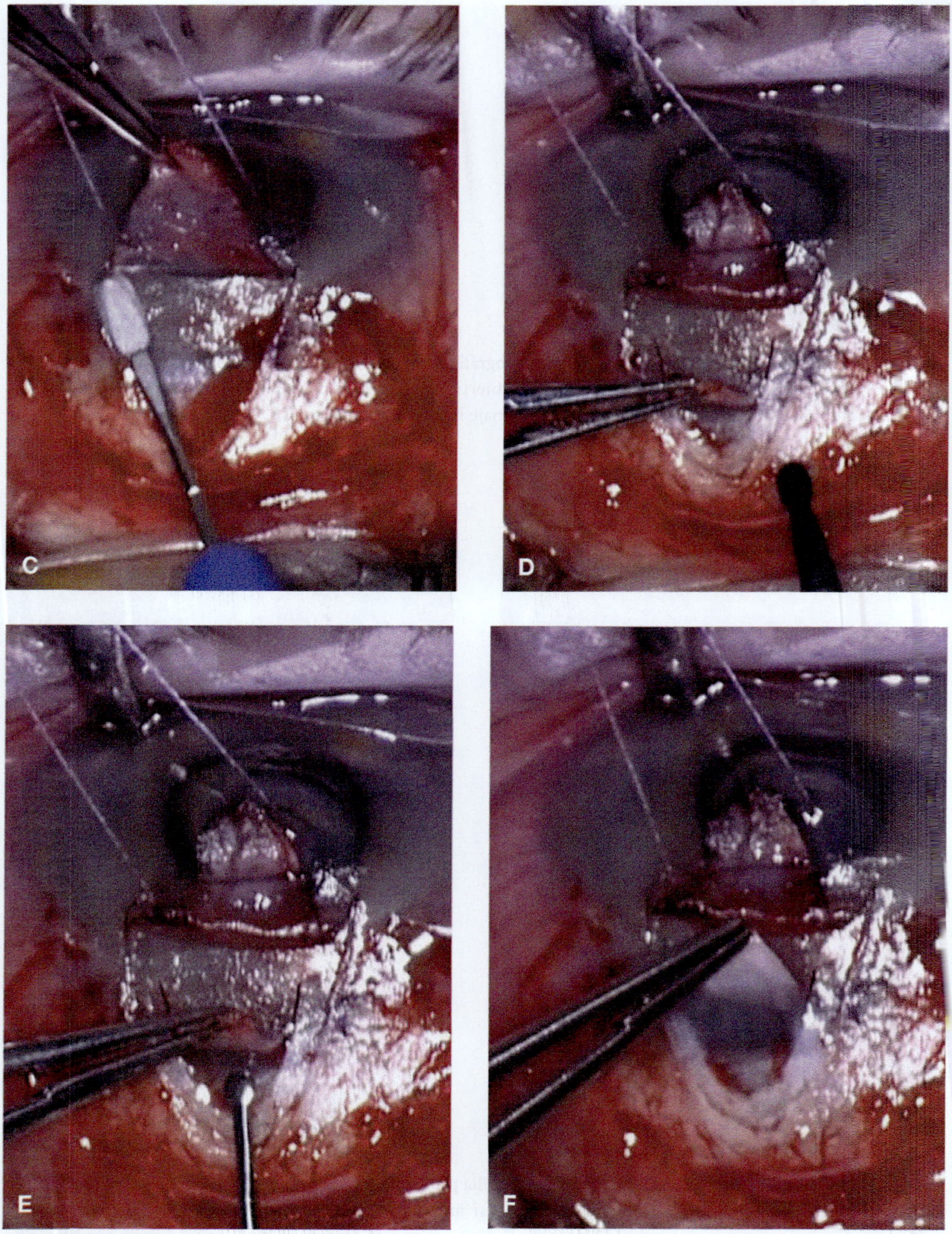

FIGURA 21-2. (*continuación*)

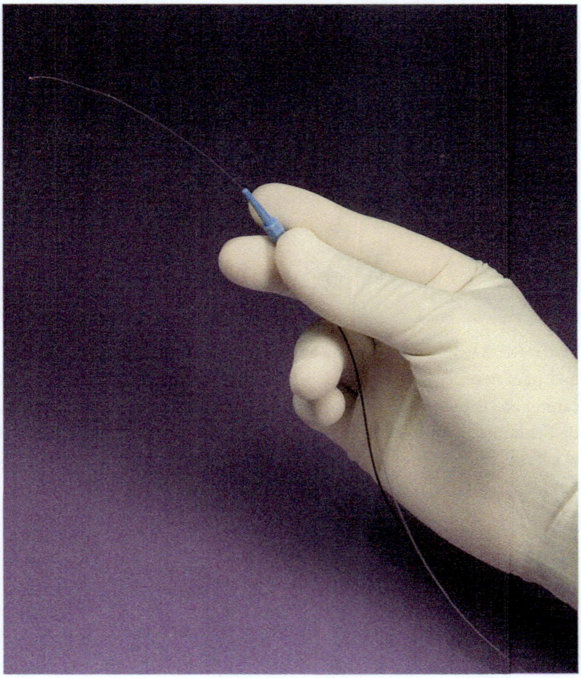

FIGURA 21-3. Microcatéter de canaloplastia iTrack 250A. El catéter de 200 µm de diámetro con una punta de 250 µm está unido a una fuente de luz alimentada por batería con un segundo accesorio para facilitar la inyección de viscoelástico para dilatar el conducto al retirarlo. (Cortesía de iScience Interventional).

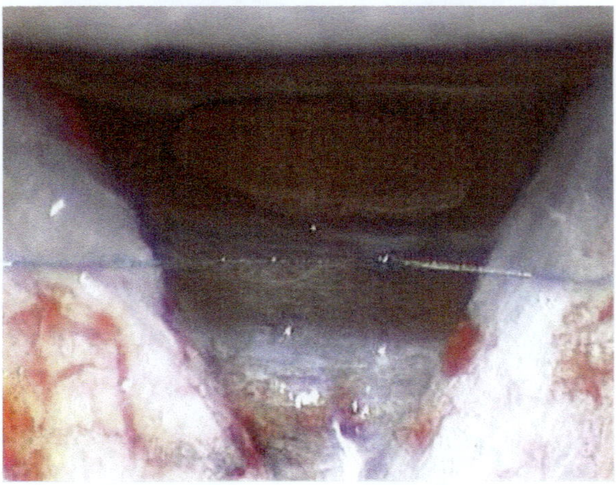

FIGURA 21-4. Sutura de Prolene en el canal adyacente a la ventana de Descemet. Al retirar la microcánula, se atan con firmeza los dos extremos de la sutura de Prolene adherida. Obsérvese la gran ventana de Descemet transparente tras extirpar el colgajo escleral profundo.

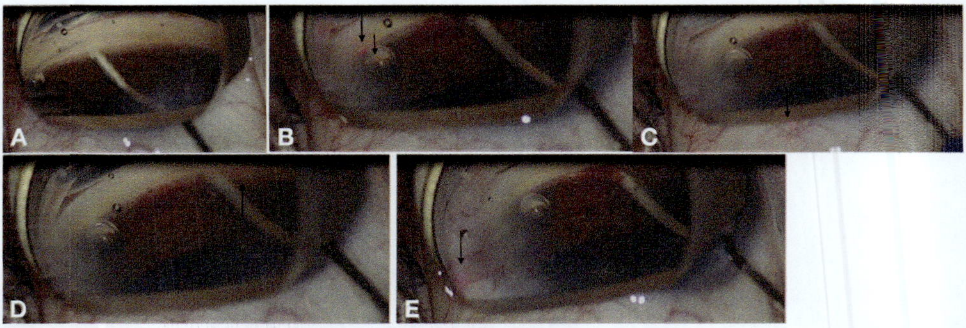

FIGURA 21-5. Canaloplastia ab interno (ABiC) realizada con el catéter iluminado Novamed iTrack. A. Goniotomía para acceder al canal de Schlemm. **B.** Se introduce el catéter iluminaro en el canal de Schlemm. **C.** La luz del catéter es visible bajo la herida principal mientras se avanza 180 grados. **D.** La luz del catéter es visible dentro del canal de Schlemm cuando se avanza casi 360 grados justo detrás de la incisión original de la malla trabecular. **E.** Se retrae el catéter mientras se inyecta viscoelástico. Las flechas muestran el catéter iluminado. (Figura cortesía de Yasmin Sozeri, MD; Case Western Reserve University).

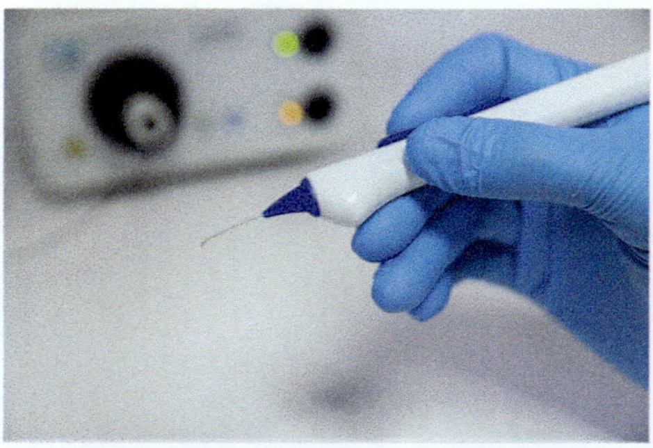

FIGURA 21-6. iTrack Advance. Vista de la pieza de mano mostrando la iluminación en la punta y la fuente de luz de batería al fondo. (Cortesía de Nova Eye Medical, Kent Town, Australia).

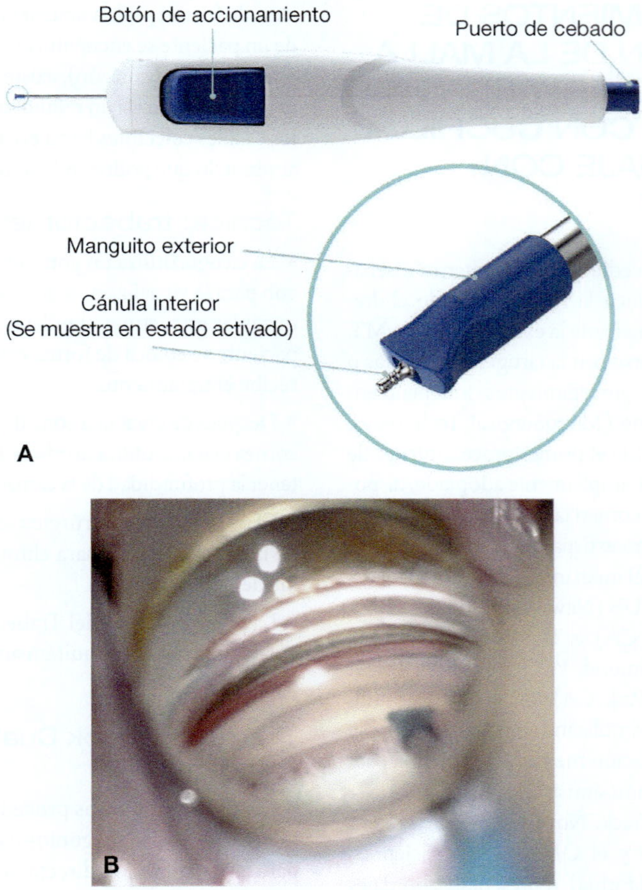

FIGURA 21-7. Dispositivo Streamline. A. Vista del dispositivo Streamline que muestra el manguito que se retrae, dejando al descubierto la cánula interior que se utiliza para perforar la malla trabecular y administrar el viscoelástico al pulsar el botón de accionamiento. (Cortesía de New World Medical, Rancho Cucamonga, CA). **B.** Vista intraoperatoria del Streamline en estado desplegado y accionado.

PROCEDIMIENTOS DE ABLACIÓN DE LA MALLA TRABECULAR: ABORDAJE DIRECTO CON CUCHILLA Y ABORDAJE CON CATÉTER

Estos son procedimientos ab interno diseñados para reducir la PIO mejorando el drenaje en el canal mediante la extirpación de la MT. Pueden combinarse con la cirugía de cataratas o realizarse como procedimientos independientes. El Trabectome (MicroSurgical Technology, Redmond, WA) fue el primer procedimiento de ablación de la MT ampliamente adoptado, disponible de manera comercial en 2006 (**fig. 21-8**). Permite al cirujano extirpar entre 100 y 120 grados de la MT nasal mediante la ablación mediada por plasma. La KDB (New World Medical, Rancho Cucamonga, CA), el TrabEx (MicroSurgical Technology, Redmond, WA) y el SION (Sight Sciences, Menlo Park, CA) actúan de forma similar al Trabectome, utilizando una cuchilla doble en lugar de la ablación mediada por plasma para extirpar una porción similar de la MT.

La GATT (iTrack, Nova Eye Medical, Kent Town, Australia) y el OMNI (Sight Sciences, Menlo Park, California) representan abordajes incisionales con catéter para el mismo procedimiento. La GATT realiza una incisión ab interno de 360 grados de la MT utilizando el catéter iTrack o sutura de Prolene que pasa a través de una incisión ab interno en la MT. De forma similar, el OMNI puede realizar una incisión de casi 360 grados pasando el catéter 180 grados en cada dirección.

Mecanismo de acción

- El consenso general es que el lugar principal de resistencia en el glaucoma de ángulo abierto reside en la zona yuxtacanalicular. Estos procedimientos ablacionan o inciden la zona yuxtacanalicular para eliminar la zona de resistencia, creando un flujo directo hacia el canal y los colectores.
- La ausencia de resistencia tiene otras implicaciones. En entornos de presión epiescleral elevada (como podría ocurrir cuando la cabeza de un paciente se encuentra en una posición más baja que el corazón), existe la preocupación de que se produzca un reflujo sanguíneo desde los canales colectores hacia el canal y la cámara anterior, lo que podría inducir un hifema.

Técnica: trabectome

- La cirugía utiliza un gonioprisma Swan-Jacob para la visualización directa. Para maximizar las estructuras angulares, la cabeza del paciente se coloca de forma opuesta al ojo que recibe el tratamiento.
- Después de crear una zona de paracentesis en córnea clara, se utiliza un viscoelástico para mantener la profundidad de la cámara anterior.
- El pulso electroquirúrgico se aplica a través de la pieza de mano para eliminar de 3 a 6 horas de MT.
- La pieza de mano del Trabectome irriga, ablaciona y aspira simultáneamente la zona tratada (**fig. 21-9**).

Técnica: Kahook Dual Blade, TrabEx, SION

- Al igual que en otros procedimientos ab interno, se utiliza un gonioprisma quirúrgico para la visualización directa de la MT.
- Tras crear un lugar de paracentesis en la córnea clara, se utiliza viscoelástico para mantener la profundidad de la cámara anterior, tras lo cual se realiza una incisión corneal principal en la córnea clara temporal.
- A continuación, se introduce la KDB, TrabEx o SION a través de la incisión principal y se engancha la MT con la punta de la cuchilla. Se crea una incisión que elimina de 100 a 120 grados de malla. A menudo, esto genera una tira de MT que puede retirarse con microfórceps (**figs. 21-10** y **21-11**).

Técnica: trabeculotomía transluminal asistida por gonioscopia

- De forma similar al Trabectome, la cirugía utiliza un gonioprisma para la visualización directa de la MT.

- Tras crear una zona de paracentesis que se utilizará posteriormente para pasar la sutura o el microcatéter iTrack, se utiliza viscoelástico para mantener la profundidad de la cámara anterior, tras lo cual se realiza una incisión corneal principal en la córnea clara temporal.
- Se coloca el microcatéter o Prolene a través de la paracentesis. A continuación, se practica una incisión en la MT nasal. Después, se introduce el microcatéter o la sutura de Prolene 5-0 en la malla a través de esta incisión y se pasa 360 grados alrededor del canal hasta que la punta sale por el otro lado de la incisión.
- Se sujetan los dos extremos y se realiza una incisión de 360 grados en la malla (**fig. 21-12**).

Técnica: OMNI

- Se utiliza un gonioprisma quirúrgico para la visualización directa de la MT.
- Tras crear un lugar de paracentesis en la córnea clara, se utiliza viscoelástico para mantener la profundidad de la cámara anterior, tras lo cual se realiza una incisión corneal principal en la córnea clara temporal.
- Se introduce el OMNI a través de la incisión principal y se perfora la MT con la punta de la cánula. El catéter viscoelástico se introduce en el canal y se hace avanzar 180 grados. El OMNI suministra viscoelástico automáticamente al retirar el catéter. Si se procede a realizar una goniotomía, el catéter se vuelve a avanzar. Con el catéter extendido, se retrae la cánula a lo largo de la MT, creando la goniotomía. A continuación, puede realizarse el mismo procedimiento para los otros 180 grados (**fig. 21-6**).

Resultados

- Una serie de casos de Trabectome sugirió una reducción de la PIO de 40% durante un máximo de 2 años. Las tasas de éxito (definidas como una disminución de la PIO de 20% y una reducción de la medicación para alcanzar la PIO meta) fueron de 78 y 64% a los 6 y 12 meses, respectivamente. Sin embargo, la reducción del tamaño de la muestra fue un problema importante.
- Una revisión retrospectiva de 85 pacientes sometidos a GATT mostró una reducción de la presión de 11.1 mm Hg y una disminución de la medicación para el glaucoma de 1.1 a los 12 meses en el grupo de GPAA ($n = 57$). El procedimiento parece ser aún más eficaz en el grupo de glaucoma secundario, consiguiendo una reducción de la PIO de 19.2 mm Hg y una disminución de la medicación para el glaucoma de 1.9 ($n = 28$). Se observó un hifema transitorio en 30% de los pacientes a la semana. Un metaanálisis mostró una reducción conjunta de la PIO de 9.81 mm Hg, una reducción de la medicación de 1.68 y un éxito quirúrgico de 85% en nueve estudios en pacientes que recibieron tratamiento con GATT.
- Otros estudios han demostrado la utilidad tanto de la GATT como de la KDB en el glaucoma congénito y el glaucoma juvenil de ángulo abierto.
- La presencia de reflujo sanguíneo al final de la intervención confirma la reducción de la resistencia al flujo de salida. Se trata de una complicación transitoria que suele desaparecer en 1 o 2 semanas.
- Rara vez se observan otras posibles complicaciones como infección, fuga de la herida y derrame coroideo.
- El valor de estos procedimientos reside en su relativa facilidad técnica para realizar la cirugía. Además, estos procedimientos ab interno permiten preservar la conjuntiva, por lo que no se verá comprometida una futura cirugía filtrante o de implante de dispositivo de drenaje.

BIBLIOGRAFÍA

Francis BA, Minckler D, Dustin L, et al. Combined cataract extraction and trabeculotomy by the internal approach for coexisting cataract and open-angle glaucoma: initial results. *J Cataract Refract Surg*. 2008;34:1096–1103.

Francis BA, See RF, Rao NA, Minckler DS, Baerveldt G. Ab interno trabeculectomy: development of a novel device (Trabectome) and surgery for open-angle glaucoma. *J Glaucoma*. 2006;15:68–73.

Grover DS, Godfrey DG, Smith O, Feuer WJ, Montes de Oca I, Fellman RL. Gonioscopy-assisted transluminal trabeculotomy, ab interno trabeculotomy: technique report and preliminary results. *Ophthalmology*. 2014;121: 855–861.

Grover DS, Smith O, Fellman RL, et al. Gonioscopy assisted transluminal trabeculotomy: an ab interno circumferential trabeculotomy for the treatment of primary congenital glaucoma and juvenile open angle glaucoma. *Br J Ophthalmol*. 2015;99:1092–1096.

Guo CY, Qi XH, Qi JM. Systematic review and meta-analysis of treating open angle glaucoma with gonioscopy-assisted transluminal trabeculotomy. *Int J Ophthalmol*. 2020;13(2):317–324. doi:10.18240/ijo.2020.02.17. PMID: 32090043; PMCID: PMC7013777.

Jea SY, Francis BA, Vakili G, Filippopoulos T, Rhee DJ. Ab interno trabeculectomy versus trabeculectomy for open-angle glaucoma. *Ophthalmology*. 2012;119:36–42.

Jea SY, Mosaed S, Vold SD, Rhee DJ. Effect of a failed Trabectome on subsequent trabeculectomy. *J Glaucoma*. 2012;21(2):71–75.

Khouri AS, Wong SH. Ab interno trabeculectomy with a dual blade: surgical technique for childhood glaucoma. *J Glaucoma*. 2017;26(8): 749–751.

Minckler DS, Baerveldt G, Alfaro MR, Francis BA. Clinical results with the Trabectome for treatment of open-angle glaucoma. *Ophthalmology*. 2005;112:962–967.

Minckler DS, Baerveldt G, Ramirez MA, et al. Clinical results with the Trabectome, a novel surgical device for treatment of open-angle glaucoma. *Trans Am Ophthalmol Soc*. 2006;104:40–50.

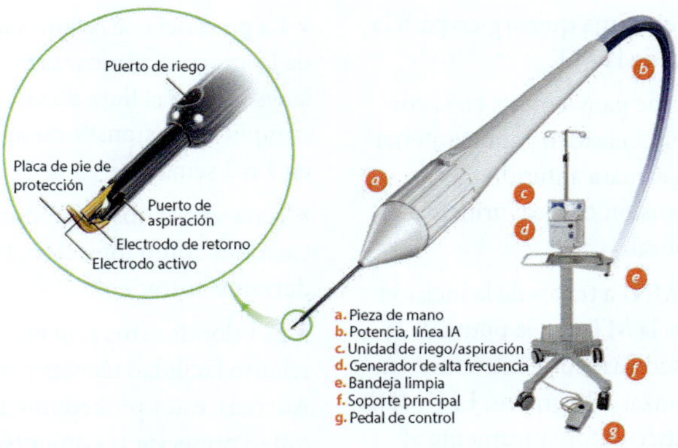

FIGURA 21-8. Pieza de mano y configuración del trabectome. El manguito de irrigación termina 5 mm por encima de la punta. La placa de apoyo mide 800 μm del talón a la punta, con una anchura máxima de 230 μm y un grosor máximo de 110 μm. La separación entre el poste de electrocauterización y la placa de apoyo es de 150 μm. (Cortesía de NeoMedix Corporation, Tustin, California).

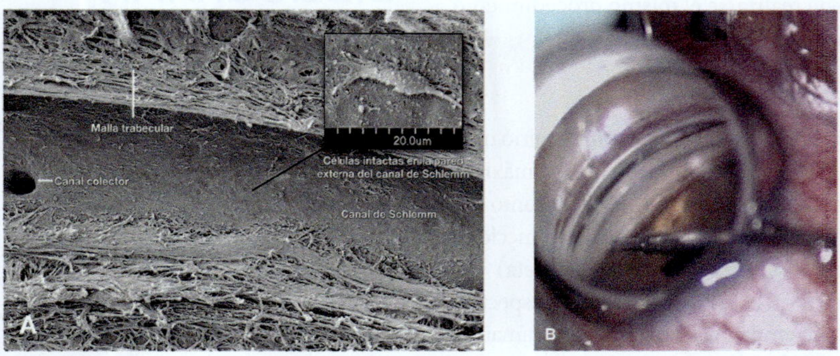

FIGURA 21-9. Trabectome. A. Vista del canal después del procedimiento con Trabectome exponiendo la malla trabecular y los colectores. (Cortesía de NeoMedix Corporation, Tustin, CA). **B.** Vista intraoperatoria de la intervención con Trabectome. La punta está dentro del canal de Schlemm y se desplaza hacia la izquierda. Detrás de la sonda, puede verse la pared externa de color opalescente del canal de Schlemm, que se extiende desde la derecha de la sonda hasta el borde del espejo.

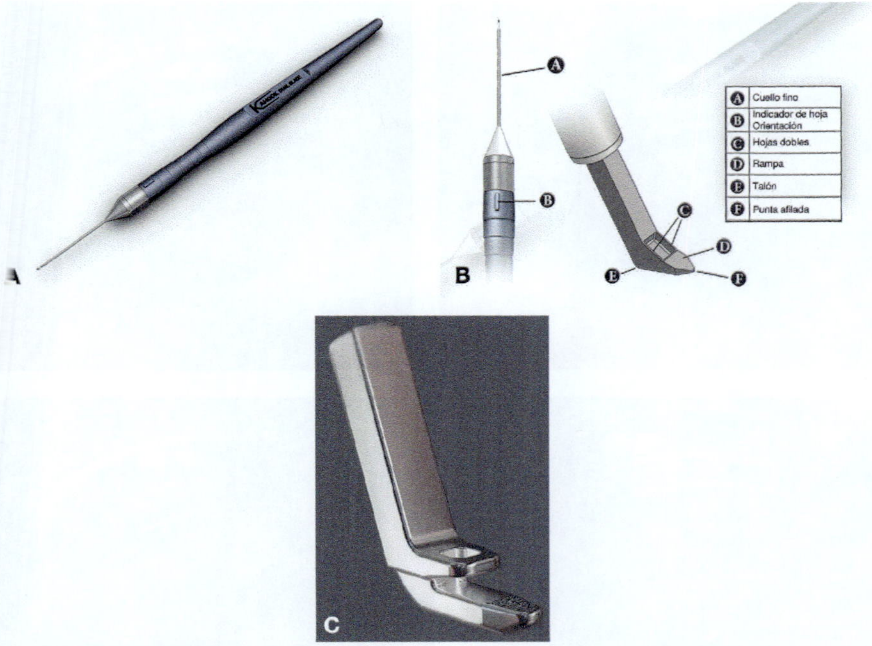

FIGURA 21-10. Kahook Dual Blade. A. Vista amplia de la hoja con mango. **B.** Detalles de la hoja, mostrando la hoja doble y la rampa, el talón y la punta. (Cortesía de New World Medical, Rancho Cucamonga, CA). **C.** Cuchilla SION. Detalle de la punta que se utiliza para perforar la malla trabecular. La trampa y la ventana de recolección se utilizan para ayudar a recoger y visualizar la malla trabecular tratada. (Cortesía de Sight Sciences, Menlo Park, CA).

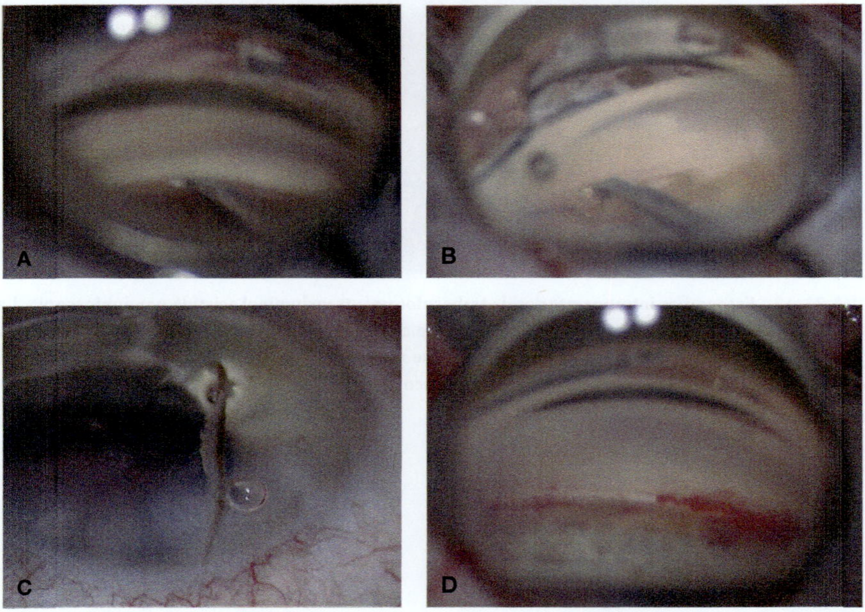

FIGURA 21-11. Fotos intraoperatorias de la Kahook Dual Blade. Se hace avanzar la cuchilla hacia la malla trabecular (**A**) y se engancha en la malla trabecular. Una vez asentada de manera correcta en el canal, se hace avanzar la cuchilla a través del canal, creando una tira de malla extirpada (**B**). La tira extraída muestra malla trabecular pigmentada y no pigmentada (**C**). El reflujo sanguíneo se visualiza tras la extirpación de la malla trabecular nasal (**D**).

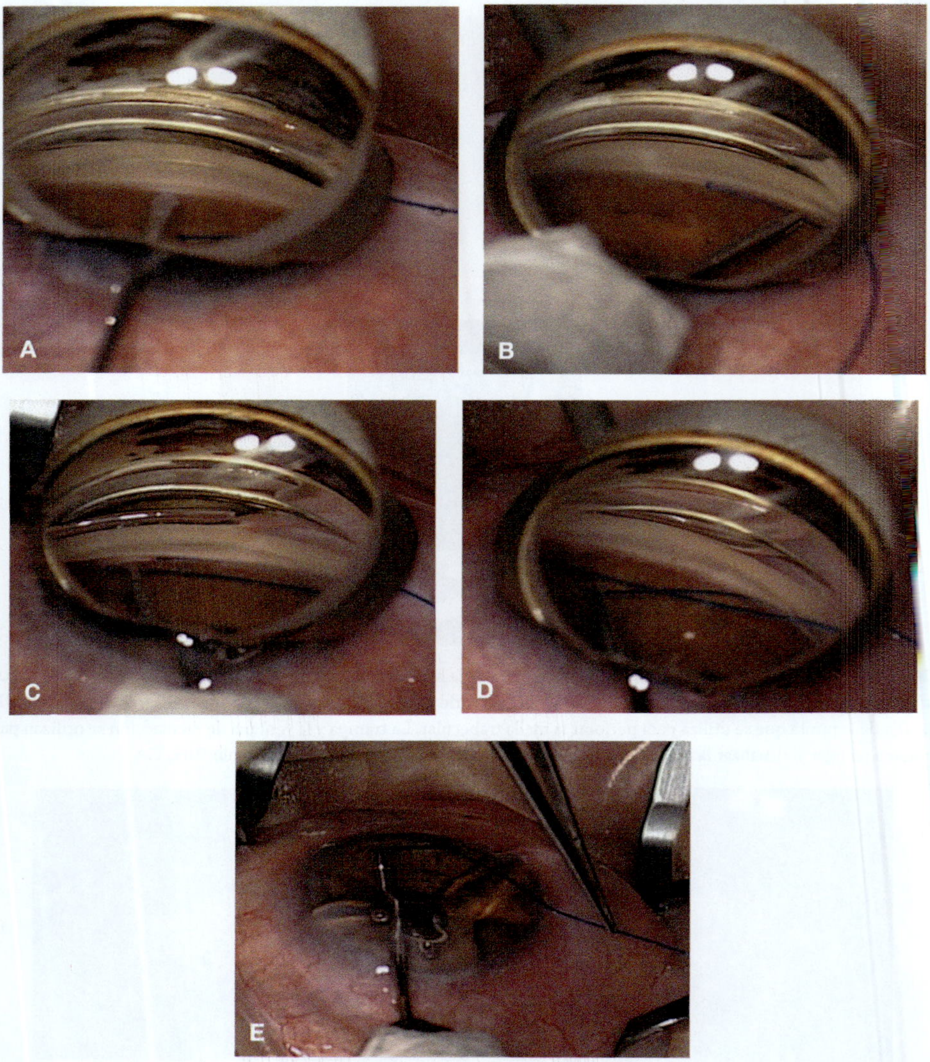

FIGURA 21-12. **Fotografías intraoperatorias de trabeculotomía transluminal asistida por gonioscopia.** La incisión se realiza en la malla trabecular bajo visión gonioscópica (**A**). Se coloca la sutura de Prolene preparada en el canal y se hace avanzar 360 grados (**B** y **C**). Los extremos se agarran (**D**) y se retiran (**E**), creando una trabeculotomía de 360 grados. (Cortesía de Davinder S. Grover, Glaucoma Associates of Texas, Dallas, TX).

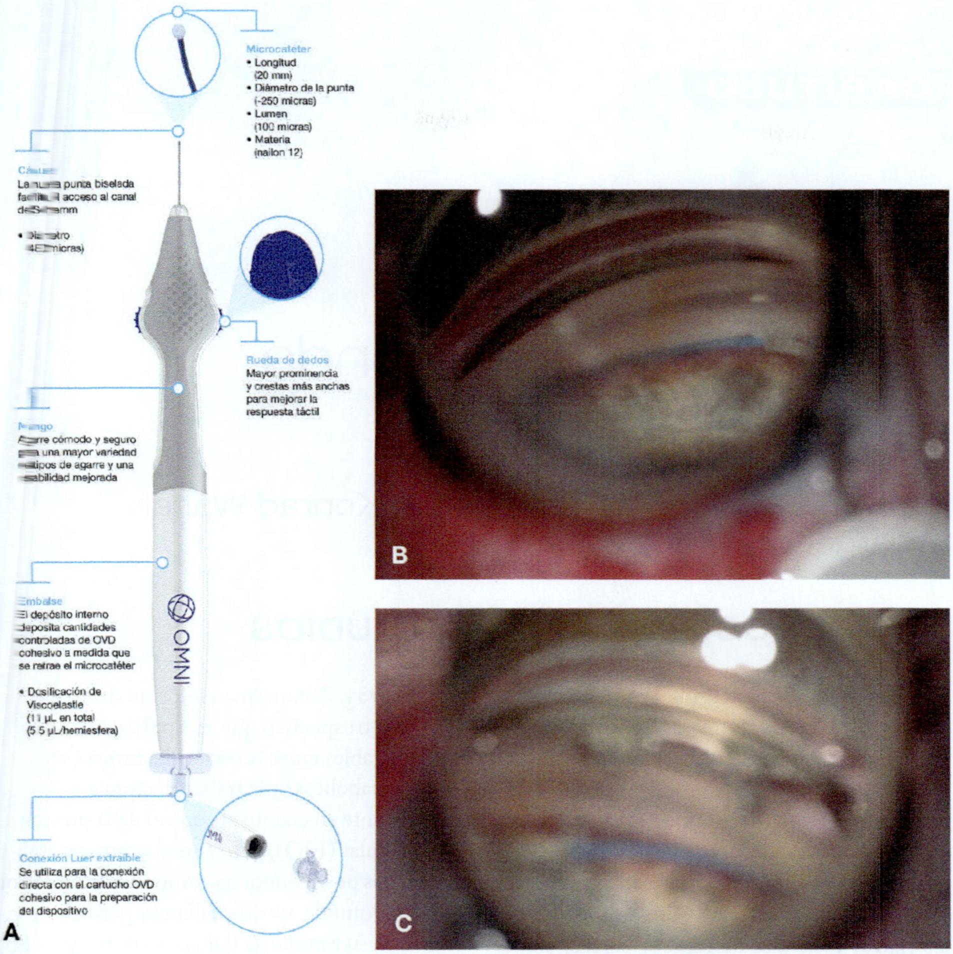

FIGURA 21-13. Dispositivo quirúrgico OMNI. A. Vista de la pieza de mano OMNI que muestra la cánula que se utiliza para enganchar la malla trabecular, después de lo cual se hace avanzar el microcatéter en el canal de Schlemm con la rueda de dedos. Se inyecta el viscoelástico al retraer el catéter. (Cortesía de Sight Sciences, Menlo Park, CA). **B.** Vista intraoperatoria del OMNI introducido en el canal de Schlemm y (**C**) creación de una trabeculotomía de 180 grados. (Cortesía de Xiongfei Liu, Sacramento Eye Consultants, Sacramento, California).

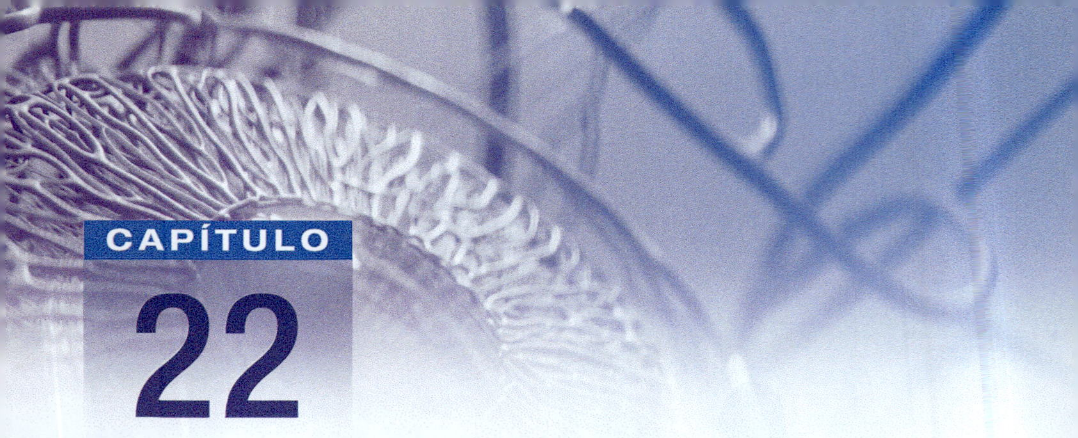

CAPÍTULO 22

Esclerectomía profunda para el glaucoma

Konrad Schargel, José I. Belda, Konrad Walter Schargel y Edward Schargel

INTRODUCCIÓN

La cirugía no penetrante para glaucoma, como la esclerectomía profunda, se ha hecho más popular entre los cirujanos en Europa,[1] principalmente por su seguridad. La esclerectomía profunda fue descrita por Epstein y Krasnov[2,3] a finales de la década de 1960 y revisada posteriormente por Fyodorov y otros.[4] La esclerectomía profunda consiste en crear dos colgajos (*flaps*) esclerales de espesor parcial, con el segundo colgajo más profundo a 90% de profundidad. Durante el procedimiento, se retira el colgajo interno, creando un lago intraescleral. El procedimiento se denomina *no penetrante* porque la pared interna del canal de Schlemm, la malla trabecular y la membrana de Descemet permanecen intactas. Se permite la filtración a través del colgajo externo para crear una ampolla conjuntival. Se propone un mecanismo de acción dual con un flujo de salida uveoescleral mejorado a través de la zona de la úvea expuesta durante la disección interna, así como la formación de la ampolla conjuntival. Otros nombres para la esclerectomía profunda son trabeculectomía no penetrante y trabeculectomía externa.

ESTUDIOS

- En 1984, Zimmerman informó de un estudio retrospectivo que mostraba resultados comparables entre la trabeculectomía (sin antimetabolitos) y la trabeculectomía no penetrante en cuanto al control de la presión intraocular (PIO), pero con menores complicaciones posoperatorias como cámara anterior poco profunda, uveítis, hifema y pérdida de vítreo; en su estudio, la trabeculectomía ($n = 86$) controló la PIO de 70% de los pacientes (con o sin medicación), mientras que la trabeculectomía no penetrante ($n = 71$) controló de forma similar la PIO de 84% de los pacientes con una media de seguimiento de 1.7 años.[5]
- En un estudio prospectivo en el que se asignó de forma aleatoria a los pacientes ($n = 39$) a esclerectomía profunda en un ojo y a trabeculectomía en el otro. El Sayyad *et al.*, reportaron tasas de éxito (es decir, PIO < 21 mm Hg) de 92.3 y 94.9% a 1 año ($p = 0.9$) para la esclerectomía profunda y la trabeculectomía, respectivamente; las complicaciones graves fueron más frecuentes con la trabeculectomía.[6] En el estudio de El

Sayyad, ambos grupos fueron tratados con inyecciones subconjuntivales posoperatorias de 5-fluorouracilo (5-FU) a discreción de los investigadores.

- Los resultados de la esclerectomía profunda mejoran cuando se combina con un implante. El implante está diseñado para mantener el espacio supracoroideo (es decir, la ampolla intraescleral), evitando el cierre de la esclerectomía. Los implantes pueden ser absorbibles o no absorbibles.
- En una serie de casos de 105 ojos con una media de seguimiento de 64 meses, Shaarawy *et al.*, utilizando implantes absorbibles de colágeno, informaron de una tasa de éxito de 91% (PIO < 21 mm Hg con o sin medicación) a los 96 meses; la mitad de los ojos se sometieron a goniopunción con láser con un tiempo promedio de 21 meses hasta la goniopunción y 23% recibieron inyecciones posoperatorias de 5-FU.[7] No informaron de ninguna incidencia de cámara anterior plana o endoftalmitis.
- Utilizando el implante no reabsorbible T-Flux (IOL TECH Laboratories, Francia), que ya no está disponible, Jungkim *et al.* reportaron una serie de casos de 35 ojos con 12 meses de seguimiento que demostraron una disminución de la PIO de 33 mm Hg a una PIO de alrededor de 15 mm Hg con una media de 0.1 medicamentos antiglaucomatosos.[8] Ateş *et al.* reportaron resultados similares en una pequeña serie de casos de 25 ojos.[9] En la actualidad, el implante no reabsorbible disponible en el mercado es el Esnoper (AJL, Álava, España) en dos tipos diferentes, V-2000 y clip. Ambos presentan resultados similares a 1 año y las principales diferencias están relacionadas con la técnica quirúrgica de implantación.[10]
- Las ventajas de otros métodos que utilizan materiales más económicos, como el viscoelástico, muestran cierta validez a largo plazo.[11] Recientemente, el profesor Ahmed Mostafa, de la Universidad de El Cairo, también presentó el seguimiento a 1 año de la "sutura Ahmed" bajo el colgajo con nailon 10-0 con excelentes resultados.[12,13]

Hace más de 50 años que se popularizó la trabeculectomía. Estamos familiarizados con sus ventajas, desventajas y tasa de éxito; pero la trabeculectomía tiene un precio potencial: las posibles complicaciones. La mayoría de las complicaciones están relacionadas con la filtración excesiva, en especial en el posoperatorio temprano, como cámara anterior plana, hipotonía, desprendimiento de coroides y formación de cataratas. Con la trabeculectomía, se producen complicaciones en 10 a 18% de los pacientes. La disección bien cuidada en la esclerectomía profunda reduce las complicaciones relacionadas con las sobrefiltraciones.[14]

- Existe una advertencia importante cuando se analizan los resultados de la cirugía no penetrante. La esclerectomía profunda depende en gran medida de las habilidades técnicas del cirujano, lo que puede aportar una variabilidad significativa cuando se comparan los resultados de diferentes autores. La esclerectomía profunda tiene una larga curva de aprendizaje, durante la cual el tiempo quirúrgico es mayor y los resultados iniciales pueden no ser muy satisfactorios.
- Dahan y Drusedau reportaron los resultados incluyendo a pacientes de la curva de aprendizaje, durante la cual las perforaciones en la cámara anterior se producían en uno de cada tres casos, lo que obligaba a cambiar a una trabeculectomía estándar. También mencionan que, a medida que mejora la técnica manual, la tasa de perforación desciende a 1 de cada 20.[15]
- Por último, la esclerectomía profunda con implante de colágeno ha demostrado que, en los últimos 10 años, casi 50% de los pacientes controlaron la PIO sin medicación y 89% con medicación. Sesenta y un pacientes de 105 necesitaron goniopunción y solo se registró una complicación grave.[16]

TÉCNICA QUIRÚRGICA

- La cirugía puede realizarse con cualquier tipo de anestesia local, pero se prefiere la anestesia subtenoniana y peribulbar. Si el procedimiento se va a combinar con facoemulsificación, la anestesia intracameral puede ser aditiva.

- Para la anestesia subtenoniana, utilizamos una mezcla de lidocaína al 5% más bupivacaína al 0.75%, 1.5 mL de cada una para un volumen total de 3 mL. Utilizamos alrededor de 1.5 mL de esta mezcla y se guarda el resto por si se necesita anestesia suplementaria.
- También utilizamos gotas de anestesia tópica y comenzamos con un ojal en la conjuntiva y Tenon (**fig. 22-1A**) en el cuadrante inferotemporal, introduciendo un angiocatéter de calibre 18 (**fig. 22-1B**); tras la infusión del anestésico, se suele presentar quemosis que ayuda a la disección conjuntival inicial (**fig. 22-1C**).
- La cirugía no penetrante debe realizarse en el hemisferio superior del globo como primera opción. Sin embargo, podría considerarse el cuadrante nasal o temporal; la cirugía filtrante se ha asociado con infecciones cuando se realiza en el cuadrante inferior. Puede ser óptimo dejar el cuadrante temporal intacto para posibles dispositivos futuros, como tubos o válvulas.
- Para rotar el globo inferiormente, se puede utilizar una sutura de tracción de seda negra 5-0 bajo el recto superior o una sutura de tracción corneal de seda 7-0 (**fig. 22-2A**). Se sugiere utilizar una sutura de tracción corneal de Vicryl 7-0 u 8-0 (**fig. 22-2B o C**).
- El colgajo conjuntival puede iniciarse en el limbo (**fig. 22-3A**) y extenderse radialmente hasta el fórnix (**fig. 22-3B** y **C**); de forma alternativa, el colgajo conjuntival puede iniciarse en el limbo, con base en el fórnix, con una incisión en forma de L, que es una modificación de la incisión de Dahan (L inversa; **fig. 22-3D**). Se puede empezar con una tijera Vannas y después con una tijera Westcott roma y una pinza sin dientes (o con dientes tipo Fechtner). Es importante extender la disección en el espacio subconjuntival nasal o temporalmente con respecto a la incisión principal (**fig. 22-3E**). La esclerótica puede limpiarse de adherencias con un instrumento romo.
- Los vasos sangrantes deben cauterizarse ligeramente (**fig. 22-4A**), u otra opción es utilizar el escarificador (**fig. 22-4B**); la técnica es la misma que con la trabeculectomía.
- El colgajo escleral superficial mide 5 × 5 mm, y las mediciones pueden realizarse con un calibre (**fig. 22-5A** y **B**) o con un marcador, por ejemplo. Uno es el marcador trapezoidal de doble extremo (Dahan) que mide 5 × 5 × 2 mm en un extremo y en el otro uno más pequeño de 3.3 × 3 × 1 mm (**fig. 22-5C** y **D**). Otro es el marcador de doble extremo para cirugía de glaucoma no penetrante (NPGS) de Mermoud, que mide 4 × 5 mm y en el otro extremo 4 × 4 mm. Yo prefiero el marcador trapezoidal, pero no hay diferencias si el colgajo es cuadrado (**fig. 22-5E**) o trapezoidal.
- La disección debe iniciarse con un instrumento afilado (bisturí) o MVR 20 (**fig. 22-5G** y **H**) o 23 hasta alcanzar el plano apropiado, entonces puede utilizarse un bisturí Crescent, como el Mani de 1.25 mm (**fig. 22-5I**) o el bisturí Mini-Crescent Sharpoint, para completar los colgajos (**fig. 22-5F**).
- Es importante disecar el colgajo muy anteriormente hacia la córnea (**fig. 22-5J**), lo suficiente para garantizar que se pueda crear una amplia ventana trabéculo-descemética. El grosor del colgajo debe estar comprendido entre la mitad y un tercio de la esclerótica.
- El segundo colgajo escleral o profundo (**fig. 22-6A**) es la parte crítica, y debe tener una profundidad total de 90% del grosor escleral; un consejo es empezar la disección muy atrás del limbo y profundizar progresivamente hasta conseguir la profundidad deseada (**fig. 22-6B**). A medida que se acerca a la córnea clara, hay que tener más cuidado. La membrana trabéculo-descemética es muy fina y puede romperse con facilidad con un pequeño exceso de presión, pero la disección puede hacerse con seguridad con una espátula (**fig. 22-6C**). Un bisturí de diamante es afilado y puede perforar con facilidad la membrana trabéculo-descemética. Personalmente, prefiero un bisturí de acero con un ángulo de 45 grados o el MVR 20 G.
- Durante la disección, cuando se comience a observar el cambio de color entre la esclerótica

y la córnea clara, es mejor hacer pequeños cortes a los lados del colgajo (fig. 22-7A). Se debe llegar muy anterior en la córnea clara antes de resecar el colgajo escleral profundo (fig. 22-7B). Si el cirujano trabaja solo, un consejo es utilizar un punto adicional para fijar el colgajo escleral superior o fijarlo bajo la sutura de tracción, a fin de tener una mejor visión del campo quirúrgico (fig. 22-7C).

- La membrana trabéculo-descemética (fig. 22-8A y B) es el punto clave de la cirugía y se debe tener especial cuidado en su preparación. El primer paso y el más importante es conseguir la profundidad adecuada. El segundo paso es desprender la pared externa del canal de Schlemm, si aún quedan fibras por desprender (fig. 22-8C). Si se ha realizado una disección muy profunda, la pared externa ya habrá sido extirpada. Se pueden entonces dilatar los lados temporal y nasal del canal de Schlemm; esta maniobra puede hacerse con una espátula (fig. 22-8D). Yo prefiero la espátula predescemética de Mermoud o un raspador; el que se muestra en la figura es el raspador de malla trabecular de Dahan (fig. 22-8E). En esta parte de la cirugía, el humor acuoso podría estar ya filtrándose. Cuando el canal esté bien dilatado, el humor acuoso fluirá de manera abundante.
- Los implantes son el último aspecto (no disponibles en Estados Unidos). Se utilizan para mantener abierto el lago intraescleral. El espacio intraescleral se crea después de resecar el colgajo profundo y se cubrirá con el colgajo superior restante. Existen dos tipos de implantes: los absorbibles, por ejemplo, el Ologen, que se reabsorbe en un plazo de 6 a 9 meses, o los implantes no absorbibles, por ejemplo, el Esnoper V-2000 (AJL Ophthalmic S.A., Álava, España; fig. 22-9A). El implante Esnoper tiene una forma trapezoidal, con estrías longitudinales, que se cree que favorece el flujo del humor acuoso hacia el espacio supracoroideo; también puede fijarse con sutura o introduciendo la parte posterior en la bolsa supracoroidea, como describió Muñoz.[17] Este autor informó de una disminución adicional de la PIO de 2 mm Hg a más de 1 año de la cirugía. El Esnoper Clip (fig. 22-9B y C) es un implante no absorbible de tercera generación que se sujeta entre la esclerótica y el espacio supracoroideo (fig. 22-9D). En este momento, el implante podría sustituirse por la "sutura Ahmed" (fig. 22-10A y B).
- Esta técnica consiste en realizar una incisión en el lecho escleral, unos 2 o 3 mm posterior a la membrana trabéculo-descemética, con cortes muy pequeños para exponer el espacio supracoroideo (fig. 22-11A y B); este espacio se dilata con una espátula (fig. 22-11C) y se coloca parte del implante dentro de ese bolsillo (fig. 22-11D). La mayoría de estos implantes son incoloros; ya no se dispone de una punta para el uso de estos implantes, como se muestra en la figura 22-11E con el T-Flux (fig. 22-11E), pero como el material es básicamente el mismo, se pueden teñir con fluoresceína[18] (fig. 22-11F); esto es en especial útil al principio, durante el proceso de aprendizaje. Si todo va bien, se habrá realizado una buena disección con el grosor y la profundidad correctos, el implante en su sitio y una filtración adecuada del humor acuoso (fig. 22-11G). La cámara anterior permanecerá formada si no se han producido roturas de la membrana. Se puede cerrar el colgajo superficial sin suturar (fig. 22-11H) o con una sutura de nailon 10-0 (fig. 22-11I). La conjuntiva puede cerrarse con una sutura corrida de Vicryl 9-0 (Ethicon; fig. 22-11J), sobre todo si se trata de un colgajo conjuntival con base en el limbo o con nailon 10-0 si es con base en el fórnix (fig. 22-11K).
- También se utilizan antimetabolitos como mitomicina C 0.02-0.04 mg/mL durante 1.0 a 3 minutos o 5-FU a 50 mg/mL durante 3 minutos, dependiendo del grosor de los tejidos y del riesgo de cicatrización temprana al realizar cualquier incisión escleral. Se aplica cortando pequeños trozos de esponja, que se introducen en las bolsas conjuntivales disecadas (fig. 22-12A) y bajo el colgajo escleral superficial (fig. 22-12B); transcurrido el tiempo, debe irrigarse la zona con suficiente solución salina o solución salina equilibrada (fig. 22-12C).

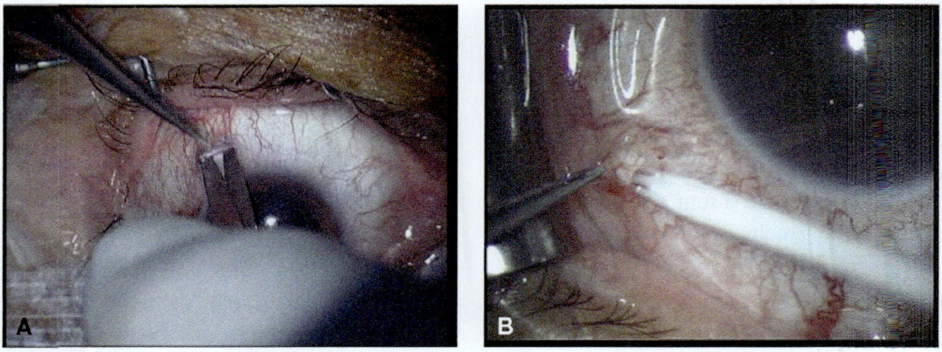

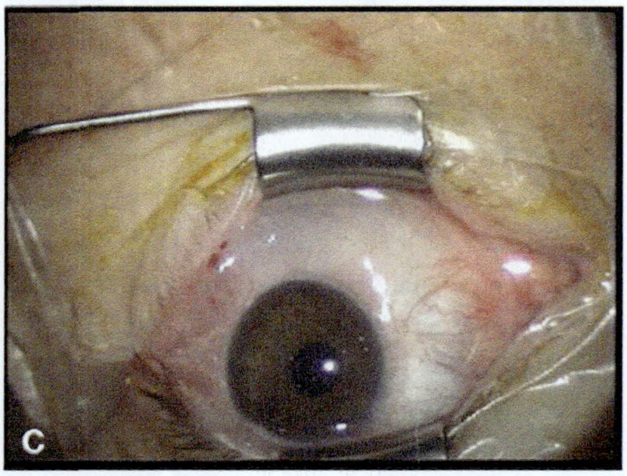

FIGURA 22-1. **A.** Incisión en la conjuntiva para anestesia subtenoniana, mejor en la temporal inferior o nasal. **B.** Cánula de teflón, calibre 18. Mezcla (1 a 1.5 mL) de lidocaína al 5% + bupivacaína al 0.50%. **C.** Quemosis después de aplicar la anestesia subtenoniana; es útil para la disección.

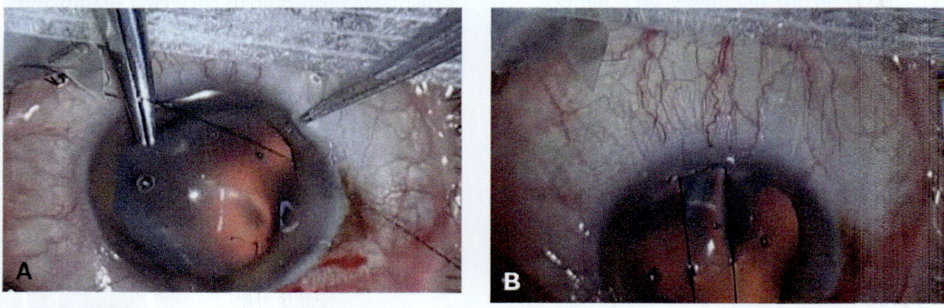

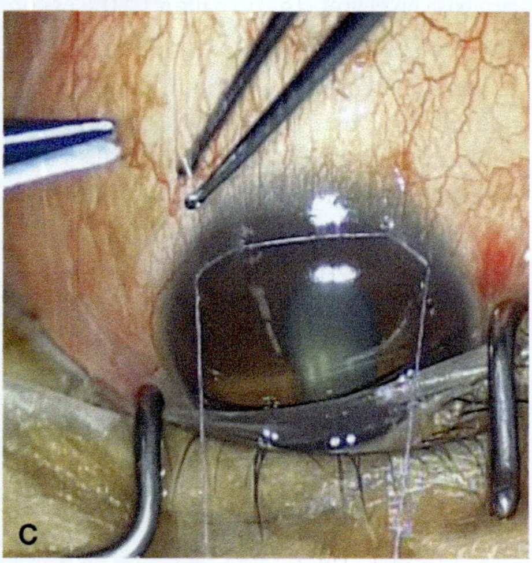

FIGURA 22-2. **A.** Sutura de seda 7-0 colocada en córnea clara a las 12 horas. **B.** Rotación del ojo hacia abajo para mejorar la exposición. **C.** También puede utilizarse sutura de Vicryl 8-0.

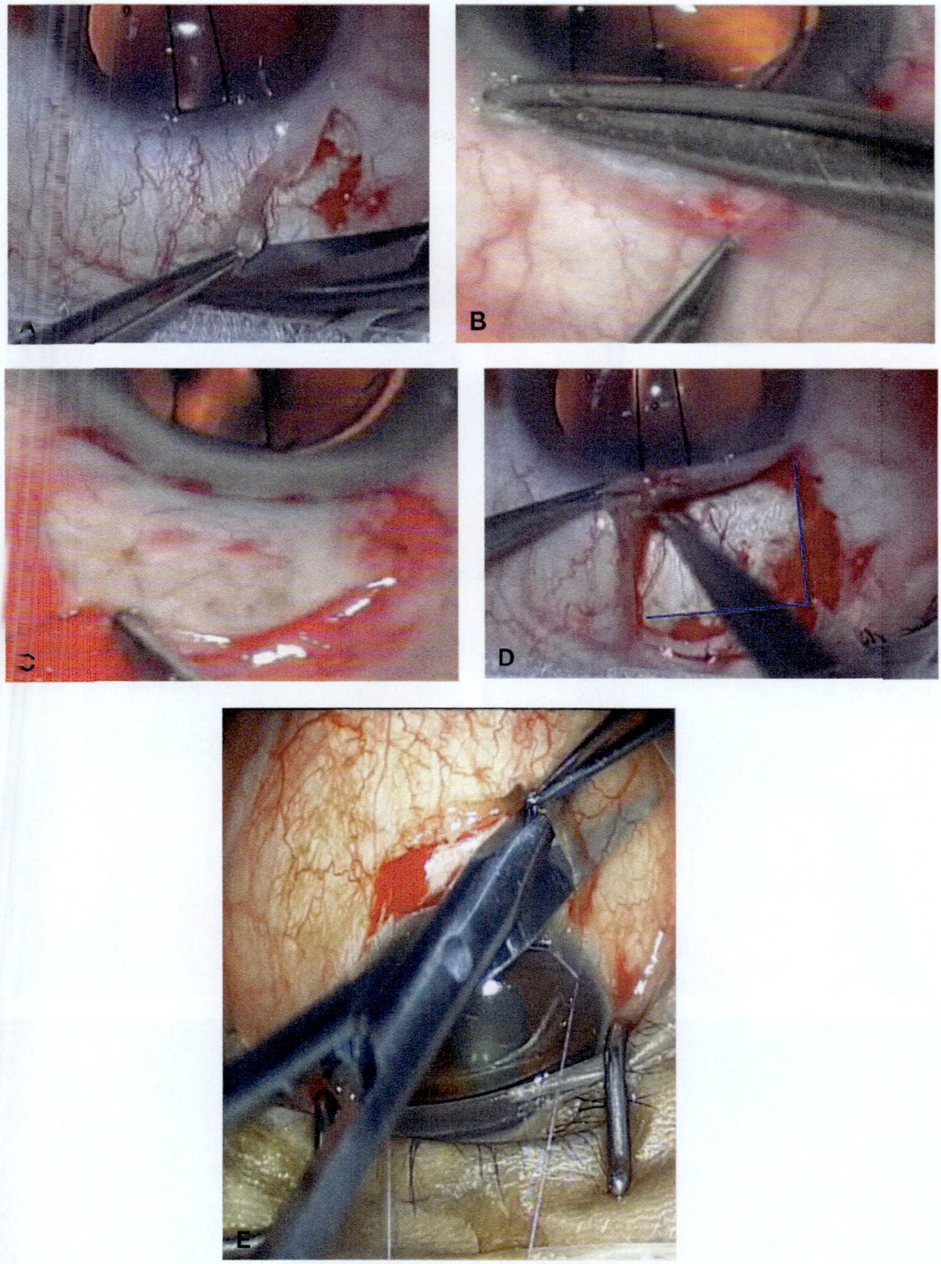

FIGURA 22-3. A. Incisión base limbo. **B.** Incisión base fórnix, primer paso. **C.** Incisión base fórnix, segundo paso. **D.** Incisión inversa en forma de L. Dahan describe la incisión en L, con base fórnix. **E.** Disección extendida en el espacio subconjuntival en la periferia nasal o temporal desde la incisión principal.

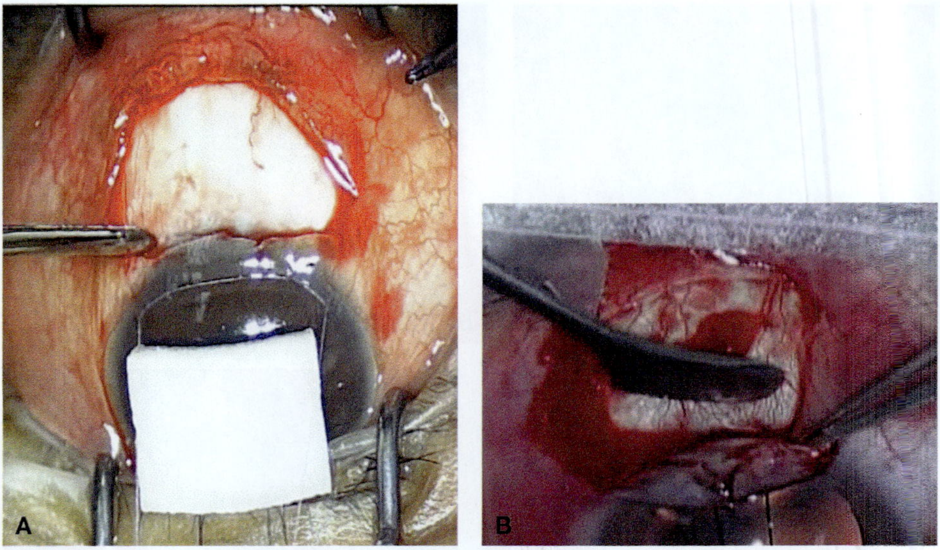

FIGURA 22-4. **A.** Cauterización del campo, diatermia muy ligera. **B.** Escarificador, instrumento utilizado para romper las uniones en la esclerótica y la conjuntiva.

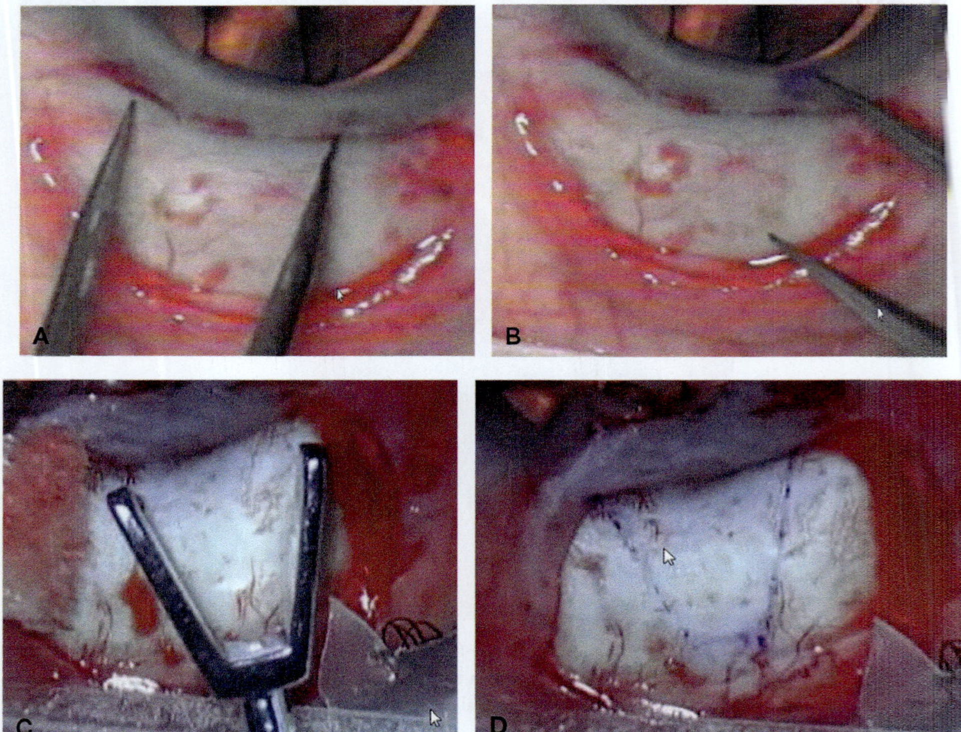

FIGURA 22-5. **A.** La dimensión del colgajo puede medirse con un compás, en horizontal. **B.** La dimensión del colgajo puede medirse con un compás, en vertical. **C.** Marcador fijo de forma trapezoidal. **D.** Área marcada.

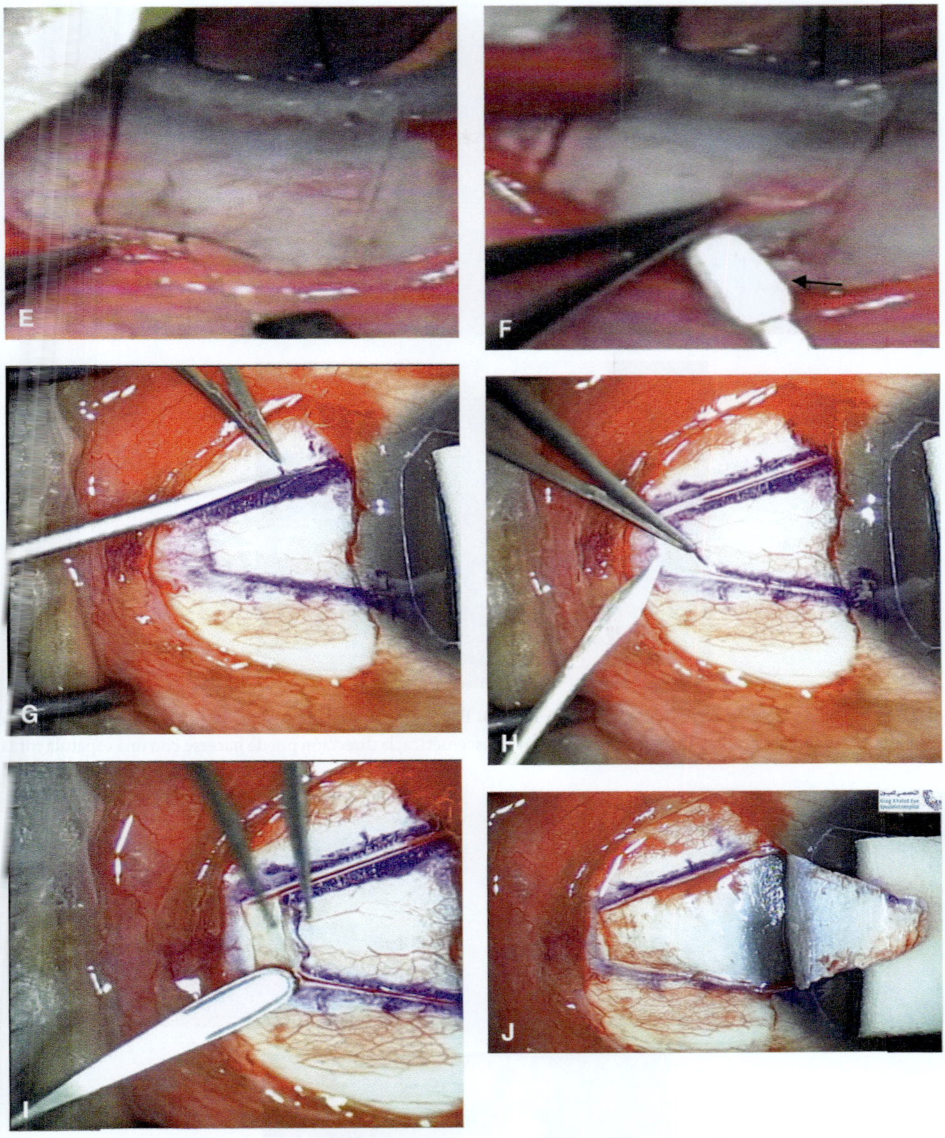

FIGURA 22-5. (*continuación*) **E.** Colgajo superficial, forma rectangular, primer paso. **F.** Colgajo superficial, forma rectangular. **G.** Colgajo superficial, forma trapezoidal, primer paso. **H.** Colgajo superficial, forma trapezoidal, 5 × 5 × 2 mm. **I.** Una vez alcanzado el plano, se prefiere utilizar un bisturí Crescent como el Mani o el Mini-Crescent Sharpoint de 1.25 mm. **J.** El colgajo superficial debe tener una gran disección hacia la córnea clara.

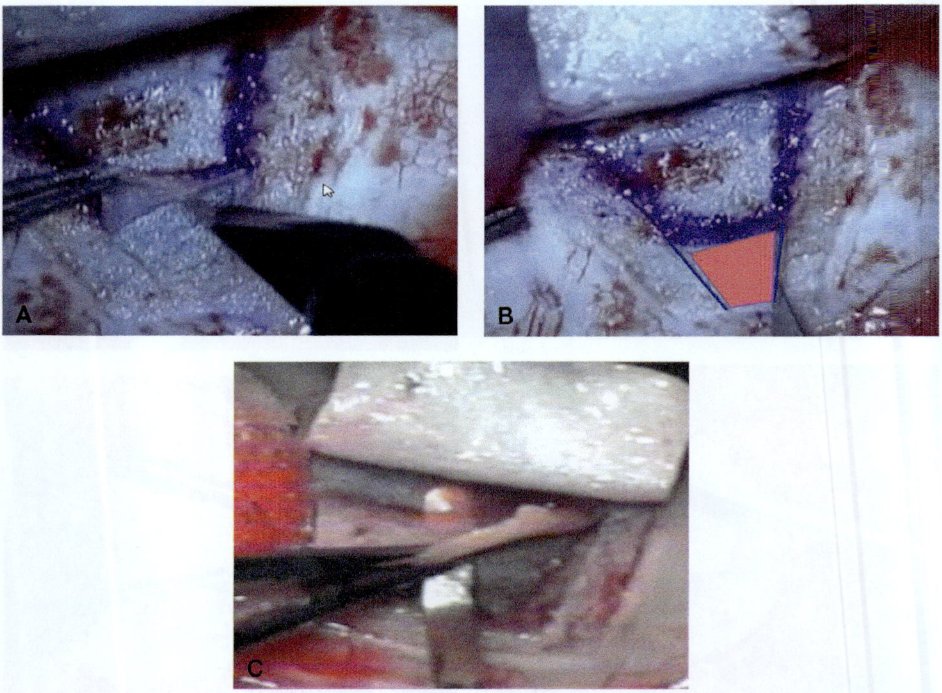

FIGURA 22-6. A. Colgajo profundo 3.3 × 3 × 1 mm. **B.** Es mejor empezar muy atrás hasta que se consiga el plano adecuado. **C.** Cuando se acerca a la membrana trabéculo-descemética, la disección puede hacerse con una espátula roma.

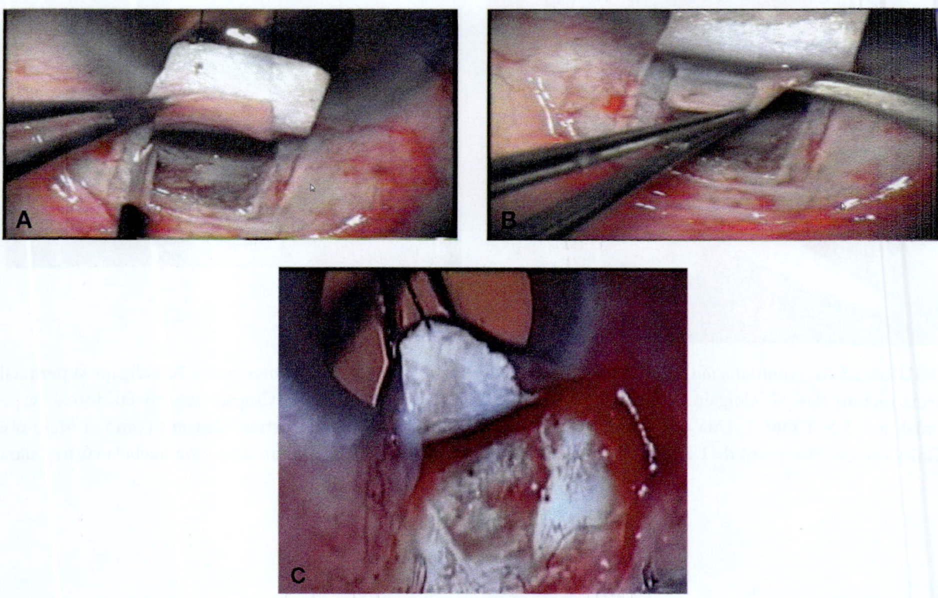

FIGURA 22-7. A. Comprobación de la ventana, que es la membrana trabéculo-descemética. **B.** Corte del colgajo escleral profundo. **C.** Fijación del colgajo superficial con una sutura de nailon 10-0 o seda 8-0 para terminar la membrana trabéculo-descemética. Ventana trabéculo-descemética después de retirar el colgajo profundo.

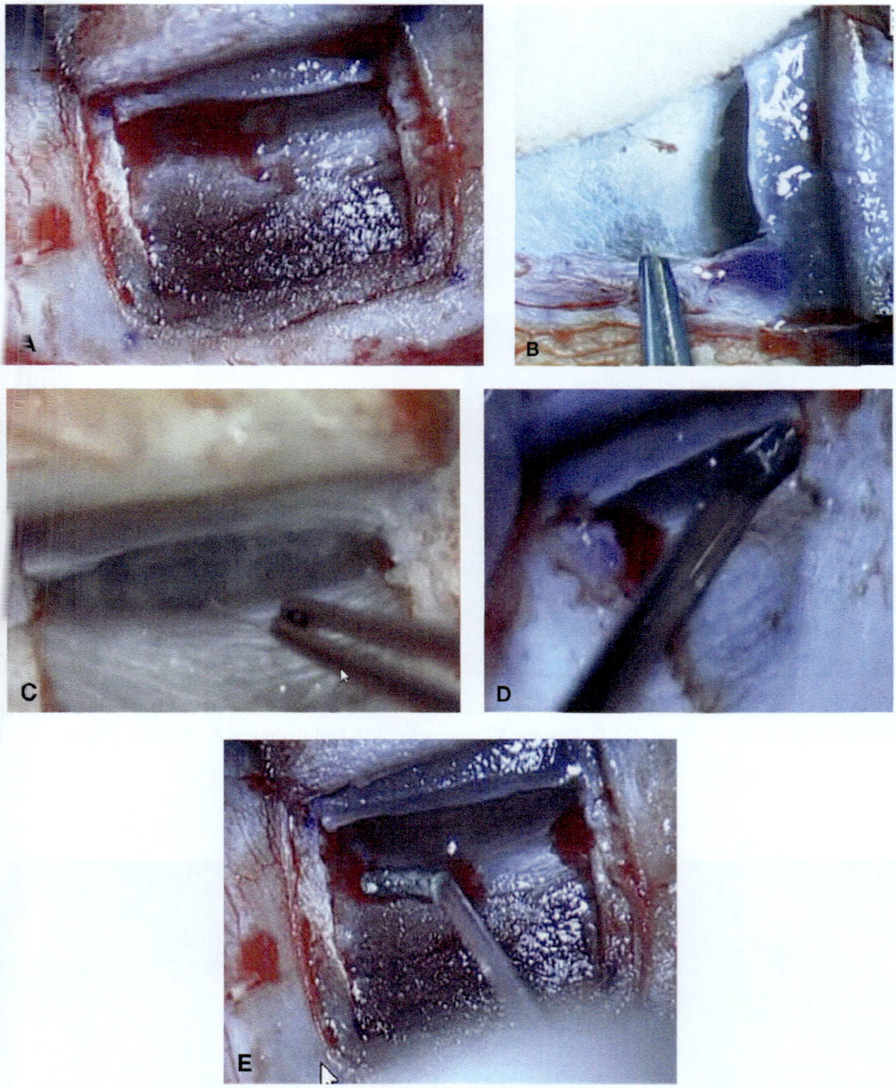

FIGURA 22-8. **Membrana trabéculo-descemética. El paso más importante. Es donde se marca la diferencia entre perforar o no. A.** Colgajo cuadrado. **B.** Colgajo trapezoidal. **C.** Pelamiento del canal de Schlemm para mejorar la filtración. **D.** La dilatación del canal de Schlemm también mejora la filtración. **E.** El uso del raspador sobre la membrana trabéculo-descemética mejorará la filtración y facilitará el pelamiento del canal de Schlemm.

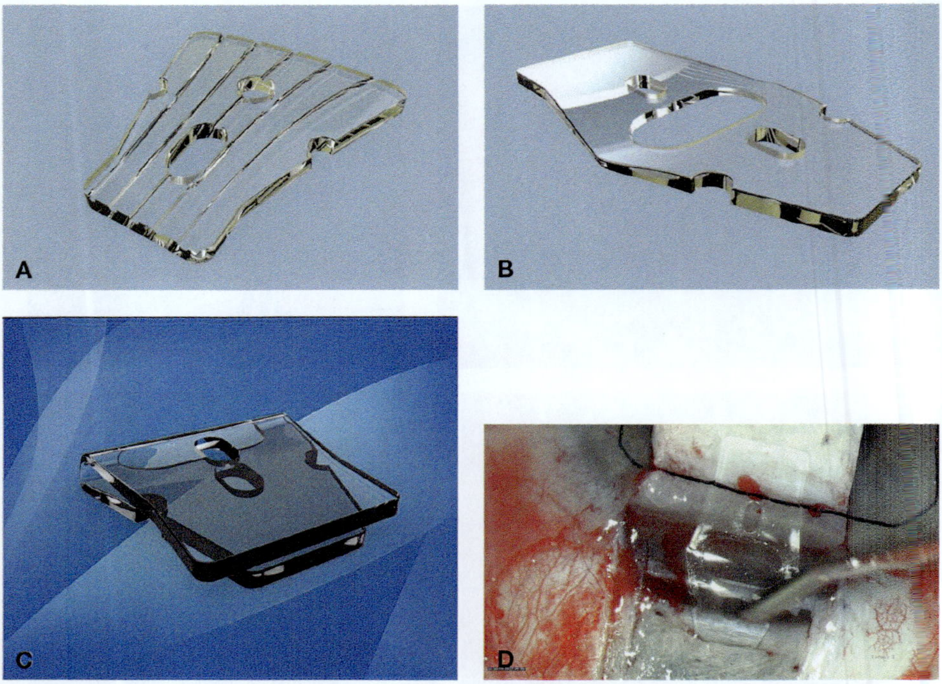

FIGURA 22-9. **A.** Esnoper V-2000, forma trapezoidal con estrías longitudinales. **B.** Esnoper Clip abierto (AJL Ophthalmic S.A., Álava, España). **C** y **D.** Esnoper Clip cerrado (AJL Ophthalmic S.A., Álava, España).

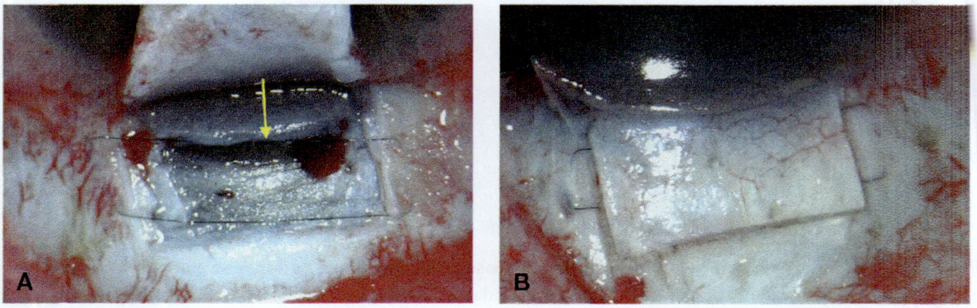

FIGURA 22-10. **A.** Sutura Ahmed descrita por el profesor Ahmed Mostafa de la Universidad de El Cairo. **B.** Sutura Ahmed bajo el colgajo con nailon 10-0 con excelentes resultados. (Figuras con permiso del profesor Ahmed Mostafa).

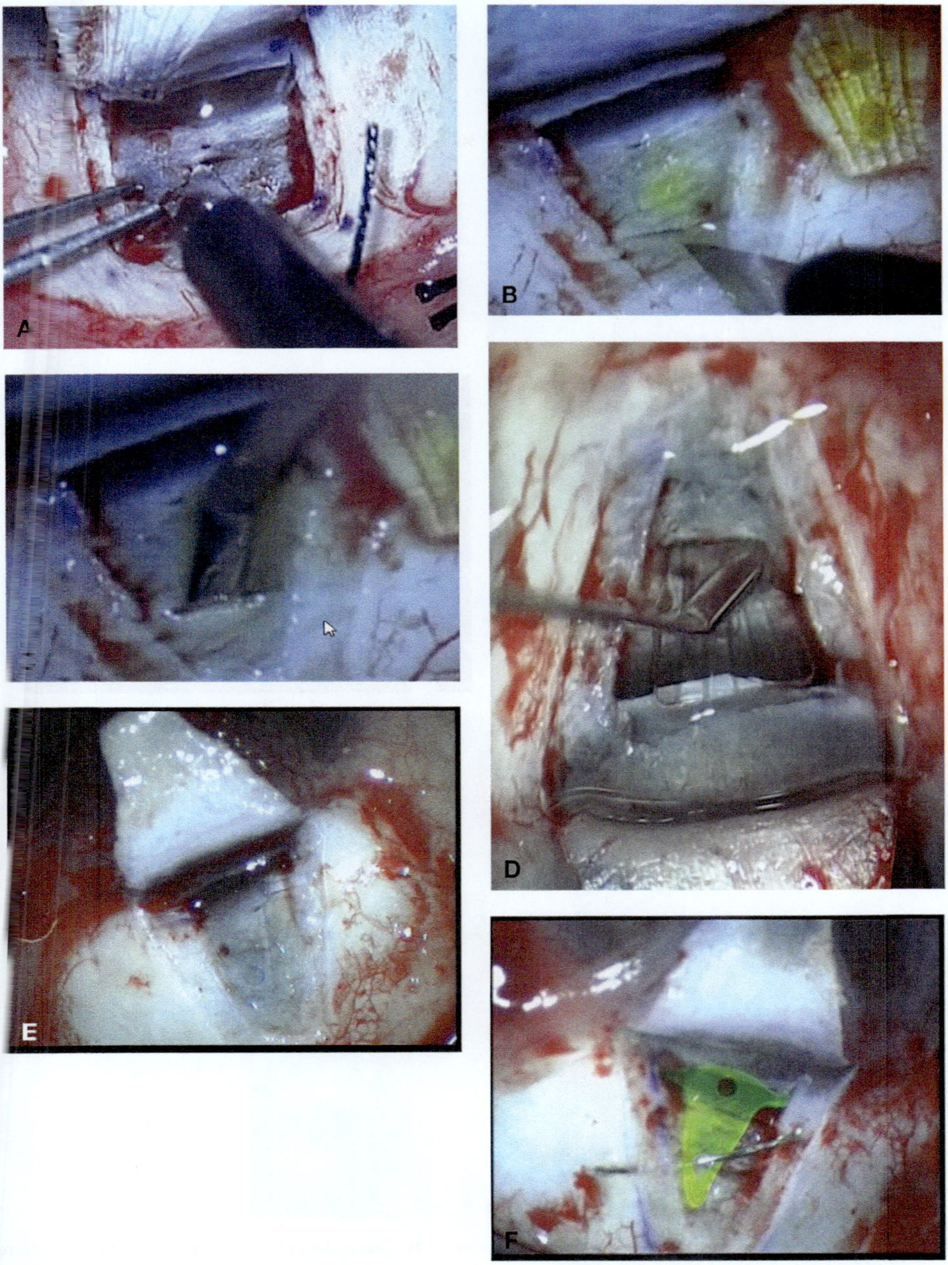

FIGURA 22-11. **A.** Creación de la bolsa escleral en un colgajo cuadrado. **B.** Creación de la bolsa escleral en un colgajo trapezoidal. **C.** Ensanchamiento de la bolsa con una espátula. **D.** Implante no absorbible Esnoper V-2000 en el lecho escleral con la parte posterior en la bolsa supracoroidea. **E.** Implante incoloro no absorbible T-Flux (ya no disponible). **F.** El T-Flux después de utilizar fluoresceína.

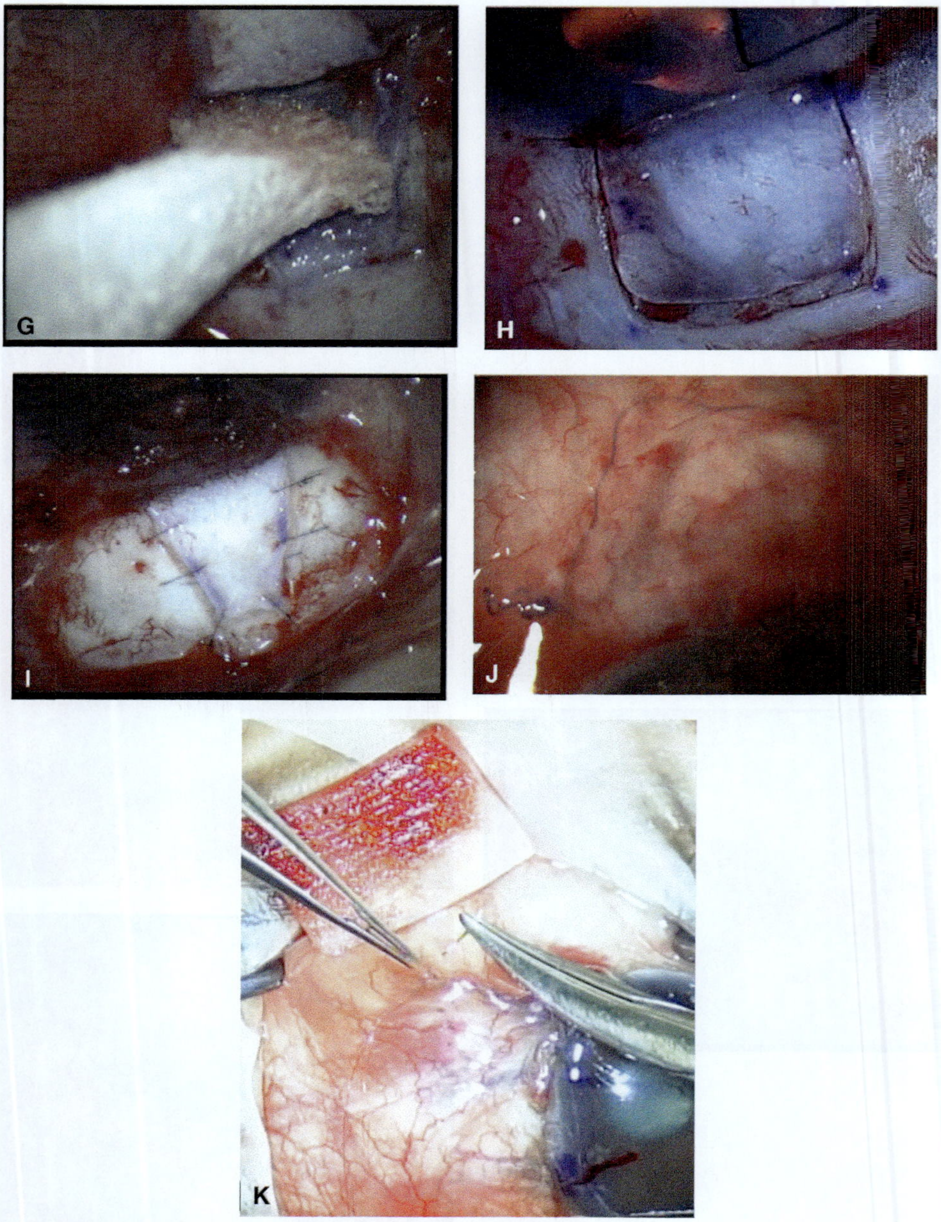

FIGURA 22-11. (*continuación*). **G.** Salida del humor acuoso. **H.** Cierre del colgajo escleral, sin sutura. **I.** Cierre del colgajo escleral con nailon 10-0. **J.** Cierre conjuntival con sutura corrida de Vicryl 8-0. **K.** Cierre conjuntival con aguja atraumática con Vicryl 9-0 BV.

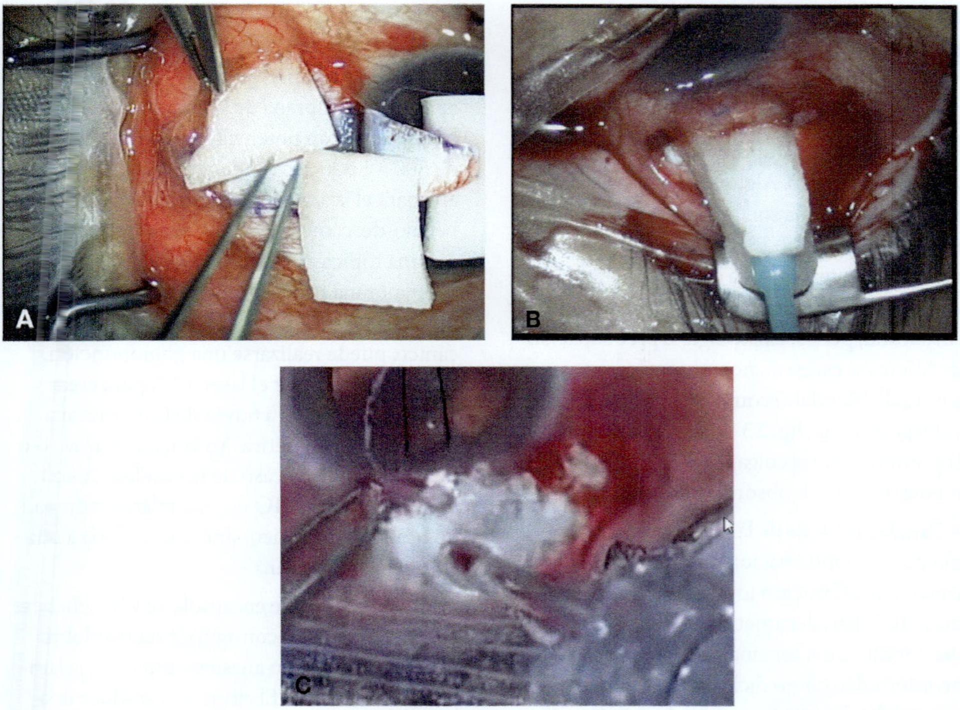

FIGURA 22-12. **A.** Esponja empapada en antimetabolitos, tres fragmentos, uno para cada lado, nasal y temporal, y el tercero para dejarlo bajo el colgajo escleral. **B.** Esponja empapada en antimetabolito bajo el colgajo escleral. **C.** Lavar el antimetabolito con una solución salina de unos 250 mL.

CUIDADOS POSOPERATORIOS

- Los cuidados posoperatorios de la esclerectomía profunda son importantes para el éxito final del procedimiento. Algunas ventajas de la esclerectomía profunda son la mínima inflamación intraocular (**fig. 22-13A**) y el riesgo muy bajo de cámara anterior plana si no hubo perforación. En la actualidad, se deja el colgajo superior sin suturar, pero si existe alguna preocupación de filtración excesiva, nosotros colocamos una sutura de Vicryl 8-0 como un cinturón sobre el colgajo escleral (**fig. 23-13B**). Esto mantendrá la presión sobre el colgajo, que se reducirá lentamente debido a la absorción de la sutura.
- Para la profilaxis de la infección y el tratamiento de la inflamación, utilizamos moxifloxacino o ciprofloxacino tópicos cuatro veces al día durante 7 días, dexametasona cuatro veces al día durante 2 a 4 semanas y un antiinflamatorio no esteroideo como diclofenaco tópico tres veces al día durante 6 semanas. Generalmente revisamos a los pacientes posoperatorios a las 24 horas (**fig. 22-14A**), cada semana durante 1 mes (**fig. 22-14B**), y cada 2 semanas durante otro mes (**fig. 22-14C**). La agudeza visual suele ser estable, pero preferimos no cambiar la refracción (**fig. 22-14D**) hasta el tercer mes.
- La ampolla tiende a ser difusa y, como se utilizan antimetabolitos en la mayoría de los pacientes, por lo general, se ve una ampolla avascular en las primeras 12 semanas (**fig. 22-15A** y **B**). En algunos casos, la ampolla puede ser muy exuberante en la primera semana, pero esto no es frecuente; en la mayoría de estos pacientes, la ampolla se volverá difusa con el tiempo (**fig. 22-15C**).
- Durante los 3 meses siguientes, es muy importante monitorizar la PIO y, si empieza a aumentar, debe realizarse una gonioscopia (**fig. 22-16A**). La membrana trabéculo-descemética es muy fina y puede romperse, provocando la entrada del implante en la cámara anterior (**fig. 22-16B**). Esto es muy infrecuente y suele ser el resultado de un traumatismo ocular, el tallado ocular o roturas inadvertidas durante la cirugía. La membrana trabéculo-descemética también puede estar bloqueada por el iris (**fig. 22-16C**), y una aplicación temprana de láser de argón en la base del iris con potencia leve y *spots* grandes de 500 a 1 000 Mc (es decir, gonioplastia láser) aplanará el iris, alejándolo de la membrana trabéculo-descemética; en algunos casos, la pilocarpina tópica es suficiente para alejar el iris de la membrana trabéculo-descemética. Si el aumento de la PIO no se debe a un bloqueo mecánico, puede realizarse una goniopunción.[19] Consiste en utilizar el láser YAG para crear pequeños orificios a través de la membrana trabéculo-descemética. Yo considero que solo debe realizarse en caso de necesidad, cuando el aumento de la PIO no esté relacionado con un bloqueo mecánico, sino que se deba a una patología trabecular.
- La ampolla puede encapsularse y beneficiarse del despegamiento con aguja. Esta maniobra puede realizarse con anestesia tópica en la lámpara de hendidura. El cirujano introduce una aguja de calibre 25 a 30, fijada en una jeringa para mayor estabilidad, en el espacio subconjuntival a 2 mm del quiste (**fig. 22-17A**). Se intenta romper las adherencias entre la conjuntiva y la pared de la ampolla (**fig. 22-17B**). A continuación, se intenta entrar por debajo del colgajo; la mayoría de nuestros pacientes no tiene ninguna sutura que facilite la elevación del colgajo. A continuación, rompemos con suavidad cualquier sinequia subconjuntival. Se puede inyectar 5-FU para reducir la cicatrización y la fibrosis, después de completar todas las maniobras, en el espacio subconjuntival (**fig. 22-17C**). Puede observarse la fibrosis de la ampolla mediante la tomografía de coherencia óptica (OCT, *optical coherence tomography*) del segmento anterior (**fig. 22-17D** y **E**) para ayudar a guiar la terapia.
- La imagen del segmento anterior, como la obtenida mediante OCT de dominio espectral, es muy útil para el manejo posoperatorio tras una esclerectomía profunda. Se puede controlar el grosor de la membrana trabéculo-descemética y su integridad (**fig. 22-18A**); también se puede controlar la posición del implante (**fig. 22-18B**), la fibrosis de la

ampolla (fig. 22-18C) y la posición del implante (fig. 22-18D). Cuando la ampolla se ha aplanado o colapsado, se puede considerar el despegamiento con aguja (fig. 22-18E). Las microperforaciones y la incarceración del iris, entre otras complicaciones, también pueden verse (fig. 22-18F) con la OCT del segmento anterior o la ultrabiomicroscopia.

CONCLUSIÓN

- Este capítulo no pretende ser una revisión exhaustiva de la literatura. La esclerectomía profunda es una cirugía compleja con una curva de aprendizaje significativa. Además, existen diferencias en la técnica de cada cirujano, lo que dificulta la comparación de los resultados entre cirujanos, pero la PIO suele estar por debajo de los 20 mm Hg en la mayoría de los metaanálisis.[2] Lo que parece claro es que las trabeculectomías reducen la PIO más que las esclerectomías profundas, pero con más complicaciones.[21-24]
- Se está investigando más a fondo el beneficio relativo de los implantes, absorbibles o no, y su capacidad para mejorar la filtración. Varios informes describen los beneficios de los implantes que mantienen el espacio intraescleral o lago, mejorando los resultados.[16,25-30] Otros estudios han encontrado que el uso de un implante no cambia los resultados a largo plazo.[31,32] La esclerectomía profunda parece funcionar en el glaucoma primario de ángulo abierto y glaucomas secundarios por seudoexfoliación,[33-35] uveítico,[36,37] y en algunos casos traumáticos con hifema (experiencia personal).
- En la mayoría de los artículos publicados, con la esclerectomía profunda, la tasa de complicaciones es comparativamente muy baja. La hipotonía, las cámaras anteriores planas y las hemorragias coroideas son poco frecuentes y parece haber menos progresión de la formación de cataratas. Se ha descrito retinopatía por descompresión.[38] Debido a la baja tasa de complicaciones en el posoperatorio temprano y tardío, la esclerectomía profunda puede considerarse en estadios iniciales de leves a moderados de los subtipos de glaucoma ya mencionados.

REFERENCIAS

1. Baudouin C, Rouland JF, Le Pen C. Changes in medical and surgical treatments of glaucoma between 1997 and 2000 in France. *Eur J Ophthalmol.* 2003;13 Suppl 4:S53–S60.
2. Krasnov MM. Externalization of Schlemm's canal (sinusotomy) in glaucoma. *Br J Ophthalmol.* 1968;52(2):157–161.
3. Krasnov MM. [Current technic of sinusotomy (externalization of Schlemm's canal) without resection of the sclera]. *Vestn Oftalmol.* 1988; 104(1):10–12.
4. Fyodorov SN. Nonpenetrating deep sclerectomy in open angle glaucoma. *Ophthalmosurgery.* 1989;3:52–55.
5. Zimmerman TJ, Kooner KS, Ford VJ, et al. Trabeculectomy vs. nonpenetrating trabeculectomy: a retrospective study of two procedures in phakic patients with glaucoma. *Ophthalmic Surg.* 1984;15(9):734–740.
6. El Sayyad F, Helal M, El-Kholify H, Khalil M, El-Maghraby A. Nonpenetrating deep sclerectomy versus trabeculectomy in bilateral primary open-angle glaucoma. *Ophthalmology.* 2000; 107(9):1671–1674.
7. Shaarawy T, Mansouri K, Schnyder C, Ravinet E, Achache F, Mermoud A. Long-term results of deep sclerectomy with collagen implant. *J Cataract Refract Surg.* 2004;30(6):1225–1231.
8. Jungkim S, Gibran SK, Khan K, Murray A. External trabeculectomy with T-Flux implant. *Eur J Ophthalmol.* 2006;16(3):416–421.
9. Ateş H, Uretmen O, Andaç K, Azarsiz SS. Deep sclerectomy with a nonabsorbable implant (T-Flux): preliminary results. *Can J Ophthalmol.* 2003;38(6):482–488.
10. Loscos-Arenas J, Parera-Arranz A, Romera-Romera P, Castellvi-Manent J, Sabala-Llopart A, de la Cámara-Hermoso J. Deep sclerectomy with a new nonabsorbable uveoscleral implant (Esnoper-Clip): 1-year outcomes. *J Glaucoma.* 2015;24(6):421–425.
11. Ravinet E, Bovey E, Mermoud A. T-Flux implant versus Healon GV in deep sclerectomy. *J Glaucoma.* 2004;13(1):46–50.
12. Abdelrahman AM, Hassan LM, Habib MM. Non-penetrating deep sclerectomy with the sub flap (Ahmed's) suture: a 12-month comparative study. *Eye Lond Engl.* 2023;37(7):1308–1313.

13. Abdelrahman AM, Habib MM. Sub-flap mattress suture with deep sclerectomy: a novel step. *J Glaucoma*. 2020;29(11):e127–e129.
14. Drolsum L. Conversion from trabeculectomy to deep sclerectomy. Prospective study of the first 44 cases. *J Cataract Refract Surg*. 2003;29(7): 1378–1384.
15. Dahan E, Drusedau MU. Nonpenetrating filtration surgery for glaucoma: control by surgery only. *J Cataract Refract Surg*. 2000;26(5):695–701.
16. Bissig A, Rivier D, Zaninetti M, Shaarawy T, Mermoud A, Roy S. Ten years follow-up after deep sclerectomy with collagen implant. *J Glaucoma*. 2008;17(8):680–686.
17. Muñoz G. Nonstitch suprachoroidal technique for T-flux implantation in deep sclerectomy. *J Glaucoma*. 2009;18(3):262–264.
18. Schargel K, Placeres-Daban J, Garcia-Conca V, Belda JI, Aguirre Balsalobre F. Improving the visualization of non-absorbable T-Flux® implants in deep sclerectomy. Colouring technique. *Arch Soc Esp Oftalmol Engl Ed*. 2014;89(6):226–228.
19. Slagle G, Bahr T, Welburn K, Katuri J, Quittner-Strom E, Sponsel W. Safety, efficacy, and timing of Nd:YAG laser goniopuncture after nonpenetrating deep sclerectomy for glaucoma: a retrospective cohort study. *Eur J Ophthalmol*. 2022; 32(5):2870–2879.
20. Hondur A, Onol M, Hasanreisoglu B. Nonpenetrating glaucoma surgery: meta-analysis of recent results. *J Glaucoma*. 2008;17(2):139–146.
21. Chiselita D. Non-penetrating deep sclerectomy versus trabeculectomy in primary open-angle glaucoma surgery. *Eye Lond Engl*. 2001;15(Pt 2): 197–201.
22. Eldaly MA, Bunce C, Elsheikha OZ, Wormald R. Non-penetrating filtration surgery versus trabeculectomy for open-angle glaucoma. *Cochrane Database Syst Rev*. 2014;(2):CD007059.
23. Lachkar Y, Neverauskiene J, Jeanteur-Lunel MN, et al. Nonpenetrating deep sclerectomy: a 6-year retrospective study. *Eur J Ophthalmol*. 2004;14(1):26–36.
24. Khairy HA, Green FD, Nassar MK, Azuara-Blanco A. Control of intraocular pressure after deep sclerectomy. *Eye Lond Engl*. 2006;20(3): 336–340.
25. Sanchez E, Schnyder CC, Sickenberg M, Chiou AG, Hédiguer SE, Mermoud A. Deep sclerectomy: results with and without collagen implant. *Int Ophthalmol*. 1996;20(1–3):157–162.
26. Mitwally R, Aref A, Shaarawy T. Deep sclerectomy with intrascleral versus suprachoroidal collagen implant: a randomized control trial. *J Glaucoma*. 2021;30(2):124–128.
27. Karlen M, Sanchez E, Schnyder C, Sickenberg M, Mermoud A. Deep sclerectomy with collagen implant: medium term results. *Br J Ophthalmol*. 1999;83(1):6–11.
28. Dahan E, Ravinet E, Ben-Simon GJ, Mermoud A. Comparison of the efficacy and longevity of nonpenetrating glaucoma surgery with and without a new, nonabsorbable hydrophilic implant. *Ophthalmic Surg Lasers Imaging*. 2003;34(6):457–463.
29. Shaarawy T, Nguyen C, Schnyder C, Mermoud A. Comparative study between deep sclerectomy with and without collagen implant: long term follow up. *Br J Ophthalmol*. 2004;88(1): 95–98.
30. Romera-Romero P, Loscos-Arenas J, Moll-Udina A, Romanic-Bubalo N, Castellvi-Manent J, Valldeperas X. Two-year results after deep sclerectomy with nonabsorbable uveoscleral implant (Esnoper-Clip): surgical area analysis using anterior segment optical coherence tomography. *J Glaucoma*. 2017;26(10):929–935.
31. Demailly P, Lavat P, Kretz G, Jeanteur-Lunel MN. Non-penetrating deep sclerectomy (NPDS) with or without collagen device (CD) in primary open-angle glaucoma: middle-term retrospective study. *Int Ophthalmol*. 1996; 20(1–3):131–140.
32. Cheng JW, Wei RL, Cai JP, Li Y. Efficacy and tolerability of nonpenetrating filtering surgery with and without implant in treatment of open angle glaucoma: a quantitative evaluation of the evidence. *J Glaucoma*. 2009;18(3):233–237.
33. Mendrinos E, Mansouri K, Mermoud A, Shaarawy T. Long-term results of deep sclerectomy with collagen implant in exfoliative glaucoma. *J Glaucoma*. 2009;18(5):361–367.
34. Ollikainen M, Puustjärvi T, Rekonen P, Uusitalo H, Teräsvirta M. Mitomycin-C-augmented deep sclerectomy in patients with primary open-angle glaucoma and exfoliation glaucoma: a 1-year prospective study. *Acta Ophthalmol (Copenh)*. 2010;88(1):20–26.
35. Drolsum L. Deep sclerectomy in patients with capsular glaucoma. *Acta Ophthalmol Scand*. 2003;81(6):567–572.
36. Auer C, Mermoud A, Herbort CP. Deep sclerectomy for the management of uncontrolled

uveitic glaucoma: preliminary data. *Klin Monatsbl Augenheilkd.* 2004;221(5):339–342.

37. Mercieca K, Steeples L, Anand N, Medscape. Deep sclerectomy for uveitic glaucoma: long-term outcomes. *Eye Lond Engl.* 2017;31(7):1008–1019.

38. Salinas L, Chaudhary A, Mansouri K. Optical coherence tomography angiography description of ocular decompression retinopathy after deep sclerectomy in traumatic glaucoma. *J Glaucoma.* 2018;27(3):297–301.

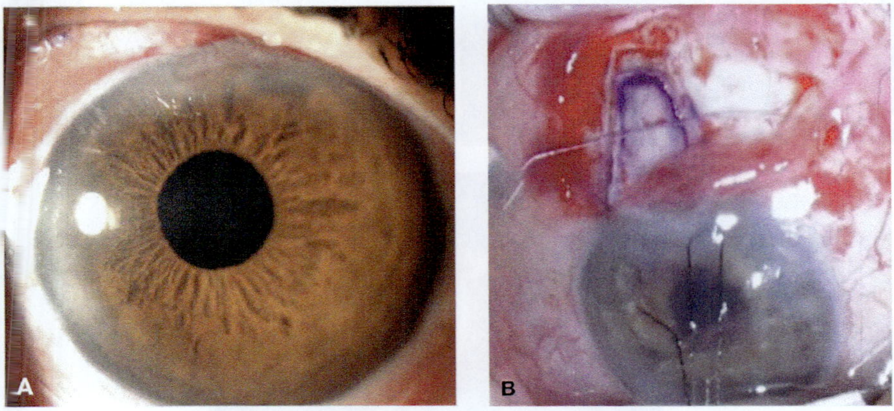

FIGURA 22-13. A. Ojo 24 horas después de una esclerectomía profunda y facoemulsificación. **B.** Ampolla grande 24 horas después de la cirugía combinada.

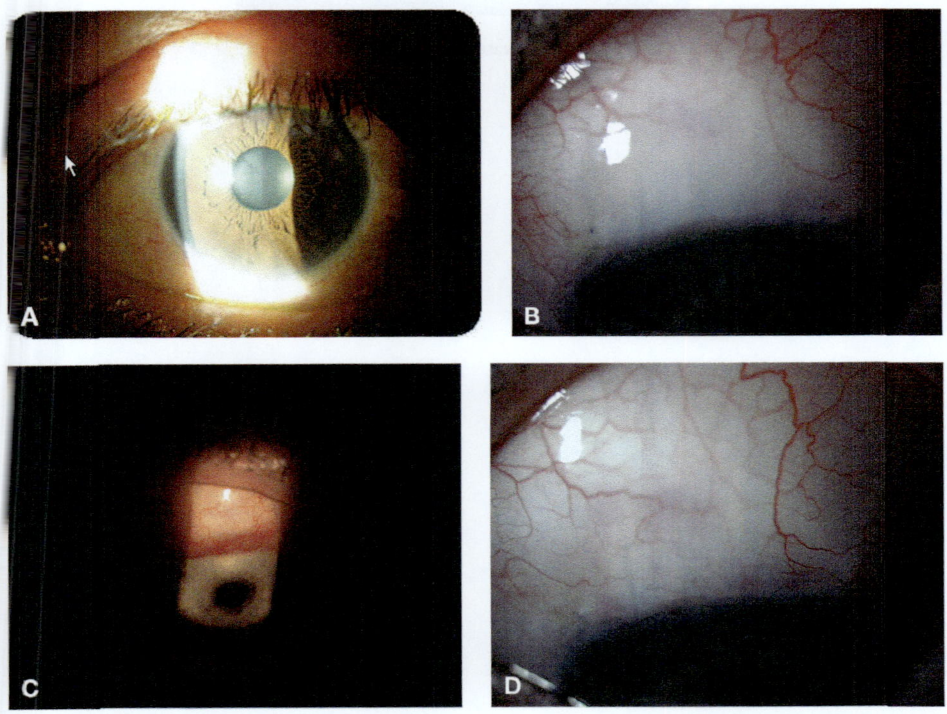

FIGURA 22-14. A. Ojo 24 horas después de una esclerectomía profunda. **B.** Ojo 1 mes después de una esclerectomía profunda. **C.** Ojo 6 semanas después de una esclerectomía profunda. **D.** Ojo 3 meses después de una esclerectomía profunda.

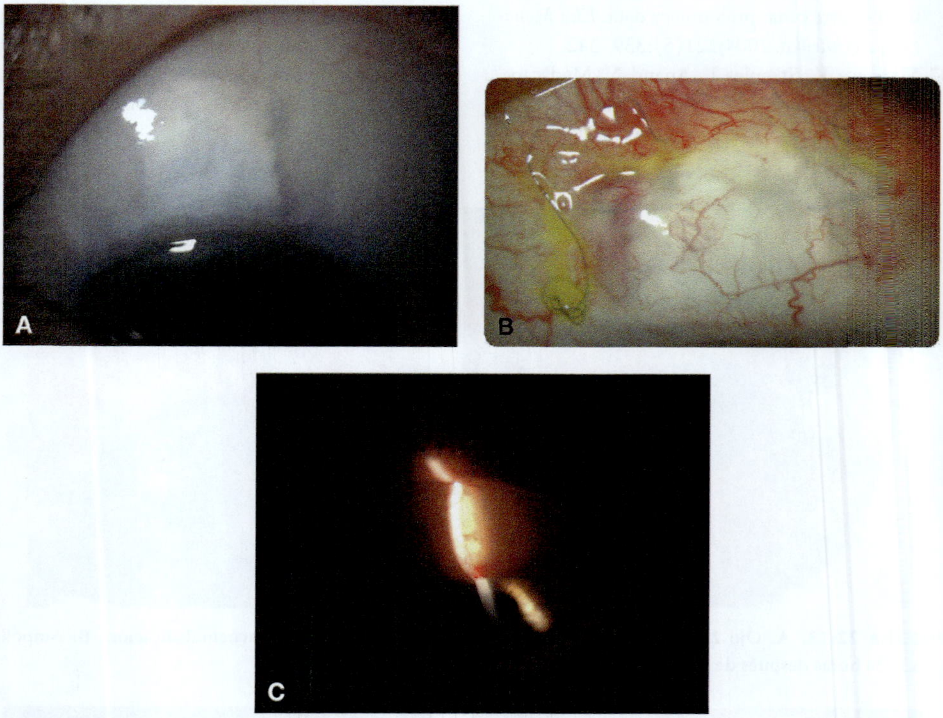

FIGURA 22-15. **A.** Ampolla difusa. **B.** Ampolla avascular. **C.** Ampolla agrandada.

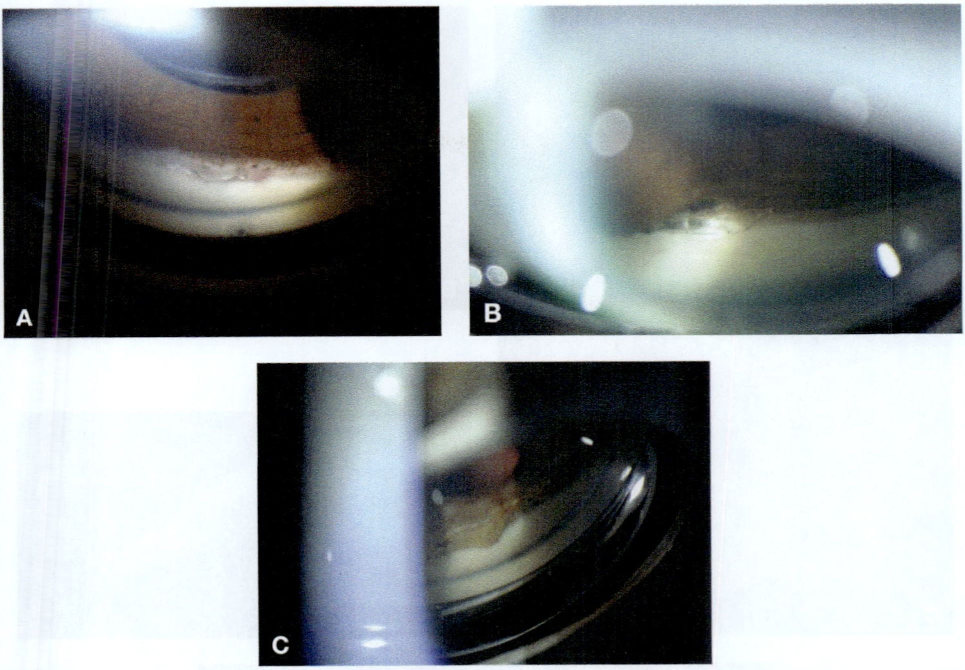

FIGURA 22-16. **A.** Membrana trabéculo-descemética, vista gonioscópica. **B.** Hápticos T-Flux y parte del cuerpo en la cámara anterior en un ojo con una trabeculectomía previa. **C.** Bloqueo de la membrana trabéculo-descemética por el iris, vista gonioscópica.

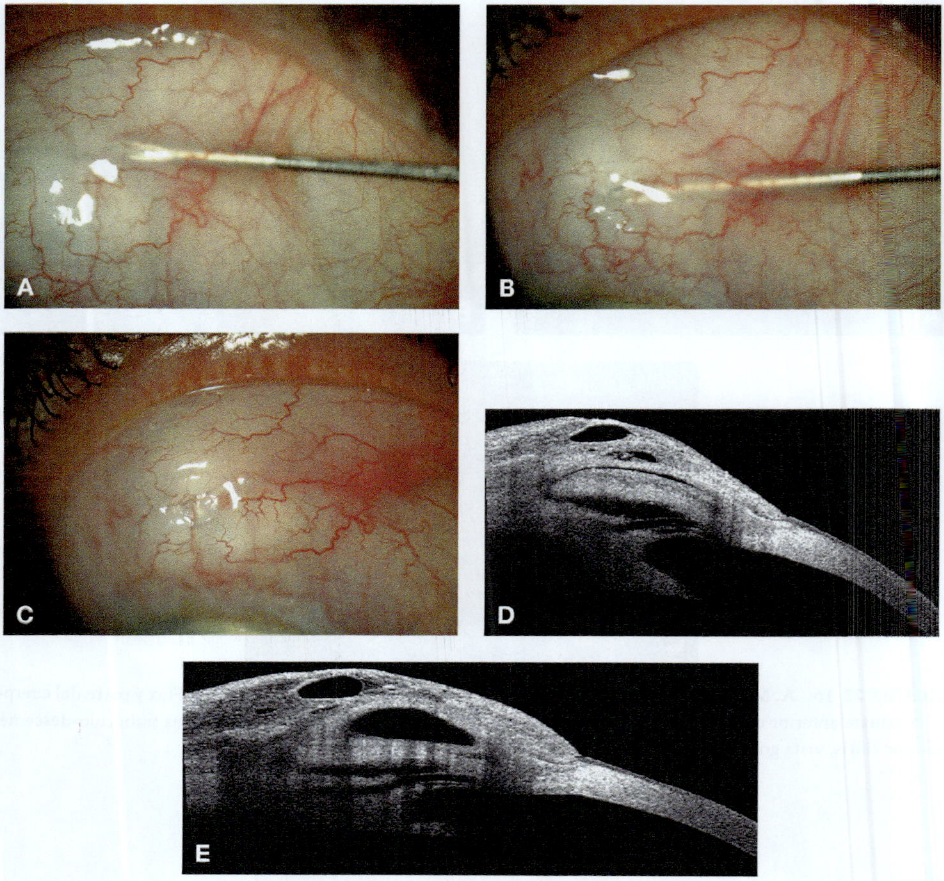

FIGURA 22-17. **A.** Despegamiento con aguja para romper la adherencia entre conjuntiva y esclera. **B.** Maniobra con la aguja para intentar pasar por debajo del colgajo superficial. **C.** Después del despegamiento con aguja, inyección de 5-FU. **D.** Tomografía de coherencia óptica (OCT) del segmento anterior antes de la maniobra con la aguja. **E.** OCT del segmento anterior después de la maniobra, ampolla creada después de la inyección de 5-FU.

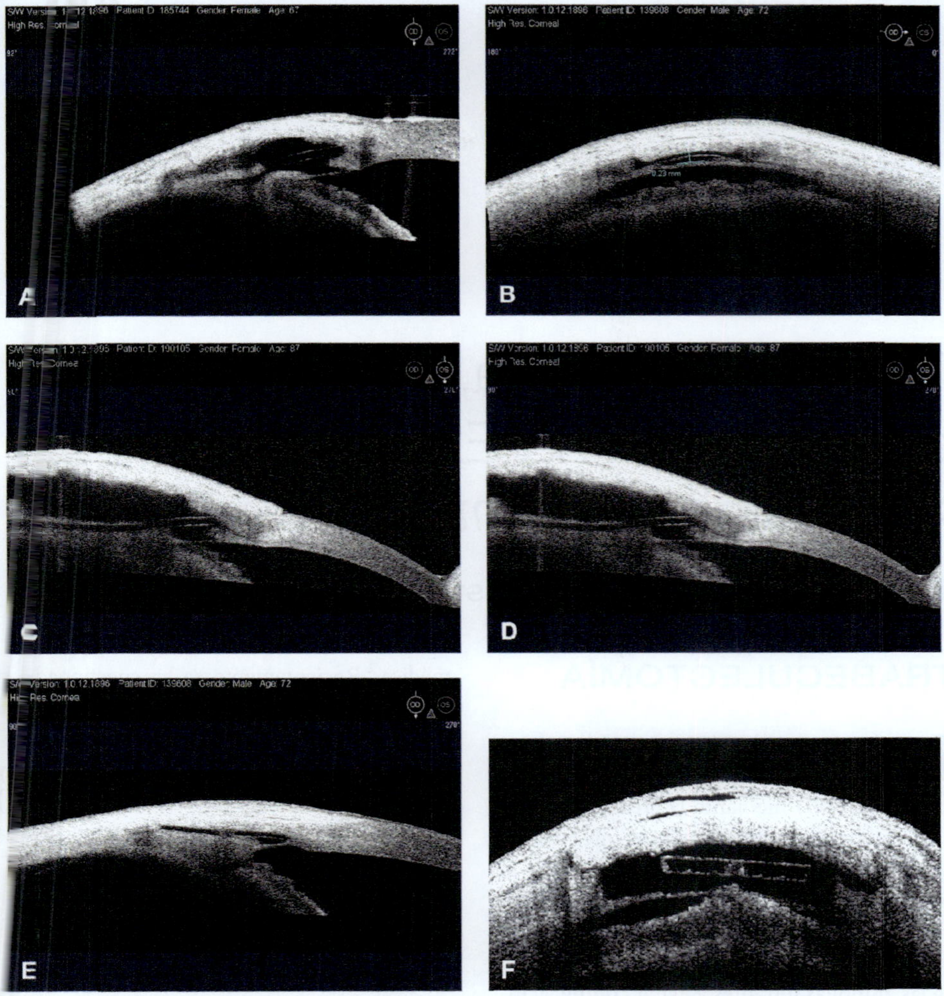

FIGURA 22-18. **A.** En la tomografía de coherencia óptica (OCT) del segmento anterior pueden observarse los detalles de la membrana trabéculo-descemética, el implante y la posición del iris. **B.** Vista coronal de la OCT del segmento anterior, se puede observar y medir el T-Flux en posición y el extremo de los hápticos. **C.** OCT Visante donde puede observarse una ampolla grande de esclerectomía profunda sobre el implante. **D.** OCT del segmento anterior con una vista supracoroidal del implante. **E.** OCT del segmento anterior en una esclerectomía profunda no funcionante, mostrando el colapso del tejido sobre la cirugía. No hay filtración. **F.** Vista coronal del implante no absorbible Esnoper V-2000 con encarcelamiento del iris tras una perforación.

CAPÍTULO

23

Trabeculectomía, *minishunt* para glaucoma Ex-PRESS, Xen y *microshunts* Preserflo

Marlene R. Moster y Augusto Azuara-Blanco

TRABECULECTOMÍA

La cirugía de filtración protegida, o trabeculectomía, disminuye la presión intraocular (PIO) mediante la creación de una fístula entre los compartimentos internos del ojo y el espacio subconjuntival (es decir, la ampolla filtrante; **fig. 23-1**). Cairns[1] reportó la primera serie en 1968. Existen varias técnicas para ayudar a establecer y mantener la función de las ampollas filtrantes y evitar complicaciones (*véase* el texto siguiente).

La trabeculectomía sigue siendo uno de los procedimientos quirúrgicos más utilizados en pacientes con glaucoma, pero su papel está en constante evolución. La trabeculectomía se ha comparado con el tratamiento médico tópico como tratamiento inicial del glaucoma en dos grandes ensayos controlados aleatorizados, que han demostrado que la trabeculectomía es un tratamiento más eficaz para reducir la PIO.[2,3] Parece que los pacientes que presentaban una enfermedad más avanzada tenían una progresión más lenta del campo visual si su intervención primaria era quirúrgica en lugar de médica.[2] Recientemente se ha cuestionado la trabeculectomía como intervención quirúrgica primaria en el glaucoma, pero un estudio comparativo aleatorizado entre la trabeculectomía y el dispositivo de drenaje del glaucoma (DDG) de Baerveldt no mostró ninguna diferencia en la PIO media después de 5 años de seguimiento.[4]

REFERENCIAS

1. Cairns JE. Trabeculectomy: preliminary report of a new method. *Am J Ophthalmol.* 1968;66(4):673–679.
2. Musch DC, Gillespie BW, Lichter PR, et al. Visual field progression in the Collaborative Initial Glaucoma Treatment Study: the impact of treatment and other baseline factors. *Ophthalmology.* 2009;116(2):200–207.
3. King AJ, Hudson J, Fernie G, et al. Primary trabeculectomy for advanced glaucoma: pragmatic multicentre randomised controlled trial (TAGS). *BMJ.* 2021;373:n101.
4. Gedde SJ, Feuer WJ, Lim KS, et al. Treatment outcomes in the primary tube versus trabeculectomy study after 5 years of follow-up. *Ophthalmology.* 2022;129:1344–1356.

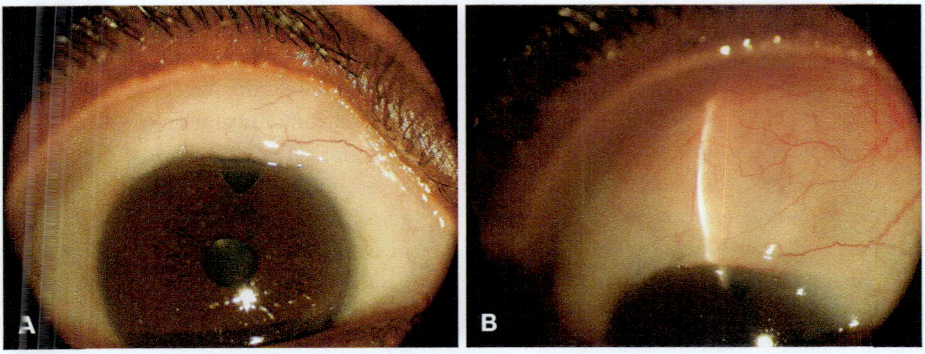

FIGURA 23-1. Maculopatía hipotónica. Imagen con lámpara de hendidura de un ojo sometido a trabeculectomía 3 meses antes (**A** y **B**). Obsérvese la elevación no localizada de la conjuntiva.

TÉCNICA QUIRÚRGICA

- Puede utilizarse cualquier tipo de anestesia regional (retrobulbar, peribulbar y subtenoniana). También es posible utilizar anestesia tópica, con gel tópico de lidocaína al 2%, 0.1 mL de lidocaína intracameral al 1% sin conservador (**fig. 23-2**), y 0.2 mL de lidocaína subconjuntival al 1% inyectada desde el cuadrante superior temporal para inflar la conjuntiva sobre el músculo recto superior (**fig. 23-3**).
- La trabeculectomía debe realizarse en el limbo superior, con la ampolla cubierta por el párpado superior, ya que las ampollas situadas inferior y lateralmente, se asocian con un riesgo mucho mayor de infecciones relacionadas con la ampolla.
- Se utiliza una sutura de fijación o tracción para mantener el ojo en posición descendente, lo que proporciona una buena zona de exposición.
    - La opción preferida por los autores es una sutura de tracción corneal en el cuadrante de la cirugía prevista (seda o nailon negro 7-0 u 8-0, o Vicryl 8-0 en una aguja espatulada). La aguja se pasa a través de la córnea clara, en medio del estroma, aproximadamente 2 mm desde el limbo con un trayecto de 3 a 4 mm.
    - De forma alternativa, se puede utilizar una sutura de tracción del recto superior (seda negra 4-0 o 5-0 en una aguja cónica) para rotar el globo inferiormente y dejar al descubierto la conjuntiva bulbar superior. Utilizando un gancho muscular para rotar el globo hacia abajo, se agarran la conjuntiva y el recto superior con pinzas dentadas y se pasa la aguja enhebrada a través del haz de tejido (**fig. 23-4**).
- Se realiza un colgajo (*flap*) conjuntival base limbo (**fig. 23-5**) o base fórnix (**fig. 23-6**) con tijeras de Westcott y pinzas sin dientes. Los colgajos base fórnix tienen mayor probabilidad de asociarse con ampollas difusas.
    - Cuando se forman colgajos base limbo, la incisión conjuntival se coloca de 8 a 10 mm posterior al limbo. La herida conjuntival y en la cápsula de Tenon debe alargarse hasta aproximadamente 8 a 12 mm de longitud de cordón. A continuación, el colgajo se extiende anteriormente para exponer el surco corneoescleral.
    - Cuando se realizan colgajos base fórnix, se desinsertan la conjuntiva y la cápsula de Tenon. Una peritomía limbal de aproximadamente 2 horas (6 a 8 mm) es suficiente. Se realiza disección roma en sentido posterior.
- A continuación, se diseca un colgajo escleral. El colgajo escleral debe cubrir por completo la fístula para ofrecer resistencia a la salida del humor acuoso. El humor acuoso fluirá alrededor del colgajo escleral.
    - Las diferencias en la forma o el tamaño del colgajo escleral probablemente tengan poco efecto sobre el resultado quirúrgico. El grosor del colgajo debe oscilar entre la mitad y dos tercios (**fig. 23-7**).
    - Es importante disecar el colgajo en sentido anterior (~1 mm en la córnea transparente) para garantizar que la fístula se cree por delante del espolón escleral y el cuerpo ciliar.
- Se realiza una paracentesis corneal antes de abrir el globo (**fig. 23-8**) con una aguja de calibre 30 o 27 o una cuchilla de punta afilada. A continuación, se extirpa un bloque de tejido en la unión corneoescleral.
    - En primer lugar, se realizan dos incisiones radiales con una cuchilla afilada o un bisturí, empezando en la córnea transparente y extendiéndose posteriormente entre 1 y 1.5 mm. Las incisiones radiales se realizan con una separación aproximada de 2 mm. Se utiliza la cuchilla o tijeras de

Vannas para conectar las incisiones; de este modo se extrae una pieza rectangular de tejido (**fig. 23-9**).

- De manera alternativa, se realiza una incisión corneal anterior, paralela al limbo y perpendicular al ojo, para entrar en la cámara anterior y se utiliza un punzón Kelly o Cass para extirpar el tejido.

• A continuación, puede realizarse una iridectomía periférica. La iridectomía no es necesaria en muchos casos (p. ej., ojos seudofáquicos con ángulo de cámara anterior abierto), pero se recomienda encarecidamente en pacientes con cámara anterior poco profunda y glaucoma de ángulo cerrado.

- Se sujeta el iris cerca de su raíz con unas pinzas dentadas. Se retrae el iris a través de la esclerostomía y se realiza una iridectomía con tijeras de Vannas o DeWecker (**fig. 23-10**).
- La iridectomía debe evitar dañar la raíz del iris y el cuerpo ciliar para no provocar hemorragias.

• Inicialmente se sutura el colgajo escleral con dos suturas de nailon 10-0 (en el caso de un colgajo rectangular; **fig. 23-11**) o con una sutura (en un colgajo triangular). Los nudos corredizos son útiles para ajustar la tensión del colgajo escleral y la velocidad de salida del humor acuoso. Se pueden utilizar suturas adicionales para controlar mejor el flujo de salida.

- Durante la sutura del colgajo escleral, se llena la cámara anterior a través de la paracentesis y se observa el flujo alrededor del colgajo escleral. Si el flujo parece excesivo o la cámara anterior es poco profunda, se aprietan los nudos corredizos o se colocan suturas adicionales. Si el humor acuoso no fluye a través del colgajo, el cirujano puede aflojar los nudos corredizos o sustituir las suturas apretadas por otras más flojas.
- En algunas situaciones, el colgajo escleral se cierra herméticamente para evitar la hipotonía, por ejemplo, glaucoma de ángulo cerrado y PIO preoperatoria elevada. Pueden utilizarse suturas liberables (**fig. 23-12**) en lugar de interrumpidas. Las suturas liberables externalizadas se retiran con facilidad y son eficaces en casos de conjuntiva inflamada o hemorrágica o cápsula de Tenon engrosada.

• El cierre conjuntival en colgajos con base limbo se realiza con una sutura doble o simple (**fig. 23-13**), con una sutura absorbible 8-0 o 9-0, o con nailon 10-0. Muchos cirujanos prefieren una aguja roma.

- En los colgajos basados en el fórnix, es necesaria una estrecha aposición conjuntivocorneal. Pueden utilizarse suturas (p. ej., sutura de colchonero de nailon 10-0; **fig. 23-14**) en los bordes de la incisión para anclar la conjuntiva a la córnea. De manera alternativa, puede cerrarse el colgajo base fórnix con una técnica de sutura de Condon modificada.

• Una vez cerrada la herida, se utiliza una cánula de calibre 30 para llenar la cámara anterior con solución salina balanceada (SSB) a través de la vía de paracentesis para elevar la ampolla conjuntival y comprobar si hay fugas (**fig. 23-13**). Pueden inyectarse antibióticos y corticoesteroides en el fórnix inferior.

• El parcheado del ojo es individualizado, dependiendo de la visión del paciente y de la anestesia utilizada.

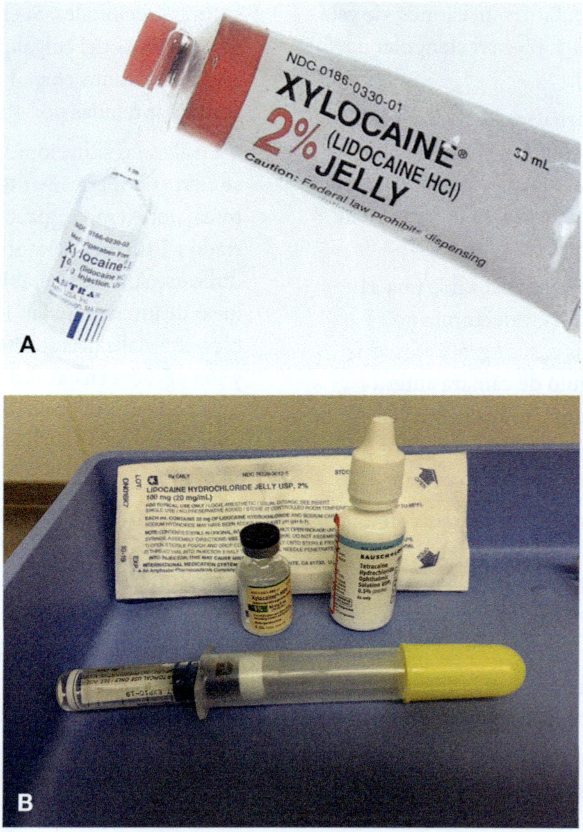

FIGURA 23-2. Agentes anestésicos tópicos. Gel de xilocaína al 2% para aplicación tópica (**A**) y lidocaína al 1% sin conservadores para inyección subtenoniana o subconjuntival (**B**).

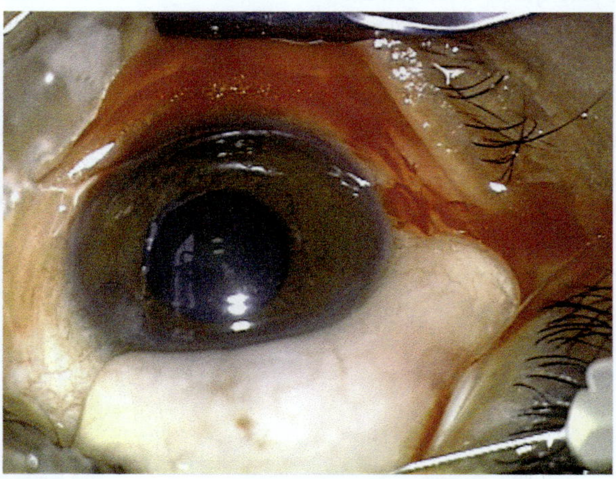

FIGURA 23-3. Abombamiento de la conjuntiva. Abombamiento de la conjuntiva con lidocaína al 1% (0.5 mL) sin conservadores utilizando una aguja afilada de calibre 30 en dirección al músculo recto superior.

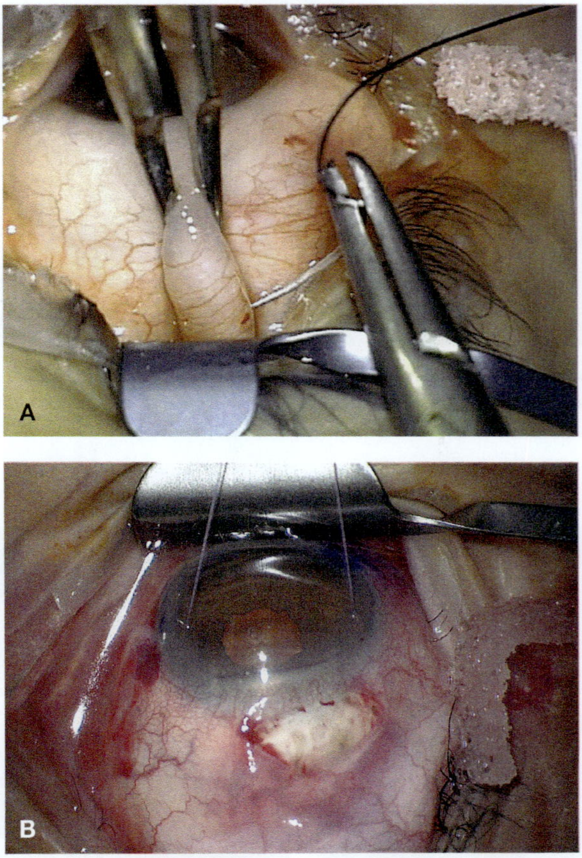

FIGURA 23-4. Colocación de una sutura de tracción. A. Colocación de una sutura de tracción del recto superior. **B.** Se ha colocado una sutura de tracción corneal con Vicryl 8-0.

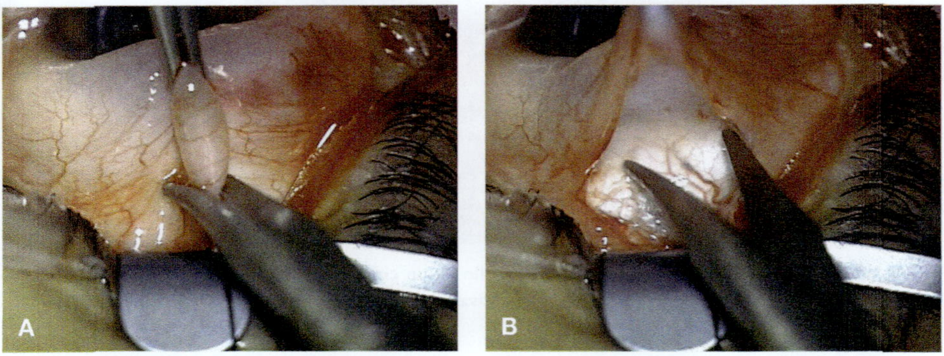

FIGURA 23-5. Colgajo base limbo. Desarrollo de un colgajo conjuntival-Tenon con base limbo. **A.** La conjuntiva se sujeta con pinzas y se eleva antes del corte inicial, situado alrededor de 8 a 10 mm posterior al limbo. **B.** La incisión se extiende lateralmente, exponiendo la epiesclera.

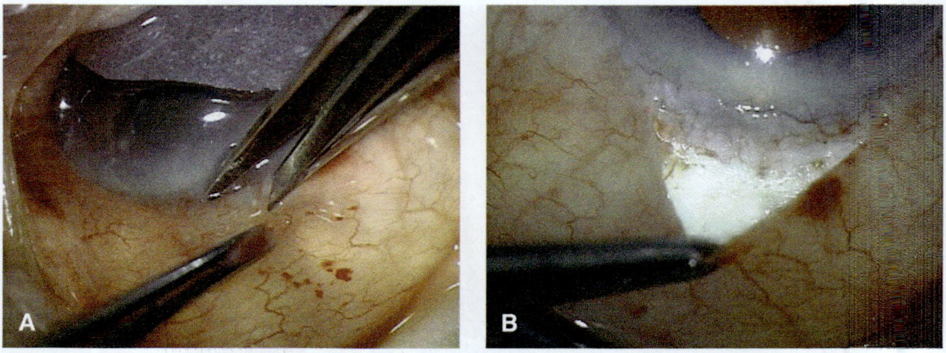

FIGURA 23-6. Colgajo base fórnix. Desarrollo de un colgajo conjuntival-Tenon base fórnix. **A.** La conjuntiva se agarra con pinzas y se eleva antes del corte inicial. **B.** La incisión conjuntival se realiza lo más anterior posible al limbo, extendiéndose de 2 a 3 horas de reloj.

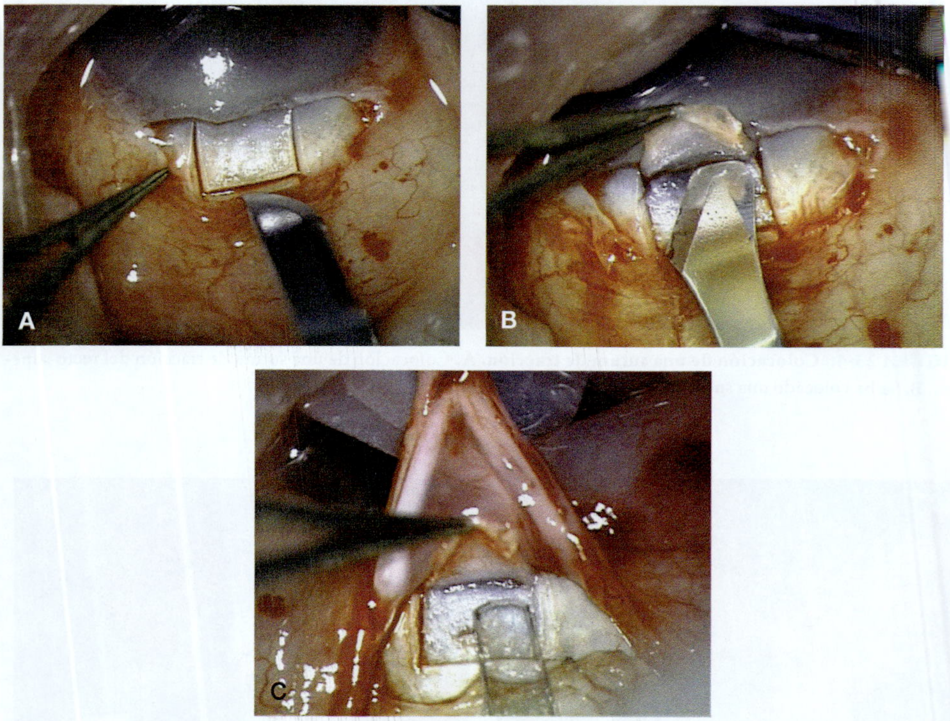

FIGURA 23-7. Colgajo de espesor parcial. Desarrollo de un **colgajo** de trabeculectomía escleral de espesor parcial de la mitad a dos tercios con un **colgajo** conjuntival base fórnix (**A** y **B**) o con un **colgajo** base limbo (**C**).

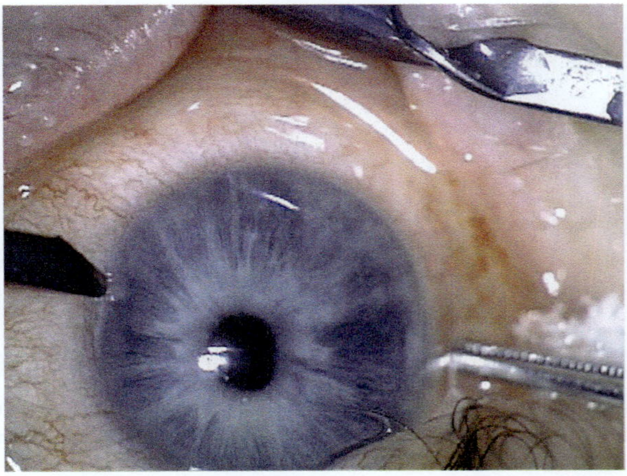

FIGURA 23-8. **Paracentesis corneal.** Se realiza una paracentesis corneal temporal o nasal antes de crear la fístula. Se utiliza una cuchilla afilada y se crea una vía larga.

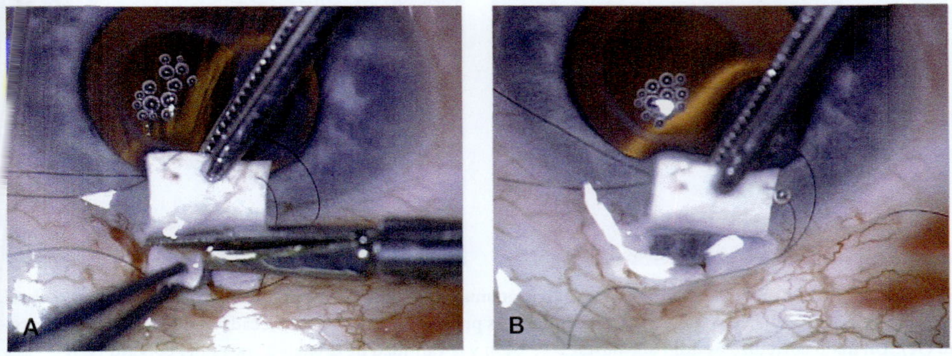

FIGURA 23-9. **Extracción del bloque tisular interno.** Después de una incisión inicial con una cuchilla afilada para entrar en la cámara anterior, puede crearse la fístula con un punzón o con tijeras de Vannas (**A**). El bloque extirpado puede ser corneal y/o limbal (**B**). Obsérvense las suturas precolocadas del **colgajo** escleral, utilizadas para acelerar el cierre y minimizar el tiempo en que el ojo está hipotónico (**A** y **B**).

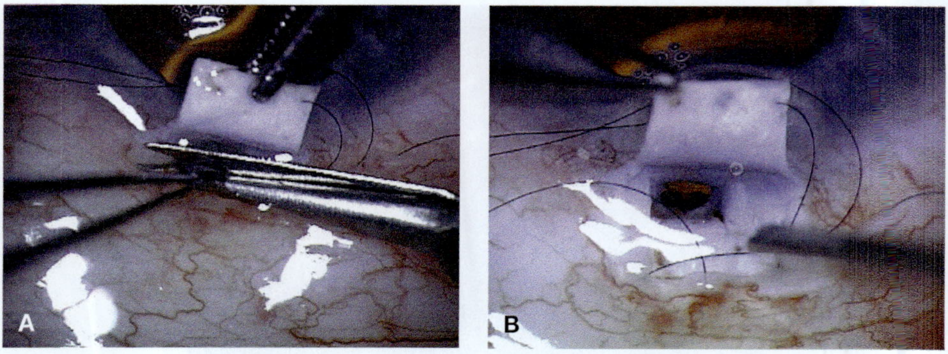

FIGURA 23-10. **Iridectomía quirúrgica.** Iridectomía quirúrgica con tijeras de Vannas (**A** y **B**) posterior a la retirada del bloque de trabeculectomía. Es importante evitar la raíz del iris al sujetar el iris periférico.

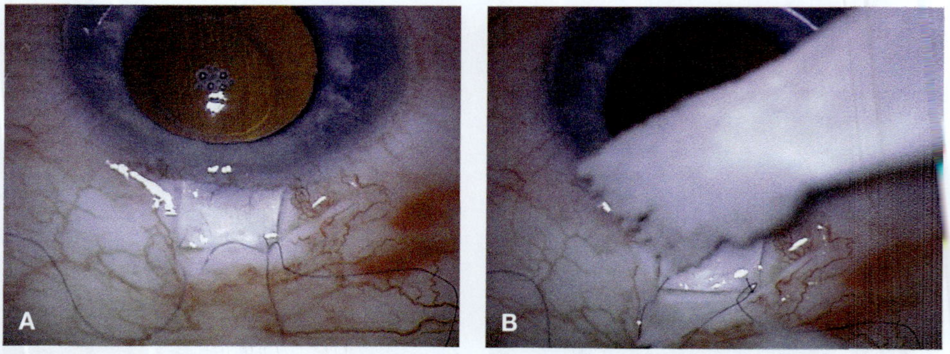

FIGURA 23-11. **Sutura del colgajo escleral.** Existen muchas técnicas diferentes para suturar el **colgajo** escleral. En esta técnica, el cirujano ata las suturas interrumpidas previamente colocadas en cada esquina del **colgajo** escleral (**A**). Un nudo corredizo es útil para ajustar la tensión y la cantidad de drenaje a través del **colgajo** (**B**).

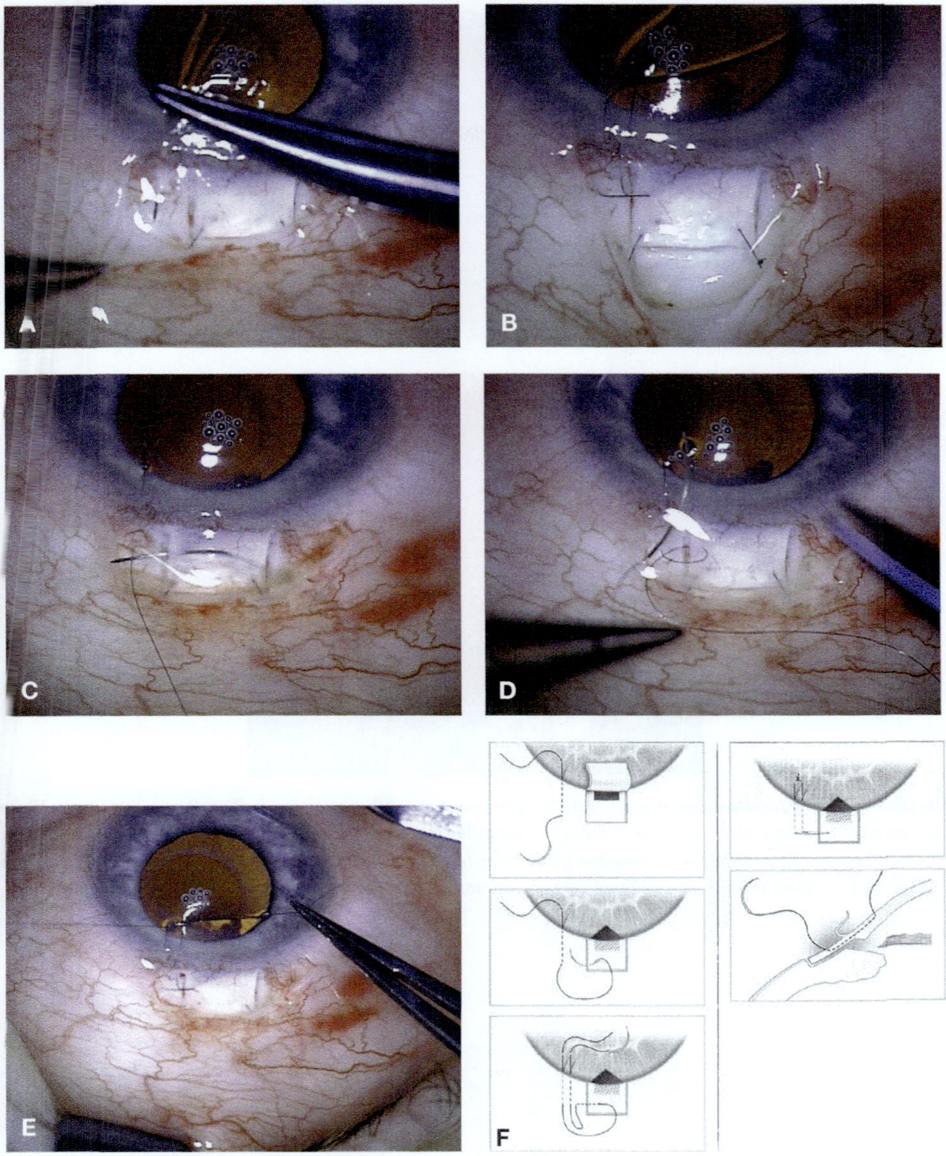

FIGURA 23-12. **Suturas liberables.** Técnica de sutura liberable en una incisión conjuntival base limbo descrita por Richard P. Wilson, MD. Se utiliza una sutura de nailon 10-0. **A** y **B. Paso 1:** la sutura entra en la córnea 1 mm anterior al limbo (profundidad: a mitad del estroma) y sale a través de la esclera adyacente al **colgajo** (pasando por debajo del limbo corneoescleral y la inserción de la conjuntiva). **C. Paso 2:** se pasa la aguja a través del **colgajo** escleral y la esclera adyacente al **colgajo. D. Paso 3:** la aguja entra en la esclera y sale a través de la córnea (dirección paralela al paso 1). **E. Paso 4:** la sutura se anuda con firmeza. **F.** Ilustración de la profundidad de la sutura. (Ilustraciones de Christine Gralapp; adaptadas con permiso de la American Academy of Ophthalmology de Moster MR, Azuara-Blanco A. *Focal Points Volumen XVIII*, número 6. American Academy of Ophthalmology, 2000).

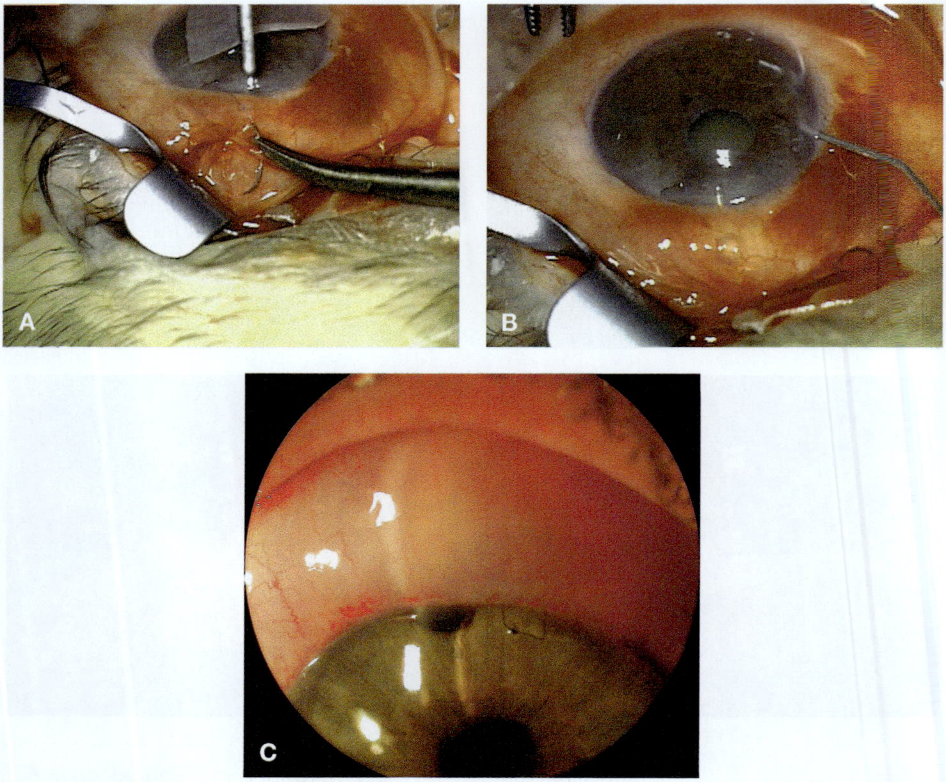

FIGURA 23-13. Cierre conjuntival: colgajo base limbo. A. Se utiliza una técnica de sutura continua con Vicryl 8-0, cerrando por separado la capa de Tenon (en primer lugar), seguida de la conjuntiva. **B.** La impermeabilidad de la herida se confirma inyectando solución salina balanceada (SSB) en la cámara anterior y elevando la ampolla. **C.** Aspecto posoperatorio inmediato de un colgajo conjuntival-Tenon basado en el limbo.

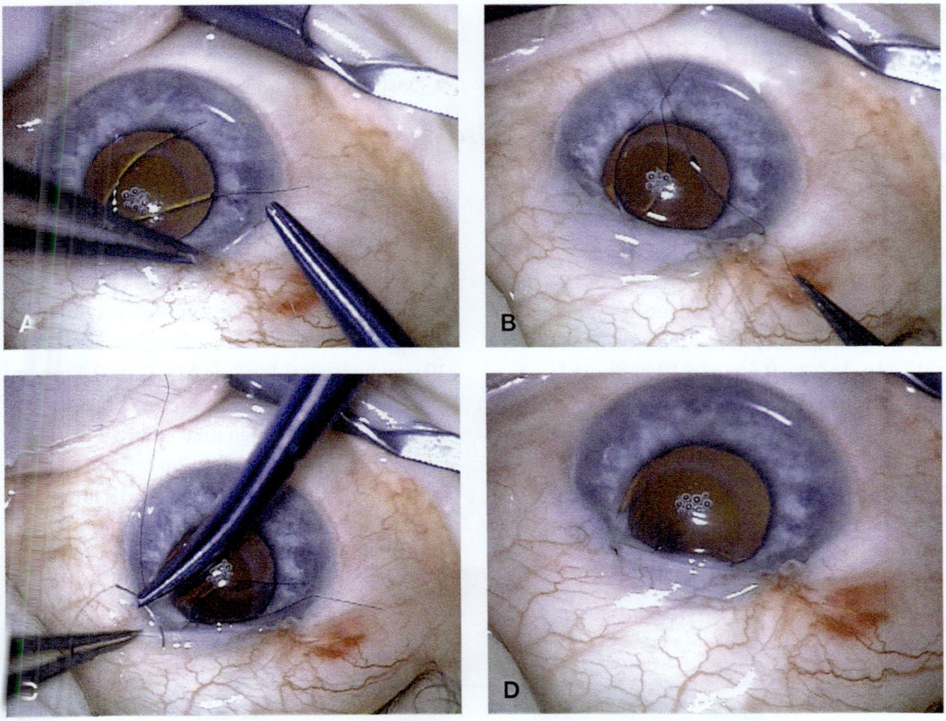

FIGURA 23-14. **Cierre conjuntival: colgajo base fórnix.** Cierre de un colgajo conjuntival-Tenon base fórnix con suturas de colchonero de nailon 10-0 en cada esquina (**A-D**).

APLICACIÓN INTRAOPERATORIA DE ANTIMETABOLITOS

- Para reducir la fibrosis subconjuntival posoperatoria, en especial importante en los casos con alto riesgo de fracaso, se utiliza mitomicina C (MMC) (**fig. 23-15**). El uso de agentes antifibróticos se asocia con una mayor tasa de éxito, aunque también puede aumentar el riesgo de complicaciones. El uso de MMC (solución de 0.2 a 0.5 mg/mL) es ahora la práctica estándar, aplicada durante 1 a 5 minutos utilizando esponjas de celulosa empapadas (**fig. 23-16**), colocadas sobre la epiesclera. También es posible la aplicación bajo el colgajo escleral. La capa conjuntival-Tenon se coloca sobre la esponja, evitando el contacto de la MMC con el borde de la herida.
- Después de la aplicación, se retira la esponja y se irriga a fondo toda la zona con SSB. Los dispositivos de plástico que recogen el drenaje (**fig. 23-17A**) se cambian y se eliminan de acuerdo con la normativa sobre residuos tóxicos (**fig. 23-17B**).
- De manera alternativa, la MMC puede inyectarse subconjuntivalmente. Se puede utilizar una jeringa de tuberculina con una aguja de calibre 30 para inyectar 0.1 mL de MMC de 0.4 mg/mL mezclado con 0.1 mL de lidocaína sin conservadores al 1%. El volumen total es de 0.2 mL. La inyección se administra bajo los tendones/conjuntiva a aproximadamente 8 mm del limbo en el cuadrante temporal para evitar un ojal.

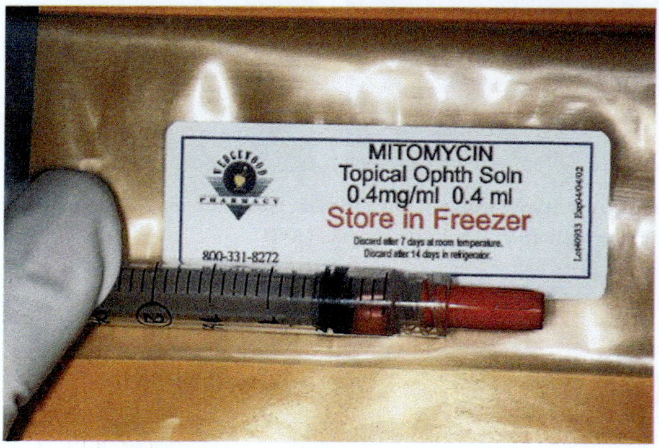

FIGURA 23-15. Solución de mitomicina C (MMC). La MMC (0.4 mg/mL), tal como se suministra en el quirófano.

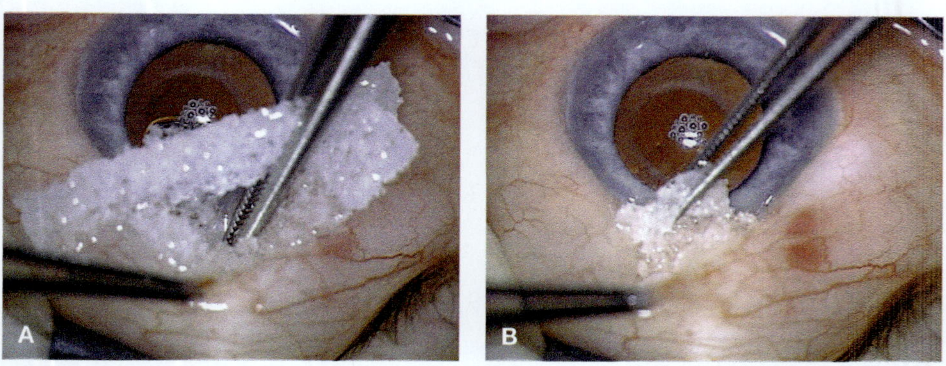

FIGURA 23-16. Aplicación de mitomicina C (MMC). Administración de MMC con una esponja Weck-cel bajo la conjuntiva y la cápsula de Tenon (**A** y **B**). En este caso, se utilizan esponjas grandes. Otros cirujanos prefieren utilizar varias esponjas pequeñas.

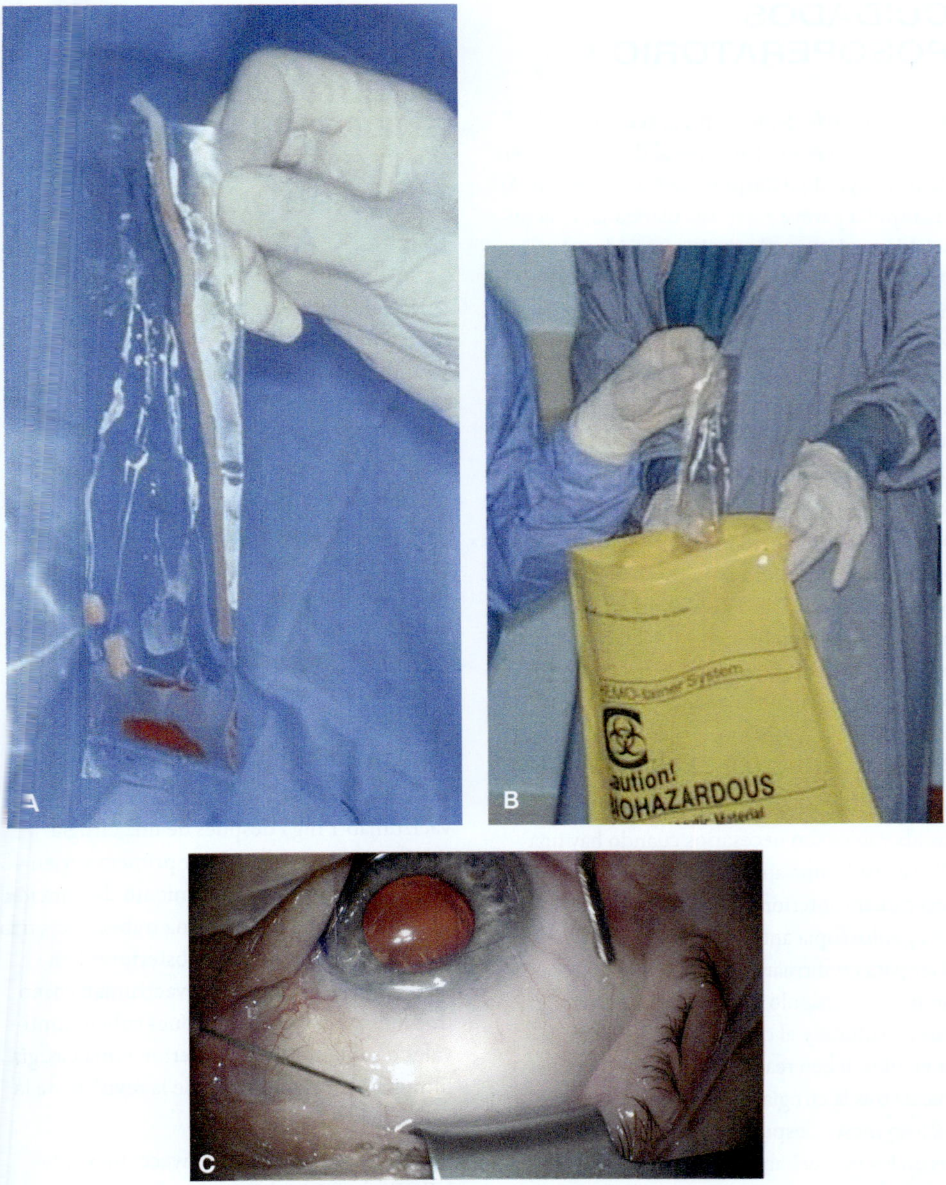

FIGURA 23-17. Manipulación de esponjas con mitomicina C (MMC). A. Recolección de esponjas con MMC y líquido contaminado después de la irrigación. Debe contarse el número de esponjas utilizadas y recolectadas. **B.** Es obligatorio desechar de manera adecuada los materiales contaminados con MMC. Inyección subconjuntival de MMC.

CUIDADOS POSOPERATORIOS

- Los *esteroides tópicos* (p. ej., acetato de prednisolona al 1%, cuatro veces al día) se reducen de forma gradual después de 6 a 8 semanas. Si la ampolla parece estar vascularizada, es aconsejable prolongar el uso de esteroides tópicos. Algunos médicos utilizan antiinflamatorios no esteroideos tópicos (p. ej., de una a cuatro veces al día durante 1 mes). Los antibióticos son necesarios durante 1 semana después de la cirugía y luego se suspenden. Los ciclopléjicos posoperatorios se utilizan de forma individual en pacientes con cámaras anteriores poco profundas o inflamación intensa.
- La compresión ocular digital aplicada a la esclerótica inferior o a la córnea a través del párpado inferior, y la compresión focal con hisopo de algodón humedecido en el borde posterior del colgajo escleral, pueden ser útiles para elevar la ampolla y reducir la PIO en el posoperatorio temprano, en especial de la lisis de suturas con láser (**fig. 23-18**).
- La lisis de suturas y el corte y retiro de suturas liberables son necesarios cuando hay una PIO elevada, una ampolla de filtración plana y una cámara anterior profunda. Debe realizarse una gonioscopia antes del tratamiento con láser para confirmar una esclerostomía abierta sin tejido o coágulo que ocluya su entrada. La lisis de suturas y el corte y retiro de suturas liberables deben realizarse en las primeras semanas tras la cirugía, aunque puede tener éxito incluso meses después de la cirugía en pacientes en los que se había utilizado MMC.
- En los casos propensos al fracaso temprano (p. ej., ampollas vascularizadas y engrosadas), se recomiendan aplicaciones subconjuntivales repetidas de 5-fluorouracilo (5-FU; 5 mg en solución de 0.1 mL) y tratamiento con anti-factor de crecimiento endotelial antivascular (anti-VEGF, *antivascular endothelial growth factor*) (*véase* el texto posterior) durante las primeras 2 a 3 semanas.

TERAPIA CON ANTI-FACTOR DE CRECIMIENTO ENDOTELIAL ANTIVASCULAR PARA LA VASCULARIZACIÓN DE LA AMPOLLA

- Recientemente se ha propuesto el uso de agentes anti-VEGF (p. ej., bevacizumab y ranibizumab) como complemento de la trabeculectomía. El proceso de cicatrización de heridas se ve potenciado tanto por la actividad de los fibroblastos como por la angiogénesis. Por lo tanto, un agente anti-VEGF debería disminuir la neovascularización y conducir potencialmente a una ampolla más sana con menos cicatrices y un mejor control de la PIO a largo plazo. Los agentes anti-VEGF pueden tener un efecto sinérgico con MMC y 5-FU en aquellos pacientes cuyas trabeculectomías pueden fracasar con el uso de MMC o 5-FU solos.
- El uso de anti-VEGF subconjuntival (bevacizumab 1 mg) después de una cirugía de glaucoma se reportó por primera vez en asociación con un procedimiento de punción de la ampolla después de una trabeculectomía fallida. Muchos informes posteriores han ilustrado el uso tanto de bevacizumab como de ranibizumab en inyecciones subconjuntivales o subtenonianas posterior a una cirugía filtrante o en el momento de la revisión de la aguja de la ampolla.
- Se ha propuesto utilizar inyecciones anti-VEGF administradas proximalmente a las ampollas después de la trabeculectomía al primer signo de vascularización, y esta es nuestra práctica actual. Se necesitan más estudios para comprender mejor la dosis y la vía de inyección, así como el perfil de efectos secundarios de bevacizumab.

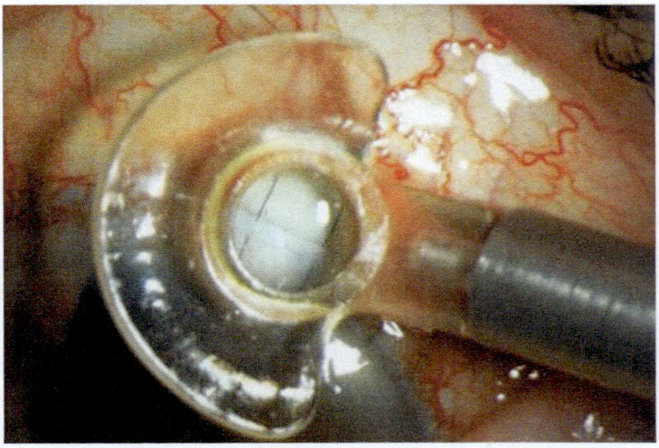

FIGURA 23-18. Lisis de sutura. Se utiliza un lente de Hoskins para comprimir la conjuntiva y facilitar la visualización de la sutura de nailon. (Cortesía de Richard P. Wilson, MD, Wills Eye Hospital, Filadelfia, PA).

MANIOBRA DE DESPRENDIMIENTO CON AGUJA

- En los casos de fibrosis subconjuntival-episcleral, puede intentarse una revisión externa o una maniobra de despegamiento con aguja en la ampolla. Se utiliza una aguja de calibre 27 o 25 para cortar el borde del colgajo escleral y restablecer el flujo de salida acuoso. La entrada de la punta de la aguja en la cámara anterior por debajo del colgajo es importante, pero debe realizarse con extrema precaución en ojos fáquicos.
- El resultado puede ser más favorable si existía una ampolla de filtración previamente bien establecida antes de que se ocluyera la fístula. Las inyecciones subconjuntivales repetidas de 5-FU tras la revisión aumentan la probabilidad de éxito.
- También se ha utilizado MMC tanto antes como después de la maniobra con aguja, y también en conjunto con ella. En la actualidad se utiliza 0.1 mL de lidocaína al 1% sin conservadores mezclada con 0.1 mL de MMC de 0.4 mg/mL en el momento de la punción.

COMPLICACIONES

- Las complicaciones y su tratamiento se describen brevemente en la **tabla 23-1** (**figs. 23-19** a **23-29**).
- La hipotonía transitoria es muy común después de la cirugía de glaucoma, y a menudo bien tolerada, pero en ocasiones puede causar otras posibles complicaciones incluyendo cámara anterior plana (**fig. 23-19**), pliegues de la membrana de Descemet, derrames coroideos (**fig. 23-20**), hemorragia supracoroidea (**fig. 23-21**), cataratas, edema macular y del disco óptico, y pliegues coriorretinianos (predominantemente en pacientes jóvenes con miopía). El hifema no es raro (**fig. 23-22**), pero a menudo se resuelve con un tratamiento conservador.
- El tratamiento inicial de la hipotonía posoperatoria temprana con una cámara anterior formada es conservador, con esteroides tópicos y ciclopléjicos. La intervención está indicada en los casos en que la hipotonía se asocia con otras complicaciones como PIO baja persistente con pérdida de agudeza visual y maculopatía hipotónica (**fig. 23-23**; *véase* el texto siguiente). El tratamiento debe dirigirse a corregir la causa específica de la hipotonía. Lo más frecuente es que la hipotonía se deba a la sobrefiltración de una ampolla filtrante. Cuando existe una cámara anterior plana con contacto entre el cristalino y la córnea, es necesaria una intervención quirúrgica inmediata para prevenir el daño endotelial y la formación de cataratas. Puede reformarse la cámara anterior con viscoelástico en la lámpara de hendidura o bajo el microscopio quirúrgico a través de la paracentesis realizada intraoperatoriamente. Cuando hay grandes derrames coroideos aposicionales, se recomienda el drenaje del líquido.
- Cuando persiste la sobrefiltración (**fig. 23-24**), se pueden utilizar varios tratamientos para inducir una reacción inflamatoria o de cicatrización en la ampolla filtrante, que modifica la morfología de las ampolla filtrantes, y aumentar la PIO. La revisión quirúrgica es la opción más eficaz.
- Las suturas de compresión transconjuntival de Palmberg suelen ser útiles para reducir la sobrefiltración (**fig. 23-25**). La resutura del colgajo escleral a través de la conjuntiva es actualmente la opción preferida. La sutura del colgajo escleral puede realizarse a través de la conjuntiva, tal y como decriben Shirato et al.[1] Después de la instilación de gotas anestésicas, se comprime con un hisopo la ampolla filtrante sobre el colgajo escleral y se suelta para confirmar el lugar del exceso de filtración en el colgajo escleral. A continuación, utilizando una aguja redonda y cónica con sutura de nailon 10-0, se sutura con firmeza el colgajo escleral directamente a través de la conjuntiva. Si es necesario, se puede colocar y apretar una sutura adicional para conseguir un cierre hermético.
- Cuando es difícil ver el margen del colgajo escleral, resulta útil comprimir y suturar mientras se observa con un lente de Hoskins. Suele producirse una pequeña fuga en los puntos suturados, sobre todo cuando la pared de la ampolla es fina. Sin embargo, cesa de manera espontánea unas horas o días después debido a la disminución de la filtración o a la reducción del tamaño de la ampolla filtrante. Después de la intervención, se prescribe un antibiótico tópico. La sutura se entierra en la conjuntiva espontáneamente en 1 semana en todos los casos.

- En ocasiones, la revisión de la ampolla por sobrefiltración debe asociarse con un injerto de parche (p. ej., en casos de colgajo escleral incompetente, cuando no es posible resuturar).
- La infección tardía relacionada con la ampolla puede ser una complicación muy grave, que puede producir una endoftalmitis (**fig. 23-26**). Es más frecuente en las cirugías complementadas con MMC y en ampollas filtrantes con fugas (**figs. 23-27** a **23-29**), avasculares, finas y localizadas.

REFERENCIAS

1. Shirato S, Maruyama K, Haneda M. Resuturing the scleral flap through conjunctiva for treatment of excess filtration. *Am J Ophthalmol.* 2004;137(1):173–174.
2. Richman J, Moster MR, Myeni T, Trubnik V. A prospective study of consecutive patients undergoing full-thickness conjunctival/scleral hypotony sutures for clinical ocular hypotony. *J Glaucoma.* 2014;23:326–328.

TABLA 23-1. Complicaciones de la trabeculectomía

Complicación	Tratamiento
Ojales conjuntivales	Sutura en bolsa con aguja 10-0 u 11-0 en aguja redonda ("vascular").
Sobrefiltración temprana (**fig. 23-25**)	Si la CA es poco profunda o plana sin contacto entre el cristalino y la córnea, utilizar ciclopléjicos, restringir la actividad y evitar las maniobras de Valsalva. Si hay contacto entre el cristalino y la córnea, reformar urgentemente la CA. Si persiste la complicación, resuturar el colgajo escleral.
Derrames coroideos (**fig. 23-21**)	Observación, ciclopléjicos, corticoides. Se considera el drenaje si los derrames son aposicionales y se asocian con cámara anterior plana.
Hemorragia supracoroidea	
Intraoperatorio	Cierre rápido del ojo y reposición suave de la úvea prolapsada. Manitol intravenoso y acetazolamida.
Posoperatorio	Observación; control de la PIO y el dolor. Drenar (tras 7-10 días) los casos con CA plana persistente y dolor intolerable.
Desviación acuosa	Tratamiento médico inicial: régimen ciclopléjico-midriático tópico intensivo, supresores acuosos (tópicos y orales) y osmóticos.
	En seudofáquicos: hialoidotomía con láser Nd:YAG o vitrectomía anterior periférica vía CA.
	En ojos fáquicos: facoemulsificación y vitrectomía anterior; vitrectomía *pars plana*.
Encapsulamiento de la ampolla (**fig. 23-30**)	Observación inicial. Supresores acuosos si la PIO está elevada. Considerar despegamiento con aguja con 5-fluorouracilo o revisión quirúrgica.
Disestesia de la ampolla (**fig. 23-26**)	Lubricación tópica. Suturas de compresión (Palmberg).
Fuga tardía de la ampolla (**fig. 23-29**)	Si la fuga no es brusca, observación inicial y antibióticos tópicos. Si persiste, revisión quirúrgica (avance conjuntival o autoinjerto).
Hipotonía crónica (**fig. 23-24**)	Si hay disminución de visión o maculopatía: suturas del colgajo transconjuntival o revisión del colgajo escleral.
Blebitis (**fig. 23-27**), endoftalmitis	Infección de la ampolla sin afectación intraocular: tratamiento tópico intensivo con antibióticos fortificados de amplio espectro.
	Infección de la ampolla con reacción celular leve en el segmento anterior: tratamiento tópico intensivo con antibióticos fortificados.
	Infección de la ampolla con reacción celular grave en el segmento anterior o afectación vítrea: muestra vítrea y antibióticos intravítreos.

CA, cámara anterior; PIO, presión intraocular.

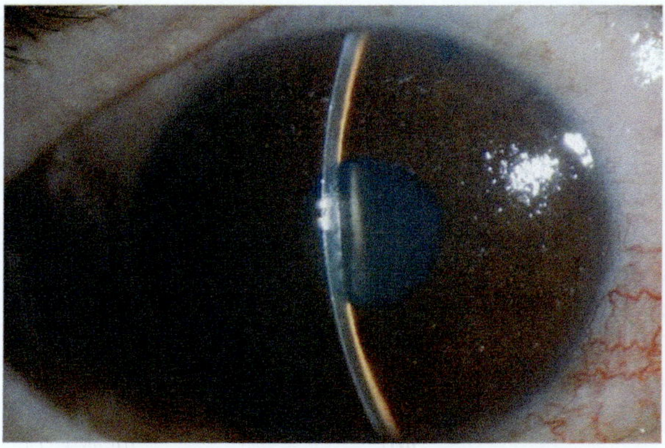

FIGURA 23-19. Cámara anterior plana. La cámara anterior es plana (grado II de Spaeth), con contacto entre el iris y la córnea, pero sin contacto entre el cristalino y la córnea.

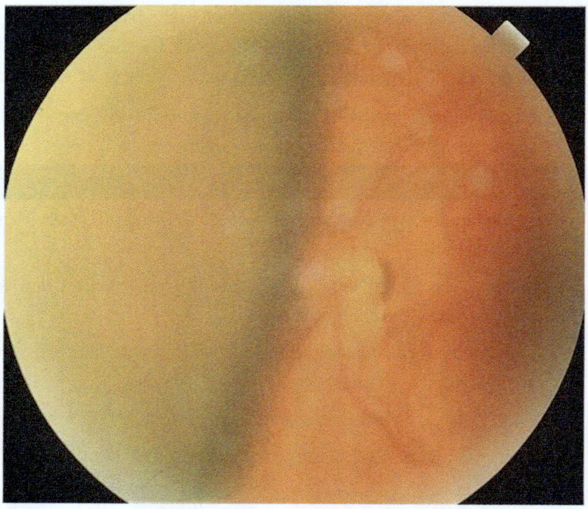

FIGURA 23-20. Desprendimiento de coroides. Retinografía que muestra un desprendimiento de coroides seroso que oscurece el nervio óptico.

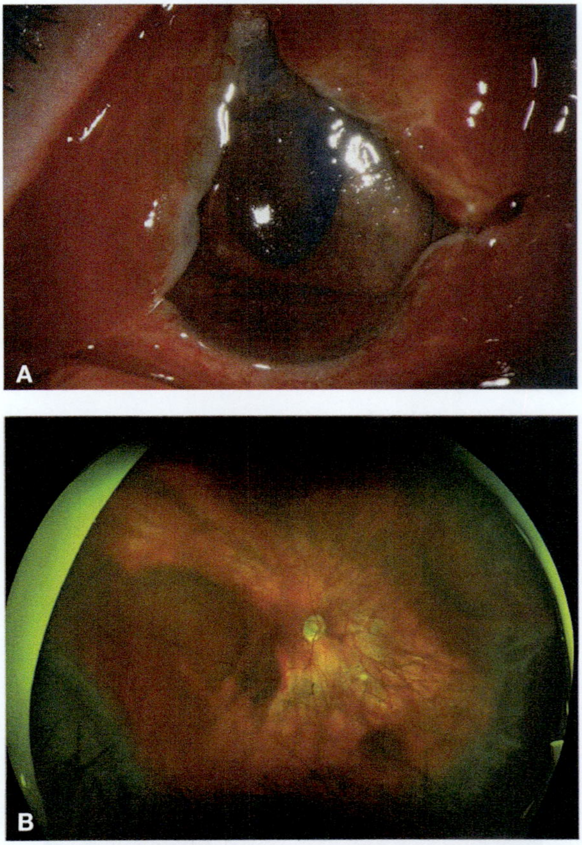

FIGURA 23-21. **A. Hemorragia supracoroidea.** Fotografía con lámpara de hendidura de un ojo con hemorragia supracoroidea; la retina puede verse a través de la pupila. **B.** Imagen con cámara de campo amplio de otro paciente con hemorragia supracoroidea limitada. Hay múltiples áreas de derrame coroideo focal, pero una de ellas, con una coloración más oscura, tiene algo de sangre, en contraste con el área de inflamación debajo de ella que no tiene sangre. (Imagen cortesía del Dr. Douglas Rhee).

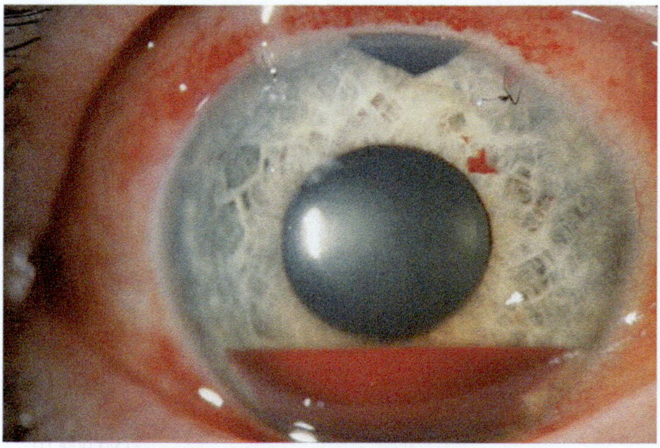

FIGURA 23-22. Hifema posterior a trabeculectomía.

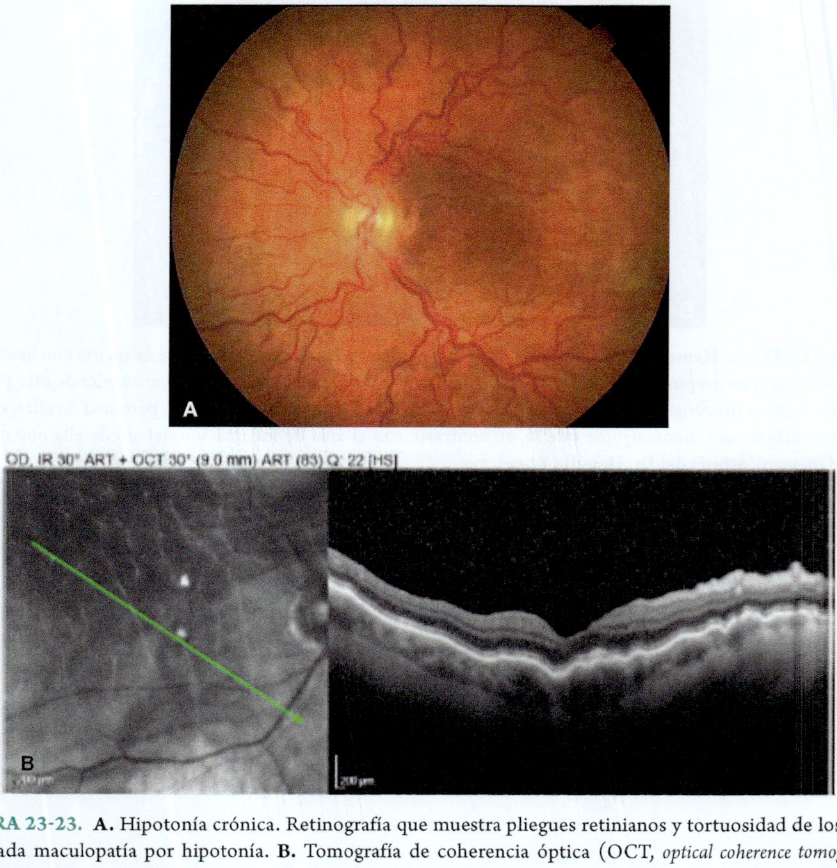

FIGURA 23-23. A. Hipotonía crónica. Retinografía que muestra pliegues retinianos y tortuosidad de los vasos, la llamada maculopatía por hipotonía. **B.** Tomografía de coherencia óptica (OCT, *optical coherence tomography*) macular de otro paciente que muestra todas las capas de la retina y la coroides afectadas en el ojo derecho, en contraste con una OCT normal de la mácula en el ojo izquierdo no afectado del paciente (Imagen cortesía de Douglas Rhee, MD).

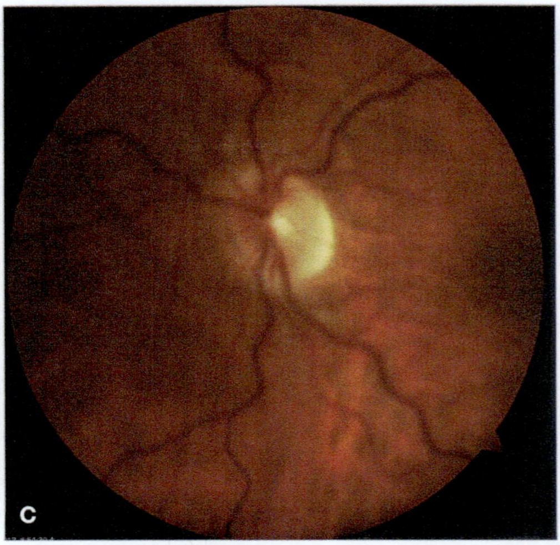

FIGURA 23-23. (*continuación*) **C.** Fotografía del nervio óptico que muestra dos posibles secuelas de hipotonía crónica: estrías/pliegues en la retina y la coroides orientados horizontalmente y edema leve del nervio óptico (Imagen cortesía del Dr. Douglas Rhee).

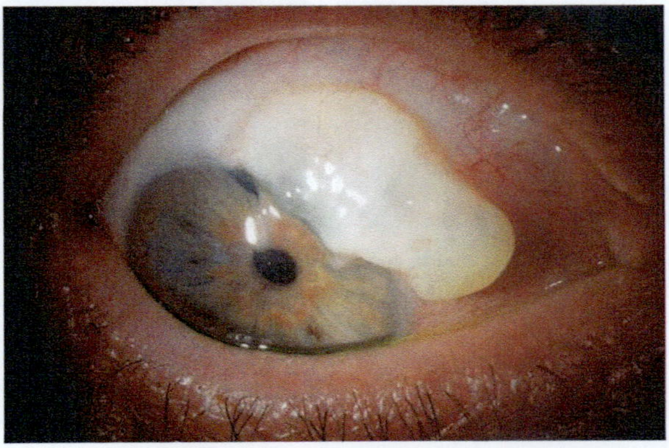

FIGURA 23-24. **Sobrefiltración causada por una ampolla exuberante.** Obsérvese la avascularidad de la ampolla.

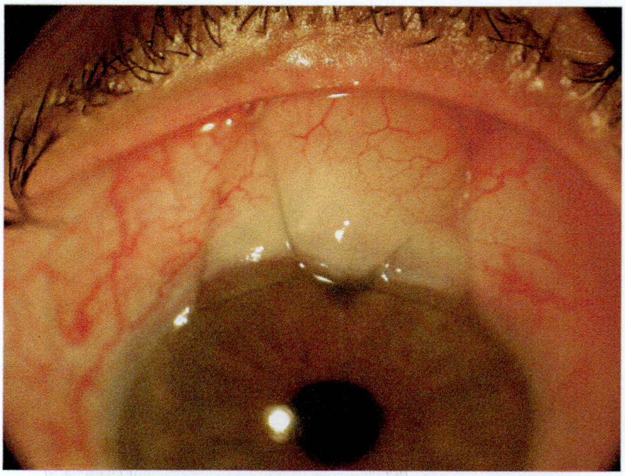

FIGURA 23-25. Suturas de Palmberg. Pueden utilizarse suturas transconjuntivales para reducir el tamaño de la ampolla y tratar la sobrefiltración.

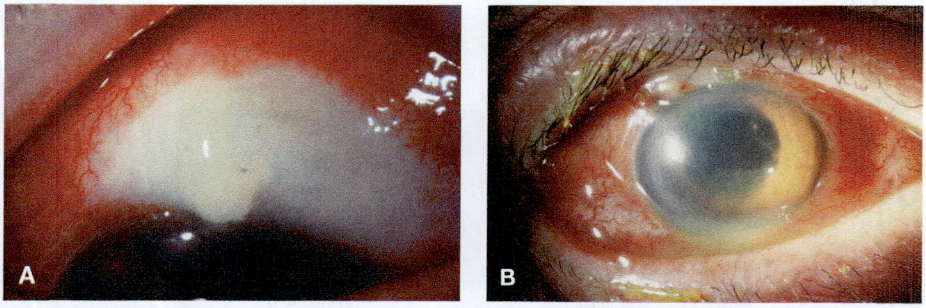

FIGURA 23-26. Infección ocular relacionada con la ampolla. A. Fotografía con lámpara de hendidura de un caso de blebitis; se observa secreción purulenta en la ampolla. **B.** Hipopion en un paciente con blebitis.

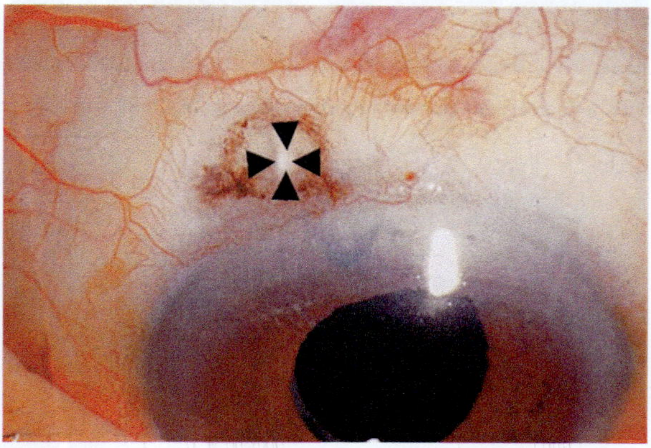

FIGURA 23-27. Ojal conjuntival. Ojal conjuntival identificado varias semanas después de la trabeculectomía con mitomicina C (MMC). Las *puntas de flecha* indican los bordes del ojal.

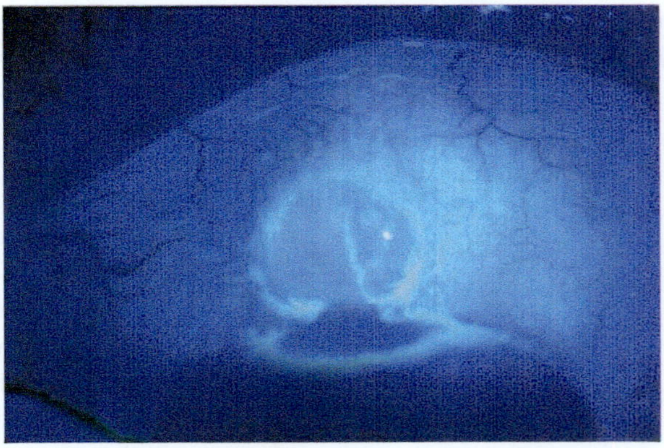

FIGURA 23-28. **Fuga tardía de la ampolla.** Fuga tardía de la ampolla 3 años después de la trabeculectomía. Bajo luz azul cobalto, la prueba de Seidel muestra flujo acuoso de la fuga. La ampolla es pequeña, localizada y avascular.

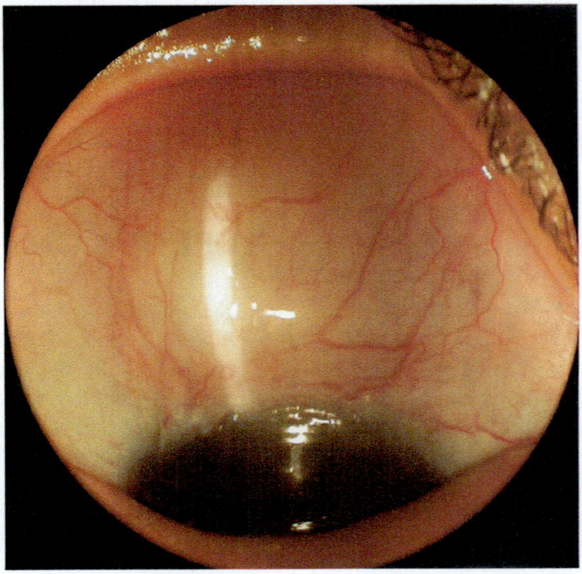

FIGURA 23-29. **Ampolla encapsulada.** Típicamente, las ampollas encapsuladas son localizadas y vascularizadas.

MINISHUNT PARA GLAUCOMA EX-PRESS

El Ex-PRESS es un pequeño implante de acero inoxidable que se inserta a través del limbo en la cámara anterior bajo un colgajo escleral de grosor parcial de 4 a 5 mm, similar a un colgajo de trabeculectomía estándar. Existen varios modelos con diferentes formas y tamaños (la longitud oscila entre 2.4 y 2.9 mm). El diámetro del lumen interno varía entre 50 (el más utilizado) y 200 μm.

El atractivo del *shunt* Ex-PRESS radica en que puede proporcionar un curso posoperatorio más uniforme, coherente y fiable que la trabeculectomía estándar. Estudios no comparativos han sugerido que la incidencia de hipotonía temprana con el *shunt* Ex-PRESS es menor que tras la trabeculectomía, con una eficacia clínica similar.[1]

TÉCNICA QUIRÚRGICA

- La técnica quirúrgica para la implantación del Ex-PRESS es similar a la trabeculectomía estándar. Después de la disección subconjuntival, se suele aplicar MMC para minimizar la cicatrización y el defecto de la ampolla. Alternativamente, la MMC puede inyectarse bajo la conjuntiva/Tennon. A continuación, se levanta el colgajo escleral, extendiendo la disección de 1 a 2 mm dentro de la córnea. Se dobla una aguja de calibre 27 o 25 y se inserta en la línea gris hacia la cámara anterior. Debe evitarse el movimiento lateral de la aguja mientras se crea la vía de entrada. A continuación, se introduce el *shunt* con un insertador desechable de lado, paralelo al plano del iris (**fig. 23-30**). Una vez que el *shunt* pasa la córnea (se nota un ligero "chasquido"), se gira el *shunt* a la posición de las 12 en punto. Es mejor insertar el *shunt* cuando la PIC es de aproximadamente 20 mm Hg, de modo que la córnea no se indente en el momento de la colocación. El *shunt* se inserta hasta el fondo de la herida, haciendo que la placa quede a ras del lecho escleral. A continuación, se observa el flujo inmediato a través del lumen.
- El cierre del colgajo escleral con suturas ajustables o liberables es similar a la trabeculectomía. Es importante un cierre hermético de la conjuntiva (*véase* el texto anterior). El tratamiento posoperatorio (esteroides tópicos, uso de 5-FU posoperatorio o anti-VEGF) es similar al de la trabeculectomía estándar (**fig. 23-31**).

REFERENCIA

1. Netland PA, Sarkisian SR Jr, Moster ML, Ahmed II, Condon G, Salim S, Sherwood MB, Siegfried CJ. Randomized, prospective, comparative trial of EX-PRESS glaucoma filtration device versus trabeculectomy (XVT study). *Am J Ophthalmol.* 2014;157(2):433-440.e3.

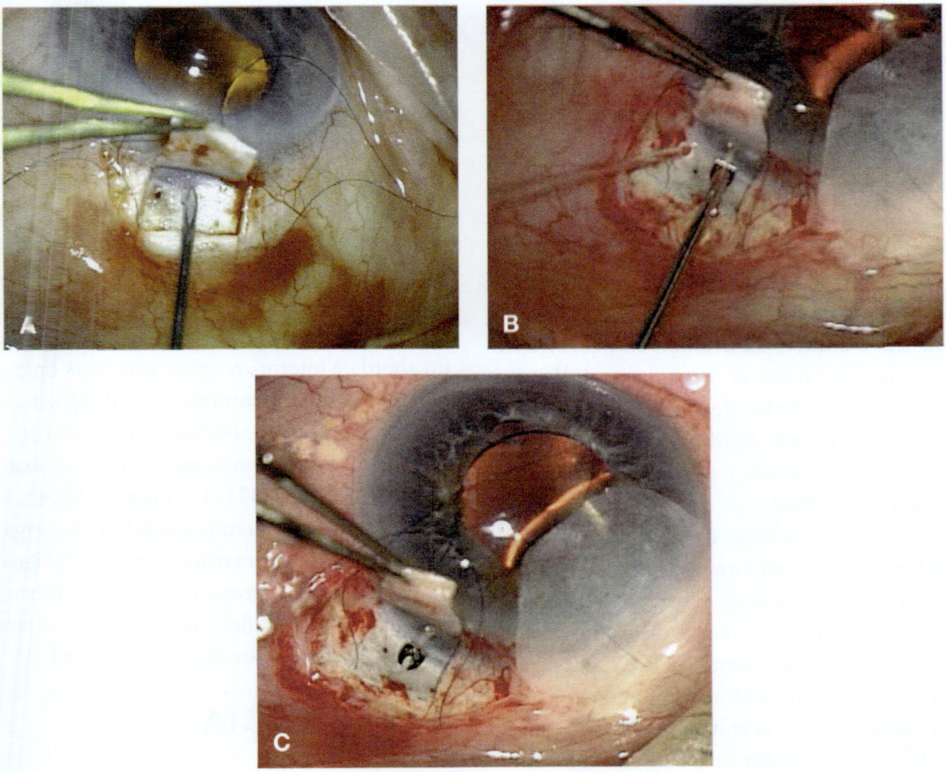

FIGURA 23-30. Implantación del *minishunt* Ex-PRESS. Técnica quirúrgica. **A.** Después de disecar el colgajo escleral, se utiliza una aguja para crear la entrada. **B.** El *shunt* se introduce utilizando un insertador desechable. **C.** Se fija el implante y se sutura el colgajo escleral sobre el implante.

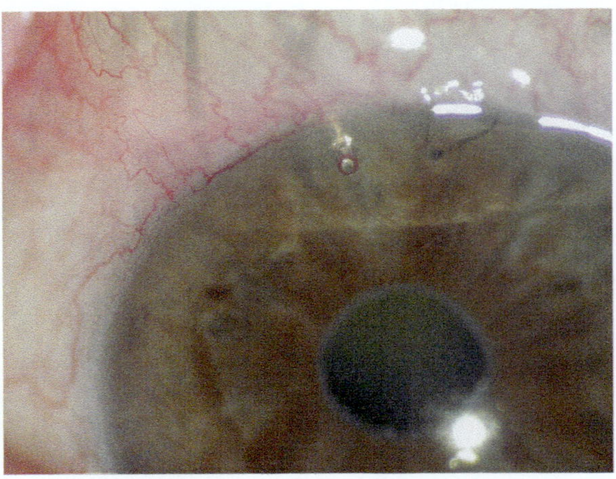

FIGURA 23-31. *Minishunt* Ex-PRESS. Aspecto posoperatorio.

IMPLANTE PARA GLAUCOMA XEN

El implante para glaucoma Xen (*AqueSys Xen Gel Stent* [Allergan, Dublín]) crea una vía de drenaje acuoso desde la cámara anterior hasta el espacio subconjuntival mediante la introducción de un pequeño *stent* (tubo) de gelatina a través de una pequeña incisión corneal y la colocación controlada de este *shunt* a través de la unión corneoescleral. Este proceso imita el mecanismo de la trabeculectomía. Antes de insertar el implante, se inyectan 0.1 mL de MMC de 2 a 4 mg/mL subconjuntivalmente y se masajea en el espacio subconjuntival.

El Xen es un tubo de gelatina de 6 mm de longitud con un lumen de 45 o 63 μm de diámetro. El implante viene precargado en un inyector especialmente diseñado. Puede insertarse en el momento de la cirugía de cataratas o como procedimiento independiente. La cámara se rellena con viscoelástico y, antes de la inserción, se marca la conjuntiva a 3 mm del limbo en dos puntos para guiar al cirujano hasta el punto final a través de la esclerótica y bajo la conjuntiva entre las dos marcas de guía. Se puede utilizar un gonioprisma para asegurar la ubicación correcta, pero no es absolutamente necesario, ya que el procedimiento se puede realizar sin él. El insertador se coloca en el ángulo y se introduce lentamente a través de la esclerótica hasta que la aguja sea visible bajo la conjuntiva. A continuación, el insertador libera el *stent* de gel, de modo que una pequeña porción permanece en la cámara anterior (para drenar el humor acuoso) y la porción más larga queda bajo la conjuntiva superior, formando una ampolla difusa no elevada. El *stent* de gel Xen suele colocarse desde un abordaje interno, requiere una incisión pequeña y no precisa suturas. Sin embargo, dado que imita una trabeculectomía, el tratamiento de la ampolla es fundamental para el éxito (**figs. 23-32** y **23-33**). Un número significativo de casos requieren maniobra de despegamiento con aguja para mantener una PIO baja. También puede utilizarse un abordaje externo, con una técnica similar a la utilizada en el implante Preserflo (*véase* el texto siguiente).

REFERENCIA

1. Reitsamer H, Sng C, Vera V, et al. Two-year results of a multicenter study of the ab interno gelatin implant in medically uncontrolled primary open-angle glaucoma. *Graefes Arch Clin Exp Ophthalmol.* 2019;257:983–996.

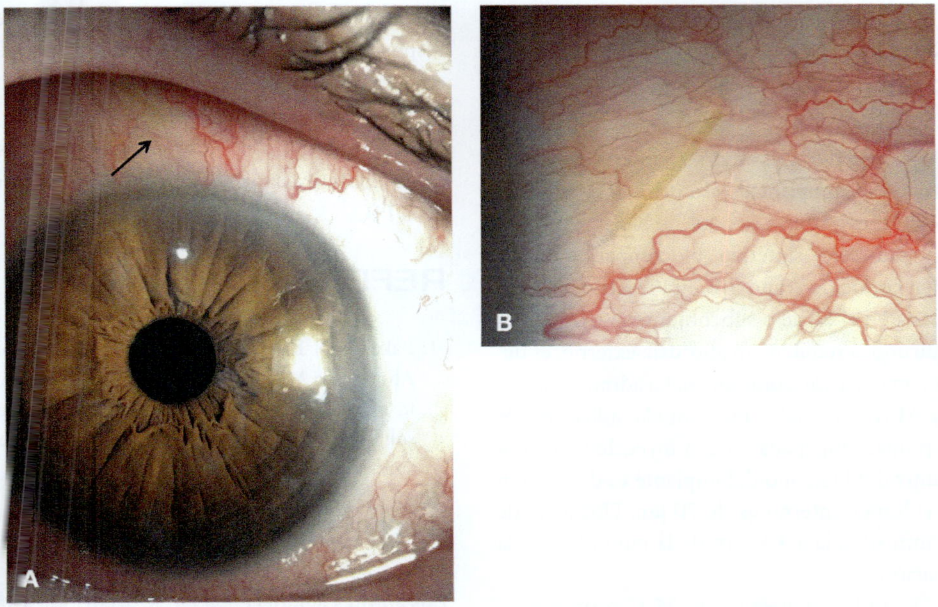

FIGURA 23-32. **Aspecto subconjuntival externo de un implante Xen. A.** *Flecha* que señala el punto de salida del implante Xen, aproximadamente 3 mm posterior al limbo. **B.** Mayor aumento. (Cortesía del Dr. Kaweh Mansouri).

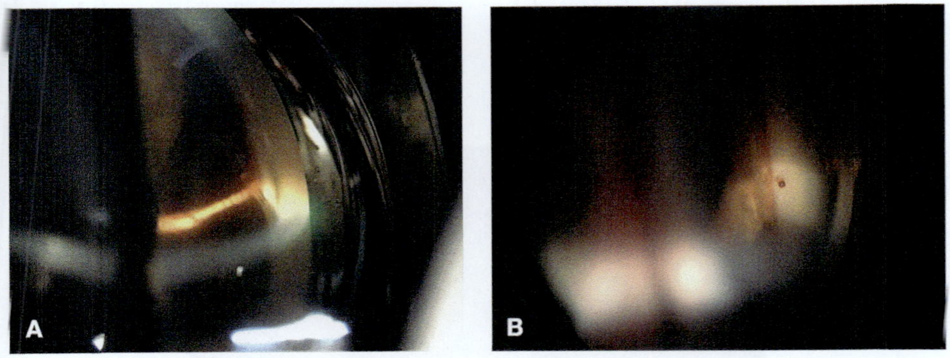

FIGURA 23-33. **Examen interno del implante Xen.** Aspecto gonioscópico interno de dos implantes Xen diferentes, uno con un segmento más grande dentro de la cámara anterior (**A** y **B**). (Cortesía del Dr. Kaweh Mansouri).

IMPLANTE PARA GLAUCOMA PRESERFLO

El Preserflo Microshunt (**Santen, Osaka**) es un *stent* implantado *ab externo* compuesto de poli(estireno-bloque-isobutileno-bloque-estireno), un polímero sintético biocompatible, también conocido como SIB. El Preserflo también drena en el espacio subconjuntival y la técnica quirúrgica requiere un abordaje externo, es decir, una incisión conjuntival. La administración de MMC se realiza mediante la aplicación de esponjas empapadas o una inyección subconjuntival. El tamaño del implante es de 8.5 mm y el lumen interno es de 70 µm. Una aleta de 1 mm situada a 4.5 mm de la punta facilita la fijación.

Se utiliza una aguja de 25 G o un microbisturí de 1 mm para crear un túnel escleral, comenzando a 3 mm del limbo y entrando en la cámara anterior. A continuación, se introduce el dispositivo Preserflo en el túnel escleral, procurando que entre cerca y paralelo al plano del iris. Se observa un flujo lento del dispositivo. Se sutura la capa de Tenon y la conjuntiva, asegurando la impermeabilidad de la herida (**figs. 23-34** a **23-37**).

Los estudios sobre Preserflo han demostrado una eficacia sustancial en la reducción de la PIO.[1]

REFERENCIA

1. Baker ND, Barnebey HS, Moster MR, et al. Ab-externo MicroShunt versus trabeculectomy in primary open-angle glaucoma: one-year results from a 2-year randomized, multicenter study. *Ophthalmology*. 2021;128:1710–1721.

AGRADECIMIENTOS

Los autores agradecen al Dr. K. Mansouri (oftalmólogo consultor, Centro de Glaucoma, Clínica Montchoisi, Lausana, Suiza, y profesor asociado adjunto, Departamento de Oftalmología, University of Colorado, Denver, CO) por proporcionar las ilustraciones de Xen.

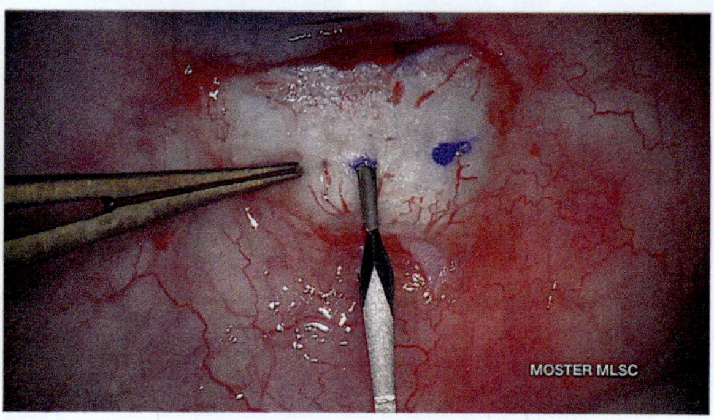

FIGURA 23-34. Cuchilla entrando en la cámara anterior. Obsérvese la marca del punto de entrada a 3 mm del limbo.

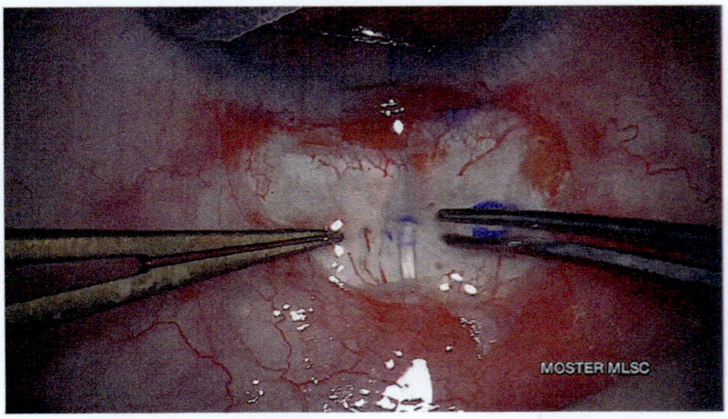

FIGURA 23-35. Preserflo insertado a través del túnel escleral en la cámara anterior.

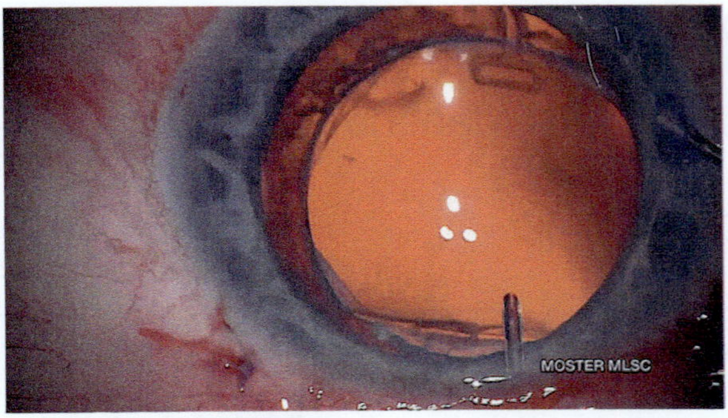

FIGURA 23-36. Vista del cirujano al final del procedimiento, con un cierre hermético de la incisión conjuntival base fórnix y el *shunt* Preserflo bien colocada en la cámara anterior.

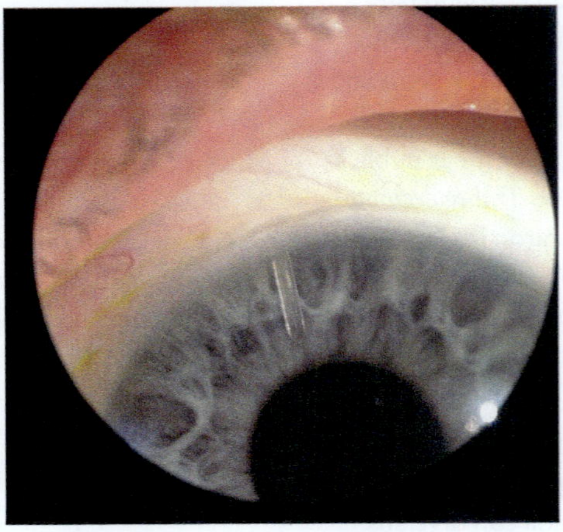

FIGURA 23-37. Aspecto posoperatorio de una ampolla baja y difusa y el *microshunt* Preserflo colocado en la cámara anterior.

CAPÍTULO 24

Dispositivos de drenaje para glaucoma

JoAnn A. Giaconi y Marlene R. Moster

DESCRIPCIÓN

- Los dispositivos de drenaje para el glaucoma (DDG) están diseñados para reducir la presión intraocular (PIO). También se conocen como derivaciones (*shunts*) acuosas, dispositivos de derivación acuosa o derivaciones tubulares.
- Tradicionalmente, se han utilizado para reducir la PIO en casos de cirugía filtrante fallida y glaucomas recalcitrantes y complejos, como el glaucoma inflamatorio, neovascular y traumático. Cada vez más, desde la publicación del estudio *Tube Versus Trabeculectomy Study*, en el que se compararon los implantes Baerveldt de 350 mm^2 con la trabeculectomía con mitomicina-C,[1] algunos centros están utilizando los DDG como cirugía primaria del glaucoma.
- Todos los DDG constan de un tubo de silicona conectado a una placa epiescleral (o explante), que está fabricada con diversos materiales de diferentes formas y tamaños de superficie según el modelo específico (**figs. 24-1** y **24-2**). La placa se coloca contra la esclerótica en el ecuador del globo, mientras que el tubo se introduce en la cámara anterior o en el surco ciliar (o, más raramente, a través de la *pars plana*). A pesar de los materiales no reactivos, se desarrolla una cápsula fibrovascular de colágena (o ampolla) alrededor de la placa epiescleral. Una vez dentro de la ampolla, el humor acuoso fluye de manera pasiva a través de la pared de la cápsula y es reabsorbido por capilares venosos y linfáticos.
- Los DDG pueden dividirse en dispositivos restrictivos y no restrictivos.
  - Los *dispositivos no restrictivos, o no valvulados,* permiten el libre flujo de líquido desde el interior del ojo hasta la placa epiescleral. Las derivaciones no restrictivas del mercado actual incluyen los diversos modelos de DDG Molteno (**fig. 24-1**), Baerveldt (**fig. 24-1**) y Ahmed ClearPath. La resistencia al flujo de salida depende de la densidad de la cápsula que se forma alrededor de la placa.
  - Los *dispositivos restrictivos, o valvulados,* incorporan un elemento de control del flujo en la parte posterior del tubo (es decir, una válvula o membrana) diseñado

para limitar el flujo de líquido en un intento de evitar la hipotonía posoperatoria. Los modelos restrictivos disponibles son los DDG Ahmed (fig. 24-2) y Krupin.

- Hasta ahora, ningún modelo de DDG es superior a los demás. El *Ahmed Baerveldt Comparison Trial* fue un ensayo clínico multicéntrico y aleatorizado que comparó la seguridad y eficacia de los implantes Ahmed FP-7 y Baerveldt, 350 de mm^2. A los 5 años de seguimiento, la PIO media era inferior en el grupo Baerveldt con un número similar de medicaciones para el glaucoma, pero también hubo un mayor número de complicaciones tempranas y graves en el grupo Baerveldt en comparación con el grupo Ahmed.[2] El estudio Ahmed frente a Baerveldt también comparó estos dos dispositivos. Después de un seguimiento de 5 años, el grupo Baerveldt tuvo una probabilidad acumulada de fracaso significativamente menor y necesitó menos medicación que el grupo Ahmed, pero también experimentó más complicaciones relacionadas con la hipotonía.[3]

REFERENCIAS

1. Gedde SJ, Schiffman JC, Feuer WJ, et al. Treatment outcomes in the Tube versus Trabeculectomy study after five years of follow-up. *Am J Ophthalmol.* 2012;153(5):789–803.
2. Budenz DL, Barton K, Gedde SJ, et al. Five-year treatment outcomes in the Ahmed Baerveldt comparison study. *Ophthalmology.* 2015;122(2):308–316.
3. Christakis PG, Kalenak JW, Tsai JC, et al. The Ahmed versus Baerveldt study: five-year treatment outcomes. *Ophthalmology.* 2016;123(10): 2093–2102.

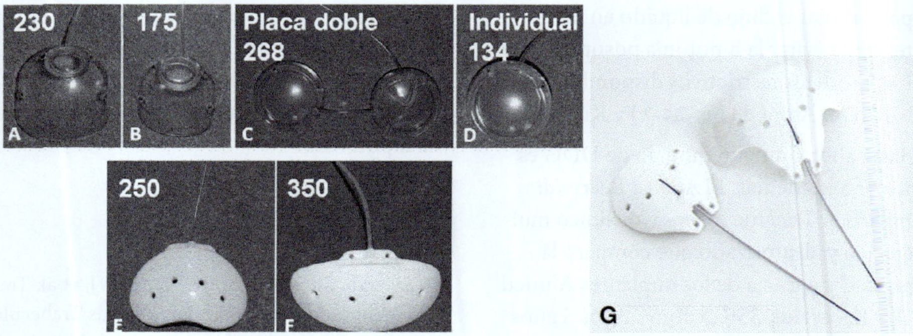

FIGURA 24-1. Dispositivos de drenaje no restrictivos para el glaucoma. Modelos disponibles comercialmente. **A-D.** Dispositivos Molteno. Las derivaciones Molteno3 más recientes (**A** y **B**) se caracterizan por una placa epiescleral más grande y flexible que los modelos más antiguos (**C** y **D**). Los números junto a los modelos indican la superficie de la placa epiescleral. **E** y **F.** Dispositivos Baerveldt, cuyas placas son de silicona impregnada de bario. **G.** Ahmed ClearPath con tamaños de 250 mm (abajo a la izquierda) y 350 mm (arriba a la derecha) con sutura de polipropileno con cordón de extracción 4-0 preenhebrada. (De Ahmed ClearPath, https://www.newworldmedical.com/new-world-medical-launches-ahmed-clearpath-glaucoma-drainage-device/)

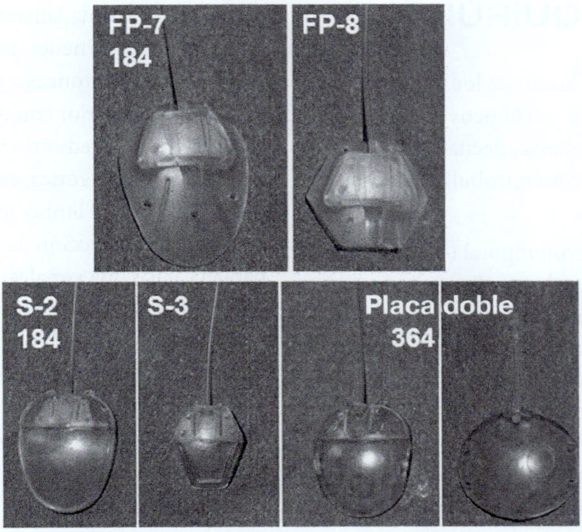

FIGURA 24-2. Dispositivos restrictivos. Las válvulas Ahmed vienen con una placa flexible (modelos FP) o una placa rígida de polipropileno (modelos S). Los tamaños más pequeños están pensados para ojos pediátricos. El modelo de doble placa consiste en una placa con válvula conectada a una placa sin válvula mediante un tubo de silicona intermedio que cruza por encima de un músculo recto (en esta figura, el tubo intermedio no conecta las dos placas de la parte inferior derecha).

TÉCNICA QUIRÚRGICA

- Se recomienda la anestesia local porque algunos de los pasos quirúrgicos pueden ser dolorosos sin la anestesia adecuada. Puede utilizarse una inyección retrobulbar, peribulbar o subtenoniana.
- El cuadrante superotemporal (**fig. 24-3**) es la localización preferida para la implantación del primer DDG (pueden implantarse derivaciones adicionales en otros cuadrantes). Para una mejor exposición de la zona quirúrgica, es útil la tracción corneal (**fig. 24-4**) o una sutura con brida del recto superior. El tubo debe purgarse con solución salina balanceada para asegurar su permeabilidad utilizando una cánula de calibre 30.
- Por lo general, se utiliza una peritomía base fórnix. Una incisión conjuntival de 90 a 110 grados es adecuada para los implantes de una sola placa. Se utilizan tijeras de tenotomía de Stevens para disecar de forma roma hacia atrás en el cuadrante para dejar espacio para la placa. La placa epiescleral se coloca entre los músculos rectos adyacentes con su borde anterior al menos 8 mm posterior al limbo (**fig. 24-5**). Se pasan suturas no absorbibles (nylon 6-0 a 8-0, Prolene, Mersilene) a través de los orificios de fijación de la placa epiescleral y se suturan a la esclera.
- La longitud óptima del tubo se calcula colocándolo sobre la córnea. A continuación, se recorta el tubo, con el bisel hacia arriba, para que se extienda de 2 a 3 mm en la cámara anterior para la colocación en la cámara anterior (**fig. 24-6**). Para la colocación en el surco ciliar, el tubo se recorta con el bisel hacia abajo, lejos del iris. Se realiza una paracentesis corneal para proporcionar acceso a la cámara anterior en caso de colapso (**fig. 24-7**).
- Existen múltiples formas de crear una vía para la entrada del tubo en el ojo. Se utiliza una aguja de calibre 22 o 23. Se puede hacer una vía corta, paralela al plano del iris, que comience aproximadamente 1 o 2 mm posterior al limbo corneoescleral (**fig. 24-8**). El tubo se inserta entonces a través de esta vía en la cámara anterior con unas pinzas suaves (**fig. 24-9**). Se puede crear una vía más larga a través de la esclerótica, comenzando 3 mm o más posterior al limbo, teniendo cuidado de cambiar la dirección de la vía para que sea paralela al iris una vez alcanzado el ángulo. De manera alternativa, en ojos seudofáquicos, el tubo puede colocarse en el surco ciliar con una entrada más posterior de la vía y el tubo con bicel hacia abajo, lejos del iris. Algunos cirujanos creen que la colocación en el surco tiene menos probabilidades de provocar una descompensación corneal.
- Es esencial colocar de manera correcta el tubo en la cámara anterior, asegurándose de que no toque el iris, el cristalino o la córnea. El tubo puede fijarse o no a la esclerótica con suturas de nylon 10-0 o Prolene (**fig. 24-10**). Esta sutura anterior se envuelve con firmeza alrededor del tubo para evitar que se mueva dentro o fuera de la cámara anterior, pero no tan firme que ocluya su lumen. Para evitar la erosión conjuntival por el tubo, se utiliza pericardio procesado, esclerótica o córnea de donante y, con menor frecuencia, fascia lata o duramadre, para cubrir la porción escleral anterior del tubo (**figs. 24-11** y **24-12**). El injerto de parche se sutura en su lugar utilizando suturas interrumpidas. De forma alterna, puede formarse un colgajo (*flap*) escleral de espesor parcial base limbo y la entrada del tubo se realiza por debajo de este colgajo, de modo que el colgajo suturado cubra el tubo (**fig. 24-13**).
- El tubo también puede colocarse a través de la *pars plana* (**fig. 24-14**) en los casos en que la colocación en la cámara anterior sea difícil o indeseable. Este abordaje requiere una vitrectomía vía *pars plana* por parte de un cirujano de retina, con especial atención a la eliminación de la falda vítrea en el cuadrante en el que se insertará el tubo.

- Durante la inserción de dispositivos no restrictivos, es necesario un paso adicional para evitar la hipotonía-oclusión posoperatoria inmediata y prolongada del tubo. Este paso puede realizarse antes de suturar la placa epiescleral, de varias maneras. Se puede anudar una sutura absorbible de Vicryl 6-0 a 8-0 alrededor del tubo para que no haya flujo hacia la placa (fig. 24-15). El Vicryl de este tamaño se disolverá en 4 a 8 semanas, momento en el que se habrá formado una cápsula de restricción del flujo alrededor de la placa. Dado que el tubo está por completo ligado, se pueden realizar varias hendiduras de ventilación en la porción extraescleral anterior del tubo con una aguja o una cuchilla de 15 grados para permitir cierto flujo de salida acuoso en el posoperatorio temprano. La cantidad de salida acuosa puede comprobarse con una cánula de calibre 27 en una jeringa con solución salina insertada en el extremo del tubo. Si la presión no puede controlarse con medicación durante el periodo anterior a la disolución de la ligadura, la ablación de la sutura de Vicryl con un láser de argón puede abrir el tubo (la sutura debe ser lo suficientemente posterior al injerto de parche para que pueda verse). Otra opción es una sutura de cordón de desgarro con nylon 5-0, Prolene 3-0 o Mersilene 3-0 colocada en el tubo, entrando por el extremo de la placa (fig. 24-16). A continuación, se anuda una sutura absorbible alrededor del tubo y la sutura de cordón (fig. 24-17). El extremo distal del cordón se coloca subconjuntivalmente en el cuadrante inferior, donde se puede acceder cortando a través de la conjuntiva en la lámpara de hendidura y se tira de él semanas después de la cirugía, si es necesario reducir la PIO antes de que se disuelva la sutura de Vicryl. La sutura de cordón (*ripcord*) tiene la ventaja de no requerir tratamiento con láser de argón si es necesaria la apertura temprana del tubo, y permite reducir la PIO en la clínica en un entorno más controlado. La tercera opción consiste en atar la porción intracameral del tubo antes de introducirla en la cámara anterior (fig. 24-18). En general, esto se hace con una sutura de nylon o Prolene, que se puede lisar con el láser si es necesario bajar la PIO en el posoperatorio. Un cierre conjuntival hermético completa los procedimientos.

Cuidados posoperatorios

- El régimen posoperatorio incluye un antibiótico tópico durante 1 o 2 semanas y esteroides tópicos durante 2 o 3 meses. En ocasiones, se utiliza un ciclopléjico si la cámara anterior es poco profunda. También pueden utilizarse de forma concomitante gotas antiinflamatorias no esteroideas.
- Con los dispositivos restrictivos, puede desarrollarse una fase hipertensiva entre 4 y 16 semanas después de la intervención, a medida que se forma la cápsula. Deben programarse controles posoperatorios para detectar esta fase a medida que se desarrolla, ya que puede requerir el reinicio de medicación hipotensora.
- Con dispositivos no restrictivos, ligados y sin hendiduras de ventilación, la medicación hipotensora preoperatoria debe continuarse hasta que se abra el tubo.
- Las visitas semanales deben comenzar alrededor de las 5 a 6 semanas, anticipándose a la apertura de la ligadura. Los medicamentos hipotensores y antiinflamatorios se ajustarán según sea necesario.

Complicaciones

- La implantación de derivaciones del conducto acuoso se asocia con un riesgo de complicaciones posoperatorias significativas.
- Complicaciones posoperatorias tempranas:
  - Hipotonía: suele ser el resultado de una salida excesiva del humor acuoso y puede causar complicaciones que se listan a continuación.

- Maculopatía hipotónica (**figs. 24-19** y **24-20**)
- Cámara anterior plana (**fig. 24-21**)
- Derrames coroideos (**figs. 24-22** a **24-24**)
- Hemorragia supracoroidea (**fig. 24-25**)
- Desviación acuosa (**fig. 24-26**)
- Hifema
- Hipertensión ocular: la PIO elevada puede estar relacionada con la oclusión del tubo por fibrina (**fig. 24-27**), un coágulo de sangre, el iris o el vítreo. La fibrina o la sangre pueden resolverse de manera espontánea. Una inyección intracameral de activador tisular del plasminógeno puede ayudar a disolver el coágulo en pocas horas, pero puede asociarse con hemorragias graves. Cuando el tejido del iris ocluye el lumen del tubo, la iridotomía con láser de neodimio (Nd):YAG o la iridoplastia con láser de argón pueden restablecer la permeabilidad del tubo. La incarceración vítrea puede tratarse con éxito con láser Nd:YAG, pero puede ser necesaria una vitrectomía anterior para evitar la recidiva.

• Complicaciones posoperatorias tardías:

- Hipertensión ocular: el fracaso tardío con aumento de la PIO suele estar causado por una fibrosis excesiva alrededor de la placa.
- Hipotonía
- Erosión conjuntival sobre el tubo (**fig. 24-28**) o la placa epiescleral.
- Edema o descompensación corneal (**fig. 24-29**): la descompensación corneal puede resultar del contacto directo entre el tubo y la córnea. Cuando el tubo está en contacto con la córnea, debe considerarse la posibilidad de reposicionar el tubo en especial en los casos en que exista riesgo de falla endotelial (es decir, casos con edema corneal focal o tras una queratoplastia penetrante). El riesgo de descompensación corneal es mayor si la vía de entrada del tubo en el ojo es anterior a la línea de Schwalbe.
- Retracción, migración o malposición del tubo: la **figura 24-30** muestra un tubo que ha erosionado la córnea y descansa sobre su superficie. Los tubos colocados en ojos pediátricos jóvenes son especialmente propensos a cambiar de posición dentro de la cámara anterior con el tiempo, porque la córnea y la esclerótica son flexibles y no siempre mantienen el tubo en su sitio (**fig. 24-31**).
- Cataratas
- Diplopía: la restricción mecánica de los músculos extraoculares por la ampolla o la placa epiescleral puede causar diplopía. Si la diplopía es persistente y no responde a los prismas, puede ser necesario retirar o reubicar la derivación.
- Desprendimiento de retina: puede producirse si el paso de la aguja para fijar la placa epiescleral atraviesa todo el espesor de la esclerótica y la retina.
- Endoftalmitis: la erosión conjuntival que expone el tubo o la placa es un factor de riesgo de endoftalmitis y debe repararse rápidamente.

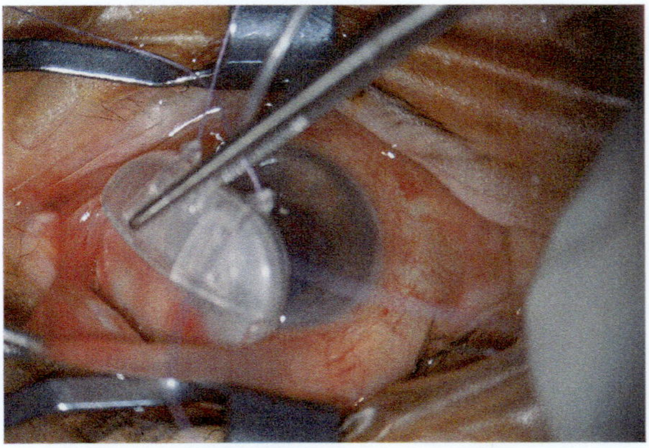

FIGURA 24-3. **Cuadrante superotemporal.** Colocación de una derivación con válvula Ahmed en el cuadrante superotemporal del ojo que recibe un primer dispositivo de drenaje para el glaucoma.

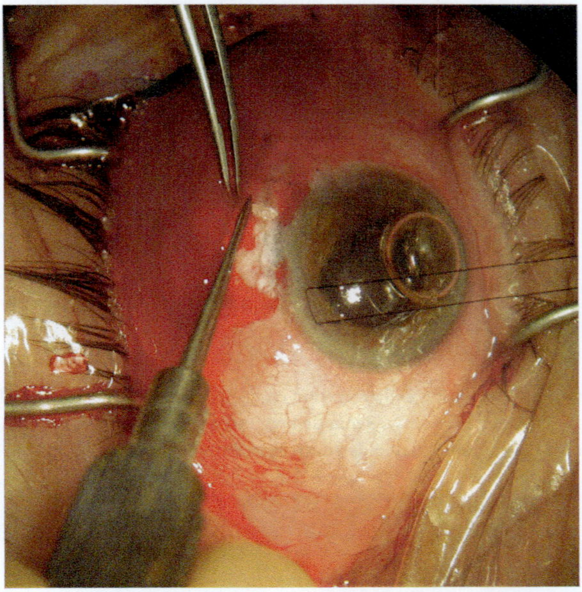

FIGURA 24-4. **Sutura de tracción.** Una sutura de tracción superior de seda 6-0 colocada a través del estroma corneal permite la infraducción del ojo para una mejor exposición del cuadrante superotemporal.

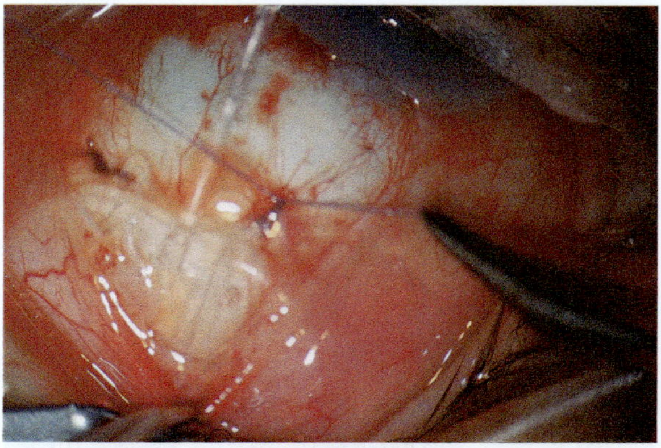

FIGURA 24-5. Fijación escleral. Derivación con válvula Ahmed suturada a la esclera de 8 a 10 mm posterior al limbo, utilizando una sutura no reabsorbible.

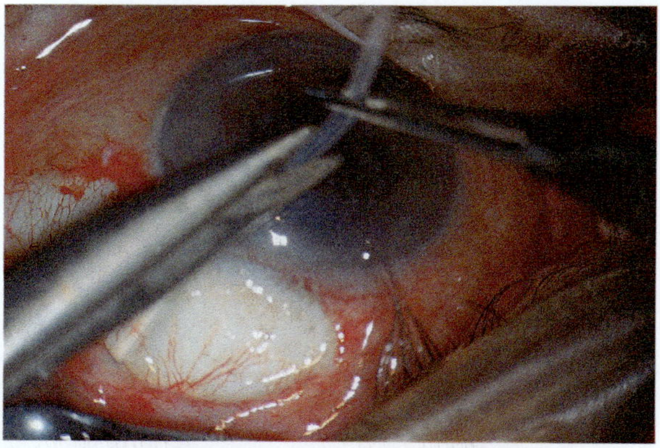

FIGURA 24-6. Recorte del tubo. Antes de la inserción en el ojo, el tubo se recorta a una longitud adecuada con tijeras de Westcott, de modo que quede de 2 a 3 mm de longitud dentro de la cámara anterior. Al cortarlo, el bisel debe mirar hacia arriba para disminuir el riesgo de encarcelamiento del iris en el tubo.

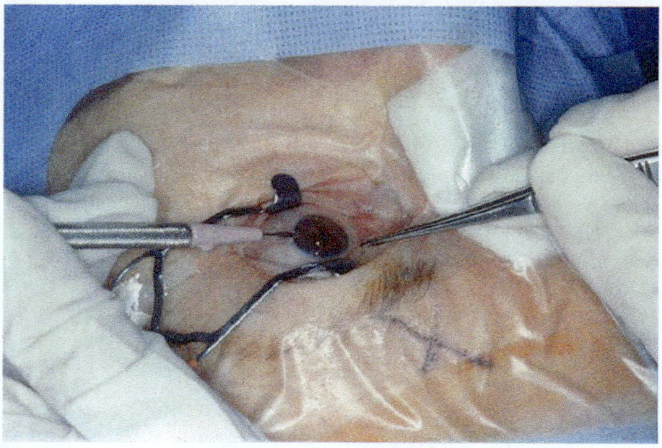

FIGURA 24-7. Paracentesis corneal. No se considera un paso obligatorio, pero en caso de colapso de la cámara anterior intraoperatoriamente o de cámara plana posoperatoriamente, permite acceder para reformar la cámara anterior.

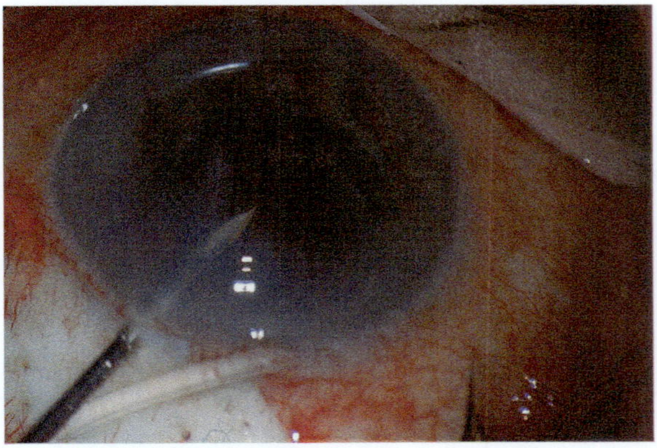

FIGURA 24-8. **Creación de la vía.** Una aguja de calibre 23 entra en la cámara anterior antes de colocar el tubo. Esta vía debe crearse en el limbo quirúrgico posterior para una posición ideal del tubo.

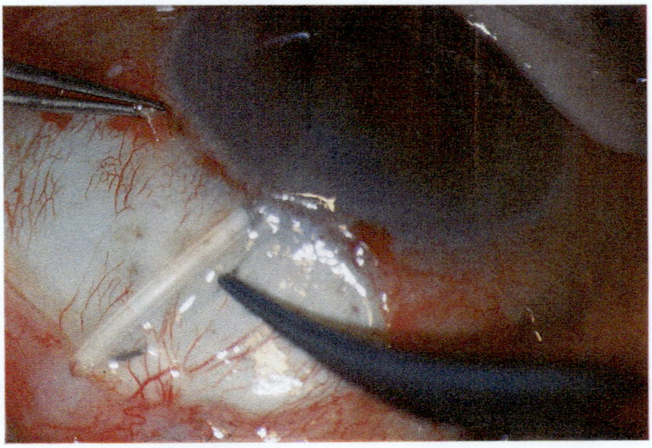

FIGURA 24-9. **Inserción del tubo.** Colocación del tubo de derivación en la cámara anterior.

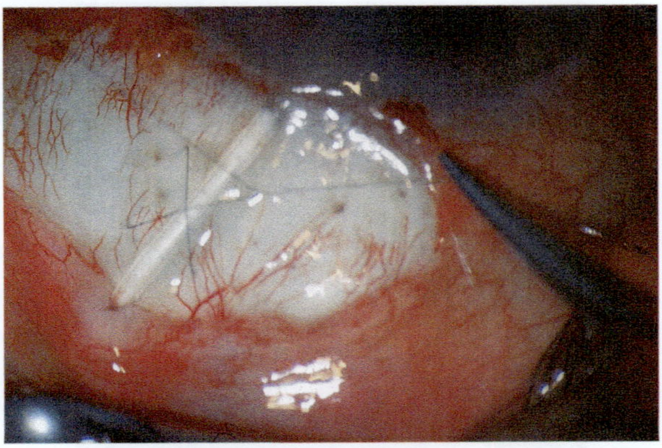

FIGURA 24-10. **Fijación del tubo.** Sutura de la derivación del tubo a la esclerótica con nylon 10-0. Este tipo de sutura puede ayudar a dirigir el tubo hacia una vía que no esté directamente delante de él (es decir, puede cambiar el curso de la vía, de modo que mantenga una curva donde se coloca la sutura), o puede utilizarse para ayudar a evitar el movimiento del tubo. Se trata de un paso opcional.

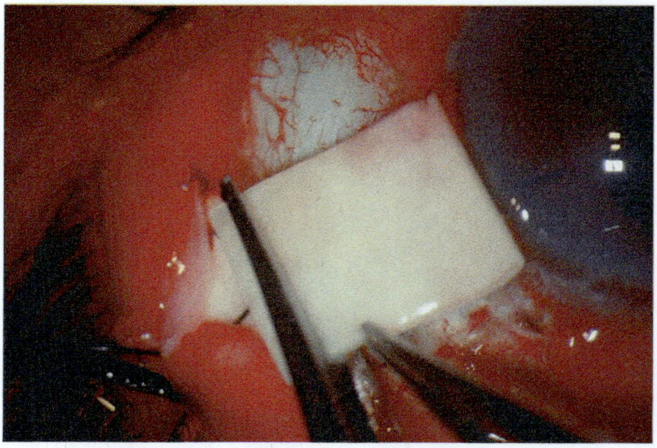

FIGURA 24-11. Injerto de parche pericárdico. Se coloca un injerto de parche pericárdico sobre el tubo antes de suturarlo a la epiesclera en dos o cuatro esquinas.

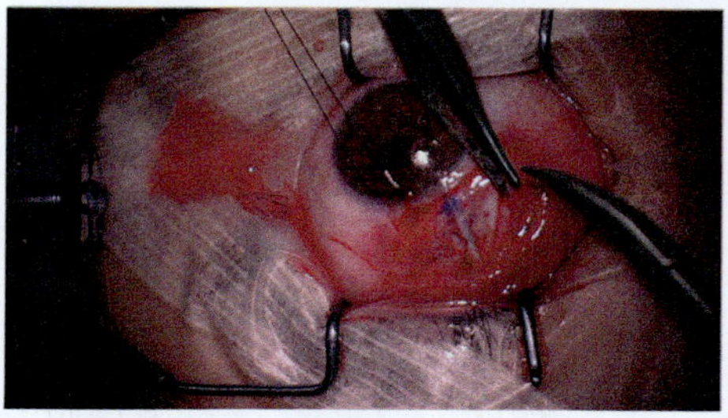

FIGURA 24-12. Injerto de parche corneal. Puede utilizarse un injerto de parche corneal de espesor parcial para cubrir el tubo.

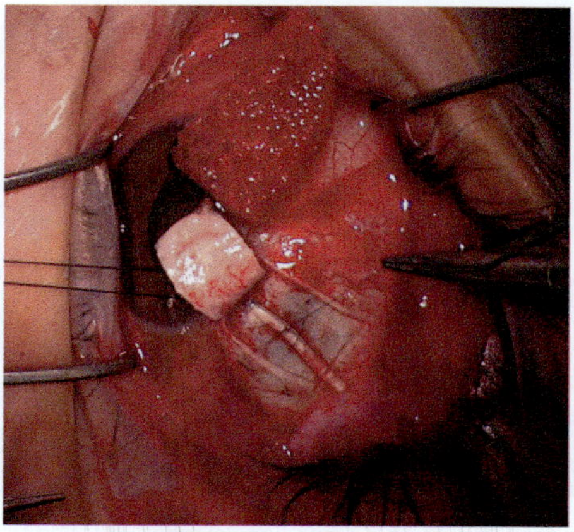

FIGURA 24-13. Colgajo escleral. Puede formarse un colgajo escleral de espesor parcial para cubrir el tubo. Puede colocarse un injerto de parche corneal encima del colgajo escleral. (Cortesía del Dr. Simon K. Law).

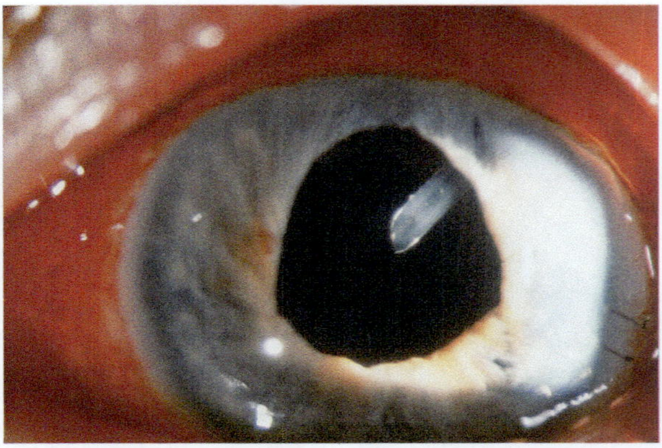

FIGURA 24-14. **Derivación de tubo a través de la *pars plana*.** El tubo entra a través de una esclerostomía utilizada para la vitrectomía vía *pars plana*. Se requiere una buena vitrectomía para evitar la obstrucción vítrea del tubo.

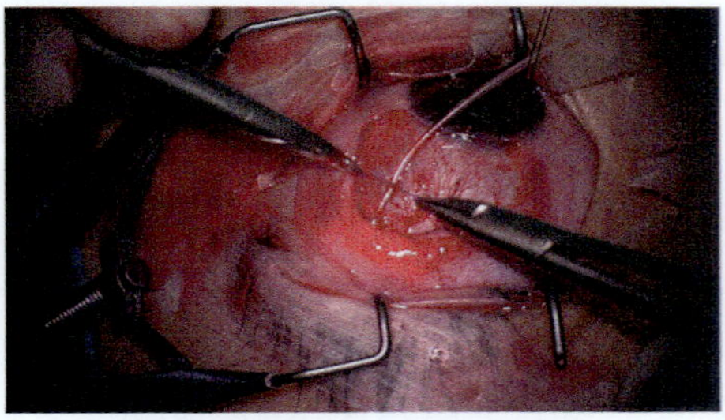

FIGURA 24-15. **Sutura de ligadura.** Puede utilizarse una sutura de Vicryl de 6-0 a 8-0 para ligar los tubos no restrictivos.

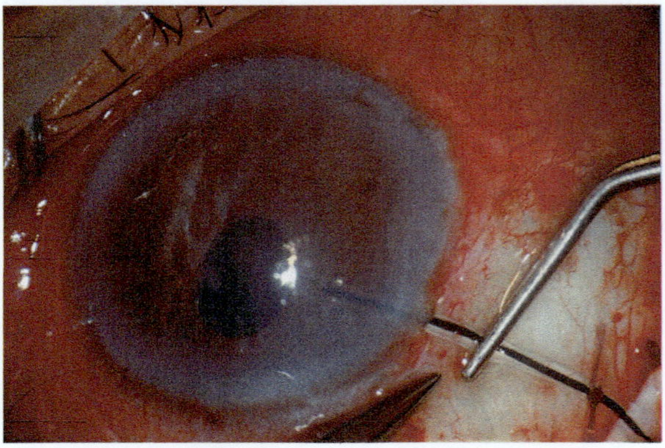

FIGURA 24-16. **Sutura latina o de cordón.** Derivación tubular no restrictiva con sutura de cordón preparada colocada en la cámara anterior.

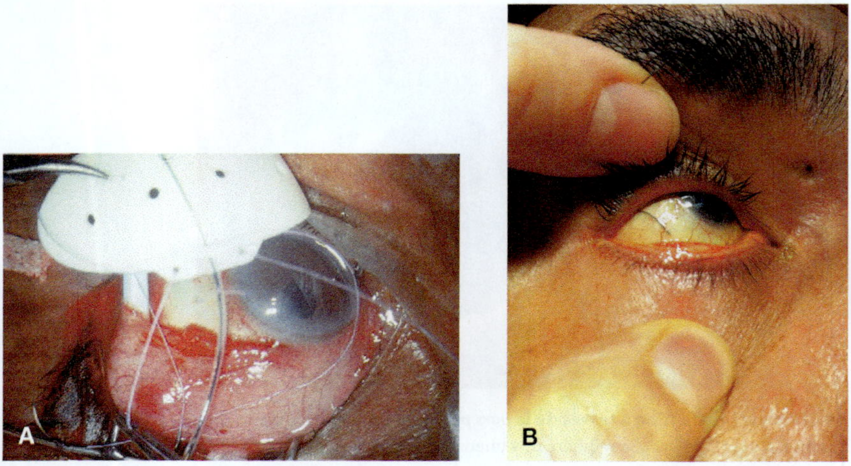

FIGURA 24-17. **Sutura de cordón (*ripcord*). A.** Sutura de cordón fácilmente visible dentro del lumen de tubo. La sutura absorbible de Vicryl se ata con firmeza alrededor del tubo con el cordón de sutura para evitar el flujo de salida. **B.** El extremo subconjuntival de cordón es visible en el ojo posoperatorio.

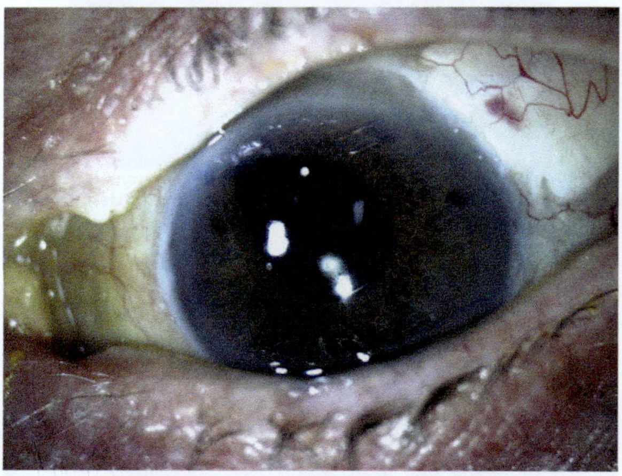

FIGURA 24-18. **Sutura de ligadura.** Sutura no reabsorbible que liga el tubo intracameral.

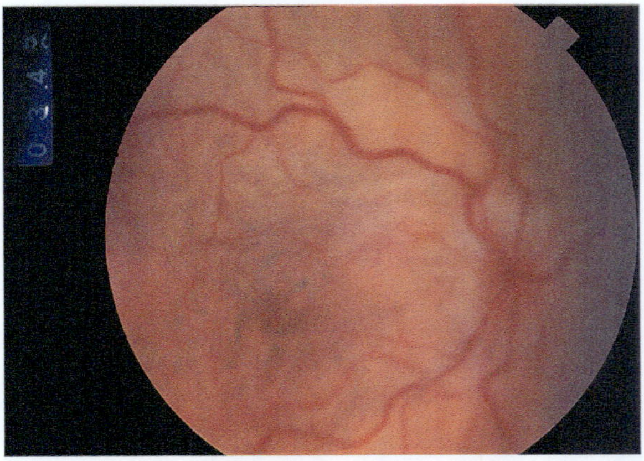

FIGURA 24-19. Hipotonía crónica. Hipotonía crónica con maculopatía y pliegues coroideos.

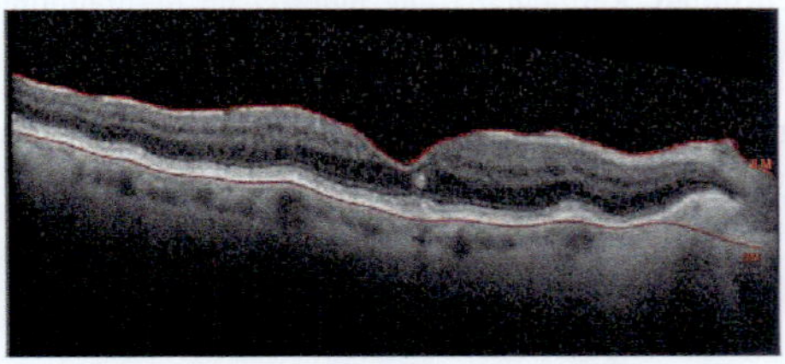

FIGURA 24-20. Maculopatía hipotónica. Imagen de tomografía de coherencia óptica de maculopatía hipotónica en un paciente con visión disminuida y presión intraocular baja.

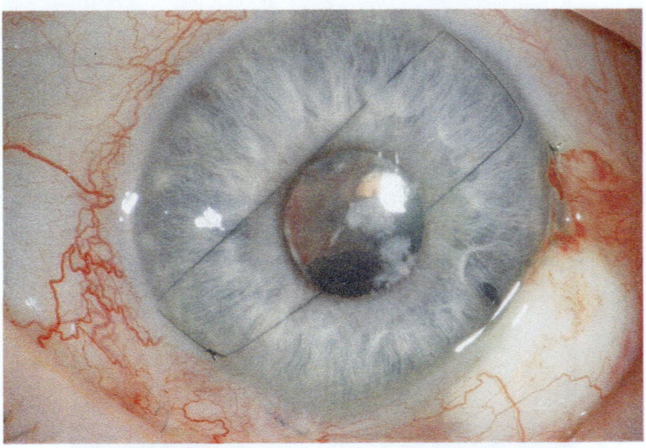

FIGURA 24-21. Cámara anterior poco profunda. Cámara anterior poco profunda posterior a una derivación con tubo con sutura de mantenimiento de la cámara que retiene el implante de lente.

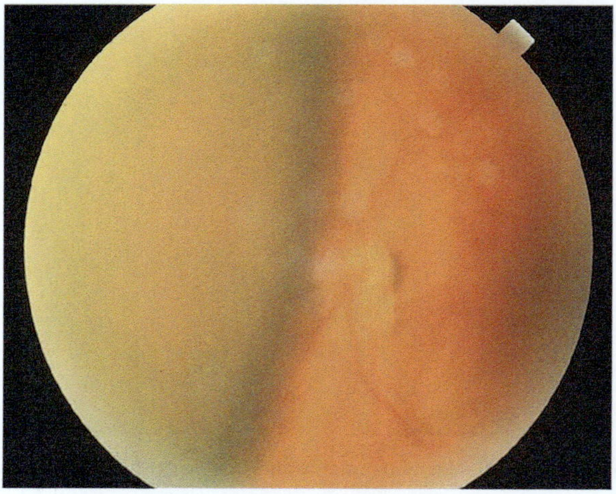

FIGURA 24-22. Derrame coroideo. Retinografía que muestra un desprendimiento de coroides seroso que afecta al nervio óptico.

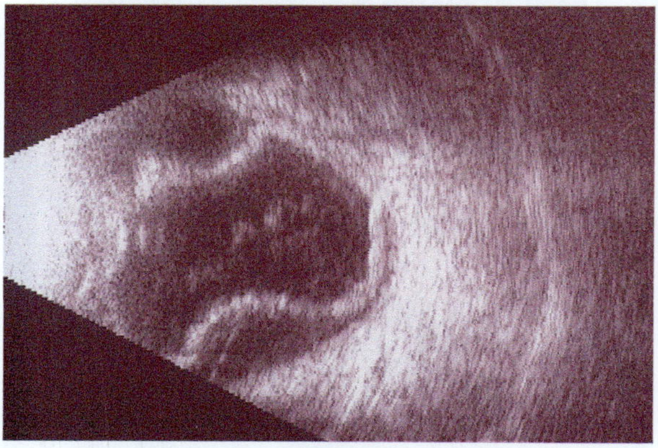

FIGURA 24-23. Desprendimiento de coroides. Ecografía modo B de desprendimientos de coroides serosos.

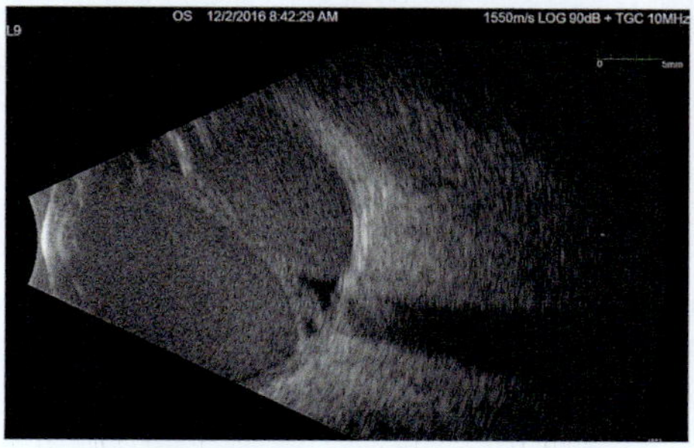

FIGURA 24-24. Derrame coroideo. Imagen de ecografía modo B de grandes derrames coroideos hemorrágicos posterior a la colocación de una válvula Ahmed.

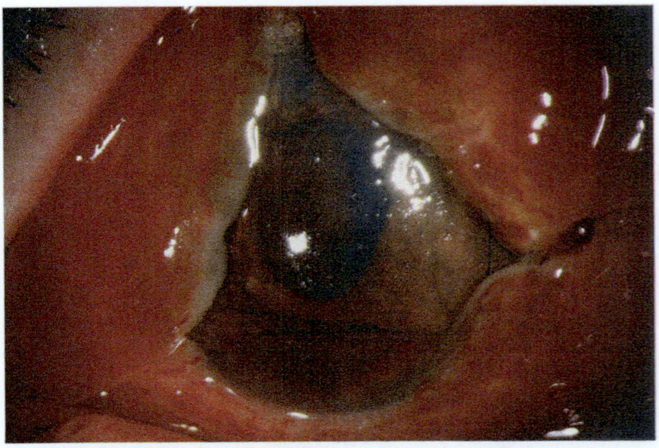

FIGURA 24-25. **Hemorragia supracoroidea.** Fotografía con lámpara de hendidura de un ojo con hemorragia supracoroidea; la retina puede verse a través de la pupila.

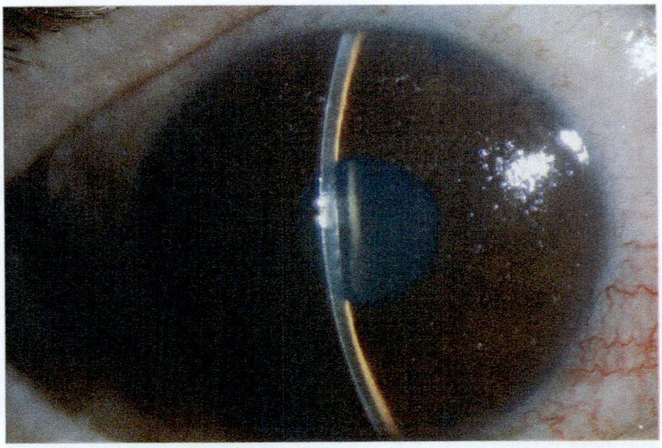

FIGURA 24-26. **Desviación acuosa.** Fotografía con lámpara de hendidura de un ojo con desviación del humor acuoso. Hay una cámara anterior plana y presión intraocular elevada.

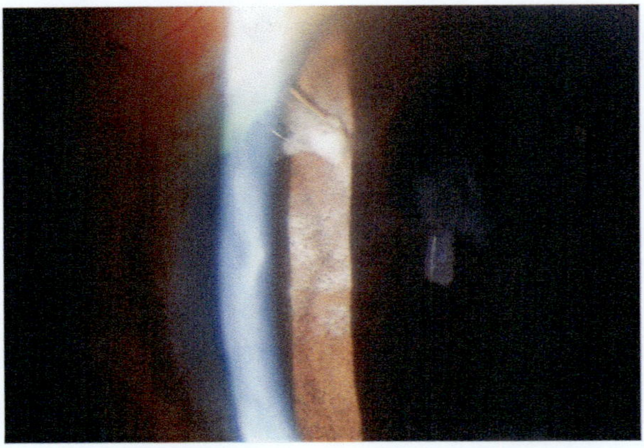

FIGURA 24-27. **Oclusión del implante.** Membrana fibrosa que ocluye la luz de un dispositivo de drenaje para glaucoma.

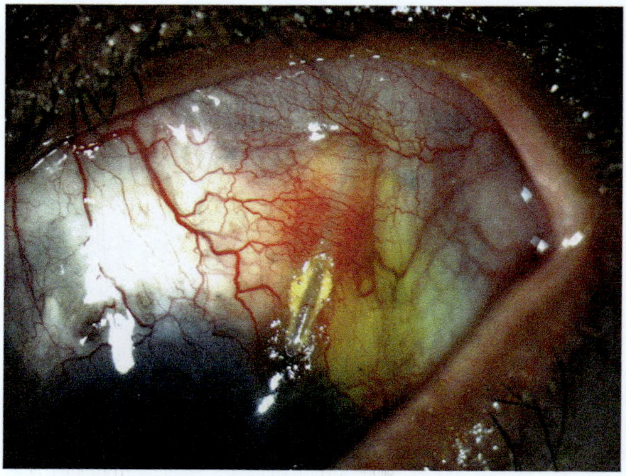

FIGURA 24-28. **Erosión conjuntival.** Erosión de la conjuntiva sobre la porción escleral anterior de un dispositivo de drenaje para glaucoma cerca del limbo. Esta complicación aumenta el riesgo de endoftalmitis. (Cortesía de Simon Law, MD).

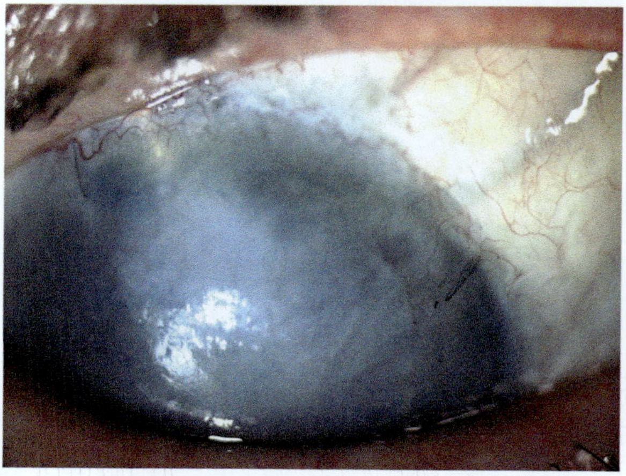

FIGURA 24-29. **Descompensación corneal.** Injerto de parche pericárdico sobre el tubo visible en el limbo en una córnea descompensada.

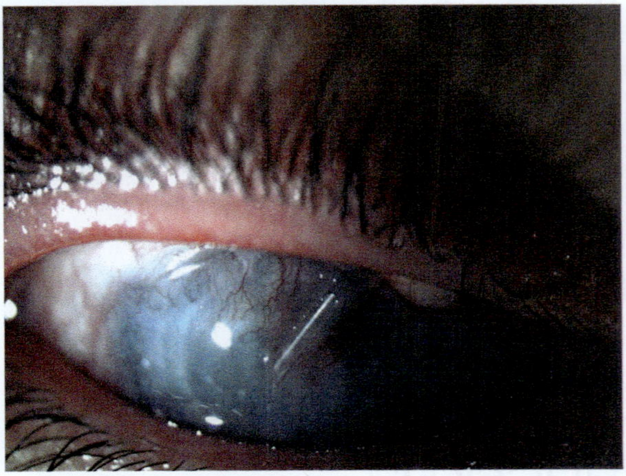

FIGURA 24-30. Malposición del tubo. Erosión del tubo a través de la córnea y apoyado en la superficie de la córnea. (Cortesía de Simon Law, MD).

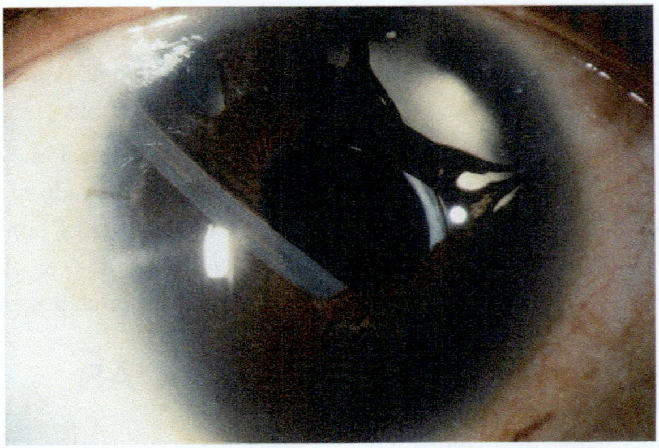

FIGURA 24-31. Migración del implante. Migración del tubo de derivación hacia la cámara anterior en un paciente de 14 años con catarata congénita y glaucoma.

CAPÍTULO

25

Procedimientos ciclodestructivos para glaucoma

Sunee Chansangpetch y Shan C. Lin

INTRODUCCIÓN

La ablación ciliar o ciclodestrucción consiste en el tratamiento del epitelio ciliar para reducir la producción de humor acuoso. El objetivo final es reducir la presión intraocular (PIO) y ralentizar la progresión del glaucoma.

Los procedimientos ciclodestructivos tienen la ventaja de ser repetibles y pueden utilizarse en una amplia gama de diagnósticos de glaucoma. Existen varias técnicas ciclodestructivas, la mayoría de las cuales son no invasivas y no requieren cirugía incisional. Las generaciones más antiguas de procedimientos ciclodestructivos presentan una escasa predictibilidad en cuanto a la eficacia de reducción de la PIO y tasas de complicaciones relativamente elevadas. De modo convencional, las indicaciones de los procedimientos ciclodestructivos son las siguientes:

- Fracaso en el control de la PIO después de la cirugía filtante o de dispositivos de drenaje para glaucoma en ojos con escaso potencial visual.
- Ojo ciego doloroso
- Cuando la cirugía penetrante no es apropiada o no es factible.

La nueva generación de técnicas ciclodestructivas ha demostrado su eficacia con mejores perfiles de seguridad y, por lo tanto, se consideran opciones factibles en ojos con glaucoma en estadio inicial y buen potencial visual.[1-3]

TÉCNICAS

Para la ciclodestrucción se utilizan varias técnicas. Entre las fuentes de energía que pueden utilizarse para ablacionar el epitelio ciliar se encuentran diatermia, criopexia, ultrasonido y diversos láseres, como los de xenón, neodimio:itrio-aluminio-granate (Nd:YAG), rubí, argón y diodo. La energía puede administrarse por vía transescleral, transpupilar o endoscópica.

Los abordajes ciclodestructivos suelen implicar el tratamiento de 180 a 360 grados del cuerpo ciliar, evitando los meridianos de las 3 y las 9 en punto para evitar la coagulación de las arterias y nervios ciliares posteriores largos. Todas las técnicas son repetibles, y las formas no penetrantes suelen requerir tratamientos adicionales.

Vía transescleral

La ciclodestrucción se realiza con mayor frecuencia mediante el método transescleral. Los tratamientos intentan ablacionar el epitelio ciliar a nivel de la *pars plicata* aplicando energía en la esclerótica perilimbal (**fig. 25-1**).

Ciclocrioterapia

La ciclocrioterapia es un procedimiento más antiguo que emplea temperaturas frías para congelar y destruir el tejido del cuerpo ciliar. La colocación externa de la criosonda en la esclerótica con la consiguiente congelación induce la muerte celular y reduce la producción de humor acuoso. El procedimiento se realiza bajo anestesia retrobulbar. La sonda de 2.5 mm se enfría a – 80 °C durante 60 segundos utilizando una máquina crioquirúrgica de óxido nitroso. La sonda se coloca aproximadamente 1 mm posterior al limbo (**fig. 25-2**). Se aplican cuatro puntos en dos o tres cuadrantes, evitando las posiciones de las 3 y las 9 en punto.[4] Debido a la mayor precisión, perfil de seguridad y previsibilidad de los láseres, la ciclocrioterapia se ha sustituido en su mayoría por métodos basados en láser.

Ciclofotocoagulación transescleral sin contacto

Este procedimiento transescleral ciclodestructivo utiliza un láser Nd:YAG o un láser semiconductor de diodo. El procedimiento se realiza bajo anestesia retrobulbar. El paciente se sienta ante el biomicroscopio conectado a la unidad láser. El rayo láser se enfoca de 1 a 1.5 mm posterior al limbo para el tratamiento de una extensión de 180 a 360 grados, evitando las posiciones de las 3 y las 9 en punto.[5]

- Para el láser Nd:YAG, se ajustan los parámetros del láser para suministrar de 4 a 8 J de energía con el desenfoque posterior a 3.6 mm. El láser se enfoca profundamente hacia la superficie conjuntival para que el cuerpo ciliar absorba la mayor parte de la energía (**fig. 25-3**). Se colocan de 8 a 10 puntos en cada cuadrante.[6]
- Para el láser de diodo, los parámetros incluyen una potencia de 1 200 a 1 500 mW, una duración de 1 a 2 segundos y un tamaño del *spot* de 100 a 200 µm. En el biomicroscopio se fija un desenfoque posterior de 1 mm. Se aplican aproximadamente de 40 a 45 puntos en una circunferencia de 360 grados.[7,8]

Puede utilizarse o no el lente de contacto Bruce Shields (**fig. 25-4**). Las ventajas del lente de contacto incluyen marcas a intervalos de 1 mm para determinar mejor la distancia desde el limbo, evitar que una parte de la luz láser entre en la pupila y blanquear una conjuntiva inflamada para reducir la formación de cicatrices subconjuntivales.

Ciclofotocoagulación transescleral de onda continua

La ciclofotocoagulación transescleral de onda continua (CW-TCP, *continuous wave transscleral cyclophotocoagulation*) es una técnica de ciclocoagulación de contacto que aplica láser de diodo semiconductor con una longitud de onda de 810 nm a través de la pared escleral. Tradicionalmente, este procedimiento se conoce como ciclofotocoagulación transescleral con diodo (DTSCP, *diode transscleral cyclophotocoagulation*). La energía láser es absorbida por el pigmento de melanina de los procesos ciliares, lo que provoca daños en la coagulación.

El sistema láser consta de una unidad de diodo semiconductor conectada a una sonda G. La sonda G está diseñada para adaptarse a la curva de la esclerótica anterior (**fig. 25-5**). Dispone de una fosa de fibra óptica que dirige el rayo láser a 1.2 mm del limbo corneoescleral cuando la parte anterior de su placa de apoyo se coloca adyacente al limbo (**fig. 25-6A**).

El procedimiento suele realizarse después de la anestesia retrobulbar. Existen dos métodos para administrar energía láser: la coagulación convencional y los métodos de coagulación "lenta".[9,10] Los ajustes del láser y los puntos finales de aplicación se resumen en la **tabla 25-1**. Para ambos métodos, se aplican de 16 a 30 puntos de tratamiento en un patrón discreto a lo largo

TABLA 25-1. Configuración de parámetros para la ciclofotocoagulación transescleral de onda continua

Método	Potencia (vatios)	Duración (segundos)	Punto final de aplicación
Método de coagulación convencional	1.75–2.00	2.0	Ajuste la potencia hasta que se oiga un "chasquido"
Método de coagulación lenta			
• Iris marrón claro u oscuro	1.25	4.0–4.5	Potencia fija
• Otras pigmentaciones del iris	1.50	3.5–4.0	

de 360 grados, evitando las zonas de las 3 y las 9 en punto (**fig. 25-7A**).

Ciclofotocoagulación transescleral de micropulsos

La ciclofotocoagulación transescleral de micropulsos (MP-TCP, *micropulse transscleral cyclophotocoagulation*) es otra técnica de ciclocoagulación por contacto que aplica láser de diodo a través de la pared escleral, de forma similar a la CW-TCP. La diferencia con respecto a la CW-TCP es que la MP-TCP utiliza la tecnología de micropulsos para dividir la aplicación del láser de diodo en ciclos de encendido y apagado. Con pulsos repetitivos separados por periodos de descanso, la tecnología de micropulsos puede evitar una acumulación térmica excesiva y minimizar así el daño tisular coagulativo colateral (**fig. 25-8**).

Aunque el principal mecanismo de reducción de la PIO en la MP-TCP es la disminución de la producción acuosa a partir de la ciclocoagulación, también puede mejorar el drenaje acuoso a través del flujo uveoescleral y convencional.[11] Por lo tanto, este tratamiento también se denomina *terapia láser transescleral de micropulsos* (MPTLT, *micropulse transscleral laser therapy*) debido a los mecanismos adicionales que emplea, además de la ciclofotocoagulación.

En la actualidad, existen dos sistemas MP-TCP disponibles en el mercado: el Cyclo G6 (Iridex, Mountain View, CA) y el Vitra 810 (Quantel Medical, Cournon-d'Auvergne, Francia). Ambas unidades utilizan un láser de diodo de 810 nm de longitud de onda y pueden utilizarse tanto para CW-TCP como para MP-TCP. Cada sistema está equipado con su propia sonda. La sonda G se conecta para el uso de CW-TCP en el Cyclo G6. Para MP-TCP, el Cyclo G6 tiene dos diseños de sonda, la MicroPulse P3 y la MicroPulse P3 REV-2 (**fig. 25-9**).

La sonda SubCyclo del Vitra 810 es compatible con los modos CW-TCP y MP-TCP. La sonda cuenta con una placa de apoyo extraíble que se asemeja a la placa de apoyo de la sonda G y se utiliza para la CW-TCP (**fig. 25-10A**). La placa de apoyo de SubCyclo se puede desmontar para utilizarlo en el modo MP-TCP (**fig. 25-10B**).

La punta de fibra óptica láser de todas las sondas de MP-TCP se coloca 3 mm posterior al limbo durante el tratamiento. Las **figuras 25-6B, 6C, 6D** muestran las puntas de las sondas de micropulso y sus orientaciones hacia el limbo. La **figura 25-11** muestra un ejemplo del procedimiento de MP-TCP utilizando el dispositivo MicroPulse P3.

El procedimiento puede realizarse bajo anestesia retrobulbar o general. Debe utilizarse un agente de acoplamiento como el gel de lidocaína. La energía láser se administra por lo general con una potencia de 2 000 a 2 500 mW y un ciclo de trabajo de 31.3%, que consiste en un periodo de "encendido" del micropulso de 0.5 ms y una duración de "apagado" de 1.1 ms. Se emplea un total de 100 a 280 segundos en tratar los 360 grados, evitando las posiciones de las 3 y las 9 en punto. A diferencia de otros láseres transesclerales de contacto en los que el láser se aplica de forma discreta (fig. 25-7A), la sonda de MP-TCP se barre continuamente posterior al limbo a lo largo de los hemisferios superior e inferior (fig. 25-7B), normalmente con una velocidad de 10 segundos por barrido.[12] No obstante, también se han utilizado muchos patrones de aplicación, incluido el barrido a lo largo de los cuadrantes (fig. 25-7C),[12] un patrón discreto (fig. 25-7D),[13] un patrón en zigzag (fig. 25-7E)[14] y una mezcla de patrones de barrido y discretos (fig. 25-7F).[15]

Cicloplastia ultrasónica

La plastia ciliar por ultrasonido o cicloplastia ultrasónica (UCP, *ultrasound cycloplasty*) es un procedimiento transescleral ciclodestructivo que sustituye la fotocoagulación con láser por ultrasonido focalizado de alta intensidad (HIFU, *high-intensity focused ultrasound*) para provocar una ciclodestrucción térmica. La UCP tiene un aumento de temperatura más regulado que la DTSCP y la absorción del ultrasonido no depende de la pigmentación.[16]

El dispositivo UCP actualmente disponible en el mercado es el EyeOP1 (Eye Tech Care, Rillieux-La-Pape, Francia). El módulo del dispositivo consta de una unidad de control y un EyeOP-PACK estéril de un solo uso que contiene un cono de posicionamiento (fig. 25-12A) y una sonda de tratamiento (fig. 25-12C). La sonda de tratamiento está equipada con seis transductores piezoeléctricos que se distribuyen de forma uniforme en circunferencia, salvando las 3 y las 9 en punto. Hay tres tamaños de sondas con varios diámetros de anillo (es decir, 11, 12 y 13 mm). Las medidas de blanco a blanco y las medidas de longitud axial se utilizan junto con el nomograma UCP para establecer el tamaño de sonda adecuado (fig. 25-12D).

Para el procedimiento se requiere anestesia local, normalmente un bloqueo peribulbar o retrobulbar. Un bloqueo subtenoniano puede ser una alternativa aceptable, aunque el cirujano debe ser cauteloso para evitar una quemosis que pudiera perjudicar la succión de la ventosa y la zona de enfoque del tratamiento con HIFU.

Después de acoplar el cono de posicionamiento en la esclerótica, un anillo de succión situado en la base del cono permite aplicar un vacío de bajo nivel. Esto permite que el cono permanezca en contacto con el ojo en la posición correcta durante el tratamiento. A continuación, se coloca la sonda de tratamiento y se bloquea en el cono (fig. 25-12B). Se requiere solución salina normal a temperatura ambiente para llenar el espacio entre el ojo, el cono y la sonda (4 mL).

Cada transductor se activa durante 8 segundos a una frecuencia de 21 MHz con una pausa de 20 segundos entre los sectores de tratamiento.[17] La dosis de tratamiento viene determinada por el número de sectores de tratamiento. La dosis recomendada es un protocolo de 6 sectores para ojos con PIO de 21 o superior a menos de 30 mm Hg, un protocolo de 8 sectores para ojos con PIO de 30 o superior a menos de 40 mm Hg y un protocolo de 10 sectores para ojos con PIO de 40 mm Hg o superior. La figura 25-13 muestra la activación de la sonda del transductor para los protocolos de 6, 8 y 10 sectores.

Hay que tener en cuenta que determinadas circunstancias en las que la anatomía del ojo y la superficie ocular impiden la alineación óptima del cono pueden dificultar el uso de la UCP, como una ampolla o tubo filtrante prominente, una fisura palpebral excesivamente estrecha y una orbitopatía con una órbita estrecha.

Vía transpupilar

Ciclofotocoagulación transpupilar

La ciclofotocoagulación transpupilar utiliza un láser de argón de onda continua de 488 nm de longitud de onda para coagular los procesos ciliares a través de la pupila dilatada. Esta técnica requiere la visualización directa de los procesos ciliares a través de un goniolente (fig. 25-14A). Debido a la aplicación directa del láser en los procesos ciliares, el tratamiento es más específico, ajustable y controlable que el abordaje transescleral. Sin embargo, este tratamiento está limitado a casos con procesos ciliares visibles en al menos un tercio de la circunferencia, es decir, ojos con aniridia, iridectomía quirúrgica grande, sinequias periféricas extensas que causan desplazamiento anterior del iris o un cristalino situado anteriormente.[18-20]

El procedimiento puede realizarse con anestesia tópica. Se coloca el goniolente de contacto, como un lente de Goldmann. La depresión escleral sobre la zona perilimbal puede ayudar a la visualización. Suele ser necesaria la dilatación máxima de la pupila, la iridectomía o ambas. Todos los procesos ciliares visibles se tratan con parámetros láser de 100 a 200 μm de tamaño de *spot*, 700 a 1 000 mW y 0.1 a 0.2 segundos de duración (**fig. 25-14B**). El efecto final es el blanqueamiento del tejido.

Vía endoscópica

Ciclofotocoagulación endoscópica

La ciclofotocoagulación endoscópica (ECP, *endoscopic cyclophotocoagulation*) coagula directamente el epitelio ciliar con un láser térmico, por lo general, un láser de diodo de onda continua con una longitud de onda de 810 nm. A través de la visión endoscópica, la ECP puede dirigirse específicamente al epitelio ciliar (**fig. 25-15A**). En comparación con la CW-TCP, hay menos consecuencias posoperatorias graves.[21,22] La ECP es una operación incisional que puede realizarse sola en ojos seudofáquicos o afáquicos o junto con la cirugía de cataratas en ojos fáquicos. Aunque la ECP puede realizarse en ojos fáquicos (solo con abordaje limbal), debe tenerse especial cuidado para evitar lesionar el cristalino, por ejemplo, profundizando el surco ciliar, elevando así el iris y empujando el cristalino hacia atrás.

La tecnología ECP consta de un endoscopio láser con una cámara de imagen, un haz apuntador He-Ne, una fuente de luz de xenón y una unidad láser. La sonda está disponible en calibres de 18 a 20 y en diseños curvos y rectos. El campo de visión oscila entre 70 y 110 grados, con una profundidad de enfoque de 1 a 30 mm según el modelo de la unidad láser. Después de insertar el endoscopio en el interior del ojo, el procedimiento se lleva a cabo mientras el cirujano visualiza la pantalla de video de la unidad láser. El cirujano controla la emisión láser mediante el pedal.

Este procedimiento se realiza bajo anestesia local retrobulbar, subtenoniana o tópica en el quirófano, aunque esta última técnica puede provocar dolor en el paciente. La pupila debe estar dilatada al máximo. La ECP puede realizarse mediante dos abordajes: limbal y vía *pars plana*.[23]

- Abordaje limbal: la sonda endoláser puede acceder al proceso ciliar a través de una incisión en córnea clara. Tras realizar la incisión corneal de 1.5 a 2.5 mm de anchura, se inyecta viscoelástico bajo el iris para ampliar el espacio del surco ciliar. Una sonda recta puede tratar un máximo de 180 grados, mientras que una sonda curva puede tratar hasta 270 grados. Se puede realizar una segunda incisión opuesta a la original para tratar los procesos restantes no tratados. A continuación, se retira el viscoelástico y se cierra la herida. El procedimiento puede combinarse con la extracción de cataratas, por lo general, con ECP tras la implantación de la lente intraocular.
- Abordaje vía *pars plana*: la sonda endoláser también puede acceder a las apófisis ciliares a través de la *pars plana*, de 3.5 a 4.0 mm del limbo. Es necesario realizar una vitrectomía anterior antes de introducir la sonda endoláser. Cuando se tratan más de 180 a 270 grados del proceso, se pueden realizar dos incisiones. Las esclerotomías se cierran con una sutura de Vicryl 7-0.

Los parámetros típicos del láser oscilan entre 300 y 900 mW y entre 0.5 y 5 segundos. El objetivo final del láser es el blanqueamiento y la contracción de los procesos ciliares (**fig. 25-15**). La explosión visible (*chasquido*) del tejido indica un exceso de energía, por lo que deben reducirse la potencia y la duración del láser. Se recomienda que la distancia entre la sonda y el proceso ciliar sea de 2 mm.[24] Esta distancia puede determinarse mediante la visualización de seis procesos en el campo. Si la sonda está más cerca del proceso, debe reducirse la potencia o la duración del láser para evitar la explosión del cuerpo ciliar.

Deben inyectarse esteroides subconjuntivales (p. ej., dexametasona) al final de la intervención para evitar una respuesta inflamatoria excesiva y el edema macular cistoide.

CUIDADOS POSPROCEDIMIENTO

Posterior a la intervención, se prescriben colirios tópicos de esteroides con frecuencias variables en función del nivel de inflamación, que suelen ser de cuatro veces al día y se van reduciendo en función de la respuesta inflamatoria. También se prescriben antibióticos tópicos, ya que la ECP es un procedimiento penetrante. Puede considerarse la administración de gotas ciclopléjicas y antiinflamatorias no esteroideas. Es posible que los pacientes necesiten acceso a analgésicos y se les debe informar que pueden experimentar dolor cuando desaparezca el efecto del anestésico local.[25] Se debe continuar con todos los medicamentos antiglaucoma y ajustarlos en función de la respuesta al tratamiento.

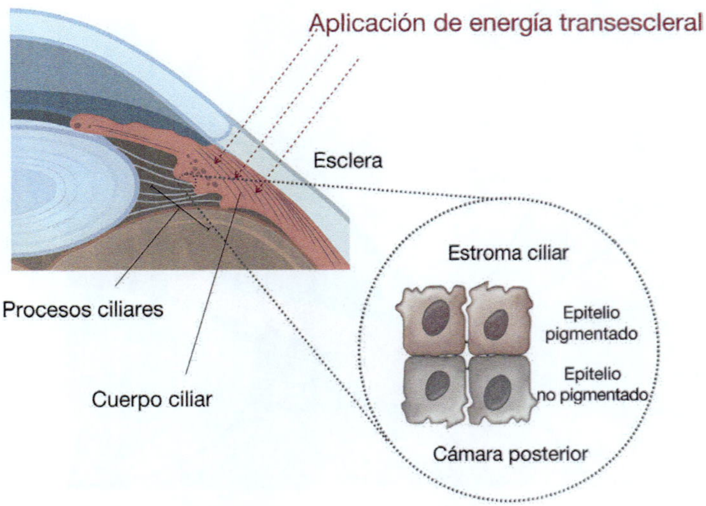

FIGURA 25-1. Diagrama que muestra la ciclodestrucción por vía transescleral.

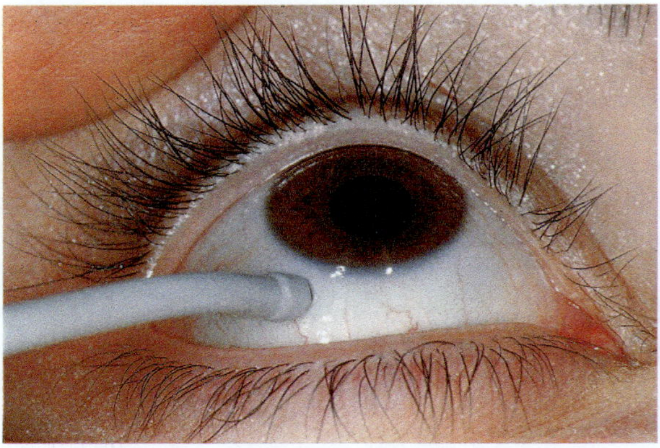

FIGURA 25-2. Ciclocrioterapia. La criosonda se coloca aproximadamente 1 mm posterior al limbo.

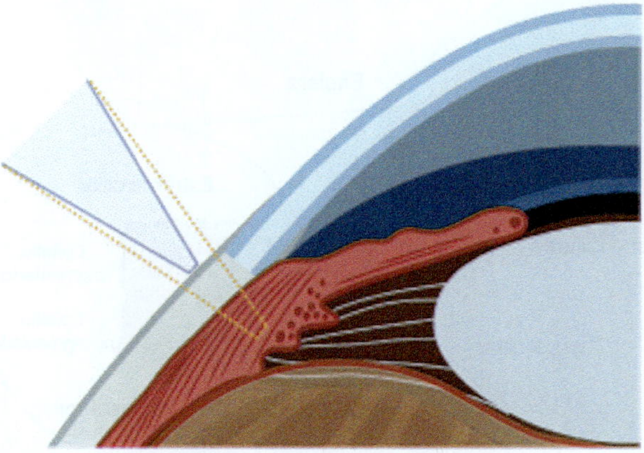

FIGURA 25-3. Diagrama de la ciclofotocoagulación transescleral sin contacto. La punta del lente de contacto se coloca sobre la esclerótica y el punto focal de la energía láser (*línea discontinua amarilla*) está dentro del cuerpo ciliar.

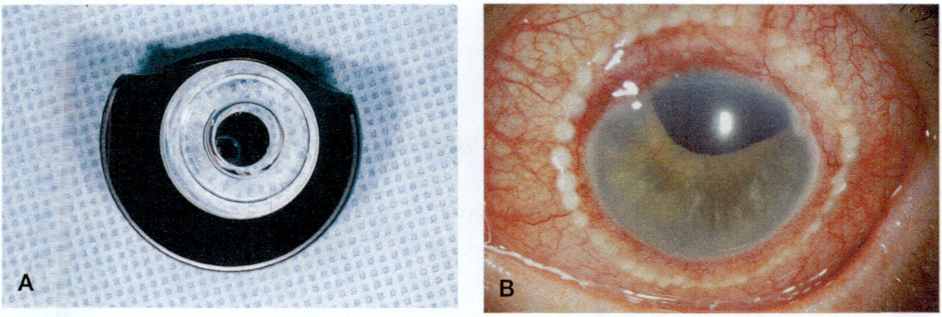

FIGURA 25-4. **Ciclofotocoagulación transescleral sin contacto. A.** Lente de protección para la ciclofotocoagulación transescleral sin contacto. **B.** Colocación de quemaduras con láser a 1.5 mm del limbo. Obsérvese el blanqueamiento de la conjuntiva inflamada.

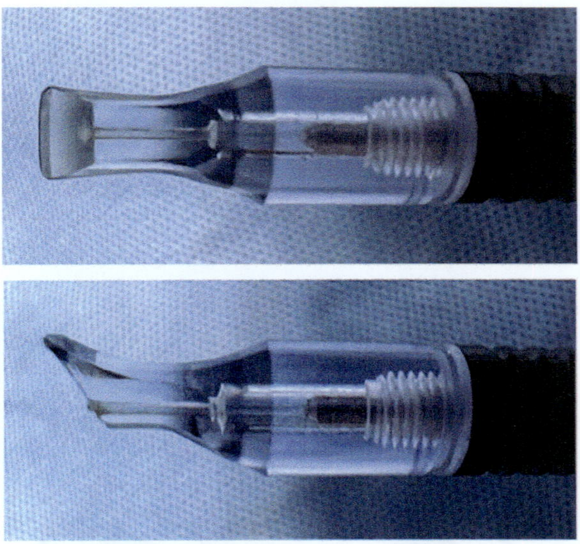

FIGURA 25-5. **Sonda G para la ciclofotocoagulación transescleral de onda continua.**

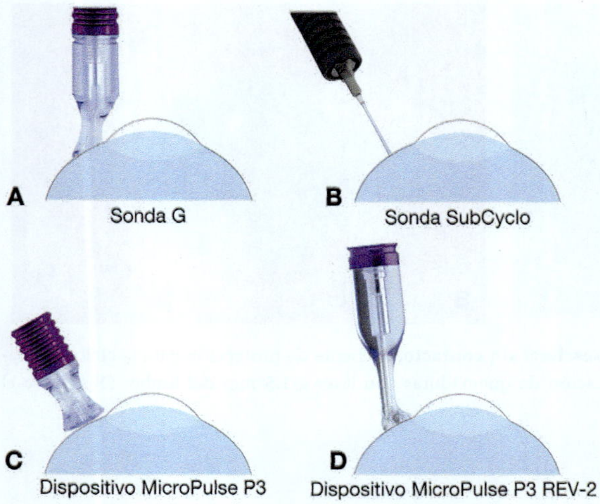

FIGURA 25-6. Orientación de la sonda para la ciclofotocoagulación transescleral (TCP) de contacto. A. Sonda G para la TCP de onda continua con diodo. **B.** Sonda SubCyclo para TCP de micropulsos con Vitra 810 (Quantel Medical). **C.** Dispositivo MicroPulse P3. **D.** Dispositivo MicroPulse P3 REV-2 para TCP de micropulsos con Cyclo G6 (Iridex). Las placas de apoyo de la sonda G y del dispositivo MicroPulse P3 REV-2 se curvan para adaptarse a la curvatura de la esclerótica anterior. La colocación de la sonda SubCyclo y del dispositivo MicroPulse P3 es perpendicular a la esclerótica.

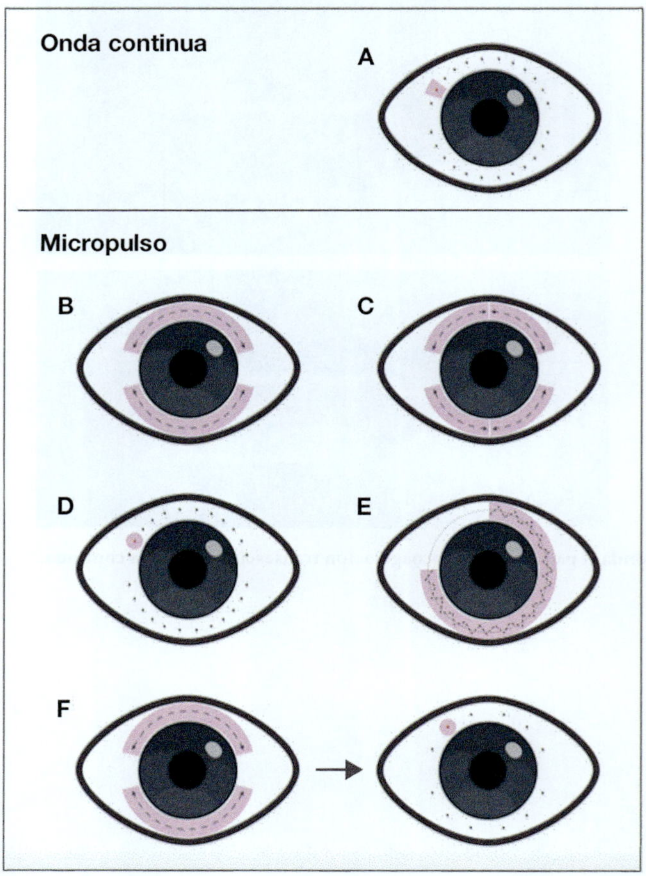

FIGURA 25-7. Patrones de tratamiento de la ciclofotocoagulación transescleral (TCP). A. Patrón discreto de la TCP de onda continua. **B.** Patrón de barrido por hemisferio de la TCP de micropulsos. **C.** Patrón de barrido por cuadrante de la TCP de micropulsos. **D.** Patrón discreto de la TCP de micropulsos. **E.** Patrón en zigzag de la TCP de micropulsos. **F.** Patrón combinado de barrido y discreto de la TCP de micropulsos.

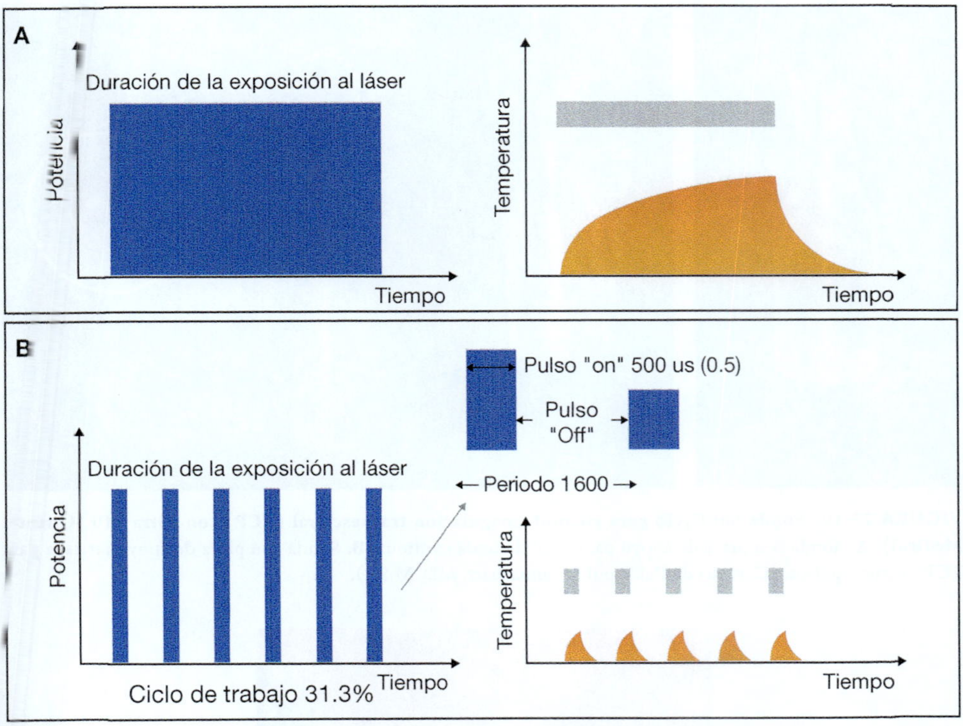

FIGURA 25-8. Comparación de la potencia suministrada y la temperatura tisular. A. Láser de onda continua. **B.** Láser de micropulso.

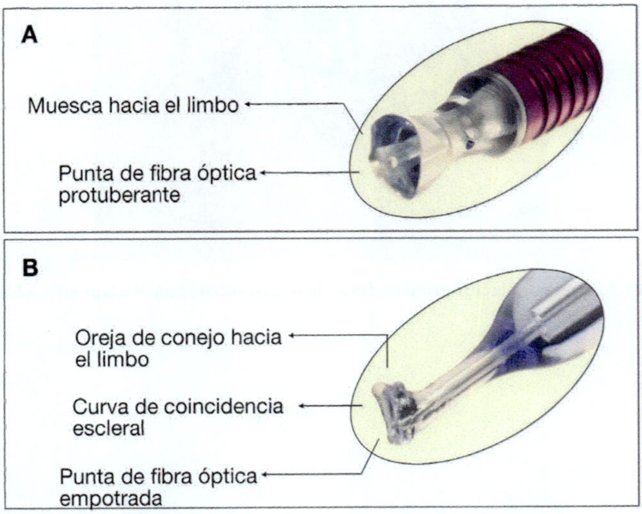

FIGURA 25-9. Sonda MicroPulse para ciclofotocoagulación transescleral de micropulsos con Cyclo G6 (Iridex). A. Dispositivo MicroPulse P3. **B.** Dispositivo MicroPulse P3 REV-2.

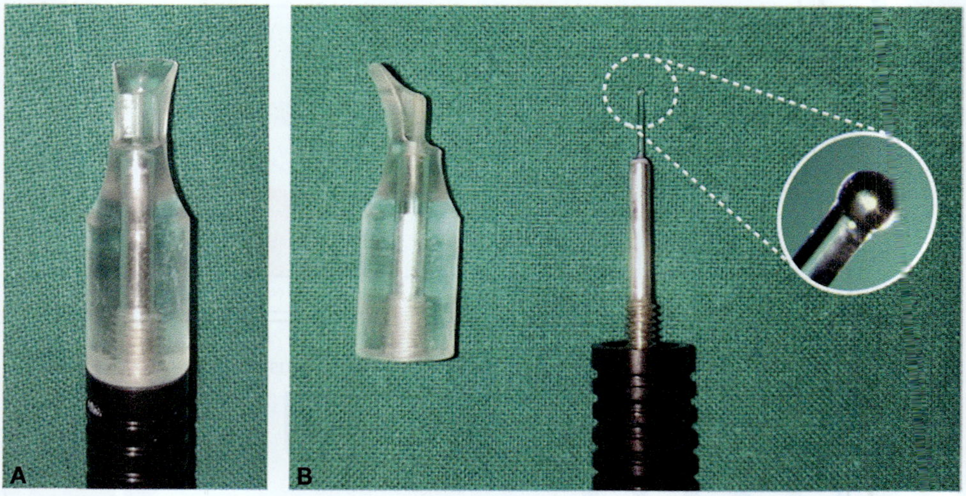

FIGURA 25-10. Sonda SubCyclo para ciclofotocoagulación transescleral (TCP) con Vitra 810 (Quantel Medical). A. Sonda con placa de apoyo para TCP de onda continua. **B.** Sonda con placa de apoyo retirada para TCP de micropulsos. (Cortesía de Pukkapol Suvannachart, MD, M.Sc.).

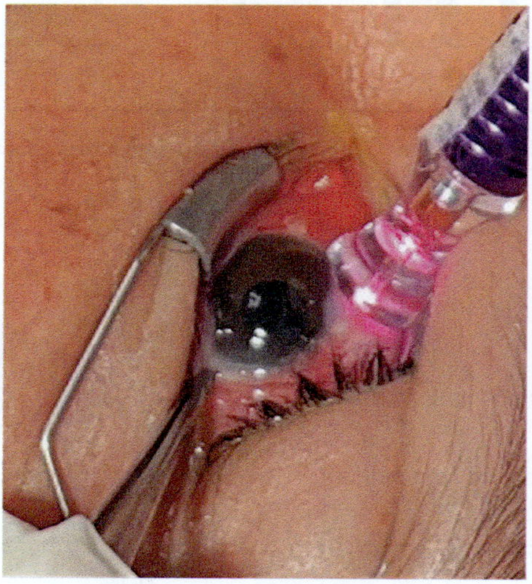

FIGURA 25-11. Ciclofotocoagulación transescleral de micropulsos con el dispositivo MicroPulse P3.

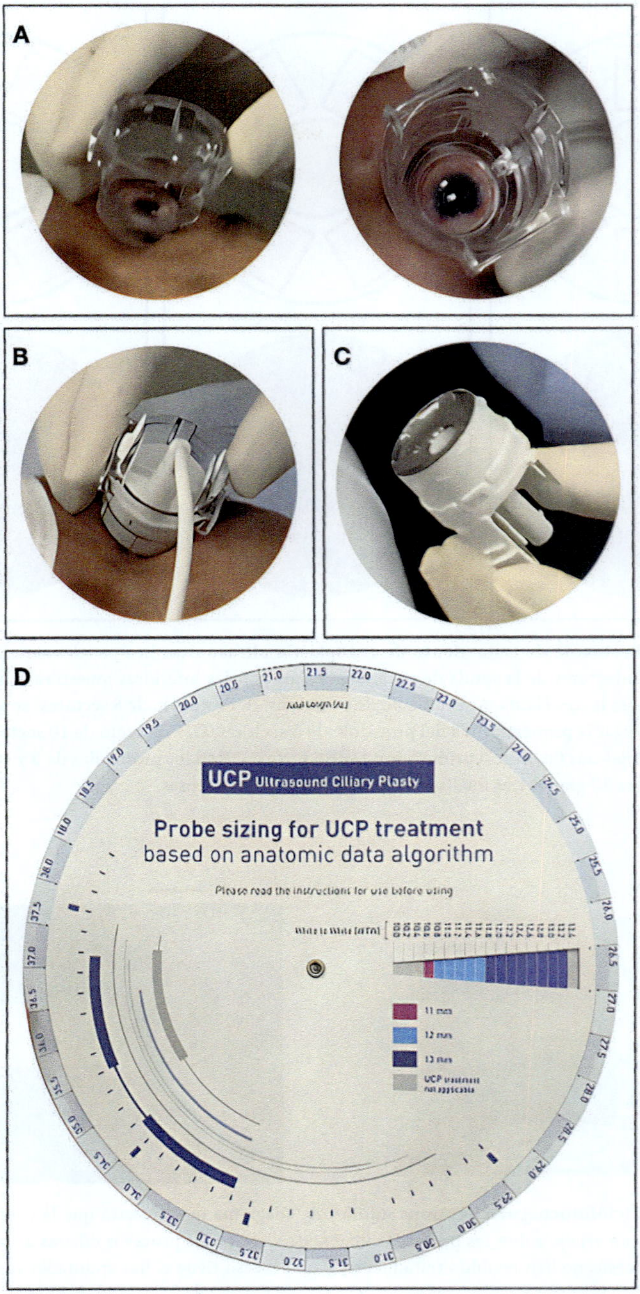

FIGURA 25-12. Cicloplastia ultrasónica (EyeOP1, Eye Tech Care). A. Colocación del cono de posicionamiento. **B.** Sonda de tratamiento insertada en el cono de posicionamiento. **C.** Sonda de tratamiento con seis transductores. **D.** Tabla de nomograma de cicloplastia ultrasónica (UCP) para determinar el tamaño de la sonda. (Cortesía de Prin Rojanapongpun, MD y Kitiya Rattanawongphaibul, MD).

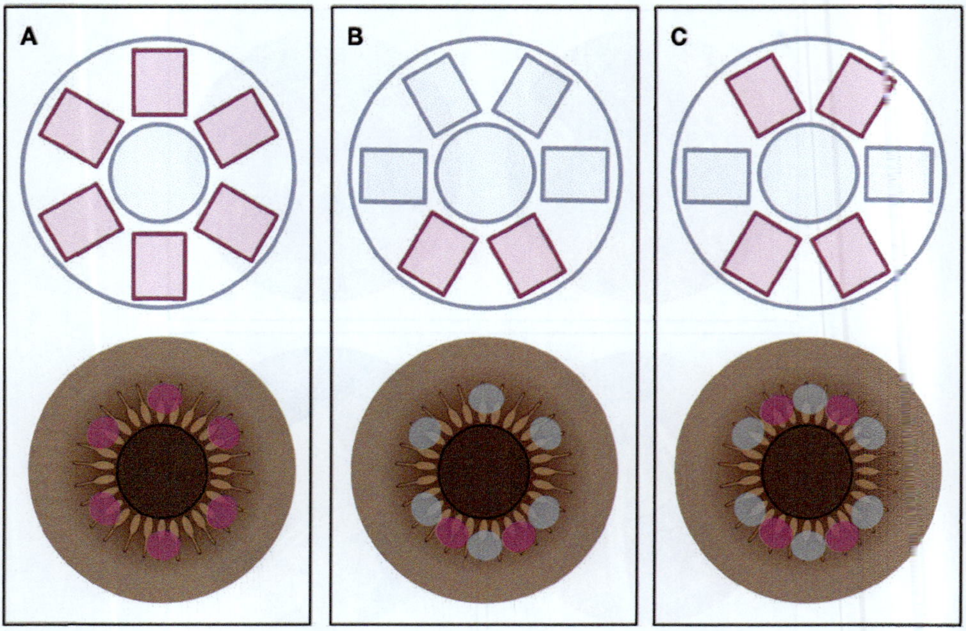

FIGURA 25-13. **Protocolo de tratamiento de cicloplastia ultrasónica.** Los paneles superiores indican la activación de los transductores de la sonda de tratamiento. Los paneles inferiores muestran el área de tratamiento correspondiente sobre la *pars plicata*. **A.** Protocolo de 6 sectores. **B.** Protocolo de 8 sectores: se activan dos sectores adicionales tras finalizar la primera ronda del protocolo de 6 sectores. **C.** Protocolo de 10 sectores: se activan cuatro sectores adicionales tras finalizar la primera ronda de 6 sectores. Para los protocolos de 8 y 10 sectores, la sonda de tratamiento se gira 30 grados tras finalizar la primera ronda de 6 sectores.

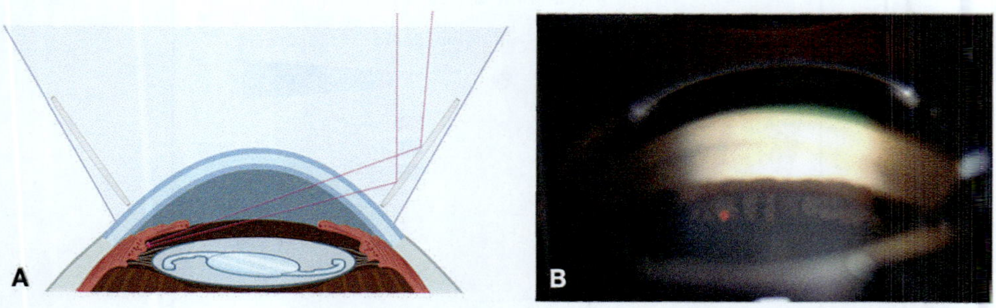

FIGURA 25-14. **Ciclofotocoagulación transpupilar. A.** Diagrama que muestra que la energía láser se enfoca con un goniolente con espejo sobre los procesos ciliares. **B.** Vista de los procesos ciliares a través del goniolente con espejo. Los procesos no han recibido tratamiento, y un proceso tiene el haz apuntador rojo He-Ne enfocado en su punta.

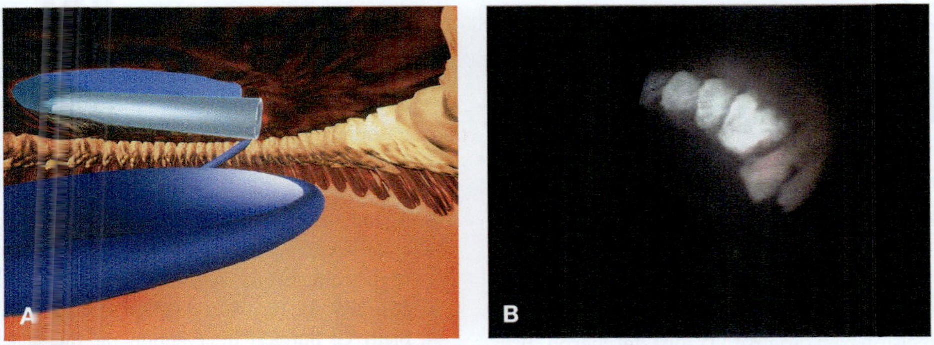

FIGURA 25-15. **Ciclofotocoagulación endoscópica. A.** Diagrama que muestra una sonda endoláser que suministra energía al cuerpo ciliar. (Cortesía de Martin Uram, MD). **B.** Vista a través de la cámara endoscópica de los procesos ciliares encogidos y blanqueados de la izquierda después de la aplicación de la energía láser. Los procesos de la derecha no han recibido tratamiento, pero uno de ellos tiene el haz apuntador rojo He-Ne enfocado en la punta.

COMPLICACIONES

Las complicaciones de los procedimientos ciclodestructivos se resumen en la tabla 25-2. En general, cuanto mayor es la cantidad total de energía utilizada, mayor es el grado de inflamación y la probabilidad de complicaciones graves. Las nuevas técnicas de ciclodestrucción, como la ECP, la MP-TCP y la UCP, proporcionan niveles de energía más controlables con una mayor precisión para dirigirse a la zona del cuerpo ciliar, por lo que se han notificado menos complicaciones graves en comparación con las técnicas más antiguas. Mientras que las técnicas convencionales suelen reservarse para ojos con un potencial visual limitado, los procedimientos ciclodestructivos más recientes han demostrado ser relativamente seguros en pacientes con buena visión.

REFERENCIAS

1. Varikuti VNV, Shah P, Rai O, et al. Outcomes of micropulse transscleral cyclophotocoagulation in eyes with good central vision. *J Glaucoma*. 2019;28(10):901–905. doi:10.1097/IJG.0000000000001339
2. Giannaccare G, Pellegrini M, Bernabei F, et al. A 2-year prospective multicenter study of ultrasound cyclo plasty for glaucoma. *Sci Rep*. 2021;11(1):12647. doi:10.1038/s41598-021-92233-9
3. Anand N, Klug E, Nirappel A, et al. A review of cyclodestructive procedures for the treatment of glaucoma. *Semin Ophthalmol*. 2020;35(5–6):261–275. doi:10.1080/08820538.2020.1810711
4. Bietti G. Surgical intervention on the ciliary body; new trends for the relief of glaucoma. *J Am Med Assoc*. 1950;142(12):889–897. doi:10.1001/jama.1950.02910300027006
5. Crymes BM, Gross RL. Laser placement in noncontact Nd:YAG cyclophotocoagulation. *Am J Ophthalmol*. 1990;110(6):670–673. doi:10.1016/s0002-9394(14)77066-7
6. Hardten DR, Brown JD, Holland EJ. Results of neodymium: YAG laser transscleral cyclophotocoagulation for postkeratoplasty glaucoma. *J Glaucoma*. 1993;2(4):241–245.
7. Agarwal HC, Gupta V, Sihota R. Evaluation of contact versus non-contact diode laser cyclophotocoagulation for refractory glaucomas using similar energy settings. *Clin Exp Ophthalmol*.

TABLA 25-2. Complicaciones potenciales de los procedimientos ciclodestructivos

Complicación menor/ transitoria	Complicación que requiere seguimiento/tratamiento	Complicación grave/que pone en riesgo la vista
Dolor	Desgarro o quemadura en la conjuntiva	Inflamación prolongada
Hemorragia subconjuntival	Hifema	Pérdida de AV > 2 líneas Snellen
Midriasis	Pico de presión intraocular	Sin percepción de la luz
Disminución de la acomodación	Edema corneal	Hipotonía
	Epiteliopatía corneal	Tisis bulbar
	Uveítis	Hemorragia coroidea
	Hemorragia vítrea	Endoftalmitis[b]
	Desprendimiento de coroides	Oftálmico simpático[c]
	Adelgazamiento escleral[a]	
	Cataratas	
	Edema macular cistoide	
	Desprendimiento de retina	
	Vitreorretinopatía proliferativa	

AV, agudeza visual.

[a]Con procedimiento transescleral de contacto.

[b]Con ciclofotocoagulación endoscópica.

[c]Con ciclofotocoagulación transescleral de onda continua; controvertido.

20[illegible]-32(1):33–38. doi:10.1046/j.1442-9071.20[illegible]00754.x

8. H[illegible]is HL, Stewart WC. Semiconductor diode laser transscleral cyclophotocoagulation in patients with glaucoma. *Am J Ophthalmol.* 19[illegible];113(1):81–85. doi:10.1016/s0002-9394([illegible]75758-7

9. D[illegible]rr ER, Sayed MS, Moster S, et al. Transscleral diode laser cyclophotocoagulation: a comparison of slow coagulation and standard coagulation techniques. *Ophthalmol Glaucoma.* 2018;1(2):115–122. doi:10.1016/j.ogla.2018.08.007

10. [illegible]odeiry MM, Liu X, Lee RK. Clinical outcomes of slow-coagulation continuous-wave transscleral cyclophotocoagulation laser for treatment of glaucoma. *Curr Opin Ophthalmol.* 2022;33(3):2[illegible]7–242. doi:10.1097/ICU.0000000000000837

11. [illegible]ansangpetch S, Taechajongjintana N, Ratanawongphaibul K, et al. Ciliochoroidal effusion and its association with the outcomes of micropulse transscleral laser therapy in glaucoma patients: a pilot study. *Sci Rep.* 2022;12(1):16403. doi:10.1038/s41598-022-20675-w

12. Grippo TM, Toteberg-Harms M, Giovingo M, et al. Evidence-based consensus guidelines series for micropulse transscleral laser therapy—surgical technique, post-operative care, expected outcomes and retreatment/enhancements. *Clin Ophthalmol.* 2023;17:71–83. doi:10.2147/OPTH.S389198

13. Williams AL, Moster MR, Rahmatnejad K, et al. Clinical efficacy and safety profile of micropulse transscleral cyclophotocoagulation in refractory glaucoma. *J Glaucoma.* 2018;27(5):445–449. doi:10.1097/IJG.0000000000000934

14. Sami A, Aboulnasr TT, El-Shahed AF. Efficacy of a novel zigzag application pattern for micropulse transscleral cyclophotocoagulation for the management of glaucoma. *J Glaucoma.* 2023;32(5):382–388. doi:10.1097/IJG.0000000000002095

15. Wong KYT, Aquino CM, Macasaet AM, et al. MP3 Plus: a modified micropulse transscleral cyclophototherapy technique for the treatment of refractory glaucoma. *J Glaucoma.* 2020;29(4):264–270. doi:10.1097/IJG.0000000000001443

16. Denis P, Aptel F, Rouland JF, et al. Cyclocoagulation of the ciliary bodies by high-intensity focused ultrasound: a 12-month multicenter study. *Invest Ophthalmol Vis Sci.* 2015;56(2):1089–1096. doi:10.1167/iovs.14-14973

17. Luo Q, Xue W, Wang Y, et al. Ultrasound cycloplasty in Chinese glaucoma patients: results of a 6-month prospective clinical study. *Ophthalmic Res.* 2022;65(4):466–473. doi:10.1159/000515013

18. Scuderi GL, Pasquale N. Laser therapies for glaucoma: new frontiers. *Prog Brain Res.* 2008;173:225–236. doi:10.1016/S0079-6123(08)01116-3

19. Kim DD, Moster MR. Transpupillary argon laser cyclophotocoagulation in the treatment of traumatic glaucoma. *J Glaucoma.* 1999;8(5):340–341.

20. Shields S, Stewart WC, Shields MB. Transpupillary argon laser cyclophotocoagulation in the treatment of glaucoma. *Ophthalmic Surg.* 1988;19(3):171–175.

21. Beardsley R, Law SK, Caprioli J, et al. Comparison of outcomes between endoscopic and transcleral cyclophotocoagulation. *Vision (Basel).* 2017;1(4):24. doi:10.3390/vision1040024

22. Francis BA, Flowers B, Dastiridou A, et al. Endoscopic cyclophotocoagulation and other cyclodestructive methods: histopathologic comparison of in vivo treatment in humans and monkeys. *Ophthalmol Glaucoma.* 2019;2(6):413–421. doi:10.1016/j.ogla.2019.08.008

23. Chen J, Cohn RA, Lin SC, et al. Endoscopic photocoagulation of the ciliary body for treatment of refractory glaucomas. *Am J Ophthalmol.* 1997;124(6):787–796. doi:10.1016/s0002-9394(14)71696-4

24. Yu JY, Kahook MY, Lathrop KL, et al. The effect of probe placement and type of viscoelastic material on endoscopic cyclophotocoagulation laser energy transmission. *Ophthalmic Surg Lasers Imaging.* 2008;39(2):133–136. doi:10.3928/15428877-20080301-18

25. Sukkee J, Taechajongjintana N, Ratanawongphaibul K, et al. Assessment of pain in glaucoma patients undergoing micropulse transscleral laser therapy. *J Clin Med.* 2023;12(7):2634. doi:10.3390/jcm12072634

CAPÍTULO

26

Complicaciones tardías de la cirugía incisional para glaucoma

Nathan M. Radcliffe y Paul F. Palmberg

INTRODUCCIÓN

En la mayoría de los casos, la cirugía filtrante para glaucoma es segura y eficaz para reducir la presión intraocular. Sin embargo, este tratamiento no siempre es perfecto. Algunos de los resultados no deseados de la cirugía filtrante se deben a fallas técnicas o a una respuesta indeseable en la cicatrización de la herida (tabla 26-1). Las técnicas quirúrgicas reproducibles, metódicas y seguras combinadas con el intento de modulación de la respuesta biológica pueden minimizar algunos de estos resultados no deseados. Sin embargo, a pesar de los mejores esfuerzos, pueden producirse problemas tardíos (tabla 26-2).

El objetivo de este capítulo es revisar algunas de las complicaciones tardías más frecuentes de la cirugía filtrante para glaucoma y discutir las posibles estrategias de tratamiento. Algunas de las estrategias de tratamiento están más consolidadas y han superado la prueba del tiempo. Otros procedimientos y alternativas son más recientes y pueden haber ayudado a uno o más de los autores a resolver algunos problemas individuales. Es posible que los procedimientos más nuevos o poco frecuentes no hayan superado aún las pruebas de la investigación rigurosa y del tiempo debido a la rareza de las situaciones en las que se han aplicado.

HIPOTONÍA

- La hipotonía puede ocasionar reducción de la visión por el cambio del error refractivo, estrías corneales, maculopatía, derrame coroideo y hemorragias supracoroideas retardadas.
- A menudo es el resultado de una resistencia insuficiente del colgajo (*flap*) escleral que muchas veces requerirá resuturar el colgajo en trabeculectomías realizadas con antimetabolitos. También se han descrito terapias alternativas;[1-4] sin embargo, es probable que estas terapias tengan menos éxito en los casos en los que se han utilizado antimetabolitos o se necesita un resultado rápido, como en los pacientes con cámara plana, maculopatía o las llamadas coroides en "beso". Cuando hay sobrefiltración con un colgajo escleral de aspecto necrótico, es posible que las suturas no ofrezcan suficiente resistencia al flujo. En estos casos, puede ser necesario disponer de tejido donante como

techo del colgajo para conseguir la resistencia deseada. Es aconsejable disponer de tejido donante siempre que se intente revisar un colgajo escleral o reparar una fuga de la ampolla.

- La hipotonía crónica, que persiste durante al menos 3 meses, puede provocar maculopatía hipotónica y pérdida de visión.[5] El Dr. Palmberg empleó un método que utiliza suturas transcorneales para tratar la hipotonía en la lámpara de hendidura. La técnica consiste en pasar suturas de nylon 10-0 a través de la córnea, a través colgajo escleral y saliendo por la conjuntiva en la lámpara de hendidura con el objetivo de aumentar la resistencia en el colgajo escleral para elevar la presión intraocular (**fig. 26-1**).

Maculopatía hipotónica

- La maculopatía por hipotonía es una afección en la que los pliegues de la coroides o la retina, o ambos, que afectan a la región foveal, provocan visión borrosa en el contexto de la hipotonía. El mecanismo es probablemente la contracción escleral.
- La maculopatía no se produce en todos los casos de hipotonía, pero es más probable que aparezca en ojos de pacientes jóvenes y con miopía y en aquellos con reducciones marcadas de la presión intraocular.
- Es mejor tratar esta afección rápido, porque puede volverse permanente, aunque hay informes de éxito tras años de afectación[6] (**fig. 26-2A** y **B**).
- La mejor terapia es la prevención, como la incisión de válvula de seguridad de la córnea ideada por Palmberg.[7]
- Palmberg también describió una técnica de revisión de la ampolla para corregir maculopatías, en la que se añaden dos juegos de suturas. El primer juego de dos suturas ajusta el flujo de salida del colgajo a una presión intraocular de 8 a 12 mm Hg. El segundo juego se ajusta a una presión intraocular de 20 a 25 mm Hg.[7] Es importante tener en cuenta la posibilidad de que se necesite tejido donante al revisar un colgajo (**fig. 26-2C** y **D**).

Cámara anterior poco profunda y plana

- Dependiendo de la etiología, las cámaras planas pueden asociarse a presiones intraoculares altas o bajas (**tabla 26-3**; **fig. 26-3**). Con una cámara plana o poco profunda posoperatoria, la historia clínica, la exploración y la presión intraocular guían al examinador para realizar el diagnóstico.
- Las indicaciones para drenar un derrame coroideo incluyen las siguientes:
  - Cámara plana que provoque un contacto cristalino-córnea o un contacto iridocorneal significativo que pueda provocar sinequias permanentes.
  - La llamada coroides en "beso" (contacto retina-retina entre las inflamaciones coroideas) para evitar la adherencia de fibrina entre la retina suprayacente.
  - Persistencia (después de tratar con ciclopléjicos o esteroides tópicos).
- Conviene observar estos ojos durante varias semanas mientras no se presente ninguna de las dos primeras condiciones.

Estrategias para reformar la cámara anterior

- Taponamiento mediante presión o concha de Simmons o anillo de simblefarón: es probable que la estrategia tenga más éxito en cirugías sin antimetabolitos, y que se utilice en situaciones de sobrefiltración.
- Inyección de viscoelástico en la cámara anterior: esta estrategia tiene más probabilidades de éxito en filtros sin antimetabolitos.
- Resuturar el colgajo: puede acabar siendo la solución definitiva cuando se han utilizado antimetabolitos.

Drenaje de derrames coroideos

- Se coloca una paracentesis temporal (**figs. 26-4** y **26-5A**).
- Se realizan incisiones conjuntivales en los meridianos 4:30 y 7:30, de 2 a 7 mm del

limbo, o una peritomía limbal de las posiciones del reloj de 4 a 8 en punto.

- Se realiza una incisión radial de espesor parcial de 2 mm, comenzando a 3 mm del limbo, medido con calibradores.
- Se sujeta el borde del colgajo con una pinza dentada para la contratracción.
- Con una cuchilla afilada, la incisión se profundiza lenta y cuidadosamente hasta abrir el espacio supracoroideo (**fig. 26-5B**).
- La incisión se amplía con un punzón Kelly (**fig. 26-5C**).
- Si la incisión se encuentra sobre una bolsa de líquido, iniciará el flujo de salida, que puede facilitarse infundiendo solución salina balanceada a través de la paracentesis, levantando los bordes del colgajo y pasando un hisopo de algodón por la superficie escleral.
- Si la incisión no está sobre una bolsa de líquido y este no se moviliza hacia la incisión, puede utilizarse una espátula de ciclodiálisis para separar con suavidad la coroides de la pared escleral y establecer comunicación con una bolsa de líquido adyacente. Esta disección debe hacerse con sumo cuidado y a no más de unos milímetros de la incisión.
- En este momento se puede utilizar la oftalmoscopia indirecta para observar la retina aplanada. La cámara anterior también debe ser profunda, y las adherencias iridocorneales deben liberarse con una espátula de ciclodiálisis si es necesario.
- Las incisiones conjuntivales deben cerrarse, dejando abiertas las incisiones del punzón (**fig. 26-5D**).

Hemorragias supracoroideas retardadas

- La hemorragia supracoroidea es una afección en la que se produce una hemorragia en el espacio supracoroideo que separa la úvea de la esclerótica. Estas hemorragias pueden producirse tanto intraoperatoriamente como en el posoperatorio.
    - Si se produce una hemorragia intraoperatoria, la presión posterior puede provocar la extrusión del contenido del ojo (p. ej., hemorragia expulsiva). Las hemorragias supracoroideas tardías pueden ser el resultado de una hemorragia *de novo* en el espacio supracoroideo o de una hemorragia en un derrame coroideo preexistente.
- Los factores de riesgo incluyen descompresiones marcadas de la presión intraocular, múltiples cirugías oculares previas, miopía, vitrectomía previa e hipertensión sistémica.
- Una hemorragia supracoroidea suele presentarse con dolor intenso y repentino asociado con una elevación coroidea de color marrón en un lado de la cavidad vítrea. Es aconsejable tratar al paciente con cirugía vitreorretiniana si es posible.
- Las ecografías modo B seriadas son útiles para mostrar la localización de la hemorragia y monitorizar el coágulo para su lisis; esto suele ocurrir entre 5 y 10 días después del inicio de la hemorragia.
- Muchos cirujanos prefieren esperar hasta que el coágulo se licúe (lisado) antes de drenar la hemorragia. La técnica es la misma que la descrita anteriormente para el drenaje de un derrame coroideo.
- Las hemorragias supracoroideas más pequeñas pueden reabsorberse de manera espontánea en aproximadamente 1 mes con buenos resultados visuales. Mientras el coágulo se licúa, la presión intraocular debe controlarse con medicamento en la medida de lo posible.
- Una presión intraocular extremadamente elevada podría obligar a una intervención más temprana.

REFERENCIAS

1. Akova YA, Dursun D, Aydin P, et al. Management of hypotony maculopathy and a large filtering bleb after trabeculectomy with

mitomycin C: success with argon laser therapy. *Ophthalmic Surg Lasers.* 2000;31(6): 49[illegible]–494.

2. Mareta M, Toczolowski J. Administration of autologous blood to a patient via intrableb injection as a method for treating hypotony after trabeculectomy. *Klin Oczna.* 2000;102(3): 199–200.
3. Okada K, Tsukamoto H, Masumoto M, et al. Autologous blood injection for marked overfiltration early after trabeculectomy with mitomycin C. *Acta Ophthalmol Scand.* 2001;79(3): 30[illegible]–308.
4. Yieh FS, Lu DW, Wang HL, et al. The use of autologous fibrinogen concentrate in treating ocular hypotony after glaucoma filtration surgery. *J Ocul Pharmacol Ther.* 2001;17(5):443–448.
5. Azuara-Blanco A, Katz LJ. Dysfunctional filtering blebs. *Surv Ophthalmol.* 1998;43(2):93–126.
6. Delgado MF, Daniels S, Pascal S, et al. Hypotony maculopathy: improvement of visual acuity after 7 years. *Am J Ophthalmol.* 2001;132(6): 931–933.
7. Palmberg P. Surgery for complications. In: Albert D, ed. *Ophthalmic Surgery: Principles and Techniques.* Vol. 1, 476-491. Blackwell Science; 1999.

TABLA 26-1. Factores que pueden influir en la cicatrización de las heridas

Técnicas quirúrgicas impecables y precisas
Uso de antimetabolitos
Etiología del glaucoma, como causa uveítica o neovascular
Uso de antiinflamatorios posoperatorios
Otros factores biológicos, como la genética, la edad y la raza

TABLA 26-2. Resultados indeseables como consecuencia de una respuesta de cicatrización vigorosa o inadecuada

Respuesta de cicatrización vigorosa
Pérdida de filtro por cicatrización
Filtración inadecuada
Encapsulación de la ampolla
Respuesta de cicatrización inadecuada
Hipotonía
Derrame coroideo
Pliegues maculares
Cámaras planas
Fugas de la ampolla
Infecciones relacionadas con la ampolla
Ampollas gigantes

TABLA 26-3. Causas de presión intraocular alterada y cámara anterior plana

Presión intraocular elevada y cámara plana
Síndrome de desviación del humor acuoso (es decir, glaucoma maligno)
Hemorragia supracoroidea
Bloqueo pupilar
Baja presión intraocular y cámara plana
Sobrefiltración causada por una resistencia insuficiente del colgajo
Tracto de salida uveoescleral por desprendimiento de coroides
Hendidura de ciclodiálisis
Una cámara plana verdadera con contacto cristalino-córnea o lente intraocular-córnea (debe arreglarse de inmediato)

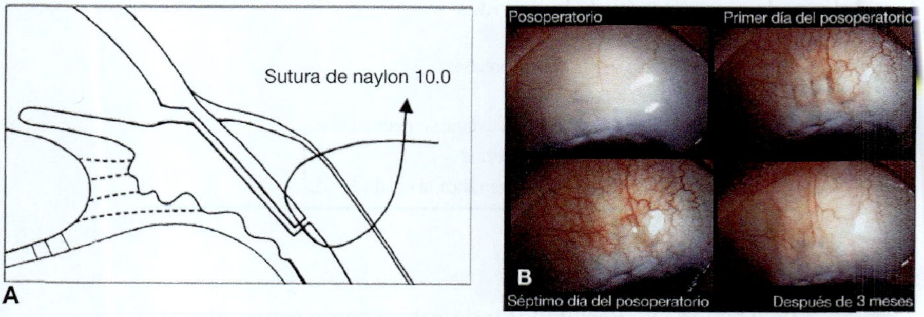

FIGURA 26-1. Suturas transcorneales. A. Diagrama de la técnica. (De Eha J, Hoffman E, Pfeiffer N. Flap suture—a simple technique for the revision of hypotony maculopathy following trabeculectomy with mitomycin C. *Graefes Arch Clin Exp Ophthalmol.* 2008;246:869-874). **B.** Fotomontaje del efecto de las suturas transcorneales a lo largo del tiempo.

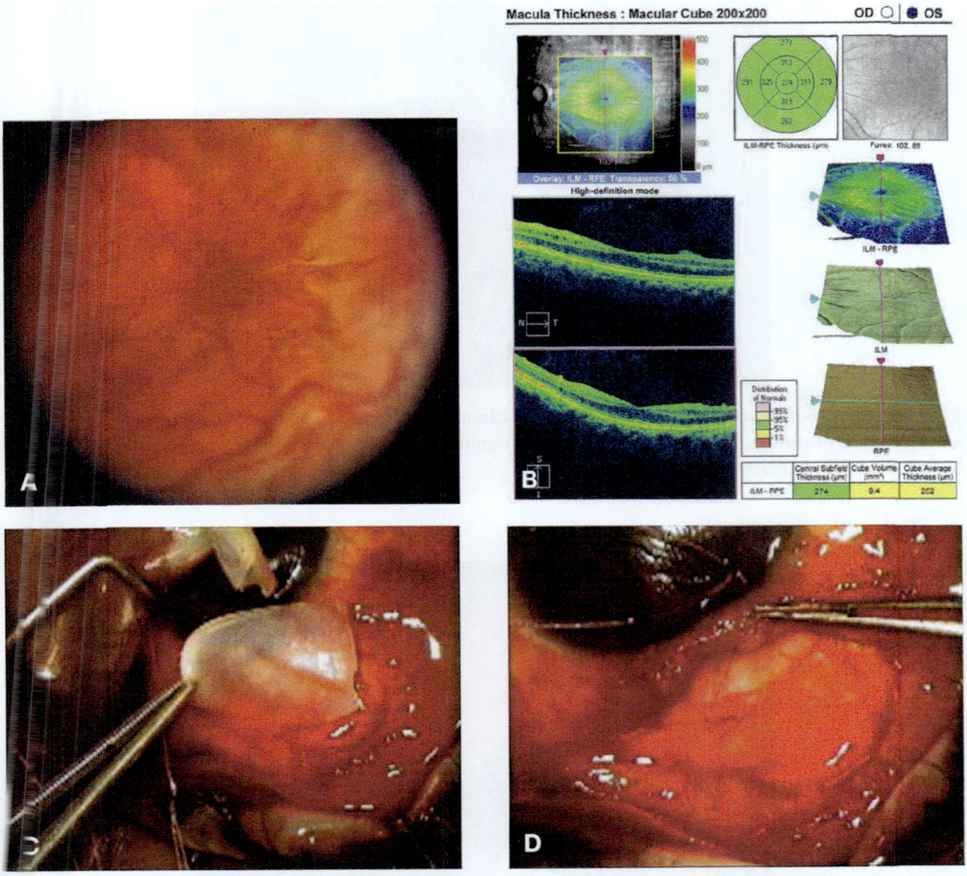

FIGURA 26-2. **Hipotonía. A.** Ejemplo dramático de hipotonía que causa pliegues en la coroides y la retina que afectan a la región foveal. **B.** Ejemplo de cambios quísticos y pliegues sutiles en la membrana limitante interna en un paciente con maculopatía por hipotonía, como se muestra en la tomografía de coherencia óptica. **C.** Fotograma de video intraoperatorio que muestra un fragmento de córnea donante que se utiliza para cubrir un colgajo. **D.** Fotograma de video intraoperatorio que muestra una sutura de compresión de nylon 10-0 utilizada sobre la parte de córnea donante para aumentar la resistencia escleral al flujo acuoso. MLI, membrana limitante interna; EPR, epitelio pigmentario de la retina.

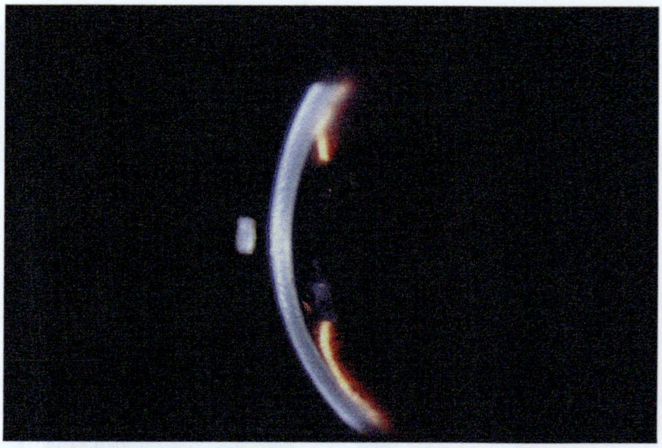

FIGURA 26-3. **Fotografía de haz de hendidura de cámara anterior poco profunda que muestra una cámara anterior poco profunda.** Hay contacto iridocorneal significativo; sin embargo, ni el borde pupilar ni el lente intraocular están en contacto con la córnea.

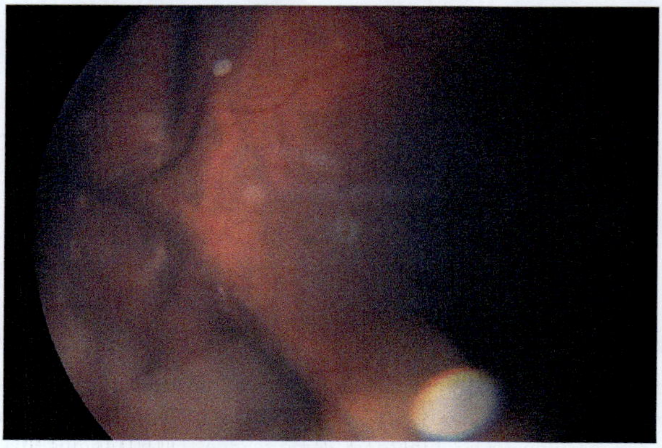

FIGURA 26-4. **Derrames coroideos periféricos.** Retinografía que muestra derrames coroideos periféricos (izquierda).

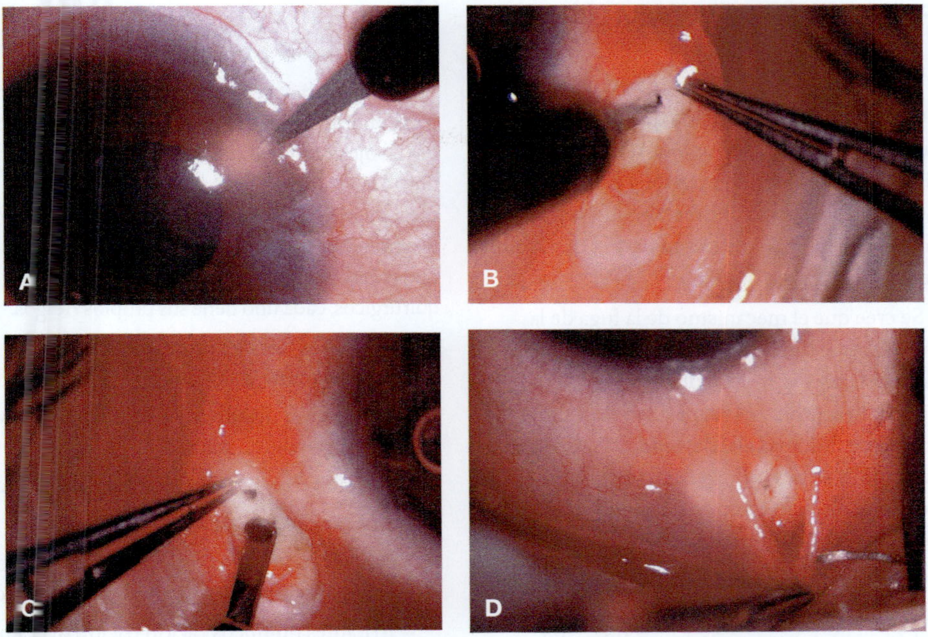

FIGURA 26-5. Reparación de derrame coroideo. Fotografías fijas de video intraoperatorio de una reparación de derrame coroideo. **A.** Se realiza una paracentesis lateral con una cuchilla de punta afilada del número 75 en el limbo corneoescleral. **B.** Se utiliza una cuchilla afilada para entrar con suavidad en el espacio supracoroideo en la base de la incisión escleral radial de espesor parcial. **C.** Una vez se ha entrado en el espacio supracoroideo, se ensancha la incisión con un punzón Kelly; en la base de la incisión puede verse un orificio creado por el punzón. **D.** La incisión conjuntival se cierra con suturas de Vicryl 7-0; la esclerotomía se deja abierta.

FUGAS DE LA AMPOLLA

- Una fuga de la ampolla es un pequeño orificio en la pared de la ampolla que provoca una fuga acuosa. Se trata de una comunicación directa entre el mundo exterior y el interior de la ampolla. El uso de antimetabolitos intraoperatorios es un factor de riesgo para el desarrollo de una fuga de la ampolla.
- Se cree que el mecanismo de la fuga de la ampolla es el siguiente. Las ampollas isquémicas se estiran y se rodean de tejido muy cicatrizado, lo que limita la capacidad del humor acuoso de fluir más allá del tejido cicatrizado. La ampolla se expande localmente, produciendo un orificio traccional cuando el tejido sobrepasa su estiramiento máximo.
- Las fugas de la ampolla se detectan mejor aplicando fluoresceína en la superficie de la ampolla y observándola bajo una lámpara de hendidura con un filtro azul de cobalto. Un resultado positivo de la prueba de Seidel consiste en un cambio en el color del tinte a verde-amarillo, en respuesta a la salida de humor acuoso de la fuga. A veces, la fuga solo puede detectarse después de aplicar una ligera presión sobre el globo.
- Las fugas aumentan el riesgo de infección y endoftalmitis; por lo tanto, la detección y el tratamiento oportunos podrían ser críticos.[1-4] La incidencia notificada de infecciones posoperatorias tardías relacionadas con la ampolla tras una trabeculectomía oscila entre 0.4 y 9.6% a los 2 a 6 años.[5,6] También se estima que la blebitis se produce con una incidencia de 5.7% anual, mientras que la incidencia de endoftalmitis oscila entre 0.8 y 1.3% anual.[5]
- Una técnica quirúrgica cuidadosa durante la intervención es fundamental para disminuir el riesgo de fugas de la ampolla. Hay que poner especial atención a la técnica en la trabeculectomía: en la sutura de la conjuntiva; en el tiempo, la zona y el lavado de los antimetabolitos; y en ser metódico al realizar la lisis de sutura con láser.[7]

Tratamiento

Manejo conservador

- A continuación se describen algunas de las técnicas utilizadas para tratar la cicatrización de heridas en ojos con fugas de la ampolla. Estas técnicas tienen la ventaja de evitar que el paciente se someta a la cirugía. La desventaja es que no siempre tienen éxito y las fugas pueden reaparecer. Aunque estos tratamientos no son procedimientos quirúrgicos, cada uno tiene sus propios riesgos.
  - Uso de lentes de contacto blandos de 26 mm durante 2 semanas[7]
  - Utilización de adhesivo de metacrilato y de un disco de silicona[7]
  - Infusión de sangre autóloga en la ampolla[8]
  - Aplicación de suturas de compresión[7]
  - Parche ocular compresivo, inhibidor oral de la anhidrasa carbónica y suero autólogo tópico[5]
  - Irritantes químicos (ácido tricloroacético, nitrato de sodio)[9]
  - Criopexia y diatermia[10]
  - Láser de argón, láser térmico Nd:YAG[11,12]

Tratamiento quirúrgico

- Opciones
  - Cierre de la trabeculectomía con un injerto de parche escleral o corneal y sustitución por un dispositivo de drenaje para glaucoma (DDG): en casos graves, el injerto lamelar corneal se ha descrito como una solución "definitiva" para una ampolla disfuncional, mediante la cual se disecan la conjuntiva cicatrizada y la esclerótica esponjosa debilitada y se sustituyen por tejido corneal donante lamelar redondo preservado[1-3]
  - Avance conjuntival: se ha demostrado que tiene mucho éxito. Los pacientes con fugas tardías de la ampolla tratados con avance conjuntival tenían más probabilidades de obtener resultados satisfactorios y menos probabilidades de desarrollar infecciones intraoculares graves que los tratados de forma más conservadora.[14-18] Puede producirse ptosis posterior al avance conjuntival.

- El injerto conjuntival autólogo libre[19] es un procedimiento seguro y eficaz para la reparación y reducción de la ampolla. Sin embargo, los pacientes deben ser conscientes de la posibilidad de requerir intervención médica o quirúrgica posoperatoria para el control de la presión intraocular tras la revisión.
- Membrana amniótica (MA):[14] en los casos en que el cirujano considere que el tejido conjuntival disponible es muy limitado (p. ej., como resultado de adelgazamiento o cicatrización), o ya exista cierto grado de ptosis, un injerto de MA podría ser una alternativa. La técnica que se describe a continuación es ligeramente diferente de la descrita por Budenz *et al.*[14] En esta técnica, el injerto se pliega sobre sí mismo, dejando la capa basal hacia fuera y la capa estromal en el interior (**fig. 26-6**).

- La técnica de sutura de la MA es la siguiente:
  - Se libera la conjuntiva que rodea la ampolla isquémica (**fig. 26-7A** y **B**).
  - Se extirpa la antigua ampolla isquémica (**fig. 26-7C**).
  - La MA donante se retira y se pliega sobre sí misma (**fig. 26-6**).
  - Los bordes anteriores del injerto se suturan en las esquinas hasta el limbo corneal con naylon 9-0.
  - El borde posterior de la MA se coloca por debajo de la conjuntiva anterior libre socavada (**fig. 26-7D**).
  - El injerto se sutura con firmeza al borde anterior de la conjuntiva libre del paciente, utilizando una sutura continua de Vicryl 8-0 (**fig. 26-7E**).
  - Se coloca una sutura de compresión de nylon 9-0 en el borde anterior del injerto, a nivel del limbo (**fig. 26-7F**).
  - Se comprueba si hay fugas en la herida con tiras de fluoresceína.
  - La sutura de compresión anterior puede retirarse al cabo de 1 mes (**fig. 26-8**).
- Una variación de esta técnica podría aplicarse también a los injertos conjuntivales libres, añadiendo los pasos de cortar el tejido del sitio seleccionado, y sin doblar el injerto libre.

Resultados y pronóstico

- El estudio del trasplante de MA realizado por Budenz *et al.*[14] no ofrece una alternativa eficaz al avance conjuntival para la reparación de ampollas filtrantes con fugas en casos de glaucoma. La tasa de supervivencia acumulada del trasplante de MA fue de 81% a los 6 meses, de 74% al año y de 46% a los 2 años. La tasa de supervivencia acumulada fue de 100% para el avance conjuntival durante todo el seguimiento.
- Aunque el estudio de Budenz *et al.* demostró que los injertos de MA tenían menos éxito que los resultados del avance conjuntival estándar, su estudio demostró que podían tener éxito en determinadas situaciones, proporcionando un tratamiento alternativo para las fugas de la ampolla en circunstancias especiales.
- Los resultados a largo plazo del estudio de Budenz *et al.* se publicaron en 2007, con una mediana de seguimiento de 80 meses.[20] Casi la mitad de los 15 pacientes que recibieron trasplante de MA desarrollaron fallo, cuatro requirieron reintervención por fuga de la ampolla y tres requirieron reintervención por presión intraocular no controlada.[20] Cuatro de los 15 pacientes con avance conjuntival desarrollaron fallo, uno requirió otra intervención por fuga de la ampolla y tres pacientes requirieron intervención por glaucoma.[20] Aunque no fue estadísticamente significativo, las curvas de supervivencia a largo plazo de Kaplan-Meier tendieron hacia un fracaso más temprano en el grupo de trasplante de MA.[20]
- Otros grupos han tenido más éxito con las MA, incluido un grupo de Japón que reportó seis pacientes que se sometieron a una revisión de la ampolla asistida por trasplante de MA por fuga de la ampolla; en los seis pacientes se resolvió la fuga sin complicaciones.[21]
  - Sin embargo, otro grupo, también de Japón, llegó a la conclusión de que el uso del trasplante de MA no mejoraba el resultado quirúrgico global de sus pacientes.[22] Sus curvas de supervivencia de Kaplan-Meier

mostraron una tasa de éxito de 58.3% a los 6 meses y de 21.9% al cabo de 1 año para el grupo de trasplante de MA, en comparación con 74,8% de éxito en su grupo de control de los 6 a los 12 meses.[22]

- Además, si fracasa un injerto de MA, el avance conjuntival sigue siendo una posibilidad. Incluso puede ser posible introducir modificaciones en la técnica quirúrgica que podrían alterar los resultados. Este último punto es solo especulativo; deberá demostrarse mediante un ensayo clínico aleatorizado comparable al de Budenz *et al.* y, por supuesto, mediante la prueba definitiva del paso del tiempo.

REFERENCIAS

1. Jampel HD, Quigley HA, Kerrigan-Baumrind LA, et al. Risk factors for late-onset infection following glaucoma filtration surgery. *Arch Ophthalmol.* 2001;119(7):1001–1008.
2. Lehmann OJ, Bunce C, Matheson MM, et al. Risk factors for development of post-trabeculectomy endophthalmitis. *Br J Ophthalmol.* 2000;84(12):1349–1353.
3. Liebmann JM, Ritch R. Bleb related ocular infection: a feature of the HELP syndrome. Hypotony, endophthalmitis, leak, pain. *Br J Ophthalmol.* 2000;84(12): 1338–1339.
4. Soltau JB, Rothman RF, Budenz DL, et al. Risk factors for glaucoma filtering bleb infections. *Arch Ophthalmol.* 2000;118(3):338–342.
5. Sharan S, Trope GE, Chipman M, et al. Late-onset bleb infections: prevalence and risk factors. *Can J Ophthalmol.* 2009;44(3):279–283.
6. Song A, Scott IU, Flynn HW Jr, et al. Delayed-onset bleb-associated endophthalmitis: clinical features and visual acuity outcomes. *Ophthalmology.* 2002;109(5):985–991.
7. Palmberg P. Surgery for complications. In: Albert D, ed. *Ophthalmic Surgery: Principles and Techniques*. Vol. 1. Blackwell Science; 1999.
8. Okada K, Tsukamoto H, Masumoto M, et al. Autologous blood injection for marked overfiltration early after trabeculectomy with mitomycin C. *Acta Ophthalmol Scand.* 2001;79(3):305–308.
9. Gehring JR, Ciccarelli EC. Trichloracetic acid treatment of filtering blebs following cataract extraction. *Am J Ophthalmol.* 1972;74(4):622–624.
10. Douvas NG. Cystoid bleb cryotherapy. *Am J Ophthalmol.* 1972;74(1):69–71.
11. Bettin P, Carassa RG, Fiori M, et al. Treatment of hyperfiltering blebs with Nd:YAG laser-induced subconjunctival bleeding. *J Glaucoma.* 1999;8(6):380–383.
12. Fink AJ, Boys-Smith JW, Brear R. Management of large filtering blebs with the argon laser. *Am J Ophthalmol.* 1986;101(6):695–699.
13. Fukuchi T, Matsuda H, Ueda J, et al. Corneal lamellar grafting to repair late complications of mitomycin C trabeculectomy. *Clin Ophthalmol.* 2010;4:197–202.
14. Budenz DL, Barton K, Tseng SC. Amniotic membrane transplantation for repair of leaking glaucoma filtering blebs. *Am J Ophthalmol.* 2000;130(5):580–588.
15. Budenz DL, Chen PP, Weaver YK. Conjunctival advancement for late-onset filtering bleb leaks: indications and outcomes. *Arch Ophthalmol.* 1999;117(8): 1014–1019.
16. Burnstein AL, WuDunn D, Knotts SL, et al. Conjunctival advancement versus nonincisional treatment for late-onset glaucoma filtering bleb leaks. *Ophthalmology.* 2002;109(1):71–75
17. O'Connor DJ, Tressler CS, Caprioli J. A surgical method to repair leaking filtering blebs. *Ophthalmic Surg.* 1992;23(5):336–338.
18. Wadhwani RA, Bellows AR, Hutchinson BT. Surgical repair of leaking filtering blebs. *Ophthalmology.* 2000;107(9):1681–1687.
19. Schnyder CC, Shaarawy T, Ravinet E, et al. Free conjunctival autologous graft for bleb repair and bleb reduction after trabeculectomy and non-penetrating filtering surgery. *J Glaucoma.* 2002; 11(1):10–16.
20. Rauscher FM, Barton K, Budenz DL, et al. Long-term outcomes of amniotic membrane transplantation for repair of leaking glaucoma filtering blebs. *Am J Ophthalmol.* 2007; 143(6):1052–1054.
21. Nagai-Kusuhara A, Nakamura M, Fujioka M, et al. Long-term results of amniotic membrane transplantation-assisted bleb revision for leaking blebs. *Graefes Arch Clin Exp Ophthalmol.* 2008;246(4):567–571.
22. Kiuchi Y, Yanagi M, Nakamura T. Efficacy of amniotic membrane-assisted bleb revision for elevated intraocular pressure after filtering surgery. *Clin Ophthalmol.* 2010;4:839–843.

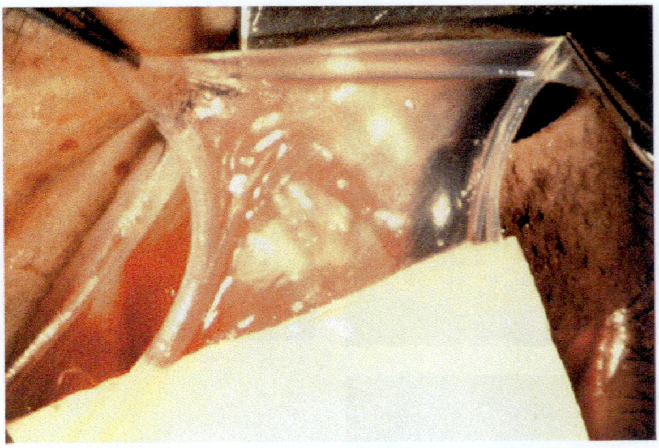

FIGURA 26-6. Una sola capa de membrana amniótica se despega de la membrana de soporte. La capa estromal está contra el papel y es pegajosa. La capa de la membrana basal es brillante y no pegajosa.

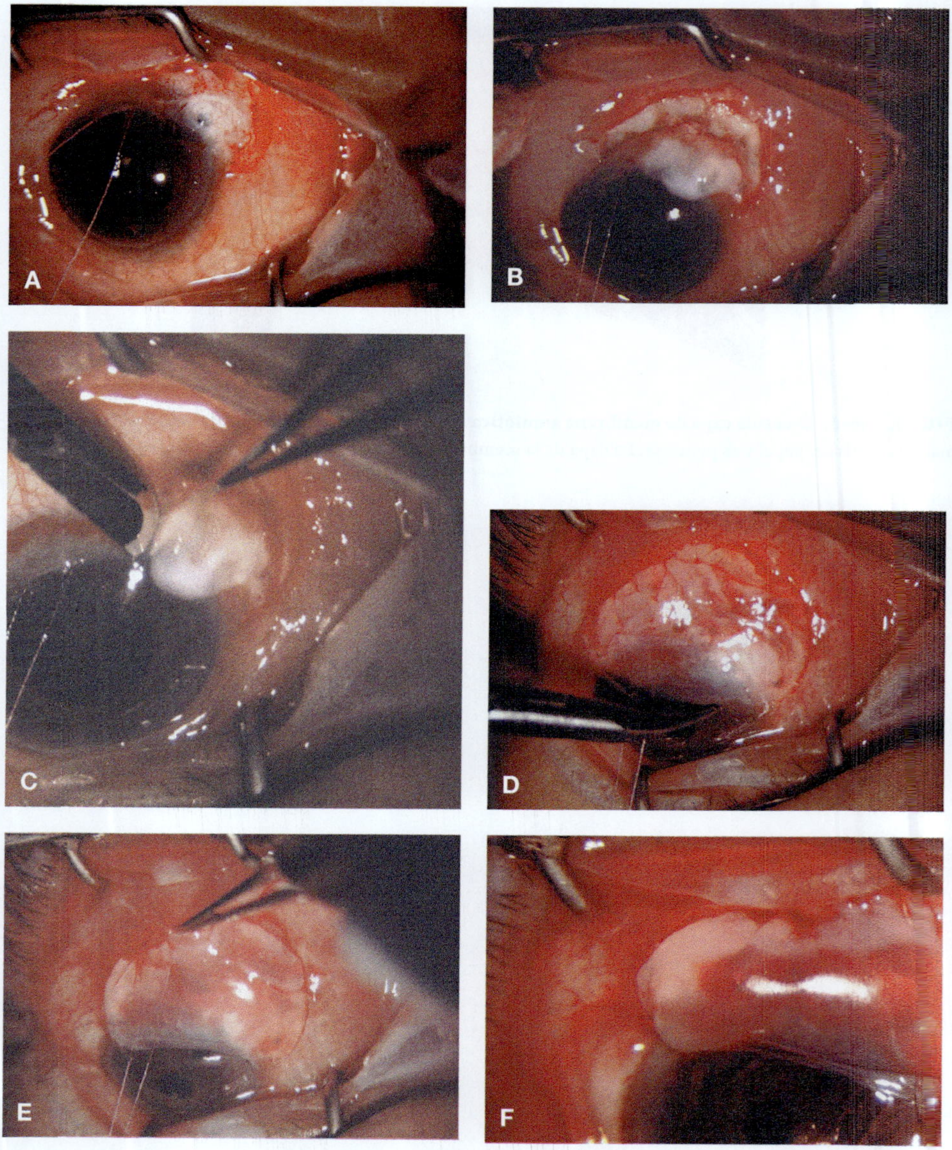

FIGURA 26-7. Técnica de injerto de membrana amniótica (MA). A. El tejido conjuntival que rodea la ampolla isquémica se ha cortado a lo largo de los márgenes de la ampolla; también se observa una sutura de tracción corneal de Vicryl 7-0 colocada superiormente. **B.** El colgajo conjuntival-Tenon se ha socavado de forma roma para movilizar el tejido. **C.** Se extirpa la ampolla isquémica con una cuchilla del número 67. **D.** La capa posterior del sándwich de MA se empuja y ahora yace debajo del colgajo conjuntival-Tenon. **E.** El colgajo conjuntival-Tenon y el sándwich de MA se suturan juntos utilizando una sutura corriente de Vicryl 8-0. **F.** En el borde corneal del injerto, se utiliza una sutura de compresión de nylon 9-0 para obstruir el flujo desde debajo del injerto de MA en el limbo.

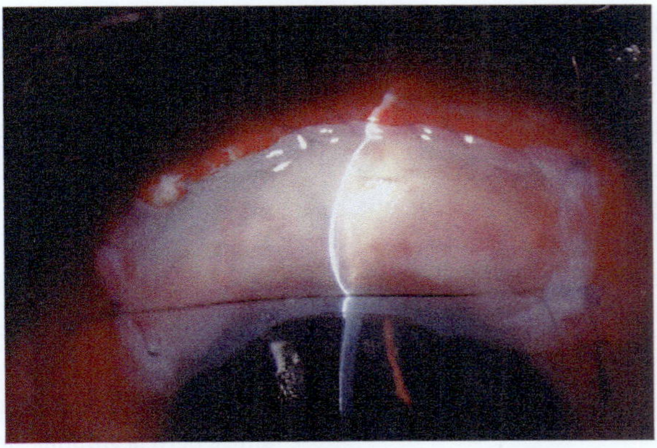

FIGURA 26-8. Aspecto tras la revisión de la ampolla. Aspecto posoperatorio del mismo ojo mostrado en la figura 26-7 posterior a la revisión de la ampolla utilizando un injerto de membrana amniótica de doble capa.

AMPOLLAS GIGANTES

Pueden crecer ampollas gigantes sobre la córnea, creando dellen y produciendo astigmatismo irregular y pérdida de la agudeza visual mejor corregida. El tratamiento de una ampolla gigante debe realizarse de forma escalonada, pasando de las soluciones más sencillas a las más complejas.

Tratamiento

- Opciones
  - Técnica de clivaje y empuje: se encuentra un plano de clivaje de la ampolla colgante utilizando una espátula roma; a continuación, se empuja hacia atrás hasta la parte posterior del limbo.
  - Misma técnica con punto de compresión: se sigue la misma técnica, colocando un punto de compresión a la altura del limbo que favorecerá la contracción permanente.
  - Amputación de la porción corneal en las ampollas de aspecto esponjoso: este abordaje es útil para las ampollas de aspecto esponjoso sobre la córnea. La porción exuberante se corta con tijeras de Vannas.
  - Amputación de toda la ampolla: por lo general, no es necesaria.
- Siempre hay excepciones. El siguiente estudio clínico describe un caso excepcional. El paciente es un hombre afroamericano de 55 años que solo tenía un ojo funcional en el que se habían realizado múltiples intervenciones quirúrgicas, incluida la última, una trabeculectomía con mitomicina C realizada con éxito para tratar un glaucoma avanzado. El otro ojo se había perdido a causa del glaucoma.
  - El paciente desarrolló edema corneal y se sometió a un trasplante de córnea cuando su agudeza visual disminuyó de 20/30 a 20/200 en el ojo funcional. Se le realizó un trasplante de córnea y su agudeza visual mejoró hasta un valor de referencia de 20/30 al cabo de 6 meses.
  - La trabeculectomía también permaneció funcional y mantuvo la presión intraocular controlada durante todo el curso posoperatorio. Después de 1 año, el paciente comenzó a desarrollar una ampolla de mayor tamaño que invadía la córnea, reduciendo de forma significativa su agudeza visual (**fig. 26-9A**).
  - Se trató al paciente como se ha descrito antes, pero la ampolla siempre reaparecía y aumentaba de tamaño. Finalmente, su agudeza visual empeoró hasta 20/400, lo que dio lugar a un ojo apenas funcional. En respuesta a la frustración del paciente, y tras una larga discusión con él sobre los riesgos de la cirugía, se decidió dar el inusual paso de revisar toda la ampolla.
  - En este caso, el paciente tenía otro problema: la falta de conjuntiva libre y sin cicatrices alrededor de la ampolla en ese ojo. En consecuencia, se decidió extirpar la ampolla y reconstruirla con una doble capa de injerto de MA donante. Se formó una pequeña ampolla con vascularización mínima, que ha mantenido la presión intraocular bajo un buen control durante más de 4 años (**fig. 26-9B**).

Infecciones relacionadas con la ampolla y uso de parches corneales

- Las fugas de la ampolla y las ampollas inferiores son factores de riesgo para infecciones. Las infecciones pueden localizarse en la ampolla (**fig. 26-10**), producir necrosis del tejido circundante (**fig. 26-11**) o evolucionar a una endoftalmitis completa. La localización inferior de la ampolla debe considerarse un factor de alto riesgo para infecciones (alrededor de 1% en las ampollas superiores frente a alrededor de 3% en las inferiores en varios estudios);[1-3] por lo que debe considerarse su cierre, en especial cuando haya antecedentes de infección o fugas.

- En el caso de la endoftalmitis relacionada con la ampolla, las especies de *Streptococcus* y *Staphylococcus* son los organismos causantes más frecuentes.[4] Aunque los resultados del *Endophthalmitis Vitrectomy Study* (en el que se estudió la endoftalmitis poscatarata) han sido aplicados por los clínicos como paradigma para tratar la endoftalmitis relacionada con la ampolla, cada vez hay más pruebas de que esos resultados no pueden aplicarse directamente debido a las diferencias en la virulencia de los patógenos implicados entre la endoftalmitis poscatarata y la endoftalmitis relacionada con la ampolla, en particular las especies de *Streptococcus*.
- Independientemente del tratamiento oportuno (muestreo e inyección frente a vitrectomía), el pronóstico visual es malo; la agudeza visual final es superior a 20/400 solo en 22 a 53 % de los pacientes.[4] Varios estudios también reportan resultados contradictorios en cuanto a la modalidad de tratamiento: Song *et al.* informaron de peores resultados visuales con el tratamiento de vitrectomía y Busbee *et al.* mostraron lo contrario.[4,5] Smiddy *et al.*[6] reportaron 34 casos de Bascom Palmer en los que ni la punción ni la inyección con vitrectomía demostraron ser superiores en el tratamiento de la endoftalmitis relacionada con la ampolla.

Parches corneales

- El tejido corneal que no sea de calidad para trasplante puede conservarse en glicerina y utilizarse para parches, como se indica a continuación:
  - La córnea donante se corta al tamaño necesario.
  - La membrana de Descemet se despega con dos pinzas con dientes grandes.
  - Se limpia el lecho de tejido necrótico.
  - El parche de córnea se sutura con nylon 9-0 y suturas compresivas, según sea necesario.
  - El parche se cubre con conjuntiva. Si se dispone de poca conjuntiva, el cirujano puede considerar cubrirla con MA, con la capa estromal en el interior, en contacto directo con el parche.
  - Para cerrar la filtración de forma permanente, el cirujano puede considerar la posibilidad de colocar más de un punto de compresión apretado, y dejar los puntos en su sitio hasta que se aflojen, o durante 6 a 8 semanas si se toleran razonablemente bien.
- En un caso, un paciente desarrolló una blebitis necrosante (**fig. 26-10**), que requirió el uso de un injerto de parche corneal, cubierto por un injerto de MA. Al mismo tiempo, se colocó un DDG superior (**fig. 26-12**).

Disestesia de la ampolla

- En ocasiones, las ampollas pueden asociarse con cierto grado de malestar. La etiología del dolor se atribuye a la altura y forma de la ampolla, que perturba la difusión de la película lagrimal, produciendo dellen.[7,8] Esta afección se ha asociado con la presencia de burbujas en el examen con lámpara de hendidura, debido a la captura de burbujas de aire dentro de las lágrimas al moverse el párpado superior sobre la ampolla irregular (**fig. 26-13**).
- Las ampollas disestésicas se asocian con frecuencia a la trabeculectomía, pero pueden aparecer en ocasiones posterior a la implantación de una derivación (*shunt*) tubular (**fig. 26-14D**). Budenz *et al.* identificaron la edad joven, la localización supranasal de la ampolla, la cobertura deficiente del párpado y la formación de burbujas como factores asociados con las molestias causadas por la ampolla de filtración para glaucoma.[7]
- Algunas de las ampollas que producen disestesia se han descrito como isquémicas, de paredes finas y asociadas con presiones bajas-normales. Palmberg describió una técnica en la que, utilizando puntos de sutura compresivos durante 3 semanas sobre la ampolla, se produce un cambio

en el perfil problemático de la ampolla, lo que reduce las molestias hasta en 83% de los pacientes sometidos a esta técnica:[9]

- Si la ampolla es muy fina y las suturas podrían traumatizar la superficie, el cirujano puede considerar la aspiración de una pequeña cantidad de humor acuoso con una aguja de calibre 30 desde la cámara anterior para descomprimir la ampolla (**fig. 26-14A**).
- Una o varias suturas de colchonero de naylon 9-0 se anclan en la córnea.
- Las suturas se pasan posteriormente sobre la porción de la ampolla que se va a comprimir y se vuelven a pasar sobre la ampolla para hacer el nudo (**fig. 26-14B**).
- El nudo se ata con fuerza y se entierra en la córnea, asegurándose de que la zona a la que se dirige está bien comprimida.
- Las suturas se dejan de 1 a 4 semanas y luego se retiran (**fig. 26-14C**).

REFERENCIAS

1. Greenfield DS, Suner IJ, Miller MP, et al. Endophthalmitis after filtering surgery with mitomycin. *Arch Ophthalmol.* 1996;114(8):943–949.
2. Higginbotham EJ, Stevens RK, Musch DC, et al. Bleb-related endophthalmitis after trabeculectomy with mitomycin C. *Ophthalmology.* 1996;103(4):650–656.
3. Wolner B, Liebmann JM, Sassani JW, et al. Late bleb-related endophthalmitis after trabeculectomy with adjunctive 5-fluorouracil. *Ophthalmology.* 1991;98(7):1053–1060.
4. Song A, Scott IU, Flynn HW Jr, et al. Delayed-onset bleb-associated endophthalmitis: clinical features and visual acuity outcomes. *Ophthalmology.* 2002;109(5): 985–991.
5. Busbee BG, Recchia FM, Kaiser R, et al. Bleb-associated endophthalmitis: clinical characteristics and visual outcomes. *Ophthalmology.* 2004;111(8):1495–1503; discussion 1503.
6. Ba'arah BT, Smiddy WE. Bleb-related endophthalmitis: clinical presentation, isolates, treatment and visual outcome of culture-proven cases. *Middle East Afr J Ophthalmol.* 2009;16(1):20–24.
7. Budenz DL, Hoffman K, Zacchei A. Glaucoma filtering bleb dysesthesia. *Am J Ophthalmol.* 2001;131(5):626-630. https://doi.org/10.1016/s0002-9394(00)00901-6. PMID: 11336938
8. Soong HK, Quigley HA. Dellen associated with filtering blebs. *Arch Ophthalmol.* 1983;101(3):385–387.
9. Palmberg P. Surgery for complications. In: Albert D, ed. *Ophthalmic Surgery: Principles and Techniques.* Vol. 1. Blackwell Science; 1999.

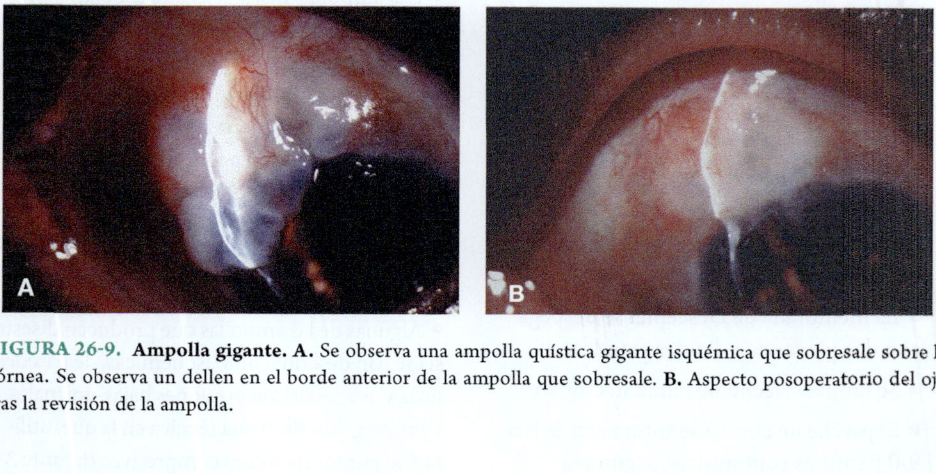

FIGURA 26-9. Ampolla gigante. A. Se observa una ampolla quística gigante isquémica que sobresale sobre la córnea. Se observa un dellen en el borde anterior de la ampolla que sobresale. **B.** Aspecto posoperatorio del ojo tras la revisión de la ampolla.

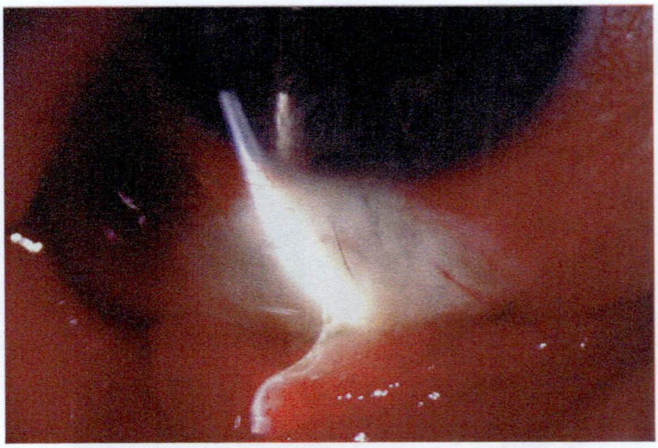

FIGURA 26-10. Infección relacionada con la ampolla. Una ampolla inferior con blebitis. El tejido conjuntival suprayacente es claro, mostrando por debajo líquido brumoso de la ampolla.

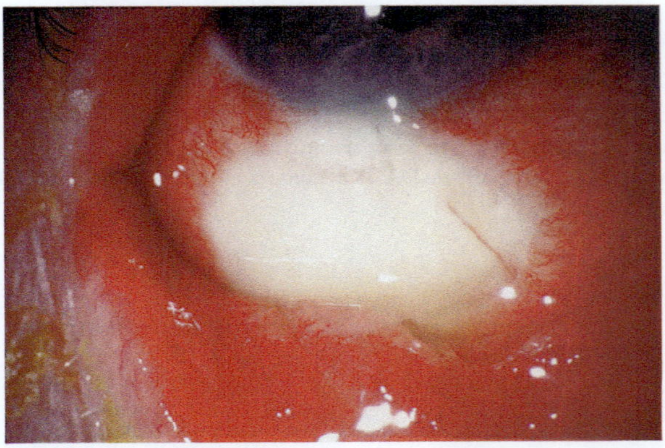

FIGURA 26-11. Infección relacionada con la ampolla. Una ampolla inferior isquémica y una ampolla necrótica con tejido conjuntival opaco que recubre la ampolla.

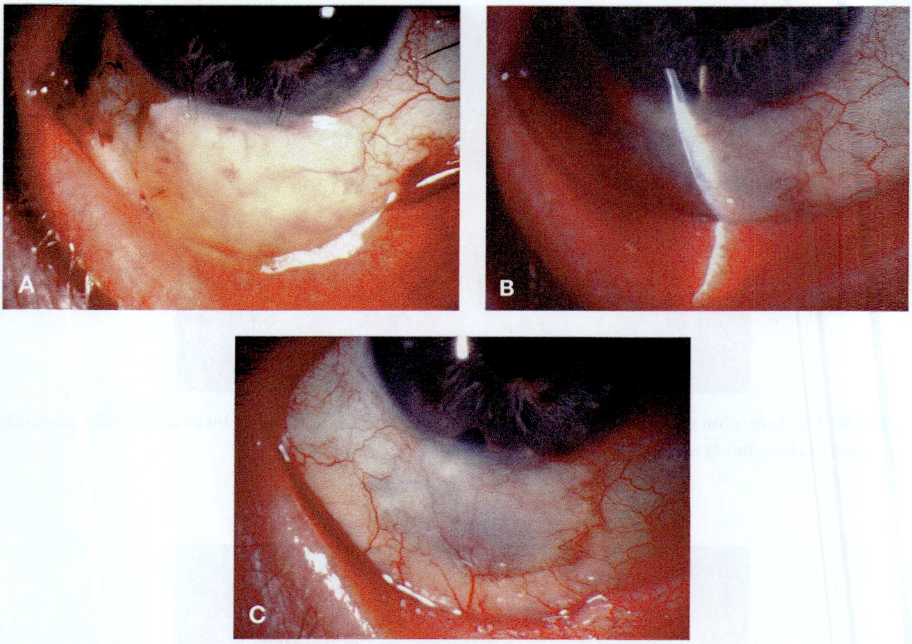

FIGURA 26-12. Parche corneal. A. Aspecto posoperatorio a las 6 semanas; el tejido corneal claro da la ilusión de que existe una ampolla. **B.** La fotografía de haz de hendidura muestra que no hay líquido bajo la conjuntiva. **C.** Aspecto posoperatorio al año.

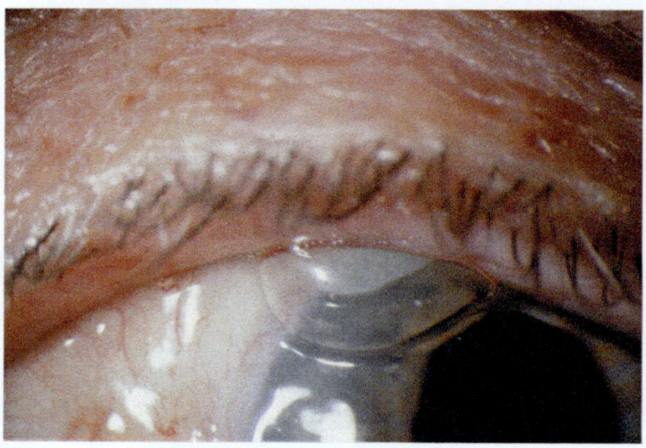

FIGURA 26-13. Disestesia de la ampolla. Puede verse una burbuja de aire que se extiende desde la ampolla y el párpado superior.

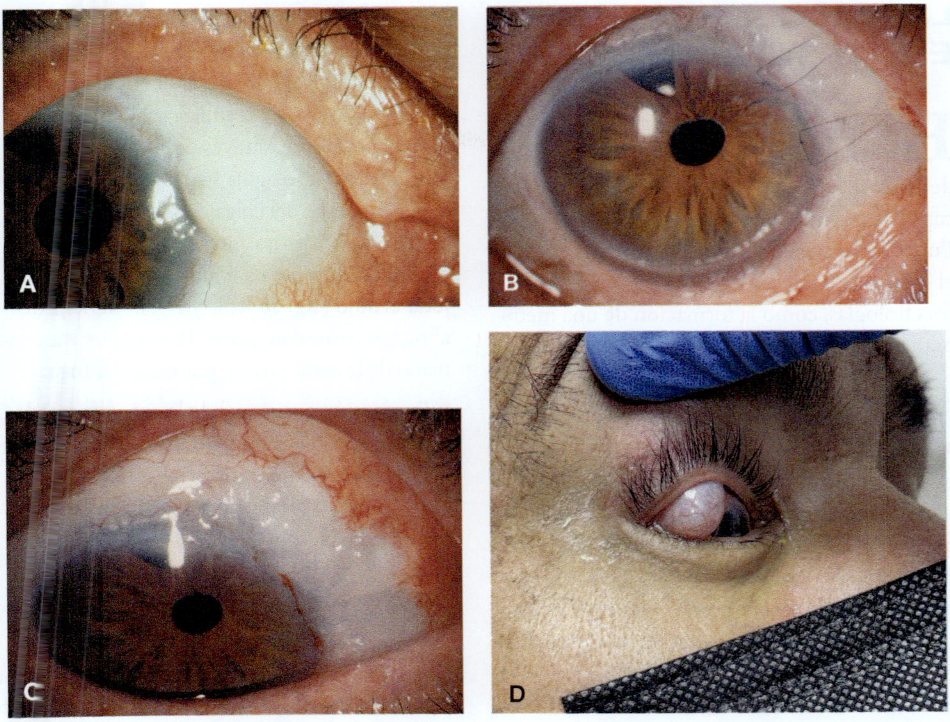

FIGURA 26-14. **Ampolla disestésica. A.** Aspecto preoperatorio de una gran ampolla disestésica. **B.** Pueden verse dos suturas de colchonero de nylon 9-0 (o suturas de compresión) delimitando el tamaño y la altura de la ampolla. **C.** Aspecto posoperatorio del ojo tras la retirada de las suturas de compresión; la ampolla es más pequeña. **D.** También pueden producirse ampollas grandes y disestésicas tras derivaciones tubulares.

LA AMPOLLA FALLIDA: ENCAPSULAMIENTO

Hay muchas razones por las que fracasan las trabeculectomías. El filtro puede dejar de funcionar por causas externas, como el encapsulamiento (**fig. 26-15**) o la cicatrización. Puede fallar por causas internas, como cuando el *ostium* se ocluye como resultado de diferentes etiologías, como la formación de una membrana, un coágulo en el iris o en el vítreo.

Tratamiento y resultados

- El tratamiento médico consiste simplemente en medicamentos antiglaucoma, esteroides tópicos y compresión digital. Mandal, en un estudio retrospectivo de 503 pacientes, observó que 18 pacientes desarrollaron encapsulamiento y 15 de ellos respondieron bien al tratamiento conservador solo. A tres de los que no respondieron se les practicó una revisión escisional de la ampolla con mitomicina.[1] Los hallazgos de Ophir hacen hincapié en la inflamación como etiología de la encapsulación.[2]
- Meyer *et al.* demostraron que la maniobra de despegamiento con aguja de la ampolla era eficaz para reducir la presión intraocular en un tercio de los casos durante más de 6 meses. También demostraron que la repetición de la maniobra tiene el mismo éxito que la primera.[3]
- El Dr. Palmberg ha ideado una técnica de revisión del colgajo transcorneal. Se dobla una aguja de calibre 30 en una configuración en "Z" (**fig. 26-16A**) y se utiliza para entrar en la cámara anterior a través de la córnea clara (**fig. 26-16B**). La aguja se dirige entonces a la parte inferior del colgajo escleral desde el aspecto de la cámara anterior y se barre de lado a lado para romper cualquier adherencia y mejorar el flujo (**fig. 26-16C** y **D**). La ventaja del abordaje corneal es que evita cualquier traumatismo de la conjuntiva y, por tanto, las fugas.
- La revisión escisional de la ampolla puede reforzarse con antimetabolitos. Esta podría ser una última alternativa en los casos en que el tratamiento médico y la revisión con aguja resulten infructuosos.

REFERENCIAS

1. Mandal AK. Results of medical management and mitomycin C-augmented excisional bleb revision for encapsulated filtering blebs. *Ophthalmic Surg Lasers*. 1999;30(4):276–284.
2. Ophir A. Encapsulated filtering bleb. A selective review–new deductions. *Eye (Lond)*. 1992;6(pt 4):348–352.
3. Meyer JH, Guhlmann M, Funk J. How successful is the filtering bleb "needling"? *Klin Monbl Augenheilkd*. 1997;210(4):192–196.

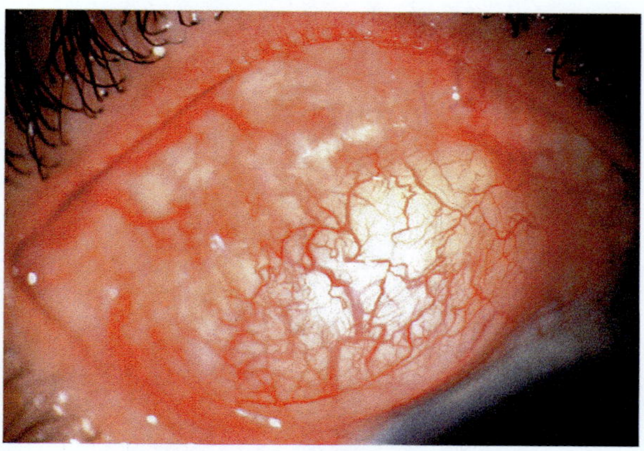

FIGURA 26-15. Ampolla encapsulada. Una ampolla encapsulada; se aprecia el aspecto tenso y engrosado de la pared del "quiste". Obsérvese también el aumento de la vascularización de la conjuntiva suprayacente.

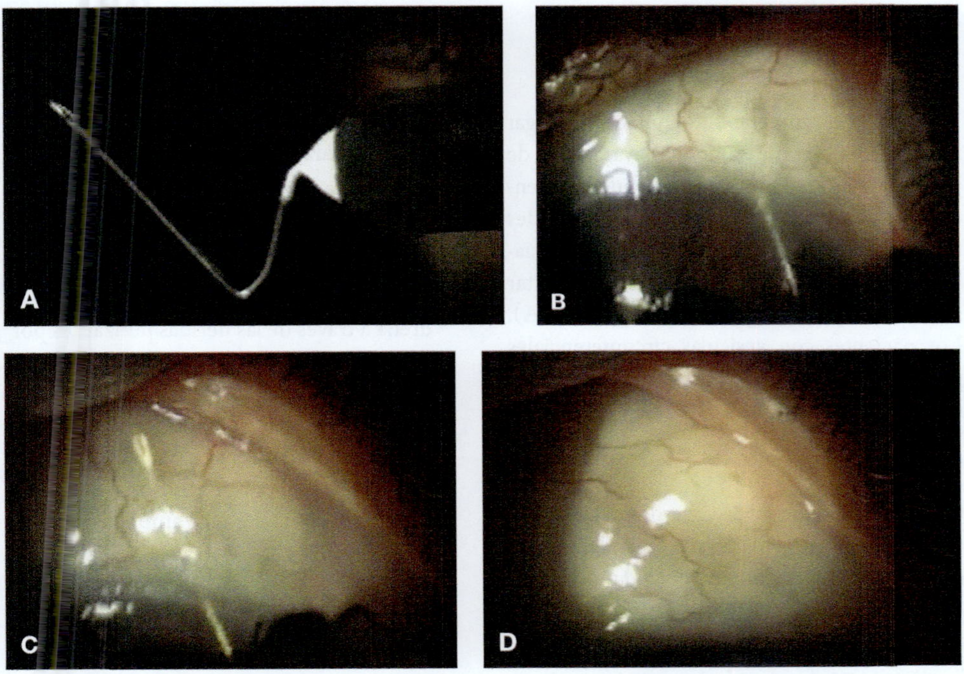

FIGURA 26-16. Revisión de colgajo transcorneal. A. Se dobla una aguja de calibre 30 en una configuración en "Z". **B.** A continuación se guía la aguja a través de la córnea clara hasta la cámara anterior. **C.** Se observa que la punta de la aguja sobresale por debajo del colgajo escleral, visible bajo la conjuntiva clara. **D.** Se aprecia una buena elevación de la ampolla después de utilizar la aguja para cortar las adherencias fibrosas, liberando el colgajo.

AMPOLLA CIRCUNFERENCIAL

El uso de antimetabolitos puede dar lugar a la formación de ampollas avasculares de paredes finas. El humor acuoso puede extenderse más fácilmente en las ampollas de paredes finas, lo que ocasiona ampollas circunferenciales grandes y exuberantes que pueden resultar incómodas para los pacientes (**fig. 26-17A**). Los pacientes con vesículas circunferenciales pueden quejarse de sensación de cuerpo extraño, fotofobia y lagrimeo.[1]

Tratamiento

- Rahman y Thaller describieron una técnica denominada *conjuntivoplastia limitadora de la ampolla* para el tratamiento de las ampollas circunferenciales.[2]
  - Brevemente, se utiliza una cuchilla del número 75 para incidir la conjuntiva y la cápsula de Tenon hasta la esclerótica en una ampolla circunferencial, bisecando la ampolla.
  - A continuación, se suturan los dos bordes cortados de la cápsula de Tenon sobre la esclerótica desnuda.
  - Una vez que la ampolla circunferencial se ha dividido en dos ampollas, la ampolla inferior, que ya no está conectada a la filtración acuosa a través del colgajo, se reabsorbe, dejando tras de sí una ampolla filtrante mucho más pequeña.
  - También se ha descrito el cauterio manual Bovie como una técnica para tratar las ampollas circunferenciales en la consulta.[3]
  - El cauterio se aplica a la ampolla en la lámpara de hendidura después de aplicar anestesia local (**fig. 26-17B**).
  - El exceso de líquido de la ampolla se drena a través de las heridas punzantes por cauterio, que se autosellarán con el calor (**fig. 26-17C**).[3] El calor sella el borde de la ampolla en el lugar especificado por el clínico. El resto de la ampolla, que ahora está sellada del humor acuoso, se reabsorbe y el resultado final es una ampolla filtrante más pequeña.

REFERENCIAS

1. Anis S, Ritch R, Shihadeh W, et al. Surgical reduction of symptomatic, circumferential, filtering blebs. *Arch Ophthalmol.* 2006;124(6):890–894.
2. Rahman R, Thaller VT. Bleb-limiting conjunctivoplasty for symptomatic circumferential trabeculectomy blebs. *J Glaucoma.* 2003;12(3):272–274.
3. Schwartz AL, Albano M. Application of hand-held cautery for reduction of symptomatic circumferential trabeculectomy blebs. *J Glaucoma.* 2010;19(7):497–498.

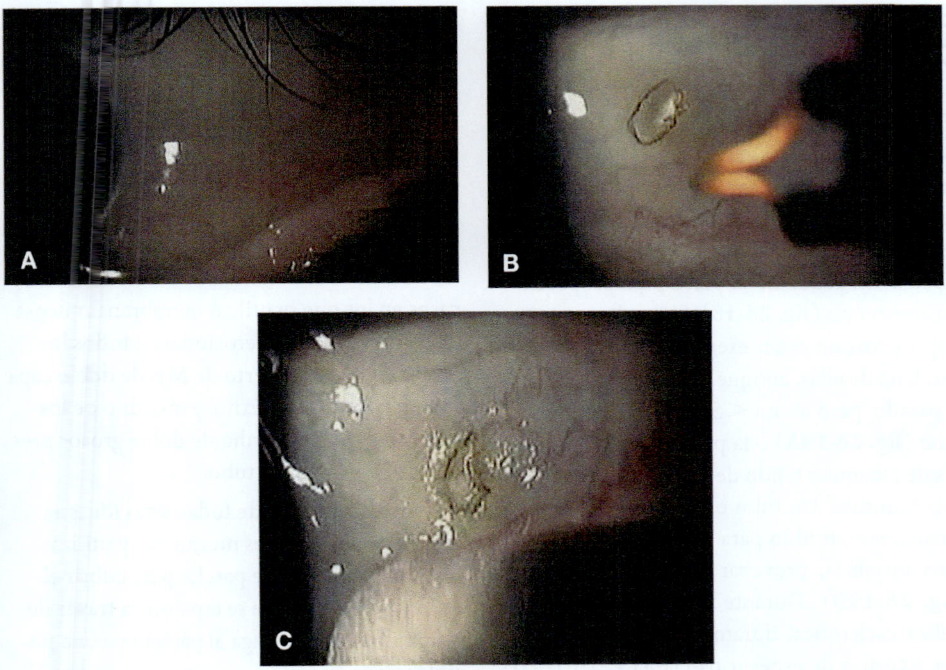

FIGURA 26-17. **Ampolla circunferencial. A.** Imagen con lámpara de hendidura de una ampolla circunferencial. **B.** Se aplica cauterio a la ampolla para permitir el drenaje del líquido. **C.** Se utiliza un aplicador con punta de algodón para extraer el líquido de la ampolla. El calor del cauterio produce una herida autosellante.

EROSIONES DE LA DERIVACIÓN CON TUBO

Los DDG han demostrado su utilidad para reducir la presión intraocular y tratar el glaucoma. Algunos de estos dispositivos no tienen válvula y necesitan una ligadura para evitar la hipotonía hasta que se haya formado una cápsula alrededor de la placa para proporcionar resistencia (**fig. 26-18**). Sin embargo, estos dispositivos no están exentos de complicaciones. Una de ellas, aunque infrecuente (30% en el pasado, pero ahora < 5%), es la erosión del tubo (**fig. 26-19A**) o la placa de drenaje a través de cualquier tejido de injerto de refuerzo y la conjuntiva.[1] Un tubo o una placa expuestos pueden ser un nido para la infección y, en última instancia, provocar una endoftalmitis[2-4] (**fig. 26 19B**). Durante la cirugía inicial, se utiliza esclerótica, duramadre, fascia, pericardio o córnea de espesor parcial (**fig. 26-20B**) como injerto de parche para evitar la erosión del tubo.[5] Se ha descrito el uso de un túnel escleral largo (quizás de 6 mm) generado con una aguja sin injerto de parche para evitar erosiones en una población pediátrica.

Tratamiento

- El tratamiento inicial de cualquier erosión del tubo debe incluir una intervención quirúrgica rápida consistente en sustituir el injerto de parche, normalmente con el mismo material utilizado inicialmente para prevenir una posible infección.
- Cualquier signo de infección debe manejarse mediante un cultivo rápido y el tratamiento de la infección con antibióticos tópicos.[1]
- Las causas de la erosión del tubo son variadas, pero no están bien definidas y probablemente se deban a varios factores, como una turgencia tisular deficiente y factores mecánicos, entre ellos el roce mecánico del párpado.[1]
- El Dr. Budenz recomienda dirigir el tubo directamente a las 12 en punto, al entrar en la cámara anterior, para colocar todo el tubo y el injerto de parche completamente por debajo del párpado superior para minimizar el trauma mecánico.[1] En casos de erosión recurrente, varios grupos han estudiado el uso de materiales como el injerto de MA de doble capa,[6] el injerto de parche de pericardio procesado de doble grosor[7] y los injertos de membrana mucosa bucal.[8] Cinco de los seis casos en los que se utilizó membrana mucosa bucal no volvieron a erosionarse; todos los pacientes con un injerto de MA de doble capa fueron tratados con éxito, y ninguno de los pacientes con pericardio de doble grosor presentó exposición del tubo.
- La premisa básica de todas estas ideas es minimizar los factores mecánicos y utilizar material de injerto de parche para cubrir el tubo y evitar que este se erosione a través de la conjuntiva y exponga al paciente a una posible infección.

REFERENCIAS

1. Heuer DK, Budenz D, Coleman A. Aqueous shunt tube erosion. *J Glaucoma*. 2001;10(6): 493–496.
2. Al-Torbak AA, Al-Shahwan S, Al-Jadaan I, et al. Endophthalmitis associated with the Ahmed glaucoma valve implant. *Br J Ophthalmol*. 2005; 89(4):454–458.
3. Bayraktar Z, Kapran Z, Bayraktar S, et al. Delayed-onset Streptococcus pyogenes endophthalmitis following Ahmed glaucoma valve implantation. *Jpn J Ophthalmol*. 2005;49(4): 315–317.
4. Gedde SJ, Scott IU, Tabandeh H, et al. Late endophthalmitis associated with glaucoma drainage implants. *Ophthalmology*. 2001;108(7): 1323–1327.
5. Sarkisian SR Jr. Tube shunt complications and their prevention. *Curr Opin Ophthalmol*. 2009; 20(2):126–130.
6. Ainsworth G, Rotchford A, Dua HS, et al. A novel use of amniotic membrane in the management of tube exposure following glaucoma tube

shunt surgery. *Br J Ophthalmol.* 2006;90(4): 417–419.

7. Lankaranian D, Reis R, Henderer JD, et al. Comparison of single thickness and double thickness processed pericardium patch graft in glaucoma drainage device surgery: a single surgeon comparison of outcome. *J Glaucoma.* 2008;17(1):48–51.
8. Rootman DB, Trope GE, Rootman DS. Glaucoma aqueous drainage device erosion repair with buccal mucous membrane grafts. *J Glaucoma.* 2009;18(8):618–622.
9. Albis-Donado O, Gil-Carrasco F, Romero-Quijada R, Thomas R. Evaluation of Ahmed glaucoma valve implantation through a needle-generated scleral tunnel in Mexican children with glaucoma. *Indian J Ophthalmol.* 2010; 58(5):365–373.

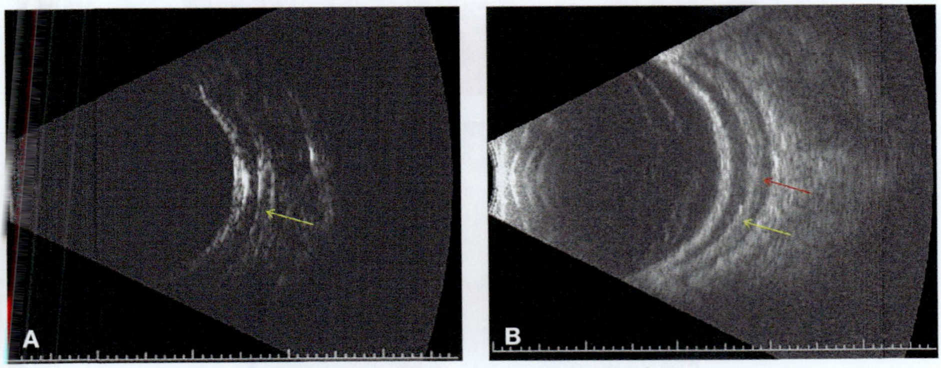

FIGURA 26-18. Imagen ecográfica de un dispositivo de drenaje para glaucoma (DDG). A. Un DDG de Baerveldt antes de la formación de la cápsula. La placa se indica con la *flecha amarilla.* **B.** Un DDG de Baerveldt después de la apertura del tubo con líquido (*flecha roja*) sobre la placa (*flecha amarilla*).

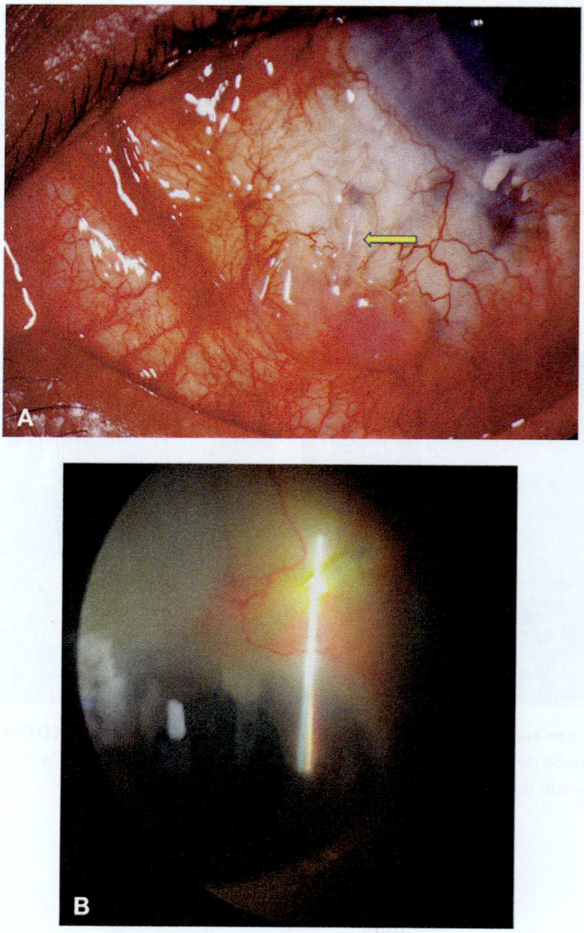

FIGURA 26-19. A. Exposición del tubo. Tubo de dispositivo de drenaje para glaucoma expuesto, como indica la *flecha amarilla*. **B. Exposición del tubo con endoftalmitis crónica.** El tubo erosionado se ve dentro del haz de hendidura, mientras que se observan leucocitos en la cámara anterior en el sitio de entrada del tubo.

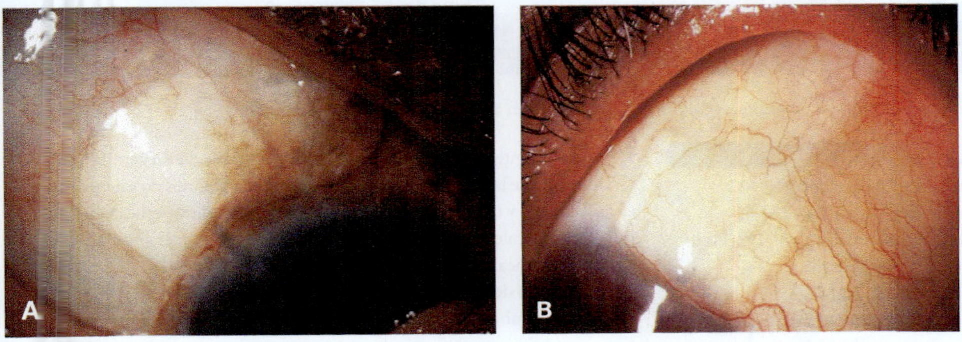

FIGURA 26-20. **Injerto de parche. A.** Injerto de parche escleral. **B.** Injerto de parche corneal transparente.

Índice alfabético de materias

Nota: los números de página seguidos de "f" y "t" refieren a figuras y tablas, respectivamente.

A

B

H

M

N

O

P

R

S

U

V

Z